谨献给

中国的母亲们和广大的产科工作者！

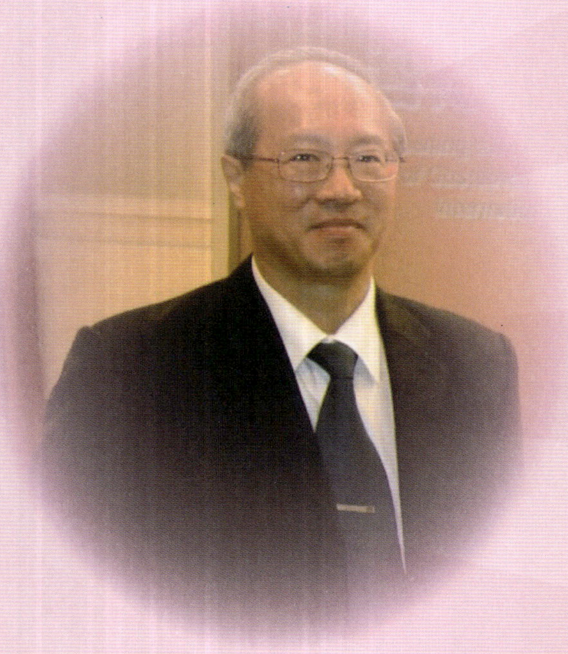

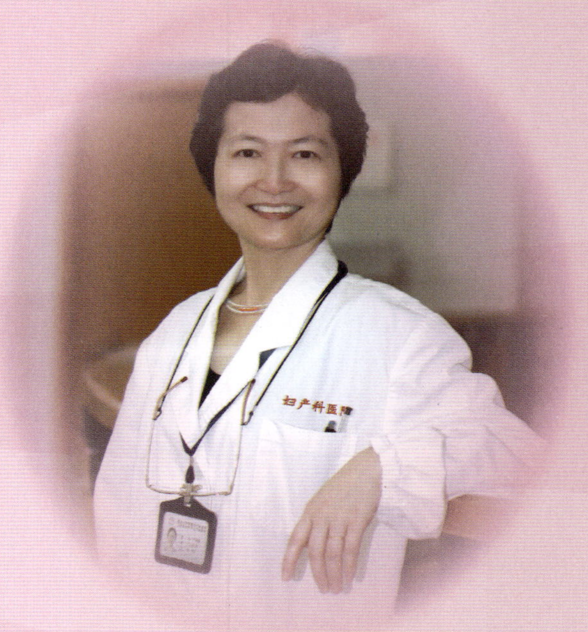

产前超声诊断学 第2版

Ultrasonography In Obstetrics

主　编　严英榴　杨秀雄

编　者　严英榴　复旦大学附属妇产科医院
新加坡KK妇幼医院
杨秀雄　新加坡KK妇幼医院
沈　理　上海崇明中心医院

人民卫生出版社

图书在版编目（CIP）数据

产前超声诊断学/严英榴，杨秀雄主编. —2版. —北京：人民卫生出版社，2012. 3
ISBN 978-7-117-15222-8

Ⅰ. ①产…　Ⅱ. ①严…　②杨…　Ⅲ. ①妊娠诊断：超声波诊断　Ⅳ. ①R714.15

中国版本图书馆CIP数据核字（2011）第249526号

门户网：www. pmph. com　出版物查询、网上书店
卫人网：www. ipmph. com　护士、医师、药师、中医师、卫生资格考试培训

产前超声诊断学
第 2 版

主　　编：严英榴　杨秀雄
出版发行：人民卫生出版社（中继线 010-59780011）
地　　址：北京市朝阳区潘家园南里19号
邮　　编：100021
E - mail：pmph @ pmph.com
购书热线：010-67605754　010-65264830
010-59787586　010-59787592
印　　刷：中国农业出版社印刷厂
经　　销：新华书店
开　　本：889×1194　1/16　**印张**：35
字　　数：1108千字
版　　次：2003 年 1 月第 1 版　2018 年 3 月第 2 版第 8 次印刷
标准书号：ISBN 978-7-117-15222-8/R·15223
定　　价：188.00 元
打击盗版举报电话：010-59787491　E-mail：WQ @ pmph.com
（凡属印装质量问题请与本社销售中心联系退换）

再版前言

《产前超声诊断学》出版至今已八年有余，在我国产前诊断的起步阶段发挥了应有的作用。感谢广大读者及人民卫生出版社对我们的厚爱、鼓励和支持，八年后应邀本书得以再版。

确实应该再版，因为产科超声又有了新进展，尤其是产前诊断。更因为我国产前诊断在近6～7年内的迅速发展，不但需要接受更新的知识，而且已经开始从大城市的三级医院向各级医院普及，向全国各地普及。也唯有这样，才能真正降低出生缺陷，提高出生人口素质，单靠几个大城市几家三级医院是不能改变全中国的状况的。我们希望能继续为这项伟大事业的第二阶段作贡献。

第二版尽量遵循原有的章节和风格，但也有所变更。第二版的重点虽仍为胎儿畸形，却更注重于染色体异常的筛查和诊断，以及胎儿心脏畸形的描述，这完全是根据胎儿畸形的发病率、产前诊断的临床意义以及近年来国际产前诊断新进展而作的更改。其他篇章也相应增加了新内容，大部分图像都进行了更新。章节的排列有所变化，最前面的总论初步介绍了产科超声的概况，最后部分添加了索引。我们希望第二版能以崭新的面貌呈现在大家面前。

书中某些医学单词的翻译与第一版不同，这是因为写作第一版时部分医学名词或术语不在辞典中，作者自行进行了翻译。医学专业单词的翻译应遵循国内专家已翻译的、学术界公认的名词。对那些第一版翻译不妥的在第二版中予以更正。如“likelihood ratio”第一版译为“相关系数”，实际应为“似然比”；“multicystic kidney”第一版译为“多囊泡肾”，实际应为“多囊性肾发育不良”等等。在具体章节中将对更正的名词予以指出，由此给大家带来的不便和混淆敬请原谅。

本书中的1650张图片基本上都来自作者在新加坡KK妇幼医院工作期间所收集的病例，对个别由复旦大学妇产科医院提供的，在图中将予以注明。

本书的写作还得到了由复旦大学完成的科技部863课题《先心病产前无创性筛查诊断规范化方案建立和推广》的资助，在此深表感谢！

鉴于作者的经验水平有限，所采用的数据、统计学资料等仍可能存在不够全面等问题，书中难免会有一些错误或不当之处，敬请广大读者谅解并不吝指教。

严英榴　杨秀雄

2011年10月

目　录

总　论

产科临床以围生期死亡率的高低来评判产科质量。围生期是指妊娠28周至产后1周，凡是在这段时期内死亡的胎儿或新生儿，都计算入围生期死亡率。造成围生儿死亡的原因主要有早产、感染、严重胎儿生长受限和先天性缺陷。目前，发达国家的围生儿死亡率已被控制在一个较低的水平，一般在4.5‰～5‰左右，新生儿死亡率则＜2‰。与之相比，我国在这一领域尚存在一定的差距。

20世纪90年代中期，国内大城市先天性缺陷占了婴幼儿死亡率的22.7%。到20世纪90年代末期，由于新生儿科和儿科诊治水平的提高，降低了非先天性缺陷婴幼儿的死亡率，使先天缺陷的相对死亡率上升至30.3%。死亡率的相对升高与大多数先天性缺陷难以治疗或治愈有关。未死亡的先天性缺陷患儿，由于存在生理上或智力上的问题，日后不仅给他们自身带来肉体上的痛苦和生活上的不便，平均寿命也比正常人群低得多。同时，对于家庭及国家而言也都是一个沉重的负担。

提高出生人口素质、降低围生儿死亡率可从加强孕前遗传咨询、孕期产前诊断、产时正确处理以及提高新生儿科、儿科治疗水平等多方面着手。高水准的产前诊断能及时的进行产科干预，有效降低围生儿死亡率。产前筛查或诊断有多种方法，超声跻身于产科检查、妊娠监测的行列，作为胎儿畸形或异常产前诊断及产前干预的主要手段，是国际上近30年来产科领域的大革命和大跃进，也是优生优育最具体的体现。相比其他检查方法，超声的无损伤性、可反复检查及价格相对低廉等因素，已被广大医务工作者及孕妇所接受，成为产前诊断的主要工具。

从最早期的产科A型超声，到目前的三维、四维超声；从大概判断胎儿方位及胎心搏动，到如今的观察胎儿颈动脉分支及血流动力学改变，这不仅是超声仪器的发展，探头的改进，分辨率的提高，同时更是超声医务人员经验的累积和总结，认识了大部分在声像图上有形态结构改变的异常胎儿，认识了一部分脏器功能异常所继发的声像图改变，认识了妊娠过程中正常生理和异常病理的变化及在声像图上的表现。也正因为这些巨大的成就，使人们对胚胎的发育，对胎儿异常的病因病理都有了更深的前所未有的了解，有人建议应称这项新兴医学为“胚胎超声学”（embroy sonography），也由此产生了围绕“胚胎超声学”所进行的一系列检查或处理的“胎儿医学”（fetal medicine）。国际妇产科超声学会（The International Society of Ultrasound in Obstetric and Gynecology，ISUOG）和英国胎儿医学基金会（Fetal Medicine Foundation，FMF）是目前国际上产科超声界最有影响力的两大机构，主导引领着产科超声的发展。

（一）超声在产科的应用范围

1.妊娠的确定和胎儿生长状况的评估

（1）早孕期超声的意义：超声广泛应用于产科之后，早孕的确诊就不再是单靠妇科检查或尿妊娠试验了。除了诊断是否妊娠、明确宫内或宫外妊娠、肯定存活胚胎或难免流产、发现双胎或多胎妊娠、判断多胎妊娠的绒毛膜性和羊膜性，很重要的一项内容是根据胚胎头臀长判断孕周推算预产期。这是得到国际妇产科界认可，并且英国胎儿医学基金会向全世界推广的方法。准确判断孕周也是诊断处理胎儿生长受限的基础。

（2）胎儿生物学指标的测量：是指通过测量胎儿某些部位的径线，判断胎儿生长发育是否正常。常用的测量项目有头臀长（早孕期）、双顶径、头围、腹围、股骨及肱骨长度。还有一些其他相对少用的项目，在需要的情况下也可用来参考，如小脑横径、下颌骨长度、胸围、肝脏径线、肾脏径线、四肢其他长骨的长度等。这些生物学指标测量的标准平面已经确定，测量方法已经规范化，既能用来估计胎儿生长状况，也能用于筛查或诊断相应部位的畸形。

（3）体重估计：准确估计胎儿体重，是产科临床很重要的一项工作，涉及恰当的产科干预及新生儿存活率。体重估计有多种方法，二维常规测量胎儿径线，利用相关公式计算体重；查询表格获得相应的体重；三维超声获得肢体（大腿或上臂）中部横断面的周长，计算体积；直接利用三维测量肢体体积计算体重。这些方法都有一定的误差，有报道三维估计体重的误差较小，但这项技术开展不久，累积的资料和经验还不很多。

2. 出生缺陷的筛查和诊断　约3%的新生儿患有严重胎儿畸形，其中20%在新生儿期夭折，其余则造成婴儿期及儿童期死亡率增高。胎儿染色体畸形位于所有胎儿畸形的前三位，也是围生期死亡的原因之一。因此，产前诊断胎儿畸形是一非常重要的环节，可对整个妊娠过程作出合理的处理。

产前诊断的方法有多种，包括羊水检查、绒毛检查、胎儿脐血检查、胎儿活检、超声显像、磁共振（MRI）等等，这些不同的检查方法都能从不同的角度来发现胎儿畸形。在这些方法中，仅超声及MRI被公认为无损伤性的，其他方法多少都有一定损伤，且可使流产率略微上升。与MRI相比，超声更有操作方便、价格低廉、可反复检查、适用于各个孕周的胎儿等优点。由于90%的怀有先天畸形胎儿的孕妇无任何高危因素，因此目前已将超声检查列为常规产前筛选检查而非局限于有高危因素的孕妇中。对超声结果异常者，有时需根据不同异常发现再选择其他产前诊断方法，以协助作出进一步明确诊断。

出生缺陷有结构异常、染色体异常和功能异常。超声诊断胎儿畸形，是从形态学的角度进行观察。因此，必须存在解剖结构上的异常，且该异常必须明显到足以让超声影像所显现和分辨。现代产科超声，已能发现大部分的胎儿严重结构畸形及部分的轻微畸形。如果一个有经验的超声医生，在适当孕周进行规范化的产前超声，并结合其他必要的实验室手段，可发现或诊断出70%以上的先天性缺陷。

（1）胎儿异常超声诊断特点的分类

1）能直接观察到的解剖结构畸形：超声显示的就是结构畸形的部位，明显畸形如无脑儿、大型脊柱裂、唇裂、左心发育不良、完全性心内膜垫缺损、严重长骨短小和弯曲等；轻微畸形如小型脑膨出、叶状全前脑、多指或缺指等。这类畸形一旦声像图上显示，往往可以确诊。

2）间接反映某些部位结构畸形：如中脑导水管狭窄、胎头横切面上诊断胼胝体缺失、消化道梗阻、泌尿道梗阻、膈疝等。这些畸形超声不能直接显示畸形部位，诊断往往是根据邻近的器官或组织的形态学异常变化，而且该变化要明显到能被超声发现，如梗阻的近端扩张。因此，不同病例的诊断孕周就可能不同，同时也需要超声医生具备丰富的胎儿病理知识和分析能力。

3）可疑结构畸形或异常：如轻度脑室扩张、轻度肾盂扩张、肠管强回声、心脏偏大等。出现这些声像图者可以最终无异常，也可以是结构或功能异常，甚至是染色体异常。

（2）畸形在声像图上表现特点的分类

1）早期存在且不随孕周增加而发生改变的畸形：即任何孕周都能发现的畸形，且声像图表现相似能作出相同诊断者。这类畸形主要有：脊柱裂、全前脑、唇裂、成骨发育不全Ⅱ型、右位心、联体双胎等。

2）不同阶段具有不同声像图表现的畸形：露脑畸形及无脑儿其实是一种病理过程。早期表现为露脑畸形，胎头呈“米老鼠”样，晚期表现为无脑儿，胎头呈青蛙状。小肠梗阻早期可见肠管扩张，肠穿孔后成胎粪性腹膜炎，出现腹水，久之腹水吸收腹腔钙化。

3）一过性异常：最容易见到的一过性异常是胎儿躯体局部液体的积聚，早期超声检查时发现了异常，以后在随访时消失。如颈项透明层增厚、脑室扩张、胸水、腹水、水囊瘤、脉络丛囊肿、肠管回声增强等。

4）多变性异常：不同的病例，出现异常声像图的时间不同。此外，同一病例不同时期的声像图表现也可不同。先天性膈疝可出现在12周，也可出现在20周、29周，甚至有些病例出生后腹腔脏器才疝入胸腔。脑积水出现的孕周在不同的病例可有很大的差异。小型脐膨出、小型脑膨出可随腹内压、颅内压的改变或是突出或是缩回，造成超声检查病变回声时有时无。

5）迟发性异常或可能迟发声像图表现的畸形：这类畸形常常在晚期妊娠时才表现出来，包括大脑皮层发育异常、孔洞脑、部分蛛网膜囊肿、部分脑积水、颅内出血、颅内钙化、小头畸形、进行性左心或右心发育不良、肺动脉瓣狭窄、部分主动脉缩窄、心脏增大心衰、心包积液、部分膈疝、部分胸腔积液、消化道闭锁、肠穿孔、泌尿道扩张、多囊肾、囊性发育不良肾、成骨发育不全Ⅰ型或Ⅲ型及Ⅳ型、软骨发育不良、胎儿水肿、胎儿肿瘤等。

（3）畸形病因的分类

1）器官组织发生形成发育障碍或异常：有些器官虽已形成但出现发育不良，如大动脉狭窄、软骨发育不良、输尿管狭窄等；有些为生长发育过度，如畸胎瘤、心脏横纹肌瘤等；有些结构到了该出现时不出现，如Dandy-Walker畸形、胼胝体缺失；有些结构到了该消失的时候不消失，如脉络丛囊肿等。

2）已形成发育的器官组织遭受破坏：机械性的破坏如羊膜束带综合征；血管性的破坏如脑液化、远端肢体缺失。

3）外界因素导致变形畸形：这一类畸形多发生在晚期妊娠，如长期严重羊水过少胎儿受压出现Potter面容，肢体或手足畸形等。

对胎儿染色体异常而言，超声所承担的任务是筛选。通过在特定孕周检查特定项目，结合孕妇年龄、血清生化测定等多项指标，估算胎儿染色体异常的风险率，对那些高风险率的孕妇才进行介入性染色体检查。这是近10多年来产前诊断事业的巨大成就，而且已经发展得相当成熟。

英国胎儿医学基金会规范了染色体异常的筛查方法。涉及的超声项目有：11周～13周6天胎儿颈项透明层厚度测量、鼻骨检查、静脉导管多普勒频谱、三尖瓣血流情况及胎儿结构观察；20周左右胎儿结构及染色体异常标记观察。很多染色体异常胎儿都合并结构畸形，而且畸形的类型具有一定的特征性，如18-三体综合征、13-三体综合征及致死型特纳综合征。但却有相当一部分的21-三体综合征胎儿无明显的结构畸形，因此早孕期筛查及中孕中期详细超声检查显得尤为重要。有关染色体异常的筛选和诊断将在第十五章中作详细介绍。

3. 胎儿生理功能的判断及多普勒的应用

（1）羊水量：羊水量的多少涉及多个胎儿脏器的功能，也能反映胎膜破损羊水流失情况。早在20世纪70～80年代就已经应用超声估计羊水量。虽然评估羊水量的方法基本没有新变化，但对羊水的生理循环、在胎儿生长发育过程中所起的作用、羊水过多过少时发生的异常改变以及对预后的影响，有了更清楚的了解，于是通过监测羊水量来判断胎儿功能及宫内安危的措施也越来越详细和具体，如胎儿泌尿系统异常及膈疝的随访。

（2）胎儿生长受限的诊断：目前多采用第3百分位数～第97百分位数、第5百分位数～第95百分位数或±2SD来划分生长正常或生长异常的胎儿。胎儿生长受限的诊断不仅依靠生物学指标测量所得的径线，更重要的是观察测量胎儿血流动力学的改变。多普勒（Doppler）超声观察正常胎儿的血流动力学情况及缺氧胎儿的血流动力学变化，对胎儿生长受限、妊娠高血压综合征等的病因病理、严重程度，也有了更深的了解；结合生长径线和羊水量，对判断胎儿的安危、制定治疗措施及选择适当的孕周分娩胎儿更有把握和信心。

多普勒检查涉及的血管已从开始时单一的脐动脉到多条血管，又到目前的最经典的三条血管：脐动脉、大脑中动脉和静脉导管；测量指标也从原来的S/D比到现今的搏动指数（PI）和（或）阻力指数（RI）。

（3）子宫动脉血流预测妊娠期高血压疾病：妊娠期高血压疾病（旧称妊高征）是最常见的病理产科疾病，子痫前期或子痫也是孕产妇死亡及围生儿死亡的原因之一。近百年来产科临床和实验室的研究，对其病因病理及诊断治疗都拥有了详细的资料和经验积累，大大降低了严重并发症的发生和母婴死亡率，但在预防和预测方面尚进展不多。

目前，在早孕期或中孕中期，通过获得孕妇子宫动脉的多普勒频谱，可预测晚孕期发生子痫前期或子痫的风险率。对那些高危孕妇加强随访和监护，及时发现血压升高，及时治疗。也有学者对高危孕妇进行疏通血管治疗，希望达到预防或减轻病症的目的。此项研究还在进行之中。

4. *多胎妊娠的超声诊断、监测和介入性治疗* 超声对多胎妊娠的贡献远远不止发现胎儿个数及体重估计。众所周知绒毛膜性和羊膜性与妊娠预后有极大关系，涉及完全不同的产科监护与处理。目前产前也唯有超声能对此作出判断。双胎输血综合征（TTTS）是单绒毛膜囊双胎妊娠的并发症，严重者不仅两个胎儿均夭折，还可能对孕妇造成不同程度的伤害。目前，根据声像图的表现，已有了TTTS诊断标准和分类方法，对这些孕妇采用完整和周密的监护措施，必要时进行介入性干预（如激光阻断吻合血管），明显降低了早产儿和低体重儿的出生，降低了围生儿死亡率。超声引导下的多胎妊娠减胎术，也大大降低了早产率。

5. *胎盘超声* 超声用于检查胎盘位置、胎盘肿瘤是方便易行且代价低廉的产前诊断途径。对正常的"胎盘移行"、前置胎盘的诊断孕周和诊断标准已有了明确的定义和规范。在我国，围生期大出血仍然是孕产妇死亡的主要原因，随着剖宫产率的增加，植入性胎盘的发病率也大大增加。近10年来对超声诊断植入性胎盘的研究取得了可喜的进展，已能提供给临床医生确凿的处理依据。

6. *宫颈超声* 产科宫颈超声主要用于宫颈机能不全的诊断，而宫颈机能不全则极易造成晚期流产和早产。测量宫颈长度评价宫颈功能，可用于高危人群的筛查、宫颈机能不全的诊断、宫颈缝扎术后的随访及宫颈成熟度、引产条件的评估。

7. *超声引导下产科介入性诊断及治疗* 超声引导下的产科介入性诊断及治疗也日趋完善，超声引导下羊膜腔穿刺、绒毛穿刺、脐血管穿刺、胎儿输血等方法给产前诊断及治疗提供了非常有用的途径。具体内容请参见第十七章。

（二）产科超声的规范化

对产前超声的孕周、超声观察及测量的项目和内容，并没有一个绝对的规定，各国各地可根据自有条件来进行。但经过几十年的实践总结经验，国际上已有了一个初步的模式，既抓住了几个重要阶段的超声筛查和诊断，也考虑到资源的合理应用。该模式为：

1. 早孕期初诊超声确定妊娠、排除宫外孕、发现并诊断多胎妊娠的绒毛膜性和羊膜性、肯定存活胚胎、测量头臀长估计孕周及计算纠正预产期。

2. 妊娠11周～13周6天胎儿颈项透明层厚度测量，结合孕妇血清学生化测定，估算染色体异常的风险率。同时观察胎儿结构，以发现严重的结构畸形。

3. 妊娠20周左右进行详细胎儿畸形的筛选超声，观察染色体异常标记。

4. 妊娠32周左右进行胎儿生长评估，及时发现胎儿生长受限；观察是否存在迟发性胎儿畸形。

英国胎儿医学基金会（FMF）已对11周～13周6天胎儿颈项透明层厚度的测量作了严格的规定，具体内容将在第十五章中介绍。早孕期严重结构畸形的筛查，也是在颈项透明层测量的孕周内进行，相当一部分的严重结构畸形可能被检出。然而，早孕期畸形筛查不能代替中孕中期筛查，后者仍然是最重要的一次检查。最近，国际妇产科超声学会发表了中孕中期胎儿畸形筛选超声（mid-trimester fetal ultrasound scan）指南。内容如下：

1. 妊娠18～22周，对象为所有孕妇。

2. 基本状况及生长测量 双顶径、头围、腹围、股骨长度、胎动、羊水量、多胎妊娠胎儿定位及胎盘脐带入口。

3. 观察胎儿解剖结构 头颅形态、颅骨回声、透明隔、大脑镰、丘脑、侧脑室、脉络丛、小脑、小脑延髓池、面部正中矢状平面、眼眶、口唇、颈部、脊柱、心脏位置、心率、心律、四腔心、左室流出道、右室流出道、胸廓、肺、胃泡位置、肠管无扩张、双肾、膀胱、腹壁和脐带入口、脐血管数、双腿、双足、双踝、双臂、双手、双腕。

4. 其他 胎盘位置、胎盘回声、合并肌瘤或附件肿块。

由于超声的局限性及易受其他因素影响，上述畸形筛选超声包含的内容并不意味涵盖了所有这些结构的畸形，如：脊柱是重点观察的结构，需要显示矢状平面、横切平面及冠状平面，但还是难以计数每个椎体，难以发现隐性脊柱裂；又如：筛选超声过程中需要观察胎动，但部分正常胎儿也可能在观察过程中无胎动；又如：多胎妊娠胎盘脐带入口的检查可以发现帆状胎盘等异常，但在相当一部分病例由于胎体的遮挡或游离脐带经过，该结构可能显示不清或判断错误。

任何一次的超声检查发现异常或怀疑异常，则应根据具体发现增加超声随访次数及选择其他产前诊断方法以明确诊断。胎儿异常继续妊娠者或孕妇存在产科或内科合并症，也应酌情增加超声监护。

（三）三维、四维超声的应用

虽然早在20年前三维超声就已问世，但发展较快应用较多的时期还是在最近5～10年间，这与三维超声仪的重大改进密切相关。

目前，三维超声已不再局限于胎儿体表的成像和体积的测量，多平面断层扫查、薄层三维、动态Z平面、四维超声、心脏STIC技术、血管立体结构图、血管分布百分比等，都已在临床诊断和科研方面得到了恰当的应用。当然，三维、四维超声多数情况下还是协助和补充二维超声，能更直观和更形象地反映异常情况，加强医务人员之间和与病人之间的沟通，如对唇裂和腭裂的诊断。有时也能诊断二维超声无法诊断的异常，如重建颅脑正中矢状切面直接观察胼胝体和小脑蚓部。对胚胎发育、胎儿生理的基础研究及病理变化研究课题，三维、四维超声也充当了重要角色。相信以后在产前诊断中会发挥更大的作用。

三维、四维超声的原理及成像特性请参考其他书籍，有关三维成像在产科的具体应用，将分别在有关章节中介绍。然而，目前产前超声还是以二维为主，三维、四维为辅。

（四）产前超声诊断率及影响因素

超声与其他医学影像学不同，尤其是胎儿超声，无固定体位，无固定操作手法，不能读片，较难通过图片或录像会诊。诊断率的高低全凭超声者的学识经验和操作手法，进行有目的地寻找。

产前胎儿畸形的诊断率世界各地差别较大，欧美发达国家平均诊断率为50%～70%，先进的产前诊断中心可达80%～90%，这是一个很高的诊断率，是很不容易达到的。产前超声发现及诊断先天缺陷，首要条件是必须存在解剖结构或形态学的改变，而且这改变必须明显到能被超声发现。此外，还有以下因素可影响产前诊断率：

1. *孕周*　应在特定的孕周进行特定的超声检查，如胎儿畸形筛选超声的最佳孕周为18～22周。过早超声可因结构太小显示不清，过迟可因胎儿不易变换体位及骨骼钙化造成声影的遮挡。

2. *胎儿体位*　胎儿背向探头，心脏不易显示；反之，胎儿面向探头，脊柱不易显示。因此常常需要让孕妇活动改变胎儿体位后继续观察，甚至改天再进行。根据我们的经验，中孕中期完整的胎儿畸形筛选超声，一次完成的病例不超过半数。

3. *孕妇腹壁条件*　孕妇腹壁过厚或水肿、妊娠纹粗大、以往腹部手术瘢痕等都会造成图像显示不清。

4. *胎儿畸形种类*　有些畸形结构异常表现很明显，有些则很微小；有些异常较易发现，有些却很不容易观察到。

（1）诊断率较高，不易漏诊的畸形

1）中枢神经系统：中～重度脑积水、开放性脊柱裂、脑膨出、露脑畸形和无脑儿、无叶全前脑、水脑、中～大型脑裂、蛛网膜囊肿、Dandy-Walker畸形小脑蚓部完全缺失、较大颅内肿瘤。

2）面部：与无叶全前脑相关的面部畸形、唇裂。

3）心脏：完全性心内膜垫缺损、典型左心或右心发育不良、单心室、三尖瓣下移、心脏肿瘤、心脏位置异常、心律失常。

4）胸腔：肺囊性腺瘤样病变及肺分离（中期妊娠）、胸腔积液、大型膈疝。

5）腹壁：中大型脐膨出及腹裂、体蒂异常、泄殖腔外翻。

6）腹腔：十二指肠闭锁及小肠闭锁（26周以后）、胎粪性腹膜炎的某些阶段。

7）泌尿系统：胎儿型多囊肾（晚期妊娠）、典型多囊性肾发育不良、明显泌尿道扩张。

8）骨骼系统：致死型骨骼畸形、马蹄内翻足（24周之前）。

9）其他：明显胎儿水肿及中～多量胎儿腹水、中～大型骶尾部畸胎瘤。

（2）较易或极易漏诊的畸形

1）中枢神经系统：叶状全前脑、Dandy-Walker畸形小脑下蚓部缺失或Dandy-Walker变异、胼胝体缺失、小型脑裂、小型孔洞脑、轻度颅内出血等。

2）面颈部：腭裂、眼球异常、左右面部不对称、小型颈部肿块。

3）心脏及胸腔：单纯室间隔缺损、部分性心内膜垫缺损、单纯肺动脉瓣狭窄、轻型法洛四联症、主动脉缩窄、肺静脉回流异常、小型膈疝。

4）腹壁及腹腔：小型或活动性脐膨出、食道闭锁合并气管食管瘘、巨结肠综合征、肛门闭锁、小型腹腔肿块。

5）泌尿系统：异位肾、重复肾。

6）骨骼系统：软骨发育不良、手指脚趾异常、体表小畸形。

5. *羊水量* 适当的羊水量是良好超声图像的重要因素。羊水过多的胎儿往往沉于底部，距探头太远；羊水过少时胎儿卷曲，且难以改变体位。

6. *是否进行规范化的产前超声* 已有了适用于低危人群的常规超声模式，英国胎儿医学基金会及国际妇产科超声学会对11周～13周6天的超声和18～22周的超声制定了规范及指南。或各产前诊断中心制定适合当地的超声规范，凡是规定的项目就应该进行检查，已经存在的明显结构异常就可能被发现。

7. *是否存在胎儿异常高危因素* 在有高危因素的孕妇中，除了常规超声，还会针对高危因素进行一些特殊的超声检查，如Rh阴性孕妇进行胎儿大脑中动脉峰值流速测定。然而，大部分的畸形胎儿其父母或家庭都无明显高危因素存在，因此不可能对低危孕妇增加更多的检查项目，这也是导致漏诊的一大原因。如目前常规筛选超声还不包括耳廓、手指、脚趾等结构的检查。

8. *操作者的经验和对各种异常的认识* 操作者对胎儿病理的认识越深，学识越广，对产前诊断越了解，所做所见的病例越多，经验也就越丰富，诊断率就高；反之，不但诊断率低，还可能发生过度诊断或出现不合常理的诊断报告。

理想的满意的筛选超声，必须具备上述因素的最佳条件。一个高水准高质量的产前诊断中心，还需要具备一些特定的条件。详见第七点。

（五）胎儿超声的安全性

产科超声的安全性是一非常重要的事项，不能为了达到优生优育目的进行的一些检查反而干扰破坏了优生优育。为此，国际妇产科超声学会也非常关注有关安全性的研究，并且定期作出评价，提醒产前诊断工作者。

超声的安全性一般以热敏指数（thermal index，TI）和机械指数（mechanical index，MI）来评估，热敏指数和机械指数是指超声产生的热效应和机械效应。几十年来的研究和大量病例随访，还没有人类胎儿因进行诊断性超声而受损的报道。认为目前符合国际标准的超声仪，在胎儿超声设置的条件下，B超和M超是安全的，应用于胎儿检查不应有任何禁忌。多普勒超声能使局部温度略微升高，尤其在检查很小的区域时，因此操作者应加以注意。鉴于早孕期的胎儿相对易受致畸物的危害，认为多普勒超声不应作为早孕期的常规超声，除非有指征需要确定染色体异常的风险率；使用时应该调节多普勒TI $\leqslant 1$，并控制时间不超过5～10分钟。

目前虽然没有超声对胎儿有害的证据，然而，超声检查涉及暴露于一种能量的形式，仍然存有潜在的生物学效应，这些效应可能在特定的环境下会对发育中的胎儿有害。因此，应该避免无节制地同时又非医疗需要的超声应用。国际妇产科超声学会及世界超声医学生物学联盟（World Federation for Ultrasound in Medicine and Biology，WFUMB）不赞成纯粹为了提供胎儿纪念相片而进行的超声，认为应该高度重视生物学效应及不安全性，衡量利弊指数（risk-benefit ratio）。由于还不明确暴露于超声环境下所发生的变化及担心潜在的不良作用，最好的措施是预防为主。

我们认为，为保证胎儿超声的安全性，应做到以下几个方面：

1. 设定超声仪的输出功率在胎儿安全的范围。

2. 掌握超声指征，正常妊娠常规超声一般为5次，不做没必要的超声。

3. 早孕期超声适当控制时间，尤其是彩色多普勒超声。

4. 高年资医生承担复杂超声，如胎儿畸形筛选超声、高危超声等。

但是，衡量利弊，与医疗（筛查、诊断、处理）有关的超声则不应禁忌，如存在流产及宫外孕征象、胎儿畸形筛查诊断及随访、高危妊娠及妊娠合并症的监测等。

（六）磁共振成像的应用

1983年，Smith等首先报道磁共振成像（magnetic resonance imaging，MRI）技术用于胎儿检查，MRI具有无放射性、软组织分辨率高和可多平面成像等优点，随着成像技术迅速发展，特别是成像速度的有效提高，在产前诊断中，正被越来越多地用于胎儿各系统的检查，诊断价值不断获得临床认识与肯定，逐步成为产前超声检查的重要验证和补充诊断手段。

1. *MRI产前检查技术特点* 目前，MRI图像采集时间已大幅度降低，允许在不进行镇静胎儿和母体的情况下，使用单次激发快速自旋回波（SSFSE）序列获得高质量胎儿图像。但是，妊娠早期胎动频率较高，胎儿图像质量仍受一定影响。因此，产前MRI检查一般安排在妊娠20周以后，多数选择在孕中、晚期（28～32周）进行。MRI检查前，孕妇需先排空膀胱，并可以适当方式固定腹部保持孕妇和胎儿检查位置相对稳定。目前，产前MRI检查主要被用于诊断胎儿中枢神经系统异常，胎儿非中枢神经系统异常临床应用报道相对较少。

2. *MRI产前检查的应用*

（1）中枢神经系统检查应用：利用MRI技术可直接对胎儿颅脑进行多平面可视化成像，详细评价胎儿中枢神经系统解剖。初步研究表明，对临床或超声怀疑存在胎儿中枢神经系统异常，MRI有较高诊断准确性。

1）脑室扩张：超声能发现单纯性脑室扩张，但对于其合并的畸形漏诊率较高，假阴性可达10%～25%。并且，不易作出脑室扩大原因、脑实质异常和胎儿预后判断。有研究表明，侧脑室扩张的预后主要取决于其合并的畸形，而不是侧脑室扩张程度。因此，产前作出准确诊断至关重要。MRI的优势是能更全面地显示胎儿脑室形态和脑实质结构特点等，并可鉴别脑积水和脑出血，对脑室扩张的程度、侧脑室壁规则程度、周围脑皮质发育、神经元移行异常及合并的躯体异常均可做出相对明确的诊断，有助于临床分析脑室扩大原因和判断预后。有文献报道，MRI对引起脑室扩大的各种病因（如神经管缺陷、Dandy-Walker畸形等）检出率高达50%。所以，对于超声证实为单纯脑室扩大的胎儿很有必要再行胎儿MRI检查。

2）胼胝体缺失：胼胝体很薄，单纯的胼胝体缺失相对少见，合并其他中枢神经系统畸形约占68%。妊娠20周左右，在胎儿MRI矢状面可直接显示胎儿胼胝体全貌。研究发现，MRI能准确诊断胼胝体缺失或发育不全及合并的其他畸形，诊断准确性明显高于超声。

3）神经管闭合缺陷、神经元移行异常、全前脑畸形：MRI高分辨率和多平面扫描，对神经元移行异常（如多小脑回、皮质下灰质异位等）和叶状全前脑畸形等一些细微异常均能予以清晰显示，提高了脊柱裂、无脑回畸形、灰质异位、多小脑回畸形、脑穿通和单侧巨脑等病变检出率，诊断准确性优于超声检查。

4）其他：在评价胎儿颅后窝异常、胎儿脑实质病变、颅内少量出血、检出颅内肿瘤、评价短期或长期缺血对胎儿神经系统的影响以及椎管内情况等方面，MRI检查也具有独特优势，具有较高的临床应用价值。

总之，胎儿颅骨骨化不会影响MRI检查，是目前诊断胎儿神经系统畸形最佳影像学检查方法。当产前超声发现或可疑胎儿神经系统异常时，应进一步行胎儿MRI检查，两者结合能大大提高胎儿神经系统畸形的产前准确诊断率。

（2）颈部检查应用：与产前超声检查相比较，MRI能提供更为清晰的胎儿颈部解剖结构影像信息，为临床诊断先天性颈部畸形、淋巴瘤等颈部结构异常，提供更多、更准确诊断与鉴别诊断依据。

（3）胸部检查应用：MRI视野大，不受羊水的限制，能清晰显示胎儿胸部解剖结构、正常与病变肺组织等，有利于作出支气管肺分离、肺囊性腺瘤样病变和羊水过少合并致死型肺发育不良等诊断。先天性膈疝是最常见胸部异常之一，由于肺脏在T_1WI为低信号，T_2WI为高信号，肝脏与肺脏信号两者正好相反。因此，MRI技术可显示膈肌缺损部位、判断疝入程度和测量肺容量，克服了超声评价膈肌完整性和发现缺损部位较困难之不足。对疝入的脏器尤其是肝脏显示清楚，诊断准确率明显高于超声诊断。在食道闭锁畸形中，MRI可协助临床作出明确诊断。

目前，受胎儿心率过快等影响，MRI不易得到理想的图像，国内、外胎儿心脏MRI研究报导还相对较少。一般情况下，胎儿超声心动图的诊断敏感性、特异性和准确性均优于胎儿心脏MRI检查。但是，如果存在孕妇过度肥胖、羊水过少、子宫畸形、多胎和胎儿体位不佳等，胎儿心脏MRI诊断敏感性、特异性和准确性可高于胎儿超声心动图。胎儿心脏MRI以其大视野、高分辨率特点，正逐步成为超声有效补充检查手段。

（4）腹部检查应用

1）消化道异常：超声发现胎儿肠腔扩张可提示肠道梗阻诊断。但是，对于判断梗阻部位、寻找梗阻原因等仍存在一定困难。研究发现，MRI具有很好的软组织分辨率，不仅可以显示扩张的肠管，对梗阻部位、胎粪性腹膜炎假囊肿及小肠段梗阻位置也能提供诊断信息，可明确诊断肠道狭窄或闭锁。

2）泌尿系异常：泌尿系异常是产前超声检查常见异常之一，约占所有胎儿异常的30%左右。超声检查可较容易检出肾集合系统分离，但MRI除了可准确检出肾积水的形态、大小之外，还可了解肾组织有无结构异常。在临床上，肾盂输尿管连接部位狭窄引起的肾积水较为常见，MRI较之超声更易发现肾盂狭窄。通常，胎儿生后可予手术解除梗阻，且预后良好。对于多囊肾、重复肾MRI也能予以清晰显示，做出准确诊断与鉴别诊断。双侧泌尿道异常可能引起羊水过少，在此情形下不利超声检出病变部位。MRI则不受羊水量影响，可为临床提供肾缺如、异位肾、多囊性肾发育不良、肾母细胞瘤及肾上腺肿瘤等泌尿系统病变诊断依据，进一步提高了胎儿泌尿系异常诊断准确性。

值得指出，MRI检查不受孕妇肠道气体过多或过于肥胖等因素影响，能更全面、更清晰地显示胎儿腹部脏器解剖结构，对于胎儿畸形诊断、双亲产前咨询和拟订分娩及围生期手术方案具有重要应用价值。

（5）盆腔异常：常见的胎儿肿瘤有骶尾部畸胎瘤等，肿瘤巨大时可突入盆腔或腹腔，MRI检查有利于评估骶骨前方畸胎瘤大小和范围，帮助制定孕妇分娩方式、肿瘤宫内或产后切除手术方案。

（6）妊娠并发症检查应用：超声诊断前置胎盘的准确率较高。但是，当妊娠晚期胎头位置较低时，胎头声影可影响超声对后壁前置胎盘的观察。MRI可明确宫颈内口与胎盘的相对关系，对于各种类型前置胎盘均有较高诊断准确率。在诊断胎盘早剥时，血肿较小者超声检测存在一定困难，但在MRI各加权序列像上血肿呈高信号，诊断较为容易。此外，应用MRI技术还可协诊胎盘植入、胎盘绒毛膜血管瘤、胎盘梗死等病变。胎盘植入最常见部位是子宫下段前壁，超声对此部位的胎盘植入诊断准确率较高。但对子宫后壁胎盘植入则显示不清。MRI成像范围大，不受胎盘位置影响，对子宫后壁胎盘植入显示优于超声。

3. MRI检查的安全性　迄今为止，无任何迹象显示妊娠期间使用MRI检查将产生不利影响，也无MRI检查导致胎儿畸形报道。许多研究认为，MRI检查无电离辐射，对孕妇和胎儿是比较安全的。但是，由于缺乏长期研究分析资料，MRI检查对胎儿的安全性并没有得到充分评估。MRI所涉及的磁场有静磁场（即主磁场）、变化的梯度磁场和射频磁场，这三种电磁场均有可能对胎儿造成潜在危险。所检查使用的1.5T MRI和3.0T MRI的安全性还未得到充分证实。另外，有研究报道，MRI检查噪音和热效应可能造成胎儿的听力损害和畸形。在动物实验中，孕中期暴露于MRI磁场大鼠牙冠至臀部长度减少，眼部畸形发生率也有增高。并且，现有的经验和依据不推荐在孕期行增强MRI检查，因为钆可通过胎盘，使胎儿暴露于钆离子危险中，产生可能的宫内副反应。

总之，对胎儿MRI检查应仔细权衡利弊，在妊娠早期应尽量避免。美国食品与药品管理局（FDA）建议应避免在妊娠前3个月进行MRI检查。国际磁共振成像安全委员会（SMRI）认为，产前MRI主要用于MRI可做出诊断、而非放射性成像诊断方法不能做出诊断或用其他放射性检查方法才能做出诊断的疾病，并应检查前告知孕妇。

4. 产前MRI技术应用展望　虽然MRI的产前应用还存在检查费用昂贵、成像伪影和技术专家短缺等问题，但是随着技术的不断完善与进步，MRI具有无放射性损伤、多方位成像、高软组织对比分辨率等优点，必将成为超声产前诊断重要补充方法，尤其对超声产前诊断困难病例具有重要临床应用价值。此外，一些新的MRI技术正被不断开发应用，MRI容积法可用于评估胎儿体重，功能MRI正积极尝试用于胎儿正常发育及疾病的研究，包括评价胎儿脑缺血或缺氧、测量子宫动脉和螺旋动脉血流动力学和胎盘灌注研究等。利用扩散加权MRI可检出急性期脑缺血改变，功能MRI被用于研究胎儿视听觉反射。总之，MRI在产前诊断中已显示出它巨大的潜力和优势，可以预期其必将成为临床一种新的、重要的产前影像诊断手段与选择，具有广阔应用前景。

（七）良好产前诊断的必备条件

一个高水准的产前诊断中心，不但需要有经验丰富的医生，具备较新一代的超声仪，本身内部的结构和管理应该是最重要的，必须建立完善的人员培训制度、合理的超声程序和操作规程，并有严格的质量控制。具体内容如下：

1. *超声专业人员培训计划*　即使超声经历很长的医务人员，一旦进入产前诊断中心，开始时也应有一段观察期，观察其对产科超声了解及掌握程度、操作是否规范。让其熟悉并适应新工作环境及制度。无经验的新手则应从头培训，一般简单超声（确定妊娠、评估孕龄及羊水指数等）至少需要半年；简单超声熟练掌握后才培训中孕中期的胎儿畸形筛选超声，一般需要半年至一年，因人而异。在国外高水准的产前诊断中心，有资格上岗做筛选超声的，必须在上级医生指导下至少独立完成100个病例。高危超声的培训资格是必须有多年的基本经验，实践中见识了多种异常病例，参加多次高级课程，不断更新理论知识，并且具备丰富的产科临床和胎儿病理知识。年资再高的医生，也要有继续学习进修提高的计划，因为医学是在不断发展的。

2. *超声规范化*　国际妇产科超声学会主办的妇产科超声杂志，及每年一次的妇产科超声大会，为全世界的妇产科超声工作者提供了学习交流的平台。科学的、有效的、实用的、准确的方法自然被大家所接受，并得到进一步的发展和规范。

超声检查应有不同项目，不同的项目需要在不同的孕周进行，有不同的标准，需要不同的时间。不能任何孕周任何一次超声都进行全身各系统的检查，因为这样的检查往往无法进行完整，无法保证质量。贯穿整个孕期最重要的几次检查是：①早孕期确定宫内妊娠，确定孕龄；②11周～13周6天颈项透明层测量及大畸形筛查；③18～22周胎儿畸形筛选超声；④30～34周生长测量。颈项透明层测量需要15～20分钟；筛选超声需要30～45分钟。

11周～13周6天颈项透明层测量和18～22周胎儿畸形筛选超声已有了严格的标准和指南（见第十五章第一节及本章第二点）。后者虽然没有前者那么具体和严格，但包含了必要的测量项目和结构检查。相对以前每家医院各做各的、缺乏统一标准、无法评判漏诊误诊，这个指南的制定无疑对全世界筛选超声的统一是一个很大的贡献。相信在产前诊断不断发展的过程中，这些规范都会随时更新。

其他项目虽无如此明确规定，但很多大家都认同的观点在具体实施上也都有一定的原则性，如用似然比（likelihood ratio，LR）来计算染色体异常标记带来的新风险率等等。

3. *监督审查和质量控制*　为保证高质量的超声水准持之以恒，不随时间的延续而滑落，质量控制非常重要。质控包括定期常规超声的抽样检查、异常病例或可疑病例的复查和产后结果随访。这些工作有些可能很枯燥，有些可能很困难，但长期坚持就一定能体会到其中的益处。

4. *产前诊断团队*　超声是产前诊断的主要手段，但单一超声科不能提供优质的产前诊断，身边应有强有力的产科和新生儿科队伍。小儿内外科和心脏科、先进的实验室、遗传科必不可缺，还有放射科、产科病理力量等等。这些科室除了发挥在产前诊断中的专业特长，相互之间还应保持密切的来往，加强学术交流，平时日常工作中应有定期的病例讨论，给病人提供优质的产前诊断服务和详细的产前咨询，衔接产前产后的过渡。

5. *合理的产科处理*　如果有了一支优秀的产前诊断团队，那么产前诊断、产科处理及产后治疗就都有了保证。产前诊断的重要性及其内容前面已经介绍，恰当的产科处理也非常重要。

对畸形儿的终止妊娠问题，西方发达国家规定在有生机儿前才能终止妊娠。有生机儿的标准也随新生儿科水平的提高而改变，已从原来的妊娠28周提前到24周。超过24周，唯有致死型畸形才能终止妊娠。致死型畸形的具体病种尚无明确规定，指的是那些不能存活也难以治疗的严重先天性缺陷，如无脑儿、体蒂异常、双肾缺如、致死型骨骼系统畸形、18-三体综合征、13-三体综合征等。各个国家可根据本国的国情、法律、医疗水平来规定中止妊娠的期限及病种。

无论是胎儿异常或是存在任何产科并发症，继续妊娠者的产科观察和随访，须根据具体情况决定。随访过程中可能病情有好转或加重，必要时再次会诊讨论，随时改变产科处理方案。产后需对新生儿进行一些特殊检查和特别护理，证实或否定产前发现的异常；有些异常胎儿的分娩需要新生儿科医生甚至小儿心脏科或外科医生在场，以便及时抢救；或分娩前做好即刻转院的准备，保证在第一时间内提供必要的治疗。

参考文献

1. Amin RS，Nikolaidis P，Kawashima A，et al. Normal anatomy of the fetus at MR Imaging. Radiographics，1999，19：S201-214

2. Baldoli C，Righini A，Parazzini C，et al. Demonstration of acute ischemic lesions in the fetal brain by diffusion magnetic resonance imaging. Ann Neurol，2002，52：243-246

3. Bioeffects and Safety Committee（J. ABRAMOWICZ，C. BREZINKA，K. SALVESEN and G. TER HAAR）on behalf of the Board of the International Society of Ultrasound in Obstetrics and Gynecology（ISUOG）. ISUOG statement on the non-medical use of ultrasound，2009. Ultrasound Obstet Gynecol，2009，33：617-620

4. Cannie M，Jani J，Dymardowski S，et al. Fetal magnetic resonance imaging：luxury or necessity? Ultrasound Obstet Gynecol，2006，27：471-476

5. Carvalho MHB，Brizot ML，Lopes LM，et al. Detection of fetal structural abnormalities at the 11-14 week ultrasound scan. Prenat Diagn，2002，22：1-4

6. Carraca T，Ramalho C，Cadilhe A，et al. A comparative study of fetal ultrasound and MRI：a developing technique for a developing patient. Ultrasound Obstet Gynecol，2006，28：596

7. Cassart M，Massez A，Metens T，et al. Complementary role of MRI after sonograph in assessing bilateral urinary tract anomalies in the fetus. AJR Am J Roentgenol，2004，182：689-695

8. Chaoui R，Hoffmann J，Heling KS. Three-dimensional（3D）and 4D color Doppler fetal echocardiography using spatio-temporal image correlation（STIC）. Ultrasound Obstet Gynecol，2004，23：535-545

9. Coakley FV，Glenn OA，Oayyum A，et al. Fetal MRI：a developing technique for the developing patient. AJR Am J Roentgenol，2004，182：243-252

10. Comstock CH. Antenatal diagnosis of placenta accrete：a review. Ultrasound Obstet Gynecol，2005，26：89-96

11. Crook N，Robinson L. A review of the safety implications of magnetic resonance imaging at field strengths of 3 Tesla and above. Radiography，2009，15：351-356

12. Fulford J，Vadeyar SH，Dodamphala SH，et al. Fetal brain activity in response to a visual stimulus. Hum Brain Mapp，2003，20：239-245

13. Gallot D，Laurichesse H，Lemery D. Selective feticide in monochorionic twin pregnancies by ultrasound-guided umbilical cord occlusion. Ultrasound Obstet Gynecol，2003，22：484-488

14. Garne E，Loane M，Dolk H，et al. Prenatal diagnosis of severe structural congenital malformations in Europe. Ultrasound Obstet Gynecol，2005，25：6-11

15. Grandjean H，Larroque D，Levi S. The performance of routine ultrasonographic screening of pregnancies in the Eurofetus Study. Am J Obstet Gynecol，1999，181：446-454

16. Honest H，Bachmann LM，Coomarasamy A，et al. Accuracy of cervical transvaginal sonography in predicting preterm birth，a systematic review. Ultrasound Obstet Gynecol，2003，22：305-322

17. International Society of Ultrasound in Obstetrics and Gynecology（ISUOG）. Safety Statement，2000（reconfirmed 2003）. Ultrasound Obstet Gynecol，2003，21：100

18. Bioeffects and Safety Committee（J. ABRAMOWICZ，C. BREZINKA，K. SALVESEN and G. TER HAAR）on behalf of the Board of the International Society of Ultrasound in Obstetrics and Gynecology（ISUOG）. ISUOG statement on the safe use of Doppler in the 11 to 13+6-week fetal ultrasound examination. Ultrasound Obstet Gynecol，2011，37：628

19. Jaeggi ET，Silverman ED，Yoo SJ，et al. Is immune-mediated complete fetal atrioventricular block reversible by transplacental dexamethasone therapy? Ultrasound Obstet Gynecol，2004，23：602-605

20. Maldjian C，Adam R，Pelosi M，et al. MRI appearance of placenta percreta and placenta accreta. Magn Reson Imaging，1999，17：965-971

21. Masselli G，Brunelli R，Casciani E，et al. Magnetic resonance imaging in the evaluation of placental adhesive disorders：correlation with color Doppler ultrasound. Eur Radiol，2008，18：1292-1299

22. Nicolaides KH. Screening for chromosomal defects. Ultrasound Obstet Gynecol，2003，21：313-321

23. Nicolaides KH. The 11-13+6 weeks scan. http：// www. fetalmedicine. com

24. Ohgiya Y，Gokan T，Hamamizu K，et al. Fast MRI in obstetric diagnoses. J Comput Assist Tomogr，2001，25：190-200

25. Powell MC，Buckley J，Price H，et al. Magnetic resonance imaging and placenta previa. Am J Obstet Gynecol，1986，154：565–569

26. Righini A，Bianchini E，Parazzini C，et al. Apparent diffusion coefficient determination in normal fetal brain：a prenatal MR imaging study. AJNR，2003，24：799-804

27. Romosan G，Henriksson E，Rylander A，et al. Diagnostic performance of routine ultrasound screening for fetal abnormalities in an unselected Swedish population in 2000-2005. Ultrasound Obstet Gynecol，2009，34：526-533

28. Rozenberg P，Gillet A，Ville Y. Transvaginal sonographic examination of the cervix in asymptomatic pregnant women，review of the literature. Ultrasound Obstet

Gynecol，2002，19：302-311

29. Salomon LJ，Alfirevic Z，Berghella V，et al. Practice guidelines for performance of the routine mid-trimester fetal ultrasound scan. Ultrasound Obstet Gynecol，2011，37：116-126

30. Schild RL. Three-dimensional volumetry and fetal weight measurement. Ultrasound Obstet Gynecol，2007，30：799-803

31. Shellock FG，Kanal E. Policies，guidelines，and recommendations for MR imaging safety and patient management. J Magn Reson Imaging，1991，1：97-101

32. Smith FW，Adam AH，Phillips WD. NMR imaging in pregnancy. Lancet，1983，1：61-62

33. Sonigo PC，Rypens FF，Carteret M，et al. MR imaging of fetal cerebral anomalies. Pediatr Radiol，1998，28：212－222

34. Tan KBL，Yeo GSH. Prenatal detection of major congenital heart malformations in Singapore：a comparison of public and private institutions from 1995–2004. Ultrasound Obstet Gynecol，2007，30：456

35. Tegnander E，Williams W，Johansen OJ，et al. Prenatal detection of heart defects in a non-selected population of 30149 fetuses – detection rates and outcome. Ultrasound Obstet Gynecol，2006，27：252-265

36. Thorp JM Jr，Wells SR，Wiest HH，et al. First-trimester diagnosis of placenta previa percreta by magnetic resonance imaging. Am J Obstet Gynecol，1998，178：616-618

37. Veyrac C，Couture A，Saguintaah M，et al. MRI of fetal GI tract abnormalities. Abdom Imaging，2004，29：411-420

38. Wong SF，Chan FY，Cincotta RB，et al. Factors influencing the prenatal detection of structural congenital heart diseases. Ultrasound Obstet Gynecol，2003，21：19-25

39. Yoo SJ，Min JY，Lee YH，et al. Fetal sonographic diagnosis of aortic arch anomalies. Ultrasound Obstet Gynecol，2003，22：535-546

40. 洪楠. 磁共振在胎儿结构异常诊断中的临床意义. 中国实用妇产科与科学杂志，2007，23：357-360

41. 刘彩霞，王瑞，何政，等. 磁共振成像在产科临床的应用研究. 中国实用妇科与产科杂志，2008，24：53-55

42. 龙从杰，曹馗，定仕义. 胎儿磁共振成像诊断新进展. 国外医学 临床放射学分册，2001，24：354-358

43. 孙焱，张龙江，祁吉. 胎儿磁共振成像的研究进展. 国外医学 临床放射学分册，2005，28：209-213

44. 王中秋，卢光明，陈自谦，等. 磁共振成像对胎儿异常及妊娠并发症的初步研究. 临床放射学杂志，2002，21：795-798

45. 吴青妹，戚乐，杨永辉，等. MRI在胎儿产前诊断中的临床应用价值. 杭州师范学院报（医学版），2008，28：109-111

46. 朱铭，董素贞. 胎儿心脏畸形磁共振成像诊断. 中国医学计算机成像杂志，2009，15：450-452

第一章

正 常 妊 娠

从排卵受精、胚胎着床，到280天妊娠结束，婴儿呱呱落地，超声可以观察这个过程的大部分。除了测量大小判断胎儿生长情况外，还可观察其形态结构，以了解发育过程是否正常，有无畸形存在。特别是在早孕期使用高频率探头经阴道扫查法，能对早期妊娠早期胚胎的观察更为及时仔细，更接近胚胎发育的实际情况。

第一节 妊 娠 生 理

一、受精和植入过程

对28天一个月经周期的妇女来说，生长卵泡一般经过14天发育成熟。此时，卵泡的径线在18～23mm之间，并向卵巢表面隆起。成熟卵泡分泌大量雌激素，对大脑神经内分泌中枢产生正反馈效应，使促性腺激素释放激素增加，从而形成排卵前的促黄体生成素（luteotropic hormone，LH）高峰。后者使卵泡发生一系列的结构改变，引起排卵。排卵之前初级卵母细胞完成了第一次成熟分裂（即减数分裂），成为次级卵母细胞。次级卵母细胞内的染色体已经减半，含22条常染色体及1条性染色体。

卵子从卵巢排出后进入输卵管，多数在输卵管壶腹部与精子相遇。精子顶体外膜破裂，释放出顶体酶，使精子能穿越卵子的放射冠、透明带，进入卵细胞内。此时卵子也完成了第二次的成熟分裂，染色体数目仍为22条常染色体及1条性染色体。精子进入后形成的受精卵含44条常染色体及2条性染色体。

受精卵分裂的同时，也借助输卵管的蠕动向宫腔内移动。约在受精后第3天，受精卵分裂成有16个细胞组成的实心细胞团，称桑椹胚。受精后第4天进入宫腔，继续分裂发育成晚期囊胚。约在受精后6～7天，囊胚开始着床，也称为植入。植入的部位大多在宫腔上部的前壁或后壁，以后壁多见。植入过程其实是胚泡埋入子宫内膜的过程。约妊娠第11天，胚泡完全侵入到子宫内膜内，侵入缺口被纤维团封闭。植入后的子宫内膜改称为蜕膜，位于胚泡底部的蜕膜称底蜕膜。包在胚泡周围的蜕膜称包蜕膜，其余覆盖在子宫内壁表面、与胚泡无直接关系的称真蜕膜。所有这些过程超声都不能观察到，但是在这一阶段超声可发现子宫内膜增厚，然而不能作出妊娠的诊断。

二、胚胎形成

胚泡外层为合体滋养层，具有侵蚀功能，能使子宫内膜的毛细血管、螺旋小动脉及小静脉破裂，母体血液流入滋养层腔隙网，建立了早期的子宫胎盘循环。滋养层细胞在底蜕膜处发育很旺盛，包蜕膜处的滋养层细胞则渐渐稀疏变薄。这可能是因为包蜕膜处的滋养层血供较差。这一现象可从经阴道超声中发现，即妊娠囊壁厚的一侧为底蜕膜处增厚的滋养层，日后发育成胎盘。

合体滋养层内侧的细胞滋养层渐渐分化分裂，一步步形成了内细胞团、初级卵黄囊、胚外中胚层、胚外体腔以及中间的次级卵黄囊、羊膜囊，在次级卵黄囊和羊膜囊之间为胚盘，是胚胎最早期的结构。随着两胚层胚盘分化出三个胚层，厚度也渐渐增加。外胚层发育较快，使胚胎向内胚层侧卷曲，即由羊膜腔面向卵黄囊面渐渐包卷，羊膜腔越来越大，卵黄囊越来越小，最后卵黄囊变成一小囊状结构，经体蒂与胚胎腹部相连。大约妊娠5周（胚胎3周），高分辨率的阴道探头能见到卵黄囊，以及围绕卵黄囊的胚外体腔（即绒毛膜腔）及周围的滋养层（见本章第二节）（图1-1-1）。

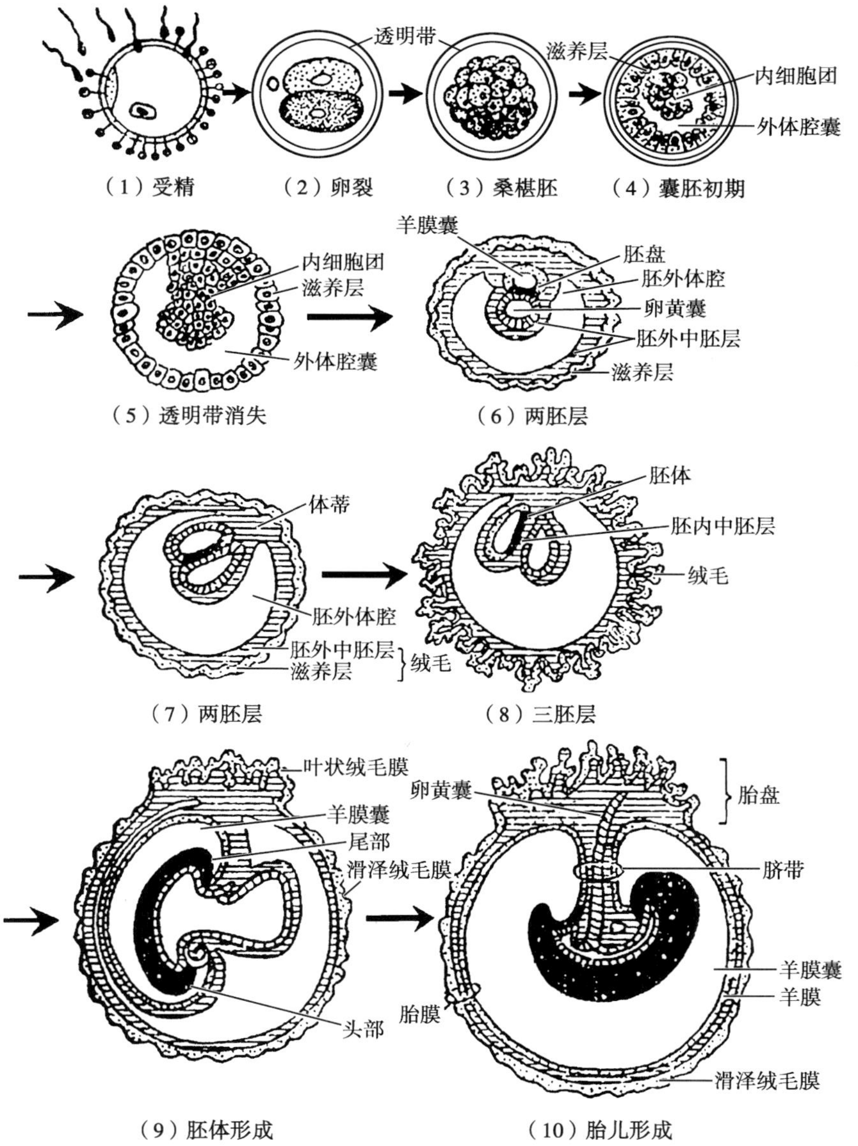

图1-1-1 孕卵的发育

郑怀美，苏应宽主编．妇产科学．第2版．北京：人民卫生出版社，1980

之后，胚胎的三个胚层进行各自的特殊分化，形成特定的组织和器官。如外胚层形成皮肤、神经管包括脑、神经及脊髓；中胚层形成骨骼、肌肉、结缔组织、肾脏等；内胚层形成消化道、呼吸道及泌尿道下段。其中，一些与超声观察有关的结构在此逐一予以介绍。

（一）中枢神经系统

中枢神经系统起源于胚盘外胚层的神经板，中央出现凹陷逐渐形成神经沟，两侧的神经褶在背中线处

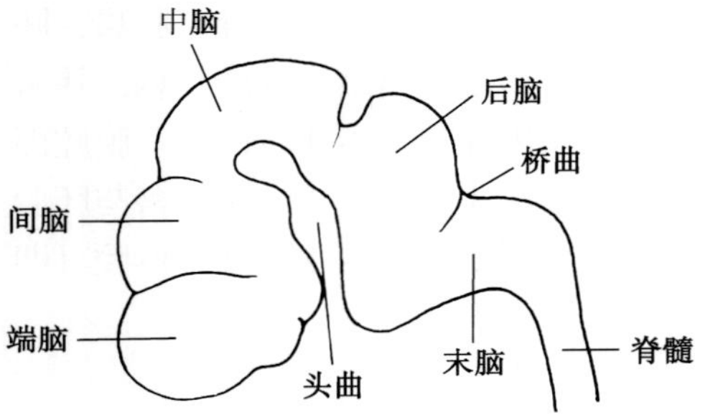

图1-1-2 胚胎原始脑

靠拢并互相融合成管状，称神经管。其头端较为膨大，以后发育成脑。在胚胎6～7周时，神经管头端就已扭曲成原始脑，从上至下依次为端脑、间脑、中脑、后脑、末脑几个部分（图1-1-2）。胚胎7～8周（妊娠9～10周）前脑开始分裂形成大脑半球，在11周时完成。此时大脑皮层还很薄，双侧脑室几乎占了颅腔的大部分，内部的脉络丛也很明显。以后随着妊娠的进展，皮层越来越厚，脑室相对越来越小。

小脑起源于后脑（即脑桥）翼板背外侧的菱唇。12周（妊娠14周）时，形成两侧稍膨大的小脑半球及中央较细的蚓部。以后，双小脑半球逐渐扩大，向中线靠拢。但在妊娠16周前，颅后窝池仍与第四脑室相通，16周后这条通道被渐渐发育的小脑蚓部所充填而变窄、消失。

（二）心脏

原始心管位于胚盘头端，胚胎3～4周时，原始心管就开始了搏动，建立了胚胎的血液循环。由于心管不同部分的生长速率不等，出现了心球、心室与心房三个膨大部分。继之，心管两端又出现动脉干和静脉窦。心管的生长速度超过外面围心腔的速度，以致心管在围心腔内不能伸直发展而出现弯曲。先是“U”形弯曲，再是“S”形弯曲。弯曲过程中形成了心房、心室及大血管。在胚胎7～8周就已形成了心脏的雏形。

（三）腹壁

早期胚胎是个扁平的胚盘，生长发育过程中由背侧向腹侧包卷，将原肠包卷入胸腹腔内。这一包卷过程约在胚胎6周(妊娠8周)时完成。但此时脐孔处中肠袢仍在腹腔外，突入在脐带中，形成生理性中肠疝（midgut herniation）。直至胚胎9周（妊娠11周），最迟10周（妊娠12周），腹腔增大，肝脏位置升高、腹腔负压的增加，中肠袢退回腹腔内，脐带内的胚外体腔也随之封闭，只有脐动脉与脐静脉经过脐孔。在这个过程中，肠管边发育，边完成了270°的旋转（见第十章第一节）。

（四）肾脏

肾脏起源于中胚层，由前肾、中肾与后肾共同配合形成。其中，前肾主要是起诱导中肾与后肾的发生与分化作用。后肾起初是在盆腔内，以后才渐渐上移至腰部。并且，肾门也由初始的面向腹侧旋转为面向内侧。孕3个月时，肾脏就具有了泌尿功能，位置也已在腰部。

（五）四肢

胚胎4周末，于胚胎外侧壁上先后出现两对隆起，即上肢芽和下肢芽。以后肢芽渐渐长大和长长，末端出现手板及足板。手板和足板内又出现辐射状的沟纹，渐渐分开形成手指脚趾。胚胎5周末上肢芽分出上臂、前臂和手，随后下肢芽也分出大腿、小腿和足。8周末上肢已完全形成，9周末下肢完全形成（图1-1-3）。

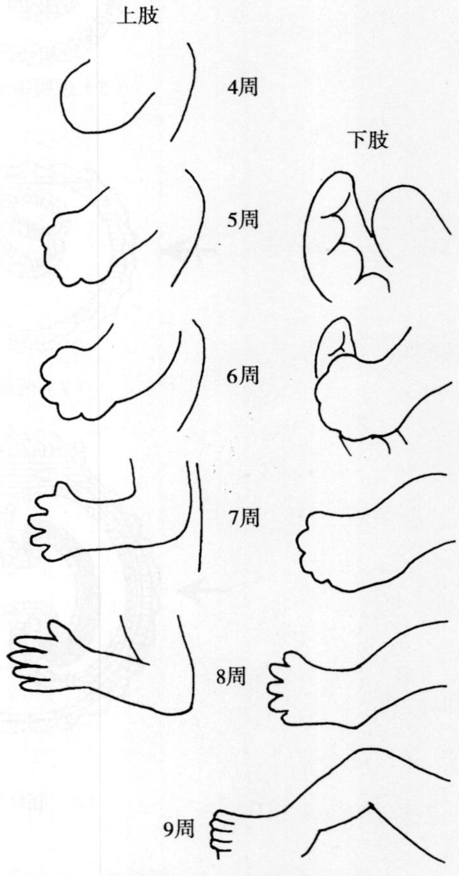

图1-1-3 胚胎肢体的发育

三、胎盘、胎膜与脐带的形成

前面已经提到受精卵植入子宫内膜后，滋养层细胞迅速增生并分化为内层的细胞滋养层和外层的合体滋养层。两层滋养层细胞在胚泡表面形成一些绒毛状突起，突入其周围的蜕膜中。这些突起是最早的干绒毛（称初级干绒毛）。以后，随着胚外中胚层长入初级干绒毛，形成毛细血管网，初级干绒毛变成了次级干绒毛及三级绒毛干。合体滋养层细胞具有侵蚀功能，能溶解邻近蜕膜组织，形成了绒毛间隙。同时，还侵蚀了子宫螺旋小动脉，子宫螺旋小动脉开口于绒毛间隙，母血充满了绒毛间隙。胚胎借绒毛的半透膜吸取母血中的营养物质和排出代谢产物，并进行氧气和二氧化碳的交换，正式建立母儿交换。

植入后的胚泡绒毛均匀地分布于整个胚泡表面。以后，包蜕膜处的绒毛由于受压迫及血供不良而渐渐萎缩退化，变得表面光滑，称为平滑绒毛膜。底蜕膜处的绒毛由于侵入子宫内膜深部，血供充足，绒毛生长茂盛，称为致密绒毛膜，以后与底蜕膜共同构成胎盘。

羊膜是包围胚体外的第一层胎膜，最初位于胚盘背侧，其边缘与胚盘的外胚层相延续。随着胚盘头尾及双侧向腹侧包卷，羊膜面积及羊膜腔也越来越大，胚体完全落入羊膜腔中，只有细而长的脐带与胎盘相连。约在妊娠14周，绒毛膜腔消失，羊膜与绒毛膜融合。位于胎盘表面的羊膜形成了胎盘胎儿面，其余部分的羊膜与平滑绒毛膜共同组成了胎膜（见图1-1-1）。

脐带是在胚盘向腹侧包卷到最后形成的一条长柱状结构。一端与胎儿腹壁相连，另一端与胎盘相连。脐带内最初含有卵黄囊、尿囊、肠袢与脐血管，妊娠11周后肠袢退回腹腔，卵黄蒂与尿囊消失，最终形成只含两条脐动脉及一条脐静脉的脐带。血管之间的结缔组织称华通氏胶。足月胎儿脐带长40～60cm、直径1～2cm。

羊膜腔内充满羊水，胚胎在羊水中生长发育。羊水的来源主要有两个：羊膜上皮细胞的分泌和胎儿的排尿。妊娠早期，羊水的来源主要由羊膜上皮细胞分泌产生。妊娠12周起肾脏开始产生尿液，尿液排入羊水。随着妊娠的进展，胎儿排尿增加，妊娠20周后，胎儿尿液已是羊水的主要来源了。羊水的吸收途径主要有三条：胎盘及脐带表面的羊膜上皮吸收、胎儿体表吸收和胎儿吞咽羊水。

第二节 早孕的超声诊断

一、妊娠囊

妊娠囊（gestational sac，GS）是超声首先观察到的妊娠标志。随着超声仪性能的不断提高，从早先经腹壁超声最早观察到妊娠囊约在末次月经后6周，至现在经阴道超声最早在末次月经的4周2天就能观察到1～2mm的妊娠囊。宫内妊娠最初的声像图表现为在增厚的子宫蜕膜内见到一无回声结构，即妊娠囊（图1-2-1～图1-2-3）。妊娠囊的一侧为宫腔，此时，内膜的回声也较强（图1-2-1，图1-2-2，图1-2-4，图1-2-5）。早期妊娠囊的重要特征是双环征（图1-2-3，图1-2-5，图1-2-6），与其他宫腔内囊性改变不同。其他宫腔内囊性改变如出血或宫外孕时，被描述为假妊娠囊的蜕膜样反应，一般表现为单个回声增强环状囊性结构，位于宫腔中央，有时可能会误诊为宫内妊娠。

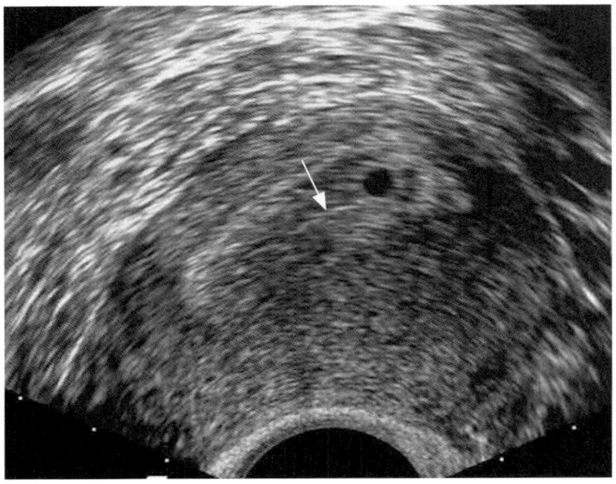

图1-2-1 早期妊娠囊

妊娠4⁺周，子宫内膜内见较小的妊娠囊，呈圆形无回声区。子宫内膜及宫腔线（箭头）清晰可见

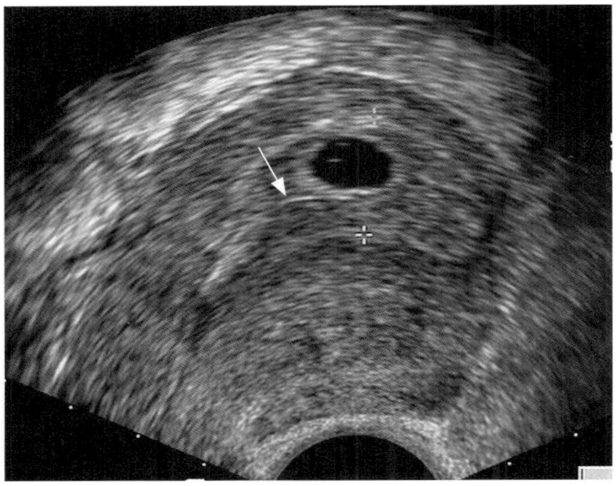

图1-2-2 早期妊娠囊

妊娠5⁺周，妊娠囊位于子宫前壁内膜内，内膜较厚（测量键），箭头所示为宫腔线

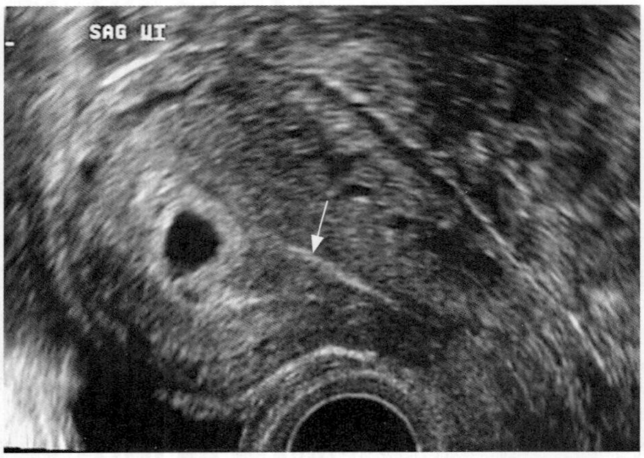

图 1-2-3 早期妊娠囊

妊娠5⁺周，妊娠囊近宫底部。妊娠囊呈强回声环，其外缘与内膜相接触处回声偏低，呈“双环征”，箭头所示为宫腔线

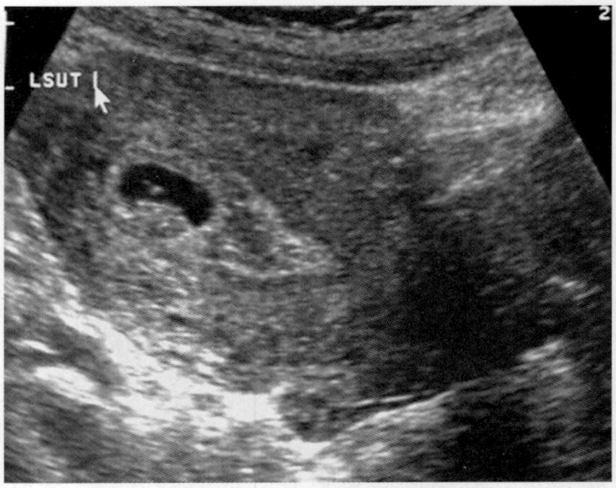

图 1-2-4 早期妊娠囊

妊娠5⁺周，妊娠囊位于近宫底部的内膜内，内膜较厚，回声偏强

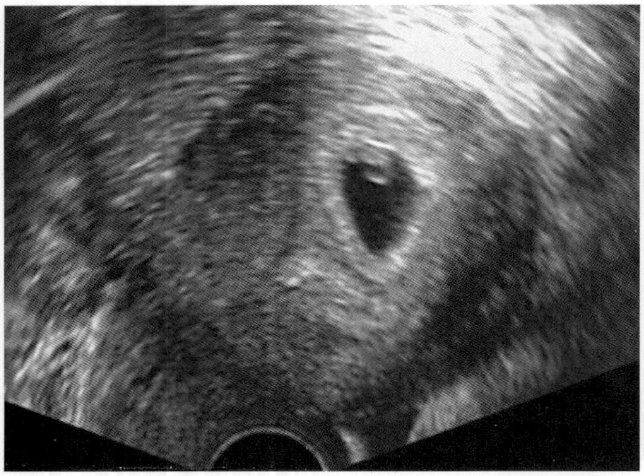

图 1-2-5 早期妊娠囊

妊娠6⁺周，妊娠囊的“双环征”清晰可见，内圈呈强回声环，外圈呈低回声环。宫腔内膜回声也偏强

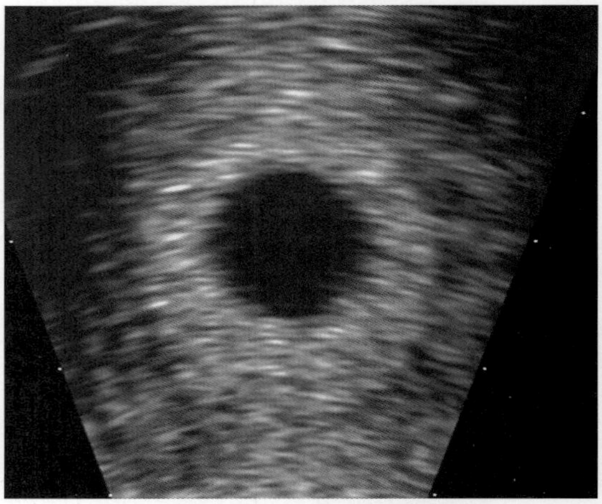

图 1-2-6 早期妊娠囊

妊娠6周，典型的妊娠囊“双环征”，内圈呈强回声环，外圈呈低回声环

妊娠囊双环征的成因，有作者认为可能是迅速增长的内层细胞滋养层和外层合体滋养层，也有作者认为内环绝大多数由强回声的球形绒毛组成，包绕妊娠囊外层的那个低回声环，则可能是周围的蜕膜组织。随着妊娠周数的延长，妊娠囊的增大，内层强回声环的厚薄开始变得不均匀，通常在底蜕膜处出现渐渐增厚改变，形成最早期的胎盘。强回声环的其余部分则逐渐变薄，以后形成胎膜的一部分（外层平滑绒毛膜）（图 1-2-7）。

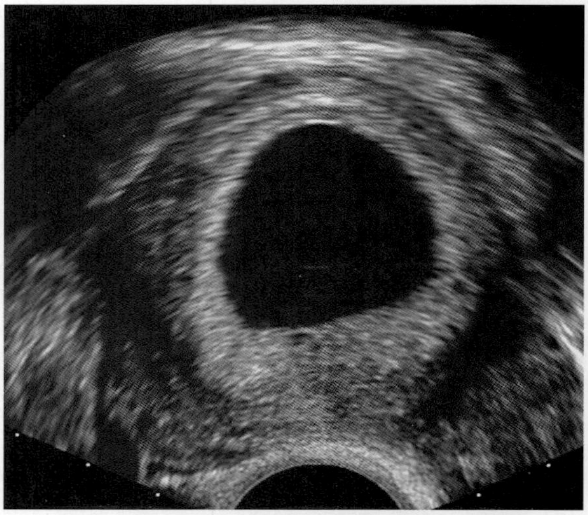

图 1-2-7 早期妊娠囊

妊娠7周，妊娠囊强回声环的一侧明显增厚（下方），而对侧则较薄（上方）。增厚部分为早期胎盘

最初妊娠囊的形态都为圆形，以后可以为椭圆形、腰豆形或不规则形。早期可以看到的宫腔（图 1-2-1 ~ 图 1-2-3），随着妊娠囊的增大，包蜕膜和真蜕膜紧密相贴，宫腔不能再被观察到。

同时，一侧的卵巢内可见妊娠黄体（图 1-2-8，图 1-2-9）。

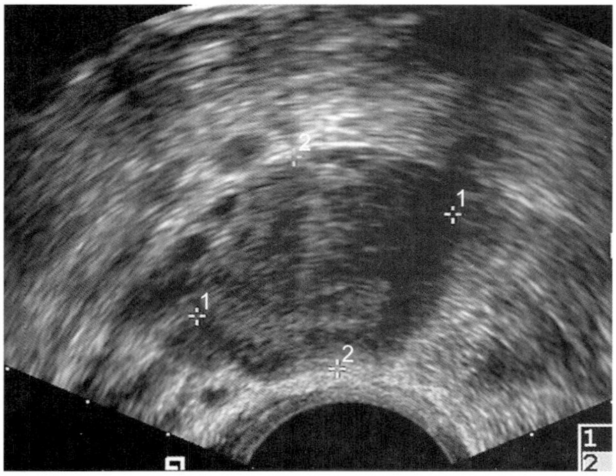

图1-2-8 妊娠黄体

妊娠7周，一侧卵巢内见妊娠黄体，呈中低回声结构（测量键所示）

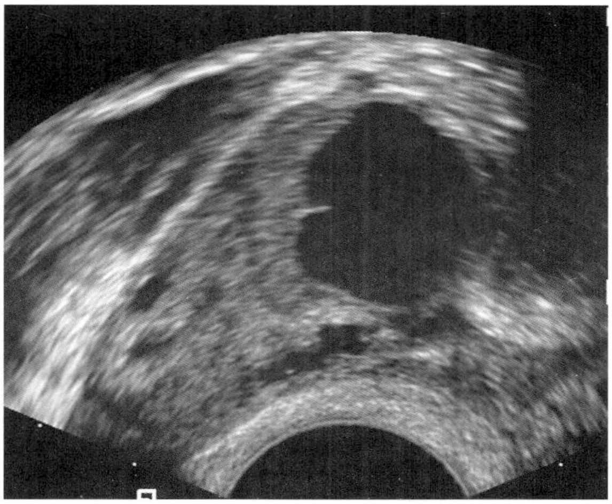

图1-2-9 妊娠黄体囊肿

妊娠6⁺周，一侧卵巢内见黄体囊肿，呈无回声囊性结构

二、卵黄囊

卵黄囊（yolk sac）的特点是一个亮回声环状结构，中间为无回声区，位于妊娠囊内（图1-2-10～图1-2-12）。从末次月经第一天算起，5～6周时经阴道超声可以获得显示，约12周时开始不明显，14周后完全消失。卵黄囊大小为3～8mm，最大尺寸是在妊娠7周，平均5mm。最初的卵黄囊大于胚胎本身，经阴道观察时好像胚胎“贴”在卵黄囊上。以后卵黄囊以一条细带与胎儿脐部相连，而本身则游离于胚外体腔（亦称绒毛膜腔）内。如前所述，早期胚胎发育过程中，卵黄囊是属于胚胎组成复合体的一部分（胚盘、羊膜囊、卵黄囊），卵黄囊位于羊膜囊外，并通过卵黄管与胎儿相连。

卵黄囊是宫内妊娠的标志，它的出现可以排除宫外妊娠时宫内的假妊娠囊。在自然妊娠的情况下，宫内妊娠同时合并宫外妊娠的可能性极小（发生率为1/30000）。有报道正常妊娠6～10周卵黄囊的显现率为100%，妊娠囊大于20mm而未见卵黄囊或胎儿，可能是孕卵枯萎，属于难免流产。系列超声始终不见卵黄囊或胚胎，提示预后差。

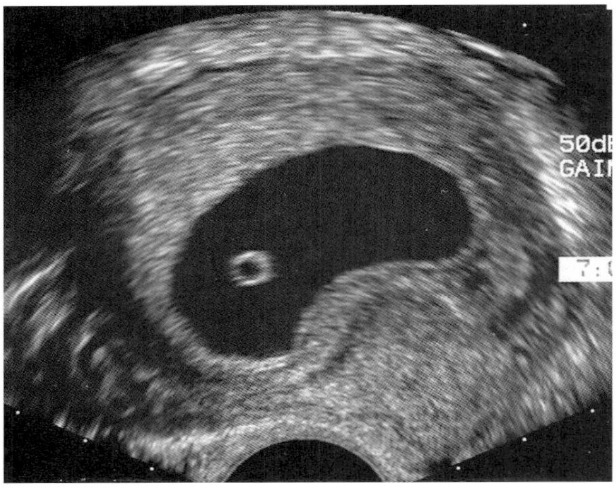

图1-2-10 卵黄囊

妊娠8⁺周，卵黄囊呈一小强回声圆环，位于妊娠囊中

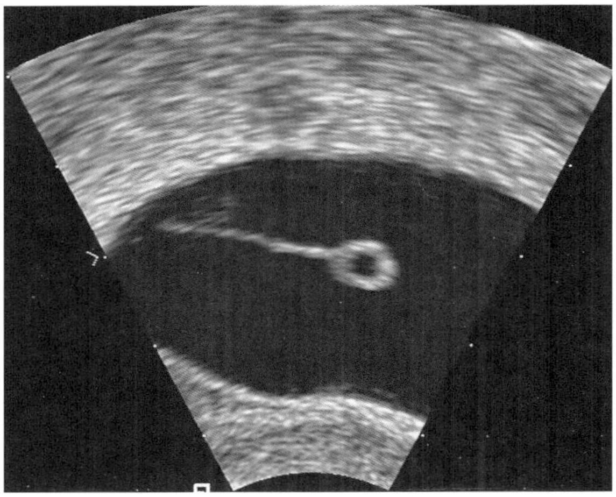

图1-2-11 卵黄囊

妊娠8⁺周，妊娠囊内见卵黄囊以及卵黄蒂

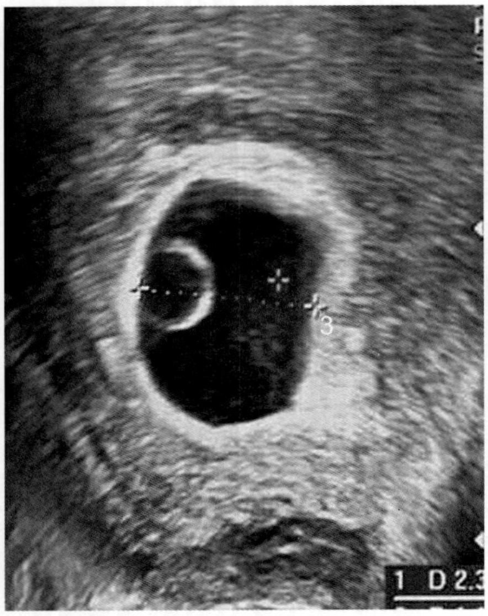

图1-2-12 卵黄囊
妊娠5⁺周，经阴道超声。卵黄囊清晰可见

在此，总结卵黄囊的特点有：①首次被发现时为妊娠5周，6～10周一定能见到；②肯定为宫内妊娠；③大小介于3～8mm，平均5mm；④14周消失；⑤正常妊娠时，妊娠囊径线20mm或以上时，总能见到卵黄囊；⑥卵黄囊消失、不规则或太大（≥10mm）与预后不良有关。

三、胚芽

胚芽（fetal pole）径线在2mm时常能见到原始心管的搏动，而此时的胚芽在声像图上表现为卵黄囊一侧的增厚部分，就像贴在卵黄囊上（图1-2-13）。

6周左右时，胚芽头臀长（crown-rump length，CRL）约与卵黄囊径线相等（图1-2-14），以后胚芽头臀长超过卵黄囊（图1-2-15）。声像图上的胚胎也越来越清晰，7周的胚芽已与卵黄囊分开，多能分出头尾，矢状切面上胎体由原来的平直变为向腹侧弯曲（图1-2-16），8周时肢芽冒出。随着妊娠的延续，胚胎增长，声像图上的胚胎初具人形（图1-2-17，图1-2-18）。各系统的超声所见本章第三节将作进一步的详细介绍。

妊娠8～11周，胎儿腹壁的脐带附着处可见少量肠管样结构，位于腹腔外，为生理性腹壁缺损，称生理性中肠疝（midgut herniation）（见本章第一节及第十章第一节）。

早在1972年Robinson就报道了超声观察胎心搏动。从末次月经算起，最早在妊娠6周2天就能观察到。自从有了阴道探头后，超声发现胎心搏动的时间又被提前了一些。正常妊娠6周2天，胚芽头臀长5～6mm时，总能见到胎心搏动。并且，常在胚芽2～3mm时就能见到（5周末）原始心管搏动。有作者报道，经腹壁超声95%的妊娠在末次月经后54天（7周5天）可见胎心搏动；而经阴道超声，胎心搏动的观察比经腹壁超声提前5～7天。

通过M型超声或多普勒超声可测得胎心搏动率。妊娠6周时约100次/分，8～9周时约140次/分（图1-2-19）。

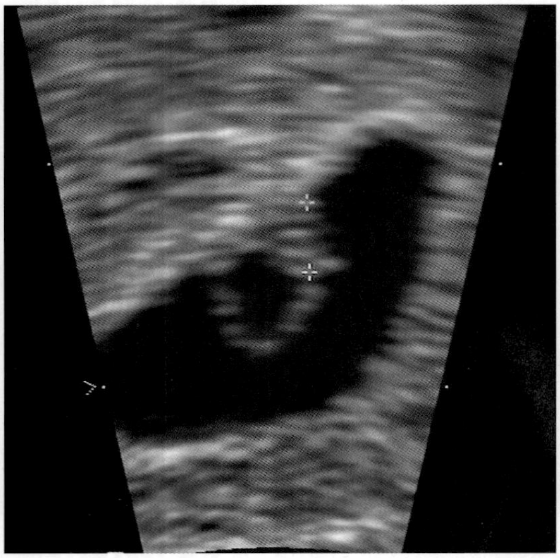

图1-2-13 早期胚胎
妊娠6周，胚芽“贴附”在卵黄囊上（测量键所示）

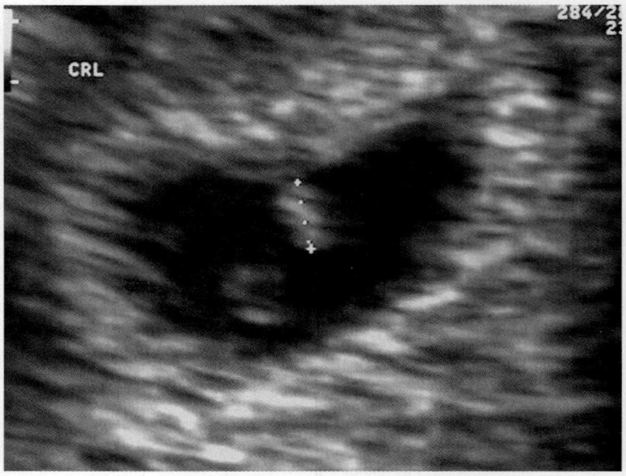

图1-2-14 早期胚胎
妊娠6周，胚芽头臀长（测量键）约与卵黄囊径线相等。胚芽左下方见卵黄囊

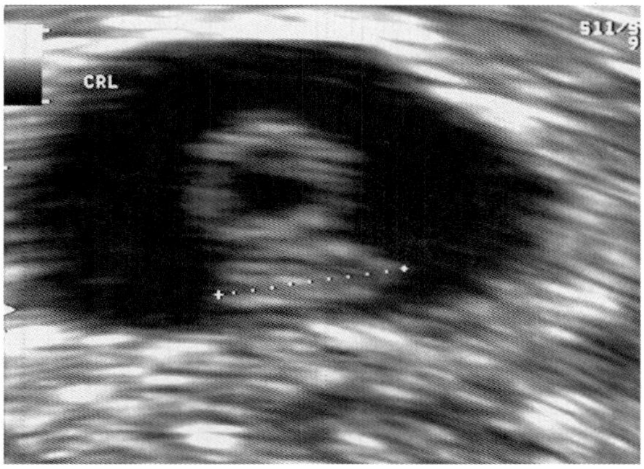

图1-2-15 胚胎

妊娠6^+周，胚胎清晰可见（测量键），头臀长超过卵黄囊

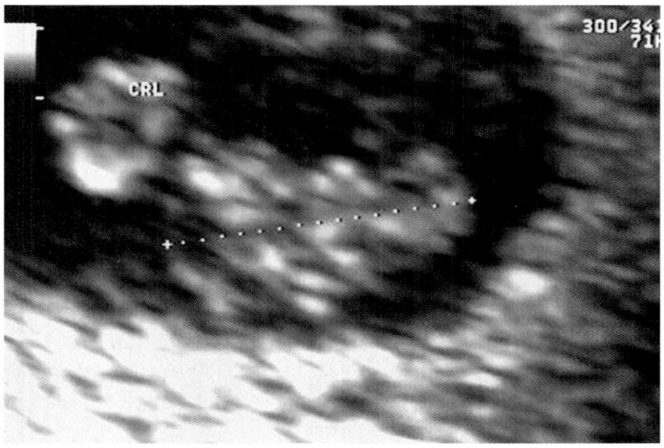

图1-2-16 胚胎

妊娠7周，胚胎（测量键）已能分出头尾，左侧为头端，右侧为尾端。卵黄囊位于胚芽左上方

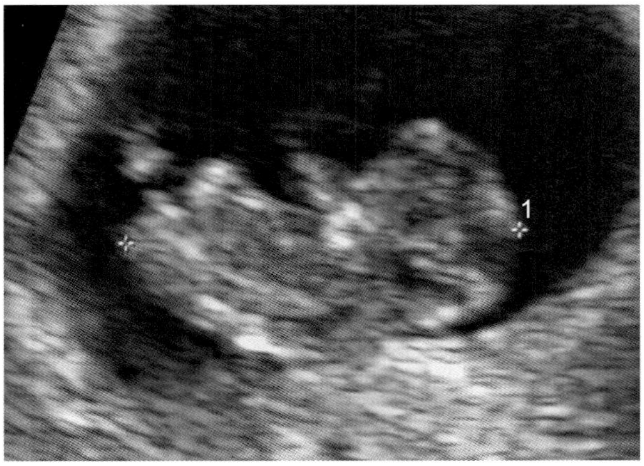

图1-2-17 胚胎

妊娠9周，胚胎初具人形，向腹侧自然弯曲

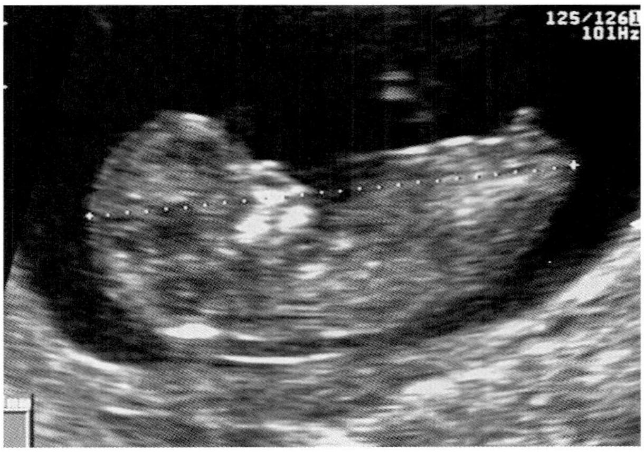

图1-2-18 早期胎儿

妊娠11^+周，胎儿侧面轮廓清晰，向腹侧自然弯曲

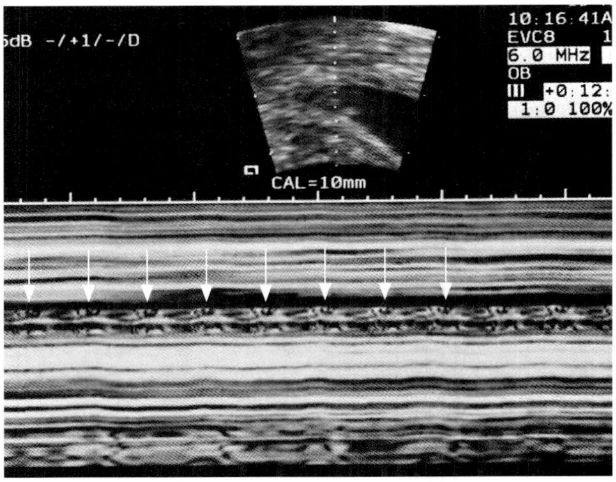

图1-2-19 早期胚胎心动描记

妊娠6^+周，M型超声记录到的原始心管搏动（箭头所示）

四、羊膜囊

羊膜囊（amniotic sac）也是妊娠囊内的一个结构，胎儿位于其中。最初，羊膜囊比卵黄囊小，以后超过卵黄囊。但羊膜囊不如卵黄囊容易观察，可能是其壁薄的缘故，经腹壁超声很少能在一个切面上见到壁

薄、完整的羊膜囊。羊膜囊内部为羊膜腔，亦即胚胎所在之处。其外侧为胚外体腔，亦称绒毛膜腔，卵黄囊位于胚外体腔（图1-2-20～图1-2-22）。羊膜囊渐渐增大，渐渐与绒毛膜靠近并融合，胚外体腔消失。这一过程一直延续到妊娠14周。

五、胎盘

当胚泡植入子宫内膜后，胚泡周围的滋养层细胞侵入子宫内膜。参与这个过程的绒毛累及整个胚泡的表面，被侵蚀的内膜包括包蜕膜和底蜕膜。随后，植入底部（即底蜕膜处）的妊娠囊滋养层越来越增生，称为致密绒毛膜。以后，形成早期胎盘（placenta，PL）。而近宫腔处（包蜕膜）的绒毛渐渐稀疏变薄，成为平滑绒毛膜（见本章第一节）。

声像图上，最早见到的是妊娠囊周围的绒毛膜环，即双环征的内环，其回声较强。开始时，内环周壁的厚度差不多，因为绒毛膜囊四周都有绒毛（图1-2-5，图1-2-6）。8周后部分表面的绒毛（包蜕膜处）开始退化，强回声环变薄，而其余部分则出现增厚改变。到10～12周，超声就能显示较明显的胎盘声像图了，呈均匀的回声较强的新月形结构（图1-2-7，图1-2-23）。

如上所述，正常妊娠早孕期声像图可以观察到妊娠囊、胚芽等结构，其意义归纳见表1-2-1。

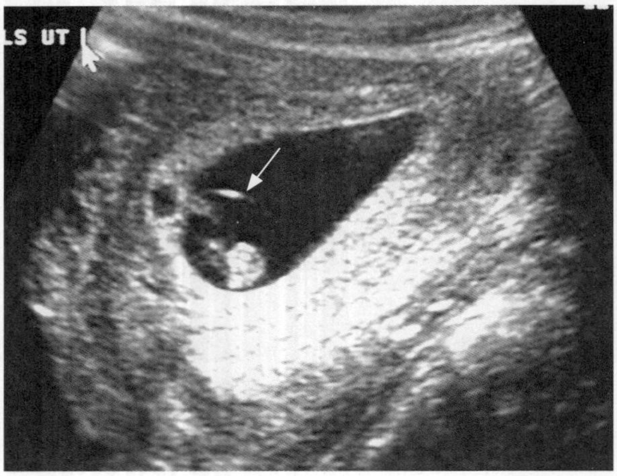

图1-2-20 羊膜囊

妊娠8⁺周，妊娠囊内左侧见壁薄的羊膜囊（箭头所示），胚胎位于羊膜囊中

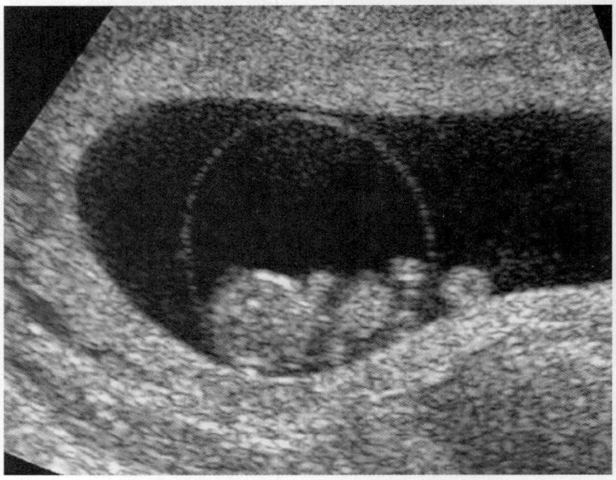

图1-2-21 羊膜囊

妊娠9⁺周，妊娠囊内见完整的圆形羊膜囊，胚胎位于羊膜囊中，卵黄囊位于羊膜囊外（羊膜囊右侧）

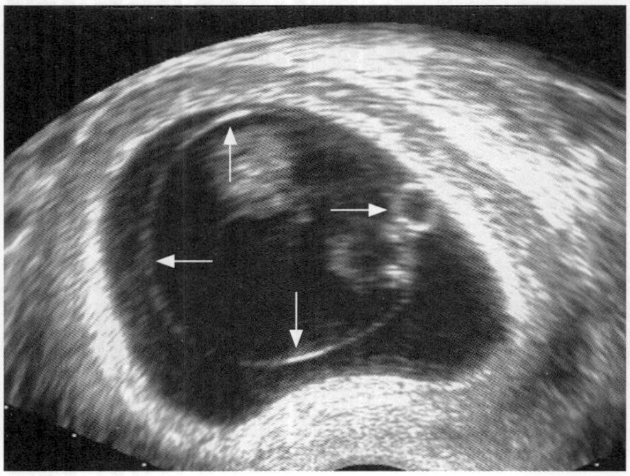

图1-2-22 羊膜囊

妊娠10⁺周，羊膜囊越来越大（箭头），卵黄囊相对越来越小（羊膜囊外右侧）

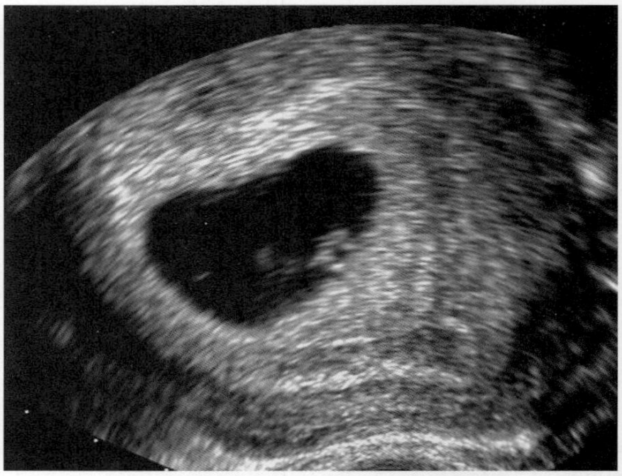

图1-2-23 早期胎盘

妊娠9⁺周，妊娠囊周围的绒毛部分开始退化（图像左下方的绒毛较薄），增厚部分以后形成胎盘

表 1-2-1 妊娠囊、胚芽、胎心搏动的意义

声像图标志	妊娠龄	意义	注意
妊娠囊	4周2天	提示宫内妊娠	有时可能是假妊娠囊
妊娠囊双环征	第5周	提示宫内妊娠	1/3的宫外孕、2/3的的流产也能见到“双环征” 妊娠囊＞20mm而未见卵黄囊，预后不良
卵黄囊	第5周	确定宫内妊娠	妊娠囊＞25mm而未见胚芽，预后不良
胚芽	第6周	确定宫内妊娠	见胎心搏动仍有3%～7%的流产可能
胎心搏动	第6周	确定为活胎	

此外，早孕期超声还能发现双胎或多胎妊娠；鉴别绒毛膜性；观察双胎或多胎妊娠的转归；诊断异位妊娠（见第三章第二节）及葡萄胎；早期发现某些胎儿异常（见总论第二点）和观察卵巢情况等等。

六、早孕期妊娠相关激素

孕妇血β-hCG和孕酮含量与孕周密切相关。尤其在早早孕期，超声尚未能完全确诊妊娠状态或需要除外异位妊娠时，系列观察β-hCG动态变化非常重要。详细内容见第二章第一节及第三章。

第三节 胎儿（胚胎）生长发育的超声观察

在本章第二节中我们主要描述了整个早孕期的妊娠结构，包括妊娠囊、羊膜囊、卵黄囊、胚外体腔、胚芽、原始心管搏动等。在本节内，则重点介绍胚胎（胎儿）生长发育过程，以及不同孕周超声所能观察到的结构。由于很多解剖结构在妊娠7周以后超声才可以开始观察，故这里我们从第8周开始逐一介绍。

一、第8周（7周0天至7周6天）

（一）中枢神经系统

此时整个头部向腹侧弯曲，颅内仅见尚未分开的端脑和中脑脑泡，称单脑泡（图1-3-1）。不管是纵切还是横切胎头，颅内见一较大的无回声结构，略偏枕部，即单脑泡。第8周末有时在较满意的冠状切面上，能见到脑室系统通往椎管的线状结构。

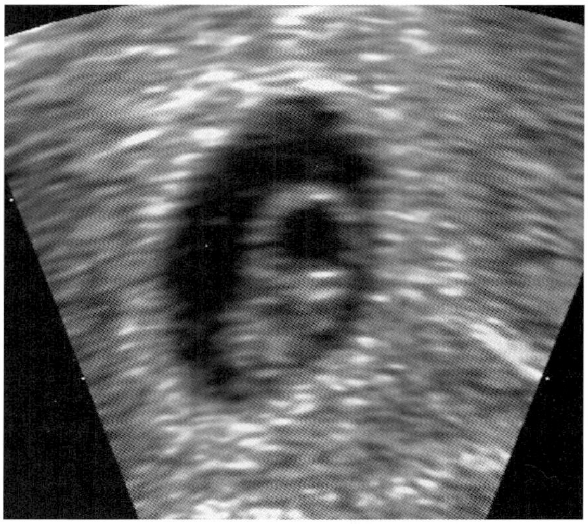

图 1-3-1 胚胎早期单脑泡
妊娠8周，胎头内仅见单个无回声区，为单脑泡

（二）心脏

心跳更加明显，位于胚胎中央。通过M型超声可测量心率和观察心律。心脏大小约2mm。

（三）胎体矢状切前后轮廓

指胎体中线矢状切面上观察到前后轮廓“剪影”的形态。后轮廓主要是观察枕部、颈项部直至背部的形态；前轮廓主要是观察面部、胸腹壁形态。这些结构在妊娠第8周时尚不能获得清晰显示。

（四）肢体

多数胎儿的下肢肢芽刚能见到，但还很短，超声刚能分辨。上肢肢芽总是与胸部靠得较近，声像图上不如下肢肢芽显示得那么明显。一般在足8周时，才显示得相对较为清晰。通常，取胎体斜冠状切面（冠状切面与矢状切面结合）较易观察肢芽。

（五）生殖器

第8周末冠状切胚胎下部，最尾端处可见一小小的突起，是脊柱的尾端部分，往往长于下肢肢芽，有时会误认其为生殖结节。真正生殖结节位于该处腹侧上方约1～2mm。

二、第9周（8周0天至8周6天）

胚胎结构已能区别出头、躯干和肢体，胎头径线已超过卵黄囊。

（一）中枢神经系统

此时，还未分化出左、右半球，故仍未见大脑镰和脉络丛。矢状切面上，前脑泡（端脑、间脑和后脑）可被成功地扫查到。冠状切面上，未来的中脑导水管、第四脑室和其通向椎管的漏斗部（中脑、后室和脊髓突出）也能获得成像。这些结构在声像图上表现为较大的腔隙（图1-3-2）。

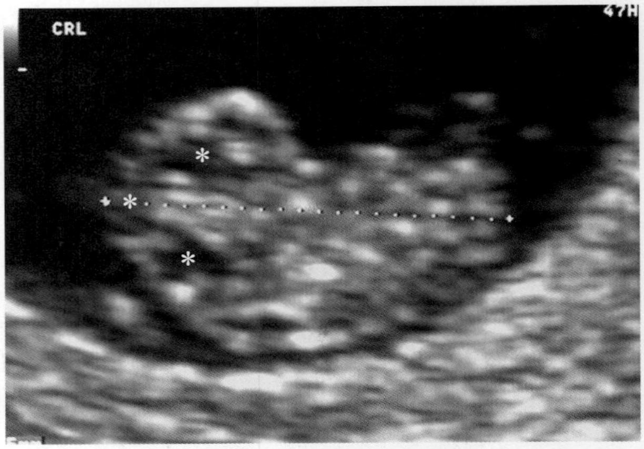

图1-3-2 早期胚胎颅内结构

妊娠8⁺周，头颅矢状切，颅内结构从前至后、从上向下显示数个低回声结构，为最早期的端脑、中脑和后脑（*）

（二）心脏

心脏与第8周时差不多。

（三）胎体矢状切前后轮廓

胎体从以前的卷曲状态开始伸展，中线矢状切面上脊柱背部的轮廓变得清晰。

前腹壁的生理性中肠疝也在此时开始出现（见第十章第一节）。生理性中肠疝在声像图上表现为在脐孔外的那一小段脐带增厚、回声增强。通常，在矢状切、横切和冠状切面上都能看见。这部分的脐带包括中肠疝在内，径线约为其他部分脐带宽度的1.5倍（图1-3-3）。

（四）肢体

上肢增长迅速，超过了下肢的增长。由于手臂本身长度的增加和手臂开始运动，故声像图上较易见到手臂结构。同时，横切面较纵切面更容易观察，因为双手臂往往向腹侧屈曲。此时，手指也开始形成，但完全形成要到10周。下肢也有运动，但因与脐带相邻，声像图的观察有时会受到一些干扰和影响（图1-3-4）。

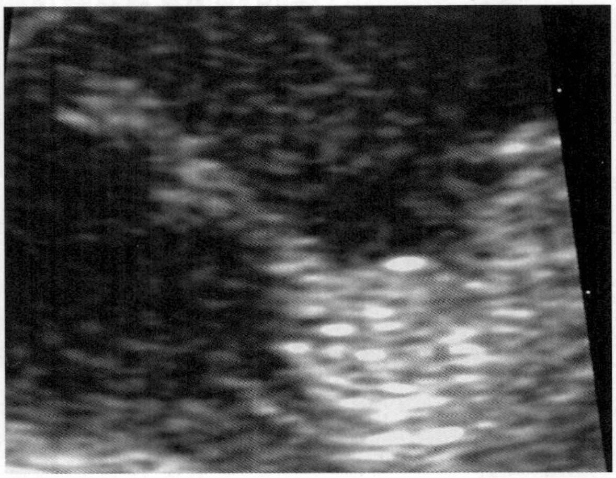

图1-3-3 生理性中肠疝

妊娠8⁺周，腹壁矢状切面观，脐带与腹壁相连处有极少量强回声肠管位于脐孔外的脐带内

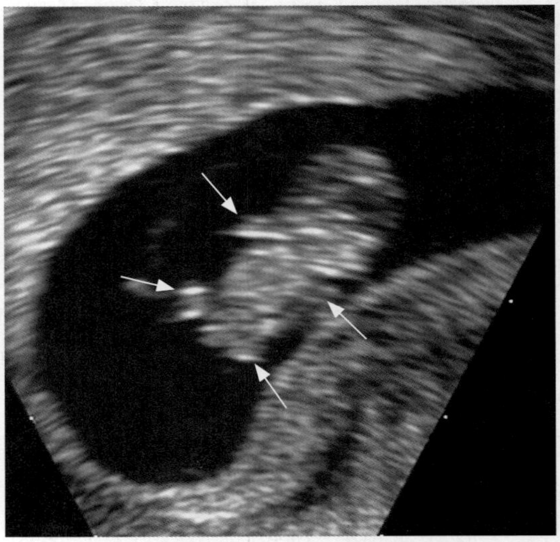

图1-3-4 胚胎肢芽

妊娠8⁺周，显示上肢及下肢回声（箭头所示）

（五）生殖器

尾部的结构还是很明显，超过了下肢和生殖结节。

三、第10周（9周0天至9周6天）

随着羊膜囊的进一步增大，卵黄囊被推向一边。羊水量的增加使胚胎轮廓变得更为清晰，并可进行早期的生物学测量，如双顶径、头围、腹围等。

从解剖学的观点来看，第10周的超声显像是个转折点，相对多的结构均能通过高频阴道超声探头加以观察和描述。从此，“胚胎”将改称为“胎儿”。

（一）中枢神经系统

可观察到大部分结构。正中矢状切面上所显示的卷曲和清晰的结构是充满液体，弯曲的、正在发育形成中的脑室系统。从前向后依次为端脑、间脑、中脑、后脑和末脑。但在冠状切面上，仍未见到向两侧的突起（即后来的侧脑室）。直至9周末及9周后，端脑泡（大脑半球）开始发育。中线矢状切面上的脑室系统比第9周时更加清晰（图1-3-5）。前方的端脑首先跟着头曲进入宽大的间脑，并差不多旋转了180°。头曲是一明显的强回声结构，从下往上突向脑室系统，而其本身则位于间脑和后脑之间。桥曲则从后方突向脑室系统。在枕部方向，后脑形成了第四脑室的顶，菱脑进入了最后那一部分，即末脑（将来的延髓）。从该处开始，脑室系统变窄，形成椎管（见图1-1-2）。

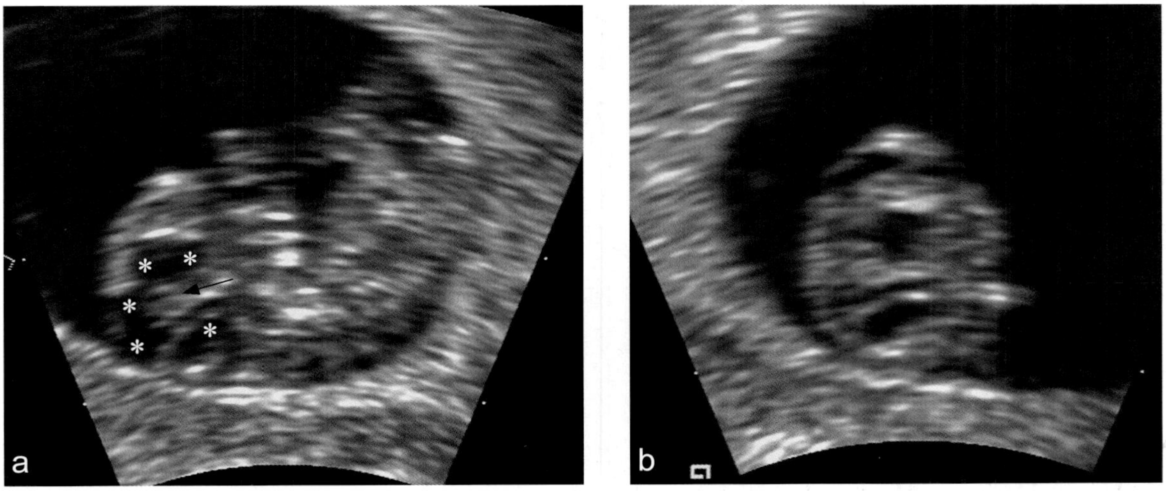

图1-3-5　早期胎儿脑室系统

a. 妊娠9⁺周，胎头矢状切。从前至后、从上向下的脑室系统依次为：端脑、间脑、中脑、后脑、末脑（*）。箭头所示为头曲，末脑后下方为桥曲；b. 同一胎儿，胎头横切，面部向上，显示前方的端脑和后上方的中脑

侧脑室形成后，侧脑室占了大脑半球的大部分，脑部的主要结构是大脑镰和强回声的脉络丛，大脑镰和脉络丛并行。如果出现大脑镰和脉络丛，妊娠至少有9周（第10周）。随着胎儿的长大、胎头的成长，不同方位的切面上都有超过一个平面的扫查机会。

系列冠状切从前到后可观察到的结构有：面骨（眼眶、上颌骨、下颌骨）、大脑镰和脉络丛。无回声的脑室系统和脊柱上段也能在冠状切移向胎儿背部时被显示。

（二）心脏

有些胎儿在第10周末可见到心隔。

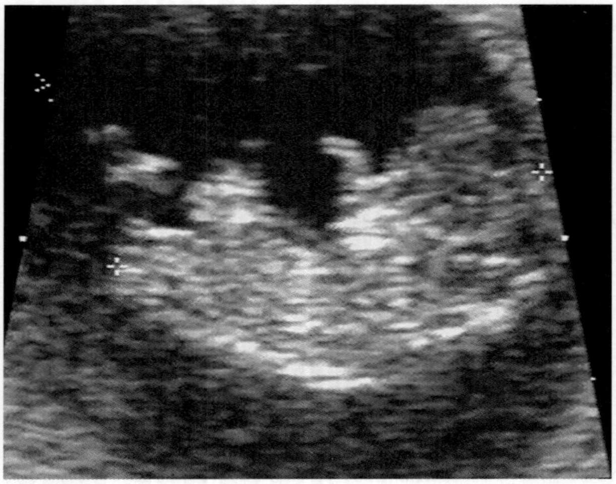

图1-3-6 生理性中肠疝

妊娠9^+周，正中矢状切，腹前壁脐带根部强回声突起为生理性中肠疝

（三）胎体矢状切前后轮廓

中线矢状切面上脊柱背部的轮廓更加清晰。腹前壁处仍有中肠疝（图1-3-6）。

（四）肢体

相对于胎儿纵轴来说，上肢和下肢都旋转了90°，即原来上臂与躯体纵轴呈90°，现上臂可与躯体纵轴平行，手指指向尾端；原来大腿亦与躯体纵轴呈90°，现大腿也能与躯体纵轴平行。膝关节、肘关节活动自如，声像图上可以看到上肢和下肢的全长。第8周、第9周开始形成脚趾，约在第10周完成。

对上肢的观察相对要早些，此因上肢离躯干稍远，故容易看得清。第10周时，前臂和手的发现率超过25%，但并非所有的胎儿都能看见。偶尔（约＜25%）可观察到手指。胎儿肢体的活动相当活跃。

四、第11周（10周0天至10周6天）

（一）中枢神经系统

中枢神经系统显示得更加清晰，脑室系统的边界在各个平面都能看见。第四脑室和通往脊椎的漏斗部也能获得显示。第三脑室位于第四脑室前上方，呈无回声结构（图1-3-7）。

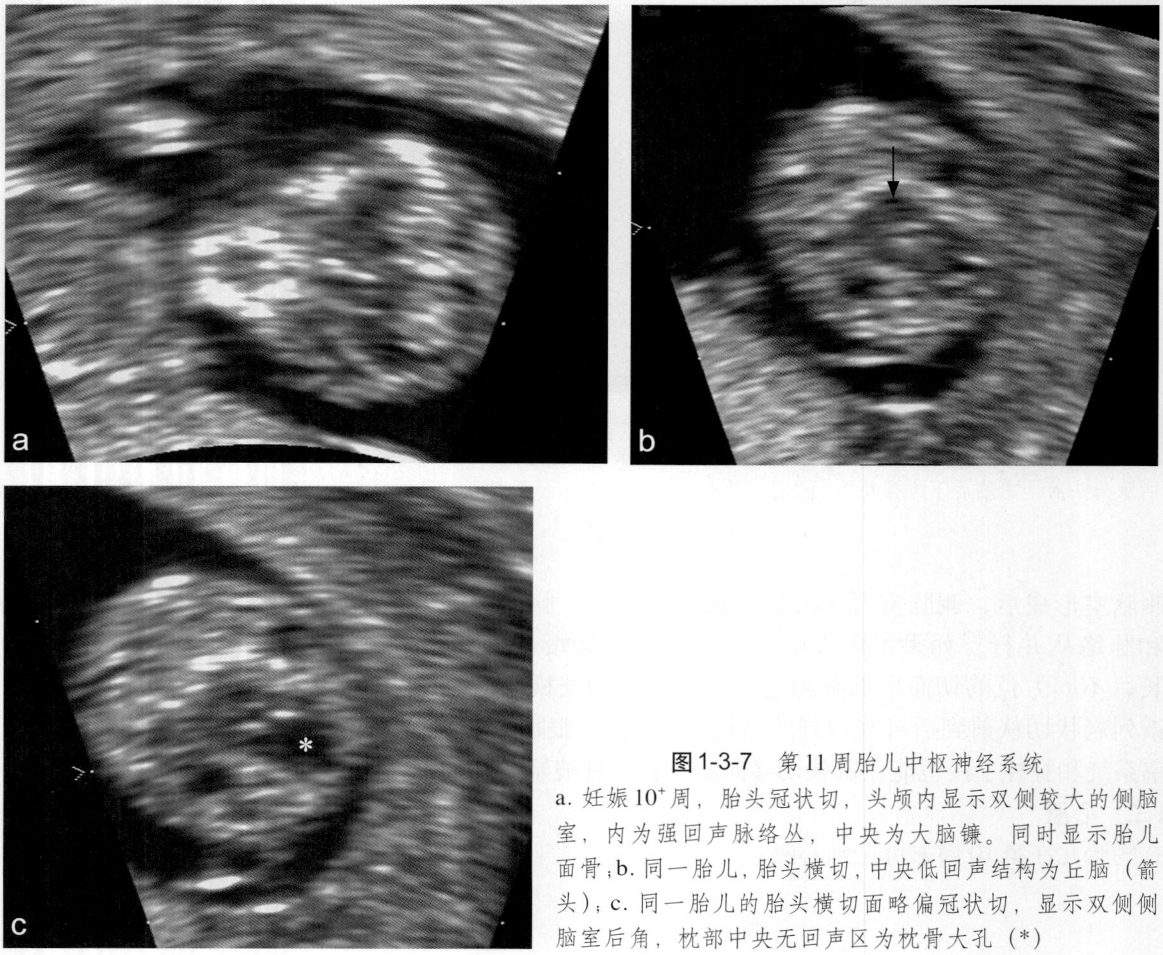

图1-3-7 第11周胎儿中枢神经系统

a. 妊娠10^+周，胎头冠状切，头颅内显示双侧较大的侧脑室，内为强回声脉络丛，中央为大脑镰。同时显示胎儿面骨；b. 同一胎儿，胎头横切，中央低回声结构为丘脑（箭头）；c. 同一胎儿的胎头横切面略偏冠状切，显示双侧侧脑室后角，枕部中央无回声区为枕骨大孔（*）

（二）面部

此时超声显示的面部仍是面骨。从10～11周起上腭开始融合，13周完成。未完全融合时冠状切面可能见到腭骨中有缝隙，但显示极其困难。第11周能见到下颌骨。

（三）心脏

还不能显示四腔心结构。

（四）胎体矢状切前后轮廓

颈背部已区分得出皮肤及皮下软组织层，皮下组织层表现为断续透明的条状结构。这一变化是很有意义的，少数严重水肿胎儿此时可能发现颈项透明层增厚（见第十五章第一节）。

由于胎体的伸展，生理性中肠疝更加明显（图1-3-8，图1-3-9）。

（五）肢体

上肢和下肢可分段扫查或显示全长，有时可测量长骨（图1-3-10），也可计数手指。横切面上可观察手指的排列，及与拇指相对应的关系。

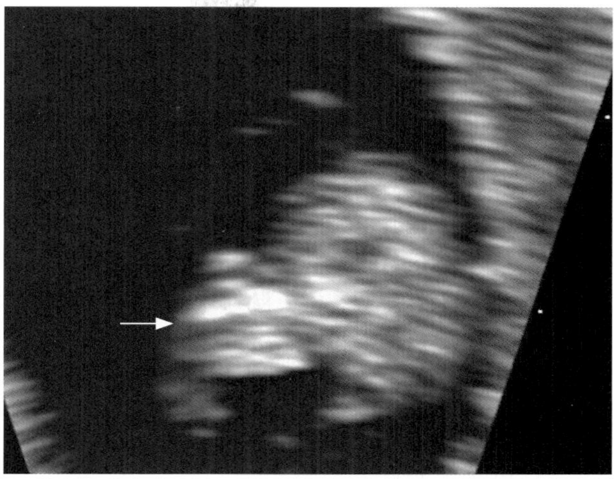

图1-3-8 第11周胎儿生理性中肠疝

妊娠10^+周，胎体横断面显示生理性中肠疝（箭头所示）

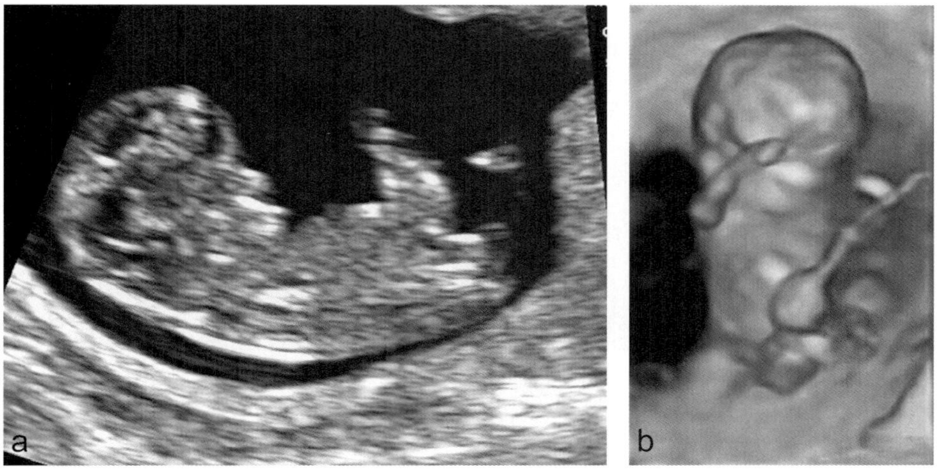

图1-3-9 第11周胎儿生理性中肠疝

a. 妊娠10^+周，正中矢状切，生理性中肠疝清晰可见；b. 同一胎儿三维超声显示生理性中肠疝

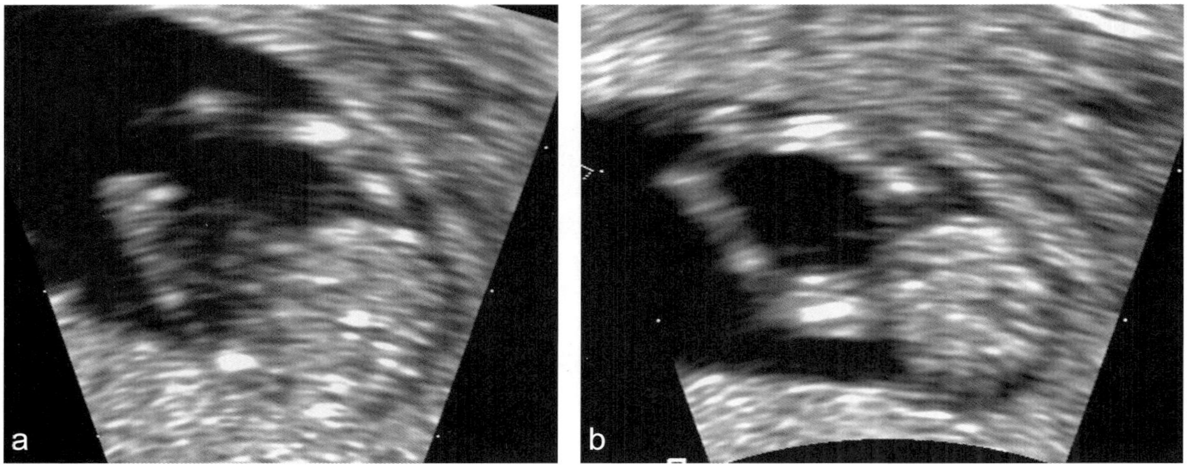

图1-3-10 第11周胎儿肢体

a. 妊娠10^+周，显示双侧上肢；b. 同一胎儿显示双侧下肢

（六）生殖器

生殖器还不易显示。

五、第12周（11周0天至11周6天）和第13周（12周0天至12周6天）

第12周和第13周可综合在一起进行介绍，它们之间没有太大的变化。

（一）中枢神经系统

此时的中枢神经系统在每一平面上都可有几个切面，即矢状切、横切和冠状切。但并非总一定能获得标准的“纯”切面图。这有很多具体原因，多数胎儿所得到的切面往往是两种平面的混合（图1-3-11，图1-3-12）。

1. 矢状切　中线矢状切仍可显示弯曲的脑室系统。但此时还不能识别胼胝体。正中旁矢状切显示侧脑室，内有强回声的脉络丛。脉络丛充满了整个侧脑室。丘脑也能在此平面上获得显示。

2. 横切面　在高位横切面上，主要见到的是较大的侧脑室。大脑镰位于正中，侧脑室分左、右两个。强回声的脉络丛几乎充满了侧脑室，在近第三脑室处向中线略靠拢，称“蝴蝶征”。中位横切面上显示丘

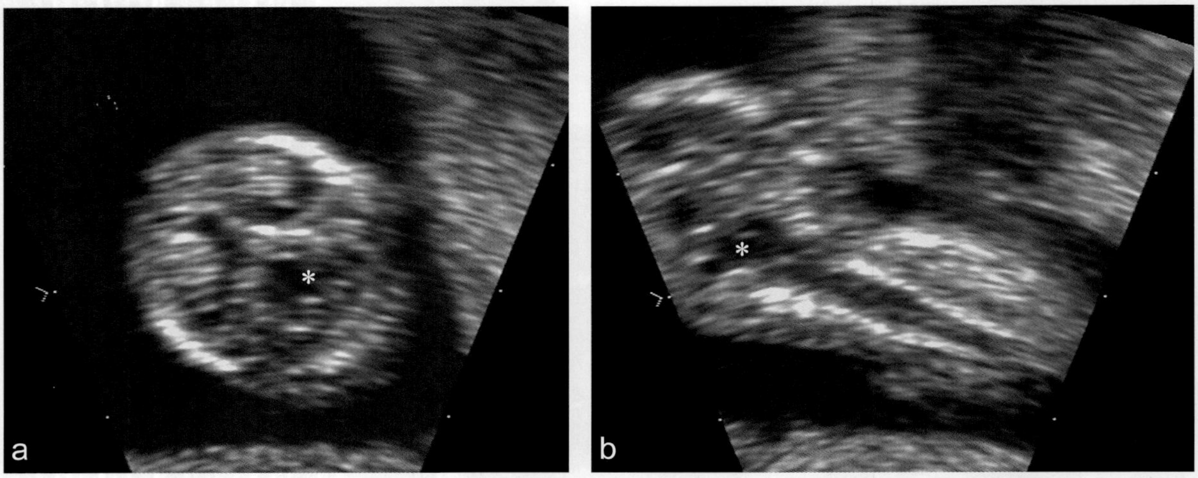

图1-3-11　第12周胎儿中枢神经系统

a. 妊娠11^+周，胎头横切略偏冠状切，显示侧脑室及内部的强回声脉络丛和颅后窝池（*）；b. 同一胎儿的胎头胎体矢状切略偏冠状切，显示颅后窝池（*）经枕骨大孔一直延续到椎管

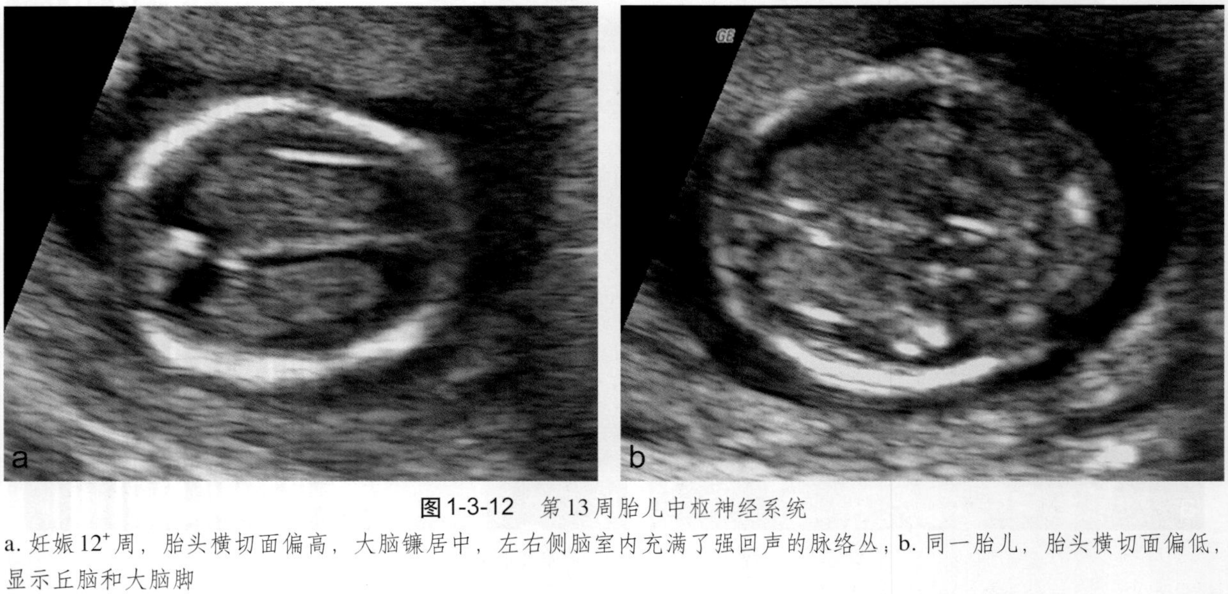

图1-3-12　第13周胎儿中枢神经系统

a. 妊娠12^+周，胎头横切面偏高，大脑镰居中，左右侧脑室内充满了强回声的脉络丛；b. 同一胎儿，胎头横切面偏低，显示丘脑和大脑脚

脑和大脑脚，有时也能见到第三脑室。在低位横切面上显示颅后窝，包括小脑和颅后窝池，再往下就是枕骨大孔。

3. 冠状切　最靠近面部的冠状切显示强回声的脉络丛和侧脑室前角。面部的结构有眼眶和上颌骨。将探头稍向枕部移动，就能显示丘脑，丘脑下方为第三脑室。靠近枕部的冠状切见颅后窝池。几乎在枕部切线平面上，显示脊柱的颈段和胸段，这个切面有时还能观察椎弓的排列，应注意观察其完整与否。

（二）面部

面部正中矢状切显示的侧面轮廓更加清晰，并能观察强回声的鼻骨。这也是胎儿染色体异常筛查的一个指标（第十五章第一节）。冠状切见额部、双眼眶等面骨（图1-3-13）。

（三）心脏

有研究注意到超过25%的胎儿此时能显示四腔心，但并非全部。并且，还能评估心脏的位置、心轴及心脏在胸腔内的大小（图1-3-14）。有些大血管也有可能获得显示。

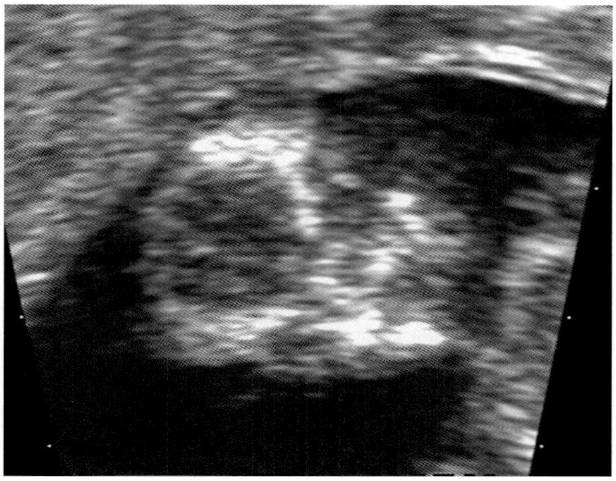

图1-3-13　第13周胎儿面部

妊娠12^+周，面部冠状切显示前额、双侧眼眶及面骨

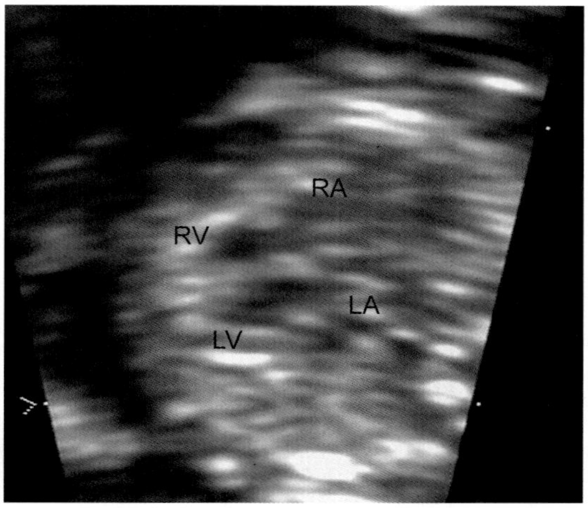

图1-3-14　第12周胎儿心脏

妊娠11^+周的胸腔横切面显示心脏四腔心观（RA：右心房；RV：右心室；LA：左心房；LV：左心室）

（四）胎体矢状切前后轮廓

妊娠11周至13周6天是测量胎儿颈项透明层、早孕期估计胎儿染色体异常风险率的孕周。在观察背部轮廓时，一定要准确又正确地识别何处是胎儿颈部皮肤、何处是羊膜。因为胎儿常取仰卧位，枕部常靠近羊膜，不能将羊膜误认为是颈部皮肤而进行测量。具体观察及测量方法见第十五章第一节。

在这两周内，胎儿前轮廓发生了较大的变化，生理性中肠疝消失。第12周末，肠管完全回缩进了腹腔（图1-3-15，图1-3-16）。

（五）肾脏

多数胎儿可检查到肾脏和膀胱。胎儿肾脏在妊娠10～12周时到达肾窝（图1-3-17，图1-3-18）。经阴道超声观察胎儿肾脏明显早于经腹壁超声。表1-3-1显示了妊娠11周至16周胎儿肾脏的前后径、横径、纵径、周长以及肾围与腹围之比，可见肾脏的三条径线（前后径、横径、纵径）随孕周的增加而增长。妊娠13周时，胎儿肾脏和膀胱的显示率为92%。

也有人经阴道超声测量了妊娠11周至17周正常胎儿的肾上腺长度、肾上腺和肾脏的比值，发现肾上腺长度随孕周的增加而增加，而肾上腺与肾脏之比则随孕周增加而下降（表1-3-2，图1-3-17b）。

（六）肢体

所有长骨都能获得分辨且都能进行长度测量。小腿近中线侧为胫骨，前臂拇指侧为桡骨。手部结构也已完全形成，掌骨和指骨的回声也足够清晰（图1-3-19，图1-3-20）。扫查胎足，能观察足与小腿的关系（除外马蹄内翻足）和跖平面的形态（除外摇椅足）（见第十三章第一节）。

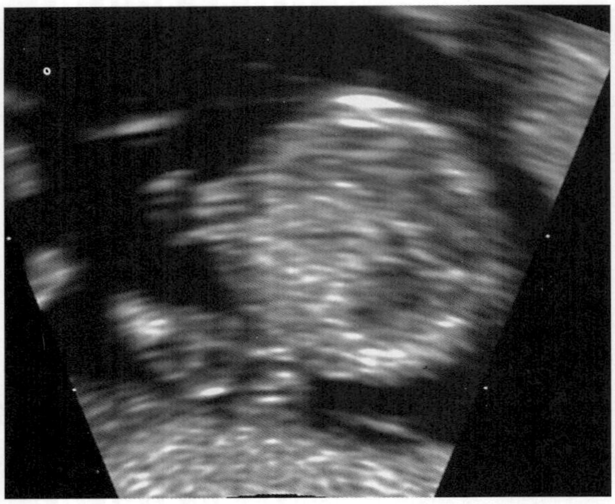

图1-3-15 第12周胎儿腹壁

妊娠11⁺周时腹部脐孔平面横切面，已未见明显生理性中肠疝

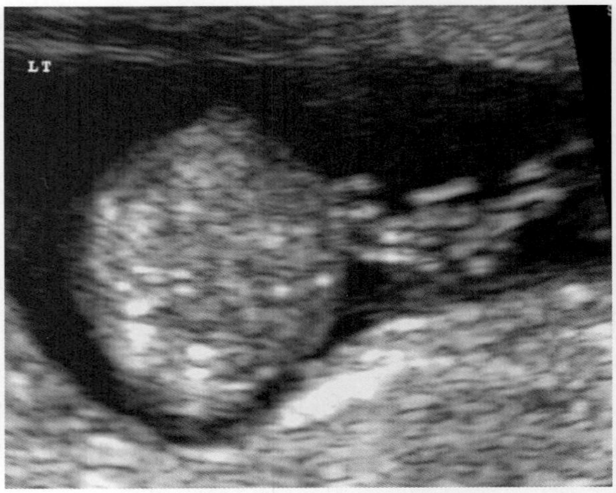

图1-3-16 第13周胎儿腹壁

妊娠12⁺周，腹壁生理性中肠疝完全消失

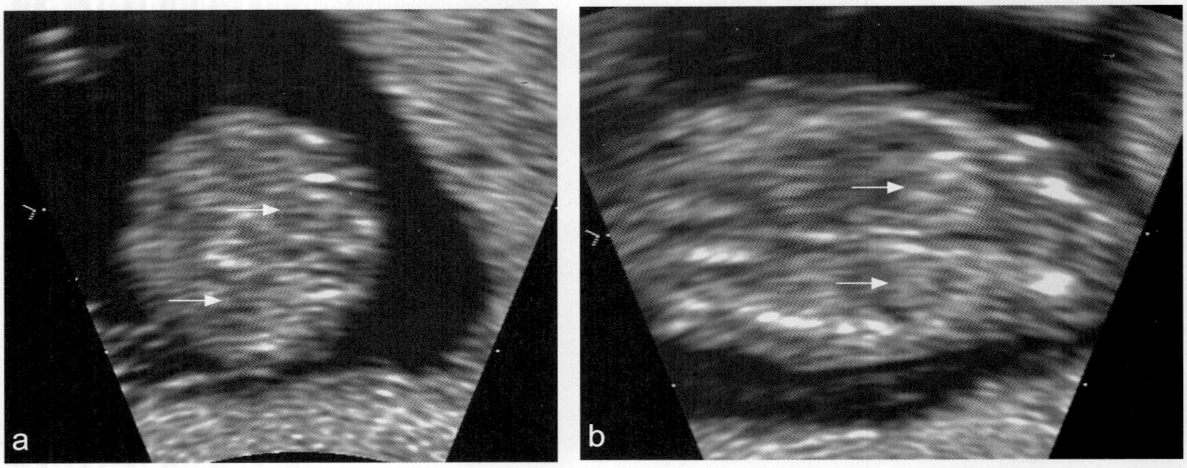

图1-3-17 第12周胎儿肾脏

a. 妊娠11⁺周腹部横切面显示双侧肾脏（箭头所示）；b. 同一胎儿的腹部冠状切面显示双侧肾脏（箭头所示）。肾脏上方低回声结构为肾上腺

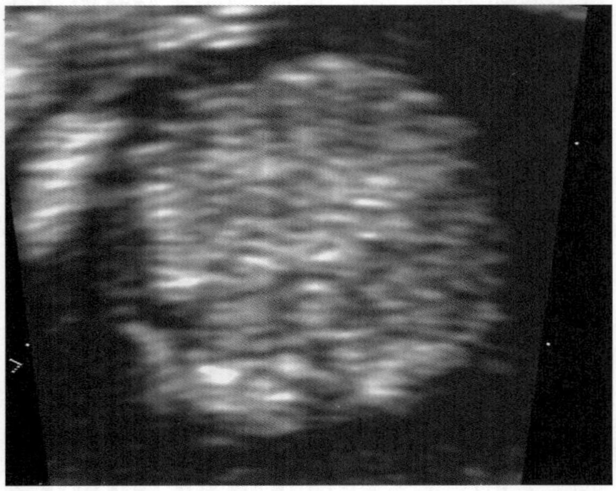

图1-3-18 第13周胎儿肾脏

妊娠12⁺周，腹部横切面显示的双侧肾脏，回声偏低，位于背侧脊柱左右两旁

表1-3-1 妊娠11～16周胎儿肾脏三条径线的均数（$\bar{X}$）、标准差（SD）和标准误（SE）

	周数	11	12	13	14	15	16
	例数	21	40	119	144	93	72
前后径	$\bar{X}$	3.810	4.661	6.179	7.299	8.340	9.594
	SD	0.535	0.970	0.980	1.121	0.916	0.893
	SE	0.117	0.153	0.090	0.093	0.095	0.105
横径	$\bar{X}$	3.784	5.044	6.363	7.419	8.461	9.602
	SD	0.606	0.970	0.934	0.995	0.988	0.851
	SE	0.132	0.153	0.086	0.083	0.102	0.100
纵径	$\bar{X}$	4.234	5.455	8.265	10.312	10.931	14.196
	SD	0.500	0.850	1.481	1.352	1.260	1.350
	SE	0.109	0.134	0.136	0.113	0.131	0.159
周长	$\bar{X}$	10.986	15.436	21.877	27.722	32.512	37.420
	SD	1.208	1.741	3.041	3.143	3.535	2.796
	SE	0.264	0.275	0.279	0.261	0.367	0.330
肾围与腹围比	$\bar{X}$	0.260	0.284	0.308	0.336	0.340	0.362
	SD	0.038	0.068	0.067	0.045	0.043	0.049
	SE	0.008	0.010	0.006	0.004	0.004	0.005
	最小	0.196	0.194	0.244	0.198	0.269	0.267
	最大	0.399	0.467	0.499	0.476	0.487	0.494

Rosati P，Guariglia L. Transvaginal sonographic assessment of the fetal urinary tract in early pregnancy. Ultrasound Obstet Gynecol，1996，7：95-100

表1-3-2 妊娠13～17周左、右侧肾上腺长度的正常值

孕周	肾上腺长度（mm）（均数±SD）	
	左侧	右侧
13	2.4±1.4	2.5±1.4
14	2.8±1.4	3.0±1.4
15	3.2±1.4	3.5±1.4
16	3.5±1.4	4.0±1.4
17	4.0±1.4	4.5±1.4

Bronshtein M，Tzidony D，Dimant M，et al. Transvaginal ultrasonographic measurements of the fetal adrenal glands at 12 to 17 weeks of gestation. Am J Obstet Gynecol，1993，169：1205-1210

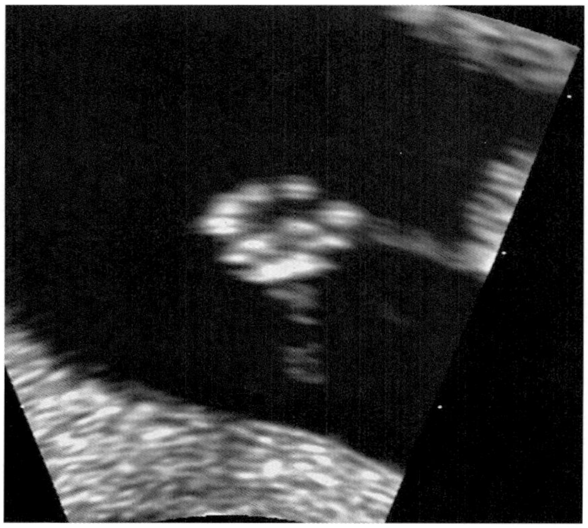

图1-3-19 第12周胎手

妊娠11^+周显示的胎儿手，最右侧为胎手拇指

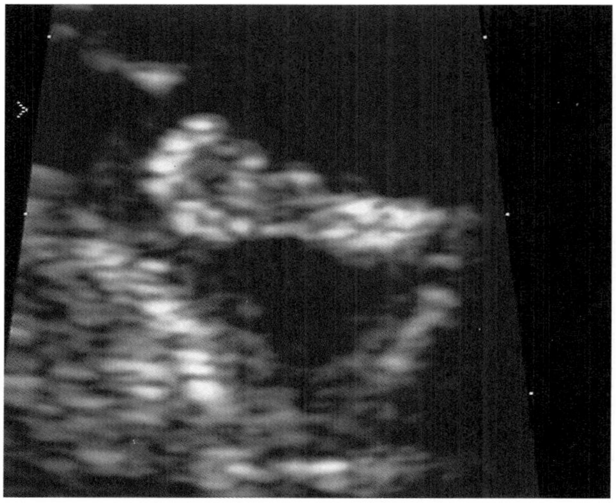

图1-3-20 第13周胎儿肢体

妊娠12^+周时，胎儿的上肢与手

有作者将放射学、经阴道超声和经腹壁超声观察胎儿骨骼形成的结果进行了比较研究，发现经阴道超声观察到胎骨骨化中心几乎与放射学同步，有些还略早于放射学。并且，经阴道超声也比经腹壁超声早观察到约1周（表1-3-3）。因此，认为超声可能对早期产前诊断骨骼形态异常有帮助。

表1-3-3　9～15周经阴道超声、经腹部超声和放射学观察胎儿骨骼结构

骨骼系统	首次超声观察到骨骼结构的胚胎/胎儿数及妊娠周数														首次放射学观察到骨骼结构的妊娠周数
	经阴道超声							经腹部超声							
	9	10	11	12	13	14	15	9	10	11	12	13	14	15	
下颌骨	8									8					9
锁骨	8									1	4	3			9
上颌骨		8								4	4				10
肱骨		8								4	4				10
尺骨/桡骨		8								4	4				10
股骨		8								4	4				10~11
胫骨/腓骨		8								4	4				10~11
枕骨		6	2							4	4				10
末节指骨			8								7	1			11
盆骨			8							2	6				11
肩胛骨			8								3	5			10~11
肋骨		2	6									3	5		10~12
椎骨			2	6								6	2		11~14
指骨(手)			1	6	1							6	2		11~14
掌骨				8								4	4		12~14
跖骨					8								6		13~14
	2														
头颅骨				4	8								6		11~15
	2														

van Zalen-Sprock RM, Brons JT, van Vugt JM, et al. Ultrasonographic and radiologic visualization of the developing embryonic skeleton. Ultrasound Obstet Gynecol, 1997, 9: 392-397

（七）生殖器

此时，生殖结节已长成了初阴。在胎儿正中矢状切面上，躯体下部偏前方见一小突起，即初阴。但较难根据初阴的长短来鉴别性别。有报道小突起向前向上可能为男性胎儿，向下方可能为女性胎儿（图1-3-21，图1-3-22）。

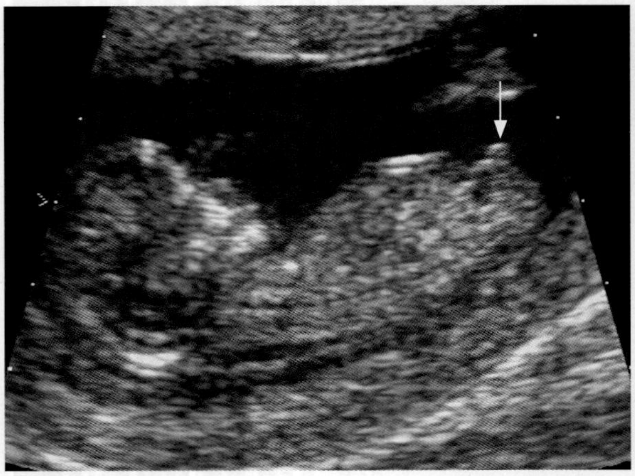

图1-3-21　第13周胎儿外生殖器

妊娠12⁺周，胎儿正中矢状切显示躯体下部偏前方的初阴。突向前方者为男性胎儿（箭头所示）

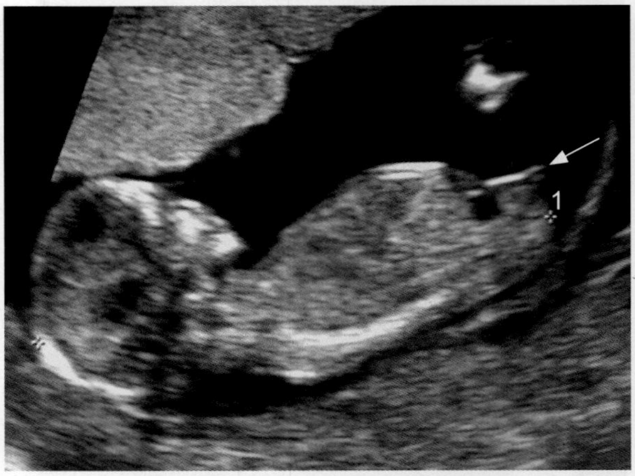

图1-3-22　第14周胎儿外生殖器

妊娠13⁺周，胎儿正中矢状切显示躯体下部偏前方的初阴。突向下方者为女性胎儿（箭头所示）

六、第14周（13周0天至13周6天）

随着妊娠的进展，胎儿越来越大，结构也越来越明显，被观察到的机会和影像的清晰度也越来越高。

（一）中枢神经系统

1. 冠状切　大部分重要的脑内结构都能显示，如大脑镰、丘脑、侧脑室、脉络丛、大脑脚、颅后窝池和小脑。

2. 横切面　高位横切面上脉络丛相对退化，不像第12周时脉络丛充满了整个侧脑室，尤其是侧脑室前角处的脉络丛退化更明显些。中位横切面上显示丘脑和枕部方向的大脑脚。此时仍可观察到第三脑室。在低位横切面枕部处可见第四脑室，颅后窝池和小脑（图1-3-23）。

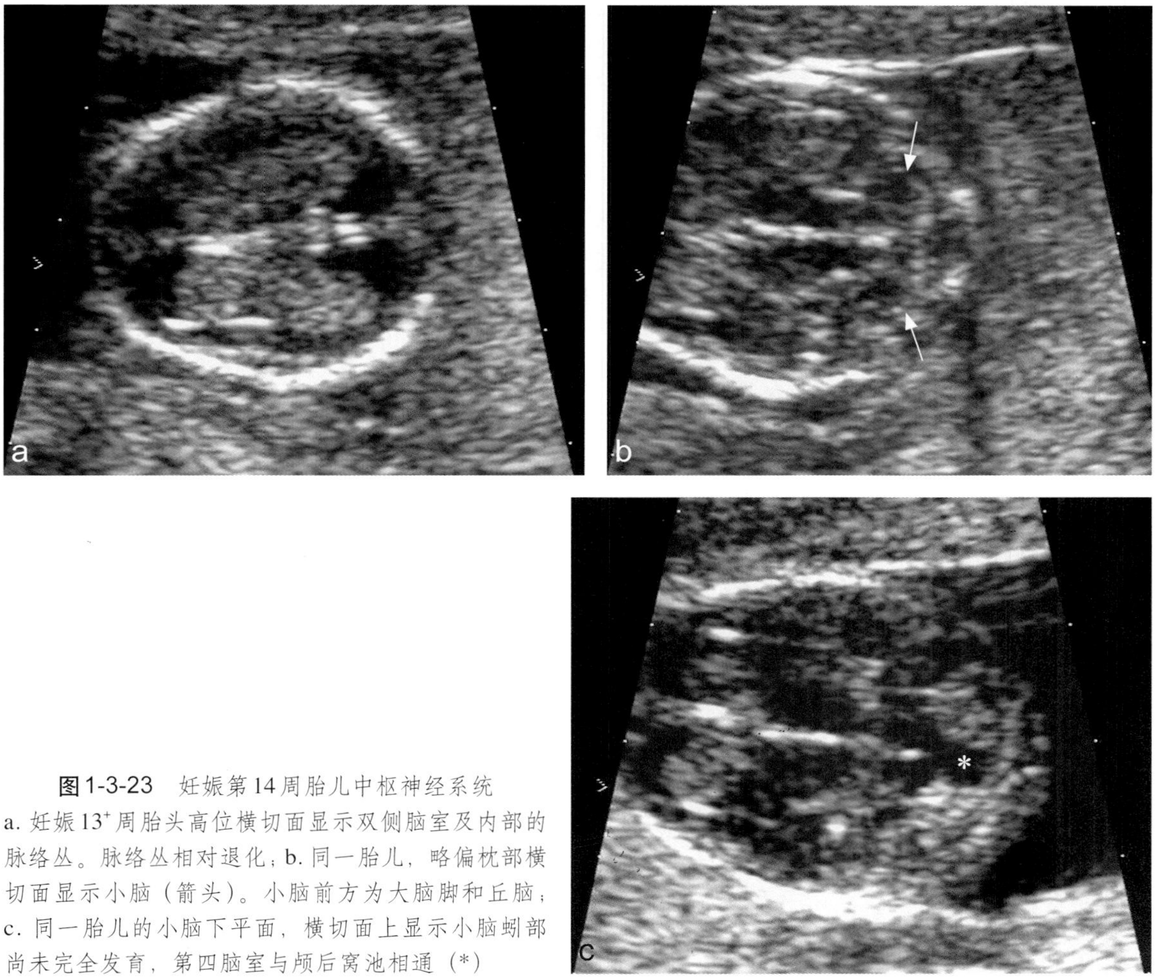

图1-3-23　妊娠第14周胎儿中枢神经系统

a. 妊娠13⁺周胎头高位横切面显示双侧脑室及内部的脉络丛。脉络丛相对退化；b. 同一胎儿，略偏枕部横切面显示小脑（箭头）。小脑前方为大脑脚和丘脑；c. 同一胎儿的小脑下平面，横切面上显示小脑蚓部尚未完全发育，第四脑室与颅后窝池相通（*）

（二）面部

第14周和第15周时可考虑检查面骨，如眼眶，测量眶间距、上颌骨（上腭）、下颌骨（图1-3-24）。上颌骨可在矢状切、冠状切面上观察，下颌骨可在横切面上观察。鼻骨也显示更加清晰。

（三）心脏

四腔心已看得较清楚（图1-3-25），在胎儿体位合适的情况下，左、右心室流出道也能获得成像，尤其是经阴道超声。

（四）胎体矢状切前后轮廓

此时仍是测量颈项透明层的阶段。

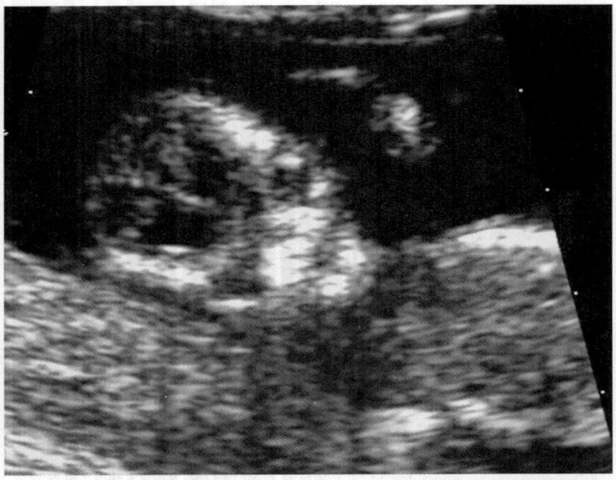

图1-3-24 第14周胎儿面部
妊娠13⁺周时的胎儿面部

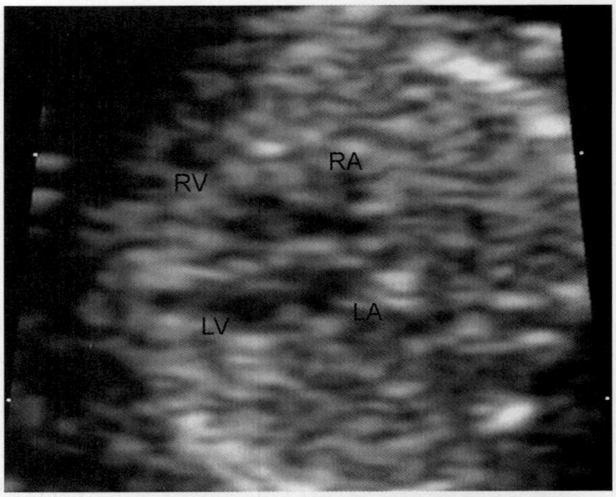

图1-3-25 第14周胎儿心脏
妊娠13⁺周，胎儿四腔心平面（RA：右心房；RV：右心室；LA：左心房；LV：左心室）

（五）肢体

观察肢体形态和测量长骨长度已没有什么太大困难。有作者报道了妊娠10～16周长骨测量的正常值（图1-3-26）。但并非每个胎儿都能测量到所有长骨，越早越不容易。胎动也非常活跃，常常需要通过录像慢慢回放，仔细观察。手指有时不在一个平面，需观察几个平面才能检查完全（图1-3-27a，图1-3-28），而脚趾总在一个平面上得到显示（图1-3-27b）。

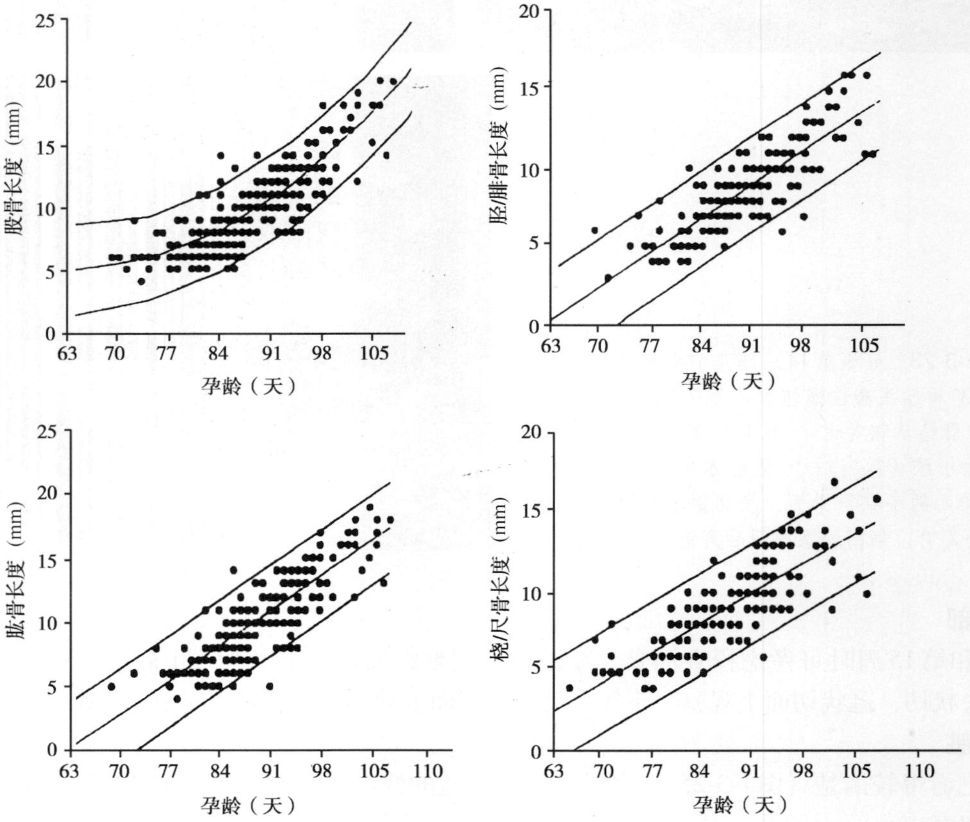

图1-3-26 10～16周胎儿长骨参考值
Zorzoli A, Kustermann A, Caravelli E, et al. Measurement of fetal limb bones in early pregnancy. Ultrasound Obstet Gynecol, 1994, 4: 29-33

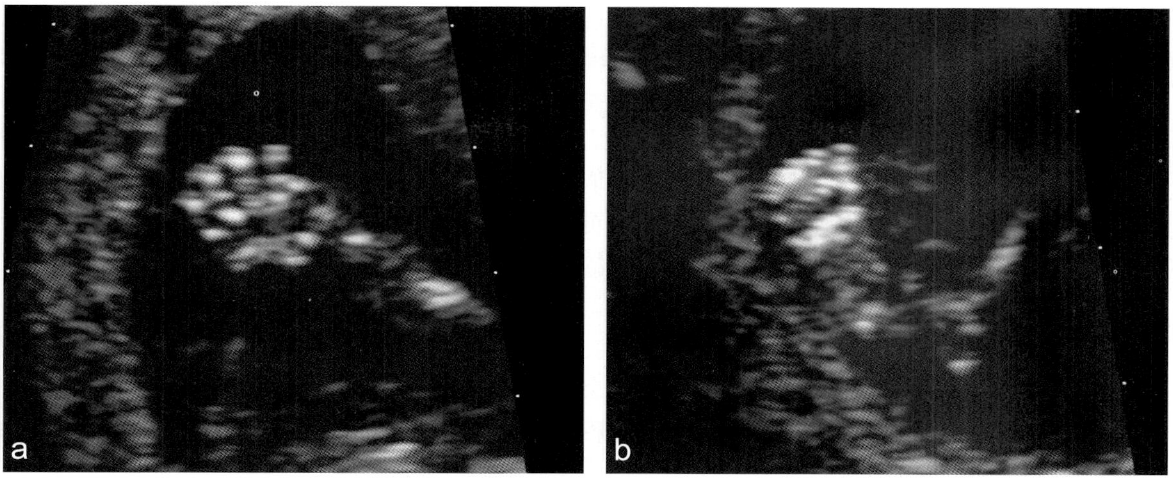

图1-3-27 第14周胎儿肢体

a. 妊娠13^+周时的胎手；b. 同一胎儿的足

（六）生殖器

仍然在正中矢状切面上观察，初阴向上或向下。

（七）其他器官

对超声专业人员和超声学家来说，识别正常的胎肺、胃、肠、肝和肾都没什么困难。此时的脊柱也非常清晰。

根据国际妇产科超声学会和英国胎儿医学基金会的认定，胎儿超声医学的早孕期结束于13周6天。而11周至13周6天，是早孕期观察胎儿结构的一个重要阶段，相当一部分的严重畸形可在该阶段被筛查或诊断出来（见总论第二点及第十五章第一节第四点）。经阴道超声及三维超声等先进技术的应用，使胎儿的结构显示得更加清晰。

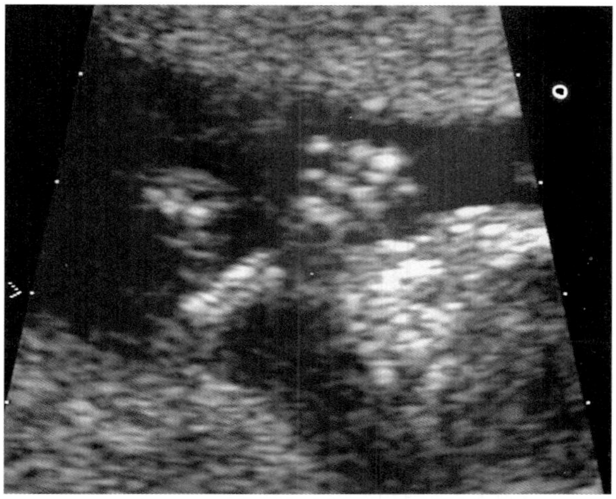

图1-3-28 第14周胎儿手

妊娠13^+周时的手臂和手

七、第15周（14周0天至14周6天）和第16周（15周0天至15周6天）

在超声胚胎学上，这可能又是另一个转折点。因为第16周时，结合经阴道超声，大部分妊娠20周左右能观察的器官此时都能观察到。因此，也能进行中孕早期胎儿畸形的筛选。同时，也是用高频阴道探头观察胎儿结构的最后时机，因为胎儿的大小、羊膜腔的位置仍在阴道超声可观察的范围内。过了这个时期，大部分胎儿就只能经腹壁超声检查了。

（一）中枢神经系统

1. 冠状切　如前所述。

2. 横切面　高位横切面上仅见大脑镰和侧脑室，未见脉络丛，稍稍向下移动探头才能见到脉络丛。在丘脑水平横切面上，有时能显示丘脑前方的透明隔。双侧脑室前角在透明隔前方与大脑镰分开，其内仍可见脉络丛回声。该平面亦即为双顶径、头围平面。在小脑平面上可测量颈项软组织层厚度。

（二）面部

除了前面所述的眼眶、上下颌骨之外，鼻、口唇也可以被看见（图1-3-29）。

（三）心脏

四腔心平面、左右流出道都可获得显示。若心尖向上，则可获得心尖四腔心平面及相应的大血管平面

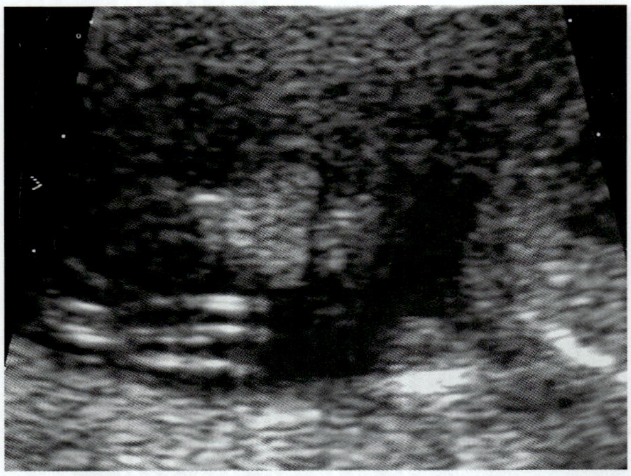

图1-3-29 胎儿口唇

妊娠15⁺周，胎儿口唇结构

（图1-3-30）；若心尖向下，经阴道超声能显示得更加清晰（图1-3-31）。心脏位于胸腔偏左侧，心尖指向左胸壁；左心室略长略窄，右心室略短略宽。左、右心室和左、右心房基本等大。沿左心室将探头略向胎头方向旋转，取斜纵切面可显示左室流出道；四腔心平面略向上翻，可观察右室流出道及肺动脉（图1-3-30c）；大血管上段的三血管平面也能显示（图1-3-31c）。

（四）胎体矢状切前后轮廓

声像图能清晰显示面部“剪影”轮廓如额部、鼻梁、上唇、下唇及下巴。腹壁脐孔处无任何肠管突入脐带内（图1-3-32）。后背部脊柱自然弯曲，椎体和椎弓的骨化中心排列整齐，背部皮肤覆盖也光滑平整。

（五）肢体

如上所述，对整个肢体的观察、所有长骨的测量都不会有太大的困难。手指的计数、手指的排列（图1-3-33）、脚的形态、脚掌与小腿的关系也都能通过超声检查获得识别。

（六）生殖器

有一实验研究描述了经阴道超声观察胎儿生殖器。妊娠15～16周时，胎儿性别预测率男性为99.7%（n=968），女性为100%。一年后，经过大量实践取得了更多的经验，两种性别的预测率都为100%（n=781）。横切面或横切与冠状切相结合的平面上，男性胎儿的会阴部可见阴茎，女性胎儿会阴部可显示大阴唇样结构。

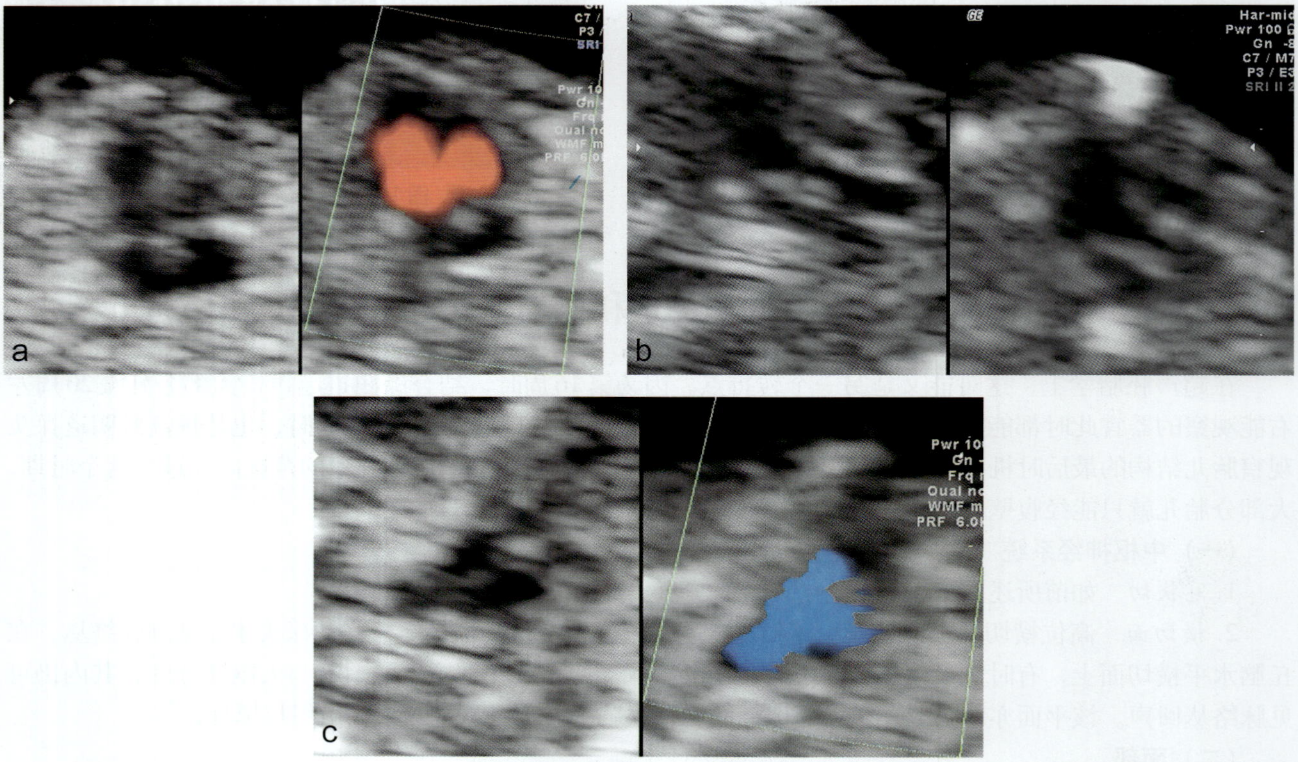

图1-3-30 第14周胎儿心脏

a. 妊娠13⁺周，心尖四腔心观，四个心腔的结构及彩色血流图均能显示；b. 同一胎儿，左室流出道；c. 同一胎儿，右室流出道及三血管平面

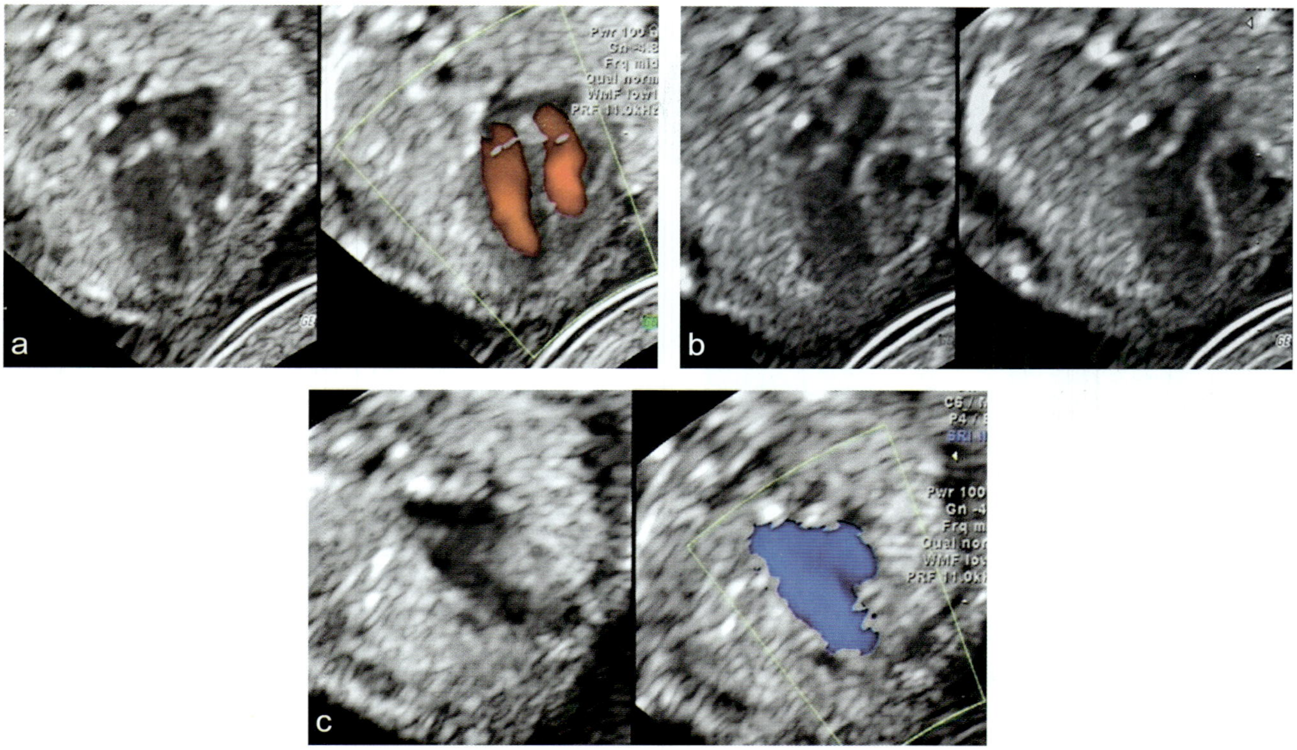

图1-3-31　第15周胎儿心脏

a. 妊娠14⁺周，经阴道超声，能非常清晰地显示心脏结构，包括心内膜垫、肺静脉等；b. 同一胎儿，左室流出道；c. 同一胎儿，右室流出道及三血管平面

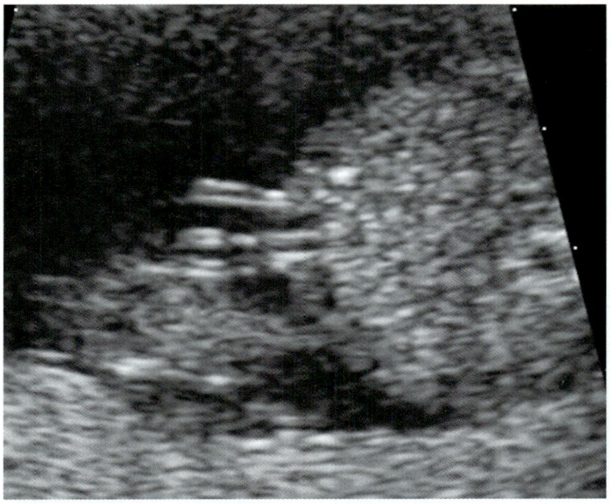

图1-3-32　第16周胎儿腹壁

妊娠15⁺周，胎儿腹壁脐孔部位仅有脐血管进出

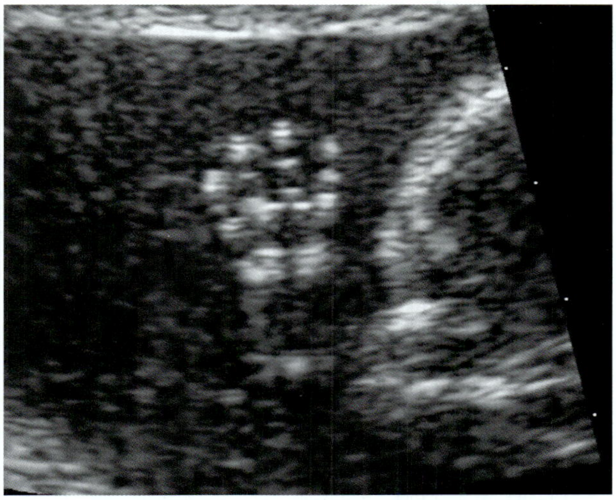

图1-3-33　第16周胎手

妊娠15⁺周，显示胎手的掌骨及各节指骨

（七）其他器官

肾脏更加清晰（图1-3-34）。胃泡和膀胱的大小会随其充盈或排空而或大或小，有时甚至不显示，需等待一段时间或再观察时才能显示。肝内脐静脉、胆囊等也都能看到。

第17周（妊娠16周）起，胎儿各个系统器官的正常声像图描述详见各有关章节。

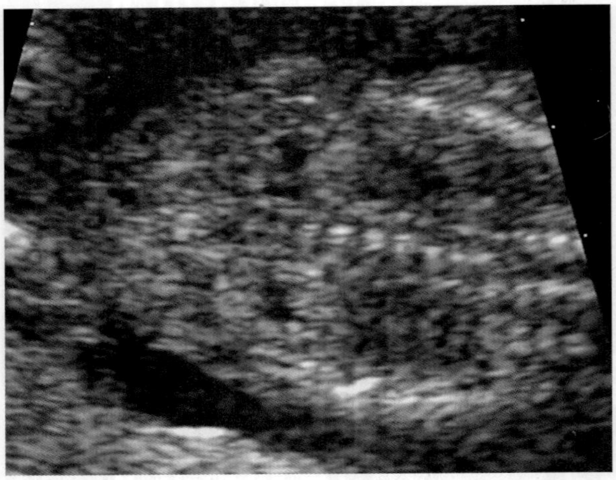

图1-3-34 第16周胎儿肾脏

妊娠15⁺周，胎体背侧冠状切，见双侧肾脏位于脊柱两侧，肾实质和肾盂清晰可辨

第四节 中晚期妊娠胎盘、胎膜、脐带、羊水的声像图表现

在本章第一节中已经介绍了妊娠初期胎盘、羊膜、脐带的形成过程以及早期声像图表现。本节将介绍中晚期妊娠这些胎儿附属物的声像图表现。

一、胎盘

早期妊娠胎盘在声像图上很容易观察到，呈均匀强回声新月形结构贴附在子宫壁上。绝大部分胎盘都附着在子宫腔上部的前壁或后壁，但以后壁更为多见。通常，越早期的胎盘越薄，相对面积越大。以后胎盘厚度渐渐增加，面积相对缩小。胎盘有两个面，胎盘胎儿面及胎盘母体面。前者靠近羊膜腔、胎儿的一面，其表面覆盖光滑的羊膜。后者即与子宫壁相贴的一面。早孕期胎盘呈强回声，可以观察到胎盘与子宫壁的交界面，子宫壁回声较低（图1-4-1）。以后胎盘回声减弱，与子宫壁回声接近，就不易鉴别子宫壁与胎盘的分界面。但略倾斜探头，仔细观察仍可发现宫壁回声低于胎盘回声。目前新一代的超声仪能清晰显示胎盘与子宫壁的界面（图1-4-2）。足月时有些胎盘内部及胎盘母体面出现散在钙化点，回声增强，又使两者的界面变得清晰（图1-4-3）。宫壁肌层随孕周的增加越来越薄。

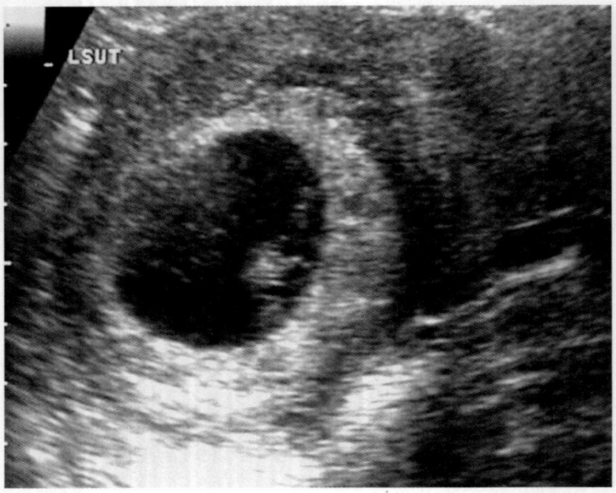

图1-4-1 早孕期胎盘

妊娠8⁺周，妊娠囊的绒毛呈强回声环，为0级胎盘。胎盘与子宫壁之间存在低回声环或低回声带

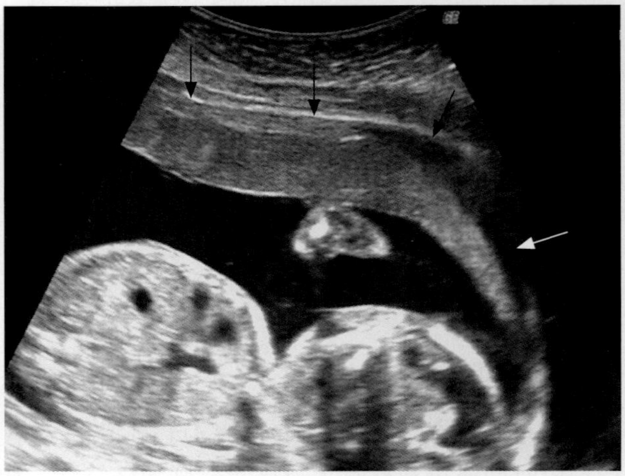

图1-4-2 中孕期胎盘

中孕中期，前壁胎盘，胎盘呈中等均匀回声，为Ⅰ级胎盘。高分辨率的探头能清晰显示胎盘与子宫壁的分界，侧面图像显示子宫肌层呈低回声（白箭头）

妊娠20周左右胎盘平均厚度2～2.5cm，一般不超过3cm。晚期妊娠时可达3～4cm，一般不超过5cm。胎盘回声由均匀一致的强回声（早孕期）变成均匀一致的中等回声（中孕期及晚孕期足月前），再变成不均匀散在的点状强回声。这三种不同回声的胎盘被分别分级为0级、Ⅰ级和Ⅱ级（图1-4-1～图1-4-3）。少数足月胎盘、过期妊娠胎盘或是胎盘提前老化者，胎盘内可见大量强回声光环，围绕着一个个胎盘小叶，这种胎盘被判定为Ⅲ级（图1-4-4，图1-4-5）。

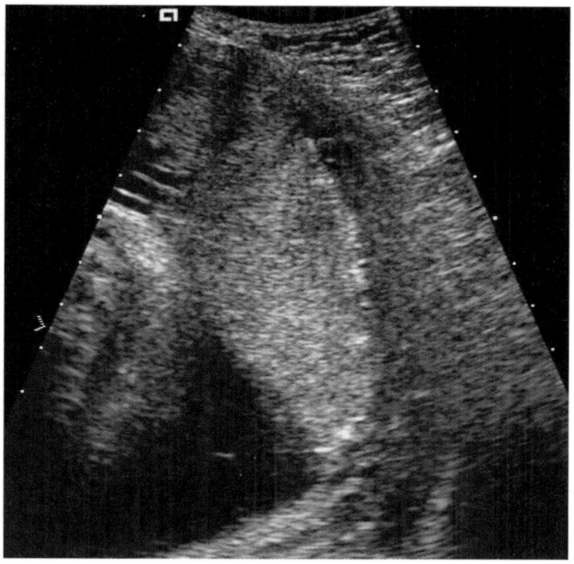

图1-4-3 晚孕期胎盘

妊娠36⁺周，胎盘实质回声略显粗糙，胎盘母体面出现散在强回声点，为Ⅱ级胎盘。胎盘基底部与子宫壁的边界非常清晰

正常胎盘有时也有一些变异及特殊表现，较常见的有以下几种情况：

1. *胎盘内母体血池*（maternal pool） 胎盘绒毛的合体滋养层细胞侵蚀溶解了邻近的蜕膜组织，形成了绒毛间隙。子宫螺旋小动脉开口于绒毛间隙，同时绒毛间隙还有子宫小静脉的回流。绒毛悬浮于绒毛间隙中。一般情况下，超声不能看到绒毛间隙。但有时一个较大的绒毛间隙内无绒毛，声像图显示为胎盘内低回声腔。仔细观察，内有血流，且总是从一个方向朝另一方向缓慢流动。胎盘内母体血池一般无意义，但有报道发现可能与晚孕期胎儿生长受限（FGR）有关（图1-4-6，图1-4-7）。

2. *副胎盘*（accessory placenta） 除了一个大的主胎盘，还见有另一个小的胎盘，完全与主胎盘分开，仅以血管相连。声像图上，见到两个分开的胎盘，一大一小，脐带总是与大胎盘相连（图1-4-8）。一般副胎盘不引起胎儿病理改变，但有时可能因副胎盘前置引起产前流血或两胎盘间相连的血管前置（vasa previa），在产时发生破裂导致胎儿急性失血，或产后副胎盘残留导致产后流血。

3. *轮廓状胎盘*（circumvallate placenta） 胎盘羊膜面的羊膜如果没有覆盖到胎盘边缘，而在近胎盘边缘处形成一个皱折，称轮廓状胎盘。声像图上可以看到这一现象，即在胎盘正中的纵切面上，胎盘边缘处可见一隆起，突向羊膜腔（图1-4-9a）；或者在胎盘边缘的纵切面上，胎盘胎儿面显示有一条带状结构连接了胎盘两端（图1-4-9b）。轮廓状胎盘一般无临床意义，但有报道完全性轮廓状胎盘可能合并早产、先兆流产、胎盘边缘出血等。

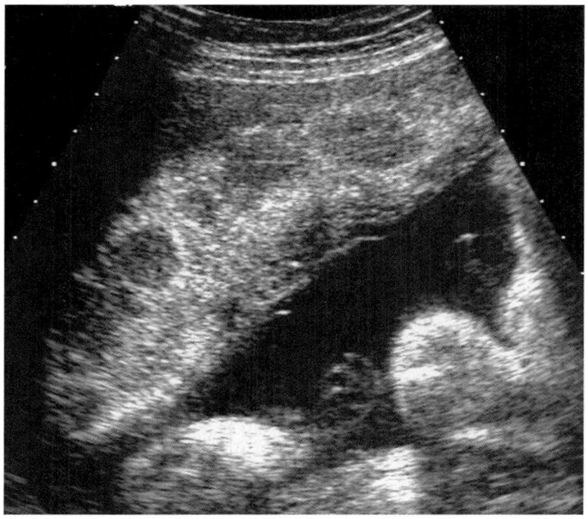

图1-4-4 晚孕期过度成熟胎盘

妊娠36⁺周，胎盘过度成熟，胎盘小叶呈一个个强回声环，为Ⅲ级胎盘

4. *宫腔粘连皱褶*（uterine shelf） 其实这不是胎盘变异，而是由于种种原因造成了子宫内壁局部不能随宫腔的增大而伸展，出现一不完全皱褶样结构。最多见的是以前有过宫腔手术史的病例，如刮宫、肌瘤剥出等。若胎盘边缘附着在该处，则声像图表现为一强回声带状结构，一端与胎盘相连，一端与子宫壁相连。而且，也可两端均为胎盘边缘或两端均为宫壁（图1-4-10，图1-4-11）。但若向羊膜腔中央移动探头，该光带即消失。宫腔粘连皱褶无明显病理意义，但有时会妨碍胎体旋转，也要与轮廓状胎盘及羊膜束带综合征（见第十四章第三节）相鉴别。

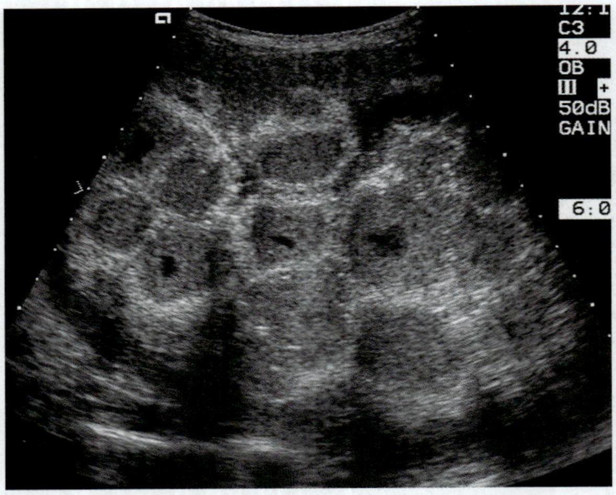

图1-4-5 晚孕期过度成熟胎盘

妊娠35⁺周，胎盘过度成熟，见胎盘小叶呈一个个强回声环，为Ⅲ级胎盘

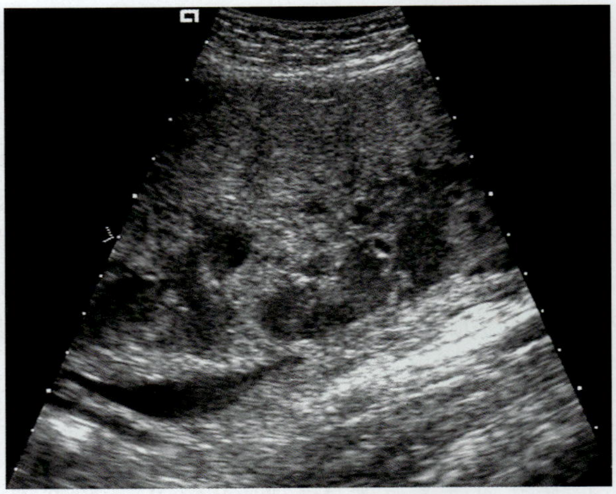

图1-4-6 胎盘内母体血池

妊娠29⁺周，胎盘内显示多个不规则低回声腔。动态观察，内部有极多细小点状回声从一个方向往另一方向缓慢移动

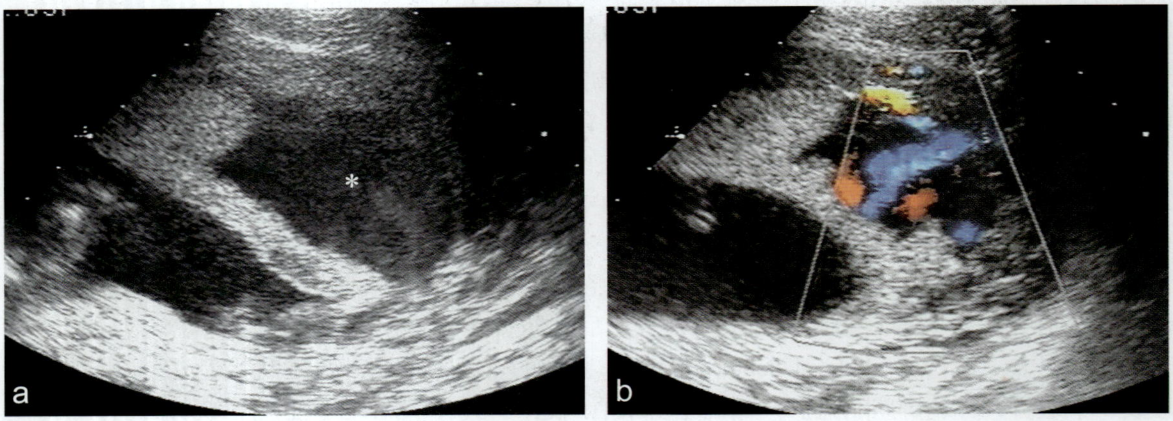

图1-4-7 胎盘内母体血池

a. 妊娠29⁺周，胎盘内巨大母体血池（*）；b. 同一病例，彩色超声显示胎盘母体血池内流速缓慢的血流

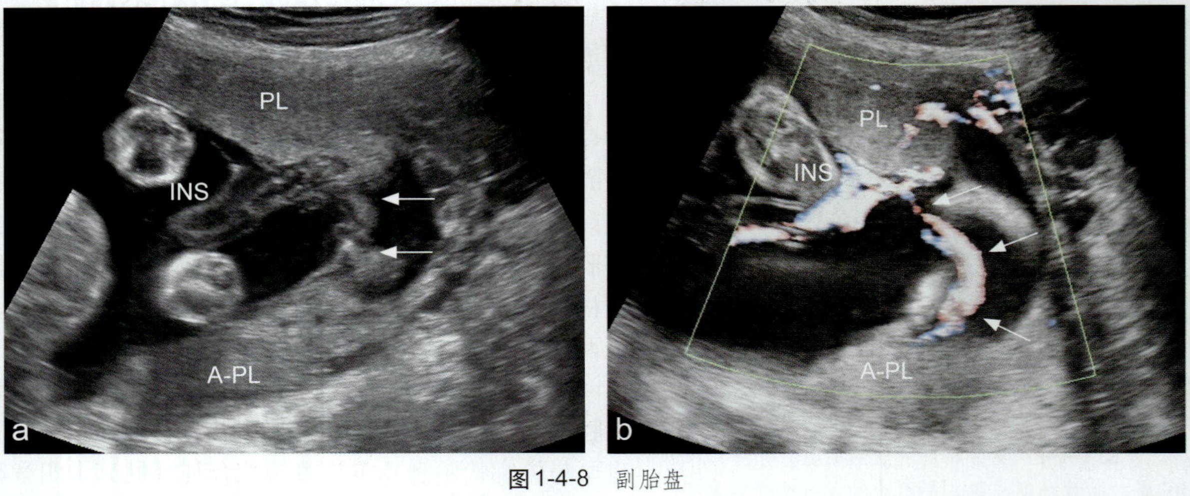

图1-4-8 副胎盘

a. 主胎盘位于子宫前壁（PL），副胎盘位于子宫后壁（A-PL），脐带连接于主胎盘的边缘（INS）。主胎盘与副胎盘之间见裸露的血管（箭头）；b. 同一胎盘，彩色超声显示主、副胎盘之间的裸露血管（箭头）

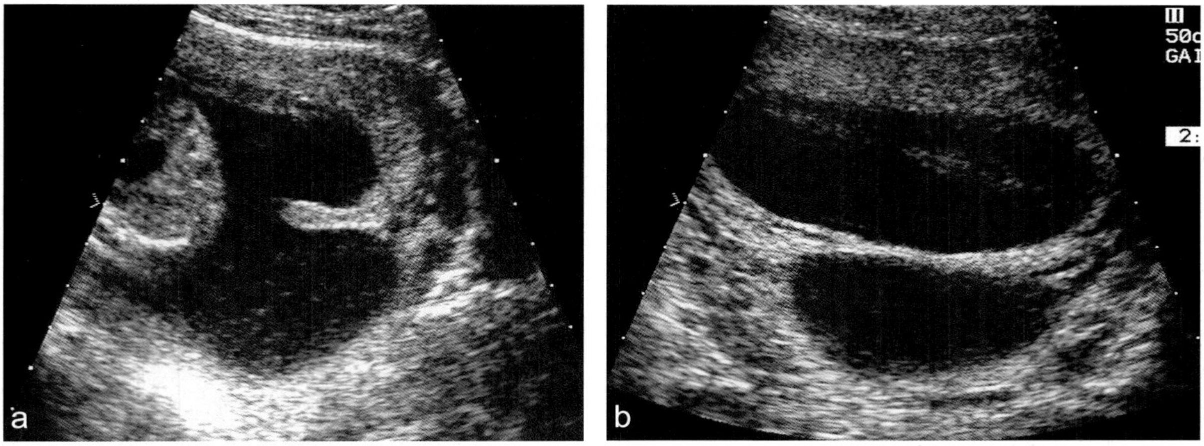

图1-4-9 轮廓状胎盘

a. 妊娠20⁺周，胎盘边缘处见一隆起突向羊膜腔；b. 同一胎盘，胎盘边缘纵切显示胎盘边缘处的隆起呈一带状结构

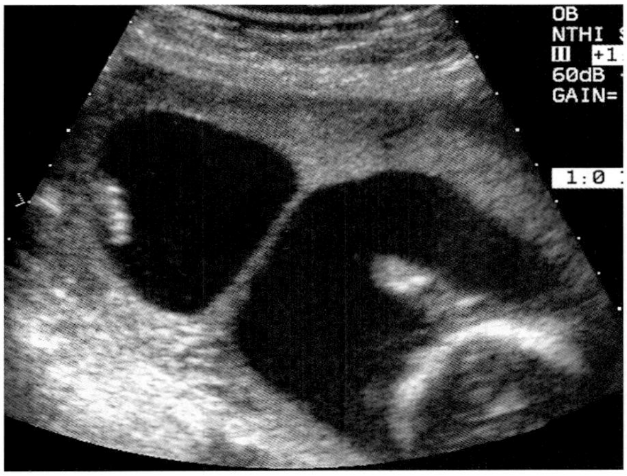

图1-4-10 宫腔粘连皱褶

羊膜腔内见一光带连接了前壁胎盘与子宫后壁

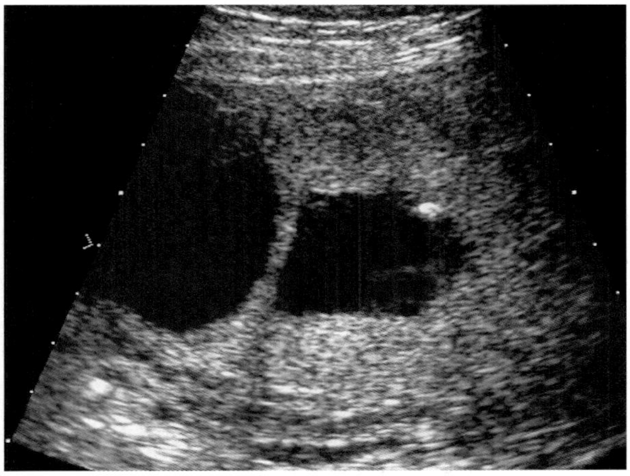

图1-4-11 宫腔粘连皱褶

条状光带连接了胎盘的两端

二、胎膜

本章第二节已介绍了早孕期胎盘、胎膜的形成过程。最初时羊膜囊位于绒毛膜腔内。随着胚盘头尾的包卷，羊膜腔越来越大，而绒毛膜腔相对越来越小。妊娠14周后羊膜与绒毛膜完全融合，绒毛膜腔消失。羊膜与绒毛膜共同组成了胎膜，与子宫壁紧贴。正常情况下，声像图仅显示羊膜腔内壁除胎盘外的部分光滑平整。

三、脐带

胚胎早期，胚盘向腹侧卷折的同时，羊膜与羊膜腔不断扩大，并向胚体的腹侧生长，形成原始脐环。羊膜逐渐将卵黄囊推向体蒂，最终将体蒂及卵黄囊包裹，形成一圆柱状结构，即脐带（umbilical cord）。脐带一端与胎儿腹壁脐孔相连，一端与胎盘相连（图1-4-12～图1-4-14）。脐带渐渐长长，足月胎儿的脐带长度约40～60cm，平均55cm；直径1～2cm。脐带内含两条脐动脉及一条脐静脉，以及血管周围的华通胶（jelly of Warton）。在声像图上，脐带漂浮于羊水之中，切面上呈不规则的条状、圆形结构，内部见脐血管腔。有时切面显示脐带纵轴，呈螺旋状，两条脐动脉与一条脐静脉相间，脐动脉直径小于脐静脉（图1-4-15）。脐带的横切面上，见三个血管断面，两个小的为脐动脉，一个大的为脐静脉（图1-4-16，图1-4-17）。脐带的彩超检查，能更清晰地显示脐动脉与脐静脉结构。由于两者血流方向相反，故呈现不同的颜色（图1-4-18，图1-4-19）。

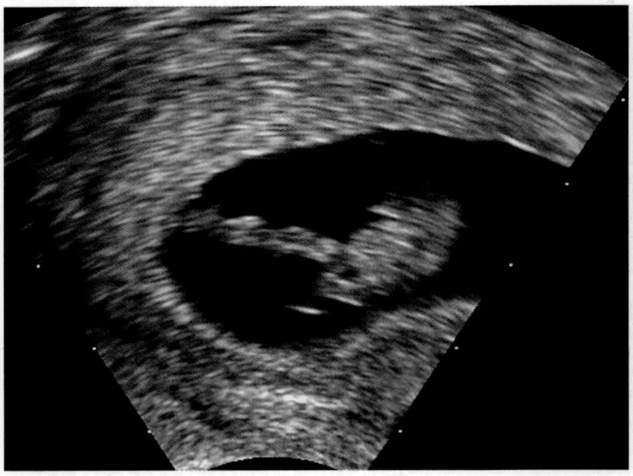

图1-4-12 早孕期脐带

妊娠8$^+$周，见脐带连接了胚胎与胎盘

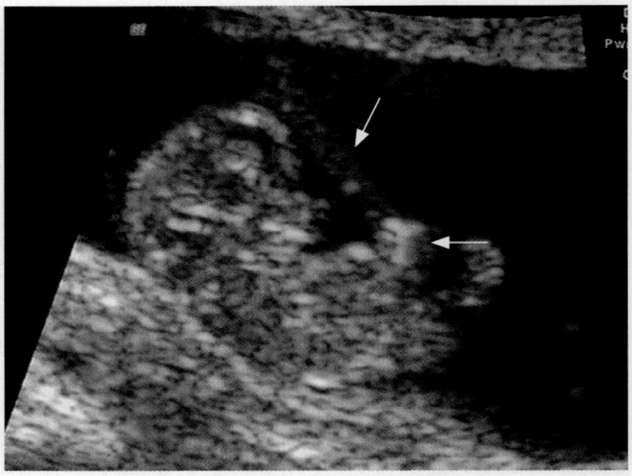

图1-4-13 早孕期脐带

妊娠9$^+$周，胚胎位于羊膜囊内，并见脐带（斜向箭头）与生理性中肠疝（向左箭头）

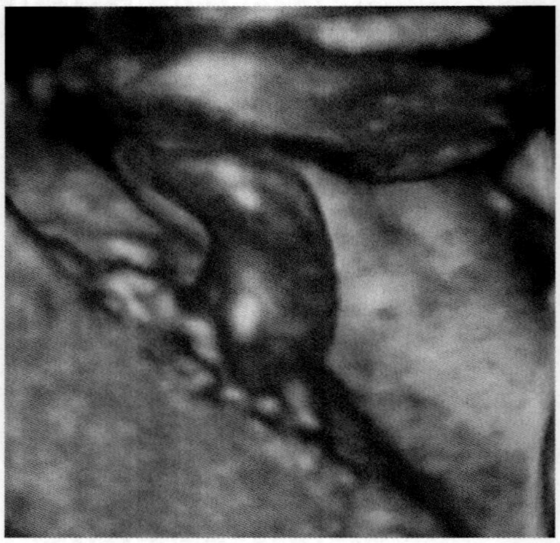

图1-4-14 脐带胎盘端

三维超声显示了脐带与胎盘的连接

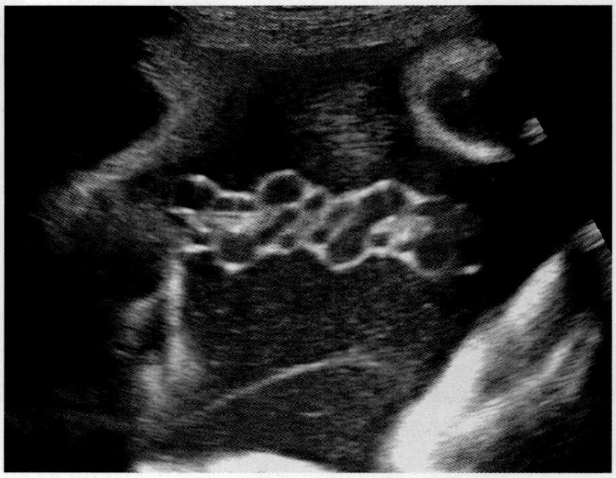

图1-4-15 脐带

妊娠33$^+$周，脐带纵切，见两条脐动脉（细管腔）与一条脐静脉（粗管腔）螺旋交织

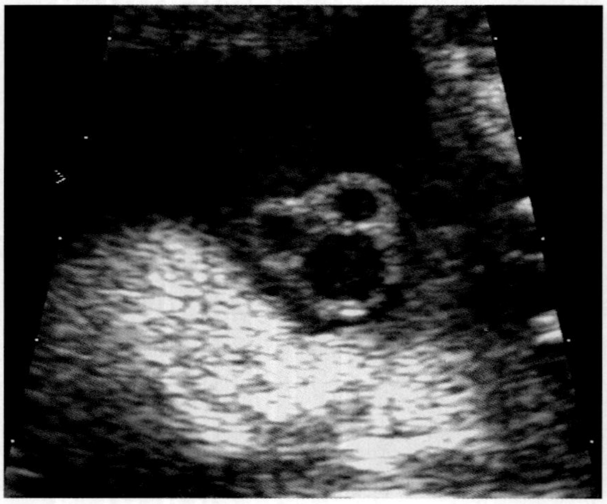

图1-4-16 脐带

晚孕期脐带横切面，见两条脐动脉（细管腔）与一条脐静脉（粗管腔），呈米老鼠状排列

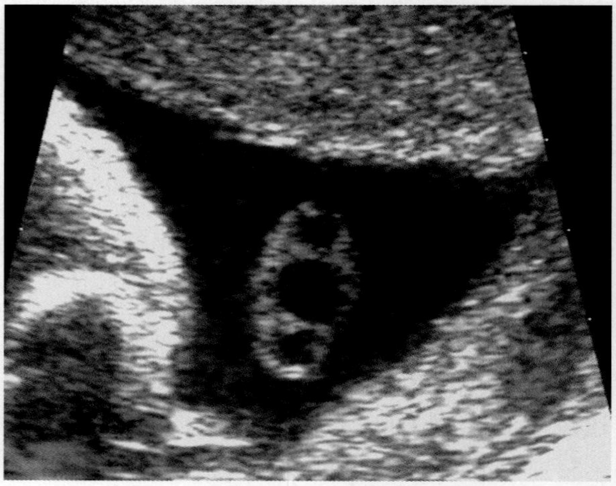

图1-4-17 脐带

晚孕期脐带横切面，见两条脐动脉（细管腔）与一条脐静脉（粗管腔），呈直线排列

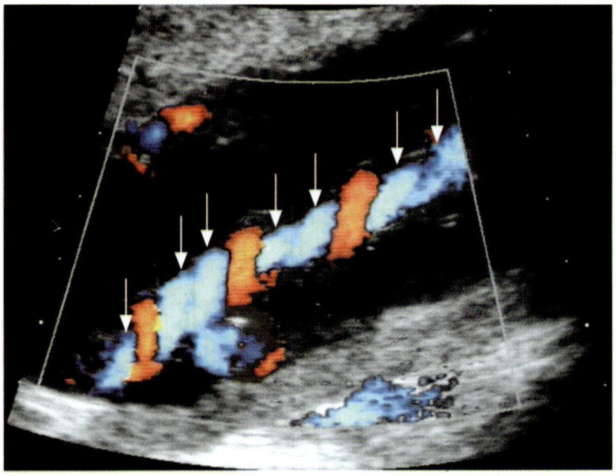

图1-4-18 脐带

彩超脐带纵切面显示脐动脉（箭头）与脐静脉互相螺旋状交织现象

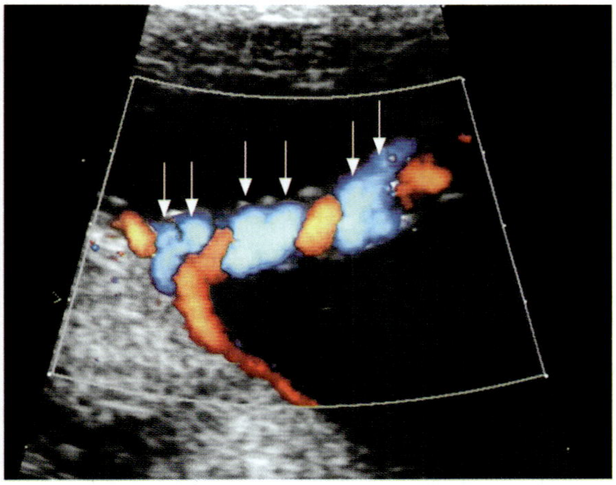

图1-4-19 脐带

脐带胎盘侧纵切面显示螺旋状的脐动脉（箭头）与脐静脉，以及进入胎盘后血管行走在胎盘表面的情况

四、羊水

声像图上羊水（amniotic fluid）呈无回声区，胎儿及脐带位于其中。足月妊娠有时羊水内见细小点状浮动回声，可能是胎体脱落的皮脂、上皮细胞的回声。

随着妊娠的进展，羊膜腔内的羊水越来越多。妊娠10周时约30ml，20周时约350ml，36～38周时约1000～1500ml。以后又渐渐减少，40周时约500 ～1000ml。临床上，羊水量500～2000ml为正常。但产前较难准确估计羊水量。

超声判断羊水的多少主要有两种方法，一是测量羊水最多区域的深度，称最深羊水平段（deepest vertical pool，DVP），一般用在早孕期及中孕期。另一种是测量羊水指数（amniotic fluid index，AFI），一般用在晚孕期。测量最深羊水平段时，应选择羊水相对最多的一个区域，其深度和宽度基本相等，且内部无胎体、脐带等结构存在。此时，垂直测量该区域羊水最大深度（图1-4-20）。羊水平段正常值在2～7.9cm之间，小于2cm为羊水过少（oligohydramnios），大于等于8cm为羊水过多（polyhydramnios）。羊水指数的测量方法是将羊膜腔分为左上、左下、右上、右下四个象限，测量每个象限内羊水平面的最大深度，再将四个象限的测值相加即可获得羊水指数（图1-4-21）。羊水指数正常值为6～19.9cm，当羊水指数小于6cm或大于19.9cm时，可以诊断为羊水过少或羊水过多。

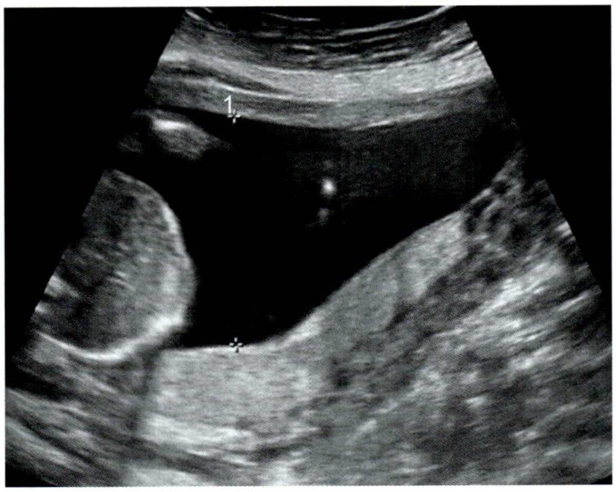

图1-4-20 最深羊水平段

在一个羊水最多的区域内测量羊水的垂直深度（测量键）

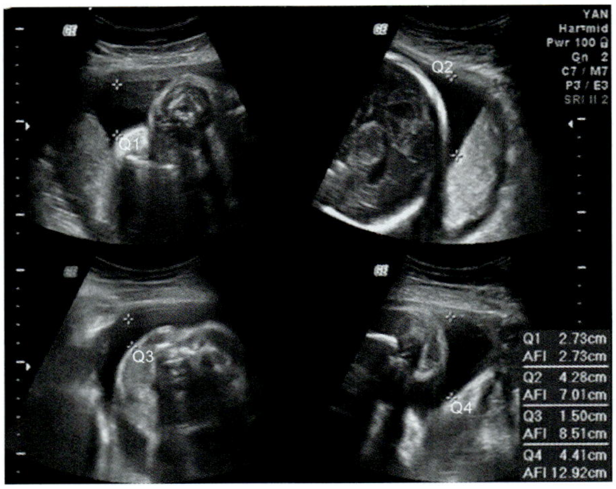

图1-4-21 羊水指数

垂直测量羊膜腔四个象限内最大羊水深度的总和

参考文献

1. Adams EC, Hertig AT, Rock J. A description of 34 human ova within the first 17 days of development. Am J Anat, 1956, 98: 435-493

2. Benoit B. Early fetal gender determination. Ultrasound Obstet Gynecol, 1999, 13: 299-300

3. Bernard KG, Cooperberg PL. Sonographic differentiation between blighted ovum and early viable pregnancy. AJR, 1985, 144: 597-602

4. Cho FN, Chen SN, Tai MH, et al. The quality and size of yolk sac in early pregnancy loss. Aust N Z J Obstet Gynecol, 2006, 46: 413-418

5. Cyr DR, Mack LA, Schoenecker SA, et al. Bowel migration in the normal fetus. Radiology, 1986, 161: 119-121

6. Daya S. Accuracy of gestational age estimation by means of fetal crown-rump length measurement. Am J Obstet Gynecol, 1993, 168: 903-908

7. de Crespigny LC, Cooper D, McKenna M. Early detection of intrauterine pregnancy with ultrasound. J Ultrasound Med, 1988, 7: 7-10

8. Efrat Z, Akinfenwa OO, Nicolaides KH. First-trimester determination of fetal gender by ultrasound. Ultrasound Obstet Gynecol, 1999, 13: 305-307

9. England AM. Color Atlas of Life Before Birth: Normal Fetal Development. Chicago Year Book Medical, 1983

10. Fauchon DEV, Benzie RJ, Wye DA, et al. What information on fetal anatomy can be provided by a single first-trimester transabdominal three-dimensional sweep? Ultrasound Obstet Gynecol, 2008, 31: 266-270

11. Fleischer AC, Pennell RG, Sacks GA, et al. Sonography in early intrauterine pregnancy emphasizing transvaginal scanning. //Fleischer AC, Romero R, Manning FA, et al. The Principles and Practice of Ultrasonography in Obstetrics and Gynecology. 4th Ed. East Norwalk: Appleton & Lange, 1991: 39-76

12. Hurwitz SR. Yolk sac sign: sonographic appearance of the fetal yolk sac in missed abortion. J Ultrasound Med, 1986, 5: 435-438

13. Laboda LA, Estroff JA, Benacerraf BR. First trimester bradycardia: a sign of impending fetal loss. J Ultrasound Med, 1989, 8: 561-563

14. Larsen WJ. Human Embryology. New York: Churchill Livingstone Inc, 1993

15. Mazza V, Contu G, Falcinelli C, et al. Biometrical threshold of biparietal diameter for certain fetal sex assignment by ultrasound. Ultrasound Obstet Gynecol, 1999, 13: 308-311

16. Moore KL. The Developing Human. 3rd Ed. Philadelphia: WB Saunders, 1982

17. Moore KL, Persaud TVN, Shiota K. Color Atlas of Clinical Embryology. Philadelphia: W. B. Saunders Company, 1994

18. Robinson HP. "Gestation sac"volumes as determined by sonar in the first trimester of pregnancy. Br J Obsete Gynecol, 1975, 82: 100-107

19. Sagi J, Vagman I, David MP, et al. Fetal kidney size related to gestational age. Gynecol Obstet Invest, 1987, 23: 1-4

20. Sawyer E, Jurkovic D. Ultrasonography in the diagnosis and management of abnormal early pregnancy. Clin Obstet Gynecol, 2007, 50: 31-54

21. Schmidt W, Yarkoni S, Crelin ES, et al. Sonographic visualization of physiologic anterior abdominal wall hernia in the first trimester. Obstet Gynecol, 1987, 69: 911-915

22. Timor-Tritsch IE. Transvaginal sonographic evaluation of fetal anatomy at 14 to 16 weeks. J Ultrasouond Med, 2001, 20: 705-711

23. Timor-Tritsch IE, Farine D, Rosen MG. A close look at early embryonic development with the high frequency transvaginal transducer. Am J Obstet Gynecol, 1988, 159: 676-681

24. Timor-Tritsch IE, Monteagudo A. Transvaginal sonographic evaluation of the fetal central nervous system. Obstet Gynecol Clin N Am, 1991, 18: 713-748

25. Timor-Tritsch IE, Monteagude A. Transvaginal sonography: a small revolution in obstetrical scanning. Triangle, 1990, 29: 151-160

26. Timor-Tritsch IE, Monteagudo A, Peisner DB. High-frequency transvaginal sonographic examination for the potential malformation assessment of the 9-week to 14-week fetus. J Clin Ultrasound, 1992, 20: 231-238

27. Timor-Tritsch IE, Monteagudo A, Warren WB. Transvaginal ultrasonographic definition of the central nervous system in the first and early second trimesters. Am J Obstet Gynecol, 1991, 164: 497-503

28. Timor-Tritsch IE, Peisner DB, Raju S. Sonoembryology: an organ-oriented approach using a high-frequency vaginal probe. J Clin Ultrasound, 1990, 18: 286-298

29. Timor-Tritsch IE, Rottem S. Transvaginal Sonography. 2nd Ed. New York: Elsevier Science Publishing Co., Inc. 1991

30. Timor-Tritsch IE, Warren WB, Peisner DB, et al. First trimester midgut herniation: a high frequency transvaginal sonographic study. Am J Obstet Gynecol, 1989, 161: 831-833

31. Warren WB, Timor-Tritsch IE, Peisner DB, et al. Dating the early pregnancy by sequential appearance of embryonic structures. Am J Obstet Gynecol, 1989, 161: 747-753

32. Whitlow BJ, Lazanakis MS, Economides DL. The sonographic identification of fetal gender from 11 to 14 weeks of gestation. Ultrasound Obstet Gynecol, 1999, 13: 301-304

33. Yeh HC, Goodman JD, Carr L, et al. Intradecidual sign: a US criterion of early intrauterine pregnancy. Radiology, 1986, 161: 463-467

34. Zimmer EZ, Chao CR, Santos R. Amniotic sac, fetal heart areas, fetal curvature, and other morphometrics using first trimester vaginal ultrasonography and color Doppler imaging. J Ultrasound Med, 1994, 13: 685-690

35. Zorzoli A, Kustermann A, Caravelli E, et al. Measurement of fetal limb bones in early pregnancy. Ultrasound Obstet Gynecol, 1994, 4: 29-33

36. 严英榴，杨秀雄. 正常早期妊娠的超声诊断. //常才主编. 经阴道超声诊断学. 第2版. 北京：科学出版社，2007：173-222

37. 郑怀美，苏应宽主编. 妇产科学. 第2版. 北京：人民卫生出版社，1980

第二章

胎儿生物统计指标

第一节 孕龄的判断

一、孕龄的定义

临床上推算孕龄，有以下三种方法：

1. 胎龄（conceptional age） 从妊娠的第一天开始计算，即从受精那天开始计算，至胎儿由子宫娩出的时间，约38周。这一方法多用于胚胎学。

2. 妊娠龄（gestational age） 从妊娠前14天算起，至胎儿由子宫娩出的时间，约40周，相当于胎龄加14天。对于月经周期28天的妇女来说，妊娠龄的第一天即末次月经的第一天。临床上多用这一方法来推算孕龄。

3. 月经龄（menstrual age） 从末次月经的第一天算起，不考虑排卵或妊娠日期。对于月经周期28天的妇女来说，月经龄即妊娠龄。

目前，以妊娠龄作为孕龄的标准是国际国内所公认的。妊娠龄所表示的是足周和足天，如“5周3天”表示是5足周加3天。另一种表示方法是“第6周”，表示5足周加1天至5足周加6天。

凡月经周期28天左右，早孕期超声显示胚胎大小与相应的孕龄相符，就可以以月经龄作为妊娠龄。若月经周期不准，周期较长，其LH高峰和排卵期也相应推迟。例如，35天为一个月经周期者，在第21天排卵，较28天周期的妇女推迟7天。因此，受孕也相应推迟7天。如果月经周期不规则，孕妇告知的末次月经就没有什么意义了。

早孕期超声测量妊娠囊、胚胎头臀长，观察有无出现正常妊娠的结构如卵黄囊、胎心搏动等，加上生化测定如β-绒毛膜促性腺激素（β-hCG）等可提供更多、更精确的妊娠证据，显示是否妊娠、是否为正常妊娠，并可推算妊娠龄。同时，也能发现多胎妊娠及各种异常妊娠，如流产、宫外孕、葡萄胎等。

二、常用指标及正常值

对月经周期28天而且又很规律的妇女来说，妊娠龄是较容易估计的，即可用末次月经来算，但偶尔也会有排卵提前或推后的情况发生。对于那些月经不规则、忘记或记错末次月经以及口服避孕药又怀孕的妇女，临床上也要给予一个准确的孕龄估计，以便围生期的一系列处理。

在有超声显像检查之前，判断孕龄都是靠月经史、物理检查如触摸子宫大小、测量宫底高度等。但是，物理检查都是不够准确的，表2-1-1显示了不同方法判断孕龄的误差情况。

从表2-1-1中可见，一些临床上认为妊娠日期非常肯定的受孕途径，如试管婴儿、人工授精等，其误差较小；而物理检查判断孕龄的误差就很大。超声检查越早，测得的头臀长所估计孕龄的误差就越小。举例说明：如早孕期超声测量头臀长，估计妊娠龄为8周，若误差为±8%，相当于±0.64周，即±4.5天；中期妊娠测量胎儿头围、股骨等，估计妊娠25周，误差为±8%，为±2周；若晚期妊娠超声估计妊娠龄为37周，误差为±8%，为±3周。然而晚期妊娠物理检查估计孕龄误差更大（±6周）。试管婴儿、人工授精、促排卵后怀孕的妇女，在广大孕妇中只占很小的一部分，绝大多数都是自然妊娠的妇女，绝大多数自然妊娠的妇女都无法精确告诉妊娠日期。因此，超声估计妊娠龄适用于各类妊娠妇女，既安全、无损伤、无痛苦，也相对较准确，可以并且已经获得了广泛应用。

表2-1-1 不同方法判断孕龄的误差情况

临床或超声参数	误差（2SD）
试管婴儿	±1天
药物促排卵	±3天
人工授精	±3天
一次性交后妊娠	±3天
基础体温	±4天
早孕期物理检查	±2周
中孕期物理检查	±4周
晚孕期物理检查	±6周
早孕期超声检查（测量头臀长）	±8%所估妊娠龄
中孕期超声检查（测量头围、股骨长）	±8%所估妊娠龄
晚孕期超声检查（测量头围、股骨长）	±8%所估妊娠龄

由于早孕期超声判断孕龄相对较准确，临床上都采用早孕期的一些超声指标来作为评判指标。其中，头臀长最为准确。

（一）妊娠囊

利用高分辨率的阴道探头，最早在4周2天（妊娠龄）就能显示妊娠囊（gestational sac）（见第一章第二节）。随着妊娠的继续，妊娠囊也不断增大。测量妊娠囊的三条径线（纵径、横径和前后径），获取一个平均值，就可预测相应的妊娠周数（表2-1-2）。但是，当妊娠囊呈椭圆形、腰豆形或形态不规则时，所获得的平均值就有可能发生一些误差。

表2-1-2 平均妊娠囊径线与妊娠龄的关系

平均妊娠囊径线（mm）	预测妊娠周数（范围=95%CI）	平均妊娠囊径线（mm）	预测妊娠周数（范围=95%CI）
2	5.0（4.5～5.5）	14	6.5（6.0～7.0）
3	5.1（4.6～5.6）	15	6.6（6.2～7.1）
4	5.2（4.8～5.7）	16	6.7（6.3～7.2）
5	5.4（4.9～5.8）	17	6.9（6.4～7.3）
6	5.5（5.0～6.0）	18	7.0（6.5～7.5）
7	5.6（5.1～6.1）	19	7.1（6.6～7.6）
8	5.7（5.3～6.2）	20	7.3（6.8～7.7）
9	5.9（5.4～6.3）	21	7.4（6.9～7.8）
10	6.0（5.5～6.5）	22	7.5（7.0～8.0）
11	6.1（5.6～6.6）	23	7.6（7.2～8.1）
12	6.2（5.8～6.7）	24	7.8（7.3～8.2）
13	6.4（5.9～6.8）		

正常妊娠囊的增长率约为1.2mm/d。异常妊娠中20%显示妊娠囊无增长，53%显示增长率小于0.7mm/d。

妊娠囊体积从6周时的1ml增加到10周时的31ml和13周时的100ml。但由于妊娠囊形态常不甚规则，测量体积就较复杂。有报道妊娠12周（妊娠龄）时，妊娠囊体积估计孕龄的误差为±9天。

（二）胚芽头臀长

一旦超声观察到胚芽，就可测量头臀长（crown-rump length，CRL），一般在妊娠的5周末，高分辨率的阴道超声就可观察到位于卵黄囊一侧的胚芽。早期妊娠时，头臀长与孕龄有很好的相关性，即使该胚胎以后可能发生严重的胎儿生长受限或合并染色体异常，但是，只要胚胎仍然存活，头臀长判断孕龄的差异在妊娠早期是非常的小，尤其在妊娠两个月内。所以，早孕期测量CRL估计孕龄是相对最准确的方法。英国胎儿医学基金会（Fetal Medicine Foundation，FMF）已明确只要早孕期超声检查测得头臀长，就应该以此来计算孕龄。

所谓头臀长，是指从胚胎的头部测量至臀部，不包括卵黄囊。7周后肢芽长出，也还是测量头臀长，不包括肢体。声像图上取胎儿正中矢状平面，测量从头顶至骶尾部的直线长度（图2-1-1～图2-1-5）。如果胎儿取俯卧位，只要能获得正中矢状平面，就也能测量CRL（图2-1-6）。

表2-1-3～表2-1-5及图2-1-7为不同作者报道的胚胎头臀长与孕周的关系。

头臀长估计孕龄存在误差的原因可能为：①胚胎本身确实存在生物学差异，不同胚胎相同孕周可能径线不完全一致。②排卵时间和受孕时间的差异。③测量技术的误差，测量技术的误差可能是一个相当重要的原因。其中，包括未获得正中矢状平面；早期刚能观察到胚芽时胚芽的头臀边界不甚清晰，与卵黄囊鉴别不清；胚胎较大时躯体的伸展和屈曲等都是造成测量误差的原因。本文作者认为，相当于7～10周的CRL测量误差最小，因为此时的胚胎边界已够清晰，也不会过度俯屈和仰伸。

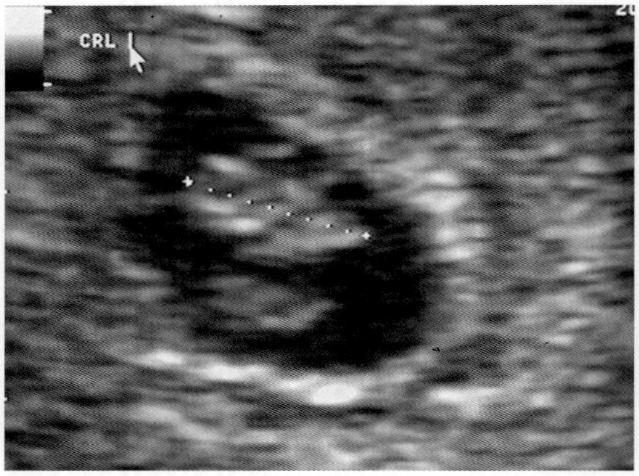

图2-1-1 胚胎头臀长

妊娠6⁺周，妊娠囊内见胚芽。纵切胚芽，隐约能辨认左侧为头端，右侧为尾端。测量胚芽最长长度，即头臀长（测量键）

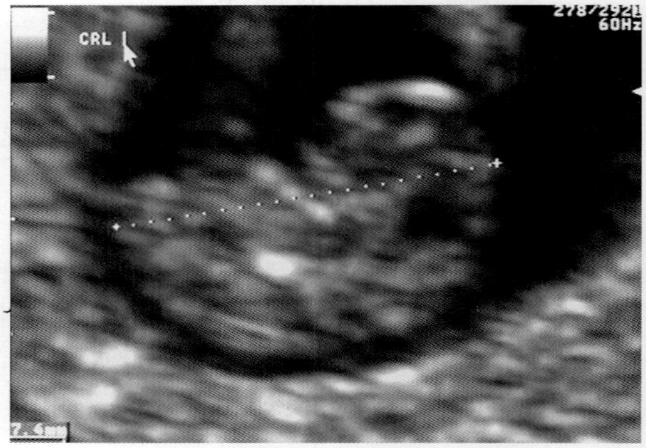

图2-1-2 胚胎头臀长

妊娠7⁺周，胚胎正中矢状切，呈自然俯曲位，从头的顶点测量至臀部的最低点（测量键）

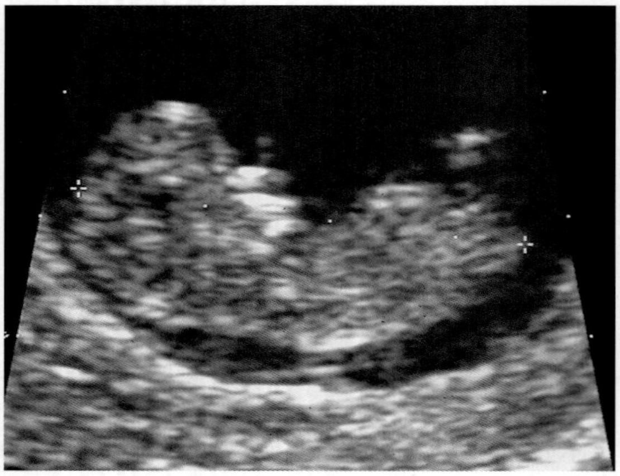

图2-1-3 胎儿头臀长

妊娠10⁺周，胎儿头臀长的测量（测量键）

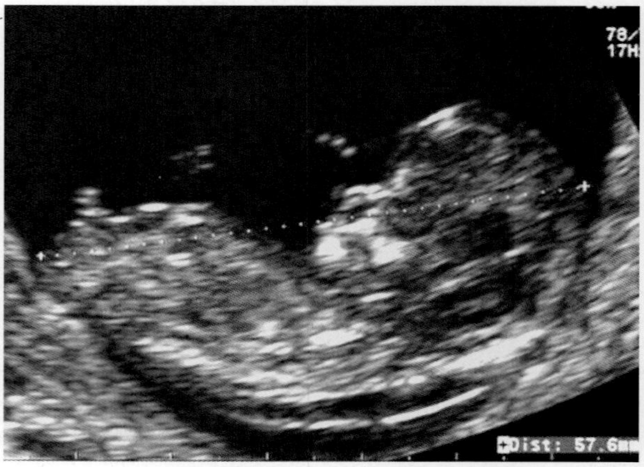

图2-1-4 胎儿头臀长

妊娠12⁺周胎儿的头臀长测量（测量键）

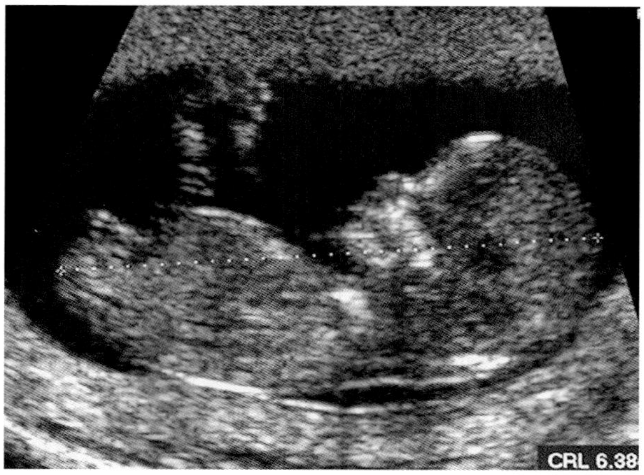

图2-1-5 胎儿头臀长

妊娠12⁺周胎儿的头臀长测量（测量键）

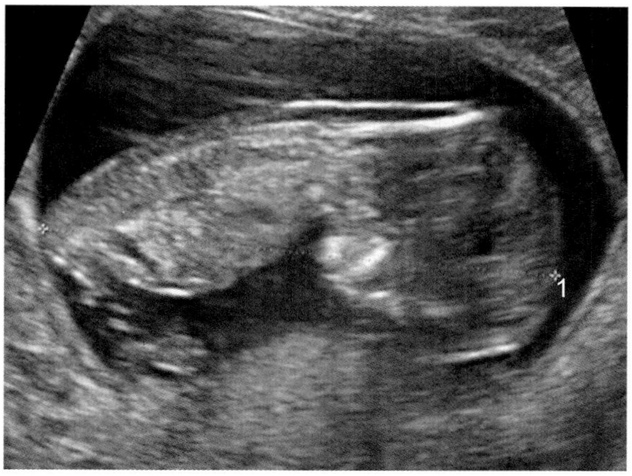

图2-1-6 胎儿头臀长

妊娠12⁺周，胎儿取俯卧位时，也是获取正中矢状切，测量从头顶至骶尾部最低点的距离为头臀长（测量键）

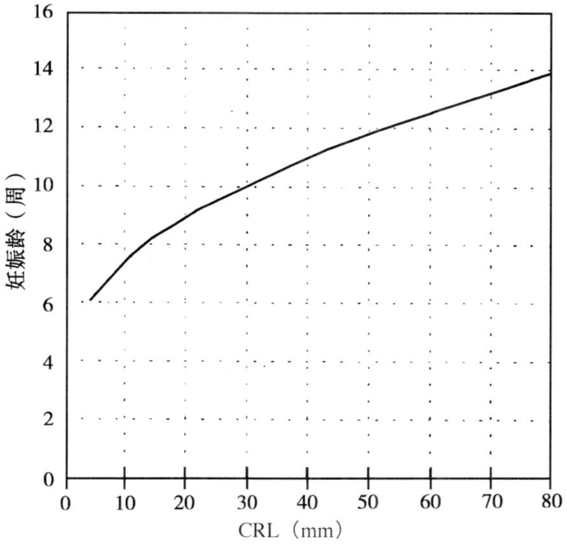

图2-1-7 胎儿头臀长正常值

图中曲线为6～14周头臀长均数（新加坡KK妇幼医院）

表2-1-3 妊娠龄与头臀长的关系

妊娠龄 weeks	平均头臀长 mm	妊娠龄 weeks	平均头臀长 mm	妊娠龄 weeks	平均头臀长 mm	妊娠龄 weeks	平均头臀长 mm
6.3	6.7	8.3	18.3	10.3	35.5	12.3	58.3
6.4	7.4	8.4	19.3	10.4	36.9	12.4	60.1
6.6	8.0	8.6	20.4	10.6	38.4	12.6	62.0
6.7	8.7	8.7	21.5	10.7	39.9	12.7	63.9
6.9	9.5	8.9	22.6	10.9	41.4	12.9	65.9
7.0	10.2	9.0	23.8	11.0	43.0	13.0	67.8
7.1	11.0	9.1	25.0	11.1	44.6	13.1	69.3
7.3	11.8	9.3	26.2	11.3	46.2	13.3	71.8
7.4	12.6	9.4	27.4	11.4	47.8	13.4	73.9
7.6	13.5	9.6	28.7	11.6	49.5	13.6	76.0
7.7	14.4	9.7	30.0	11.7	51.2	13.7	78.1
7.9	15.3	9.9	31.3	11.9	52.9	13.9	80.2
8.0	16.3	10	32.7	12.0	54.7	14	82.4
8.1	17.3	10.1	34.0	12.1	56.5		

Robinson HP，Fleming JE. A critical evaluation of sonar “crown-rump length” measurements. Br J Obstet Gynecol，1975，82: 702-710

表2-1-4 头臀长与妊娠龄的关系

CRL (mm)	妊娠龄 (weeks)	CRL (mm)	妊娠龄 (weeks)	CRL (mm)	妊娠龄 (weeks)	CRL (mm)	妊娠龄 (weeks)
		31	10.0	61	12.6	91	15.0
		32	10.1	62	12.6	92	15.1
3	5.9	33	10.2	63	12.7	93	15.2
4	6.1	34	10.3	64	12.8	94	15.3
5	6.2	35	10.4	65	12.8	95	15.3
6	6.4	36	10.5	66	12.9	96	15.4
7	6.6	37	10.6	67	13.0	97	15.5
8	6.7	38	10.7	68	13.1	98	15.6
9	6.9	39	10.8	69	13.1	99	15.7
10	7.1	40	10.9	70	13.2	100	15.9
11	7.2	41	11.0	71	13.3	101	16.0
12	7.4	42	11.1	72	13.4	102	16.1
13	7.5	43	11.2	73	13.4	103	16.2
14	7.7	44	11.2	74	13.5	104	16.3
15	7.9	45	11.3	75	13.6	105	16.4
16	8.0	46	11.4	76	13.7	106	16.5
17	8.1	47	11.5	77	13.7	107	16.6
18	8.3	48	11.6	78	13.8	108	16.7
19	8.4	49	11.7	79	13.9	109	16.8
20	8.6	50	11.7	80	14.0	110	16.9
21	8.7	51	11.8	81	14.1	111	17.0
22	8.9	52	11.9	82	14.2	112	17.1
23	9.0	53	12.0	83	14.2	113	17.2
24	9.1	54	12.0	84	14.3	114	17.3
25	9.2	55	12.1	85	14.4	115	17.4
26	9.4	56	12.2	86	14.5	116	17.5
27	9.5	57	12.3	87	14.6	117	17.6
28	9.6	58	12.3	88	14.7	118	17.7
29	9.7	59	12.4	89	14.8	119	17.8
30	9.9	60	12.5	90	14.9	120	17.9

Hadlock FP，Shah YP，Kanon DJ，et al. Fetal crown-rump length：reevaluation of relation to menstrual age（5 ～ 18 weeks）with high-resolution real-time US. Radiology，1992，182：501-505

表2-1-5 孕龄与平均妊娠囊径线、头臀长及hCG的关系

妊娠龄		妊娠囊	CRL	hCG值（IU/L）	
天	周	（mm）	（mm）	均数	范围
30	4.3				
31	4.4				
32	4.6	3		1，710	（1，050 ~ 2，800）
33	4.7	4		2，320	（1，440 ~ 3，760）
34	4.9	5		3，100	（1，940 ~ 4，980）
35	5.0	5.5		4，090	（2，580 ~ 6，530）
36	5.1	6		5，340	（3，400 ~ 8，450）
37	5.3	7		6，880	（4，420 ~ 10，810）
38	5.4	8		8，770	（5，680 ~ 13，660）
39	5.6	9		11，040	（7，220 ~ 17，050）

续表

妊娠龄		妊娠囊	CRL	hCG值（IU/L）	
天	周	（mm）	（mm）	均数	范围
40	5.7	10	2	13,730	(9,050～21,040)
41	5.9	11	3	15,300	(10,140～23,340)
42	6.0	12	3.5	16,870	(11,230～25,640)
43	6.1	13	4	20,480	(13,750～30,880)
44	6.3	14	5	24,560	(16,650～36,750)
45	6.4	15	6	29,110	(19,910～43,220)
46	6.6	16	7	34,100	(25,530～50,210)
47	6.7	17	8	39,460	(27,470～57,640)
48	6.9	18	9	45,120	(31,700～65,380)
49	7.0	19	9.5	50,970	(36,130～73,280)
50	7.1	20	10	56,900	(40,700～81,150)
51	7.3	21	11	62,760	(45,300～88,790)
52	7.4	22	12	68,390	(49,810～95,990)
53	7.6	23	13	73,640	(54,120～102,540)
54	7.7	24	14	78,350	(58,100～108,230)
55	7.9	25	15	82,370	(61,640～112,870)
56	8.0	26	16	85,560	(64,600～116,310)
57	8.1	26.5	17		
58	8.3	27	18		
59	8.4	28	19		
60	8.6	29	20		
61	8.7	30	21		
62	8.9	31	22		
63	9.0	32	23		
64	9.1	33	24		
65	9.3	34	25		
66	9.4	35	26		
67	9.6	36	28		
68	9.7	37	29		
69	9.9	38	30		
70	10.0	39	31		
71	10.1	40	32		
72	10.3	41	34		
73	10.4	42	35		
74	10.6	43	37		
75	10.7	44	38		
76	10.9	45	40		
77	11.0	46	41		
78	11.1	47	42		
79	11.3	48	44		
80	11.4	49	46		
81	11.6	50	48		
82	11.7	51	50		
83	11.9	52	52		
84	12.0	53	54		

Nyberg DA，Hill LM，Bohm-Velez M. Transvaginal ultrasound. St. Louis：Mosby-Year Book，1992

不管怎样，目前CRL始终还是估计孕龄的最佳方法，然而，它仅适用于早孕期。在中孕期，双顶径(BPD)和头围（HC）被认为与孕龄密切相关（见本章第二节）。

三、其他

早孕期观察某些妊娠标记、胚胎结构，也可协助判断孕周。表2-1-6显示了不同妊娠周数超声可以见到的结构。在这组妊娠中，所有5足周病例都见到妊娠囊。若见到妊娠、卵黄囊而未见胚芽及胎心搏动，估计孕5～6周；见胚芽、胎心搏动、大脑镰和中肠疝（表2-1-6），估计孕9～11周。当然这些不如测量头臀长（CRL）来得准确，但可以作为推测判断孕龄的辅助方法，与CRL径线结合应用，可能会减少一些测量误差。表2-1-7为妊娠9～14周超声可观察到的胎儿结构。

表2-1-6 不同孕周超声可观察到的妊娠标记和胚胎结构百分比

孕周	4	5	6	7	8	9	10	11	12
妊娠囊	100	100	100	100	100	100	100	100	100
卵黄囊	0	91	100	100	100	100	100	100	100
胚芽及胎心	0	0	86	100	100	100	100	100	100
单脑泡	0	0	6	82	70	25	0	0	0
大脑镰	0	0	0	0	30	75	100	100	100
中肠疝	0	0	0	0	100	100	100	50	0
观察例数	6	11	15	17	10	13	15	11	6

Warren WB，Timor- Tritsch IE，Peisner DB，et al. Dating the early pregnancy by sequential appearance of embryonic structures. Am J Obstet Gynecol，1989，161：747-753

表2-1-7 妊娠9~14周超声可观察的胎儿结构

孕周	观察例数	前后轮廓	长骨	手指	面部、腭	足、趾	四腔心
9	17	+	股骨肱骨+，胫骨桡骨－	±	－	－	－
10	16	+	股骨肱骨+，胫骨桡骨－	±	±	－	－
11	17	+	+	±	±	±	－
12	15	+	+	+	+	±	±
13	14	+	+	+	+	+	±
14	18	+	+	+	+	+	+

Timor-Tritsch IE，Monteagudo A，Peisner DB. High-frequency transvaginal sonographic examination for the potential malformation assessment of the 9-week to 14-week fetus. J Clin Ultrasound，1992，20：231-238

孕妇血β-绒毛膜促性腺激素（β-hCG）定量分析也可于早孕的诊断，尤其在月经不规则的病例或有流产征兆时。β-hCG上升或下降幅度的差值比绝对值更为重要。表2-1-5显示了正常妊娠不同孕周血β-hCG的含量，随孕周的增加而增加。有停经史而超声看不见妊娠囊，β-hCG的系列测定显得尤为重要。若β-hCG呈上升趋势，超声就一定要跟踪到妊娠所在部位，直至明确宫内妊娠或宫外妊娠、正常妊娠或异常妊娠为止。

第二节 胎儿生长的评估

超声成像技术问世之前，胎儿径线的测量曾采用放射学检查法，然而放射学仅能测量及观察骨骼组织，却不能测量软组织。胎儿生长速度之快，每1～2周双顶径及股骨都有明显的增长，加上X线可能对胎儿造成的不良影响，放射学随访胎儿生长情况已几乎成为不可能。超声不仅可测量骨骼的增长，也可测量软组织的径线。超声对母体及胎儿均无损伤，可反复检查、密切随访，尤其适合对生长受限胎儿的监测。

评估胎儿生长情况，首先要确定妊娠周数和胎龄，才能评估其生长是否正常。前面已经提到，判断与确定孕龄的最佳方法是早孕期超声测量胚胎头臀长。如果没有早孕期超声，中期妊娠的超声也可用来参考，当然还需结合末次月经、出现早孕反应的日期和胎动的日期等等，综合分析给出一个基本准确的妊娠周数。

临床上，正常值的建立是通过测量孕周比较明确的胎儿的径线，如28天左右的月经周期且很规则、基础体温测定显示排卵日期、一次性交后妊娠、应用促排卵药物后妊娠或超声监测卵泡等，经统计学处理后得出均数、正常范围的上限及下限。正常范围的上下限有些产前诊断中心利用第10百分位数至第90百分位数，有些用第5百分位数至第95百分位数，也有些用第3百分位数至第97百分位数。建立正常值时所需的样本量，一定要大于500例，最好达1000～2000例，能更多就更好。样本越大，统计后得出的正常值就越准确，画出的曲线就越光滑、自然。不同国家、不同人种、不同地区的胎儿径线不完全一致，东方民族的胎儿径线略小于西方民族。故最好根据本地区的资料计算出相应的正常值。

常用的评估胎儿生长情况的指标有头臀长、双顶径、头围、腹围及股骨长度。头臀长已在本章第一节中作了介绍，下面介绍其他的一些指标。

一、双顶径

双顶径（biparietal diameter，BPD）是一项最经典又很常用的指标。双顶径测量的标准平面是丘脑平面。首先，作胎头横切，显示胎头呈椭圆形，先寻找丘脑。在丘脑平面上下略微调整平面方位，使丘脑位于胎头的中央，大脑镰居中，前方显示透明隔及位于透明隔两侧的侧脑室前角，后方见侧脑室后角。故也称侧脑室平面。也有人在该平面略偏低的部位测量双顶径，此平面上显示的结构除了丘脑、透明隔、侧脑室前角，还出现了大脑脚。侧脑室后脚则不很清晰。双顶径的测量方法，有些产前诊断中心从头颅骨板的外缘测量至对侧骨板的外缘（图2-2-1，图2-2-2）；有些则从外缘测至内缘；有些从内缘测至外缘；也有从中点测至中点。目前，国际上对双顶径平面的确认及测量标准还未完全统一。

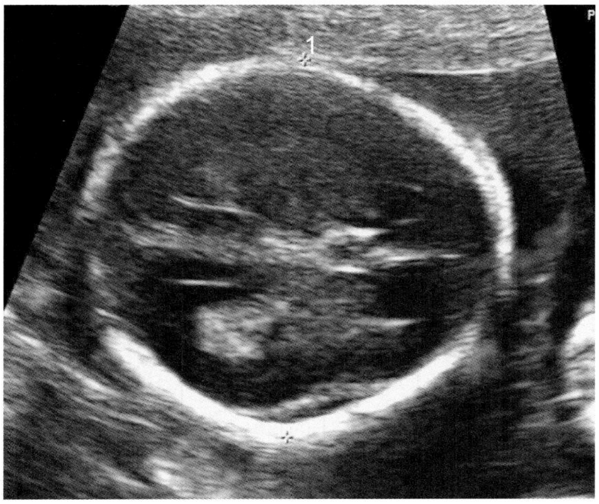

图2-2-1 双顶径的测量

横切胎头，取侧脑室平面。丘脑位于胎头的中央，大脑镰居中，前方显示透明隔及位于透明隔两侧的侧脑室前角，后方见侧脑室后角。双顶径与大脑镰垂直，从一侧骨板的外缘测量至对侧骨板的外缘（测量键）

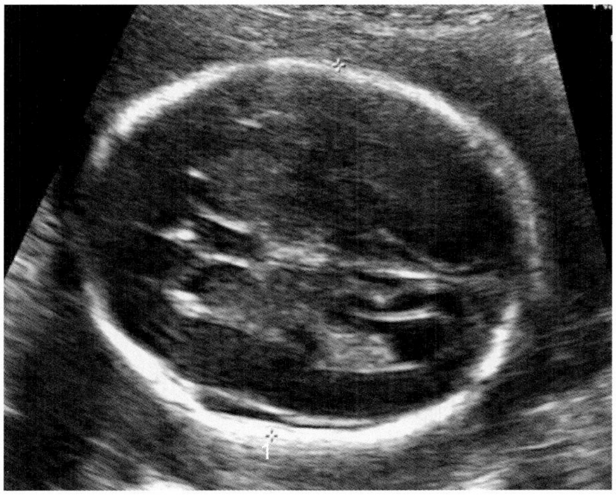

图2-2-2 双顶径的测量

（描述同图2-2-1）

表2-2-1及图2-2-3为不同作者报道的双顶径正常值。从图2-2-3中可以看出，中期妊娠双顶径的增长几乎呈直线，晚期妊娠增长则相对较为缓慢。

表2-2-1 双顶径与孕周的关系正常值

双顶径 mm	孕龄(周) 10th %tile	50th %tile	90th %tile	双顶径 mm	孕龄(周) 10th %tile	50th %tile	90th %tile
20	12.0	12.0	12.0	61	22.6	24.2	25.8
21	12.0	12.0	12.0	62	23.1	24.6	26.1
22	12.2	12.7	13.2	63	23.4	24.9	26.4
23	12.4	13.0	13.6	64	23.8	25.3	26.8
24	12.6	13.2	13.8	65	24.1	25.6	27.1
25	12.9	13.5	14.1	66	24.5	26.0	27.5
26	13.1	13.7	14.3	67	25.0	26.4	27.8
27	13.4	14.0	14.6	68	25.3	26.7	28.1
28	13.6	14.3	15.0	69	25.8	27.1	28.4
29	13.9	14.5	15.2	70	26.3	27.5	28.7
30	14.1	14.8	15.5	71	26.7	27.9	29.1
31	14.3	15.1	15.9	72	27.2	28.3	29.4
32	14.5	15.3	16.1	73	27.6	28.7	29.8
33	14.7	15.6	16.5	74	28.1	29.1	30.1
34	15.0	15.9	16.8	75	28.5	29.5	30.5
35	15.2	16.2	17.2	76	29.0	30.0	31.0
36	15.4	16.4	17.4	77	29.2	30.3	31.4
37	15.6	16.7	17.8	78	29.6	30.8	32.0
38	15.9	17.0	18.1	79	29.9	31.1	32.5
39	16.1	17.3	18.5	80	30.2	31.6	33.0
40	16.4	17.6	18.8	81	30.7	32.1	33.5
41	16.5	17.9	19.3	82	31.2	32.6	34.0
42	16.6	18.1	19.8	83	31.5	33.0	34.5
43	16.8	18.4	20.2	84	31.9	33.4	35.1
44	16.9	18.8	20.7	85	32.3	34.0	35.7
45	17.0	19.1	21.2	86	32.8	34.3	36.2
46	17.4	19.4	21.4	87	33.4	35.0	36.6
47	17.8	19.7	21.6	88	33.9	35.4	37.1
48	18.2	20.0	21.8	89	34.6	36.1	37.6
49	18.6	20.3	22.0	90	35.1	36.6	38.1
50	19.0	20.6	22.2	91	35.9	37.2	38.5
51	19.3	20.9	22.5	92	36.7	37.8	38.9
52	19.5	21.2	22.9	93	37.3	38.8	39.3
53	19.8	21.5	23.2	94	37.9	39.0	40.1
54	20.1	21.9	23.7	95	38.5	39.7	40.9
55	20.4	22.2	24.0	96	39.1	40.6	41.5
56	20.7	22.5	24.3	97	39.9	41.0	42.1
57	21.1	22.8	24.5	98	40.5	41.8	43.1
58	21.5	23.2	24.9				
59	21.9	23.5	25.1				
60	22.3	23.8	25.5				

Kurtz AB，Wapner RJ，Kurtz RJ，et al. Analysis of biparietal diameter as an accurate indicator of gestational age. J Clin Ultrasound，1980，8：319-326

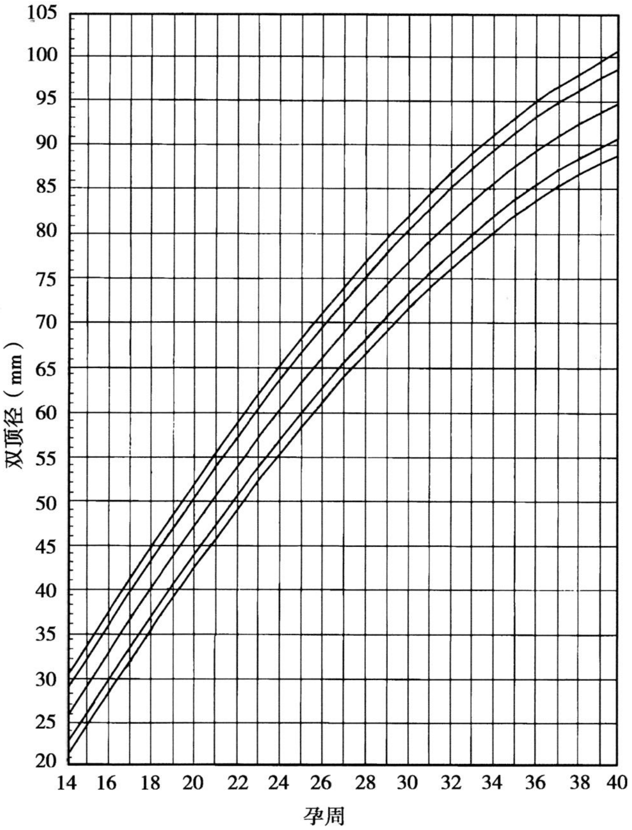

图2-2-3 不同孕周双顶径的正常值

图中曲线分别显示了不同孕周双顶径的第3、第10、第50、第90及第97百分位数（新加坡KK妇幼医院）

二、头围

头围（head circumference，HC）也是一个很常用的指标。超声刚用于产科时，头围用得较少，大多数医院选择测量双顶径，这是因为最早期的A超只能测量双顶径。然而，目前头围的应用比双顶径更广泛，这是因为头围比双顶径更能准确反应胎头的增长情况。有时，双顶径与枕额径的比例有很大不同，双顶径与枕额径差距小的头型称圆头型（brachycephaly），差距大的称长头型（dolicocephaly）。如果只测量双顶径，就不能较全面地反映胎头的实际大小。头围的测量平面即双顶径平面（图2-2-4，图2-2-5），可用超声仪的椭圆测量功能沿颅骨外缘测得头围，也可在先测得双顶径与枕额径的基础上，再用下列公式计算出头围：

$$头围=（双顶径+枕额径）\times 1.62$$

表2-2-2及图2-2-6为头围的正常值。与双顶径相似，晚期妊娠起头围的增长速度稍放慢。

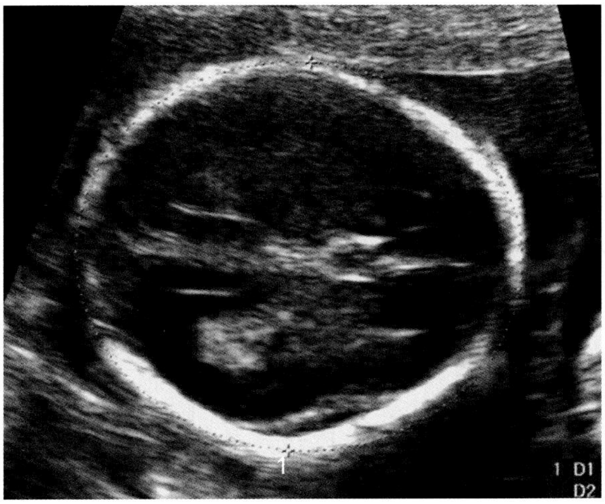

图2-2-4 头围的测量

头围的标准平面与双顶径相同。沿头颅骨板的外缘测量头围（测量键）

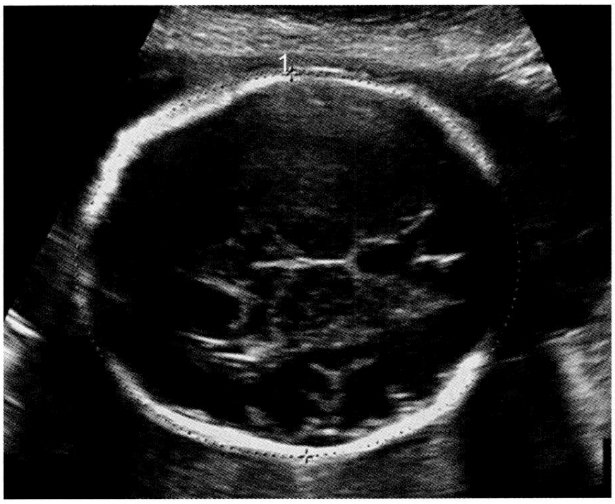

图2-2-5 头围的测量

（描述同图2-2-4）

三、腹围

相对双顶径、头围及股骨长度而言，腹围（abdominal circumference，AC）是晚期妊娠评价胎儿生长发育、估计体重、观察有无胎儿生长受限的最佳指标。从晚期妊娠起，胎儿肝脏增长迅速，肝糖原储存、

表2-2-2 头围、腹围及头围/腹围之比正常值

孕龄(周)	头围(mm)			腹围(mm)			头围/腹围比值		
	−2SD	均数	+2SD	−2SD	均数	+2SD	−2SD	均数	+2SD
12	51	70	89	31	56	81	1.12	1.22	1.31
13	65	89	103	44	69	94	1.11	1.21	1.30
14	79	98	117	56	81	106	1.11	1.20	1.30
15	92	111	130	68	93	118	1.10	1.19	1.29
16	105	124	143	80	105	130	1.09	1.18	1.28
17	118	137	156	92	117	142	1.08	1.18	1.27
18	131	150	169	104	129	154	1.07	1.17	1.26
19	144	163	182	116	141	166	1.06	1.16	1.25
20	156	175	194	127	152	177	1.06	1.15	1.24
21	168	187	206	139	164	189	1.05	1.14	1.24
22	180	199	218	150	175	200	1.04	1.13	1.23
23	191	210	229	161	186	211	1.03	1.12	1.22
24	202	221	240	172	197	220	1.02	1.12	1.21
25	213	232	251	183	208	233	1.01	1.11	1.20
26	223	242	261	194	219	244	1.00	1.10	1.19
27	233	252	271	204	229	254	1.00	1.09	1.18
28	243	262	281	215	240	265	0.99	1.08	1.18
29	252	271	290	225	250	275	0.98	1.07	1.17
30	261	280	299	235	260	285	0.97	1.07	1.16
31	270	289	308	245	270	295	0.96	1.06	1.15
32	278	297	316	255	280	305	0.95	1.05	1.14
33	285	304	323	265	290	315	0.95	1.04	1.13
34	293	312	331	275	300	325	0.94	1.03	1.13
35	299	318	337	284	309	334	0.93	1.02	1.12
36	306	325	344	293	318	343	0.92	1.01	1.11
37	311	330	349	302	327	352	0.91	1.01	1.10
38	319	336	355	311	336	361	0.90	1.00	1.09
39	322	341	360	320	345	370	0.89	0.99	1.08
40	326	345	364	329	354	379	0.89	0.98	1.08

Hadlock FP，et al. Applied Radiology，1983，12：28

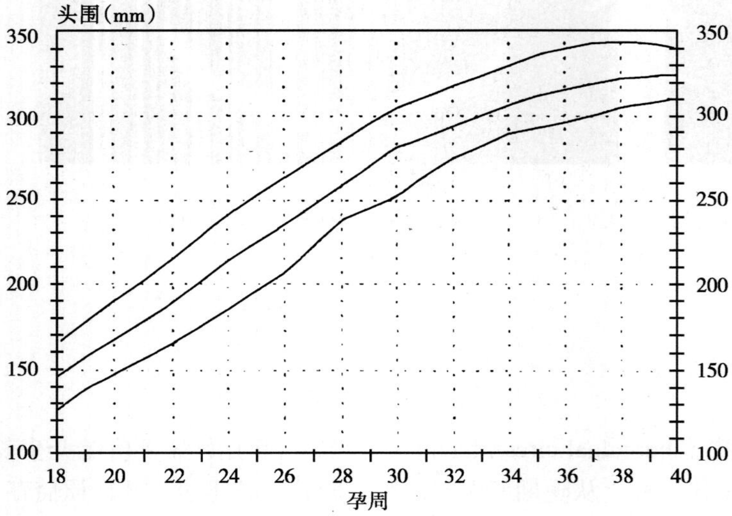

图2-2-6 不同孕周头围的正常值
图中曲线分别显示了不同孕周头围的第3、第50及第97百分位数（新加坡KK妇幼医院）

皮下脂肪累积，腹围的增长速度渐渐超过头围的增长。在妊娠35周左右，头围、腹围的径线基本相等（在这之前头围略大于腹围），35周后腹围可超过头围。测量腹围时，取胎体横切面，腹围呈圆形或椭圆形，左侧显示胃泡，前方中央见左支门静脉和右支门静脉的汇合，背部为脊柱横切面，脊柱两侧偏前方见低回声的肾上腺。在该平面上测量腹围，包括皮肤及皮下脂肪厚度（图2-2-7，图2-2-8）。若平面显示为左支门静脉一直向前延续到脐孔，提示测量平面太低或探头倾斜，应重新调整后再测量。由于胎儿的体位变化不定，或屈曲或仰伸，造成腹围测量的误差较大。这一测量误差大于头围及股骨长度的测量误差。因此，有时有必要测量数次后再取一个平均值。对腹围过大过小的胎儿应在一段时间后再重复作超声测量。表2-2-2及图2-2-9显示了正常胎儿腹围的增长情况。生长受限的胎儿由于降主动脉的血流量减少，进入胎盘又回到胎儿肝脏的血液大大减少，肝脏缺血缺氧缺乏营养，所以肝脏体积小。加上皮下脂肪薄，腹围比头围更明显地小于正常。糖尿病孕妇的胎儿由于从母体获得太多糖分，刺激胰岛增生，分泌大量胰岛素，大量糖原储存入肝脏，肝脏体积明显增大。糖原又合成较多脂肪，因而腹围增大，胎儿巨大。

临床上有时还采用头围/腹围之比来观察胎儿的生长情况（见表2-2-2），以了解头围及腹围的增长是否呈比例，是否协调。

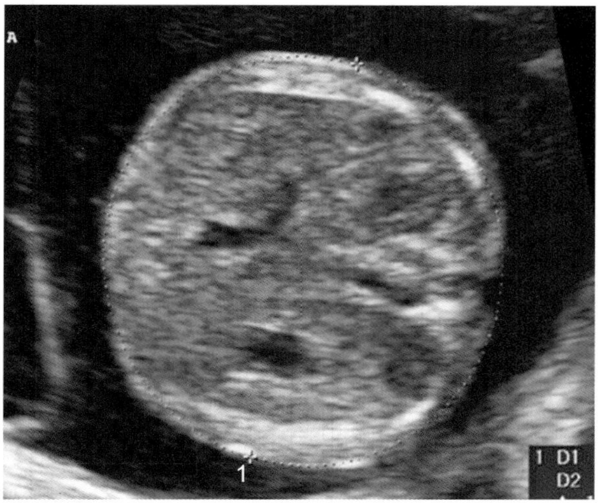

图2-2-7 腹围的测量

取胎体横切面，腹围呈圆形或椭圆形。左侧显示胃泡，前方中央见左支门静脉和右支门静脉的汇合，背部为脊柱横切面，脊柱两侧偏前方见低回声的肾上腺。在该平面上测量腹围，包括皮肤及皮下脂肪厚度（测量键）

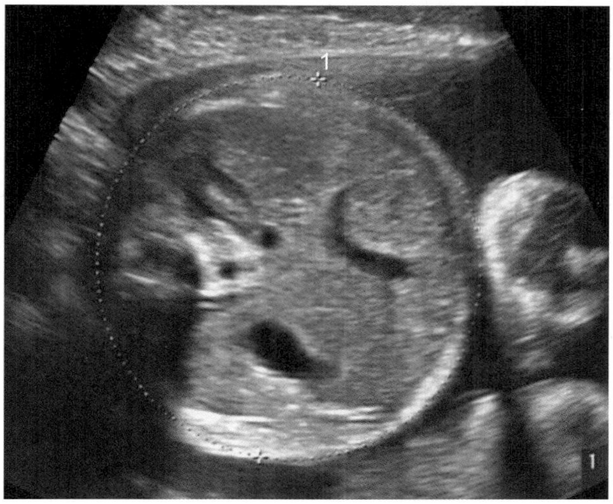

图2-2-8 腹围的测量

（描述同图2-2-7）

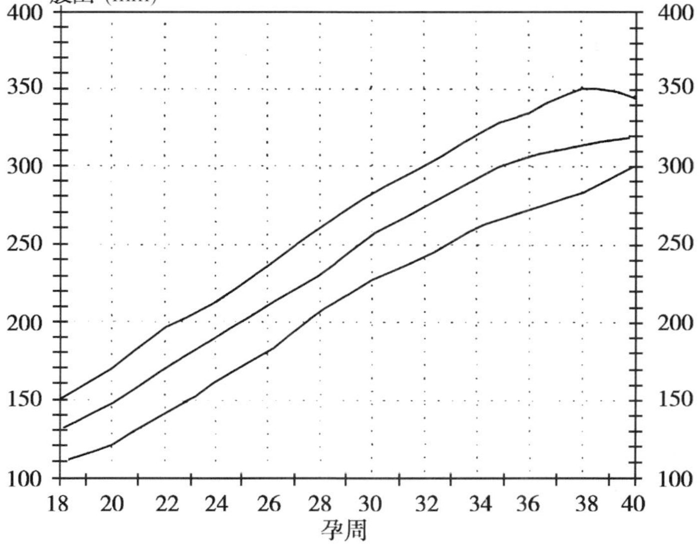

图2-2-9 不同孕周腹围的正常值

图中曲线分别显示了不同孕周腹围的第3、第50及第97百分位数（新加坡KK妇幼医院）

四、股骨长度

从妊娠10周起就可测量股骨长度（femur length，FL），但由于早孕期多测量头臀长，一般妊娠14周后才测量股骨长度。测量方法是纵切股骨、显示整条股骨干，包括两端，测量时不包括股骨大转子与骨骺（图2-2-10）。股骨长度的正常值见表2-2-3及图2-2-11。

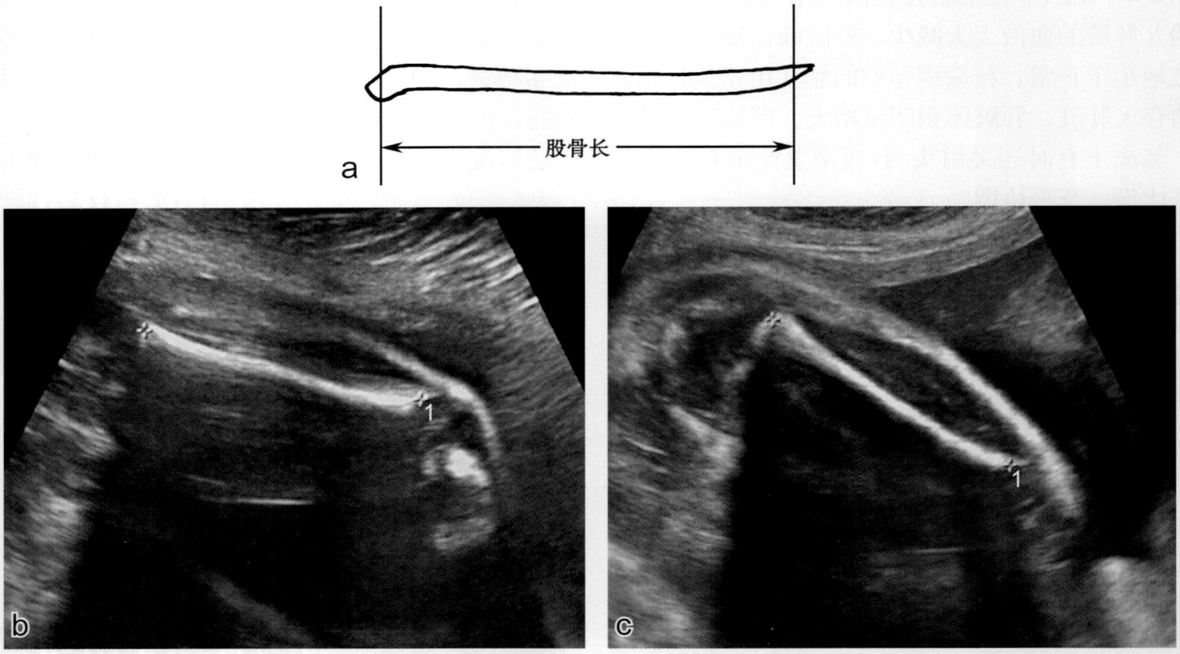

图2-2-10 股骨长度的测量

a. 股骨长度测量示意图。纵切股骨，显示整条股骨干，包括两端，测量时不包括股骨大转子与骨骺；c. 测量键显示了股骨长度的测量

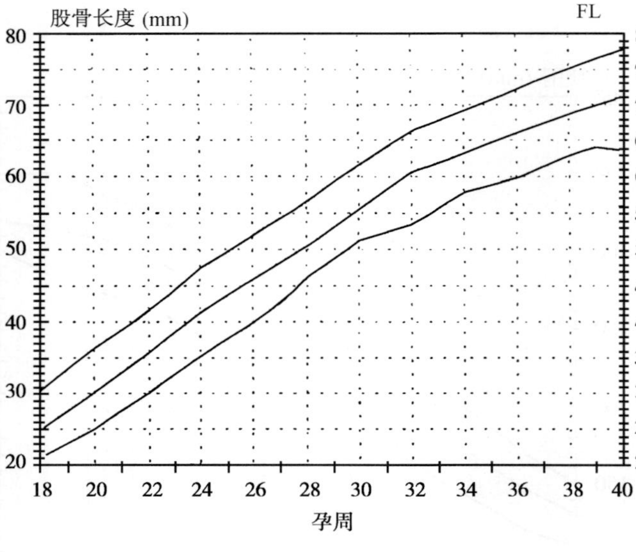

图2-2-11 不同孕周股骨长度的正常值

图中曲线分别显示了不同孕周股骨长度的第3、第50及第97百分位数（新加坡KK妇幼医院）

表2-2-3 股骨、胫骨、腓骨的正常值

孕龄（周）	股骨（mm）百分位数			胫骨（mm）百分位数			腓骨（mm）百分位数		
	5	50	95	5	50	95	5	50	95
12	4	8	13		7			6	
13	6	11	16		10			9	
14	9	14	18	7	12	17	6	12	19
15	12	17	21	9	15	20	9	15	21
16	15	20	24	12	17	22	13	18	23
17	18	23	27	15	20	25	13	21	28
18	21	25	30	17	22	27	15	23	31
19	24	28	33	20	25	30	19	26	33
20	26	31	36	22	27	33	21	28	36
21	29	34	38	25	30	35	24	31	37
22	32	36	41	27	32	38	27	33	39
23	35	39	44	30	35	40	28	35	42
24	37	42	46	32	37	42	29	37	45
25	40	44	49	34	40	45	34	40	45
26	42	47	51	37	42	47	36	42	47
27	45	49	54	39	44	49	37	44	50
28	47	52	56	41	46	51	38	45	53
29	50	54	59	43	48	53	41	47	54
30	52	56	61	45	50	55	43	49	56
31	54	59	63	47	52	57	42	51	59
32	56	61	65	48	54	59	42	52	63
33	58	63	67	50	55	60	46	54	62
34	60	65	69	52	57	62	46	55	65
35	62	67	71	53	58	64	51	57	62
36	64	68	73	55	60	65	54	58	63
37	65	70	74	56	61	67	54	59	65
38	67	71	76	58	63	68	56	61	65
39	68	73	77	59	64	69	56	62	67
40	70	74	79	61	66	71	59	63	67

Jeanty，et al. Obstetrical Ultrasound. New York：McGraw-Hill，1983

五、其他

除了上述的一些常用指标，另外还有一些相对少用的生物学指标，也可用来判断孕周或观察胎儿生长情况。这些指标主要有以下几项：

1. 其他长骨长度　肱骨长度（humerus length，HL）的测量方法与骨股长度的测量相同（图2-2-12），正常值见表2-2-4及图2-2-13。胫骨（tibia）、腓骨（fibula）、尺骨（ulna）及桡骨（radius）为四肢远端的长骨，测量时要注意别互相混淆，胫骨总是位于小腿内侧，腓骨位于外侧；尺骨总是位于上臂的小指侧，而桡骨位于拇指侧。另外，正常情况下胫骨略长于腓骨，尺骨略长于桡骨（图2-2-14，图2-2-15），正常值见表2-2-3及表2-2-4。

2. 小脑横径测量　测量方法是在获得双顶径平面后，略微旋转探头，使横切面前方仍显示透明隔及侧脑室前角，后方见小脑、颅后窝池，在此平面测量小脑横径（transverse cerebella diameter）（图2-2-16，图2-2-17）。小脑横径的正常值见表2-2-5及表2-2-6。从表中可以发现，在妊娠20周左右时，小脑横径的数值相当于妊娠周数，以后小脑横径的数值超过妊娠周数。

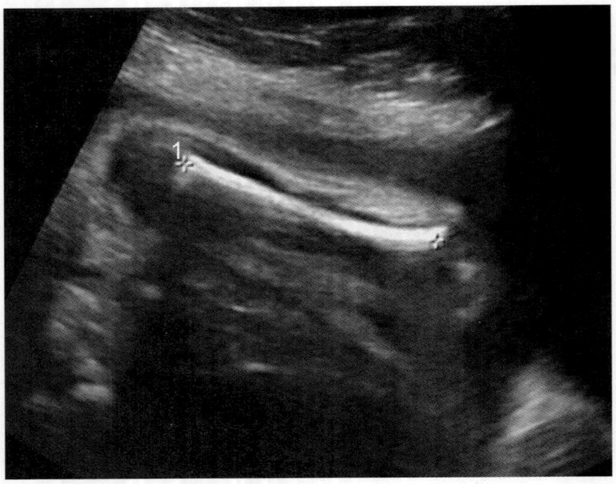

图2-2-12 肱骨长度的测量
肱骨长度的测量与股骨长度测量相同（测量键）

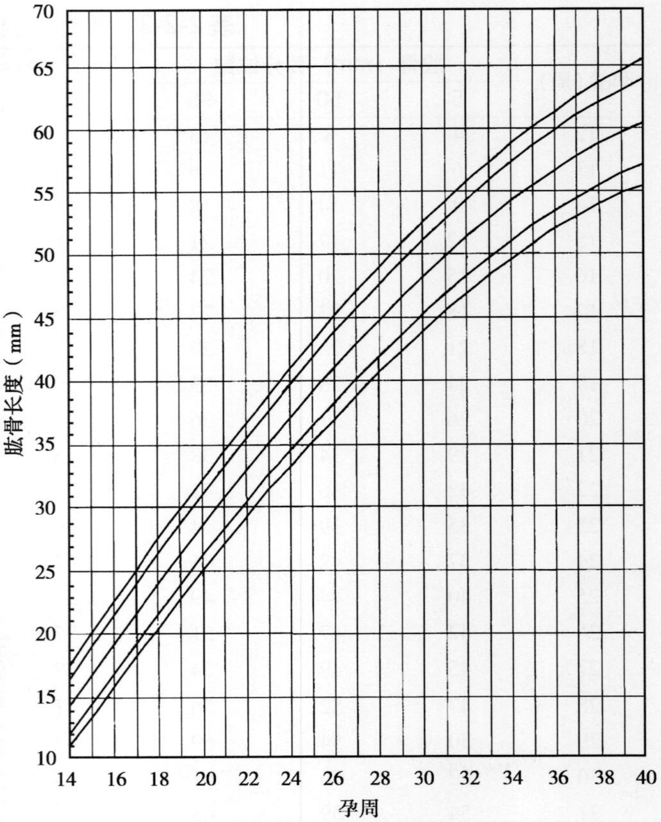

图2-2-13 不同孕周肱骨长度的正常值
图中曲线分别显示了不同孕周肱骨长度的第3、第10、第50、第90及第97百分位数（新加坡KK妇幼医院）

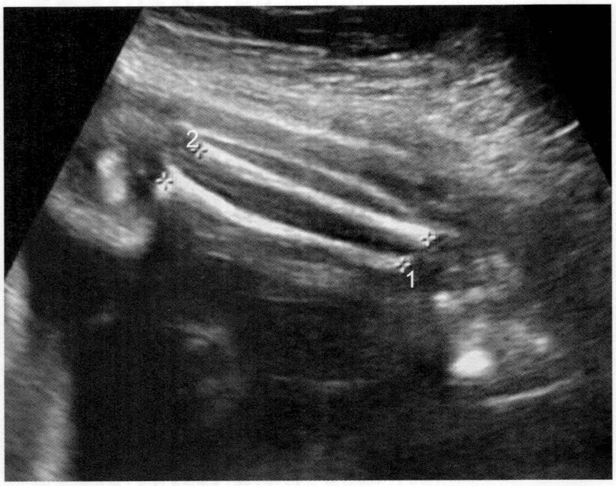

图2-2-14 胫骨及腓骨长度的测量
测量键1为胫骨的测量，测量键2为腓骨的测量

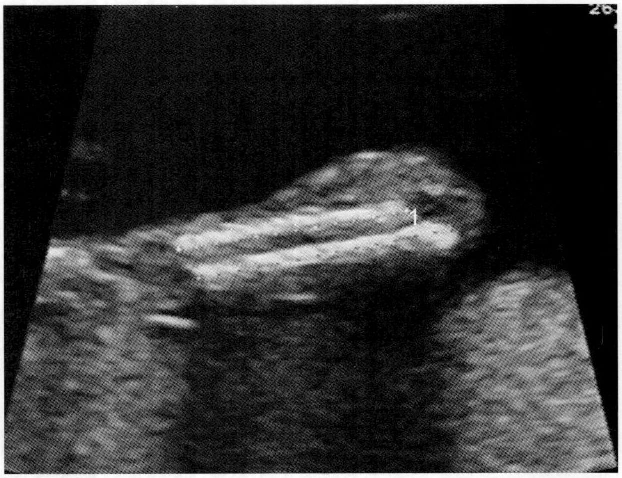

图2-2-15 桡骨及尺骨长度的测量
图中显示的前臂上方长骨为桡骨，下方长骨为尺骨

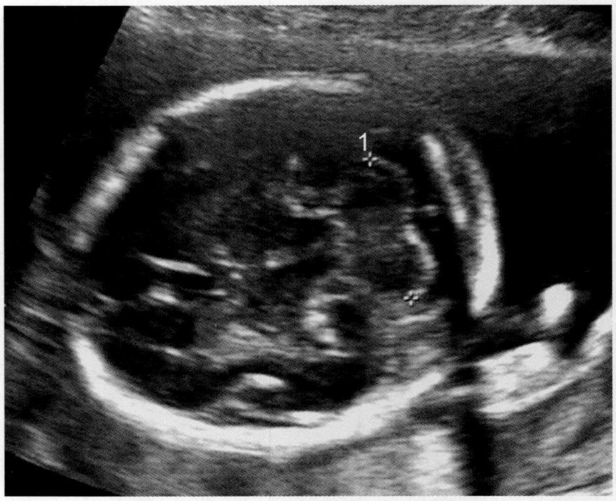

图2-2-16 小脑横径的测量
横切胎头枕部，前方显示透明隔及侧脑室前角，后方见小脑、颅后窝池。测量小脑左右最大横径（测量键）

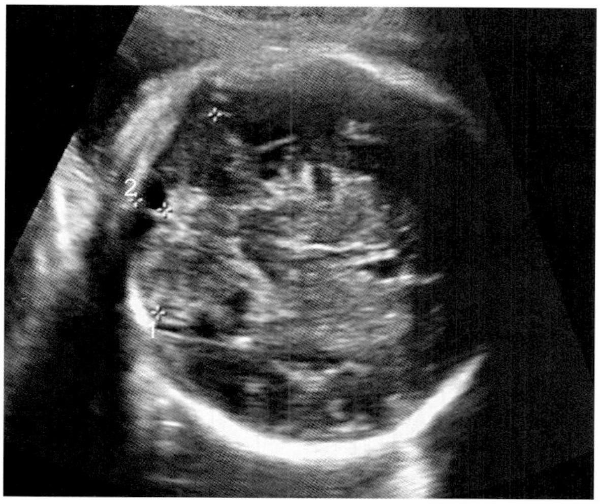

图2-2-17 小脑横径的测量
测量方法同图2-2-16描述。测量键1为小脑横径

表2-2-4 肱骨、尺骨、桡骨的正常值

孕龄（周）	肱骨（mm）百分位数			尺骨（mm）百分位数			桡骨（mm）百分位数		
	5	50	95	5	50	95	5	50	95
12		9			7			7	
13	6	11	16	5	10	15	6	10	14
14	9	14	19	8	13	18	8	13	17
15	12	17	22	11	16	21	11	15	20
16	15	20	25	13	18	23	13	18	22
17	18	22	27	16	21	26	14	20	26
18	20	25	30	19	24	29	15	22	29
19	23	28	33	21	26	31	20	24	29
20	25	30	35	24	29	34	22	27	32
21	28	33	38	26	31	36	24	29	33
22	30	35	40	28	33	38	27	31	34
23	33	38	42	31	36	41	26	32	39
24	35	40	45	33	38	43	26	34	42
25	37	42	47	35	40	45	31	36	41
26	39	44	49	37	42	47	32	37	43
27	41	46	51	39	44	49	33	39	45
28	43	48	53	41	46	51	33	40	48
29	45	50	55	43	48	53	36	42	47
30	47	51	56	44	49	54	36	43	49
31	48	53	58	46	51	56	38	44	50
32	50	55	60	48	53	58	37	45	53
33	51	56	61	49	54	59	41	46	51
34	53	58	63	51	56	61	40	47	53
35	54	59	64	52	57	62	41	48	54
36	56	61	65	53	58	63	39	48	57
37	57	62	67	55	60	65	45	49	53
38	59	63	68	56	61	66	45	49	54
39	60	65	70	57	62	67	45	50	54
40	61	66	71	58	63	68	46	50	55

Jeanty，et al. Obstetrical Ultrasound. New York：McGraw-Hill，1983

表2-2-5 小脑横径正常值

孕龄(周)	小脑横径(mm)百分位数				
	10	25	50	75	90
15	10	12	14	15	16
16	14	16	16	16	17
17	16	17	17	18	18
18	17	18	18	19	19
19	18	18	19	19	22
20	18	19	20	20	22
21	19	20	22	23	24
22	21	23	23	24	24
23	22	23	24	25	26
24	22	24	25	27	28
25	23	21.5	28	28	29
26	25	28	29	30	32
27	26	28.5	30	31	32
28	27	30	31	32	34
29	29	32	34	36	38
30	31	32	35	37	40
31	32	35	38	39	43
32	33	36	38	40	42
33	32	36	40	43	44
34	33	38	40	41	44
35	31	37	40.5	43	47
36	36	29	43	52	55
37	37	37	45	52	55
38	40	40	48.5	52	55
39	52	52	52	55	55

Goldstein I, Reece EA, Pilu G, et al. Cerebellar measurements with ultrasonography in the evaluation of fetal growth and development. Am J Obstet Gynecol, 1987, 156: 1065-1069

表2-2-6 小脑横径正常值

孕龄(周)	第5百分位数	均数	第95百分位数
17	15.87	17.50	19.29
18	16.87	18.50	20.40
19	17.75	19.57	21.57
20	18.76	20.69	22.81
21	19.84	21.88	24.12
22	20.98	23.13	25.51
23	22.19	24.46	26.97
24	23.46	25.87	28.52
25	24.81	27.35	30.16
26	26.23	28.92	31.89
27	27.74	30.58	33.72
28	29.33	32.34	35.65
29	31.01	34.19	37.70
30	32.79	36.16	39.87
31	34.68	38.23	42.15
32	36.67	40.43	44.57
33	38.77	42.75	47.13
34	41.00	45.20	49.84

Vinkesteijn AS, Mulder PG, Wladimiroff JW. Fetal transverse cerebellar diameter measurements in normal and reduced fetal growth. Ultrasound Obstet Gynecol, 2000, 15: 47-51

3. 眶间距测量 眶间距(binocular distance)也随孕周的增长而增加。眶间距测量有三种方法：其一，测量两眼眶的外缘距离；其二，测量两眼眶的内缘距离；其三，测量眼眶本身的宽度。目前多采用外眶间距。测量时作胎头横切，渐渐移动探头至眼眶平面再测量胎儿眶间距(图2-2-18)。正常值见表2-2-7。妊娠20周起，内眶间距略大于1/3的外眶间距。

4. 下颌骨长度测量 横切胎头，向下移动探头直至胎儿下颌骨平面，调整扫描角度显示下颌骨正中关节及颞下颌关节，在该平面上测量下颌骨长度(mandible length)(图2-2-19)。正常值见图2-2-20。粗略估计下颌骨长度的方法是下颌骨约为1/2双顶径。

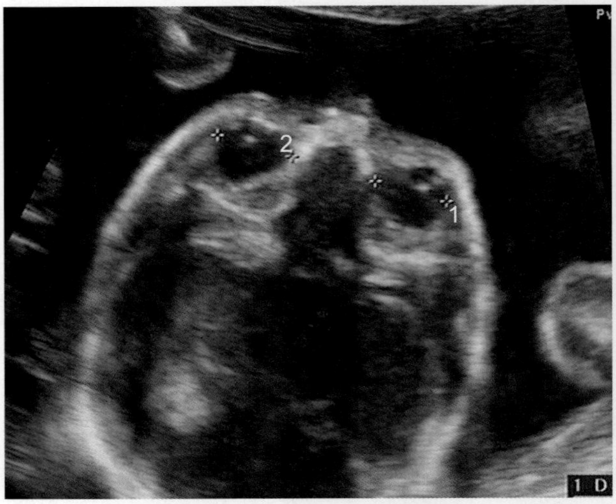

图2-2-18 眶间距的测量

测量键1为外眶间距的测量，测量键2为内眶间距的测量

表2-2-7 眶间距正常值

孕龄(周)	外眶间距(mm)百分位数			内眶间距(mm)百分位数			眶宽(mm)百分位数		
	5	50	95	5	50	95	5	50	95
11	5	13	20						
12	8	15	23	4	9	13	1	3	6
13	10	18	25	5	9	14	2	4	7
14	13	20	28	5	10	14	3	5	8
15	15	22	30	6	10	14	4	6	9
16	17	25	32	6	10	15	5	7	9
17	19	27	34	6	11	15	5	8	10
18	22	29	37	7	11	16	6	9	11
19	24	31	39	7	12	16	7	9	12
20	26	33	41	8	12	17	8	10	13
21	28	35	43	8	13	17	8	11	13
22	30	37	44	9	13	18	9	12	14
23	31	39	46	9	14	18	10	12	15
24	33	41	48	10	14	19	10	13	15
25	35	42	50	10	15	19	11	13	16
26	36	44	51	11	15	20	12	14	16
27	38	45	53	11	16	20	12	14	17
28	39	47	54	12	16	21	13	15	17
29	41	48	56	12	17	21	13	15	18
30	42	50	57	13	17	22	14	16	18
31	43	51	58	13	18	22	14	16	19
32	45	52	60	14	18	23	14	17	19
33	46	53	61	14	19	23	15	17	19
34	47	54	62	15	19	24	15	17	20
35	48	55	63	15	20	24	15	18	20
36	49	56	64	16	20	25	16	18	20
37	50	57	65	16	21	25	16	18	21
38	50	58	65	17	21	26	16	18	21
39	51	59	66	17	22	26	16	19	21
40	52	59	67	18	22	26	16	19	21

Jeanty P，Dramaix-Wilmet M，van Gansbeke D，et al. Fetal ocular biometry by ultrasound. Radiology，1982，143: 513-516

5. *足底长度测量* 一般认为它总等于股骨长度。但是从妊娠20周起，足底长度（foot length）渐渐长于股骨长度（图2-2-21，表2-2-8，表2-2-9）。

所有这些胎儿生物学指标，除了用来观察、评价胎儿生长发育情况和判断孕龄外，也可以用来发现和诊断胎儿畸形。因为胎儿畸形时，其相应部位的解剖结构发生了异常改变，胎儿的生物学测量径线也可能出现异常。

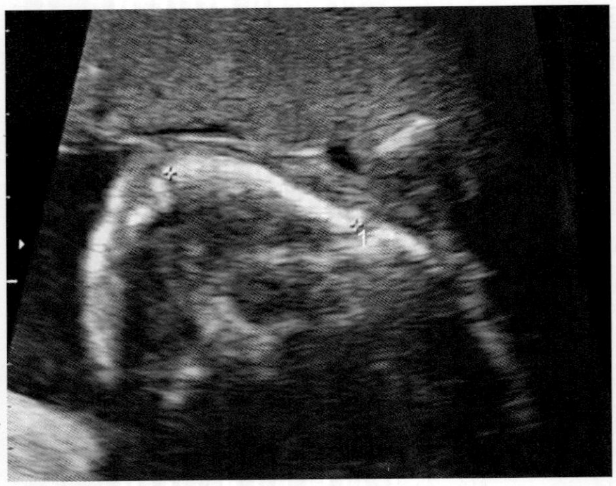

图2-2-19 下颌骨长度的测量

斜切胎头一侧下颌骨部位，显示下颌骨正中关节及颞下颌关节，测量其长度（测量键）

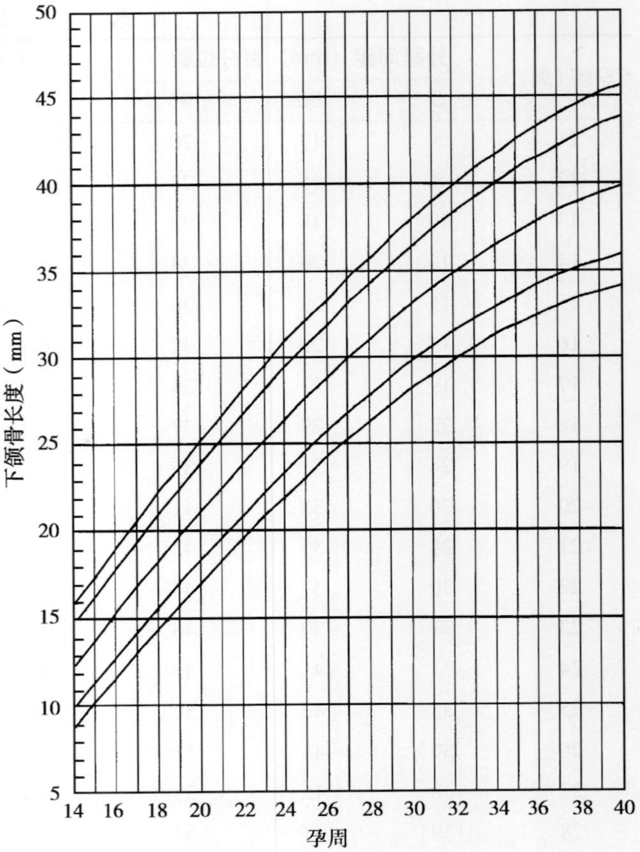

图2-2-20 不同孕周下颌骨长度的正常值

图中曲线分别显示了不同孕周下颌骨长度的第3、第10、第50、第90及第97百分位数（新加坡KK妇幼医院）

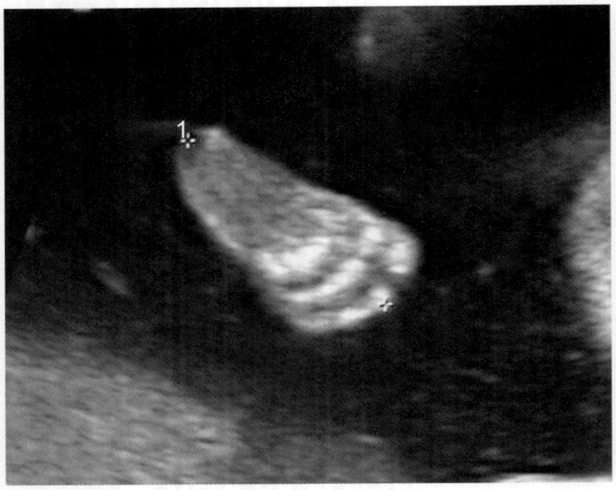

图2-2-21 足底长度的测量

显示足底全长，测量最长长度（测量键）

表2-2-8 足底长度正常值

孕龄（周）	−2SD mm	均数 mm	+2SD mm	孕龄（周）	−2SD mm	均数 mm	+2SD mm
12	7	8	9	27	47	53	58
13	10	11	12	28	49	55	61
14	13	15	16	29	51	58	64
15	16	18	20	30	54	60	67
16	19	21	23	31	56	62	68
17	22	24	27	32	58	65	72
18	24	27	30	33	60	67	74
19	27	30	34	34	62	69	77
20	30	33	37	35	64	71	79
21	32	36	40	36	66	74	82
22	35	39	43	37	67	76	84
23	37	42	46	38	69	78	86
24	40	45	50	39	71	80	88
25	42	47	53	40	72	81	90
26	45	50	55				

Mercer BM，Sklar S，Shariatmadar A，et al. Fetal foot length as a predictor of gestational age. Am J Obstet Gynecol，1987，156：350-355

表2-2-9　足底长度正常值

孕龄（周）	足底长度（cm）百分位数 5	10	50	90	95	孕龄（周）	足底长度（cm）百分位数 5	10	50	90	95
15	1.4	1.5	1.8	2.2	2.3	27	4.8	4.9	5.3	5.7	5.8
16	1.6	1.7	2.1	2.5	2.6	28	5.1	5.2	5.6	5.9	6.0
17	1.9	2.0	2.4	2.8	2.9	29	5.3	5.4	5.8	6.2	6.3
18	2.2	2.3	2.7	3.1	3.2	30	5.6	5.7	6.1	6.4	6.5
19	2.5	2.6	3.0	3.3	3.4	31	5.8	5.9	6.3	6.7	6.8
20	2.8	2.9	3.2	3.6	3.7	32	6.0	6.1	6.5	6.9	7.0
21	3.1	3.2	3.5	3.9	4.0	33	6.3	6.4	6.8	7.1	7.2
22	3.4	3.5	3.9	4.2	4.3	34	6.5	6.6	7.0	7.4	7.5
23	3.7	3.8	4.2	4.6	4.7	35	6.8	6.9	7.3	7.6	7.7
24	4.0	4.1	4.5	4.9	5.0	36	7.0	7.1	7.5	7.9	8.0
25	4.3	4.4	4.8	5.1	5.2	37	7.3	7.4	7.7	8.1	8.2
26	4.6	4.7	5.1	5.4	5.5						

Meirowitz NB, Ananth CV, Smulian JC, et al. Foot length in fetuses with abnormal growth. J Ultrasound Med, 2000, 19: 201-205

第三节　胎儿体重的估计

临床上，常常需要估计胎儿的体重，如先兆早产、胎儿生长受限、巨大儿等病例，估计体重可以帮助临床判断胎儿出生之后的存活率，然后制定下一步治疗措施及分娩方式。例如，或控制宫缩尽量保胎，或者给予肾上腺皮质激素促使肺成熟数天后再予分娩，或者即刻娩出胎儿。

胎儿体重估计（estimate fetal weight，EFW）是根据胎儿各项生物学指标的测值，经统计处理而得出。估测公式比较复杂，且不同作者有不同的公式，在此不作展开介绍。我们可以应用那些已公开发表的胎儿体重估计方法进行胎儿体重估测。但是，准确估测胎儿体重的前提是各项生物学指标的平面一定要标准，测量一定要准确。在生物学测量参数中腹围是胎儿体重估计的一个重要参数。然而，由于其检测中较易发生测量误差，因此有必要测量数次以获得其相对准确的平均数值。

胎儿体重的估计可以根据单项指标，也可根据多项指标。研究发现采用多项指标估计胎儿体重比采用单项指标要准确。这是因为有时胎儿各部位的生长不一定很对称，如胎儿生长受限，其腹围及股骨生长缓慢的程度比头围更明显；糖尿病孕妇的胎儿，腹围的增长则比头围及股骨更快。而且，一个部位的测量参数出现误差，可通过另一部位的准确测量而对体重估计加以适当纠正。

这里，表2-3-1为单一腹围估计体重，表2-3-2和表2-3-3是用两项指标估计胎儿体重。

表2-3-1　单一腹围估计胎儿体重

腹围（cm）	体重（kg）	腹围（cm）	体重（kg）	腹围（cm）	体重（kg）	腹围（cm）	体重（kg）
20.5	0.84	25.5	1.60	30.0	2.48	34.5	3.40
21.0	0.90	26.0	1.68	30.5	2.60	35.0	3.48
21.5	0.95	26.5	1.78	31.0	2.70	35.5	3.57
22.0	1.03	27.0	1.87	31.5	2.80	36.0	3.65
22.5	1.10	27.5	1.98	32.0	2.90	36.5	3.73
23.0	1.18	28.0	2.08	32.5	3.00	37.0	3.81
23.5	1.25	28.5	2.18	33.0	3.10	37.5	3.86
24.0	1.34	29.0	2.28	33.5	3.20	38.0	3.93
24.5	1.43	29.5	2.38	34.0	3.30	38.5	3.98
25.0	1.51						

Campbell S，Wilkin D. Ultrasonic measurement of fetal abdomen circumference in the estimation of fetal weight. Br J Obstet Gynaecol，1975，82：689-697

表2-3-2 腹围及股骨长度估计胎儿体重（一）

FL mm	AC mm 200	205	210	215	220	225	230	235	240	245	250	255	260	265	270	275	280	285	290	295	300
40	663	691	720	751	783	816	851	887	925	964	1006	1048	1093	1139	1188	1239	1291	1346	1403	1463	1525
41	680	709	738	769	802	836	871	907	946	986	1027	1070	1115	1162	1211	1262	1315	1371	1429	1489	1551
42	697	726	757	788	821	855	891	928	967	1007	1049	1093	1138	1186	1235	1287	1340	1396	1454	1515	1578
43	715	745	776	808	841	875	912	949	988	1029	1071	1116	1162	1209	1259	1311	1365	1422	1480	1541	1605
44	734	764	795	827	861	896	933	971	1010	1051	1094	1139	1185	1234	1284	1336	1391	1448	1507	1568	1632
45	753	783	815	847	882	917	954	993	1033	1074	1118	1163	1210	1259	1309	1362	1417	1474	1534	1596	1660
46	772	803	835	868	903	939	976	1015	1056	1098	1142	1187	1235	1284	1335	1388	1444	1501	1561	1623	1688
47	792	823	856	889	924	961	999	1038	1079	1122	1166	1212	1260	1310	1361	1415	1471	1529	1589	1652	1717
48	812	844	877	911	947	984	1022	1062	1103	1146	1191	1237	1286	1336	1388	1442	1498	1557	1618	1681	1746
49	733	865	899	933	969	1007	1046	1086	1128	1171	1216	1263	1312	1363	1415	1470	1527	1585	1647	1710	1776
50	855	887	921	956	993	1031	1070	1111	1153	1197	1243	1290	1339	1390	1443	1498	1555	1615	1676	1740	1806
51	877	910	944	980	1016	1055	1095	1136	1179	1223	1269	1317	1367	1418	1471	1527	1584	1644	1706	1770	1837
52	899	933	967	1004	1041	1080	1120	1162	1205	1250	1296	1344	1395	1447	1500	1556	1614	1674	1737	1801	1868
53	922	956	992	1028	1066	1105	1146	1188	1232	1277	1324	1373	1423	1476	1530	1586	1645	1705	1768	1833	1900
54	946	981	1016	1053	1091	1131	1172	1215	1259	1305	1352	1401	1452	1505	1560	1617	1675	1736	1799	1865	1933
55	971	1005	1041	1079	1118	1158	1199	1242	1287	1333	1381	1431	1482	1535	1591	1648	1707	1768	1832	1897	1966
56	995	1031	1067	1105	1144	1185	1227	1271	1316	1362	1411	1461	1513	1566	1622	1679	1739	1801	1864	1931	1999
57	1021	1057	1094	1132	1172	1213	1255	1299	1345	1392	1441	1491	1544	1598	1654	1712	1772	1834	1898	1964	2033
58	1047	1084	1121	1160	1200	1242	1285	1329	1375	1422	1472	1523	1575	1630	1686	1744	1805	1867	1932	1999	2068
59	1074	1111	1149	1188	1229	1271	1314	1359	1406	1454	1503	1555	1608	1663	1719	1778	1839	1902	1966	2034	2103
60	1102	1139	1178	1217	1258	1301	1345	1390	1437	1485	1535	1587	1641	1696	1753	1812	1873	1936	2002	2069	2139
61	1130	1168	1207	1247	1289	1331	1376	1421	1469	1518	1568	1620	1674	1730	1788	1847	1908	1972	2038	2105	2175
62	1160	1198	1237	1278	1319	1363	1408	1454	1501	1551	1602	1654	1709	1765	1823	1882	1944	2008	2074	2142	2212
63	1189	1228	1268	1309	1351	1395	1440	1487	1535	1585	1636	1689	1744	1800	1858	1919	1981	2045	2111	2180	2250
64	1220	1259	1299	1341	1384	1428	1473	1520	1569	1619	1671	1724	1779	1836	1895	1956	2018	2082	2149	2218	2289
65	1251	1291	1332	1373	1417	1461	1507	1555	1604	1655	1707	1760	1816	1873	1932	1993	2056	2121	2188	2256	2328
66	1284	1324	1365	1407	1451	1496	1542	1590	1640	1691	1743	1797	1853	1911	1970	2031	2094	2160	2227	2296	2367
67	1317	1357	1399	1441	1486	1531	1578	1626	1676	1728	1780	1835	1891	1949	2009	2070	2134	2199	2267	2336	2408
68	1351	1391	1433	1477	1521	1567	1615	1663	1713	1765	1819	1873	1930	1988	2048	2110	2174	2240	2307	2377	2449
69	1385	1427	1469	1513	1558	1604	1652	1701	1752	1804	1857	1913	1970	2028	2089	2151	2215	2281	2348	2418	2490
70	1421	1463	1506	1550	1595	1642	1690	1740	1791	1843	1897	1953	2010	2069	2130	2192	2256	2322	2391	2461	2533
71	1458	1500	1543	1588	1633	1681	1729	1779	1830	1883	1938	1994	2051	2110	2171	2234	2299	2365	2433	2504	2576
72	1495	1538	1581	1626	1673	1720	1769	1819	1871	1924	1979	2035	2093	2153	2214	2277	2342	2408	2477	2547	2620
73	1534	1577	1621	1666	1713	1761	1810	1861	1913	1966	2021	2078	2136	2196	2258	2321	2386	2453	2521	2592	2665
74	1573	1616	1661	1707	1754	1802	1852	1903	1955	2009	2065	2122	2180	2240	2302	2365	2431	2498	2566	2637	2710
75	1614	1657	1702	1749	1796	1845	1895	1946	1999	2053	2109	2166	2225	2285	2347	2411	2476	2543	2612	2683	2756
76	1655	1699	1745	1791	1839	1888	1939	1990	2043	2098	2154	2211	2270	2331	2393	2457	2523	2590	2659	2730	2803
77	1698	1742	1788	1835	1883	1933	1983	2035	2089	2144	2200	2258	2317	2378	2440	2504	2570	2638	2707	2778	2851
78	1741	1786	1833	1880	1928	1978	2029	2082	2135	2191	2247	2305	2365	2426	2488	2553	2618	2686	2755	2827	2899
79	1786	1832	1878	1926	1975	2025	2076	2129	2183	2238	2295	2353	2413	2474	2537	2602	2668	2735	2805	2876	2949
80	1832	1878	1925	1973	2022	2073	2124	2177	2232	2287	2344	2403	2463	2524	2587	2652	2718	2785	2855	2926	2999
81	1879	1926	1973	2021	2071	2121	2173	2227	2281	2337	2394	2453	2513	2575	2638	2702	2769	2837	2906	2977	3050
82	1928	1974	2022	2070	2120	2171	2224	2277	2332	2388	2446	2504	2565	2626	2690	2754	2821	2889	2958	3029	3102
83	1978	2024	2072	2121	2171	2223	2275	2329	2384	2440	2498	2557	2617	2679	2743	2807	2874	2942	3011	3082	3155

表2-3-2 腹围及股骨长度估计胎儿体重（二）

FL	Abdominal Circumference (AC) mm																			
mm	305	310	315	320	325	330	335	340	345	350	355	360	365	370	375	380	385	390	395	400
40	1590	1658	1729	1802	1879	1959	2042	2129	2220	2314	2413	2515	2622	2734	2850	2972	3098	3230	3367	3511
41	1617	1685	1756	1830	1907	1987	2071	2158	2249	2344	2442	2545	2652	2764	2880	3002	3128	3260	3397	3540
42	1644	1712	1783	1858	1935	2016	2100	2187	2279	2373	2472	2575	2683	2794	2991	3032	3159	3290	3427	3570
43	1671	1740	1812	1886	1964	2045	2129	2217	2308	2404	2503	2606	2713	2825	2942	3063	3189	3321	3458	3600
44	1699	1768	1840	1915	1993	2075	2159	2247	2339	2434	2533	2637	2744	2856	2973	3094	3220	3352	3488	3630
45	1727	1797	1869	1944	2023	2105	2189	2278	2370	2465	2565	2668	2776	2888	3004	3125	3251	3383	3519	3661
46	1756	1826	1898	1974	2053	2135	2220	2309	2401	2497	2596	2700	2807	2919	3036	3157	3283	3414	3550	3692
47	1785	1855	1928	2004	2084	2166	2251	2340	2432	2528	2628	2732	2840	2952	3068	3189	3315	3446	3582	3723
48	1814	1885	1959	2035	2115	2197	2283	2372	2464	2560	2660	2764	2872	2984	3100	3221	3347	3478	3613	3754
49	1845	1916	1990	2066	2146	2229	2315	2404	2497	2593	2693	2797	2905	3017	3133	3254	3380	3510	3645	3786
50	1875	1947	2021	2098	2178	2261	2347	2437	2530	2626	2726	2830	2938	3050	3166	3287	3412	3542	3677	3818
51	1906	1978	2053	2130	2210	2294	2380	2470	2563	2659	2760	2864	2972	3084	3200	3320	3445	3575	3710	3850
52	1938	2010	2085	2163	2243	2327	2413	2503	2597	2693	2794	2898	3006	3117	3234	3354	3479	3608	3743	3882
53	1970	2043	2118	2196	2277	2360	2447	2537	2631	2728	2828	2932	3040	3152	3268	3388	3513	3642	3776	3915
54	2003	2076	2151	2229	2311	2395	2482	2572	2665	2762	2863	2967	3075	3186	3302	3422	3547	3676	3809	3948
55	2036	2109	2185	2264	2345	2429	2516	2607	2700	2797	2898	3002	3110	3221	3337	3457	3581	3710	3843	3981
56	2070	2143	2220	2298	2380	2464	2552	2642	2736	2833	2933	3038	3145	3257	3372	3492	3616	3744	3877	4015
57	2104	2178	2254	2333	2415	2500	2587	2678	2772	2869	2970	3074	3181	3293	3408	3527	3651	3779	3911	4048
58	2139	2213	2290	2369	2451	2536	2624	2714	2808	2905	3006	3110	3218	3329	3444	3563	3686	3814	3946	4082
59	2175	2249	2326	2405	2488	2573	2660	2751	2845	2942	3043	3147	3254	3366	3480	3599	3722	3849	3981	4117
60	2211	2286	2363	2442	2525	2610	2698	2789	2883	2980	3080	3184	3292	3403	3517	3636	3758	3885	4016	4151
61	2248	2323	2400	2480	2562	2647	2736	2827	2921	3018	3118	3222	3329	3440	3554	3673	3795	3921	4052	4186
62	2285	2360	2438	2518	2600	2686	2774	2865	2959	3056	3157	3260	3367	3478	3592	3710	3832	3957	4087	4222
63	2323	2398	2476	2556	2639	2725	2813	2904	2998	3095	3195	3299	3406	3516	3630	3747	3869	3994	4124	4257
64	2362	2437	2515	2595	2678	2764	2852	2943	3037	3134	3235	3338	3445	3555	3668	3785	3906	4031	4160	4293
65	2401	2477	2555	2635	2718	2804	2892	2983	3077	3174	3274	3378	3484	3594	3707	3824	3944	4069	4197	4329
66	2441	2517	2595	2675	2759	2844	2933	3024	3118	3215	3315	3418	3524	3633	3746	3863	3983	4106	4234	4366
67	2481	2557	2636	2716	2800	2885	2974	3065	3159	3256	3355	3458	3564	3673	3786	3902	4021	4144	4271	4402
68	2523	2599	2677	2758	2841	2927	3016	3107	3200	3297	3397	3499	3605	3714	3826	3941	4060	4183	4309	4439
69	2564	2641	2719	2800	2884	2969	3058	3149	3242	3339	3438	3541	3646	3754	3866	3981	4100	4222	4347	4477
70	2607	2683	2762	2843	2927	3012	3101	3192	3285	3381	3481	3583	3688	3796	3907	4022	4140	4261	4386	4514
71	2650	2727	2806	2887	2970	3056	3144	3235	3328	3424	3523	3625	3730	3838	3948	4062	4180	4300	4425	4552
72	2694	2771	2850	2931	3014	3100	3188	3279	3372	3468	3567	3668	3772	3880	3990	4104	4220	4340	4464	4591
73	2739	2816	2895	2976	3059	3145	3233	3323	3416	3512	3610	3712	3816	3922	4032	4145	4261	4381	4503	4629
74	2785	2861	2940	3021	3105	3190	3278	3369	3461	3557	3655	3756	3859	3966	4075	4187	4303	4421	4543	4668
75	2831	2908	2987	3068	3151	3236	3324	3414	3507	3602	3700	3800	3903	4009	4118	4230	4344	4462	4583	4708
76	2878	2955	3034	3115	3198	3283	3371	3461	3553	3648	3745	3845	3948	4053	4161	4272	4387	4504	4624	4747
77	2926	3003	3081	3162	3245	3331	3418	3508	3600	3694	3791	3891	3993	4098	4205	4316	4429	4545	4665	4787
78	2974	3051	3130	3211	3294	3379	3466	3555	3647	3741	3838	3937	4039	4143	4250	4360	4472	4588	4706	4827
79	3024	3100	3179	3260	3343	3427	3514	3604	3695	3789	3885	3984	4085	4188	4295	4404	4515	4630	4748	4868
80	3074	3151	3229	3310	3392	3477	3564	3653	3744	3837	3933	4031	4131	4234	4340	4448	4559	4673	4790	4909
81	3125	3202	3280	3360	3443	3527	3614	3702	3793	3886	3981	4079	4179	4281	4386	4493	4604	4716	4832	4950
82	3177	3253	3332	3412	3494	3578	3664	3752	3843	3935	4030	4127	4226	4328	4432	4539	4648	4760	4875	4992
83	3230	3306	3384	3464	3546	3630	3716	3803	3893	3985	4080	4176	4275	4776	4479	4585	4693	4804	4918	5034

Hadlock FP，Harrist RB，Carpenter RJ，et al. Sonographic estimation of fetal weight. The value of femur length in addition to head and abdomen measurements. Radiology，1984，150：535-540

表2-3-3 双顶径及腹围估计胎儿体重（一）

BPD	Abdominal Circumference (AC)																
(mm)	155	160	165	170	175	180	185	190	195	200	205	210	215	220	225	230	235
31	224	234	244	255	267	279	291	304	318	332	346	362	378	395	412	431	450
32	231	241	251	263	274	286	299	312	316	340	355	371	388	406	423	441	461
33	237	248	259	270	282	294	307	321	335	349	365	381	397	415	433	452	472
34	244	255	266	278	290	302	316	329	344	359	374	391	408	425	444	463	483
35	251	262	274	285	298	311	324	338	353	368	384	401	418	436	455	475	495
36	259	270	281	294	306	319	333	347	362	378	394	411	429	447	466	486	507
37	266	278	290	302	315	328	342	357	372	388	404	422	440	458	478	496	519
38	274	286	298	310	324	337	352	368	382	398	415	432	451	470	490	510	532
39	282	294	306	319	333	347	361	376	392	409	426	444	462	482	502	523	545
40	290	303	315	328	342	356	371	386	403	419	437	455	474	494	514	536	558
41	299	311	324	338	352	366	381	397	413	430	448	467	486	506	527	549	572
42	308	320	333	347	361	376	392	408	424	442	460	479	498	519	540	562	585
43	317	330	343	357	371	387	402	419	436	453	472	491	511	532	554	576	600
44	326	339	353	367	382	397	413	430	447	465	484	504	524	545	567	590	614
45	335	349	363	377	393	408	425	442	459	478	497	517	538	559	581	605	629
46	345	359	373	386	404	420	436	454	472	490	510	530	551	573	596	620	644
47	355	369	384	399	415	431	448	466	484	503	524	544	565	588	611	635	660
48	366	380	395	410	426	443	460	478	497	517	537	558	580	602	626	650	676
49	376	391	406	422	438	455	473	491	510	530	551	572	594	617	644	666	692
50	387	402	418	434	451	468	786	505	524	544	565	587	610	633	657	683	709
51	399	414	430	446	463	481	499	518	538	559	580	602	625	649	674	699	726
52	410	426	442	459	476	494	513	532	552	573	595	618	641	665	690	717	744
53	422	438	455	472	489	508	527	547	567	589	611	634	657	682	708	734	762
54	435	451	468	485	503	522	541	561	582	604	627	650	674	690	725	752	780
55	447	464	481	499	517	536	556	577	598	620	643	667	691	717	743	771	799
56	461	477	495	513	532	551	571	592	614	636	660	684	709	735	762	789	818
57	474	491	509	527	547	566	587	608	630	653	677	701	727	753	780	809	838
58	488	505	524	542	562	582	603	625	647	670	695	719	745	772	800	829	858
59	502	520	539	558	578	598	619	642	664	688	713	738	764	792	820	849	879
60	517	535	554	573	594	615	636	659	682	706	731	757	784	811	840	870	900
61	532	550	570	590	610	632	654	677	700	725	750	777	804	832	861	891	922
62	547	566	586	606	627	649	672	695	719	744	770	797	824	853	882	913	945
63	563	583	603	624	645	667	690	714	738	764	790	817	845	874	904	935	967
64	580	600	620	641	663	686	709	733	758	784	811	838	867	896	927	958	991
65	597	617	638	659	682	705	728	753	778	805	832	860	889	919	950	982	1015
66	614	635	656	678	701	724	748	773	799	826	853	882	911	942	973	1006	1039
67	632	653	675	697	720	744	769	794	820	848	876	905	935	965	997	1030	1065
68	651	672	694	717	740	765	790	816	842	870	898	928	958	990	1022	1056	1090
69	670	691	714	737	761	786	811	838	865	893	922	952	983	1015	1048	1082	1117
70	689	711	734	758	782	807	833	860	888	916	946	976	1008	1040	1074	1108	1144
71	709	732	755	779	804	830	856	883	912	941	971	1002	1033	1066	1100	1135	1171
72	730	763	777	801	827	853	880	907	936	995	996	1027	1060	1093	1128	1163	1200
73	751	775	799	824	850	876	904	932	961	991	1022	1054	1080	1121	1156	1192	1229
74	773	797	822	847	874	901	928	957	987	1017	1049	1081	1114	1149	1184	1221	1259

续表

BPD (mm)	Abdominal Circumference (AC) 155	160	165	170	175	180	185	190	195	200	205	210	215	220	225	230	235
75	796	820	845	871	898	925	954	983	1013	1044	1076	1109	1143	1178	1214	1251	1289
76	819	844	870	896	923	951	980	1009	1040	1072	1104	1137	1172	1207	1244	1281	1320
77	843	868	894	921	949	977	1007	1037	1068	1100	1133	1167	1202	1238	1275	1313	1352
78	868	894	920	947	975	1004	1034	1065	1096	1129	1162	1197	1232	1269	1306	1345	1385
79	893	919	946	974	1003	1032	1062	1094	1126	1159	1193	1228	1264	1301	1339	1378	1418
80	919	946	973	1002	1031	1061	1091	1123	1156	1189	1224	1259	1296	1333	1372	1412	1453
81	946	973	1001	1030	1060	1090	1121	1153	1187	1221	1256	1292	1329	1367	1406	1446	1488
82	974	1001	1030	1059	1089	1120	1152	1185	1218	1253	1288	1325	1362	1401	1441	1482	1524
83	1002	1030	1059	1089	1120	1151	1183	1217	1251	1286	1322	1359	1397	1436	1477	1518	1561
84	1032	1060	1090	1120	1151	1183	1216	1249	1284	1320	1356	1394	1433	1473	1513	1555	1599
85	1062	1091	1121	1151	1183	1216	1249	1283	1318	1355	1392	1430	1469	1510	1551	1594	1637
86	1093	1122	1153	1184	1216	1249	1283	1318	1354	1390	1428	1467	1507	1548	1589	1633	1677
87	1125	1155	1186	1218	1250	1284	1318	1353	1390	1427	1465	1505	1545	1586	1629	1673	1717
88	1157	1188	1220	1252	1285	1319	1354	1390	1427	1465	1504	1543	1584	1626	1669	1714	1759
89	1191	1222	1254	1287	1321	1356	1391	1428	1465	1503	1543	1583	1625	1667	1711	1756	1802
90	1226	1258	1290	1324	1358	1393	1429	1456	1504	1543	1583	1624	1666	1709	1753	1799	1845
91	1262	1294	1327	1361	1396	1432	1468	1506	1544	1584	1624	1666	1708	1752	1797	1843	1890
92	1299	1332	1365	1400	1435	1471	1508	1546	1586	1626	1667	1709	1752	1796	1841	1936	1936
93	1337	1370	1404	1439	1475	1512	1550	1588	1628	1668	1710	1753	1796	1841	1887	1934	1982
94	1376	1410	1444	1480	1516	1554	1592	1631	1671	1712	1755	1798	1842	1887	1934	1982	2030
95	1416	1450	1486	1522	1559	1597	1635	1675	1716	1758	1800	1844	1889	1935	1982	2030	2080
96	1457	1492	1528	1565	1602	1641	1680	1720	1762	1804	1847	1892	1937	1984	2031	2080	2130
97	1500	1535	1572	1609	1547	1686	1726	1767	1809	1852	1895	1940	1986	2033	2082	2131	2181
98	1544	1580	1617	1654	1693	1733	1773	1815	1857	1900	1945	1990	2037	2085	2133	2183	2234
99	1589	1625	1663	1701	1740	1781	1822	1864	1907	1951	1996	2042	2089	2137	2186	2237	2288
100	1635	1672	1710	1749	1789	1830	1871	1914	1958	2002	2048	2094	2142	2191	2241	2292	2344

表2-3-3 双顶径及腹围估计胎儿体重（二）

BPD (mm)	Abdominal Circumference (AC) 240	245	250	255	260	265	270	275	280	285	290	295	300	305	310	315	320
31	470	491	513	536	559	584	610	638	666	696	726	759	793	828	865	903	943
32	481	502	525	548	572	597	624	651	680	710	742	774	809	844	882	921	961
33	493	514	537	560	585	611	638	666	693	725	757	790	825	861	899	938	979
34	504	526	549	573	569	624	652	680	710	740	773	806	841	878	916	956	996
35	517	539	562	587	612	638	666	695	725	756	789	823	858	896	934	975	1017
36	529	552	575	600	626	653	681	710	740	772	805	840	876	913	953	993	1036
37	542	565	589	614	640	667	696	725	756	788	822	857	893	931	971	1012	1056
38	554	578	602	626	654	682	711	741	772	805	839	874	911	950	990	1032	1076
39	568	592	616	642	669	697	727	757	789	822	856	892	930	969	1009	1052	1096
40	581	606	631	657	684	713	743	773	806	839	874	911	949	988	1029	1072	1117
41	595	620	645	672	700	729	759	790	828	857	892	929	968	1008	1049	1093	1138
42	609	634	660	688	716	745	776	807	841	875	911	948	987	1028	1070	1114	1159
43	624	649	676	703	732	762	793	825	859	893	930	968	1007	1048	1091	1135	1181
44	639	665	692	719	749	779	810	843	877	912	949	987	1027	1069	1112	1157	1204

续表

BPD (mm)	Abdominal Circumference (AC) 240	245	250	255	260	265	270	275	280	285	290	295	300	305	310	315	320
45	654	680	708	736	765	796	828	861	896	932	969	1008	1048	1090	1134	1179	1226
46	670	696	724	753	783	814	846	880	915	951	989	1028	1069	1112	1156	1202	1249
47	686	713	741	770	801	832	865	899	934	971	1010	1049	1091	1134	1178	1225	1273
48	702	730	758	788	819	851	884	919	954	992	1031	1071	1113	1156	1202	1248	1297
49	719	747	776	806	837	870	903	938	975	1013	1052	1093	1135	1179	1225	1272	1322
50	736	765	794	824	856	889	923	959	996	1034	1074	1115	1158	1203	1249	1297	1347
51	754	783	812	843	876	909	944	980	1017	1056	1096	1138	1181	1226	1273	1322	1372
52	772	801	831	863	895	929	964	1001	1039	1078	1119	1161	1205	1251	1298	1347	1398
53	790	820	851	883	916	950	986	1023	1061	1101	1142	1185	1229	1276	1323	1373	1425
54	809	839	870	903	936	971	1007	1045	1084	1124	1166	1209	1254	1301	1349	1399	1452
55	828	859	891	924	958	993	1030	1068	1107	1148	1190	1234	1279	1327	1376	1426	1479
56	848	879	911	945	979	1015	1052	1091	1131	1172	1215	1259	1305	1353	1402	1454	1507
57	869	900	933	966	1001	1038	1075	1114	1155	1197	1240	1285	1332	1380	1430	1482	1535
58	889	921	954	989	1024	1061	1099	1139	1180	1222	1266	1311	1358	1407	1458	1510	1564
59	911	943	977	1011	1047	1085	1123	1163	1205	1248	1292	1338	1386	1435	1486	1539	1594
60	932	965	999	1035	1071	1109	1148	1189	1231	1274	1319	1366	1414	1464	1515	1569	1624
61	955	988	1023	1058	1095	1134	1173	1214	1257	1301	1346	1393	1442	1493	1545	1599	1655
62	977	1011	1046	1083	1120	1159	1199	1241	1294	1328	1374	1422	1471	1522	1575	1630	1686
63	1001	1035	1071	1107	1145	1185	1226	1268	1311	1356	1403	1451	1501	1552	1606	1661	1718
64	1025	1059	1096	1133	1171	1211	1253	1295	1339	1385	1432	1481	1531	1583	1637	1693	1751
65	1049	1084	1121	1159	1198	1238	1280	1323	1368	1414	1462	1511	1562	1615	1669	1725	1784
66	1074	1110	1147	1185	1225	1266	1308	1352	1397	1444	1492	1542	1594	1647	1702	1759	1817
67	1100	1136	1174	1213	1253	1294	1337	1381	1427	1474	1523	1574	1626	1679	1735	1792	1852
68	1126	1163	1201	1241	1281	1323	1367	1411	1458	1505	1555	1606	1658	1713	1769	1827	1887
69	1153	1190	1229	1269	1310	1353	1397	1442	1489	1537	1587	1639	1692	1747	1803	1862	1922
70	1181	1219	1258	1298	1340	1383	1427	1473	1521	1570	1620	1672	1726	1781	1839	1898	1959
71	1209	1247	1287	1328	1370	1414	1459	1505	1553	1603	1654	1706	1761	1817	1875	1934	1996
72	1238	1277	1317	1358	1401	1445	1491	1538	1586	1636	1688	1741	1796	1853	1911	1971	2044
73	1267	1307	1348	1390	1433	1478	1524	1571	1620	1671	1723	1777	1832	1890	1948	2009	2072
74	1297	1338	1379	1421	1465	1511	1557	1605	1655	1706	1759	1813	1869	1927	1987	2048	2111
75	1328	1369	1411	1454	1499	1544	1592	1640	1690	1742	1795	1850	1907	1965	2025	2087	2151
76	1360	1401	1444	1487	1533	1579	1627	1676	1727	1779	1833	1888	1945	2004	2065	2127	2192
77	1393	1434	1477	1522	1567	1614	1663	1712	1764	1816	1871	1927	1985	2044	2105	2168	2233
78	1426	1468	1512	1557	1603	1650	1699	1749	1801	1855	1910	1966	2025	2085	2146	2210	2275
79	1460	1503	1547	1592	1639	1687	1737	1787	1840	1894	1949	2006	2065	2126	2188	2252	2318
80	1495	1538	1583	1629	1676	1725	1775	1826	1879	1934	1990	2048	2107	2168	2231	2296	2362
81	1531	1575	1620	1666	1714	1763	1814	1866	1919	1975	2031	2089	2149	2211	2275	2340	2407
82	1567	1612	1657	1704	1753	1803	1854	1906	1960	2016	2073	2132	2193	2255	2319	2385	2462
83	1605	1650	1696	1744	1793	1843	1895	1948	2002	2059	2116	2176	2237	2300	2364	2431	2499
84	1643	1689	1735	1784	1833	1884	1936	1990	2045	2102	2160	2220	2282	2345	2410	2477	2546
85	1682	1728	1776	1825	1875	1926	1979	2033	2089	2146	2205	2266	2328	2392	2457	2525	2594
86	1722	1769	1817	1866	1917	1969	2022	2077	2134	2192	2251	2312	2375	2439	2505	2573	2643
87	1764	1811	1859	1909	1960	2013	2067	2122	2179	2238	2298	2359	2423	2488	2554	2623	2693

续表

BPD	Abdominal Circumference (AC)																
(mm)	240	245	250	255	260	265	270	275	280	285	290	295	300	305	310	315	320
88	1806	1854	1903	1953	2005	2058	2113	2169	2226	2285	2346	2408	2472	2537	2604	2673	2744
89	1849	1897	1947	1998	2050	2104	2159	2216	2274	2333	2394	2457	2521	2587	2655	2725	2796
90	1893	1942	1992	2044	2097	2151	2207	2264	2322	2382	2444	2507	2572	2639	2707	2777	2849
91	1938	1988	2039	2091	2144	2199	2256	2313	2372	2433	2496	2559	2624	2691	2760	2830	2903
92	1984	2035	2086	2139	2193	2248	2305	2363	2423	2484	2547	2611	2677	2744	2814	2885	2958
93	2032	2083	2135	2188	2242	2298	2356	2414	2475	2536	2599	2664	2731	2799	2869	2940	3014
94	2080	2132	2184	2238	2293	2350	2407	2467	2527	2590	2653	2719	2786	2854	2925	2997	3070
95	2131	2182	2235	2289	2345	2402	2460	2520	2582	2644	2709	2774	2842	2911	2982	3054	3129
96	2181	2233	2287	2342	2398	2456	2515	2575	2637	2700	2765	2831	2899	2969	3040	3113	3188
97	2233	2286	2340	2396	2452	2510	2570	2631	2693	2757	2822	2889	2958	3028	3099	3173	3248
98	2286	2340	2395	2451	2508	2567	2627	2688	2751	2815	2881	2948	3017	3088	3160	3234	3309
99	2341	2395	2450	2507	2565	2624	2684	2746	2810	2874	2941	3009	3078	3149	3222	3296	3372
100	2397	2452	2507	2564	2623	2682	2743	2806	2870	2935	3002	3070	3140	3211	3285	3359	3436

表2-3-3 双顶径及腹围估计胎儿体重（三）

BPD	Abdominal Circumference (AC)																
(mm)	325	330	335	340	345	350	355	360	365	370	375	380	385	390	395	400
31	985	1029	1075	1123	1173	1225	1279	1336	1396	1458	1523	1591	1661	1735	1812	1893
32	1004	1048	1004	1143	1193	1246	1301	1358	1418	1481	1546	1615	1686	1761	1838	1920
33	1022	1067	1114	1163	1214	1267	1323	1381	1441	1504	1570	1639	1711	1786	1865	1946
34	1041	1087	1134	1183	1235	1289	1345	1403	1464	1528	1595	1664	1737	1812	1891	1973
35	1061	1107	1154	1204	1256	1311	1367	1426	1488	1552	1619	1689	1762	1839	1918	2001
36	1080	1127	1175	1226	1278	1333	1390	1450	1512	1577	1645	1715	1789	1865	1945	2029
37	1101	1147	1196	1247	1300	1356	1413	1474	1536	1602	1670	1741	1815	1893	1973	2057
38	1121	1168	1218	1269	1323	1379	1437	1498	1561	1627	1696	1768	1842	1920	2001	2086
39	1142	1190	1240	1292	1346	1402	1461	1523	1586	1653	1722	1794	1870	1948	2030	2115
40	1163	1212	1226	1315	1369	1426	1496	1548	1612	1679	1749	1822	1898	1977	2059	2145
41	1185	1234	1285	1338	1393	1451	1511	1573	1638	1706	1776	1849	1926	2005	2088	2174
42	1207	1256	1308	1361	1417	1475	1536	1599	1664	1733	1804	1878	1954	2035	2118	2205
43	1229	1279	1331	1385	1442	1500	1562	1625	1691	1760	1832	1906	1984	2064	2148	2236
44	1252	1303	1355	1410	1467	1526	1588	1652	1718	1788	1860	1935	2013	2094	2179	2267
45	1275	1326	1380	1435	1492	1552	1614	1679	1746	1816	1889	1964	2043	2125	2210	2298
46	1299	1351	1404	1406	1518	1579	1641	1706	1774	1845	1918	1994	2073	2156	2241	2330
47	1323	1375	1430	1486	1545	1605	1669	1734	1803	1874	1948	2024	2104	2187	2273	2363
48	1348	1401	1455	1512	1571	1633	1697	1763	1832	1904	1976	2055	2136	2219	2306	2396
49	1373	1426	1482	1539	1599	1661	1725	1792	1861	1934	2009	2086	2167	2251	2339	2429
50	1399	1452	1508	1566	1626	1689	1754	1821	1891	1964	2040	2118	2200	2284	2372	2463
51	1425	1479	1535	1594	1655	1718	1783	1851	1922	1995	2071	2150	2232	2317	2406	2498
52	1451	1506	1563	1622	1683	1747	1813	1882	1953	2027	2103	2183	2266	2351	2440	2532
53	1478	1533	1591	1651	1713	1777	1843	1913	1984	2059	2136	2216	2299	2386	2475	2568
54	1506	1562	1620	1680	1742	1807	1874	1944	2016	2091	2169	2250	2333	2420	2510	2604
55	1534	1590	1649	1710	1773	1838	1906	1976	2049	2124	2203	2284	2368	2456	2546	2640
56	1562	1619	1678	1740	1803	1869	1938	2008	2082	2158	2237	2319	2403	2491	2582	2677
57	1591	1649	1709	1770	1835	1901	1970	2041	2115	2192	2272	2354	2439	2528	2619	2704

续表

BPD	Abdominal Circumference (AC)															
(mm)	325	330	335	340	345	350	355	360	365	370	375	380	385	390	395	400
58	1621	1679	1739	1802	1866	1934	2003	2075	2150	2227	2307	2390	2475	2564	2657	2752
59	1651	1710	1770	1834	1899	1966	2037	2109	2184	2262	2342	2426	2512	2602	2694	2790
60	1682	1741	1802	1866	1932	2000	2071	2144	2219	2298	2379	2463	2550	2640	2733	2829
61	1713	1773	1835	1899	1965	2034	2105	2179	2255	2334	2416	2500	2588	2678	2772	2869
62	1745	1805	1868	1932	1999	2069	2140	2215	2291	2371	2453	2538	2626	2717	2811	2909
63	1777	1838	1901	1967	2034	2104	2176	2251	2328	2408	2491	2577	2665	2757	2851	2949
64	1810	1872	1935	2001	2069	2140	2213	2288	2366	2446	2530	2616	2705	2797	2892	2991
65	1844	1906	1970	2037	2105	2176	2250	2326	2404	2485	2569	2656	2745	2838	2933	3032
66	1878	1941	2006	2073	2142	2213	2287	2364	2443	2524	2609	2696	2786	2879	2975	3075
67	1913	1976	2042	2109	2179	2251	2326	2403	2482	2564	2649	2737	2827	2921	3018	3117
68	1949	2012	2078	2147	2217	2290	2365	2442	2522	2605	2690	2778	2869	2964	3061	3161
69	1985	2049	2116	2184	2255	2329	2404	2482	2563	2646	2732	2821	2912	3007	3104	3205
70	2022	2087	2154	2223	2295	2368	2444	2523	2604	2688	2774	2863	2955	3050	3149	3250
71	2059	2125	2193	2262	2334	2409	2485	2564	2646	2730	2817	2907	2999	3095	3193	3295
72	2098	2164	2232	2302	2375	2450	2527	2607	2689	2773	2861	2951	3044	3140	3239	3341
73	2137	2203	2272	2343	2416	2491	2569	2649	2732	2817	2905	2996	3089	3186	3285	3386
74	2176	2244	2313	2384	2458	2534	2612	2693	2776	2862	2950	3041	3135	3232	3332	3435
75	2217	2265	2354	2426	2501	2577	2656	2737	2821	2907	2996	3088	3182	3279	3380	3483
76	2258	2326	2397	2469	2544	2621	2700	2782	2866	2953	3042	3134	3229	3327	3428	3531
77	2300	2369	2440	2513	2588	2666	2746	2828	2912	3000	3090	3128	3277	3376	3477	3581
78	2343	2412	2484	2557	2633	2711	2792	2874	2959	3047	3137	3230	3326	3425	3526	3631
79	2386	2456	2528	2603	2679	2757	2838	2921	3007	3095	3186	3279	3376	3475	3576	3681
80	2431	2501	2574	2649	2725	2804	2886	2969	3056	3144	3235	3329	3426	3525	3627	3733
81	2476	2547	2620	2695	2773	2852	2934	3018	3105	3194	3286	3380	3477	3577	3679	3785
82	2522	2594	2667	2743	2821	2901	2983	3068	3155	3244	3336	3431	3529	3629	3732	3838
83	2569	2641	2715	2791	2870	2950	3033	3118	3206	3296	3388	3483	3581	3682	3785	3891
84	2617	2689	2764	2841	2920	3001	3084	3169	3257	3348	3441	3536	3634	3735	3839	3945
85	2665	2739	2814	2891	2970	3052	3135	3221	3310	3401	3494	3590	3688	3790	3894	4000
86	2715	2789	2864	2942	3022	3104	3188	3274	3363	3454	3548	3644	3743	3845	3949	4056
87	2765	2840	2916	2994	3074	3157	3241	3328	3417	3509	3603	3700	3799	3901	4005	4113
88	2817	2892	2968	3047	3128	3210	3295	3383	3472	3565	3659	3756	3855	3958	4063	4170
89	2869	2944	3021	3101	3182	3265	3351	3438	3528	3621	3716	3813	3913	4015	4120	4228
90	2923	2998	3076	3155	3237	3321	3407	3495	3585	3678	3773	3871	3971	4074	4179	4287
91	2977	3053	3131	3211	3293	3377	3464	3552	3643	3736	3832	3930	4030	4133	4239	4347
92	3032	3109	3187	3268	3350	3435	3522	3611	3702	3795	3891	3989	4090	4193	4299	4408
93	3089	3166	3245	3326	3409	3494	3581	3670	3761	3855	3951	4050	4151	4254	4361	4469
94	3146	3224	3303	3384	3468	3553	3641	3738	3822	3916	4013	4111	4213	4316	4423	4532
95	3205	3283	3362	3444	3528	3614	3701	3791	3884	3978	4075	4174	4275	4379	4486	4595
96	3264	3343	3423	3505	3589	3675	3763	3854	3946	4041	4138	4237	4339	4443	4550	4659
97	3325	3404	3484	3567	3651	3738	3826	3917	4010	4105	4202	4302	4404	4508	4615	4724
98	3387	3466	3547	3630	3715	3802	3890	3981	4074	4170	4267	4367	4469	4573	4680	4790
99	3450	3529	3611	3694	3779	3866	3956	4047	4140	4236	4333	4433	4536	4640	4747	4857
100	3514	3594	3676	3759	3845	3932	4022	4113	4207	4303	4400	4501	4603	4708	4815	4924

Shepard MJ, Richards VA, Berkowitz RL, et al. An evaluation of two equations for predicting fetal weight by ultrasound. Am J Obstet Gynecol, 1982, 142: 47-54

参考文献

1. Beazley JM, Underhill RA. Fallacy of the fundal height. Br Med J, 1970, 4: 404-406

2. Callen PW. Ultrasonography in Obstetrics and Gynecology. 3rd Ed. Philadelphia: W. B. Saunders, 1994

3. Campbell S, Wilkin D. Ultrasonic measurement of fetal abdomen circumference in the estimation of fetal weight. Br J Obstet Gynaecol, 1975, 82 (9): 689-697

4. Dodson MG. Transvaginal Ultrasound. New York: Churchill Livingstone Inc. 1991

5. Fleischer AC, Romero R, Manning FA. The Principles and practice of Ultrasonography in Obstetrics and Gynecology. 4th Ed. East Norwalk: Appleton & Lange, 1991

6. Goldstein I, Reece EA, Pilu G, et al. Cerebellar measurements with ultrasonography in the evaluation of fetal growth and development. Am J Obstet Gynecol, 1987, 156: 1065-1069

7. Hadlock FP, Harrist RB, Carpenter RJ, et al. Sonographic estimation of fetal weight. The value of femur length in addition to head and abdomen measurements. Radiology, 1984, 150: 535-540

8. Hadlock FP, Shah YP, Kanon DJ, et al. Fetal crown-rump length: reevaluation of relation to menstrual age (5-18 weeks) with high-resolution real-time US. Radiology, 1992, 182: 501-505

9. Kaaij MW, Struijk PC, Lotgering FK. Accuracy of sonographic estimates of fetal weight in very small infants. Ultrasound Obstet Gynecol, 1999, 13: 99-102

10. Kurtz AB, Wapner RJ, Kurtz RJ, et al. Analysis of biparietal diameter as an accurate indicator of gestational age. J Clin Ultrasound, 1980, 8: 319-326

11. Meirowitz NB, Ananth CV, Smulian JC, et al. Foot length in fetuses with abnormal growth. J Ultrasound Med, 2000, 19: 201-205

12. Mercer BM, Sklar S, Shariatmadar A, et al. Fetal foot length as a predictor of gestational age. Am J Obstet Gynecol, 1987, 156: 350-355

13. Nyberg DA, Hill LM, Bohm-Velez M. Transvaginal ultrasound. St. Louis: Mosby-Year Book, 1992

14. Nyberg DA, Mack LA, Laing FC, et al. Distinguishing normal from abnormal gestational sac growth in early pregnancy. J Ultrasound Med, 1987, 6: 23-27

15. Pinette MG, Pan Y, Pinette SG, et al. Estimation of fetal weight: mean value from multiple formulas. J Ultrasound Med, 1999, 18: 813-817

16. Robinson HP. "Gestation sac" volumes as determined by sonar in the first trimester of pregnancy. Br J Obstet Gynecol, 1975, 82: 100-107

17. Robinson HP, Fleming JE. A critical evaluation of sonar "crown-rump length" measurements. Br J Obstet Gynecol, 1975, 82: 702-710

18. Salomon LJ, Alfirevic Z, Berghella V, et al. Practice guidelines for performance of the routine mid-trimester fetal ultrasound scan. Ultrasound Obstet Gynecol, 2011, 37: 116-126

19. Shepard MJ, Richards VA, Berkowitz RL, et al. An evaluation of two equations for predicting fetal weight by ultrasound. Am J Obstet Gynecol, 1982, 142: 47-54

20. Timor-Tritsch IE, Farine D, Rosen MG. A close look at early embryonic development with the high frequency transvaginal transducer. Am J Obstet Gynecol, 1988, 159: 676-681

21. Timor-Tritsch IE, Monteagudo A, Peisner DB. High-frequency transvaginal sonographic examination for the potential malformation assessment of the 9-week to 14-week fetus. J Clin Ultrasound, 1992, 20: 231-238

22. Timor-Tritsch IE, Rottem S. Transvaginal Sonography. 2nd Ed. New York: Elsevier Science Publishing Co., Inc. 1991

23. Vinkesteijn AS, Mulder PG, Wladimiroff JW. Fetal transverse cerebellar diameter measurements in normal and reduced fetal growth. Ultrasound Obstet Gynecol, 2000, 15: 47-51

24. Warren WB, Timor-Tritsch I, Peisner DB, et al. Dating the early pregnancy by sequential appearance of embryonic structures. Am J Obstet Gynecol, 1989, 161: 747-753

25. Zimmer EZ, Chao CR, Santos R. Amniotic sac, fetal heart areas, fetal curvature, and other morphometrics using first trimester vaginal ultrasonography and color Doppler imaging. J Ultrasound Med, 1994, 13: 685-690

26. 严英榴，杨秀雄. 正常早期妊娠的超声诊断. //常才主编. 经阴道超声诊断学. 第2版. 北京：科学出版社，2007：173-222

第三章

异常妊娠

本章异常妊娠主要介绍流产、异位妊娠及妊娠合并子宫畸形、肌瘤和卵巢肿瘤等病症。

第一节　流　　产

流产（abortion）是指妊娠在28周前终止，胎儿体重在1000g以下。根据流产发生的时间，分为早期及晚期两种。早期流产是指流产发生在妊娠12周以前，晚期流产是指流产发生在妊娠12周以后。随着新生儿科处理早产儿水平的提高，发达国家有生机儿的孕周已确定为24周，换言之，24～28周的流产儿是有机会存活的，故目前国际上也称小于28周的流产为“极早期早产”，在新生儿死亡的三大原因中，早产最为常见，占新生儿死亡的一半，继之为感染和窒息。

流产是产科病理中最常见的一种，约1/4的妊娠可发生流血，其中约一半发展为自然流产。

【病因及病理】

流产常见的病因有以下几种：

1. 遗传因素　染色体异常是自然流产最常见的原因，占早期流产的50%～60%。多数染色体异常是由于卵子或精子分裂不均等，形成三体、单体、多倍体及其他结构异常，少数是由于夫妇之一存在染色体异常情况，包括平衡易位等，引起胚胎的染色体缺失、多余或结构异常。另外，受精卵也可因某些因素发生基因突变。染色体异常的胚胎多会发生流产，即使少数发育成胎儿，也多合并严重的功能异常或畸形。

2. 外界因素　母体接触有毒物质如镉、铅、有机汞、DDT及一些放射性物质等。这些有毒物质可能直接作用于胚胎细胞，也可能作用于胎盘而影响胎儿，引起流产。

3. 母体因素　母体全身疾病，如急性传染病、细菌或病毒感染，尤其是病毒感染，可通过胎盘进入胎儿血液循环，使胎儿死亡而发生流产。母体内分泌疾病，如黄体功能不足、甲状腺功能亢进或低下、糖尿病等都可影响蜕膜、胎盘甚至胚胎的发育而导致流产。孕妇子宫畸形、合并子宫肌瘤、卵巢肿瘤、宫颈机能不全等可能影响宫内环境而导致流产。妊娠期腹部手术，特别是早孕期，手术时拨动了腹腔或盆腔脏器，刺激子宫收缩引起流产。

4. 免疫因素　由于母儿双方免疫不适应而导致母体排斥胎儿发生流产。

5. 母儿血型不合　如ABO溶血及Rh溶血。

6. 宫颈机能不全　原发性宫颈机能不全是由于宫颈含纤维组织、弹性纤维及平滑肌等成分较少；继发性是由于创伤如急产宫颈撕裂、宫颈手术等因素造成宫颈纤维组织断裂、括约肌能力降低，使宫颈呈病理性松弛及扩张。宫颈机能不全多发生在中孕期，为晚期流产及早产的主要原因，再发率很高。

病理上，多数流产是胚胎先死亡，然后底蜕膜出血，形成血肿，刺激宫缩排出胚胎或胎儿。少数先有宫缩、流血、宫颈扩张，此时胎儿依然存活。待胎盘完全从宫壁上剥落后胚胎才死亡。宫颈机能不全的流产多为晚期流产，随着胎儿长大、羊水增多、宫腔内压力增高，胎囊向宫颈内口突出，宫颈管逐渐缩短、扩张。这类患者常无明显宫缩而胎膜突然破裂，胎儿随之排出。少数流产胚胎已经死亡或根本未发育，但妊娠囊继续增长且胎盘也继续发育，临床上无腹痛流血症状，被称之为孕卵枯萎（blighted ovum）。

8周前的流产由于胎盘绒毛尚未完全成熟，与子宫蜕膜连接得不很紧密，多数妊娠物可整个从宫壁剥落，形成完全流产。8～12周的流产由于胎盘已与蜕膜紧密连接，常常不能被完全排出。在临床上流产过程可划分为以下四个不同阶段：

1. 先兆流产（threatened abortion） 指妊娠28周以前出现阴道流血、腰痛等症状，但宫颈口未开，无妊娠物排出，胎儿仍然存活。先兆流产可能继续妊娠，上述症状消失；也可能发展为难免流产。

2. 难免流产（inevitable abortion） 指流产已不可避免，阴道流血增多、宫颈扩张。腹痛加剧、胚胎已死亡或仍存活，羊膜已破或未破。

3. 不全流产（incomplete abortion） 部分妊娠物已排出，但仍有部分残留在宫腔内。此时因宫缩不良，出血很多，严重时可致出血性休克。

4. 完全流产（complete abortion） 妊娠物已全部排出，宫缩良好，出血明显减少或停止，腹痛消失。

宫颈机能不全（cervical incompetence）往往是在无宫缩的情况下宫颈口扩张，羊膜囊膨出，胎儿及妊娠附属物排出，与自然分娩过程相似。

【临床表现及检查】

生育年龄妇女，有停经史，继之出现阴道流血。处于不同的流产阶段临床表现可有所不同。先兆流产只是少量流血、轻微腹痛，无组织物排出；难免流产时出血增多，腹痛加剧，或胎膜已破，妇科检查有时见宫口扩张，有组织物堵于宫颈；不全流产时一般已有部分妊娠物排出，阴道流血仍然很多，腹痛剧烈，妇科检查宫口扩张，组织物或堵在宫颈口或排出在阴道内；妊娠物排出后，腹痛消失，阴道流血减少，则可能为完全流产；宫颈机能不全者往往无宫缩等症状，突然宫口扩张，胎膜膨出或破裂，继之胎儿排出。

【诊断】

超声判断流产，主要是通过观察妊娠囊、卵黄囊、胚芽、胎心搏动情况，以及胎盘、宫腔内有无出血。自超声应用于早孕期协助诊断流产以来，发现相当一部分"月经延迟"的病例为早早期流产。

先兆流产时，妊娠囊大小、增长率及其形态仍然正常，妊娠囊也位于宫腔内的正常部位。卵黄囊的显现、大小和形态也正常。这就是说，该出现胚芽时就应显示胚芽回声，其头臀长多为正常；该出现原始心管搏动时超声就应见到心管搏动。有阴道流血而胎心搏动正常者，一般提示其预后良好，自然流产的发生率从40%～50%下降到1.3%～2.6%。胚胎心率减慢与不良预后有关。先兆流产时，宫腔内无积血或仅有少量积血。由于多数病例无法告知确切受孕日期，因此，对超声所见与停经周数不符的病例，随访动态观察妊娠囊、卵黄囊、胚芽胎心的出现和头臀长增长情况显得尤为重要。

宫腔内积血（图3-1-1～图3-1-5）的形成多数是由于滋养层与蜕膜之间出血积血，称之为绒毛膜下血肿（subchorionic clot）。如血肿小于50ml，发展成正常妊娠的机会较高。反之，血肿大于50ml，发展为难免流产的机会较高（图3-1-6，图3-1-7）。

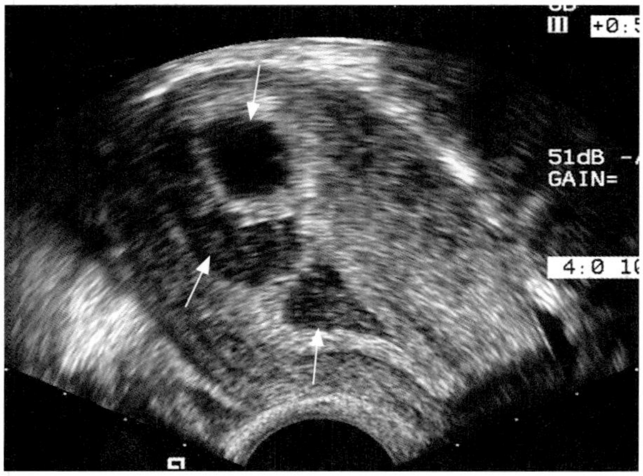

图3-1-1 宫腔积血

妊娠6^+周，妊娠囊（向下箭头）位于宫底部。宫腔内见两个积血块（向上箭头）

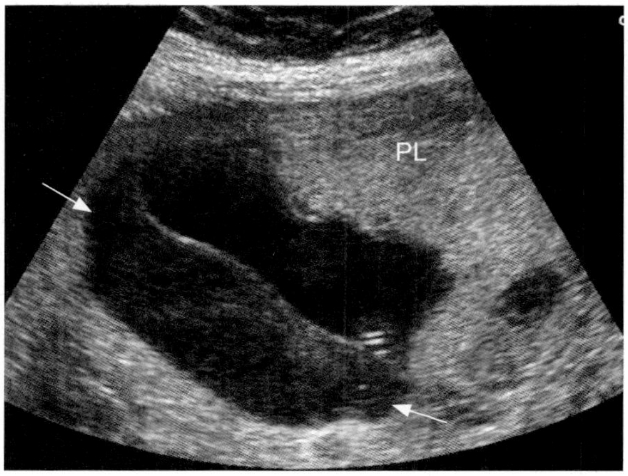

图3-1-2 宫腔积血

宫腔内见较大积血块（箭头所示），胎盘位于对侧（PL）

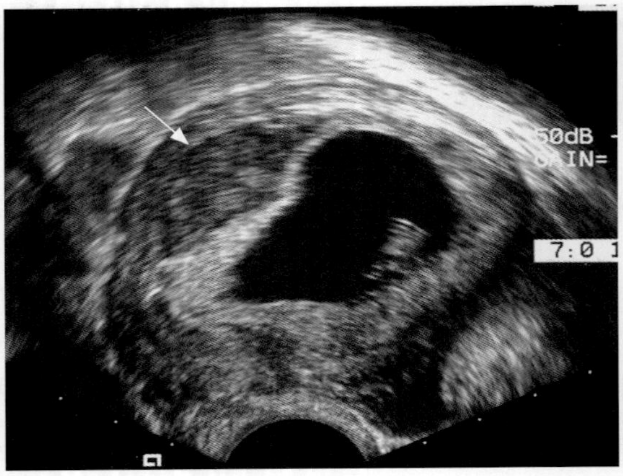

图3-1-3 宫腔积血
妊娠7周，妊娠囊一侧见积血（箭头所示）

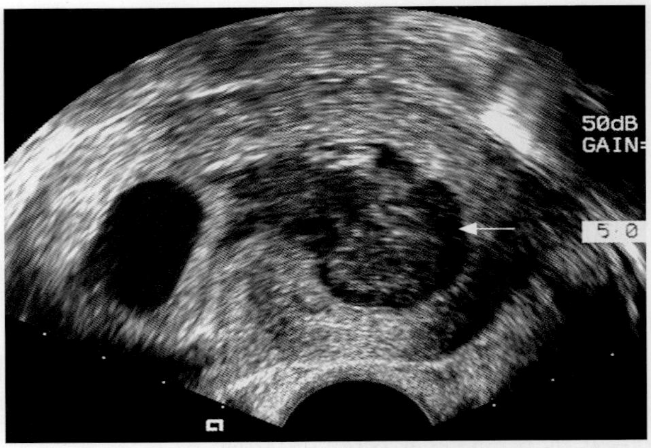

图3-1-4 宫腔积血
妊娠7⁺周，妊娠囊位于宫底部，宫腔下段见积血块（箭头所示）

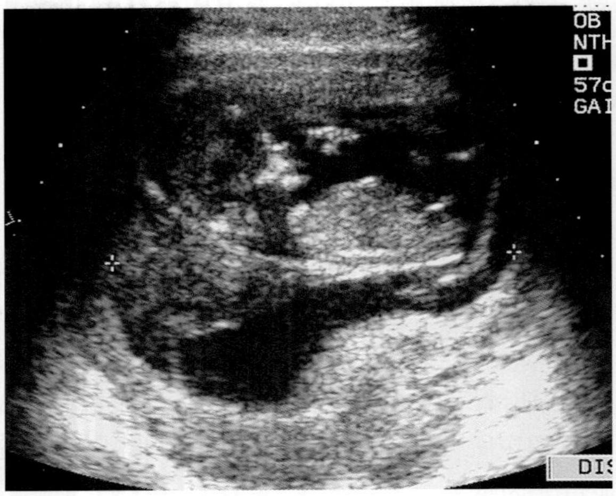

图3-1-5 宫腔积血
羊膜囊后方见较大绒毛膜下血肿（测量键），部分已经液化

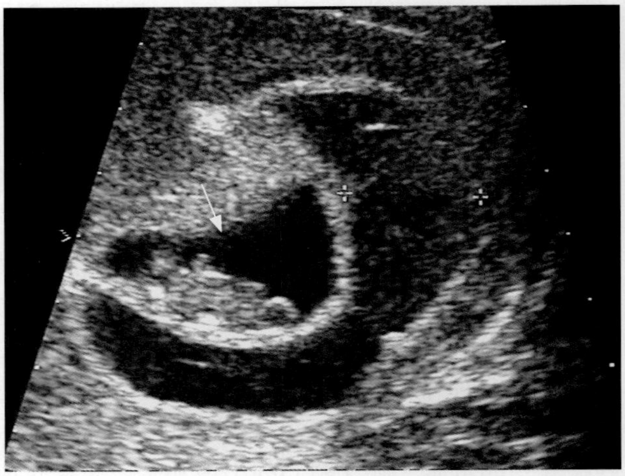
图3-1-6 宫腔积血
妊娠8⁺周，宫腔内大片积血呈囊性无回声区（测量键）包绕妊娠囊（箭头）

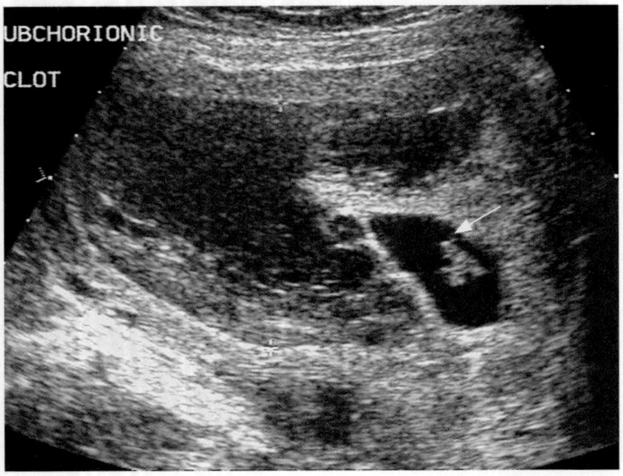

图3-1-7 宫腔积血
妊娠7⁺周，宫腔内巨大积血块（测量键所示），妊娠囊（箭头）位于宫腔下段

难免流产时，声像图显示妊娠囊无增长或增长率小于0.7mm/d。妊娠囊无增长或增长缓慢多提示预后不良。但仍有一部分（1/4 ~ 1/2）难免流产者，其妊娠囊增长仍属正常，尤其是孕卵枯萎的病例。难免流产时声像图上还能见到妊娠囊不规则、塌陷、萎缩、边缘模糊不清、位置下移至宫颈内口或颈管内（图3-1-8 ~ 图3-1-11），卵黄囊消失或太大等表现（图3-1-12）。在卵黄囊径线大于10mm的病例中，约92%病例的预后不良。妊娠囊大于20mm而未见卵黄囊也提示难免流产。孕卵枯萎表现为妊娠囊形态尚规则、边界清晰、有一定张力，径线可以正常或小于相应孕周，胎盘表现也正常，但内部未见卵黄囊及胚芽回声（图3-1-13）。难免流产妊娠囊内常无胚芽，有时见数个小囊样结构（图3-1-14，图3-1-15）或条状光带（图3-1-16），偶尔见到胚芽，也多无胎心搏动或有胎心搏动但节律缓慢，若心率低于85次/分，发展为难免流产的可能性极大。另外，宫腔内或颈管内出现不规则液性暗区及中高、中低回声区时，多为血液及血块所致。有时胎盘因退行性病变而发生囊性变化，内部出现不规则低回声区（图3-1-17，图3-1-18）。感染性流产时，子宫增大，宫腔内充满不均质低回声区（图3-1-19）。

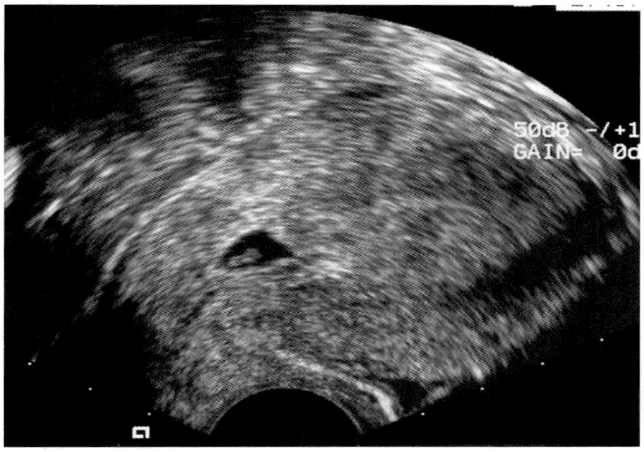

图3-1-8 难免流产
妊娠7⁺周，妊娠囊下移至宫颈内口，内见胚芽但无胎心搏动

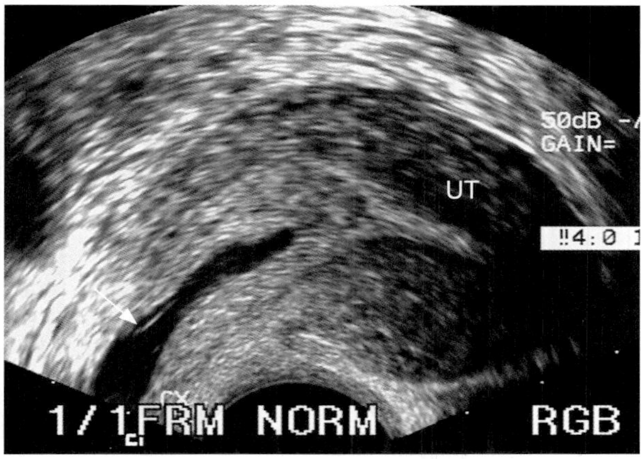

图3-1-9 难免流产
妊娠11⁺周，妊娠囊形态极不规则、塌陷，并下移至颈管内（箭头所示）。宫体位于图像右侧（UT），宫腔空虚

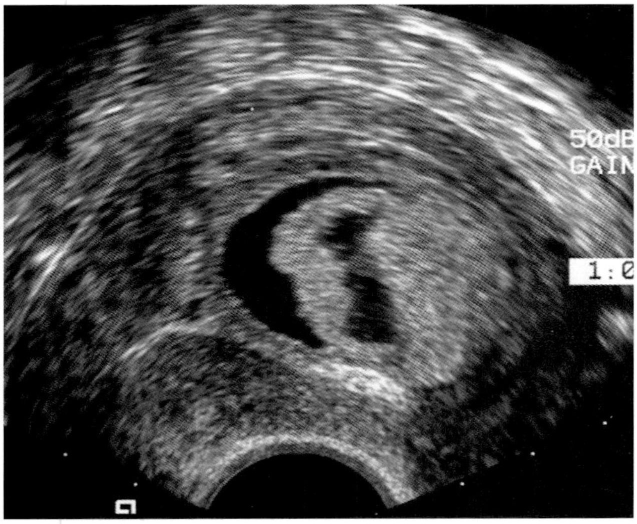

图3-1-10 难免流产
妊娠7⁺周，妊娠囊、胎盘及宫腔内血块形成一强回声与无回声相混合之包块

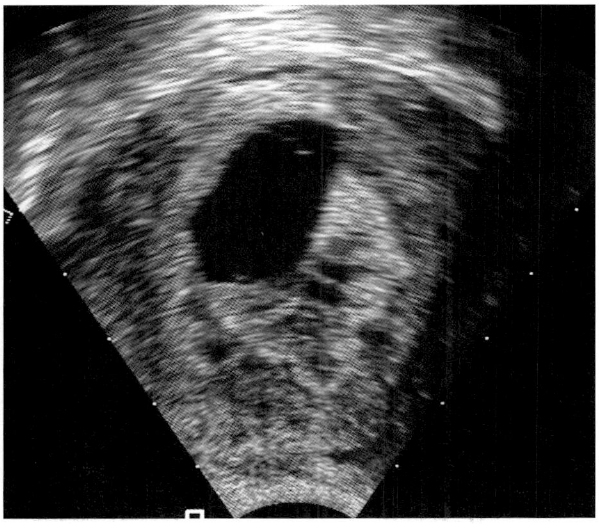

图3-1-11 难免流产
妊娠12⁺周，宫腔内无回声区为妊娠囊，形态欠规则，张力低。胎盘位于右下方，内见多个不规则低回声区，为胎盘退行性变

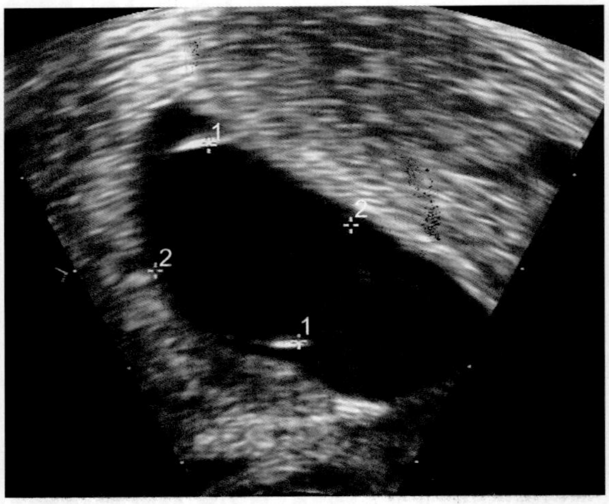

图3-1-12 难免流产

妊娠11⁺周，妊娠囊内未见胚芽，见巨大卵黄囊（测量键）回声

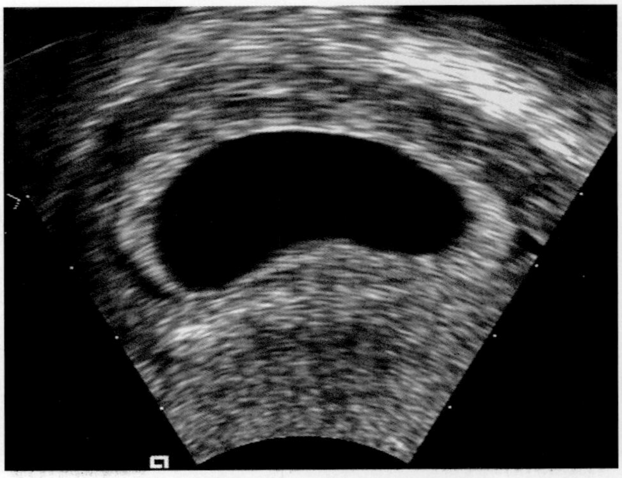

图3-1-13 孕卵枯萎

妊娠11⁺周，妊娠囊尚规则，张力正常，胎盘显示正常，但未见胚芽

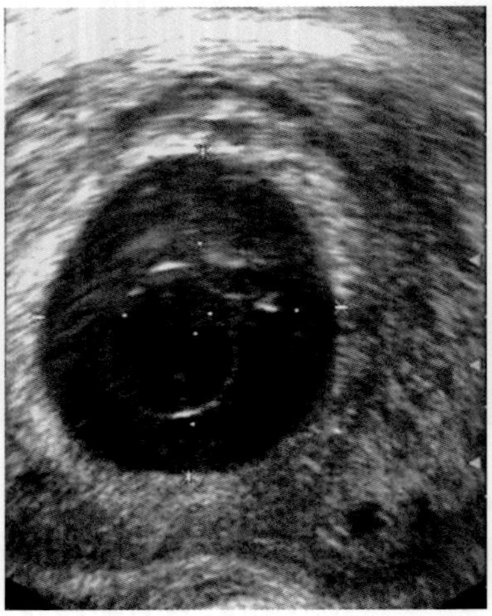

图3-1-14 难免流产

妊娠8⁺周，妊娠囊内未见胚芽，见数个大小不等的囊性结构

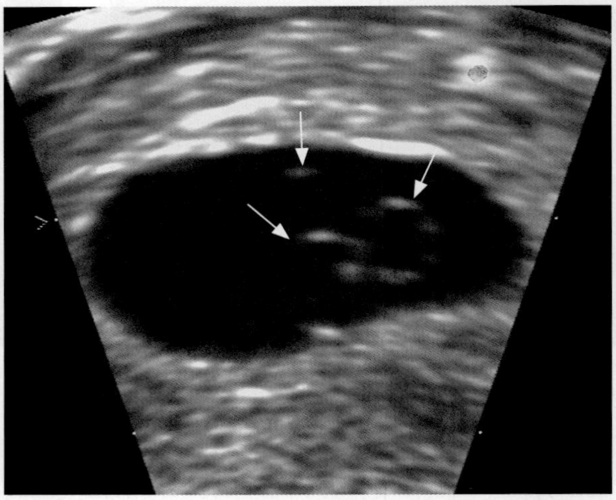

图3-1-15 难免流产

妊娠8⁺周，妊娠囊内未见正常卵黄囊及胚芽，仅显示数个模糊的囊性结构（箭头所示）

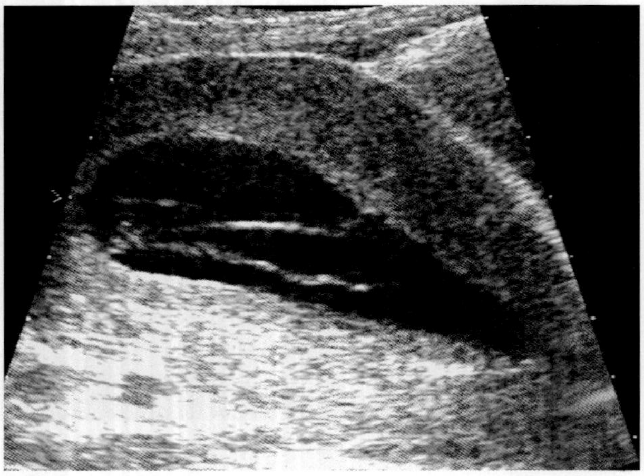

图3-1-16 难免流产

妊娠10⁺周，妊娠囊内未见正常卵黄囊及胚芽，仅见数条光带样结构

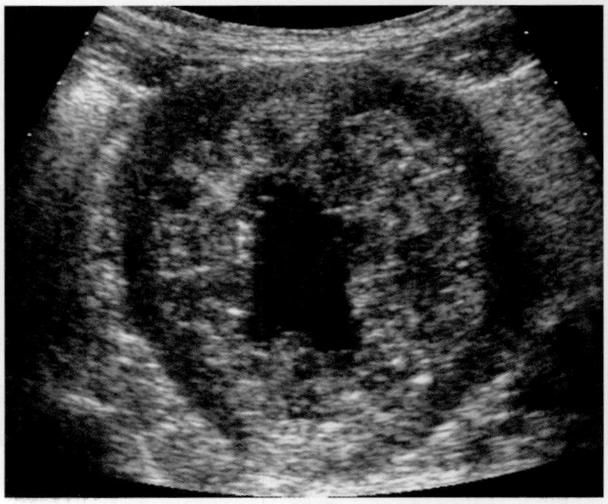

图3-1-17 难免流产

妊娠16⁺周，未见胎儿回声。胎盘内较多强回声钙化点，为稽留流产

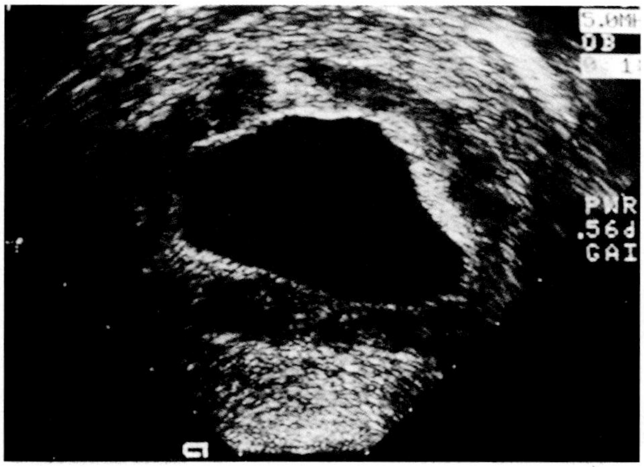

图3-1-18 难免流产

妊娠9⁺周，妊娠囊形态欠规则，张力低，未见胚芽。胎盘内充满低回声结构，为胎盘退行性变

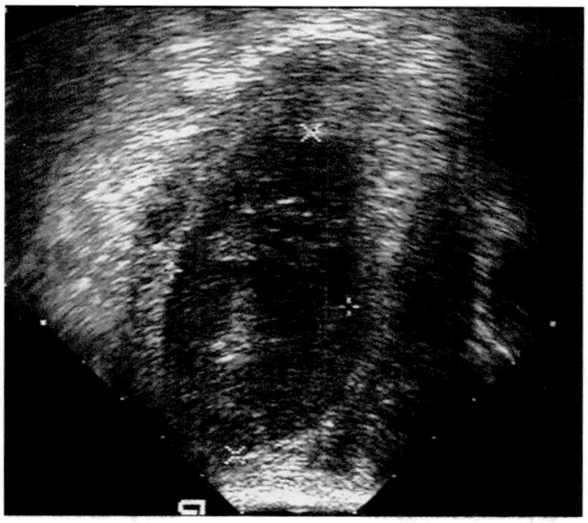

图3-1-19 感染性流产

子宫增大，宫腔内充满不均质低回声结构，为宫腔积脓（测量键所示）

多数不全流产声像图上已看不见妊娠囊回声，仅见宫腔内不规则低回声团块，为妊娠组织及血液、血块。少数见极不规则的妊娠囊，且往往下移至宫颈内口或颈管内。

完全流产则表现为宫腔内膜薄而清晰、光滑，宫腔内无不规则回声团块。但可以残存极少量液性暗区。

宫颈机能不全的超声诊断是通过测量宫颈长度、观察宫颈内口、妊娠囊有无突出而作出判断的。宫颈长度的测量有以下三种途径：

1. 经腹壁测量 病人需适度充盈膀胱，显示宫颈内口及外口，再测量其长度。该方法方便易行，但缺点是测量误差较大。当膀胱充盈不足时，宫颈显示不清，测量不准确；当膀胱充盈过度时，宫颈包括子宫下段压扁拉长，测量也不准确。

2. 经阴道测量 可清晰显示整个宫颈，从内口至外口。但操作要轻柔，以免碰破已突入阴道内的胎囊。有些宫颈机能不全病人可能不愿意接受经阴道超声。

3. 经会阴测量 该方法安全可靠，操作也方便，病人易接受，不必充盈膀胱。一般宫颈内口总能清晰显示，但有时宫颈外口显示不清，原因是阴道内少量气体或直肠内气体所形成的声影正好落在宫颈外口处。操作时，病人取膀胱截石位，用手套包住腹壁探头，手套内外均涂以耦合剂，将探头置于会阴部大阴唇偏后方处。据统计约80%的病例通过经会阴扫查能被准确测得宫颈长度。三种测量宫颈长度方法的声像图特点见图3-1-20～图3-1-22。目前，英国胎儿医学基金会推荐经阴道超声测量宫颈长度。

显示宫颈全长后从内口测量至外口。若宫颈管呈弧形弯曲，仍测量内外口之间的直线距离。正常宫颈长度≥30mm（22～24周平均长度36mm）；早孕期及中孕前期子宫峡部尚未完全扩张，尚未完全形成子宫下段，故“宫颈长度”较长，其实是宫颈及子宫峡部的总长（图3-1-23～图3-1-25）。自中期妊娠起子宫峡部渐渐扩展为子宫腔的一部分，至妊娠末期子宫峡部完全展开并被拉长，形成子宫下段。

宫颈机能不全声像图表现为宫颈长度变短，小于30mm（图3-1-26），发现小于15mm者早产风险直线上升。有报道宫颈长度≤15mm，占晚期流产病例的90%，占≤32周早产病例的60%。宫颈内口呈不同程度的扩张（图3-1-27～图3-1-31），有时可见羊膜囊突

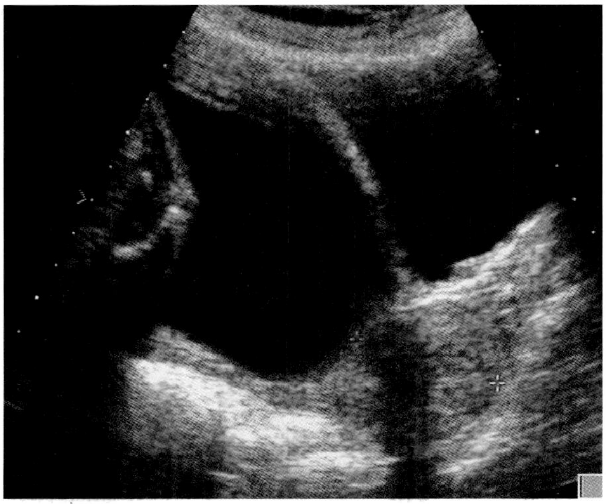

图3-1-20 经腹壁宫颈长度测量

适当充盈膀胱，宫颈中央矢状切，显示宫颈管及宫颈内、外口，测量内、外口之间的距离（测量键）

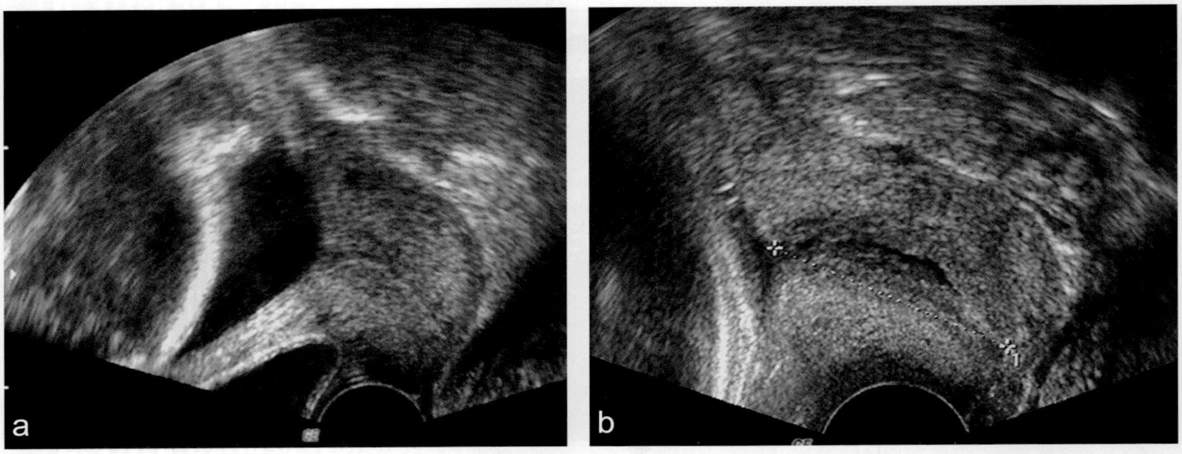

图3-1-21　经阴道宫颈长度测量

a. 阴道探头接近宫颈，但勿推挤宫颈，能清楚显示宫颈管及宫颈内、外口；b. 有时能清晰显示颈管内膜及颈管内黏液。测量宫颈内口至外口的直线距离（测量键）

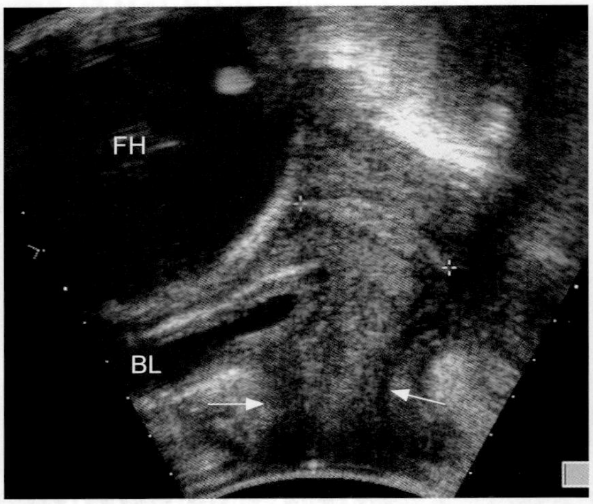

图3-1-22　经会阴宫颈长度测量

探头置于会阴部，隐约见尿道（向右箭头）及阴道（向左箭头），膀胱（BL）上方为胎头（FH）。阴道顶端为宫颈，颈管及内、外口均能显示，测量内、外口之间的距离（测量键）

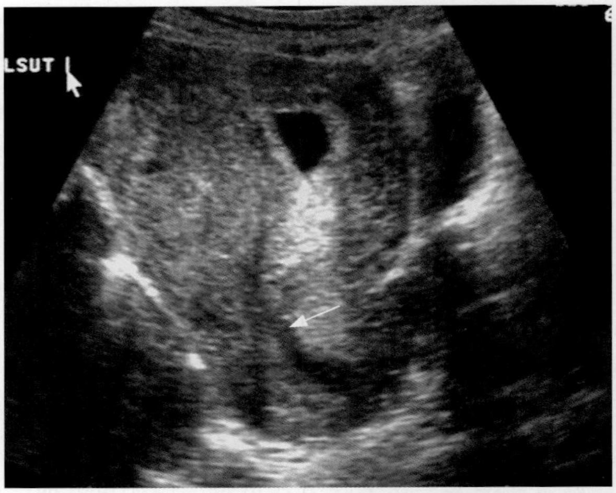

图3-1-23　早孕期宫颈

妊娠6^+周，宫颈管与宫腔相连，似宫颈管很“长”。箭头所示为宫颈内口

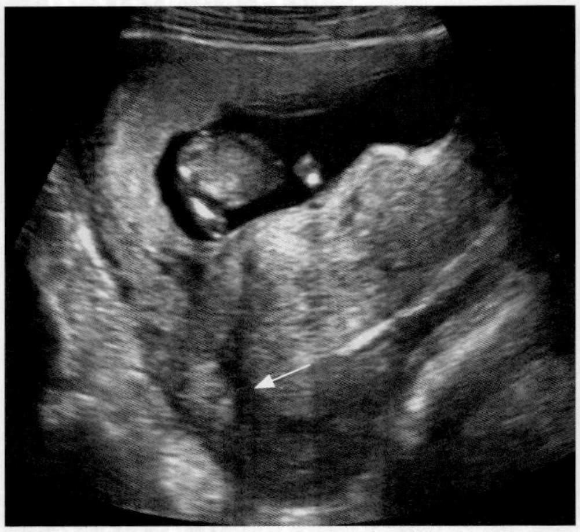

图3-1-24　早孕期宫颈

妊娠12^+周，宫腔下部与宫颈共同形成“较长的宫颈”。箭头所示为宫颈内口

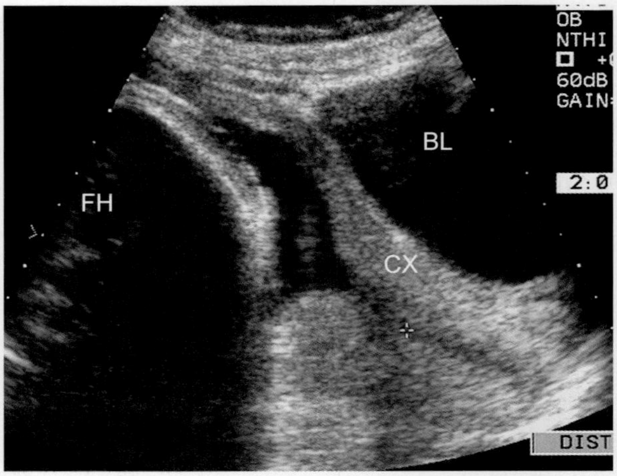

图3-1-25　晚孕初期宫颈

子宫峡部尚未完全形成子宫下段，与宫颈共同形成“较长的宫颈”。测量键显示为宫颈内、外口的距离

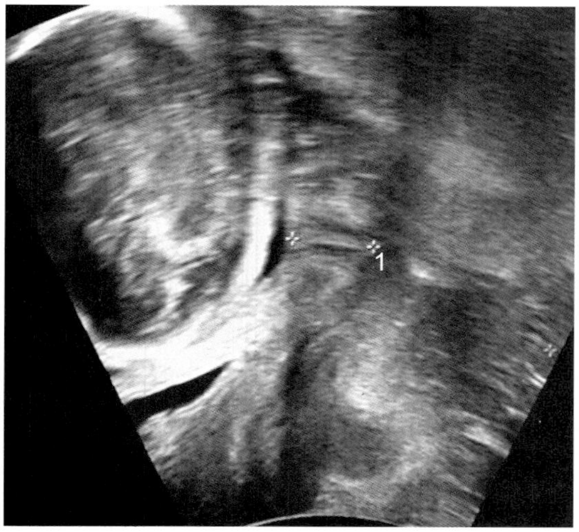

图3-1-26 宫颈机能不全

妊娠25⁺周，经会阴超声，宫颈长度1.8cm

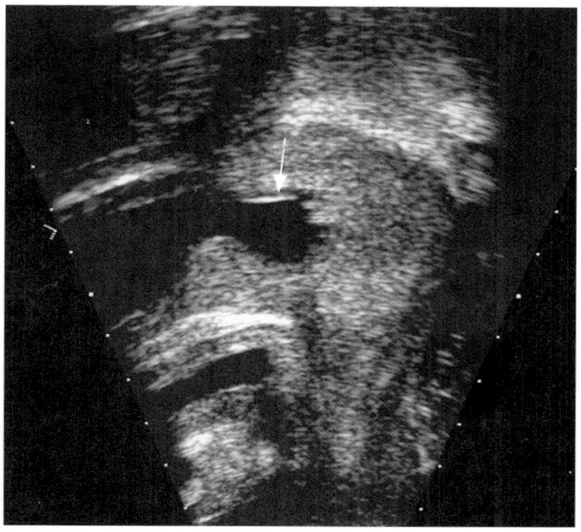

图3-1-27 宫颈机能不全

妊娠17⁺周，经会阴超声见宫颈内口已经扩张（箭头所示），妊娠囊突入颈管上段。颈管下段宫颈外口尚处于关闭状态

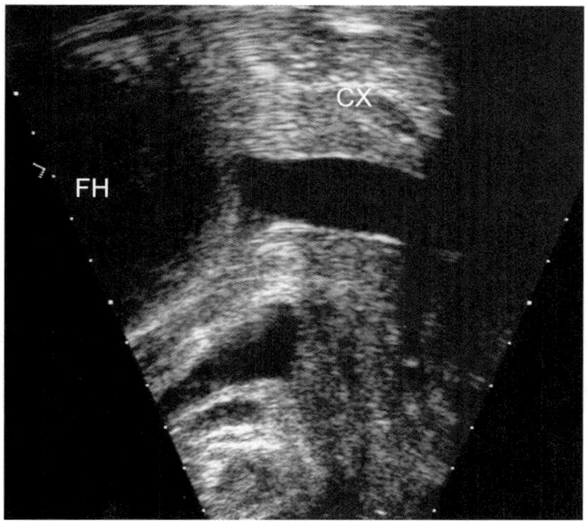

图3-1-28 宫颈机能不全

妊娠29⁺周，经会阴超声示整个颈管扩张。宫颈外口被直肠内气体声影遮挡，未能清晰显示

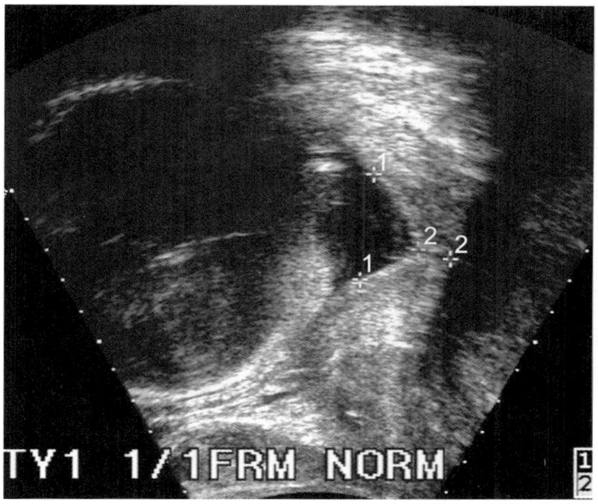

图3-1-29 宫颈机能不全

经会阴超声示宫颈内口扩张（测量键1）、颈管变短（测量键2）

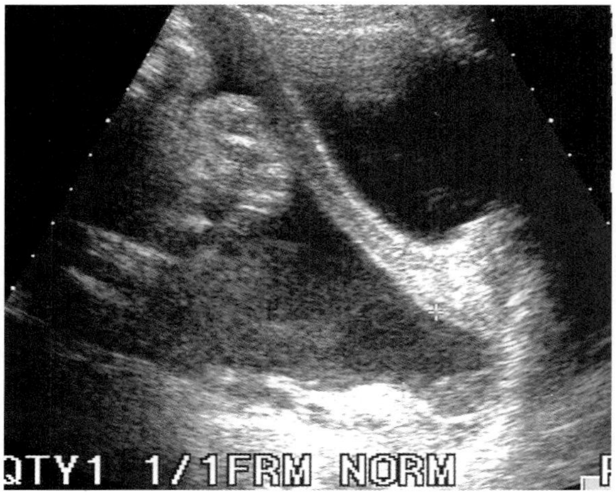

图3-1-30 宫颈机能不全

经腹壁超声示宫颈内口及外口均有扩张，羊膜囊突入至颈管内（测量键）

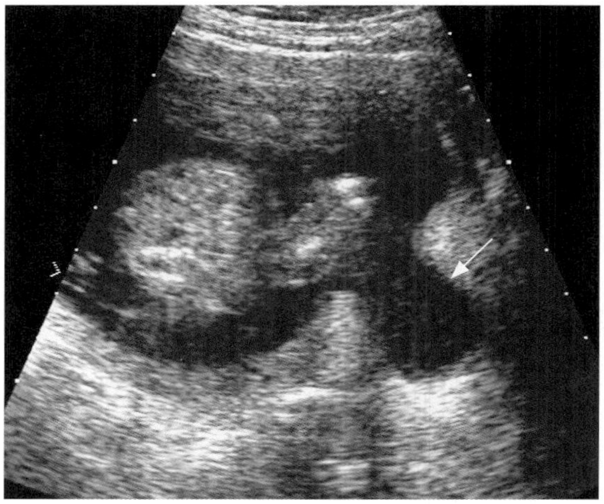

图3-1-31 宫颈机能不全

妊娠17⁺周，经腹壁超声示宫颈扩张，羊膜囊突入子宫颈管内（箭头）

入于颈管内甚至阴道内（图3-1-32～图3-1-35）。若宫颈长度测量结合孕妇以往妊娠史，可预测极早期早产（<28周）70%、早期早产（28～30周）45%、中期早产（31～33周）45%、晚期早产（34～36周）15%，人群筛查阳性率为5%。比用单一宫颈长度测量预测早产的准确性要高。

宫颈机能不全宫颈缝扎术后，超声仍能继续观察随访宫颈情况。由于只能缝扎宫颈外口，缝扎后的宫颈长度≤3cm属相当常见（图3-1-36）。有时见内口扩张，宫颈管呈倒三角形。只要外口紧闭，无羊膜囊膨出，无阴道流水，就能继续等待。

血β-hCG的测定可协助诊断流产。在第二章中我们已介绍了正常妊娠不同孕周的血β-hCG测值。在先兆流产时，血β-hCG仍可正常。但是，难免流产及不全流产血β-hCG就可能低于正常测值。系列观察血β-hCG变化将有助于了解妊娠的趋向，若β-hCG呈进行性下降则提示难免流产。完全流产时，β-hCG多迅速下降至未妊娠状态。

宫颈阴道部胎儿纤维黏蛋白（fetal fibronectin）测定可用来预测早产风险率。22～24周若呈阳性，早产风险率增加。

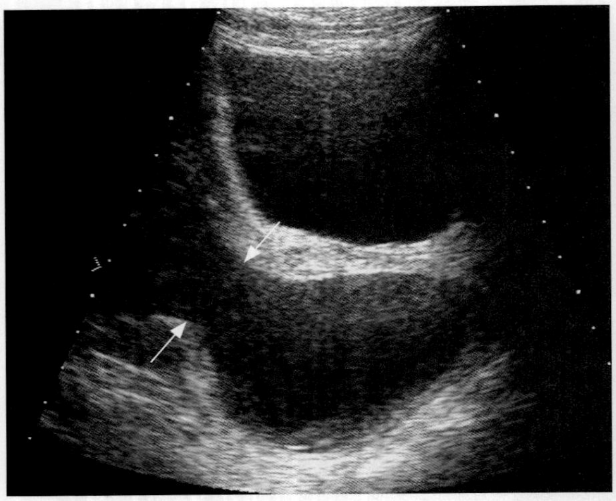

图3-1-32 宫颈机能不全

妊娠22⁺周，经腹壁超声示宫颈明显扩张（箭头所示），羊膜囊膨出于颈管，突入阴道内

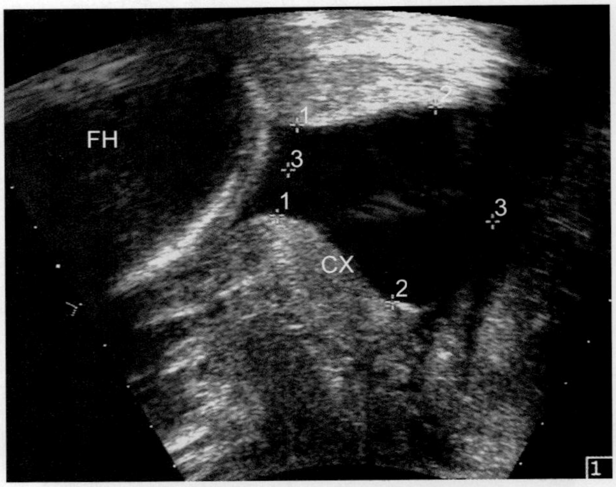

图3-1-33 宫颈机能不全

妊娠27⁺周，经会阴超声示宫颈扩张（测量键1）。羊膜囊膨出至阴道内（测量键2、3）

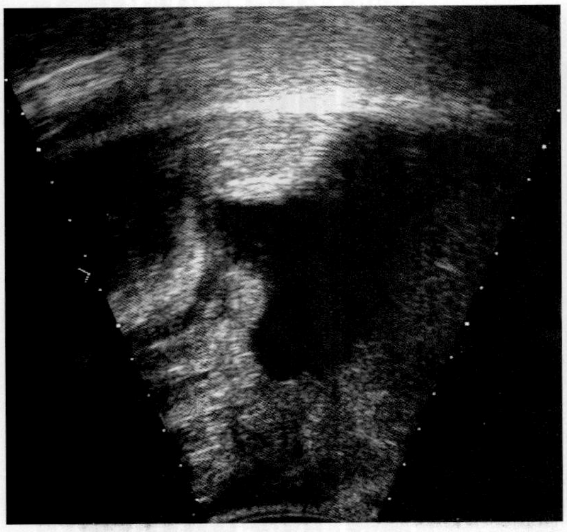

图3-1-34 宫颈机能不全

妊娠26⁺周，经会阴超声显示宫颈扩张，羊膜囊膨出至阴道内

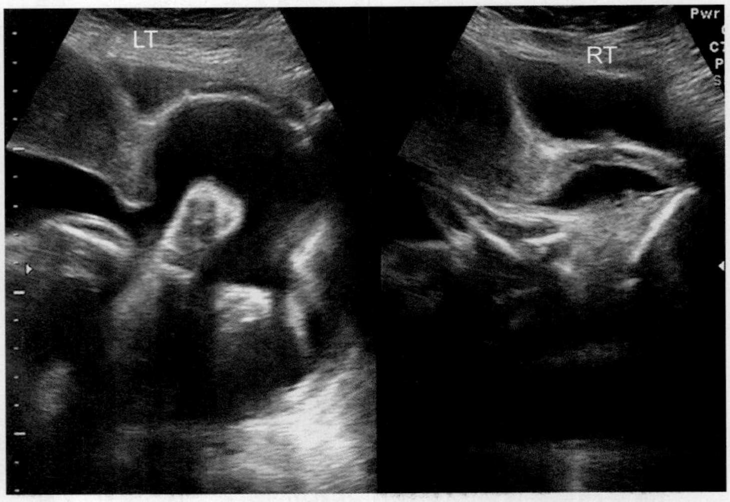

图3-1-35 宫颈机能不全

妊娠29⁺周，宫颈极大扩张，部分胎体位于阴道内

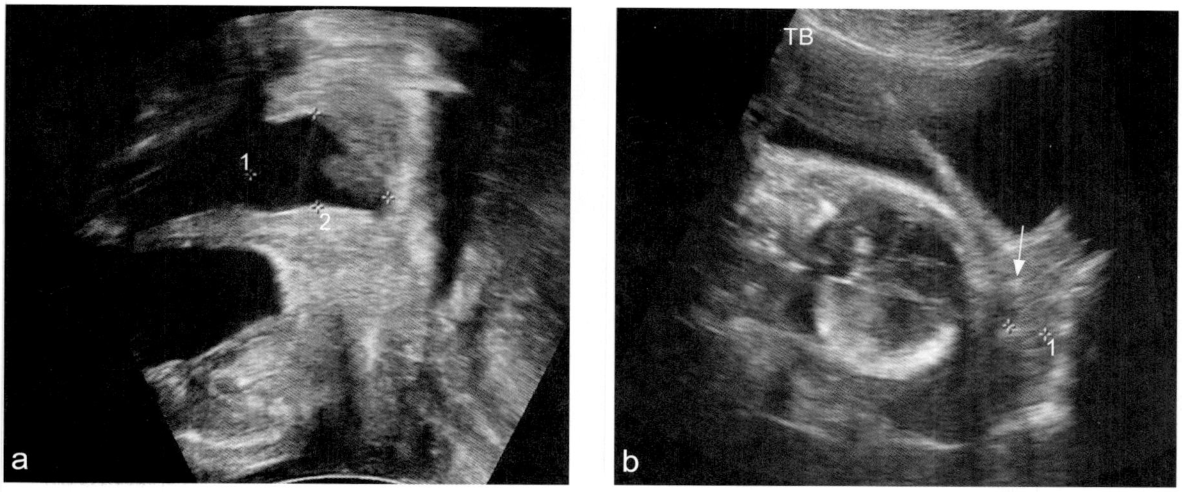

图3-1-36 宫颈机能不全

a. 妊娠22⁺周，宫颈扩张，羊膜囊突入于颈管（测量键）；b. 同一病例，宫颈缝扎术后，妊娠27⁺周，显示宫颈外口关闭（测量键）。可见宫颈前唇内的缝线（箭头）

【鉴别诊断】

1. 异位妊娠时宫腔内假妊娠囊 流产与异位妊娠的鉴别非常重要。宫外孕病例有时宫腔内会出现假妊娠囊（pseudo sac），会误诊为宫内妊娠流产。鉴别要点是真妊娠囊位于子宫内膜内，其一侧见宫腔线；而假妊娠囊位于宫腔内，囊壁是子宫内膜。真妊娠囊有双环征，假妊娠囊多数无双环征。另外，宫外孕时有附件包块，有时还可探及腹盆腔内游离液体（见本章第二节）。然而有时鉴别仍然较困难。

2. 双胎之一消失 有时双绒毛膜囊双胎妊娠其中一胎未能继续正常发育而流产。临床上，患者会出现少量阴道流血等流产症状或无症状。此时声像图可显示一大一小两个妊娠囊，大妊娠囊内胚芽胎心正常，小妊娠囊内未见胚芽。多数双绒毛膜囊双胎之一消失所存活的一胎仍能正常生长发育（见第五章第三节）。

3. 葡萄胎 葡萄胎也是先有停经史，继之发生阴道流血。典型的葡萄胎声像图不难诊断，子宫增大，大于停经周数。宫腔内未见正常妊娠囊及胚胎，显示为多个密集小无回声区（见第四章第四节）。不典型葡萄胎可能在胎盘内见一个至数个较大囊腔，易与难免流产相混淆，尤其是难免流产胎盘出现退行性病变时。部分性葡萄胎有时还能见到胚胎。葡萄胎的特点还有患者早孕反应一般较重，血β-hCG明显过高。

4. 月经失调 有些月经失调也有不规则阴道流血表现，但超声检查宫内、宫外不存在妊娠囊回声，且血β-hCG也在正常范围。

【预后】

先兆流产如果妊娠囊、卵黄囊、胎儿发育正常，胎心搏动正常，一般有希望继续妊娠。患者应卧床休息、禁止性生活，也可适当用些安胎药。绒毛膜下血肿若出血停止，血肿也会渐渐缩小和消失，声像图上见血肿由开始时的中强回声变为中低回声甚至无回声（见图3-1-5，图3-1-6，图3-1-37）。但较大的血肿吸收的时间也较久（图3-1-38）。

难免流产和不全流产则应尽快使胚胎、胎盘组织排出。失血多的要给予补液、输血等。

宫颈机能不全若不事先予以宫颈缝扎，发生晚期流产和早产的几率会很高。对以往有晚期流产或早产史的孕妇，再次妊娠后可在11～13周宫颈扩张之前就进行宫颈缝扎术（见图3-1-36，图3-1-39）；或在14～24周之间每两周测量一次宫颈长度，在＜25mm时缝扎宫颈。

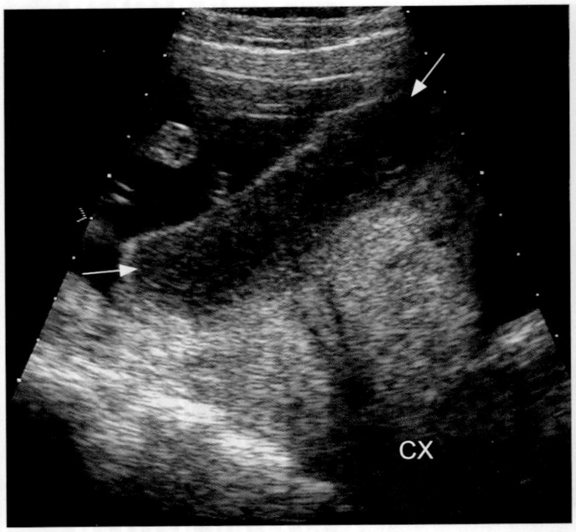

图3-1-37 绒毛膜下血肿

妊娠16⁺周，位于宫腔下方的陈旧性绒毛膜下血肿（箭头所示），呈低回声囊性结构

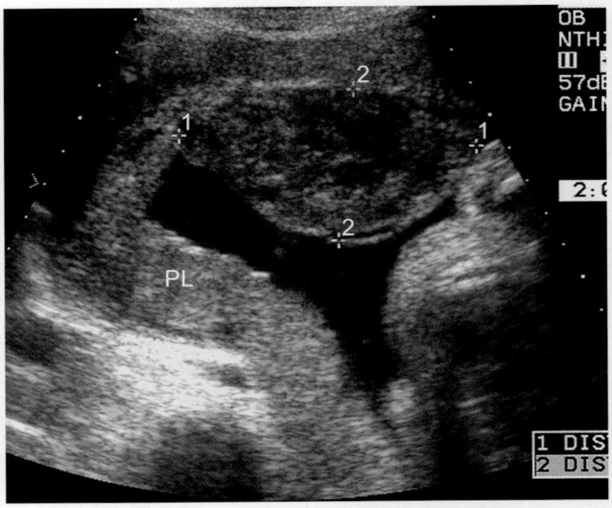

图3-1-38 绒毛膜下血肿

前壁较大的绒毛膜下血肿（测量键），胎盘位于后壁（PL）

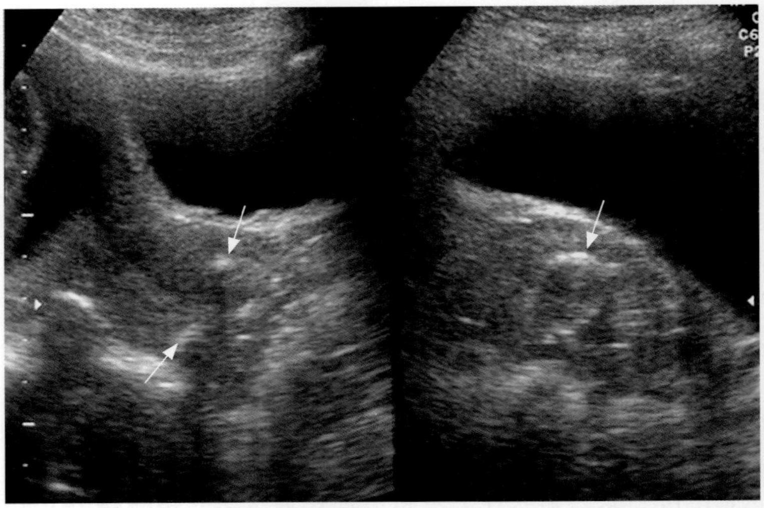

图3-1-39 宫颈机能不全

有宫颈机能不全流产病史的孕妇，再次妊娠时，于中孕早期进行宫颈缝扎术。箭头显示环扎缝线。左侧图像为宫颈纵切，右侧图像为宫颈外口水平横切

第二节 异位妊娠

当孕卵在子宫腔以外的部位着床发育，称异位妊娠（ectopic pregnancy），也叫宫外孕。包括输卵管妊娠、卵巢妊娠、宫角妊娠、宫颈妊娠、腹腔妊娠、残角子宫妊娠、剖宫产瘢痕妊娠等。异位妊娠的发生率约为1∶50～1∶300，其中，以输卵管妊娠最为常见，占95%～98%。

【病因及病理】

各种原因引起的输卵管功能性或器质性病变，如慢性输卵管炎、输卵管发育不全、发育异常、输卵管手术后和盆腔子宫内膜异位症等，使受精卵经过输卵管时受到阻碍、时间延长，不能按时将受精卵运送到宫腔而在输卵管内种植着床。宫内放置节育器后也可能引起慢性输卵管炎。一侧的卵巢排卵后未向同侧输卵管移行而向对侧移行，称孕卵游走。移行时间的延长使孕卵发育到着床阶段时仍未抵达宫腔，便就地着床，引起了输卵管妊娠、腹腔妊娠、对侧卵巢妊娠等。

病理上，输卵管妊娠最为常见。其中，尤以输卵管壶腹部居多，占55%～60%。其次，峡部约占20%～25%。再次之为伞端约占17%。间质部最少见，仅占2%～4%。

孕卵着床于输卵管后，由于输卵管黏膜不能形成完整的蜕膜层，孕卵的滋养层便直接侵蚀输卵管肌层和肌层微血管，引起局部出血。输卵管管壁薄弱，管腔狭小，不能适应胚胎的生长发育，发展到了一定程度即可发生输卵管妊娠流产或输卵管妊娠破裂。

输卵管妊娠流产是指妊娠囊向管腔突出并突破包膜，妊娠囊与管壁分离，落入管腔，经输卵管逆蠕动排至腹腔。输卵管妊娠流产有完全及不完全两种，完全流产时腹腔内出血不多，不完全流产时由于滋养细胞继续侵蚀管壁形成反复出血。由于输卵管肌层的收缩力较差，开放的血管不易止血，盆腔内形成血肿。偶尔，输卵管妊娠流产至腹腔内后，胚胎仍然存活，绒毛组织附着于腹盆腔内的其他器官重新种植而获得营养，胚胎继续生长，最终形成腹腔妊娠。

输卵管妊娠破裂是指妊娠囊向管壁方向侵蚀肌层及浆膜，最后穿通浆膜而破裂，往往出血量很大。若短时间内大量出血病人则可迅速陷入休克状态；若反复出血则在盆腔内形成血肿。血肿可机化吸收，亦可继发感染化脓。

壶腹部妊娠当以流产为多见，一般发生在妊娠第8～12周。峡部妊娠因管腔狭小，多发生破裂，而且时间较早，大多数在妊娠第6周左右出现体征。间质部妊娠与宫角妊娠的部位相当接近，且相对少见，但后果很严重，其结局几乎都是破裂。由于该处肌层较厚，故破裂较迟，多在妊娠4个月时发生。又因周围血供丰富，故破裂后出血甚多，往往在极短时间内发生致命性腹腔内出血。

剖宫产瘢痕妊娠破裂的机会极高，可发生在任何孕周。

【临床表现及检查】

宫外孕临床表现主要有停经、腹痛及阴道流血。早期宫外孕可能无症状，一般腹痛及阴道流血多发生在妊娠6～8周。输卵管妊娠流产、破裂等都可引起腹痛，还可伴恶心、呕吐、肛门坠胀感等等。腹腔内急性大量出血往往由宫外孕破裂造成，血容量的急剧减少可引起晕厥甚至休克。患者可有阴道流血，但一般不很多。有时虽然宫外孕已破裂，腹腔内出血也很多，但阴道内流血仍为少量，与内出血量及症状不成比例。

妇科检查子宫饱满，但小于停经周数。宫颈举痛明显，一侧附件可触及软包块。腹盆腔内出血时，腹肌紧张，附件触痛明显，子宫有漂浮感，移动性浊音阳性。出血较多时患者呈贫血貌，大量出血时面色苍白，表现出休克症状。

【诊断】

目前，超声是诊断宫外孕的主要方法，声像图上，宫外孕的特征有：

1. 宫腔空虚　宫腔内未见妊娠囊，内膜较厚（图3-2-1a、b，图3-2-2a，图3-2-7a）。经阴道超声一般在末次月经后5周就能见到宫内妊娠囊，尽管此时还不能见到妊娠囊中的胚芽和胎心搏动。但若见到卵黄囊，就可以肯定宫内妊娠的诊断（自然妊娠者宫内、宫外同时妊娠的机会极小）。宫外孕时子宫内膜呈蜕膜样反应，有时高分泌型的内膜可分泌少量液体积聚在宫腔内，或是宫腔内存有少量血液，此时声像图上也可显现一小囊状结构，称假妊娠囊（pseudo cac）（图3-2-3a，图3-2-5a）。有报道异位妊娠时，宫腔内假妊娠囊的出现率高达10%～12%及13%～48%。真假妊娠囊的鉴别要点是：真妊娠囊位于子宫内膜内，假妊娠囊位于宫腔内；真妊娠囊周围有发育良好的绒毛，呈“双环征”（见第一章第二节），假妊娠囊的囊壁是子宫内膜，无典型双环征；真妊娠囊为独立的囊，与颈管不通，假妊娠囊是游离液体，其形态常取决于宫腔的形态，有时可一直延续至颈管内。然而，有时真、假妊娠的鉴别仍不容易，尤其是较小的假妊娠囊。

2. 附件包块　子宫外、附件处、卵巢旁发现包块回声，多数为混合性包块。如果异位妊娠尚未发生流产或破裂，有时在包块内能见到妊娠囊，甚至卵黄囊、胚芽及胎心搏动（图3-2-1a、b，图3-2-3b、c，图3-2-4a、b，图3-2-5b）。有人描述输卵管妊娠的妊娠囊呈“甜圈圈”（donut）样，其特征是较厚的中强回声环围绕着一个小的无回声区，有一定的立体感（图3-2-1a、b，图3-2-3b，图3-2-5b，图3-2-8a）。若输卵管妊娠流产或破裂，混合性包块往往较大，包块内主要是血块、流产或破裂后的妊娠组织以及输卵管、卵巢结构（图3-2-2b）。输卵管妊娠的附件包块经阴道超声检查比经腹超声检查更易观察。宫外孕包块的径线

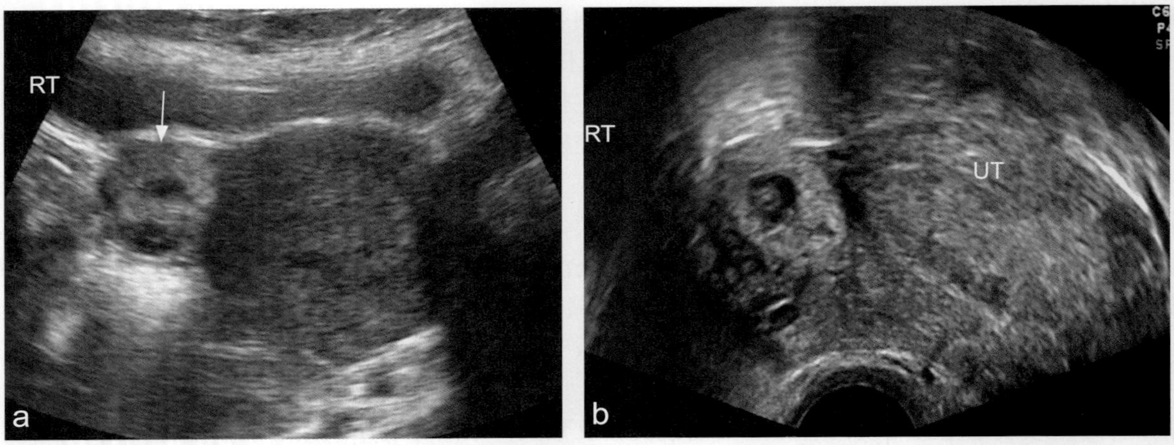

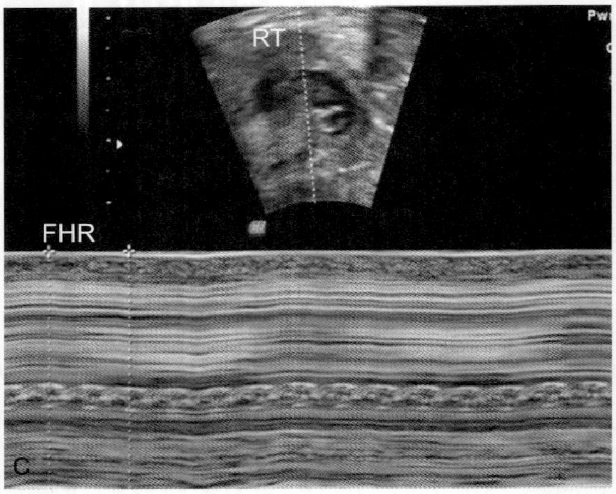

图3-2-1 输卵管妊娠

a. 停经7^{+}周，经腹壁超声，宫腔内未见妊娠囊，见一混合性包块位于子宫右侧（箭头）；b. 同一病例，经阴道超声，清晰显示右侧包块为妊娠囊，周围强回声绒毛膜环，中央见胚芽。宫腔空虚（UT），内膜增厚；c. 同一病例，M超显示妊娠囊内胚芽存在原始心管搏动

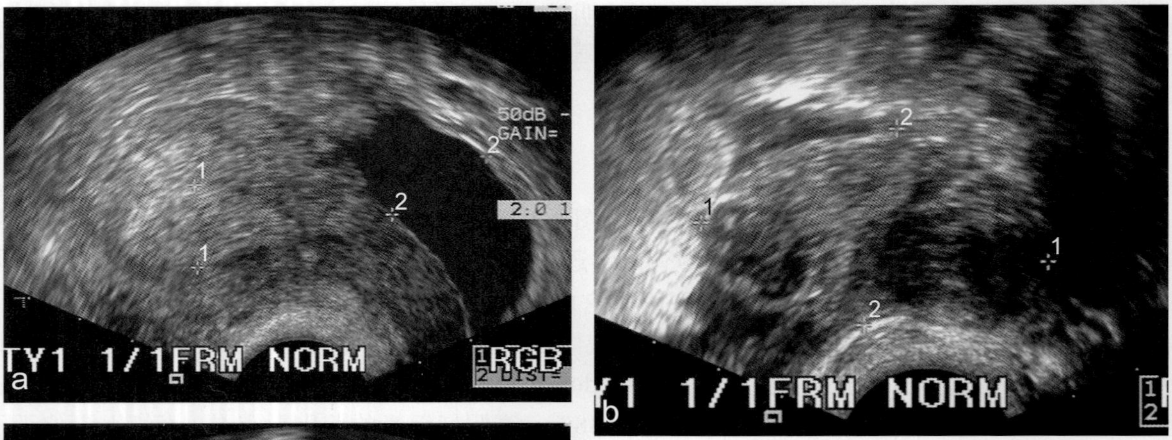

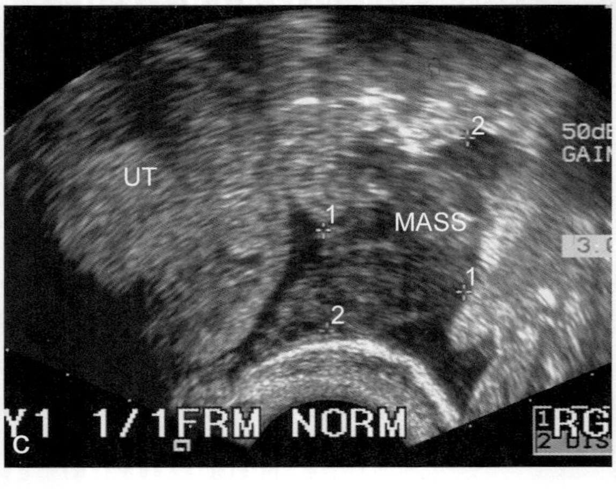

图3-2-2 异位妊娠

a. 停经4^{+}周，宫腔内未见妊娠囊，子宫内膜增厚（测量键1），子宫直肠陷窝见游离液体（测量键2）；b. 同一病例，子宫一侧显示存在不规则混合性包块（测量键）；c. 同一病例，显示包块较大，内部回声不均匀（MASS），未见明显妊娠囊样结构

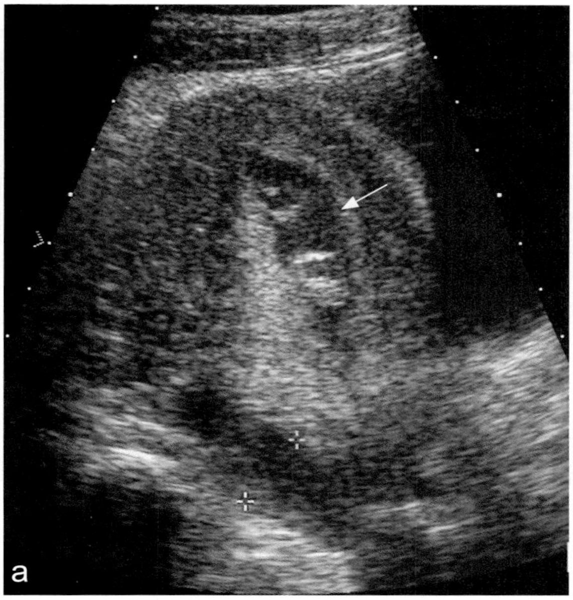

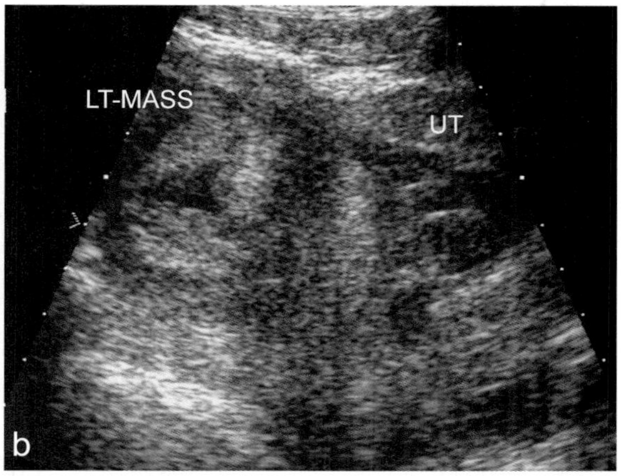

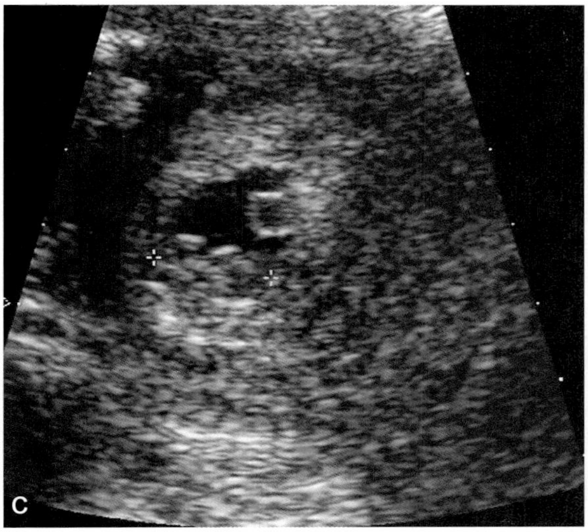

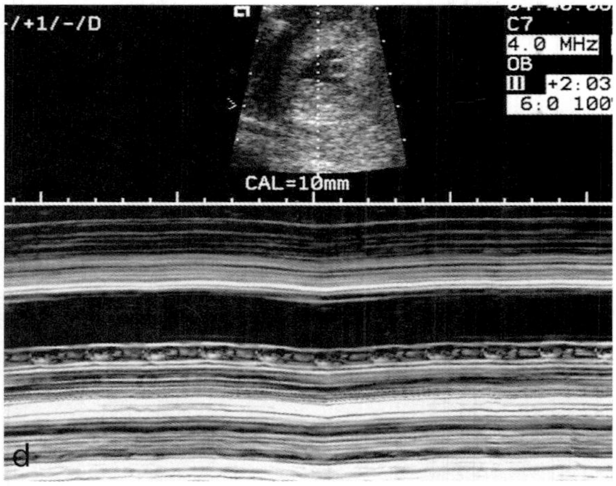

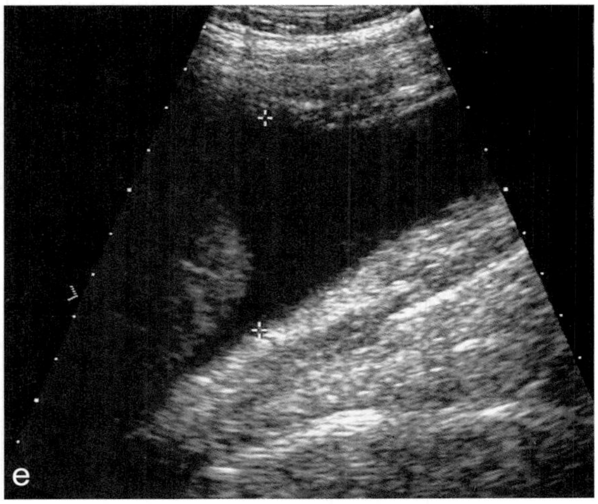

图3-2-3　输卵管妊娠

a. 停经8⁺周，宫腔内见囊性结构（箭头所示）。其内见不规则中强回声结构。子宫直肠陷窝见游离液体（测量键）；b. 同一病例的子宫（UT）左侧显示混合性包块（LT-MASS），其内见囊腔；c. 同一病例，对囊腔放大显示后，发现内有胚芽（测量键）及卵黄囊（胚芽上方）；d. 同一病例，M型超声显示胚芽存在胎心搏动；e. 同一病例，显示腹腔内存在游离液体（测量键）

常很不一致，在早期未流产未破裂病例中包块可小至仅1cm左右。当大量血块与附件交织在一起时，包块可达10cm以上。

间质部妊娠或宫角妊娠时胚囊多位于一侧宫角处，表现为妊娠囊远离宫腔，妊娠囊与宫腔之间有肌层相隔，有时肌层内的弓状动脉也能清晰显示。但是妊娠囊周围的子宫肌层则很薄（图3-2-6，图3-2-7b，图3-2-8a、b，图3-2-9a）。

剖宫产瘢痕妊娠在早孕期的声像图表现为宫腔空虚，妊娠囊位置明显低下，位于子宫下段峡部前壁内，也就是以前剖宫产切口处的肌层内，妊娠囊与子宫前壁浆膜距离很近（图3-2-10，图3-2-11）。但如果剖宫产瘢痕妊娠维持至中孕期而尚未破裂，超声将难以观察周围的子宫壁状况，漏诊率极高。

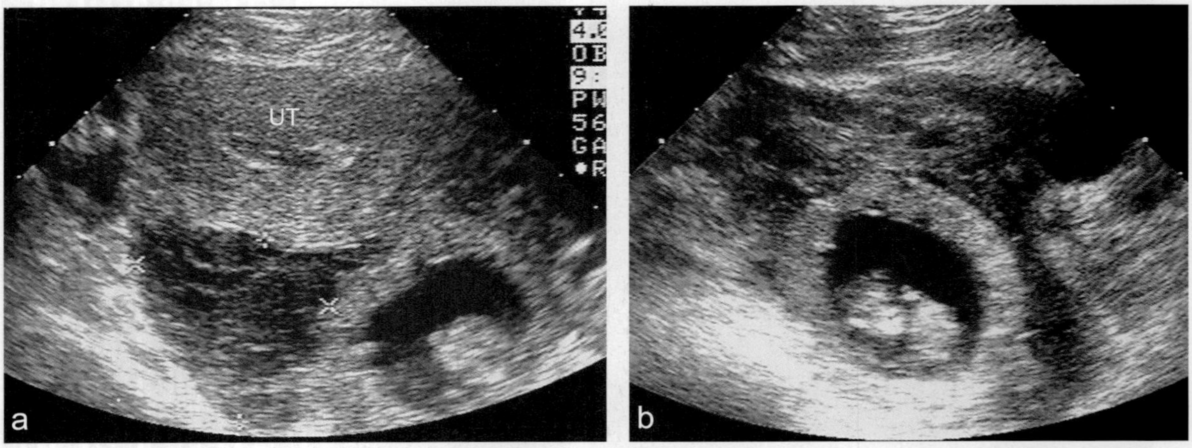

图3-2-4 输卵管妊娠

a. 停经9⁺周，宫腔内未见妊娠囊，仅见回声较透亮的内膜（UT）回声，子宫后方见液性暗区（测量键），其右侧见混合性包块回声；b. 同一病例右侧包块内探及妊娠囊、胚胎及胎心搏动

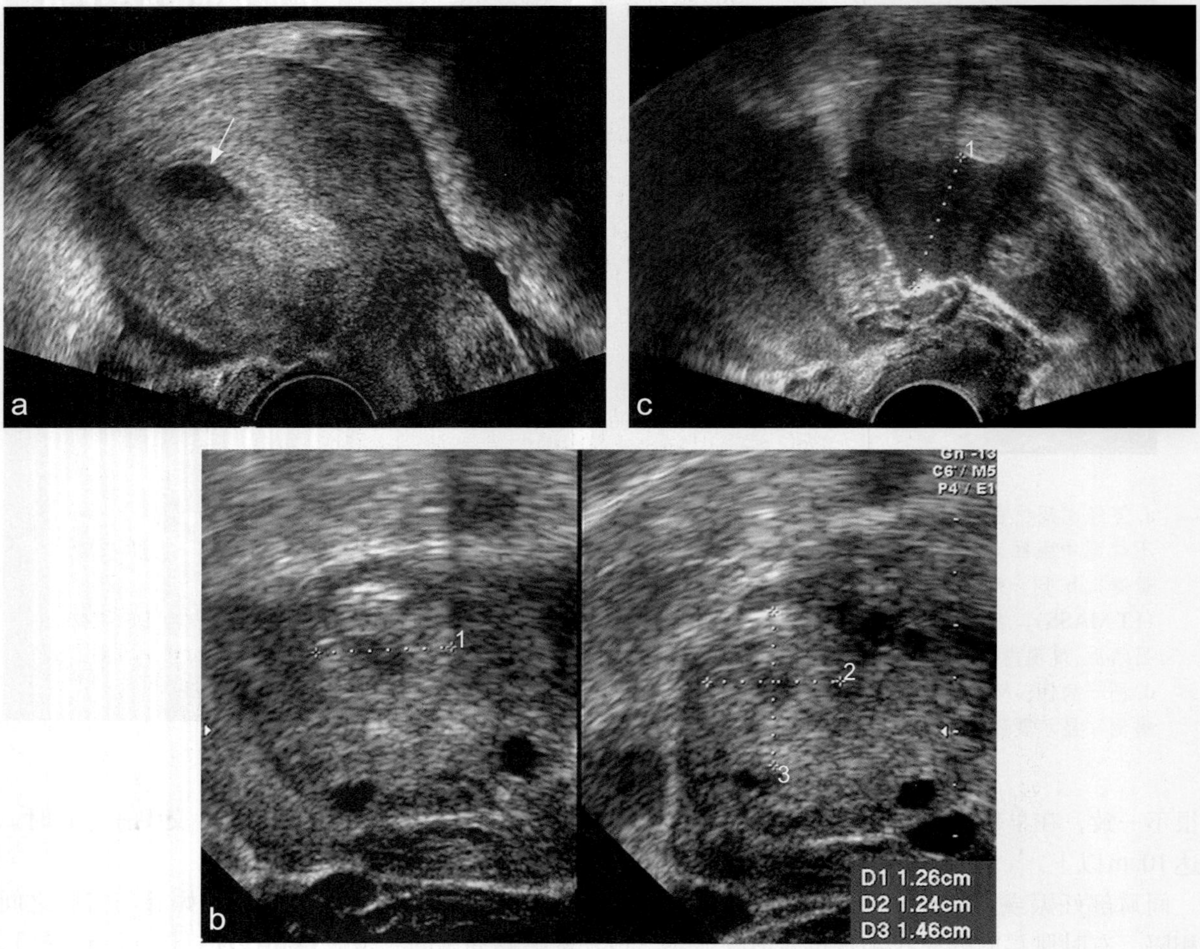

图3-2-5 卵巢妊娠

a. 停经10⁺周，宫腔内未见正常妊娠囊，见一低回声结构，周围无双环征（箭头所示）；b. 同一病例，一侧卵巢增大，内见强回声环状结构（测量键）；c. 同一病例，子宫直肠陷窝见游离液体（测量键）

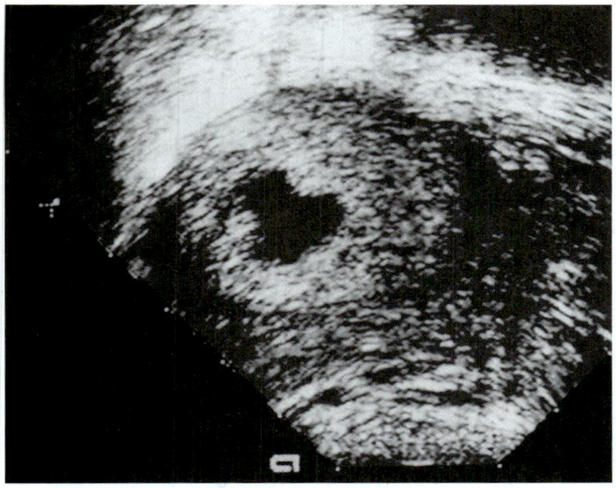

图3-2-6 间质部妊娠
子宫一角突起，内见有不规则囊状结构，为妊娠囊，周围强回声环为绒毛组织

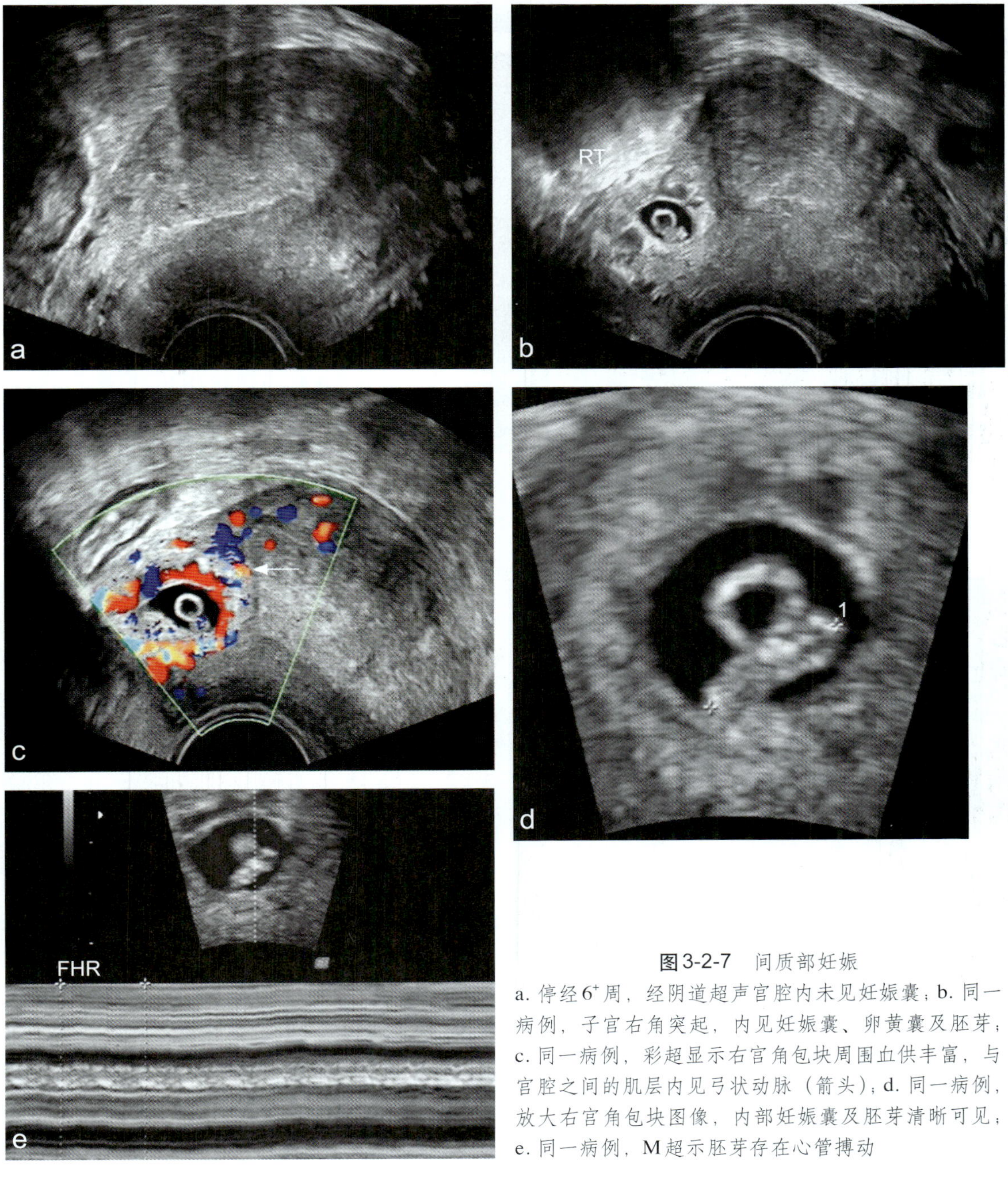

图3-2-7 间质部妊娠
a. 停经6⁺周，经阴道超声宫腔内未见妊娠囊；b. 同一病例，子宫右角突起，内见妊娠囊、卵黄囊及胚芽；c. 同一病例，彩超显示右宫角包块周围血供丰富，与宫腔之间的肌层内见弓状动脉（箭头）；d. 同一病例，放大右宫角包块图像，内部妊娠囊及胚芽清晰可见；e. 同一病例，M超示胚芽存在心管搏动

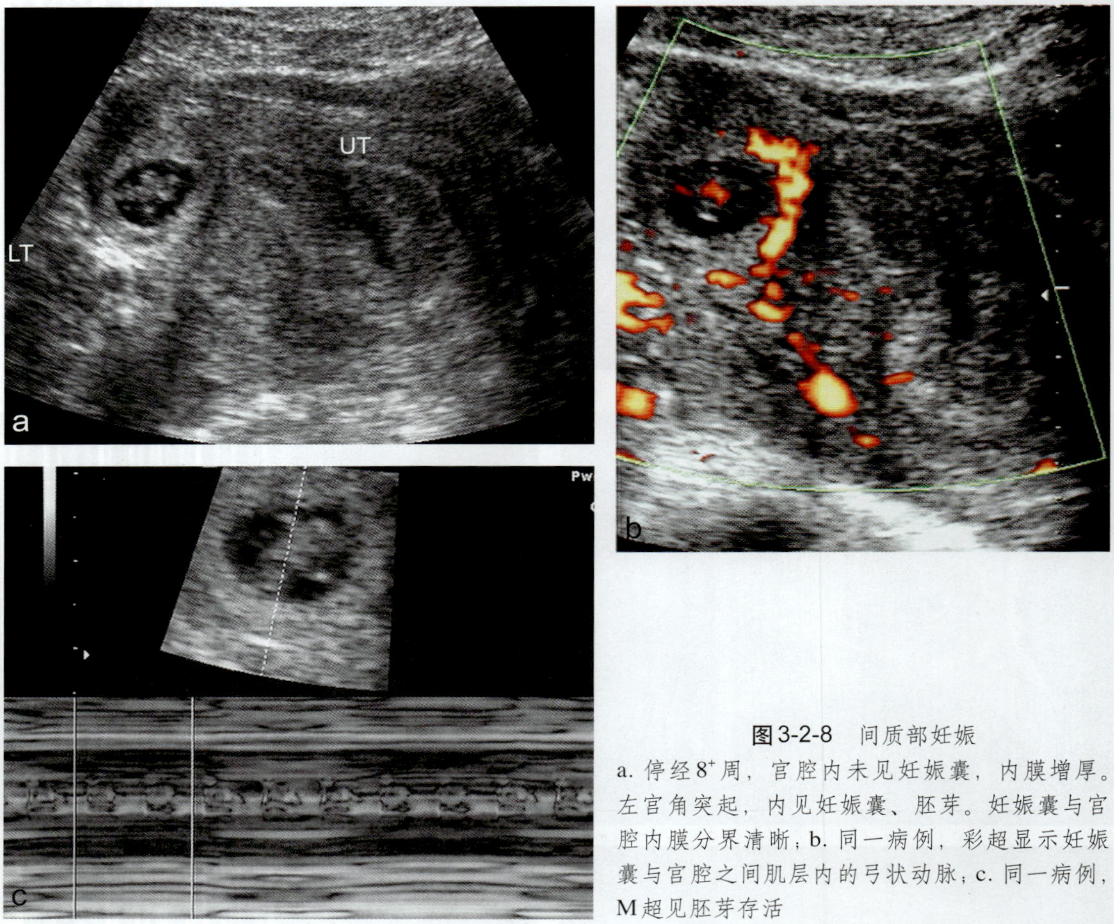

图3-2-8 间质部妊娠

a. 停经8^+周，宫腔内未见妊娠囊，内膜增厚。左宫角突起，内见妊娠囊、胚芽。妊娠囊与宫腔内膜分界清晰；b. 同一病例，彩超显示妊娠囊与宫腔之间肌层内的弓状动脉；c. 同一病例，M超见胚芽存活

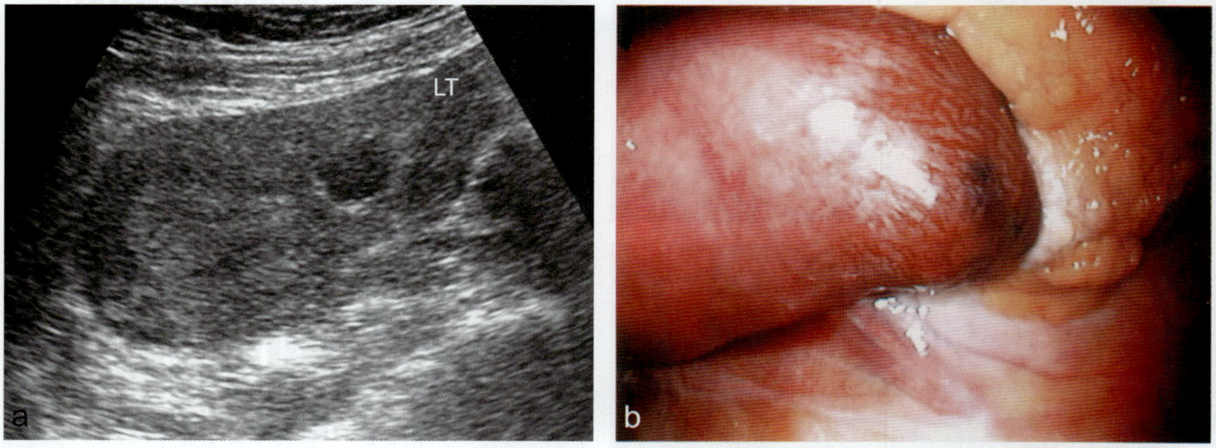

图3-2-9 宫角妊娠

a. 停经7^+周，左宫角突起（LT），内见妊娠囊样结构；b. 同一病例，腹腔镜检查证实左宫角妊娠

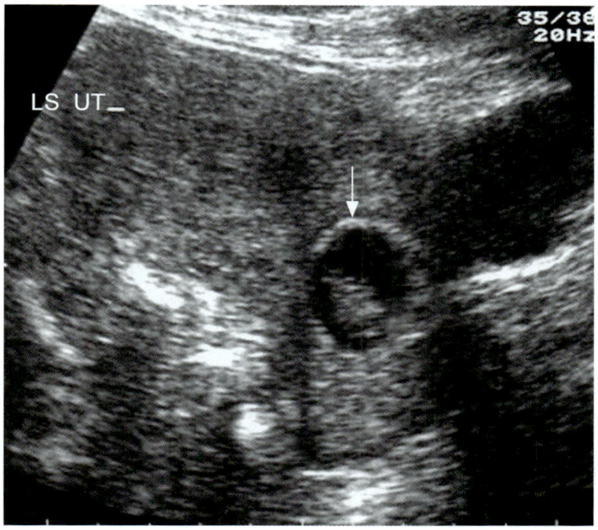

图3-2-10 剖宫产瘢痕妊娠

停经8⁺周，宫腔空虚（LS-UT），妊娠囊位于子宫下段峡部前壁肌层内（箭头），妊娠囊与子宫前壁浆膜距离很近

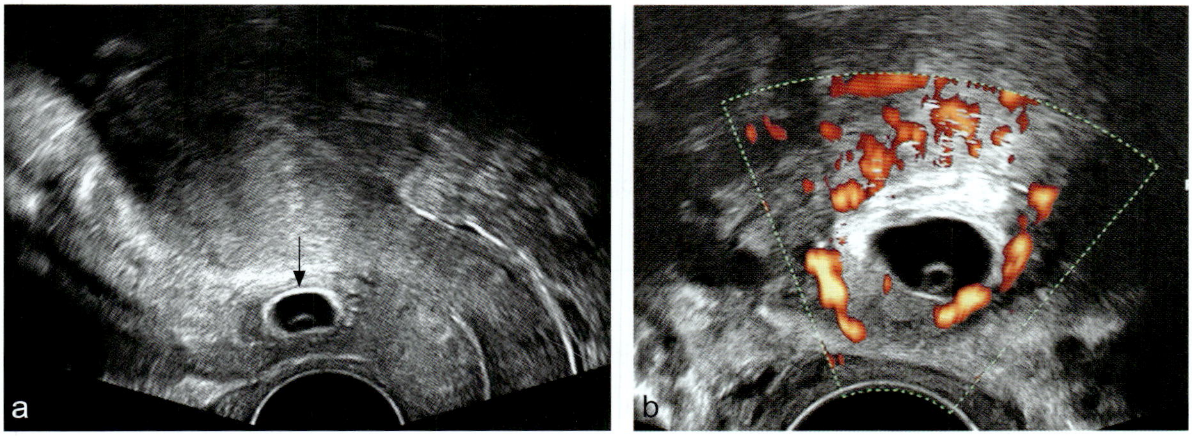

图3-2-11 剖宫产瘢痕妊娠

a. 停经6⁺周，经阴道超声，显示妊娠囊位置低，且位于峡部前壁肌层内（箭头）；b. 同一病例，妊娠囊周围血供丰富，内见卵黄囊

3. *盆腹腔游离液体* 异位妊娠流产或破裂后，血液积聚在盆腹腔内。声像图上可见子宫直肠陷凹游离液体（图3-2-2a，图3-2-4a，图3-2-5c）。若出血量较多，子宫及包块周围出现大量游离液体，病人仰卧位时，游离液体出现在腹腔内（图3-2-3e）。

有报道86%的宫外孕病人第一次超声检查就能作出明确诊断，经过一次或多次超声检查95%的宫外孕病人都能获得检出。超声诊断异位妊娠的特异性为99.7%。另一组一次或数次经阴道超声检查，诊断异位妊娠的敏感性可达100%，特异性98.2%，阳性预测值98%，阴性预测值100%。其中，未破裂宫外孕占66%，其内见胎心搏动的宫外孕占23%。可见，超声是发现及诊断宫外孕的极好手段，但也常常需要一次以上的复查。

腹腔镜下超声，可以发现极早期的异位妊娠。有报道利用腹腔镜超声探头（7.5 MHz），成功诊断出了非常早期的输卵管壶腹部妊娠。

血β-hCG是辅助诊断宫外孕的一个有效方法。虽然大多数病例经超声检查，特别是经阴道超声检查可清楚识别宫内妊娠或宫外妊娠，但还有一小部分病人超声检查后既不能肯定宫内妊娠，也不能排除宫外妊娠。这些病人中多数孕周界于4～6周，有人称这段时期为"妊娠盲区"。处于这段时期有时超声不能识别和作出妊娠诊断。而血β-hCG定量分析可相对准确地判断孕龄。停经4～6周超声宫内未见妊娠囊，妊娠试验阳性、血β-hCG＞750mIU/ml、有腹痛、阴道流血者，须高度怀疑异位妊娠，尤其是当超声提示可疑有附件肿块存在时。早期宫内妊娠流产，妊娠囊变形塌陷时声像图也难以识别，24小时至48小时后重复β-hCG定量测定，如果测值呈上升趋势并超过750mIU/ml，不管超声是否见到异位妊娠，都应当考虑进行腹腔镜检查。这里需要指出，很多即将流产的宫内妊娠β-hCG可呈下降趋势，少数异位妊娠β-hCG也呈下降趋势，这可能与种植在输卵管内的妊娠囊绒毛发育不良，或与输卵管妊娠流产型（胚胎死亡）有关。

血孕酮有时也用来判断异位妊娠。与正常妊娠相比，宫外孕患者和异常妊娠患者的血孕酮水平明显偏低。正常妊娠者以孕酮值20ng/ml（63nmol/L）或以上作为标准，其敏感性为92%，特异性为84%。血孕酮测定对鉴别正常妊娠和有并发症的妊娠，其阳性预测值为90%，阴性预测值为87%。若用血孕酮值低于15ng/ml作界限，所有异位妊娠病人（28例）血孕酮都低于15ng/ml，所有正常宫内妊娠者都高于15ng/ml，大部分都高于20ng/ml。94%的异常宫内妊娠者血孕酮含量界于15～20ng/ml之间。

子宫直肠陷凹游离液体是诊断宫外孕的一个标志。输卵管妊娠流产或破裂时，血液积聚在盆腹腔内，最容易积聚的部位是子宫直肠陷凹。有人注意到异位妊娠中，81%的患者可检测到子宫直肠陷凹积液。然而，正常宫内妊娠者中也有22%可以检出到子宫直肠陷凹积液。阴道后穹隆穿刺抽取子宫直肠陷凹内游离液体可证实其是否为不凝固血液，将有助于作出异位妊娠的诊断和鉴别诊断。

腹腔镜目前已被广泛用来诊断及治疗异位妊娠。腹腔镜下可直接观察输卵管是否增粗肿大，盆腔内有无不凝固血液，卵巢等盆腔脏器是否正常。同时，对很多超声已诊断的异位妊娠病例，也可在腹腔镜下进行手术治疗，如输卵管切开去除妊娠物或输卵管切除术等。

图3-2-12为新加坡KK妇幼医院对异常阴道流血患者的诊断处理步骤。

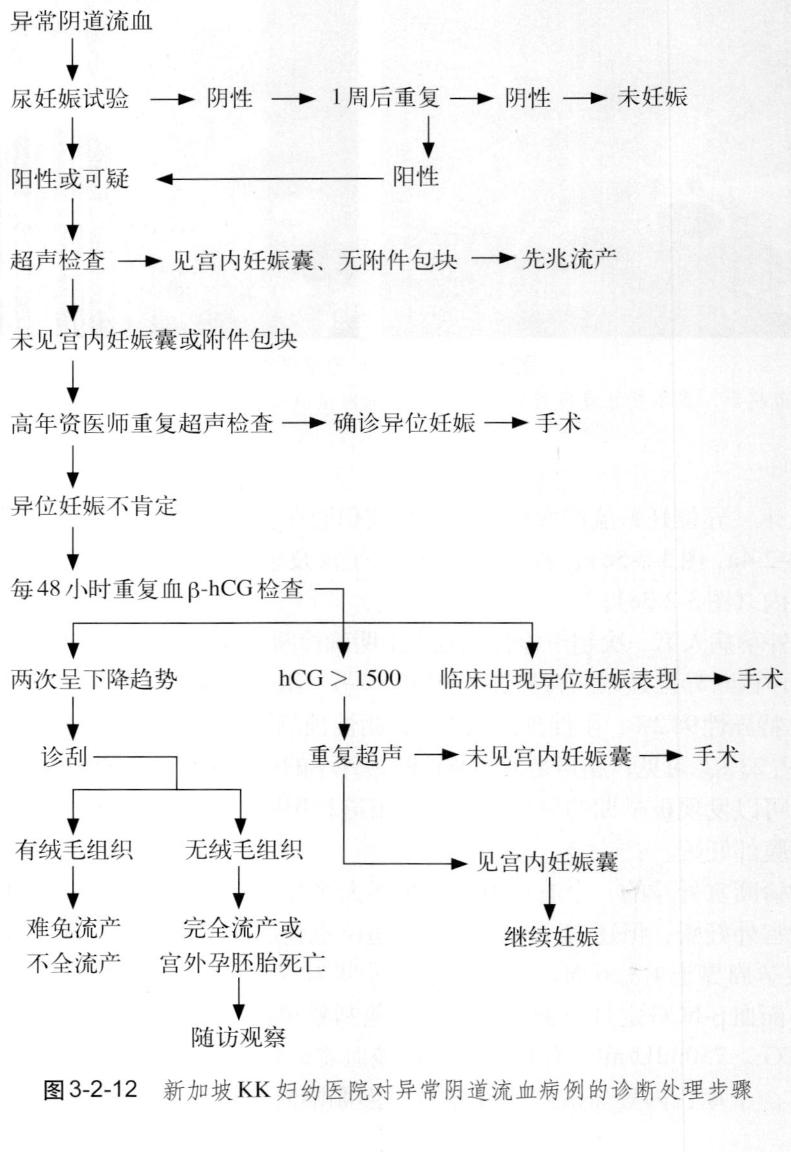

图3-2-12 新加坡KK妇幼医院对异常阴道流血病例的诊断处理步骤

【鉴别诊断】

异位妊娠时的宫内假妊娠囊要与宫内妊娠的真妊娠囊相鉴别。前面已经提到鉴别方法是观察囊的位置、有无双环征、囊的形态结构。但是，当宫内妊娠流产时，妊娠囊也会失去张力、双环征不明显等，此时鉴别有一定困难。

异位妊娠的附件包块或附件包块合并子宫直肠陷凹积液，要与其他非异位妊娠如卵巢内卵泡、卵巢肿瘤、盆腔炎性包块和黄体破裂等的附件包块相鉴别。后者临床表现及声像图酷似异位妊娠破裂。仔细询问病史、测定血β-hCG含量可以协助作出诊断与鉴别诊断。但在急性内出血时，腹腔镜是一项快速诊断及治疗的方法。

有时，宫内妊娠早早孕的妊娠囊偏于宫腔一侧，甚至偏于宫角处，与间质部妊娠或宫角妊娠相似。鉴别要点是妊娠囊内侧与子宫内膜紧贴，之间无肌层相隔（图3-2-13）。

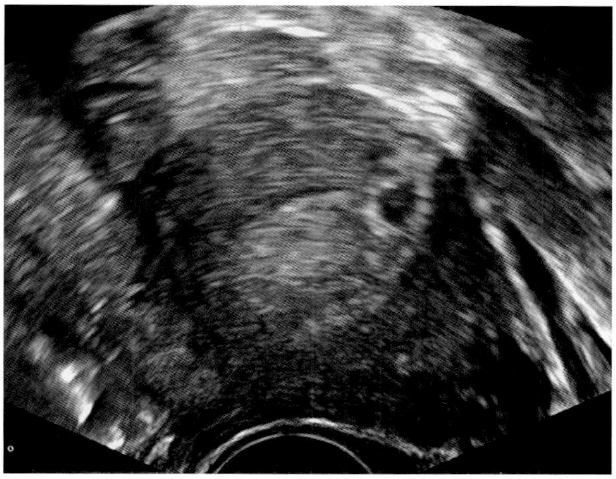

图3-2-13 宫内早早孕
停经6周，妊娠囊位于宫腔偏左宫角处

【预后】

异位妊娠若早发现早处理，预后均很好。处理方法可以在腹腔镜下或剖腹手术中切开输卵管，刮除妊娠物或行输卵管切除术。有时，早期未流产未破裂的输卵管妊娠，或宫角妊娠、剖宫产瘢痕妊娠及宫颈妊娠，也可全身应用甲氨蝶呤（MTX），配合超声监视下向妊娠囊内或胚体内注射氯化钾或MTX，但一般仅用于血β-hCG偏低，估计胚胎已经死亡的病例。之后，还必须密切随访超声及血β-hCG，观察有无异位妊娠破裂的迹象（图3-2-14）。保守治疗成功与否与操作技术、术后观察治疗经验密切相关。

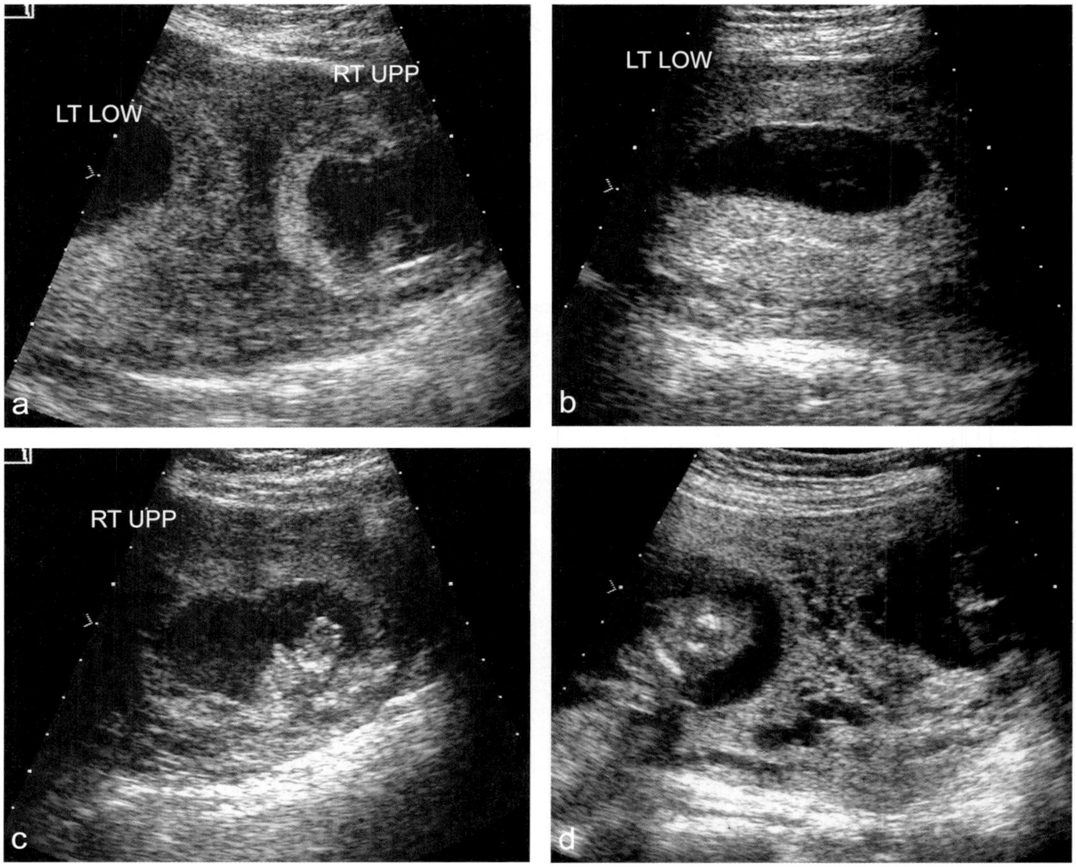

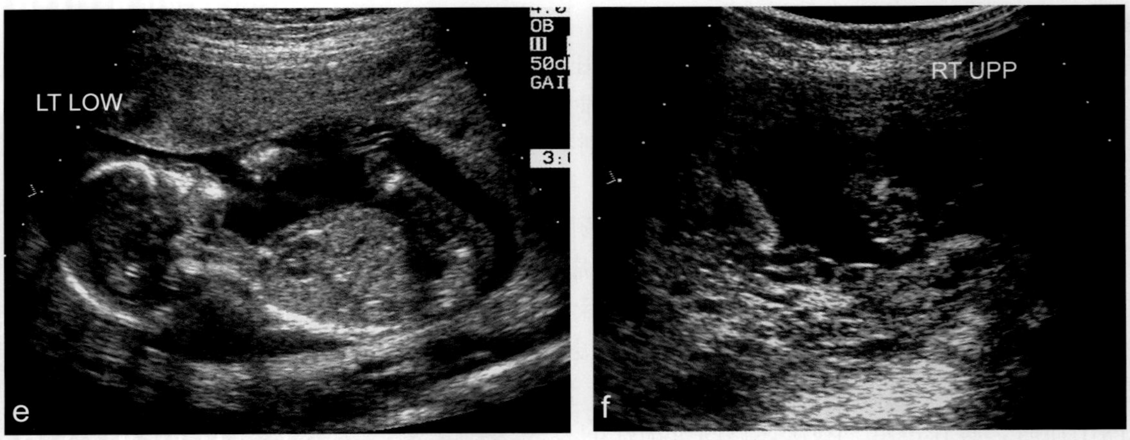

图3-2-14 间质部妊娠

a. 妊娠9^+周，子宫内见两个妊娠囊。左侧妊娠囊位于宫腔正常位置，右侧妊娠囊位置极高（RT UPP），与左侧妊娠囊相距较远。两者之间隔以较厚的子宫肌层回声；b. 同一病例，左侧妊娠囊（LT LOW）周围显示子宫肌层厚度在正常范围；c. 同一病例，右侧妊娠囊位置极高，周围子宫肌层极薄，内见存活胚胎。腹腔镜证实为右侧间质部妊娠，后行超声引导下右侧间质部妊娠胚芽内注入氯化钾处理；d. 同一病例，妊娠16^+周，示宫腔内妊娠囊（左侧）内胎儿正常生长，右侧妊娠囊仍然存在，但明显小于宫内妊娠囊；e. 同一病例，宫腔内妊娠囊内胎儿发育正常；f. 同一病例，右侧间质部妊娠囊（RT UPP）明显小于宫内妊娠囊且囊壁皱缩，胚胎组织回声模糊不清，无胎心搏动

宫外孕破裂大量内出血若不及时手术，病人将很快进入休克状态，严重者可以致死，故及时诊断迅速处理非常重要。

陈旧性宫外孕病人如无明显腹痛症状，血β-hCG下降至正常，月经恢复正常，则无需特殊处理，仅需定期随访包块吸收情况。

第三节　妊娠合并子宫肌瘤、子宫畸形及卵巢肿瘤

在产科临床，妊娠合并子宫肌瘤、子宫畸形及卵巢肿瘤较为常见。其中，最为常见的是子宫肌瘤。很多病人之前并不一定知道自己存在这些问题，直到妊娠后作产前超声检查才发现。

子宫肌瘤可以长在子宫的任何部位，大多为肌壁间肌瘤。妊娠后随着激素的变化，肌瘤一般都会增大，有些肌瘤增长迅速，径线超过10cm甚至20cm。声像图上，肌瘤的回声与未妊娠时的肌瘤回声相似，呈中低、中等回声，圆形或椭圆形。较大的肌瘤内部往往伴有玻璃样变或黏液样变，声像图上可有肌瘤内部回声不均等表现。肌瘤囊性变时内见无回声腔，伴钙化时可见到强回声光点、光斑，后方见声影（图3-3-1～图3-3-6）。巨大的子宫肌瘤可占据盆腹腔的大部分，胎儿常被挤在一边。诊断妊娠合并子宫肌瘤时要注意与妊娠子宫局部肌层收缩相鉴别。后者表现为局部子宫肌层呈球状增厚、隆起，有时酷似子宫肌瘤，早孕期及中孕期初尤其多见。但是，子宫肌层局部收缩所致的团块不像肌瘤那样有清晰的包膜，内部回声也相对较均匀。数分钟后再观察，肌层收缩放松，团块消失（图3-3-7）。

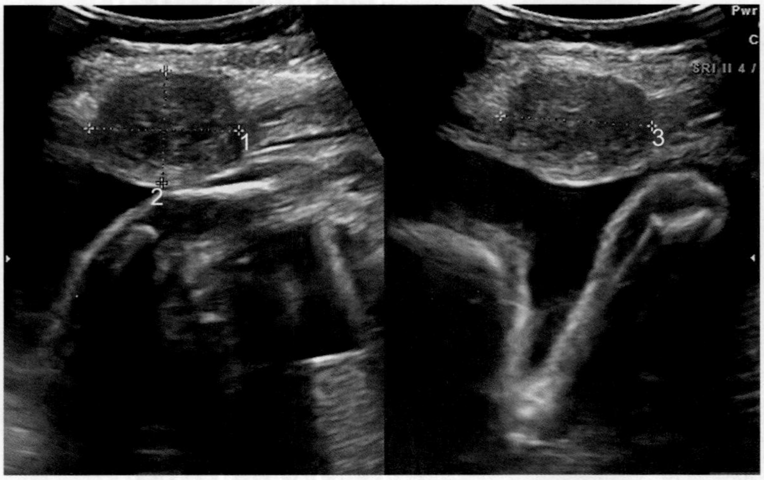

图3-3-1 妊娠合并子宫肌瘤

妊娠31^+周，合并子宫前壁肌瘤（测量键）

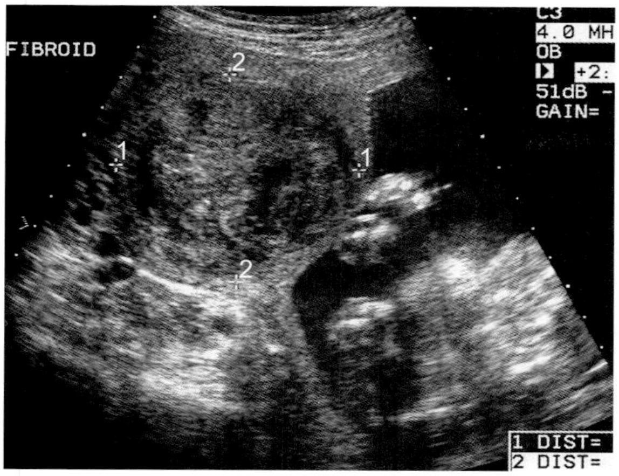

图3-3-2 妊娠合并子宫肌瘤
妊娠20⁺周，肌壁间肌瘤向浆膜下突起（测量键所示）

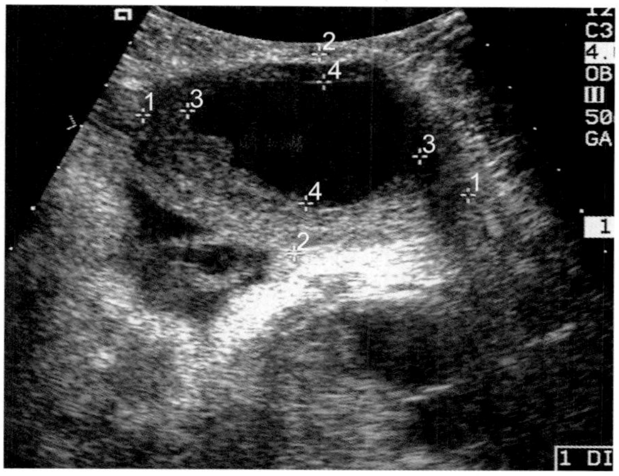

图3-3-3 妊娠合并子宫肌瘤
妊娠36⁺周，前壁肌瘤伴囊性变（测量键所示）

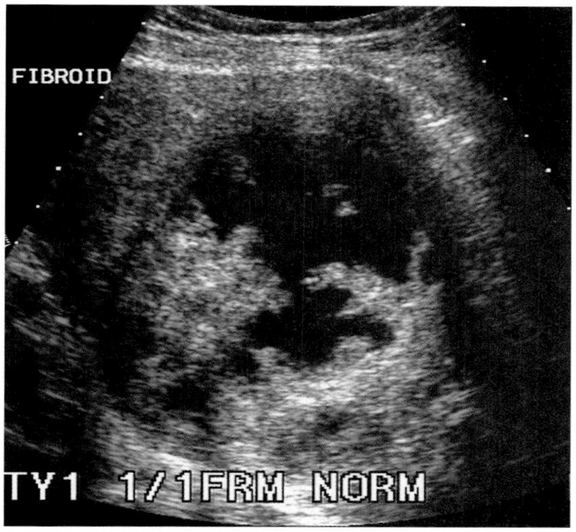

图3-3-4 妊娠合并子宫肌瘤
妊娠19⁺周，大型子宫肌瘤（10⁺cm）伴变性

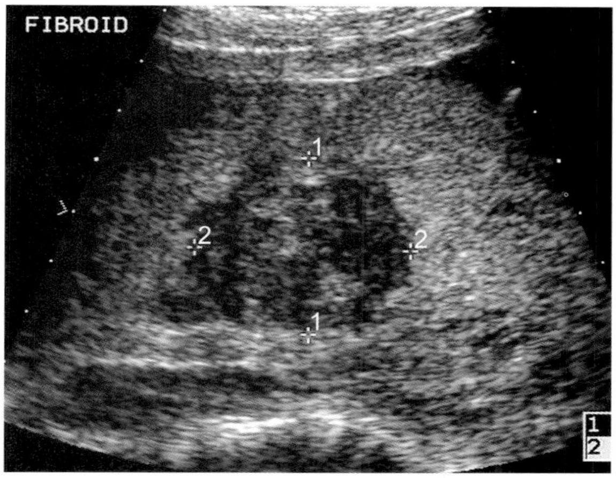

图3-3-5 妊娠合并子宫肌瘤
妊娠21⁺周，后壁肌瘤（测量键），胎盘附着在肌瘤之上

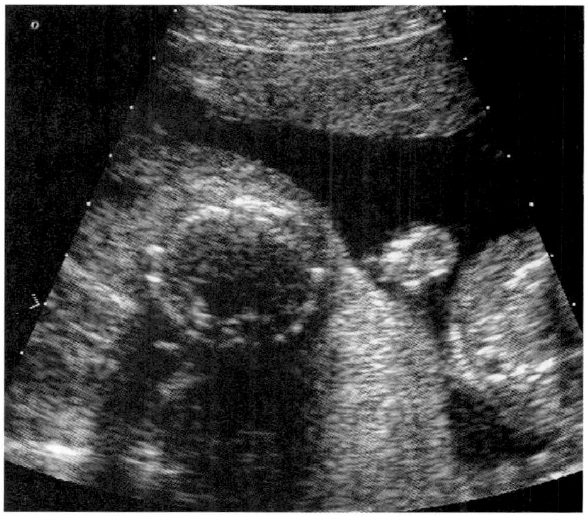

图3-3-6 妊娠合并子宫肌瘤
妊娠20⁺周，后壁肌瘤伴钙化，肌瘤外周见强回声光环，后方伴有声影

一般妊娠合并子宫肌瘤不影响胎儿生长发育，但有时由于肌瘤过大会引起早产。肌瘤红色变性时可出现剧烈腹痛伴发热等症状。肌瘤较大而位置较低时，可能梗阻产道引起难产。胎盘附着在肌瘤上（图3-3-5），产后可能会发生局部子宫收缩不良，子宫壁血窦不能关闭而引发产后出血。

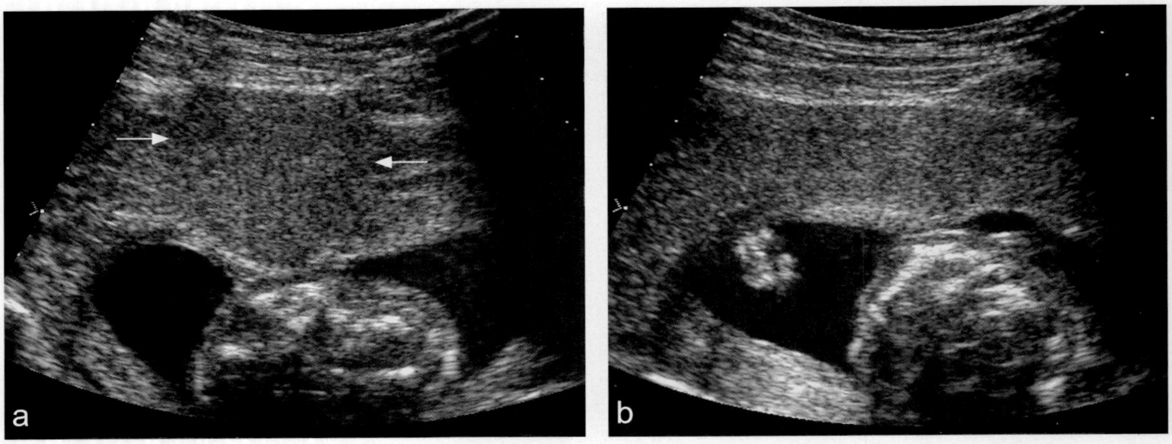

图3-3-7 局部子宫肌层收缩

a. 妊娠19⁺周，前壁肌层局部增厚，呈球样隆起（箭头所示），但边界欠清，内部回声较均匀；b. 同一病例，数分钟后再次重复检查，前壁肌层局部隆起消失

子宫畸形有双子宫、双角子宫、纵隔子宫（完全纵隔及不完全纵隔）、鞍状子宫、单角子宫等。一旦妊娠，声像图上会有一些特殊表现。双子宫畸形一侧妊娠时，见妊娠囊位于一侧宫腔内，而旁边另有一未妊娠子宫。未妊娠子宫常小于妊娠子宫，但形态多较饱满，内膜也较厚（图3-3-8，图3-3-9a），有时宫腔内可有假妊娠囊回声（图3-3-9b）或明显增厚的蜕膜。双角子宫或鞍状子宫早孕期可见宫底表面凹陷（图3-3-10，图3-3-11，图3-3-12a），宫腔底部见有一纵向突起，突向宫腔（图3-3-12b）。妊娠囊或羊膜腔因这一突起而呈现高低起伏现象，有时胎盘也可附着在突起上（图3-3-13，图3-3-14）。子宫畸形合并妊娠有时会引起胎位异常，一般不影响胎儿生长发育。但若伴有子宫发育不良、宫颈发育不良等，可能会引起流产、早产或难产。

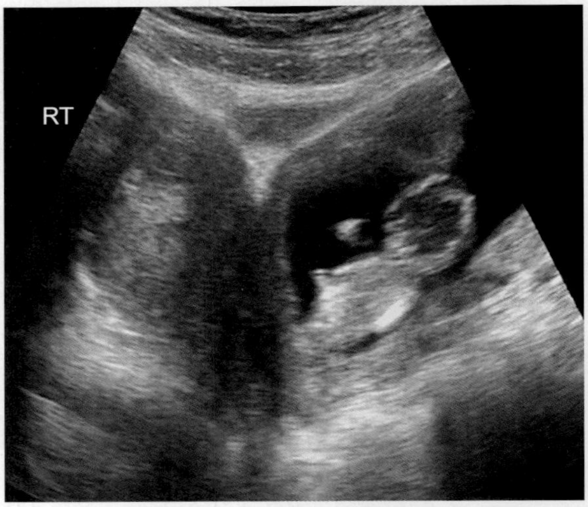

图3-3-8 妊娠合并双子宫畸形

妊娠11⁺周，盆腔内见两个子宫，右侧宫腔空虚（RT），左侧子宫内见胎儿

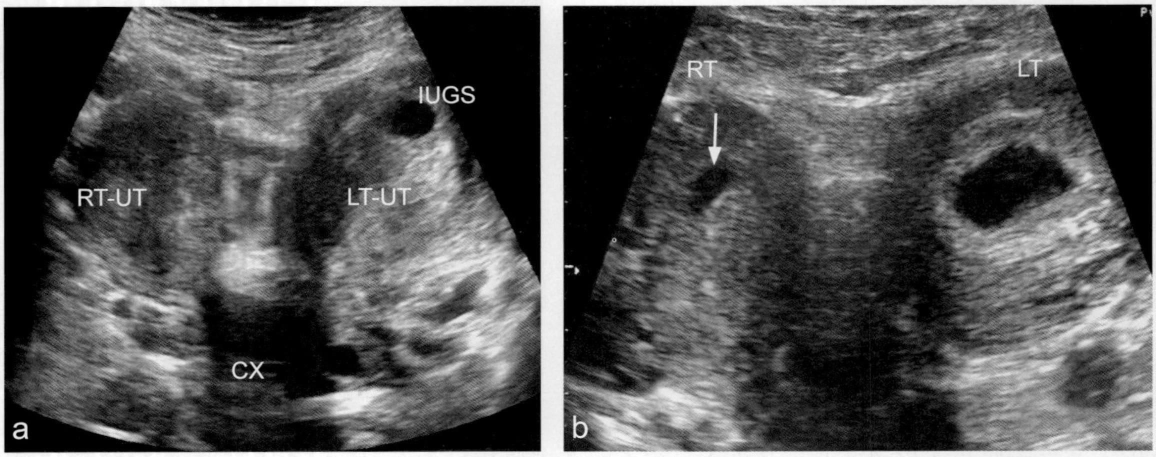

图3-3-9 妊娠合并双子宫畸形

a. 妊娠6⁺周，盆腔内见两个子宫及一个宫颈（CX）。右侧宫腔空虚（RT-UT），左侧子宫（LT-UT）内见妊娠囊（IUGS）；b. 同一病例，右侧宫腔内见假妊娠囊（箭头所示）

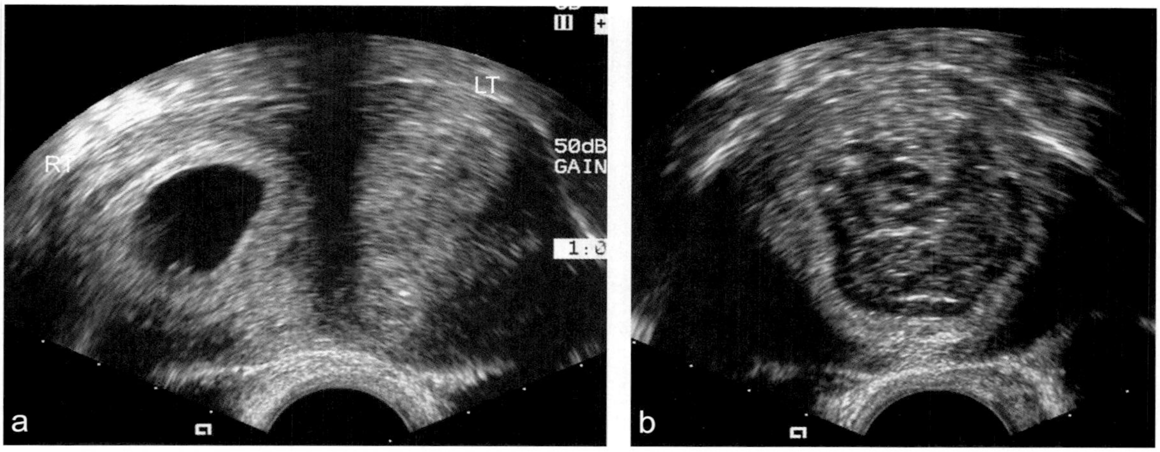

图3-3-10 妊娠合并鞍状子宫畸形

a. 妊娠7⁺周，子宫横切面观（近宫底部）示子宫横径增宽，中央有切迹。宫腔分左、右两个，右侧（RT）宫腔见有妊娠囊回声，左侧宫腔空虚；b. 同一病例，子宫下段横切面观仅见一个宫腔，其内有血块回声，为绒毛膜下血肿

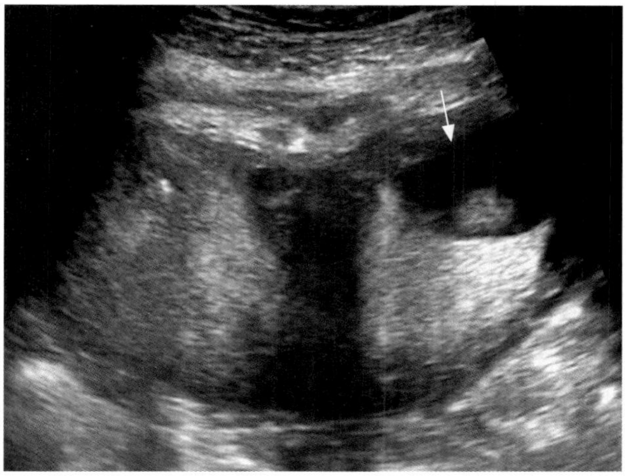

图3-3-11 妊娠合并鞍状子宫畸形

妊娠13⁺周，子宫横径增宽，宫底部中央见切迹。宫腔分左、右两个，左侧宫腔内见妊娠囊（箭头）

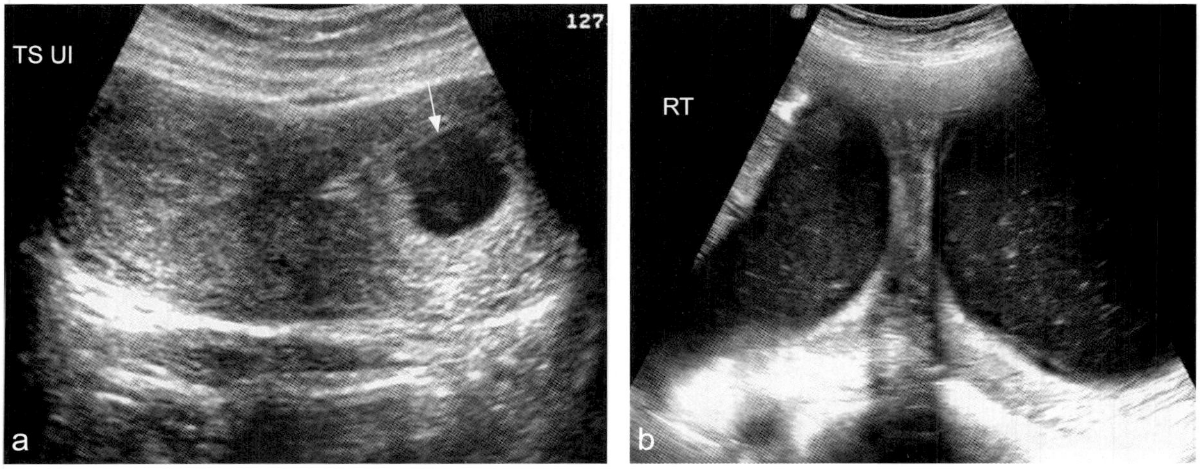

图3-3-12 妊娠合并鞍状子宫畸形

a. 妊娠8⁺周，近宫底部子宫横切面，显示横径增宽，存在左、右两个宫腔，左侧宫腔内见妊娠囊（箭头）；b. 同一病例，妊娠36⁺周，近宫底部子宫横切面，见宫底部不全纵隔突向宫腔

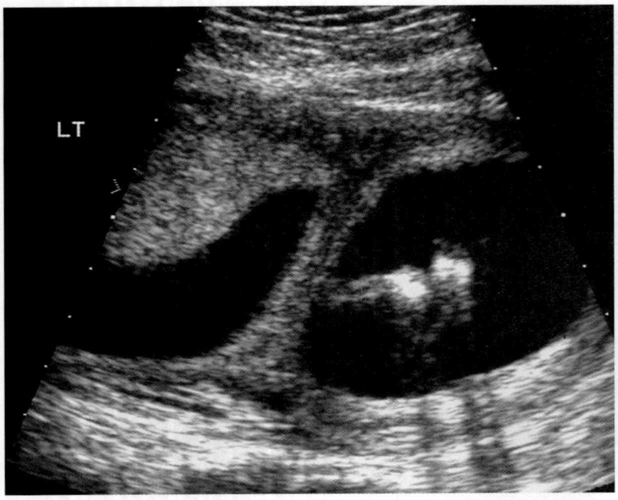

图3-3-13 妊娠合并不全纵隔子宫

妊娠17⁺周，宫底部横切面示子宫中央有垂直纵隔，胎盘附着于左侧前壁宫底部（LT）

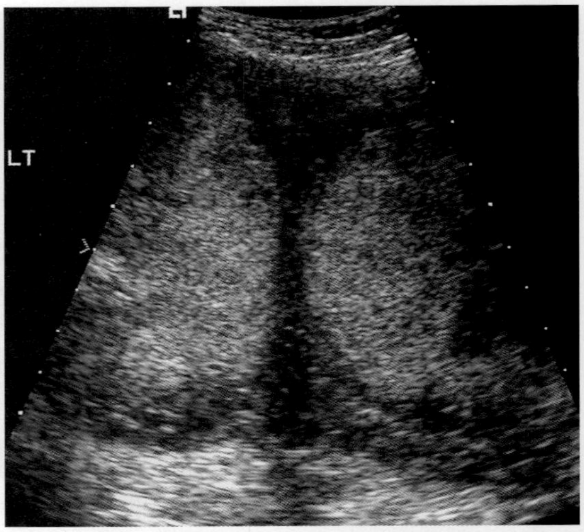

图3-3-14 妊娠合并不全纵隔子宫

妊娠33⁺周，宫底部横切面示子宫中央有垂直纵隔，胎盘附着在纵隔上

妊娠合并卵巢肿瘤在早孕期更容易发现，因为子宫相对较小，卵巢不易被遮挡。妊娠期卵巢肿瘤的种类与未妊娠时一样繁多，除少数卵巢包块有特异性声像图（如皮样囊肿、畸胎瘤、卵巢子宫内膜样囊肿等）外，多数都以囊性、混合性或实质性来加以描述（图3-3-15～图3-3-17）。若卵巢肿瘤较大部位又较低，产时可发生产道梗阻。对大于5cm的卵巢肿瘤可考虑手术治疗，但一般选择在妊娠4个月后进行，因为此时妊娠的维持靠的是胎盘而不是妊娠黄体，不会因为手术切除卵巢而造成体内激素水平下降而引起流产。但术中动作要轻柔，避免刺激子宫。若怀疑恶性肿瘤，则应与孕妇及家属商量后决定尽早手术治疗。术中标本送冰冻病理检查，明确为恶性者则根据具体情况再决定是否切除子宫。

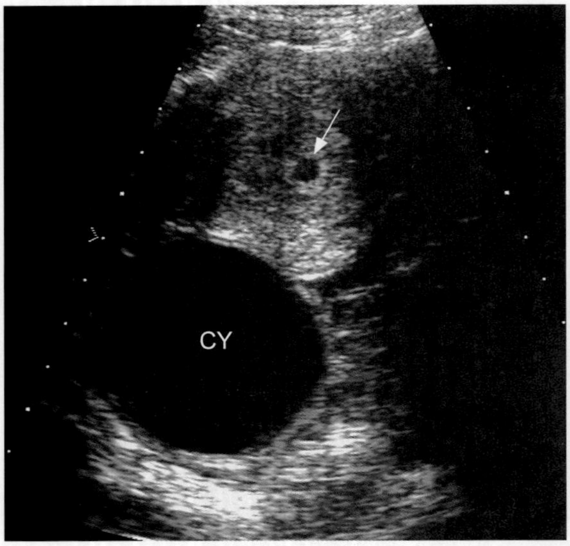

图3-3-15 妊娠合并卵巢囊肿

妊娠5⁺周，宫腔内显示小妊娠囊（箭头所示），子宫后方见囊性肿块（CY）

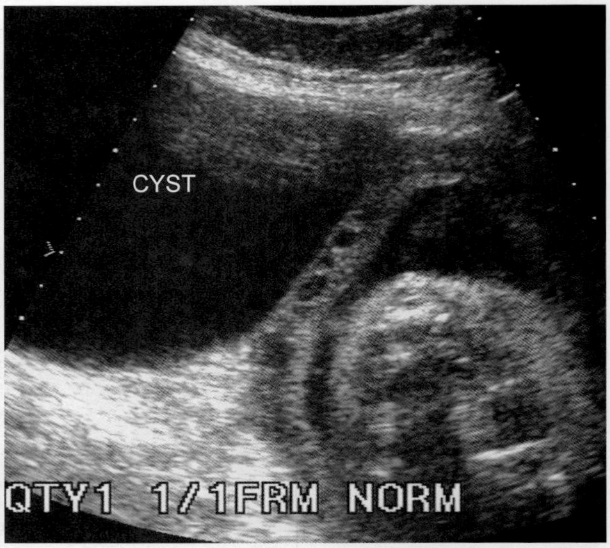

图3-3-16 妊娠合并卵巢囊肿

妊娠32⁺周，子宫左上方显示有较大囊性肿块（CYST）

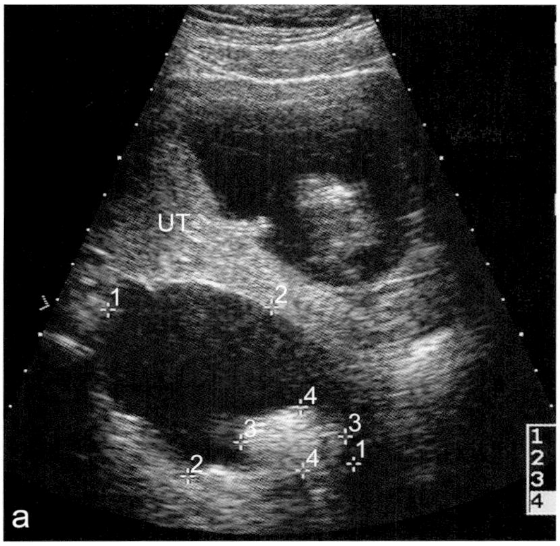

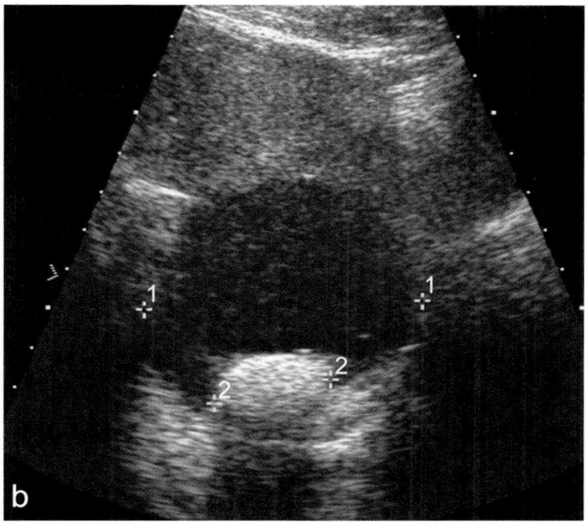

图3-3-17 妊娠合并卵巢皮样囊肿

a. 妊娠12⁺周，宫腔内见妊娠囊及胎儿回声。子宫（UT）左后方见囊性肿块，边界清晰（测量键1、2），囊内有强回声团块（测量键3、4）；b. 同一病例，子宫左后方显示卵巢皮样囊肿声像图（测量键）

参考文献

1. Berger MJ，Taymor ML. Simultaneous intrauterine and tubal pregnancies following ovulation induction. Am J Obstet Gynecol，1972，113：812-813
2. Bernard KG，Cooperberg PL. Sonographic differentiation between blighted ovum and early viable pregnancy. AJR，1985，144：597-602
3. Berry SM，Coulam CB，Hill LM，et al. Evidence of contralateral ovulation in ectopic pregnancy. J Ultrasound Med，1985，4：293-295
4. Buck RH，Joubert SM，Norman RJ. Serum progesterone in the diagnosis of ectopic pregnancy：a valuable diagnostic test? Fertil Steril，1988，50：752-755
5. Cashner KA，Christopher CR，Dysert GA. Spontaneous fetal loss after demonstration of a live fetus in the first trimester. Obstet Gynecol，1987，70：827-830
6. Cicero S，Skentou C，Souka A，et al. Cervical length at 22-24 weeks of gestation：comparison of transvaginal and transperineal-translabial ultrasonography. Ultrasound Obstet Gynecol，2001，17：335-340
7. Cho FN，Chen SN，Tai MH，et al. The quality and size of yolk sac in early pregnancy loss. Aust N Z J Obstet Gynecol，2006，46：413-418
8. Daya S，Woods S，Ward S，et al. Early pregnancy assessment with transvaginal ultrasound scanning. CMAJ，1991，144：441-446
9. de Crespigny LC. Review：The value of ultrasound in ectopic pregnancy. Clin Obstet Gynecol，1987，30：136-147
10. Dodson MG. Transvagical Ultrasound. New York：Churchill Livingstone，1991
11. Fetal Medicine Foundation. Cervical assessment. http：//www. fetalmedicine. com/fmf/
12. Ghi T，Banfi A，Marconi R，et al. Three-dimensional sonographic diagnosis of ovarian pregnancy. Ultrasound Obstet Gynecol，2005，26：102-104
13. Heath VC，Southall TR，Souka AP，et al. Cervical length at 23 weeks of gestation：prediction of spontaneous preterm delivery. Ultrasound Obstet Gynecol，1998，12：312-317
14. Heath VC，Southall TR，Souka AP，et al. Cervical length at 23 weeks of gestation：relation to demographic characteristics and previous obstetric history. Ultrasound Obstet Gynecol，1998，12：304-311
15. Hertz JB，Heisterberg L. The outcome of pregnancy after threatened abortion. Acta Obstet Gynecol Scand，1985，64：151-156
16. Kirk E，Condous G，Haider Z，et al. The conservative management of cervical ectopic pregnancies. Ultrasound Obstet Gynecol，2006，27：430-437
17. Kurtzman JT，Goldsmith LJ，Gall SA，et al. Transvaginal versus transperineal ultrasonography：A blinded comparison in the assessment of cervical length at midgestation. Am J Obstet Gynecol，1998，179：852-857
18. Laboda LA，Estroff JA，Benacerraf BR. First trimester bradycardia：a sign of impending fetal loss. J Ultrasound Med，1989，8：561-563
19. Landy HJ，Keith L，Keith D. The vanishing twin. Acta Genet Med Gemellol，1982，31：179-194
20. Lawrence A，Jurkovic D. Three – dimensional ultrasound diagnosis of interstitial pregnancy. Ultrasound Obstet

Gynecol，1999，14：292-293

21. Leung TY，Ng PS，Fung TY. Ectopic pregnancy diagnosed by laparoscopic ultrasound scan. Ultrasound Obstet Gynecol，1999，13：281-282

22. Matoni M. Ultrasound signs in threatened abortion and their prognostic significance. Obstet Gynecol，1985，65：471-475

23. Monteagudo A，Minior VK，Stephenson C，et al. Non-surgical management of live ectopic pregnancy with ultrasound-guided local injection，a case series. Ultrasound Obstet Gynecol，2005，25：282-288

24. Nyberg DA，Liang FC，Filly RA. Threatened abortion：sonographic distinction of normal and abnormal gestational sacs. Radiology，1986，158：397-400

25. Nyberg DA，Mack LA，Harvey D，et al. Value of the yolk sac in evaluating early pregnancies. J Ultrasound Med，1988，7：129-135

26. Nyberg DA，Mack LA，Laing FC，et al. Distinguishing normal from abnormal gestational sac grouth in early pregnancy. J Ultrasound Med，1987，6：23-27

27. Nyberg DA，Filly RA，Filho DL，et al. Abnormal pregnancy：early diagnosis by US and serum chorionic gonadotropin levels. Radiology，1986，158：393-396

28. Nyberg DA，Mack LA，Harvey D，et al. Value of the yolk sac in evaluating early pregnancies. J Ultrasound Med，1988，7：129-135

29. Nyberg DA，Laing FC，Filly RA，et al. Ultrasonographic differentiation of the gestational sac of early intrauterine pregnancy from the pseudogestational sac of ectopic pregnancy. Radiology，1983，146：755-759

30. Rempen A. Vaginal sonography in ectopic pregnancy. A prospective evaluation. J Ultrasound Med，1988，7：381-387

31. Sawyer E，Ofuasia E，Ofili-Yebovi D，et al. The value of measuring endometrial thickness and volume on transvaginal ultrasound scan for the diagnosis of incomplete miscarriage. Ultrasound Obstet Gynecol，2007，29：205-209

32. Sawyer E，Jurkovic D. Ultrasonography in the diagnosis and management of abnormal early pregnancy. Clin Obstet Gynecol，2007，50：31-54

33. Shalev J，Meizner I，Orvieto R，et al. Evaluation of the upper uterine cervix by the location of the vesicocervical fold of the urinary bladder to rule out cervical shortening during pregnancy with and without premature contractions. Ultrasound Obstet Gynecol，1999，13：401-406

34. Shapiro BS，Cullen M，Taylor KJ，et al：Transvaginal ultrasonography for the diagnosis of ectopic pregnancy. Fertil Steril，1988，50：425-429

35. Sonek J，Shellhaas C. Cervical sonography：a review. Ultrasound Obstet Gynecol，1998，11：71-78

36. Timor-Tritsch IE，Yeh MN，Peisner DB，et al. The use of transvaginal ultrasonography in the diagnosis of ectopic pregnancy. Am J Obstet Gynecol，1989，161：157-161

37. To MS，Skentou CA，Royston P，et al. Prediction of patient-specific risk of early preterm delivery using maternal history and sonographic measurement of cervical length：a population-based prospective study. Ultrasound Obstet Gynecol，2006，27：362-267

38. Vaccaro H，Amor F，Leyton M，et al. Arrhythmia in early pregnancy：a predictor of first-trimester pregnancy loss. Ultrasound Obstet Gynecol，1998，12：248-251

39. Yazicioglu HF，Turgut S，Madazli R，et al. An unusual case of heterotopic twin pregnancy managed successfully with selective feticide. Ultrasound Obstet Gynecol，2004，23：626-627

40. Yeko TR，Gorrill MJ，Hughes LH，et al. Timely diagnosis of early ectopic pregnancy using a single blood progesterone measurement. Fertil Steril，1987，48：1048-1050

41. 李笑天．流产．//丰有吉，沈铿主编．妇产科学．北京：人民卫生出版社，2005：64-67

42. 李笑天．异位妊娠．//丰有吉，沈铿主编．妇产科学．北京：人民卫生出版社，2005：67-73

43. 严英榴，杨秀雄．正常早期妊娠的超声诊断．//常才主编．经阴道超声诊断学．第2版．北京：科学出版社，2007：223-247

44. 严英榴，杨秀雄，沈理．异常妊娠．//严英榴主编．产前超声诊断学．北京：人民卫生出版社，2003：73-97

45. 袁耀萼．流产．// 王淑贞主编．实用妇产科学．北京：人民卫生出版社，1987：172-183

46.张惜阴，王淑贞．异位妊娠．//王淑贞主编．实用妇产科学．北京：人民卫生出版社，1987：193-211

第四章

胎盘、胎膜、脐带及羊水异常

胎盘、胎膜、脐带等是妊娠的重要附属物，尤其是胎盘，承担了整个孕期胎儿与母体之间气体和营养物质的交换，关系到胎儿在宫内的安危，以及能否正常生长发育。关于胎盘的解剖及血液循环请参见第十六章第一节，本章将主要介绍常见的胎盘、脐带等妊娠附属物的病理情况。

第一节 前置胎盘

正常情况下胎盘附着在子宫体部的后壁、前壁或侧壁。如果胎盘附着于子宫下段或覆盖于子宫颈内口，位置低于胎儿的先露部，称为前置胎盘（placenta previa）。前置胎盘是妊娠晚期出血的主要原因之一，如处理不当，将危及母儿生命。

【病因及病理】

病因尚不明确，可能与子宫内膜病变有关。子宫内膜炎或子宫内膜损伤，如宫腔感染、多产、多次刮宫等，妊娠后子宫蜕膜血管生长不全，使受精卵植入后胎盘延伸到子宫下段。也有可能与胎盘面积过大，如多胎妊娠等，下段胎盘累及子宫下段有关。此外，还可能是受精卵滋养层发育迟缓，在到达宫腔时尚未发育到能着床的阶段，仍继续下移植入于子宫下段。

病理上，前置胎盘有完全性、部分性、边缘性和低置四种。完全性前置胎盘是指子宫颈内口全部被胎盘组织所覆盖；部分性前置胎盘是指子宫颈内口部分被胎盘组织所覆盖；边缘性前置胎盘是指胎盘附着于子宫下段，下缘到达子宫颈内口但不超越宫颈内口；低置胎盘是指胎盘下缘距宫颈内口≤7cm。

临床上，胎盘位置与宫颈内口关系不是一成不变的。早孕期胎盘（绒毛）面积相对很大（图4-1-1），往往累及“子宫下段”或很接近宫颈内口（图4-1-2）。在中孕中期（20周左右）被超声诊断的前置胎盘及低置胎盘病例，到足月时其中只有10%临床最终诊断为前置胎盘或低置胎盘。这种现象相当普遍，占人群的45%。原因是子宫峡部自中期妊娠起逐渐扩展成为子宫腔的一部分，至妊娠末期子宫峡部被拉长，形成子宫下段，胎盘位置相对上移，由原来的“前置胎盘”或“低置胎盘”变成了正常位置的胎盘，这一现象被称为“胎盘的移行”（placenta migration）。因此，中期妊娠疑有前置胎盘或低置胎盘者，应在晚期妊娠进行复查，明确是否为真正的前置或低置胎盘。

妊娠末期子宫峡部形成子宫下段并被拉长，此时附着于子宫峡部的前置胎盘不能相应地伸展，该处的胎盘从其附着处剥离，出现流血。

【临床表现及检查】

早期妊娠及中期妊娠一般无症状。妊娠晚期或足月时，发生无痛性反复性阴道出血，出血量往往一次比一次多。完全性前置胎盘初次出血的时间较早，约在28周左右，出血量也多，严重时一次大出血就可使孕妇陷入休克状态。胎儿也因此发生缺氧、窘迫，甚至死亡。

严重出血病人表现为休克现象，如面色苍白、脉搏微弱、血压下降等。子宫大小与妊娠月份相符。因子宫下段有胎盘占据，胎先露高浮或胎位异常。

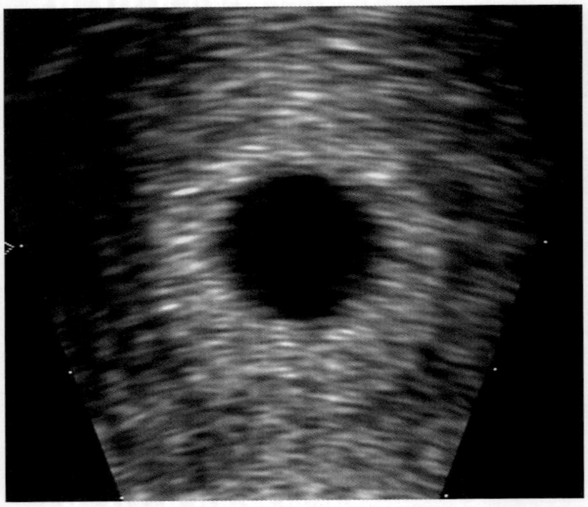

图4-1-1 早期妊娠囊绒毛膜环

妊娠6周，妊娠囊周围绒毛膜分布均匀，"胎盘"相对很大

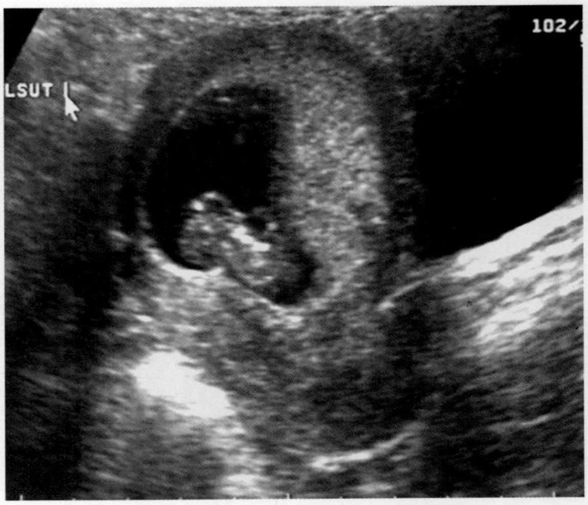

图4-1-2 早期胎盘

妊娠10⁺周，妊娠囊强回声环的一侧明显增厚（前壁），而对侧则较薄（后壁）。增厚部分为早期胎盘，下缘往往累及子宫下段或宫颈内口

【诊断】

声像图上，前置胎盘显示胎盘完全覆盖宫颈内口，或覆盖部分宫颈内口，或到达宫颈内口无覆盖，或距宫颈内口≤7cm，其诊断标准与临床一致。但若中期妊娠疑有胎盘前置或低置时，一定要随访至妊娠末期才能作出明确诊断。有报道妊娠18～23周时经阴道超声见胎盘下缘盖过宫颈内口≥15mm者，分娩时为前置胎盘的阳性预测值为19%，敏感性100%。如用≥2.5mm作标准，阳性预测值为40%，敏感性80%。由于"胎盘移行"这一特点，对中孕期及晚孕早期胎盘位置低的病例，超声重点描述，而不要轻易下"前置胎盘"的诊断。

经腹壁、经会阴、经阴道超声都可用来诊断前置胎盘。诊断中最重要的是首先必须显示宫颈内口，然后观察胎盘与宫颈内口的关系。上述三种超声途径各有利弊，一般认为，经腹壁超声方便安全，但病人必须适度充盈膀胱，才能显示宫颈内口。膀胱过度充盈可造成子宫下段受压，易将子宫下段误认为宫颈，从而将正常位置的胎盘误诊为前置胎盘。此外，妊娠晚期胎头较低时，胎头的声影影响了超声对后壁胎盘的观察。经会阴超声能用来观察后壁胎盘与宫颈内口的关系，大部分的完全性、部分性和边缘性前置胎盘都可以经会阴扫查得到清晰显示。但是对于一部分低置胎盘以及正常位置的胎盘，采用经会阴超声观察结果并不一定满意，原因是经会阴超声显像深度只能达到靠近宫颈内口处的子宫下段。经阴道超声也可用来观察后壁胎盘与宫颈内口的关系，也能清晰显示宫颈内口、外口及颈管。但必须十分注意的是对疑有前置胎盘的病人，12小时无阴道流血方可进行经阴道超声。并且，放置阴道探头的动作要非常轻柔，探头不可抵达宫颈或阴道穹隆，应当先插入至阴道中段，然后在超声监视下缓慢深入。若探头处在阴道中段就能看清宫颈内口与胎盘的关系，就不必继续推进探头。若明确为前置胎盘，探头应尽量不要碰触宫颈及子宫下段，探头的移动、旋转动作更要缓慢轻柔，以免引起大出血。与经会阴超声一样，经阴道超声也只能显示靠近宫颈内口处的子宫下段，超出盆腔部分的结构则无法显示。

各类前置胎盘的声像图见图4-1-3～图4-1-8。

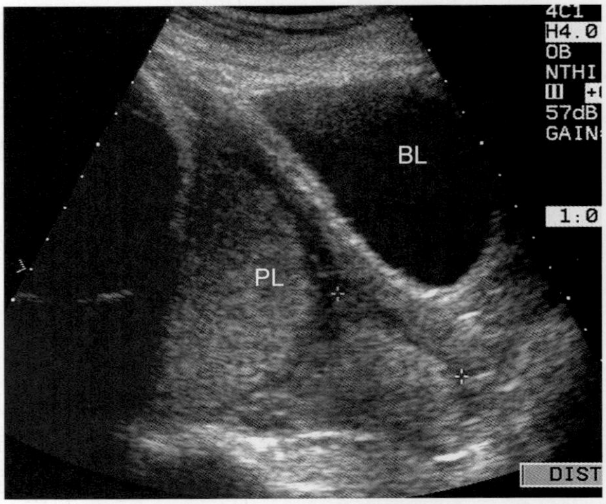

图4-1-3 胎盘下缘完全覆盖宫颈内口

经腹壁宫颈矢状切面观，清晰显示宫颈及内口（测量键），后壁胎盘下缘（PL）完全覆盖宫颈内口

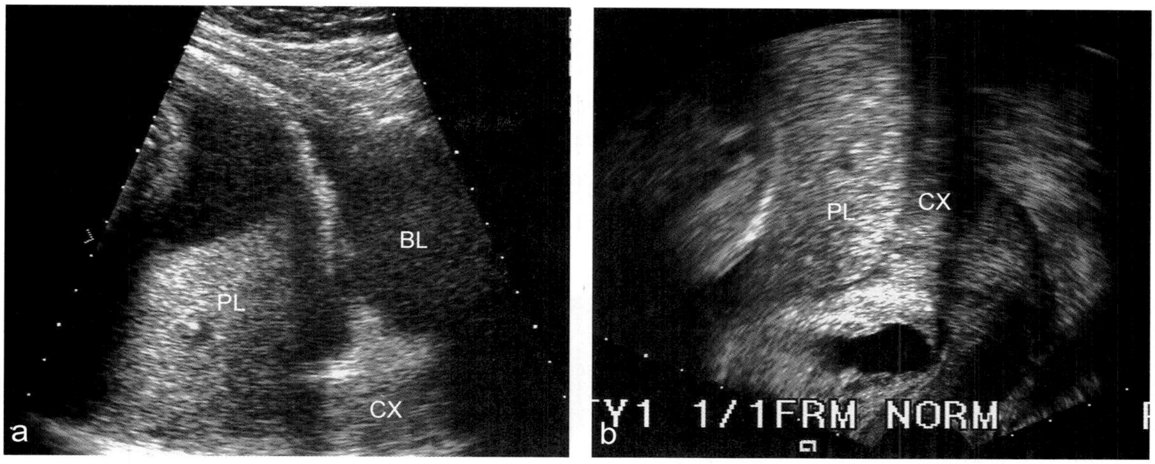

图4-1-4 胎盘下缘完全覆盖宫颈内口

a. 经腹壁超声示后壁胎盘下缘完全覆盖宫颈内口（CX：宫颈，BL：膀胱）；b. 同一病例，经阴道超声示后壁胎盘下缘（PL）完全覆盖宫颈（CX）内口

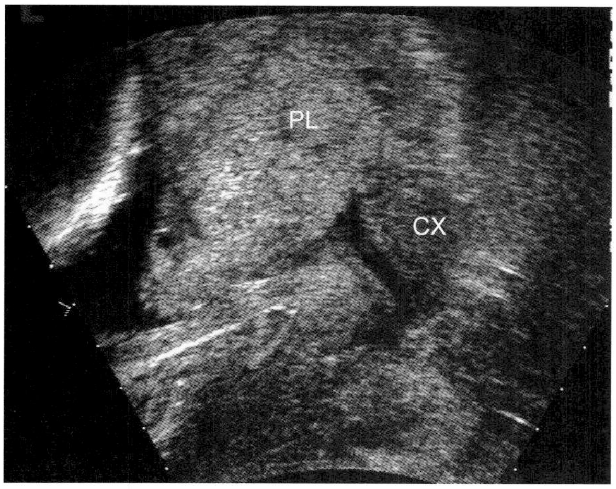

图4-1-5 胎盘下缘完全覆盖宫颈内口

经会阴超声，显示后壁胎盘下缘（PL）完全覆盖宫颈（CX）内口，颈管内无回声黏液清晰可见

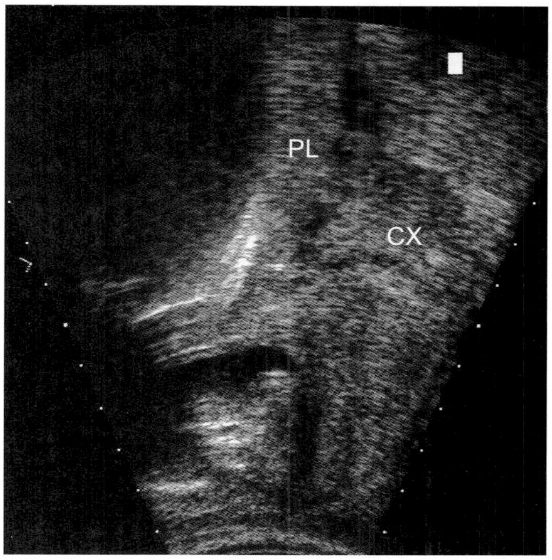

图4-1-6 胎盘下缘覆盖部分宫颈内口

经会阴超声示后壁胎盘的胎盘下缘（PL）覆盖部分宫颈（CX）内口

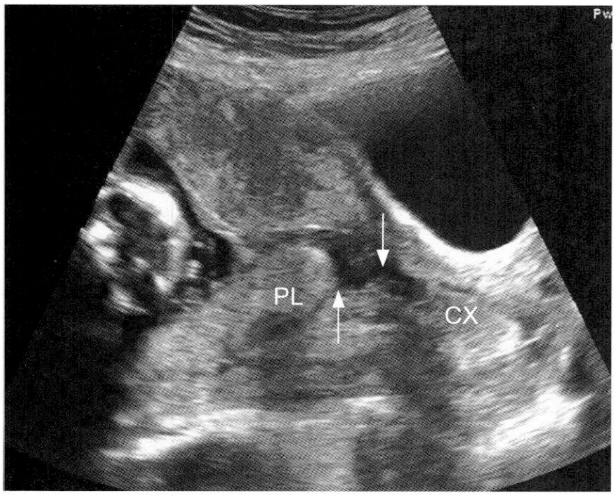

图4-1-7 胎盘下缘接近宫颈内口

经腹壁超声，见后壁胎盘（PL）的下缘（向上箭头）与宫颈（CX）内口（向下箭头）距离很近，但未覆盖内口

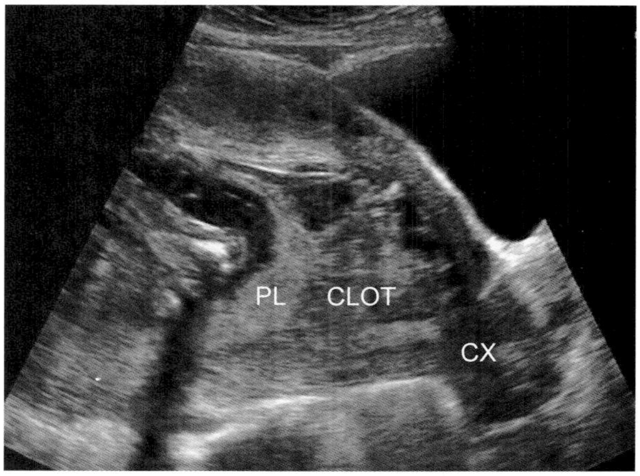

图4-1-8 低置胎盘伴发出血积血

经腹壁超声，显示后壁胎盘位置低，胎盘下缘（PL）与宫壁分离，胎盘下缘与宫颈（CX）之间见回声紊乱结构，为积聚的血块（CLOT）

有时，胎盘面积广泛而厚度较薄，可能会造成前置胎盘的漏诊。

【鉴别诊断】

前置胎盘要注意与位于宫颈内口处的绒毛膜下血肿相鉴别。绒毛膜下血肿也可表现为中低、中等或中强回声结构，位于宫颈内口时类似于胎盘覆盖宫颈内口（见第三章第一节）（图4-1-9，图4-1-10），临床上也有阴道流血。经仔细超声观察，可显示胎盘附着在正常部位，与血肿不相连；胎盘回声均匀而血肿回声不均匀。随访过程中血肿由初起时的强回声变为低回声，甚至无回声，径线也可渐渐缩小。

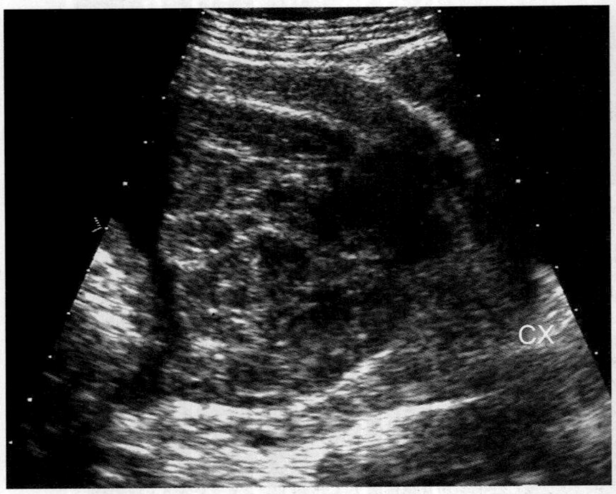

图4-1-9 宫腔下段绒毛膜下血肿

早期较大绒毛膜下血肿呈强回声或中强回声结构，位于宫腔下段宫颈内口上方，似前置胎盘。但该病例胎盘位于宫底部

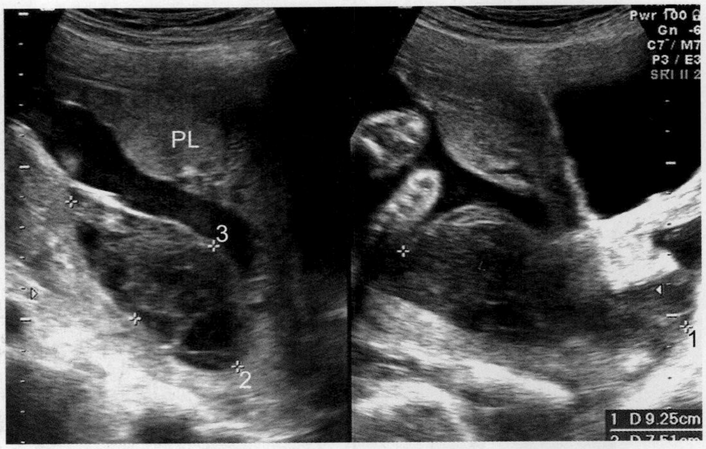

图4-1-10 宫腔下段绒毛膜下血肿

胎盘位于前壁（PL），位置偏低。后壁下段低回声结构为绒毛膜下血肿（测量键），延伸至宫颈管内（右侧图）

【预后】

前置胎盘处理不当可引起产前大出血，产后也可因子宫下段收缩不良、胎盘剥离面血窦不易关闭而发生产后出血。故一旦诊断前置胎盘，尤其是完全性前置胎盘，应在临床密切监护下等待胎儿成熟或近足月时择期剖宫产。等待过程中一旦发生出血，应根据具体出血量等情况决定是否分娩，要注意以孕妇安全为主，尽量兼顾胎儿。

第二节 植入性胎盘

植入性胎盘（placenta accreta）是指胎盘绒毛植入子宫肌层。

【病因及病理】

正常胎盘的绒毛只是侵蚀植入子宫蜕膜，不植入子宫肌层。如果种种原因造成子宫蜕膜发育不良，如以往刮宫、剖宫产、经宫腔肌瘤剥出术内膜存在瘢痕等，再次妊娠时，胎盘附着在子宫内膜受损或蜕膜发育不良的部位，绒毛便可侵蚀植入到子宫肌层。目前剖宫产率的上升增加了子宫瘢痕的形成几率，植入性胎盘的发生率也随之上升。前置胎盘、高龄孕妇及多产妇也可能是相对较易发生植入性胎盘的人群。

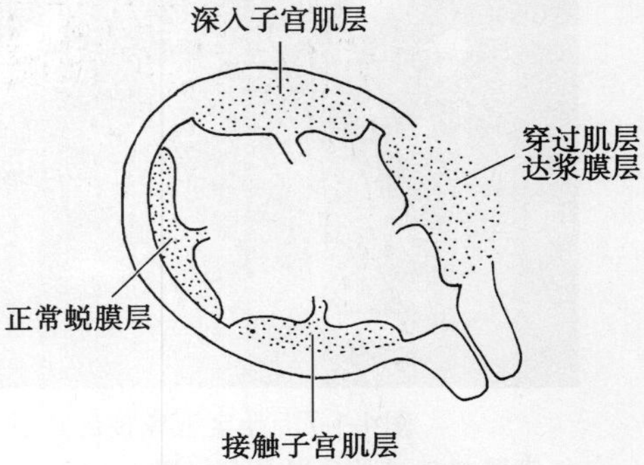

图4-2-1 植入性胎盘示意图

胎盘绒毛植入子宫肌层的不同程度

病理上，胎盘植入肌层的程度常不一致。浅者仅与子宫肌层接触（placenta accreta）；深者可达深部肌层（placenta increta）；更深者绒毛穿透肌层达浆膜层（placenta percreta）（图4-2-1）。根据胎盘绒毛植入子宫的面积又可将其分为完全性与部分性两

种，完全性植入胎盘是指整个胎盘母体面的绒毛全部植入子宫肌层；部分性植入胎盘指部分绒毛植入子宫肌层。

胎盘植入肌层后造成产后该处的胎盘组织不能从宫壁剥落，反复出血不止，引发产后大出血，危及产妇生命。但是，一些完全性植入性胎盘可能不会有大出血症状，只是胎盘不能被正常排出。

【临床表现及检查】

绝大部分患者都有以往剖宫产史。产前一般无症状，尤其是非剖宫产瘢痕的植入性胎盘。如果合并前置胎盘同时又是不完全性植入，妊娠晚期可有无痛性阴道流血。本病表现为产后胎盘排出不全或不排出，进行人工剥离胎盘时，发现剥离困难，出血不止。

【诊断】

剖宫产瘢痕的植入性胎盘在声像图上有以下特征：①前壁胎盘合并完全性前置胎盘，随着孕周的增加胎盘不会向上“移行”。②胎盘增厚。③胎盘内多个大小不一形态不规则无回声区，为胎盘内静脉池，称为“胎盘陷窝”（lacunae）。④胎盘后方子宫壁肌层低回声带变薄或消失。观察这一现象时，需移动探头使声束与子宫壁呈切线关系，若二者夹角越趋垂直则越不易观察。正常胎盘后方的子宫壁肌层声像图见图1-4-2，部分性植入胎盘有时在胎盘后方仍能见到部分正常子宫壁肌层。⑤植入性胎盘穿透肌层达浆膜层，而植入部位又在膀胱后方的子宫肌层时，与子宫相邻的膀胱浆膜层强回声带消失，且有不规则无回声结构突向膀胱。⑥彩超见胎盘陷窝内血流丰富，呈漩涡状，宫旁血管充盈。胎盘后方子宫肌层内弓状动脉血流中断、消失或呈不规则状血管团。⑦三维能量彩色图显示胎盘内血管极其丰富，呈网状交织，尤其在胎盘母体面，与子宫壁内的弓状动脉相互沟通（图4-2-2～图4-2-8）。在超声不能确诊的病例，还可应用磁共振（MRI）协助诊断。

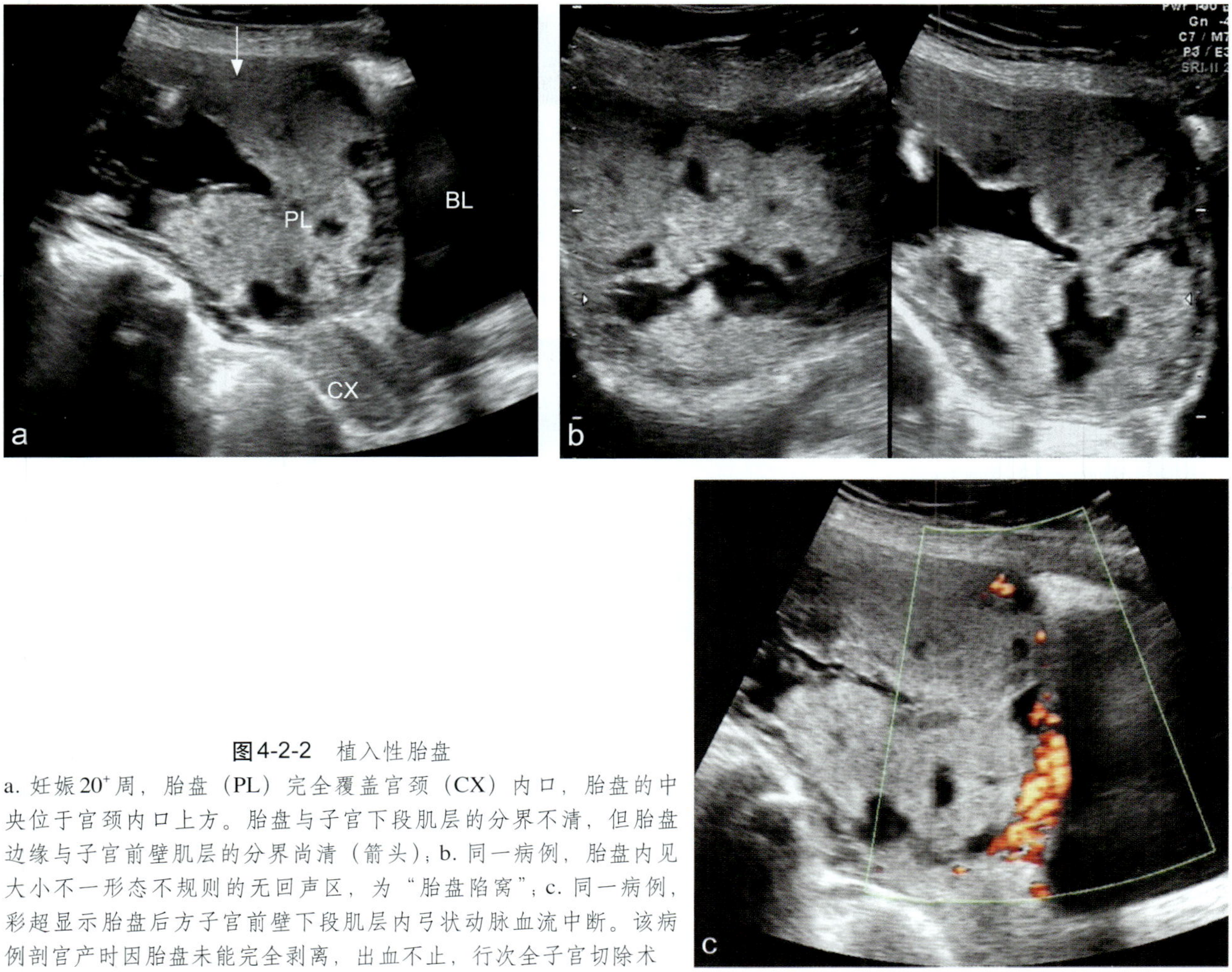

图4-2-2 植入性胎盘

a. 妊娠20⁺周，胎盘（PL）完全覆盖宫颈（CX）内口，胎盘的中央位于宫颈内口上方。胎盘与子宫下段肌层的分界不清，但胎盘边缘与子宫前壁肌层的分界尚清（箭头）；b. 同一病例，胎盘内见大小不一形态不规则的无回声区，为“胎盘陷窝”；c. 同一病例，彩超显示胎盘后方子宫前壁下段肌层内弓状动脉血流中断。该病例剖宫产时因胎盘未能完全剥离，出血不止，行次全子宫切除术

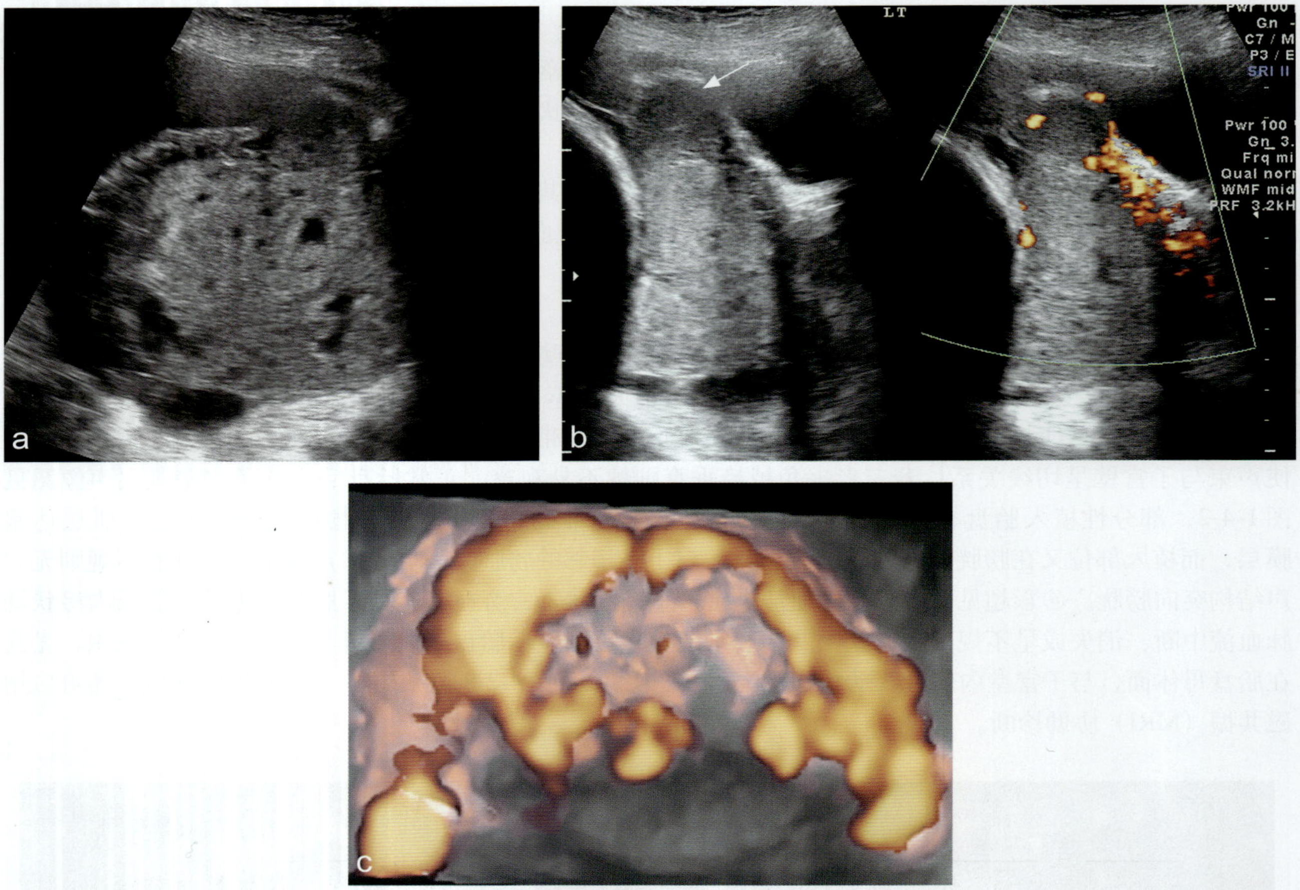

图4-2-3　植入性胎盘

a. 胎盘完全覆盖宫颈内口，胎盘增厚，内见多个“胎盘陷窝”；b. 同一病例，左前壁矢状切面观，见局部子宫壁隆起（箭头），彩超显示该部位弓状动脉血流中断；c. 同一病例，三维能量彩色图显示胎盘内血管极其丰富，呈网状交织

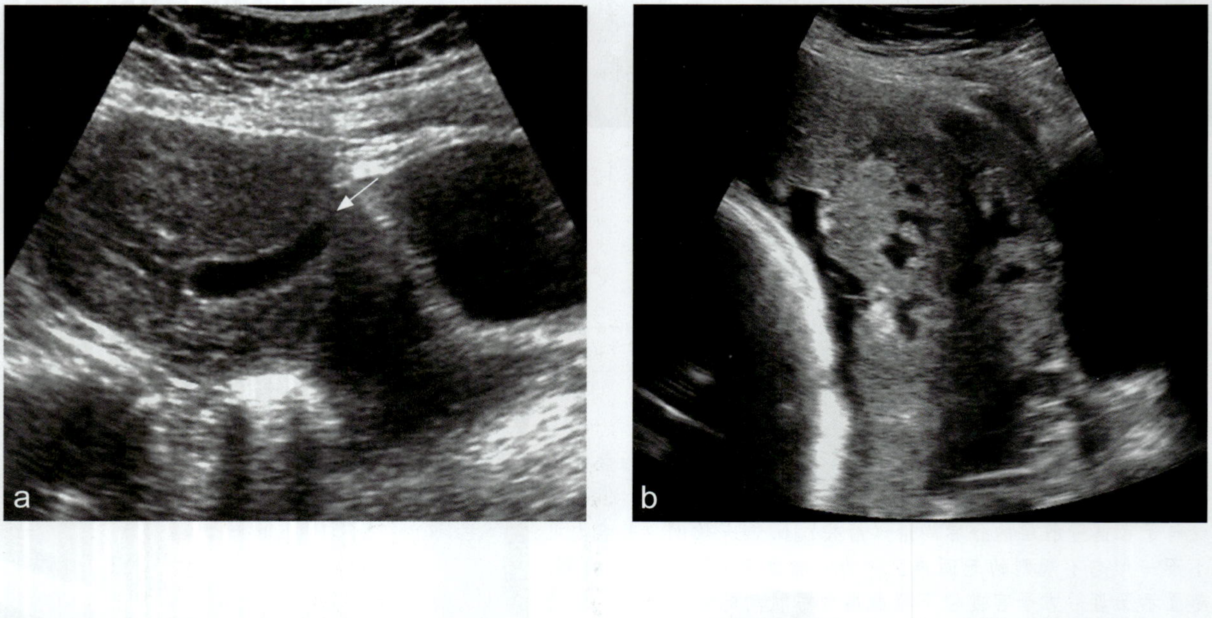

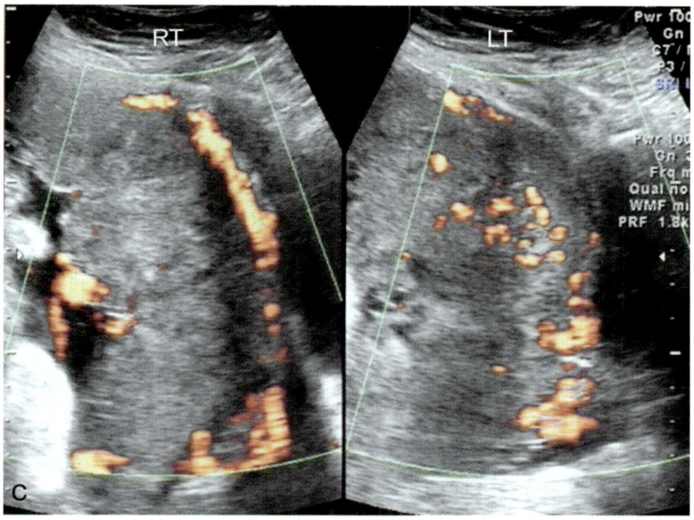

图4-2-4 植入性胎盘

a. 停经6^{+}周，宫腔内见妊娠囊，但位置低，妊娠囊的前壁与子宫下段“粘连”（箭头所示）；b. 同一病例，妊娠36^{+}周，中央性前置胎盘，胎盘增厚，内见“胎盘陷窝”，胎盘后方子宫肌层回声消失；c. 同一病例，彩超显示子宫右前壁下段肌层内弓状动脉回声尚正常（RT），但左前壁下段肌层内弓状动脉回声中断（LT），部分缺失，并与胎盘内血管沟通。该病例剖宫产时因胎盘剥离不全行全子宫切除术

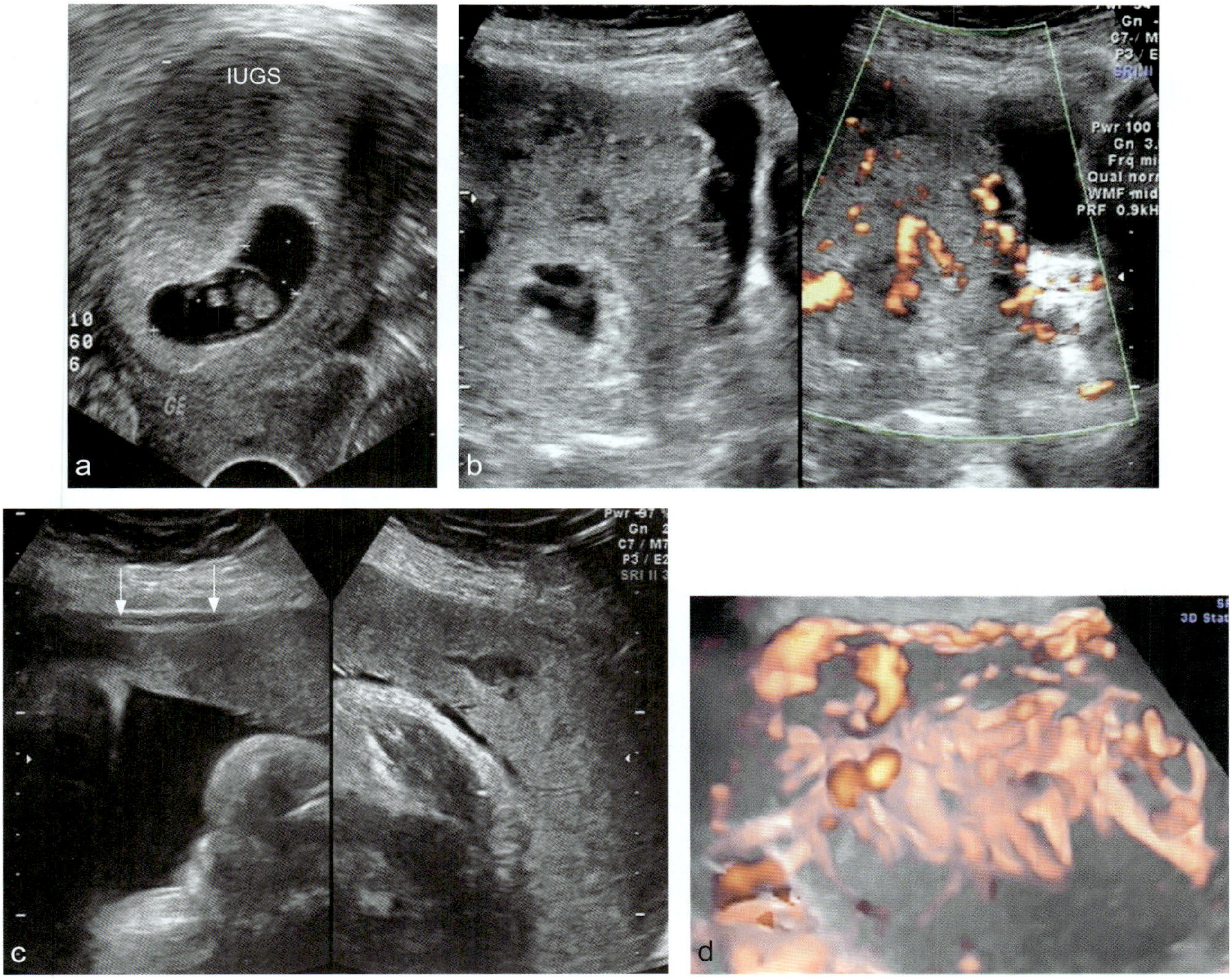

图4-2-5 植入性胎盘

a. 妊娠7^{+}周，经阴道超声，宫腔内妊娠囊位置低，位于子宫下段；b. 同一病例，妊娠35^{+}周，中央型前置胎盘合并植入性胎盘，胎盘增厚，内见“胎盘陷窝”，后方子宫肌层消失，浆膜面高低不平，突向膀胱。彩超示子宫肌层弓状动脉中断、消失；c. 同一病例，胎盘边缘与子宫前壁肌层的分界尚清（箭头）；d. 同一病例，三维能量彩色图显示正前方部位的胎盘内血管及子宫肌层弓状动脉回声正常，而图像左侧部位的弓状动脉融合成团，并与胎盘内血管沟通。该病例产时因部分性植入性胎盘出血不止而行全子宫切除术

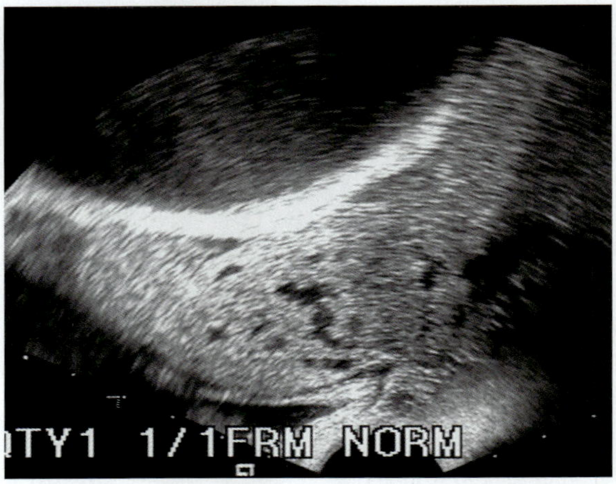

图4-2-6 植入性胎盘

经阴道超声，清晰显示“胎盘陷窝”，以及菲薄的胎盘后子宫肌层

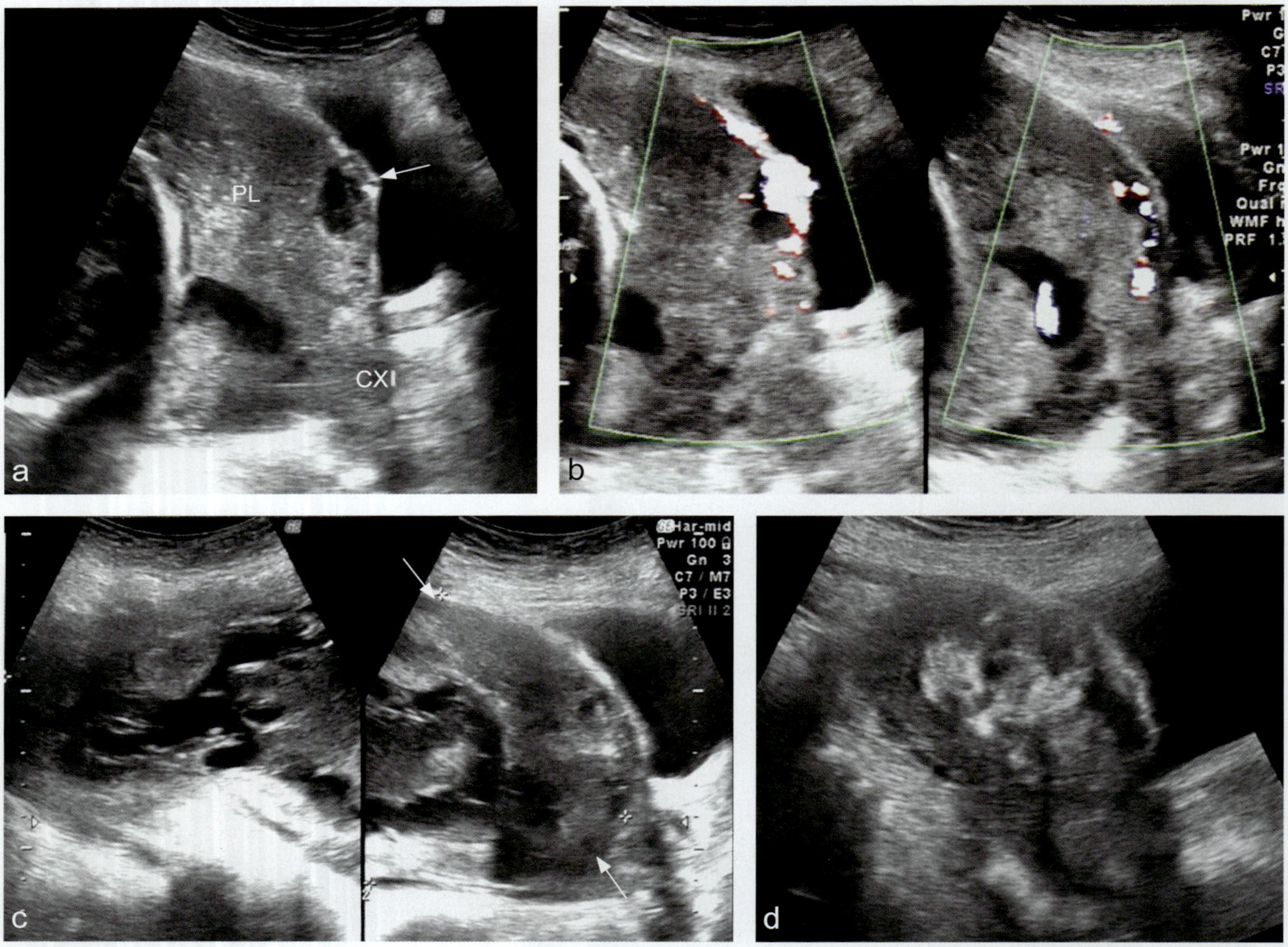

图4-2-7 植入性胎盘

a. 妊娠32⁺周，中央性前置胎盘合并植入性胎盘（PL），胎盘穿透子宫肌层达浆膜面（箭头）；b. 同一病例，子宫下段左右矢状切面观，彩色血流图分别显示弓状动脉融合呈团，以及中断；c. 同一病例，产后3周。产时因完全性植入性胎盘，无出血征象，保留胎盘在子宫腔内。图像显示了存留的胎盘（箭头）及宫腔内的积血；d. 同一病例，产后4个月，子宫明显缩小，胎盘缩小机化

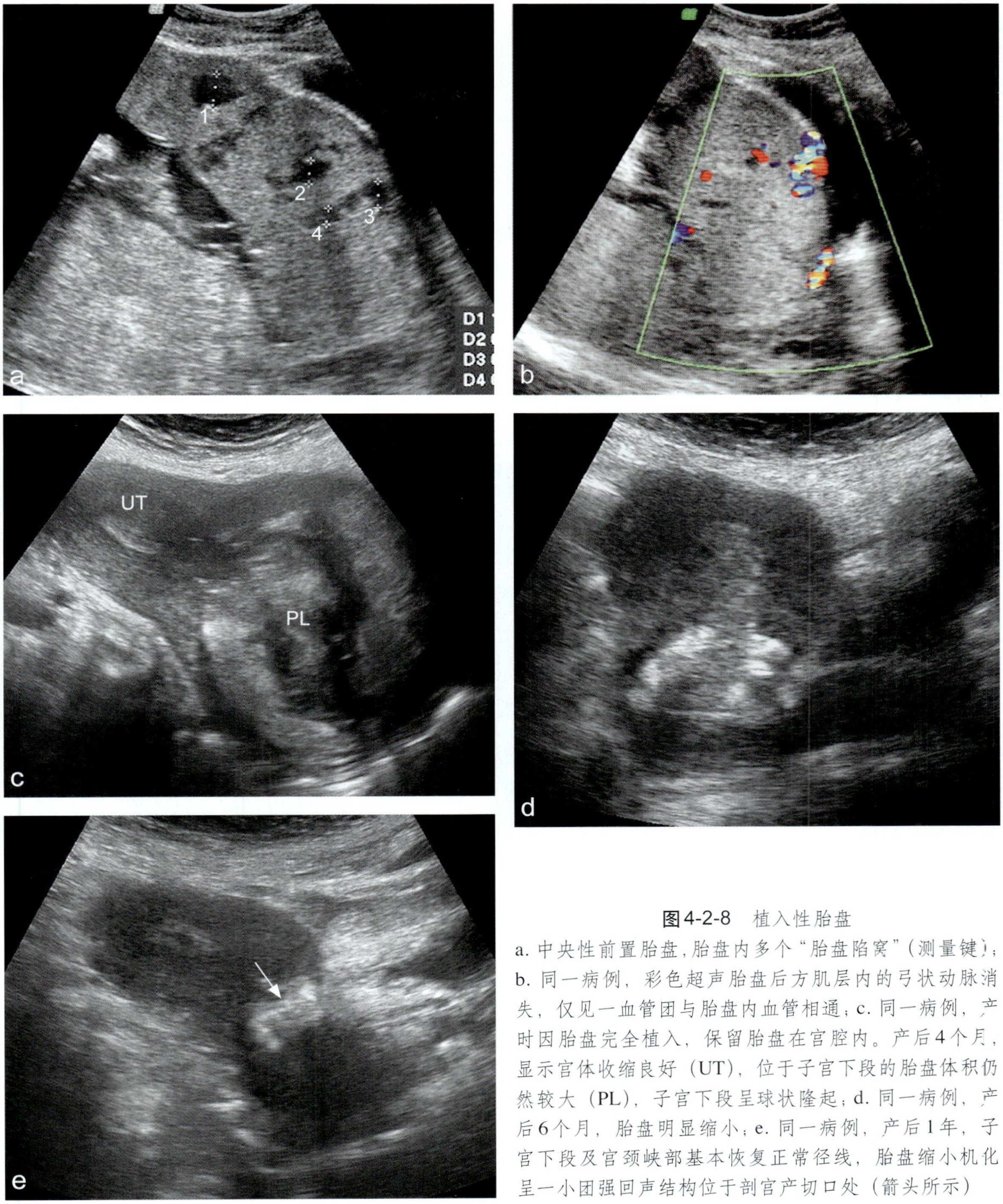

图4-2-8 植入性胎盘

a. 中央性前置胎盘，胎盘内多个"胎盘陷窝"（测量键）；b. 同一病例，彩色超声胎盘后方肌层内的弓状动脉消失，仅见一血管团与胎盘内血管相通；c. 同一病例，产时因胎盘完全植入，保留胎盘在宫腔内。产后4个月，显示宫体收缩良好（UT），位于子宫下段的胎盘体积仍然较大（PL），子宫下段呈球状隆起；d. 同一病例，产后6个月，胎盘明显缩小；e. 同一病例，产后1年，子宫下段及宫颈峡部基本恢复正常径线，胎盘缩小机化呈一小团强回声结构位于剖宫产切口处（箭头所示）

有些剖宫产瘢痕的植入性胎盘，早孕期超声能显示妊娠囊位置低，下缘很靠近子宫前壁下段（图4-2-4a，图4-2-5a）。

由于产前超声检查不易显示整个胎盘后方的子宫肌层，更不易在超声声束与子宫壁平行的状态下观察胎盘后方的子宫肌层，非剖宫产瘢痕部位的植入性胎盘，产前诊断率极低。

【鉴别诊断】

植入性胎盘需注意与单纯前置胎盘鉴别。后者胎盘与其后方的子宫肌层低回声带分界清晰，彩超及三维能量彩色图显示肌层内弓状动脉无异常变化（图4-2-9，图4-2-10）。

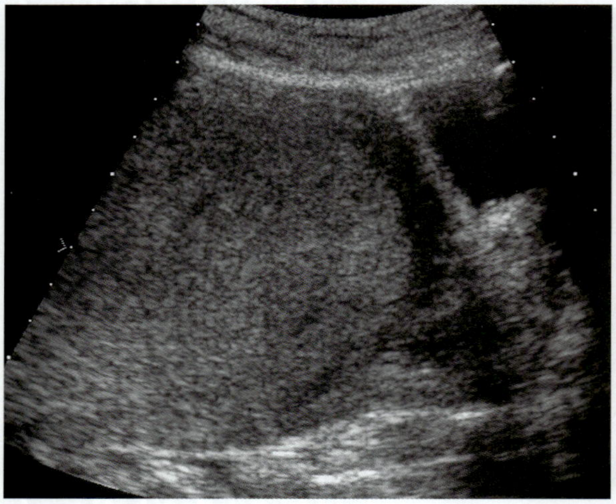

图4-2-9 前置胎盘

妊娠17⁺周，经腹壁超声矢状切面观，胎盘完全遮盖宫颈内口。但胎盘内部回声均匀，无“胎盘陷窝”，胎盘后方的子宫肌层低回声带清晰。产后证实为前置胎盘，无植入性胎盘

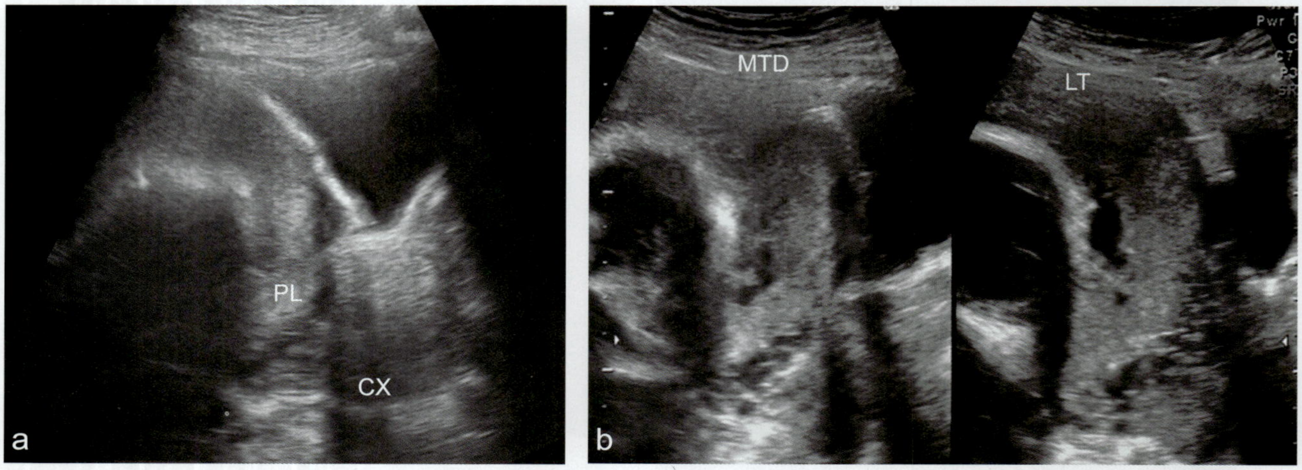

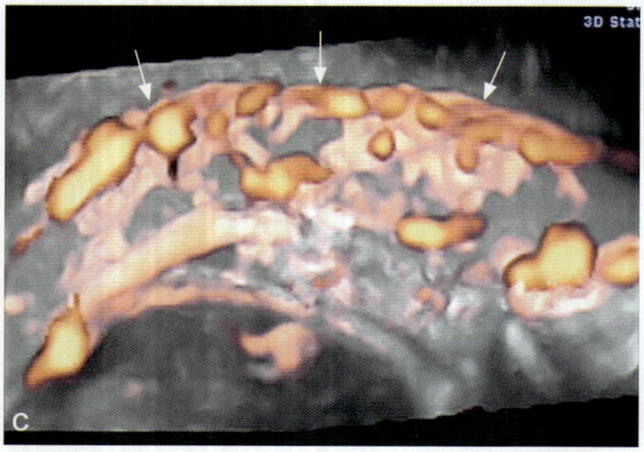

图4-2-10 前置胎盘

a. 妊娠29⁺周，胎盘（PL）完全遮盖宫颈（CX）内口；b. 同一病例，子宫前壁下段不同部位的矢状切面观，显示胎盘后方的子宫肌层低回声带清晰；c. 同一病例，三维能量彩色图显示胎盘内血管分布正常，子宫肌层内弓状动脉也排列整齐（箭头）

另外，胎盘内母体血池声像图也表现为胎盘内存在一个或数个低回声腔隙，有时与植入性胎盘内的胎盘陷窝不易鉴别。母体血池相对不如胎盘陷窝多，腔隙相对较大（见第一章第四节）。鉴别诊断关键在于仔细观察胎盘后方的子宫肌层回声变化。

【预后】

植入性胎盘若产前未予及时诊断，待发生产后出血、人工剥离胎盘困难时才作出诊断，往往可造成产妇大出血。若不及时行子宫切除及配合其他抢救措施，可很快发生弥漫性血管内凝血（DIC），甚至导致产妇死亡。因此，产前作出诊断非常重要。对以往有剖宫产史再次妊娠又被诊断为前置胎盘者，应仔细观

察胎盘有无植入，随访胎盘是否上移。凡被诊断植入性胎盘或疑有植入性胎盘者，均应充分做好产前准备包括备血等，安排分娩时间（剖宫产），并做好子宫动脉插管以及全子宫切除的准备。

完全性植入胎盘的另一个处理方法是保守治疗，保留胎盘在子宫腔内。采用这项处理的原则是胎盘必须完全植入，胎儿娩出后无出血。产后严密观察出血情况，少数病例即使是数月后，也还有大出血的可能。根据情况适当应用氨甲蝶呤（MTX）等抑制绒毛药物，定期超声观察胎盘缩小趋向。一般产后一年胎盘彻底缩小钙化，声像图上显示为一小团强回声结构（见图4-2-7d，图4-2-8d，图4-2-8e）。

第三节　胎盘早剥

妊娠20周后或分娩期，正常位置的胎盘在胎儿娩出前部分或全部从子宫壁剥离，称胎盘早剥（placenta abruption），发病率约1∶47～1∶217。

【病因及病理】

本病病因不甚明确。重度子痫前期、慢性高血压及慢性肾脏疾病合并妊娠，往往引发全身血管病变。例如，底蜕膜螺旋小动脉痉挛，可发生远端毛细血管缺血坏死以致破裂出血，在底蜕膜层形成血肿，造成胎盘与子宫壁剥离。腹部外伤和行外倒转术等机械因素也可引起胎盘早剥。羊水过多破膜时，羊水骤然大量流出、双胎的第一胎娩出过快，子宫内压力急剧下降、子宫突然收缩，也可引起胎盘早剥。

病理上，胎盘早剥的主要变化是底蜕膜层出血，形成血肿，胎盘自宫壁剥离。若剥离面积小，血液很快凝固，可能不再继续出血。若剥离面积大，出血不止，血肿可不断增大，进而使胎盘剥离面继续扩大。此时，血液还能冲开胎盘边缘，沿胎膜与宫壁间间隙向宫颈口方向流出，临床可出现阴道流血。根据胎盘早剥血液外流情况，临床上将其划分为显性出血、隐性出血和混合性出血三种。显性出血是指剥离面的出血大部分都经宫颈流出，胎盘后方血肿较小；隐性出血是指血液都积聚在胎盘后方，无明显阴道流血；混合性出血是指既有阴道流血又有胎盘后较大血肿。其中，以混合性出血最为多见。

严重的胎盘早剥可引发子宫胎盘卒中、凝血功能障碍和DIC等。

【临床表现及检查】

少数轻型胎盘早剥病人可无任何症状，无明显阴道流血或腹痛，直到产后检查胎盘时才发现胎盘母体面有凝血块压痕。一般来说，轻型病例多表现为显性出血，常伴轻微腹痛或无明显腹痛，无明显贫血貌。子宫软，压痛不明显或局部仅有轻压痛，胎心正常。重型病例往往以隐性出血为主，胎盘早剥面超过1/3，存有较大的胎盘后血肿。临床表现为突发性持续性腹痛，积血越多则腹痛越剧烈，严重时可出现恶心、呕吐、出冷汗、面色苍白、脉弱和血压下降。患者可无阴道流血或仅有少量阴道流血。腹部检查可发现子宫张力极高，硬如板状，有压痛，子宫大于妊娠月份。并且胎位摸不清，胎心不清楚。如果内出血不止，胎盘后血肿不断增大，宫底也可随之升高。若剥离面积超过1/2以上，胎儿可因严重缺氧窘迫而死亡。

【诊断】

在声像图上，一般很难看到胎盘后方明显的血肿回声，而是发现“胎盘”异常增厚变大。有时“胎盘”几乎占据大部分宫腔，胎儿被挤压在一边。“胎盘”内回声紊乱，强回声、低回声或无回声团块交杂（图4-3-1，图4-3-2a，图4-3-3a），但内部无彩色血流显示（图4-3-2b）。如果出血不止，“胎盘”则继续增大。胎儿血流动力学观察可见缺氧表现（图4-3-3b），一旦发生严重缺氧，则会出现胎心不规则或心率缓慢，甚至胎死宫内。若出血不多可自行止住者，数天数周后血肿液化，声像图上

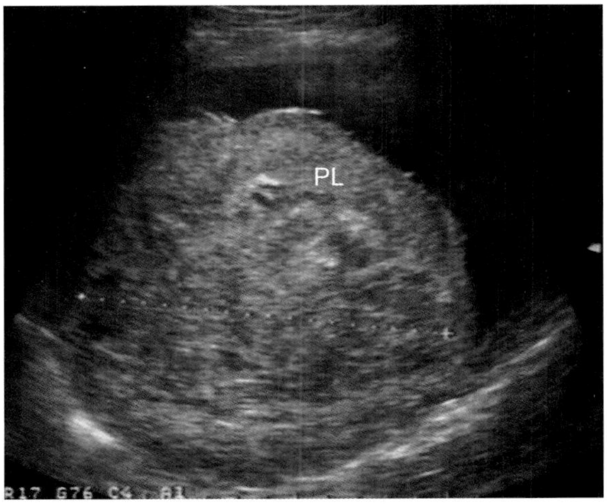

图4-3-1　胎盘早剥

妊娠32⁺周，胎儿宫内死亡，“胎盘”增厚增大呈球形，隐约见胎盘（PL）后方的巨大血肿（测量键）。剖宫产证实胎盘早剥

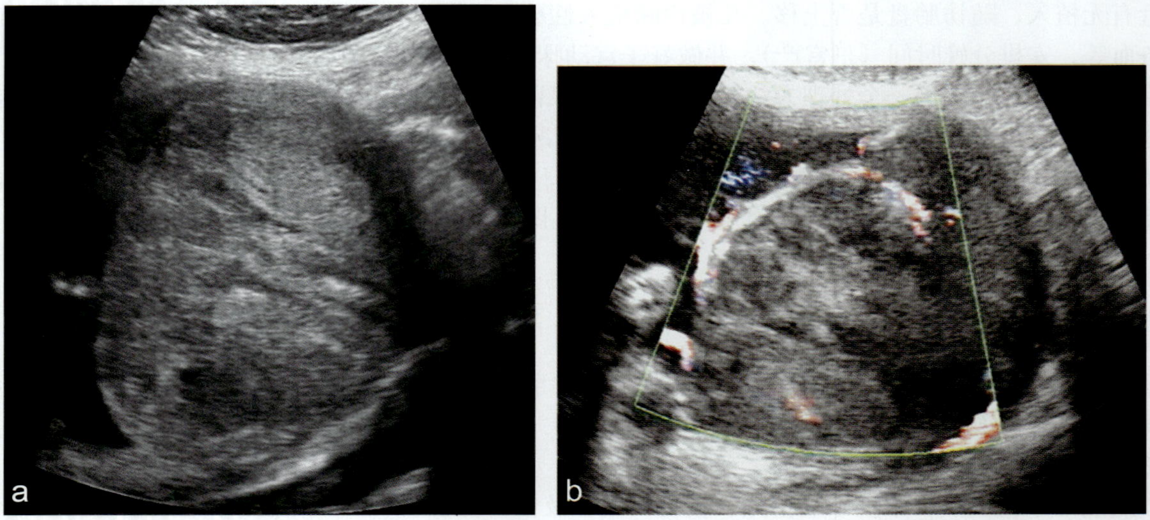

图4-3-2 胎盘早剥

a. 妊娠24$^+$周，胎儿宫内死亡，“胎盘”呈球形增大；b. 同一病例，彩色超声未见“胎盘”内的正常血流，仅见胎盘后方子宫弓状动脉血流。剖宫产证实胎盘早剥

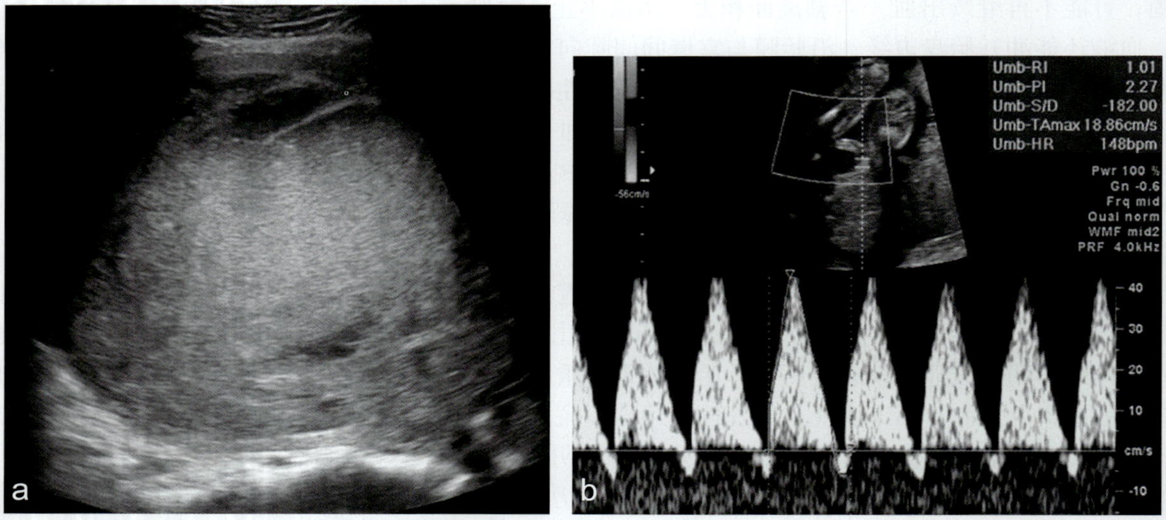

图4-3-3 胎盘早剥

a. 妊娠22$^+$周，“胎盘”巨大，占据大部分宫腔；b. 胎儿脐动脉多普勒血流显示舒张末期反流

胎盘后方显示无回声区（图4-3-4），此时较易识别胎盘与血肿的分界线。随着孕周的增加，无回声区将渐渐缩小。如果出血不止，血块越积越大又未排出宫腔，便会继续向胎盘后方延伸，造成大面积胎盘与宫壁剥离。

大部分胎盘早剥的病例不难诊断，但有些胎盘后血肿不大，临床表现不典型者，较易漏诊。有些血肿进展迅速，短时间内形成巨大血肿。

【鉴别诊断】

胎盘早剥的声像图较有特征，结合临床表现，一般不易与其他疾病混淆。有些不典型的胎盘早剥需与其他原因所致的胎盘增厚相鉴别，后者除胎盘增厚外，有时还有胎儿异常表现，如胎儿腹水、水肿、腹腔内钙化等（图4-3-5）。偶尔巨大母体血池（见图1-4-7）也会误认为胎盘后血肿。但是，当仔细观察时，母体血池内有血液流动，而胎盘早剥的血肿内无此现象。

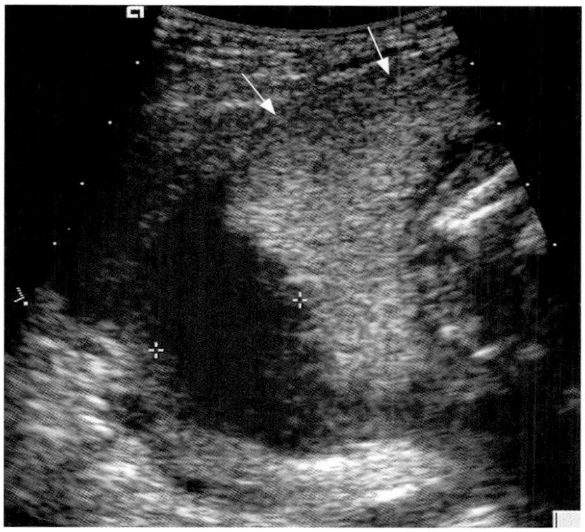

图4-3-4 陈旧性不完全性胎盘早剥

妊娠19⁺周，部分胎盘的后方见无回声区（测量键），为部分性胎盘早剥后液化的血肿。胎盘其余部分与子宫壁紧贴（箭头）

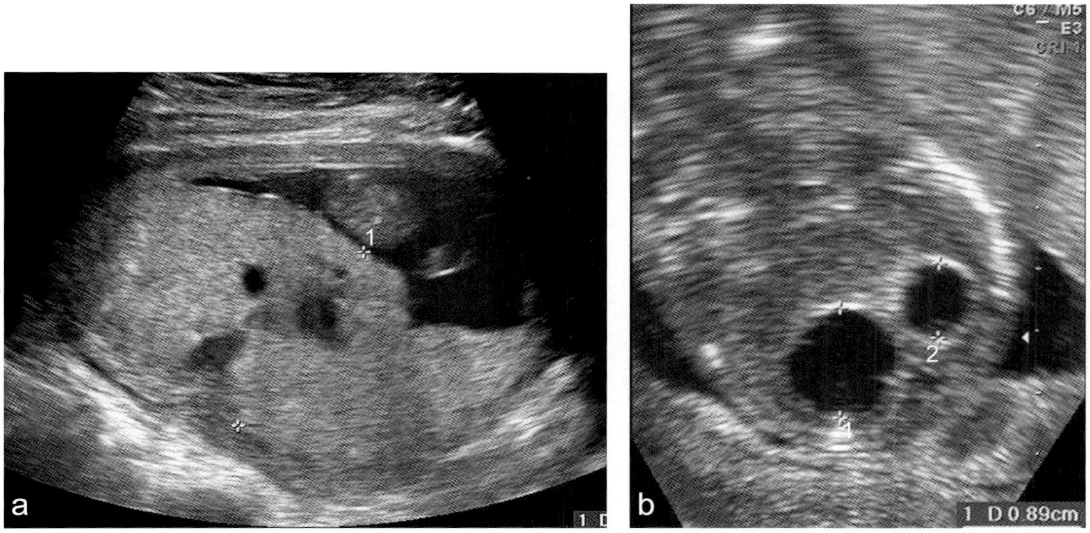

图4-3-5 部分性葡萄胎

a. 妊娠13⁺周，早孕期筛查示21-三体风险率：1/21。超声显示胎盘增大增厚，内有不规则无回声囊性结构；b. 同一病例，见胎儿颅内多发性大型脉络丛囊肿（测量键）。绒毛穿刺核型分析显示为三倍体（69，XXY）

【预后】

本病预后取决于早剥的严重程度及孕周。轻型患者又已足月或是近足月，短时间内结束分娩，一般母子预后都较好。重型患者若抢救不及时，极易发生胎儿死亡，甚至危及母体。因此，即使胎儿已经死亡，也因尽快剖宫产，控制进一步的出血。出现休克征象时需先纠正休克，再终止妊娠。并且，注意预防产后出血以及处理好凝血功能障碍等问题。与前置胎盘的处理原则一样，以孕妇安全为主，尽量兼顾胎儿。

第四节 其他胎盘、胎膜病变

一、葡萄胎

葡萄胎（hydatidiform mole）是妊娠滋养细胞疾病的一种，发生率约1∶500～1∶800。葡萄胎又可分为完全性和部分性两种，前者整个宫腔内充满水泡状组织，无胎儿及其附属物；后者常合并有胚胎（已死亡或存活）存在。

葡萄胎的病因尚不清楚，可能与染色体异常有关。研究发现完全性葡萄胎的染色体核型通常是46XX，而这46XX是由单倍体23X精子进入空卵复制而成。部分性葡萄胎的核型常是三倍体，乃由一个正常卵子双精子受精或一正常卵子受精于一个减数分裂错误的精子所致。病理上，葡萄胎患者宫腔内充满大小不等的水泡，其囊壁薄而透亮。滋养细胞呈不同程度增生，绒毛间质水肿，绒毛中血管消失。部分性葡萄胎除合并存在胚胎外，胎盘绒毛仅部分发生水泡状变，部分仍为正常胎盘组织，滋养细胞的增生程度相对较轻。

本病声像图特点是子宫增大，大于停经周数。但宫腔内未见妊娠囊及胎儿，取而代之为大小不等的囊泡样回声（图4-4-1，图4-4-2a）。由于每个囊泡后壁的增强效应，使无回声区与强回声点相互交织，有人描述其为“落雪状”、“蜂窝状”声像图。部分性葡萄胎宫内可见到或死亡或存活的胎体回声。存活者常伴有严重胎儿生长受限或畸形（见第十五章第三节）。彩超检查葡萄状结构内可见散在彩色血流信号，子宫肌壁内血流异常丰富，多普勒超声呈低阻力血流频谱（图4-4-2b），而正常早孕期胎盘后方肌壁内弓状动脉阻力指数为0.46±0.04。

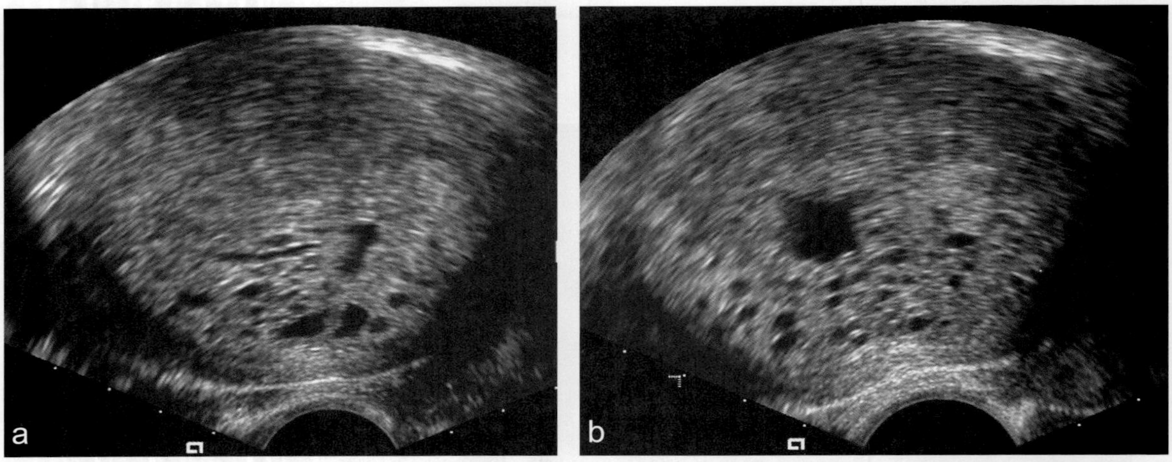

图4-4-1 葡萄胎

a. 停经9⁺周，经阴道超声。宫腔内未见正常妊娠囊与胚胎，取而代之为多量密集大小不等的无回声水泡状结构；b. 同一病例，在多而密的小水泡之间，见较大的不规则囊性腔隙，可能为较大的出血或坏死区

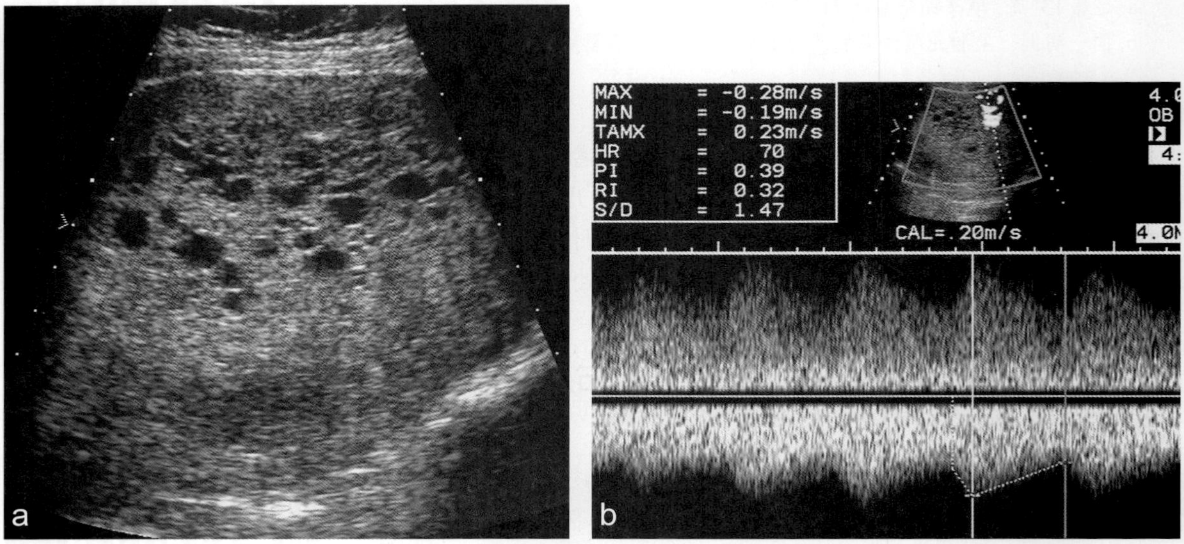

图4-4-2 葡萄胎

a. 声像图示宫腔内充满大小不等的囊泡回声；b. 同一病例，子宫肌层内弓状动脉多普勒超声呈低阻频谱（RI：0.32）。病人血β-hCG明显升高，为相应孕周正常值的7倍

血绒毛膜促性腺激素（β-hCG）定量分析是葡萄胎很重要的辅助诊断方法，由于滋养细胞增生，产生大量的hCG，血中含量测值可明显高于相应孕周的正常妊娠测值，有时甚至成倍地增高。

不典型葡萄胎或部分性葡萄胎胚胎早期死亡消失时，需要与难免流产所致的胎盘变性相鉴别。难免流产胎盘退行性病变声像图也表现为未见胚胎，胎盘内出现囊性腔隙。但是，子宫多小于停经周数，胎盘内囊性结构不如葡萄胎那样多而密，血hCG定量分析低于相应孕周的正常值（见第三章第一节）。

一旦确诊葡萄胎，应及时行吸宫术，并随访超声及血β-hCG。

二、胎盘绒毛膜血管瘤

胎盘非滋养细胞肿瘤共有两种，即胎盘绒毛膜血管瘤（placental chorioangioma）及畸胎瘤。绒毛膜血管瘤的发生率约为1%，而畸胎瘤极为罕见。

绒毛膜血管瘤其实是胎盘内的血管畸形，形成肿瘤样结构。较小的肿瘤多位于胎盘内，稍大的肿瘤往往向胎盘胎儿面突起。镜检显示疏松的基质内毛细血管增生改变。较大的绒毛膜血管瘤可引起胎儿贫血、水肿，甚至死亡。引起胎儿贫血、水肿的原因有几种解释：血液在经过绒毛膜血管瘤内的血管网时，大量红细胞被破坏，造成微血管内溶血；胎儿母体出血；大量的胎儿胎盘血流量使胎儿循环血量增加。这些因素都可促使胎儿贫血或回心血量增加，心脏负荷过重诱发胎儿心衰。

本病声像图特点是胎盘内见圆形或椭圆形实质性肿块，表面规则或稍不规则，边界较清，内部回声稍紊乱，肿块回声强度略低于胎盘（图4-4-3a，图4-4-4a，图4-4-5a）。但若检查时孕周较迟又为后壁胎盘，超声可能漏诊。彩超显示肿块内有血流信号（图4-4-4b，图4-4-5a），有些肿块内血流很丰富，多普勒频谱

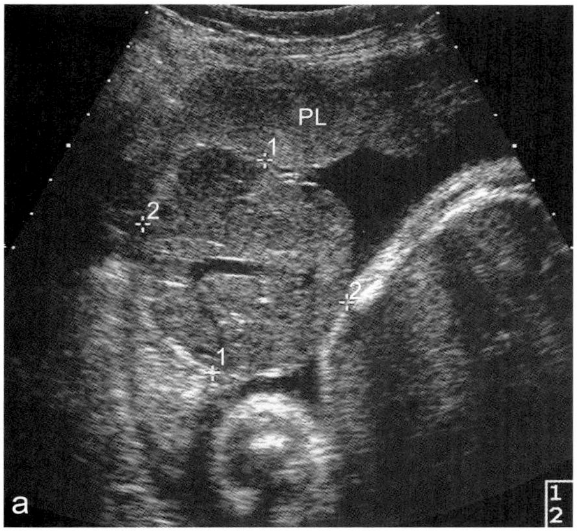

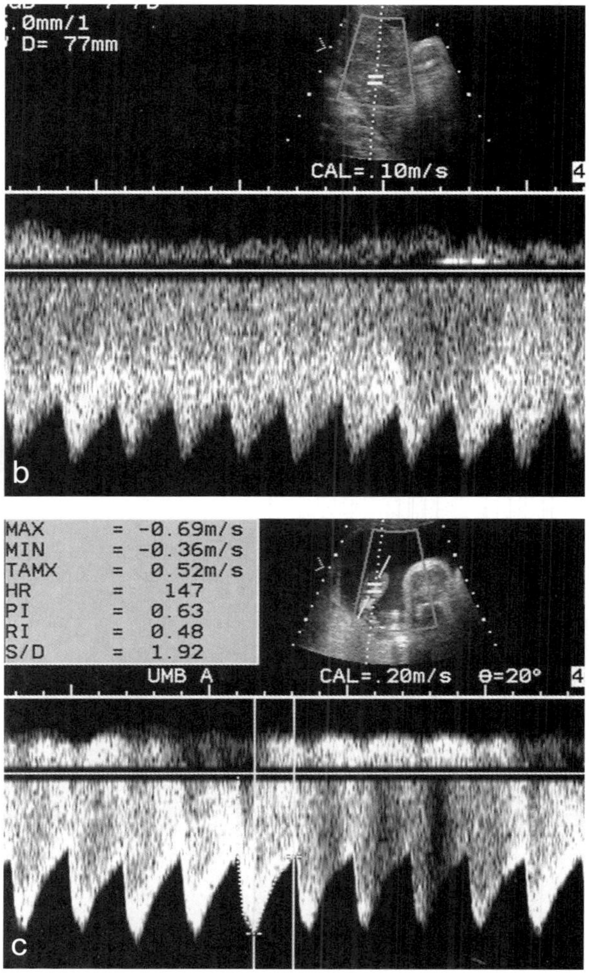

图4-4-3 胎盘绒毛膜血管瘤

a. 妊娠32⁺周，胎盘内见实质性肿块（测量键所示），向胎盘胎儿面突起，内部回声欠均匀并见一管状回声；b. 同一病例，肿块内管状回声结构为血管，测及低阻血流频谱（PI：0.37，RI：0.31）；c. 同一病例，脐动脉多普勒超声显示其血流阻力指数高于胎盘肿块内的血流阻力指数（PI：0.63，RI：0.48）

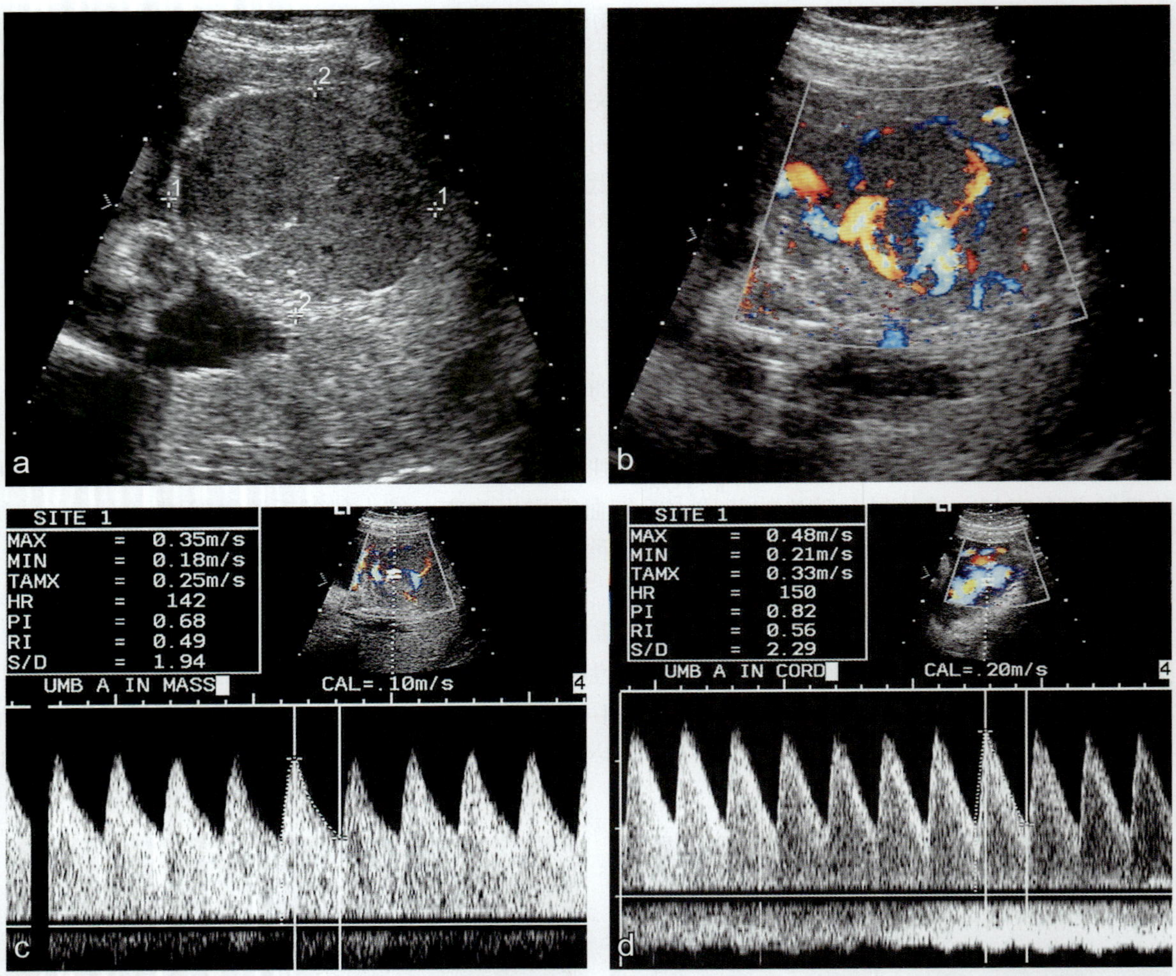

图4-4-4 胎盘绒毛膜血管瘤

a. 妊娠32⁺周，声像图胎盘内实质性肿块（测量键），边界清晰，向羊膜面突起；b. 同一病例，彩超显示肿块内丰富血流信号；c. 同一病例，肿块内测及低阻血流频谱（PI：0.68，RI：0.49）；d. 同一病例的脐动脉多普勒频谱，其阻力指数高于胎盘肿块内血流阻力指数（PI: 0.82，RI：0.56）

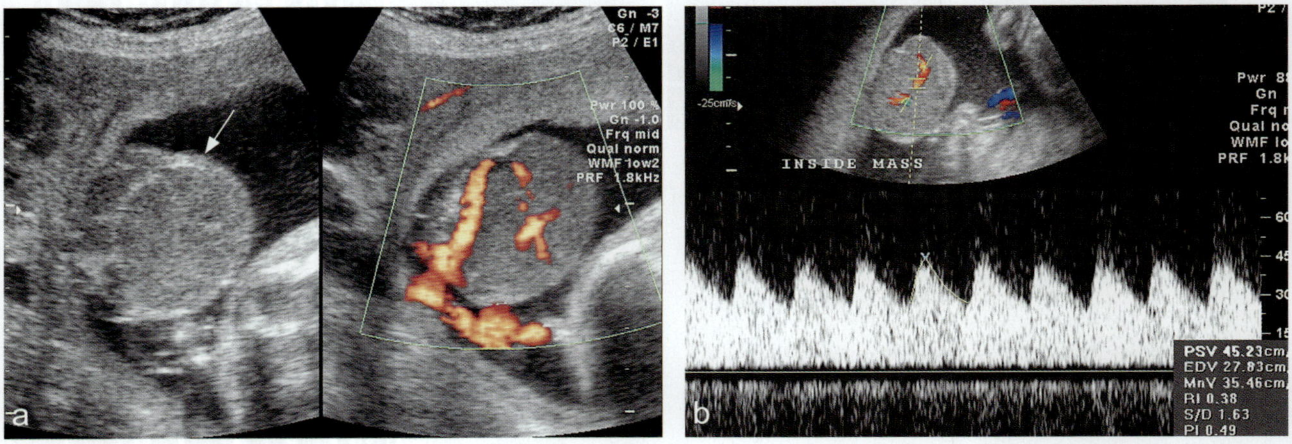

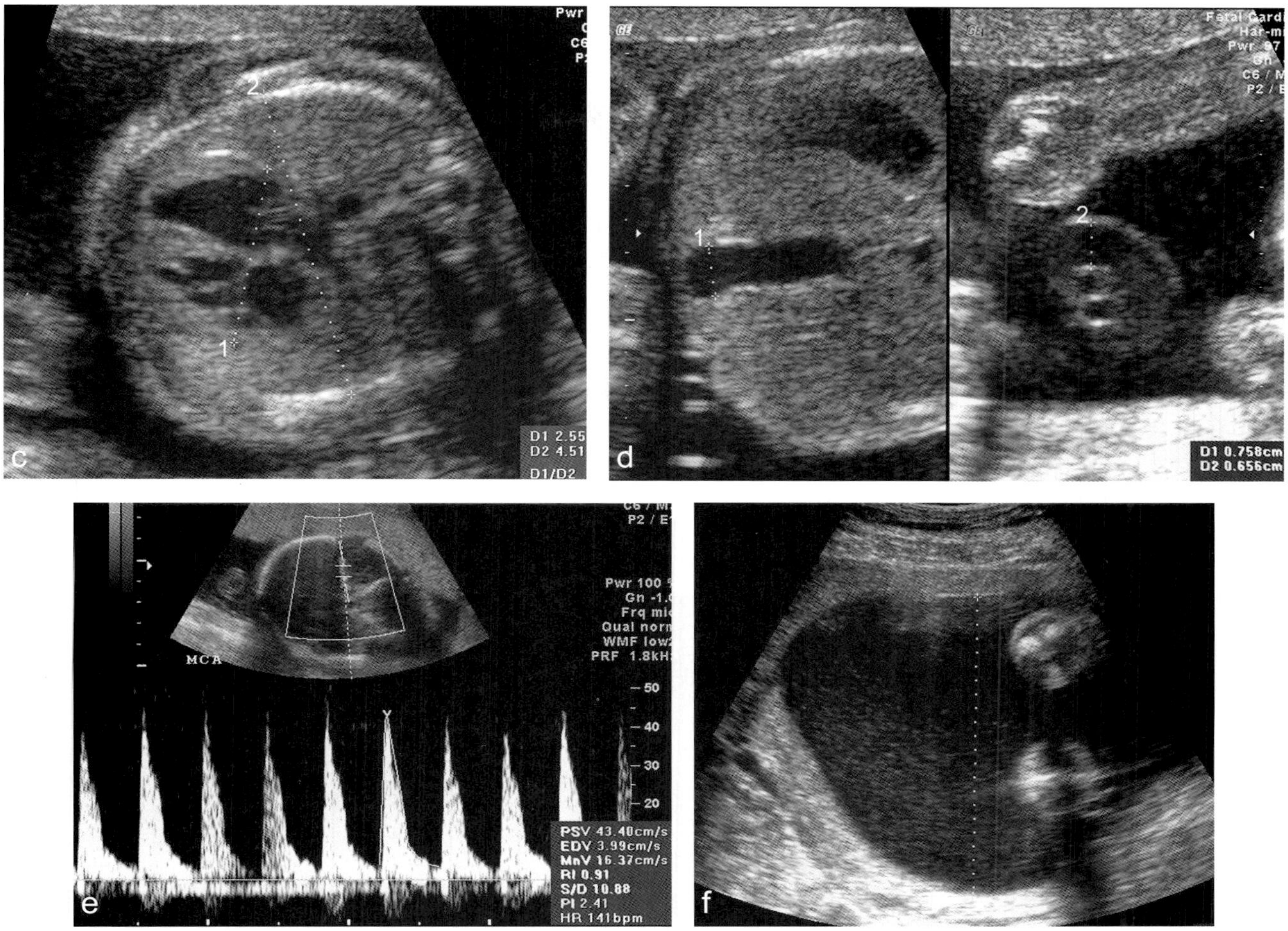

图4-4-5 胎盘绒毛膜血管瘤

a. 妊娠22⁺周，胎盘近边缘处见实质性肿块（箭头），突向羊膜腔。彩超显示内部血供丰富，存在粗大血管；b. 同一病例，肿块内多普勒血流示低阻力频谱（PI：0.49，RI：0.38）；c. 同一病例，心脏偏大，心胸比率0.56；d. 同一病例，脐静脉（测量键2）与肝内脐静脉扩张（测量键1）；e. 同一病例，大脑中动脉峰值流速偏高，43.40cm/s，相当于1.5MoM；f. 同一病例，羊水偏多，DVP：7.4cm（复旦大学附属妇产科医院超声科提供）

显示为胎儿动脉血流，阻力指数往往低于胎儿脐动脉（图4-4-3～图4-4-5）。如果存在贫血，可见大脑中动脉峰值流速增加、脐静脉扩张等（图4-4-5）。发生充血性心衰时，可出现胎儿水肿、胸腹水、心脏增大、三尖瓣反流血和羊水过多等一系列表现。

胎盘绒毛膜血管瘤有时还要注意与胎盘内其他病变，如胎盘内母体血池（见第一章第四节）、绒毛膜血管瘤样扩张、胎盘梗死、部分性葡萄胎等相鉴别。

小型绒毛膜血管瘤一般影响不大，大型血管瘤往往引起胎儿贫血。如贫血不严重，声像图未见脐静脉扩张，大脑中动脉流速尚可，可在严密监视下待产。一旦怀疑胎儿有严重贫血，建议作脐带穿刺测定胎儿血红蛋白，并可进行胎儿输血。总之，应尽量延迟妊娠周数以提高新生儿存活率。若一旦发生胎儿心衰，则应尽早结束妊娠。然而，此时的预后也较差。

三、羊膜绒毛膜未融合

羊膜绒毛膜未融合（unfused amnion and chorion）不是一种诊断，而是一种现象，一种声像图表现。是指妊娠14周后，羊膜与绒毛膜仍未融合，绒毛膜腔（即胚外体腔）仍然存在。

正常妊娠初期，胚外体腔相对较大，卵黄囊与羊膜囊很小，位于胚外体腔中。随着胚胎的发育生长，胚体向腹侧卷曲，羊膜囊越来越大，胚外体腔越来越小，羊膜与绒毛膜越来越靠近（见第一章第一节）。妊娠14周左右两者融合，胚外体腔消失。

羊膜绒毛膜延迟融合的原因尚不明确。但研究发现在妊娠14周后尚未融合的病例中，无明显先天性畸形而染色体异常的发生率约为4%；先天性畸形合并染色体异常的发生率为46%；先天性畸形而染色体正常的发生率为40%左右。因此，可能是由于染色体异常、胎儿异常，造成胎儿发育延迟和绒毛膜与羊膜融合的延迟。从胎儿异常的表现中如颈项透明层增厚，颈部水囊瘤、心血管畸形（尤其是主动脉缩窄）也提示胎儿发育延迟。由于绒毛膜促性腺激素（hCG）在绒毛膜腔内的浓度很高，因此21-三体综合征、胎儿水肿等母血生化测定中hCG高于正常，则提示有绒毛膜腔存在可能。羊膜绒毛膜延迟融合合并的畸形种类很多，合并的染色体异常也有多种，常见的有21-三体综合征、18-三体综合征、13-三体综合征、特纳综合征等。也有人认为胎儿异常可能羊膜也异常，导致羊水渗漏至绒毛膜腔。

在声像图上，羊膜绒毛膜未融合的特征是妊娠14周后仍见游离羊膜囊壁，绒毛膜腔仍然存在。诊断标准为羊膜与绒毛膜之间的距离≥3mm。仔细检查胎儿解剖结构非常重要，有些中期妊娠初就能见到胎儿异常，如胎儿水肿、颈部水囊瘤等，有些畸形则要到20周左右才能发现（图4-4-6～图4-4-9）。

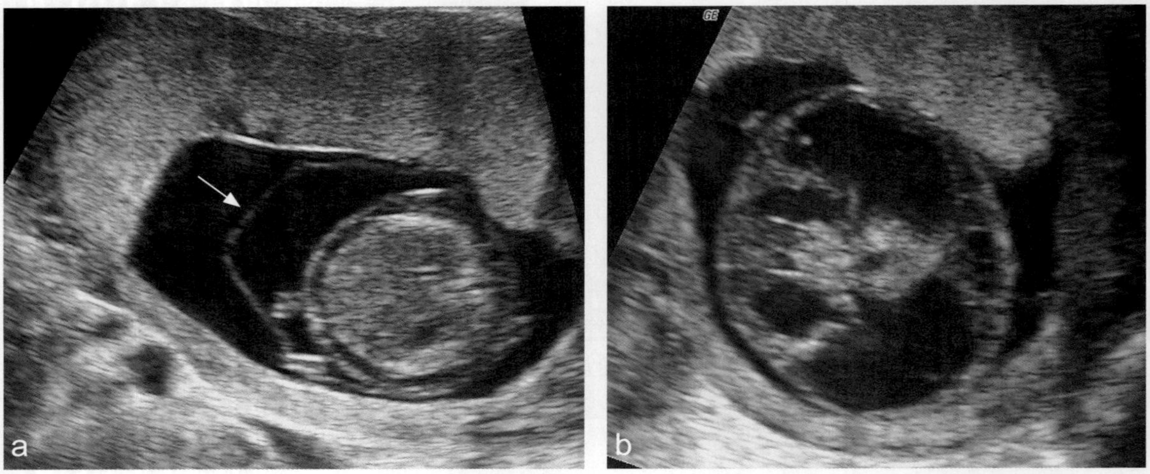

图4-4-6 羊膜绒毛膜未融合

a. 妊娠16^{+}周，箭头所示为羊膜，箭头所在位置为胚外体腔，即绒毛膜腔；b. 同一病例，胎儿颈部横切面，见双侧较大水囊瘤

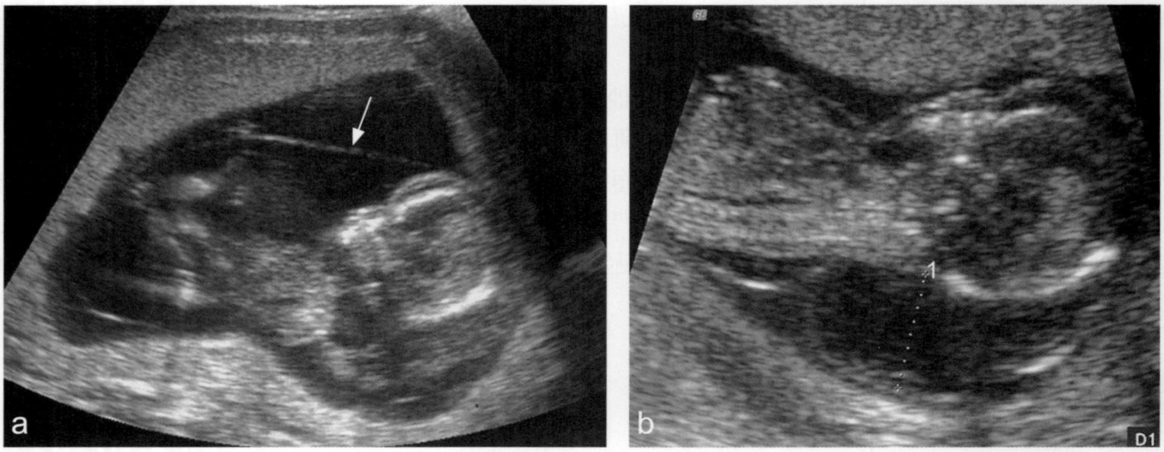

图4-4-7 羊膜绒毛膜未融合

a. 妊娠14^{+}周，胎儿周围的羊膜囊壁清晰可见（箭头），与绒毛膜囊相距甚远；b. 同一病例，声像图显示胎儿明显水肿

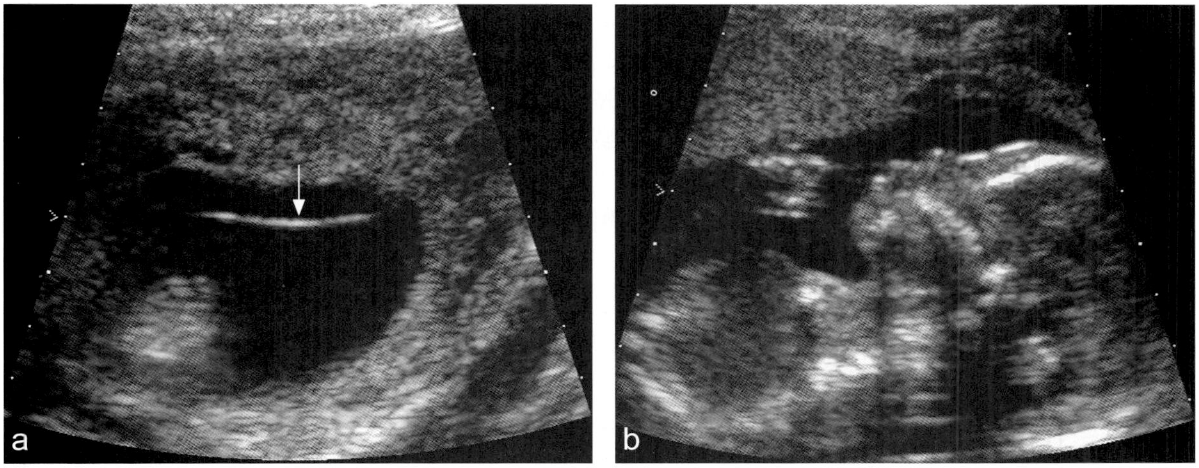

图4-4-8 羊膜绒毛膜未融合

a. 妊娠19⁺周，羊膜绒毛膜未融合（箭头）；b. 同一病例，胎儿鼻骨缺失。染色体检查证实为21-三体综合征

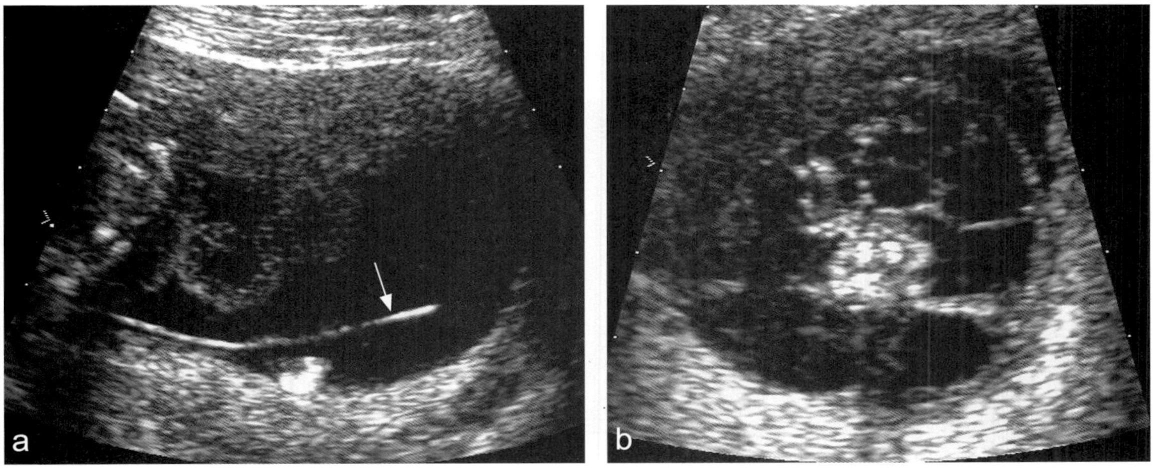

图4-4-9 羊膜绒毛膜未融合

a. 妊娠15⁺周，箭头所示为未与绒毛膜融合的羊膜；b. 同一病例，胎儿颈项部横切面见多个水囊瘤，染色体检查证实为18-三体综合征

羊膜绒毛膜未融合要注意与其他情况相鉴别。例如，少数病例在抽羊水或其他穿刺操作后，可发生少量羊水外漏至羊膜外，造成羊膜绒毛膜分离；有些先兆流产绒毛膜下血肿，久之血块液化呈无回声腔位于羊膜与绒毛膜之间；双胎之一未发育但该羊膜腔尚未完全消失；羊膜束带综合征宫腔内也可见条状光带且合并胎儿畸形（见第十四章第三节）。

需要强调的是，妊娠14周后若仍见绒毛膜腔存在，应仔细检查胎儿解剖结构。一般在中孕初期可能难以完成理想的胎儿畸形筛选超声，在20周左右应请有经验的医生检查。对超声发现的胎儿畸形，应根据具体情况考虑是否作进一步的胎儿染色体检查，借以帮助制定下一步的处理方案。

第五节 脐带异常

一、单脐动脉

正常脐带内有一条脐静脉及两条脐动脉。单脐动脉（single umbilical artery，SUA）是指脐动脉只有一条，是脐带异常中最常见的一种。发生率约为1%，其中左侧缺失约占70%，右侧缺失占30%。

单脐动脉可以是单发性的，但也可合并其他部位的畸形。合并的畸形多为泌尿道及心血管畸形，如肾盂积水、马蹄肾、多囊性肾发育不良、单侧肾缺如、膀胱输尿管反流、法洛四联症、左心发育不良、主动脉缩窄、三尖瓣闭锁、室间隔缺损、心内膜垫缺损等。消化道、中枢神经系统、呼吸道畸形以及染色体异常（多为18-三体综合征、13-三体综合征、染色体易位）也较为常见。单脐动脉合并畸形的病例中染色体异常占23%，而且大部分为左脐动脉缺失。

除了合并胎儿畸形及染色体异常，单脐动脉病例中早产、胎儿生长受限、胎儿死亡的发生率也高于正常。

声像图特征是在脐带横断面仅见到两个管腔，其中较大的一个为脐静脉，另一个稍小的为脐动脉（图4-5-1a，图4-5-2，图4-5-5a）。与正常脐动脉相比，单脐动脉的管腔稍大，可能是因为集中了本来应该两条脐动脉所容纳的血量。在脐带长轴断面观上，正常时所见的一条脐静脉与两条脐动脉相互缠绕的结构，变成了一条脐静脉与一条脐动脉相间（图4-5-1b，图4-5-3）。在盆腔膀胱水平横切面上能鉴别缺失的脐动脉方位，正常情况下膀胱左右各见一条脐动脉（图4-5-4），而单脐动脉者仅见一侧显示脐动脉，另一侧缺如（图4-5-5b，图4-5-6a，图4-5-7a）。如果合并胎儿畸形，超声也能显示相应的畸形改变（图4-5-6，图4-5-7）。有人发现，单脐动脉脐带内华通胶减少，胎儿异常的几率增高。偶尔，脐动脉在发出胎体时有两条，但在中途两条脐动脉融合成一条（fused umbilical artery），近胎盘端成了单脐动脉脐带（图4-5-8）。单脐动脉的多普勒测定显示血管阻力与正常相似。

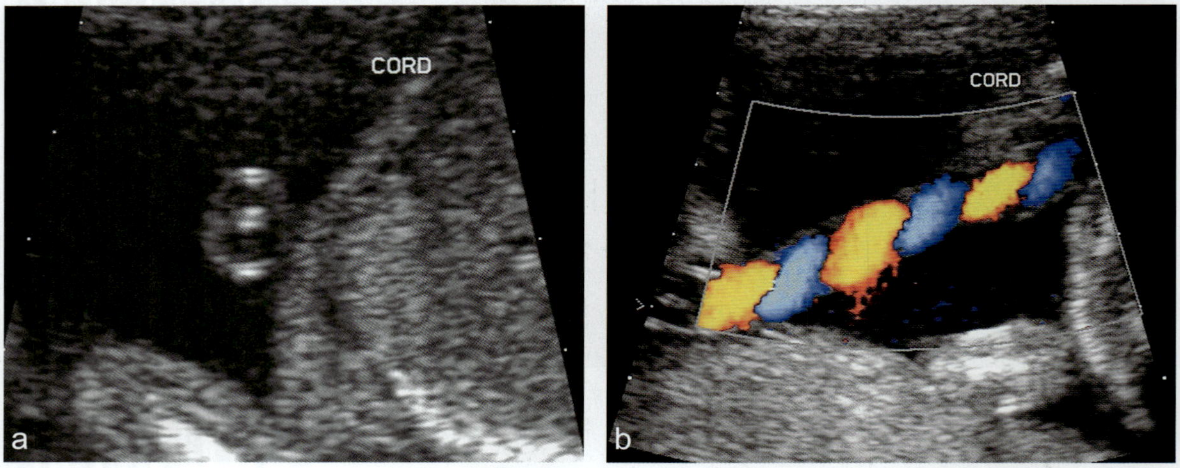

图4-5-1 单脐动脉

a. 妊娠20⁺周，脐带横断面显示只有两个血管管腔；b. 同一病例，彩超显示“红-蓝”相间脐带血管图，红色为脐动脉，蓝色为脐静脉

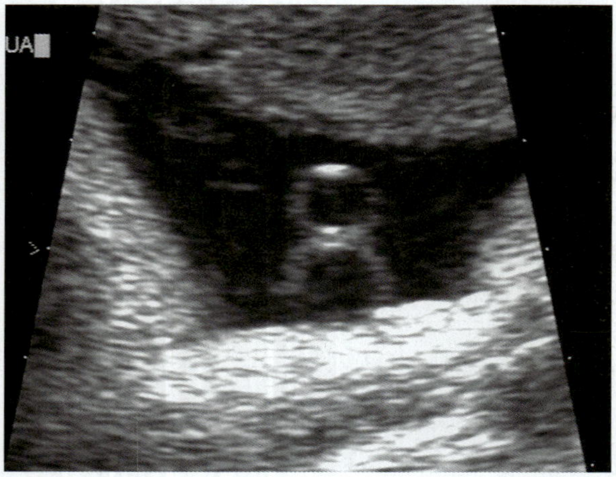

图4-5-2 单脐动脉

妊娠37⁺周，脐带横切面显示只有两个血管管腔，较大的一个为脐静脉（下方），较小的一个为脐动脉（上方）

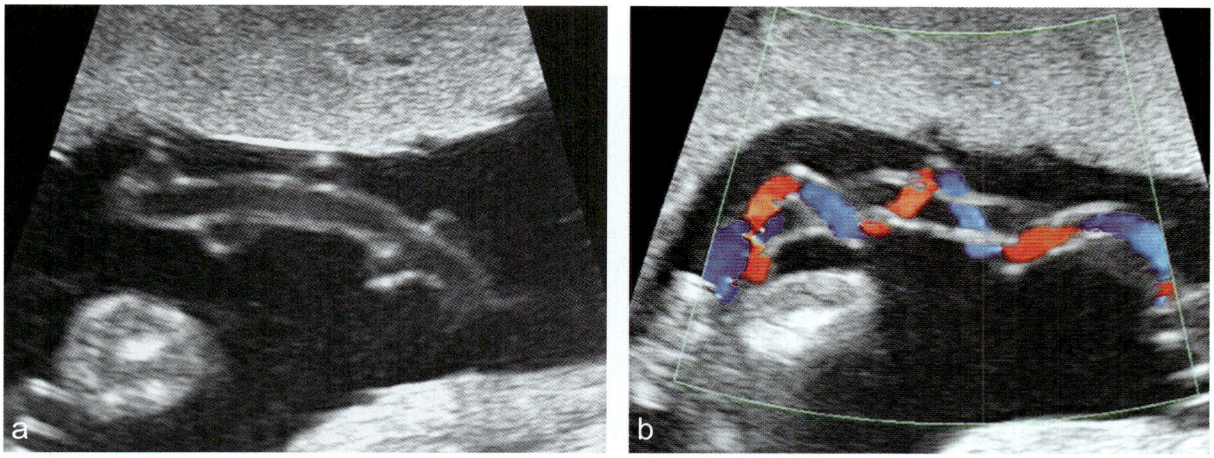

图4-5-3 单脐动脉

a. 妊娠21⁺周，脐带纵切面观，见一条脐动脉围绕脐静脉旋转；b. 同一病例，彩色超声显像

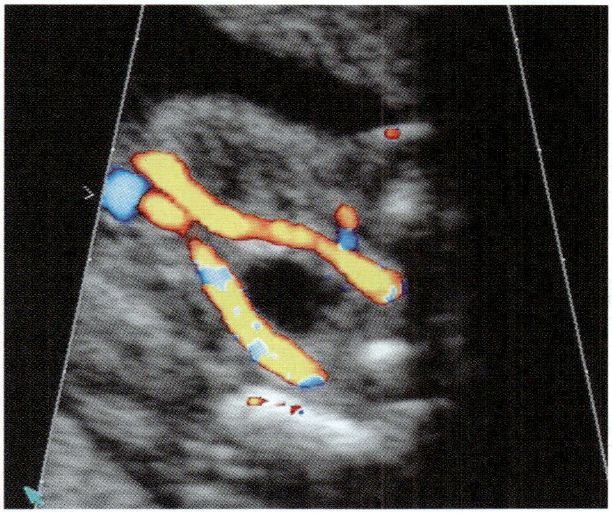

图4-5-4 盆腔内脐动脉

盆腔横切面观，正常脐动脉位于膀胱两侧，向前向上行走，经过腹壁脐孔进入脐带

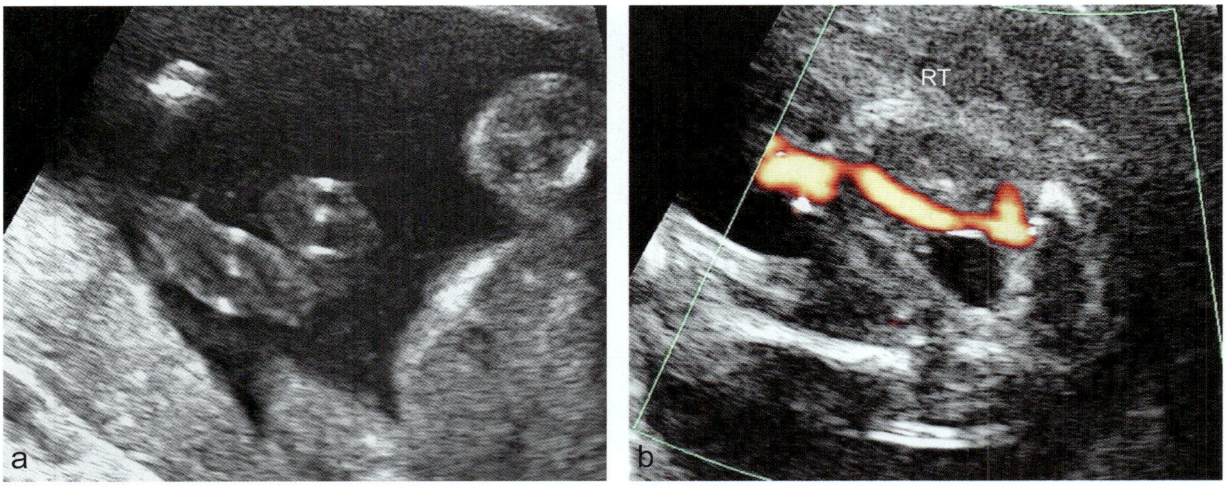

图4-5-5 单脐动脉

a. 妊娠20⁺周，脐带横切面观仅见两个血管管腔；b. 同一病例，盆腔彩超显示膀胱左侧脐动脉缺失

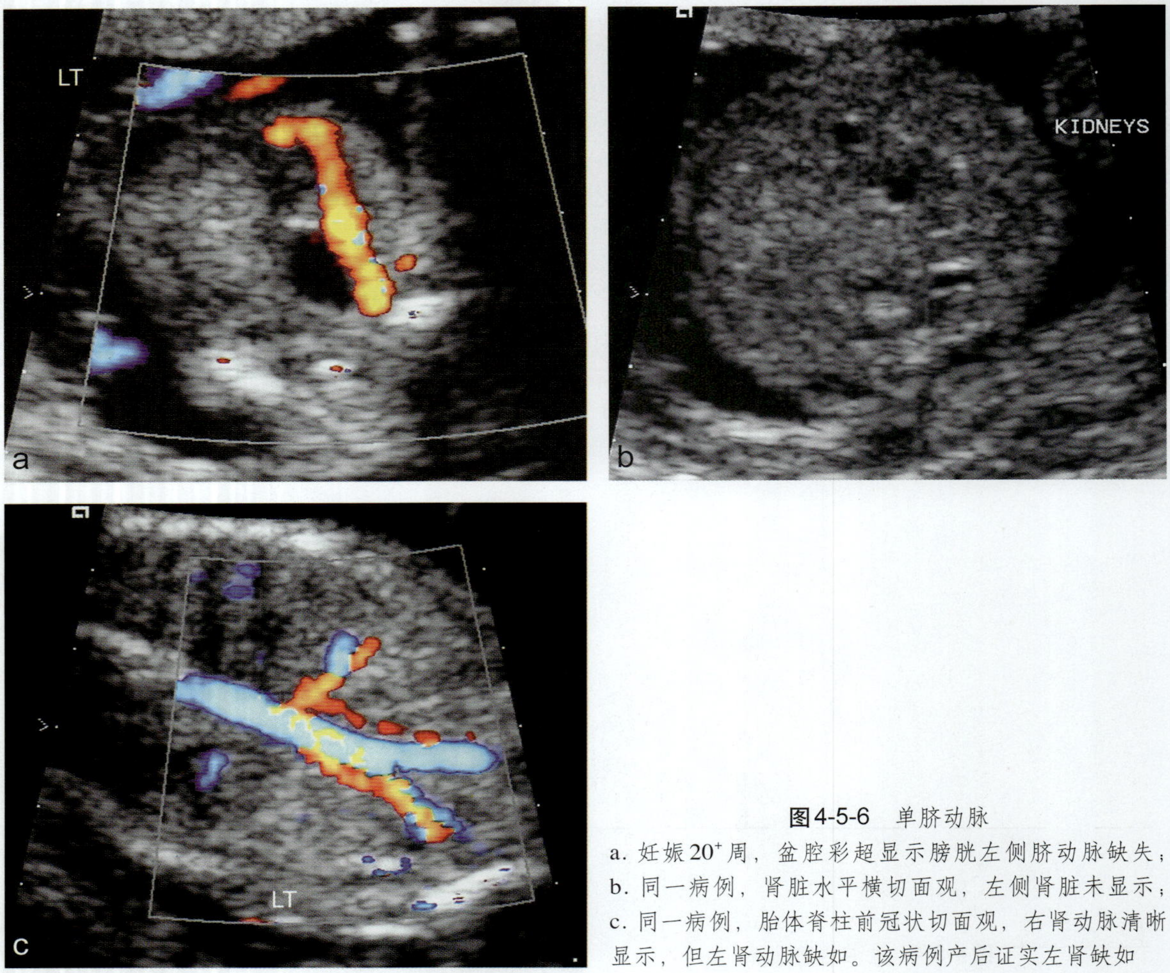

图4-5-6 单脐动脉

a. 妊娠20^{+}周，盆腔彩超显示膀胱左侧脐动脉缺失；b. 同一病例，肾脏水平横切面观，左侧肾脏未显示；c. 同一病例，胎体脊柱前冠状切面观，右肾动脉清晰显示，但左肾动脉缺如。该病例产后证实左肾缺如

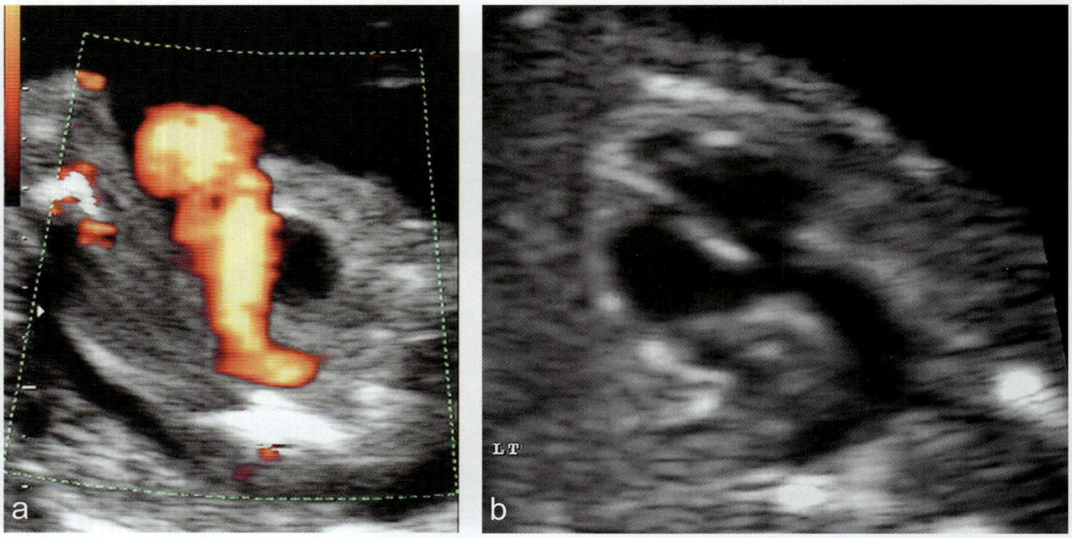

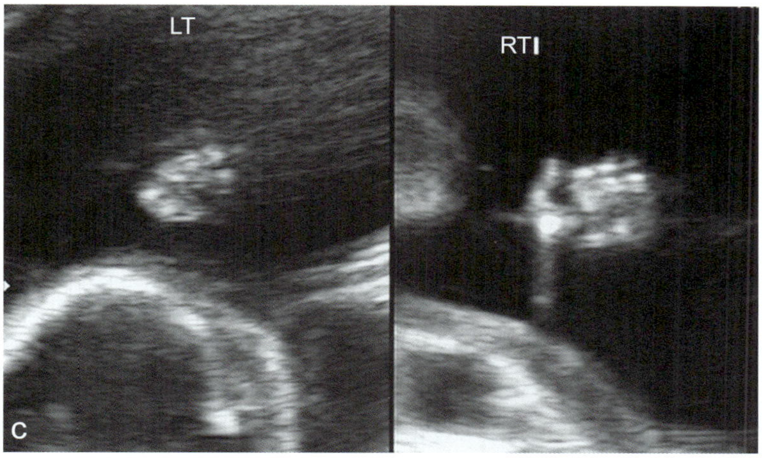

图4-5-7 单脐动脉

a. 妊娠20⁺周，盆腔彩超显示膀胱一侧脐动脉缺失；b. 同一病例，胎儿五腔心观，见室间隔缺损及主动脉骑跨；c. 同一病例，胎儿双手紧握手指重叠。染色体检查证实为18-三体综合征

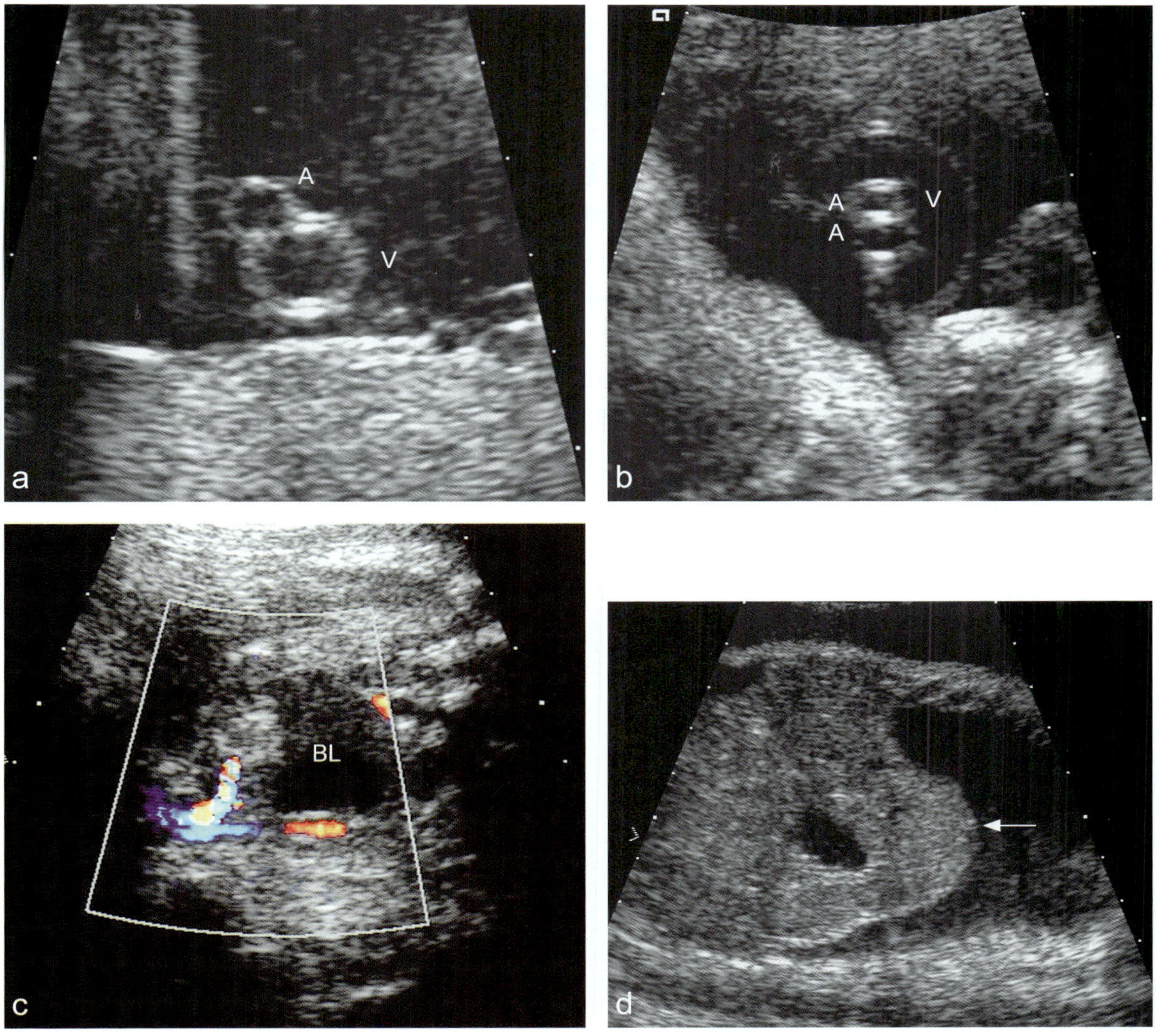

图4-5-8 “部分性”单脐动脉

a. 脐带近胎盘端仅见一条脐动脉（A）及一条脐静脉（V）；b. 同一病例，脐带近胎儿端声像图显示两条脐动脉（A）及一条脐静脉（V）；c. 同一病例，盆腔彩超示膀胱（BL）两侧均有脐动脉回声；d. 同一病例，声像图显示膈膨升（箭头）及胸腔积液（箭头所在位置）

有作者报道，中孕中期胎儿畸形筛选超声时对单脐动脉检出的敏感性为36%，特异性为99%，阳性预测值为32%，阴性预测值为99%。

单纯性单脐动脉预后良好。合并畸形者预后视畸形情况而定。常规超声发现单脐动脉，应仔细检查其他各个器官。若合并畸形或见染色体异常标记（如颈项软组织层增厚、鼻骨缺失等），应建议抽羊水除外染色体异常（见第十五章）。

二、脐带肿块

脐带肿块不常见，但可有以下几种：脐带真结或假结、脐带血肿、脐带假囊肿、尿囊囊肿、脐带赘生物等。

脐带真、假结是由于胎儿在宫腔内运动时形成脐带打结，一旦拉紧（胎动或临产后胎体下降），胎儿死亡率很高。脐带血肿的原因可能是机械因素，如外伤、牵拉、脐带绕颈绕身过紧或先天性脐静脉壁薄弱，引起脐静脉破裂，胎儿死亡率也很高。脐带假囊肿是指局部脐带增粗，呈囊肿样改变，但并不是脐肠系膜及尿囊的遗迹，被认为可能与局部华通胶退行性变或水肿、液体积聚有关。20%以上的脐带假囊肿合并染色体异常，其中尤以18-三体综合征为常见。尿囊囊肿是胚胎发育过程中，尿液积聚在尿囊内形成的囊肿，可与膀胱相通或不相通。即使是较大的尿囊囊肿，一般也不影响脐带的血液循环。脐带赘生物极少见，可有血管肌瘤、肌肉瘤、畸胎瘤、血管瘤等。

通常，脐带真、假结超声很难观察到，因为超声是切面成像，脐带在宫腔内行走迂回弯曲，方向不定；也常常被胎体所遮挡。只有当孕妇诉说胎动少或胎心监护（NST、CTG）异常疑及有脐带问题时，超声检查者才会刻意去寻找脐带有无打结。此时可能发现一团缠绕较紧的脐带，反复观察始终不见散开。然而，观察到这一现象也只能是高度怀疑，最终诊断要靠产后检查脐带。脐带血肿声像图表现为脐带内混合性或囊性包块状结构，如果出血不止，该包块可有进行性增大改变。脐带假囊肿则显示为局部脐带增粗，假囊肿边界清晰或欠清晰、无张力，有些内有稀疏点状回声（图4-5-9，图4-5-10a，图4-5-11a）。若合并胎儿畸形，超声也能见到相应的表现（图4-5-10，图4-5-11），多见于18-三体综合征。尿囊囊肿为脐带根部边界清晰、圆形或椭圆形、有一定张力的囊肿，内部无回声（图4-5-12）。与膀胱相通的尿囊囊肿会随膀胱的排空或充盈而缩小或增大，有时还能见到二者之间的交通通道（见第十二章第十节）。脐带赘生物则是脐带上的实质性肿块。

脐带打结一旦拉紧，胎儿死亡率很高。如果超声怀疑脐带打结，应密切随访NST、CTG，根据孕周决定是否立即娩出胎儿。进行性增大的脐带血肿若不及时分娩，胎儿死亡率也很高。发现有脐带假囊肿时，要特别仔细检查胎儿是否合并畸形，而对合并畸形者应进行染色体检查。通常，尿囊囊肿的预后均较好。

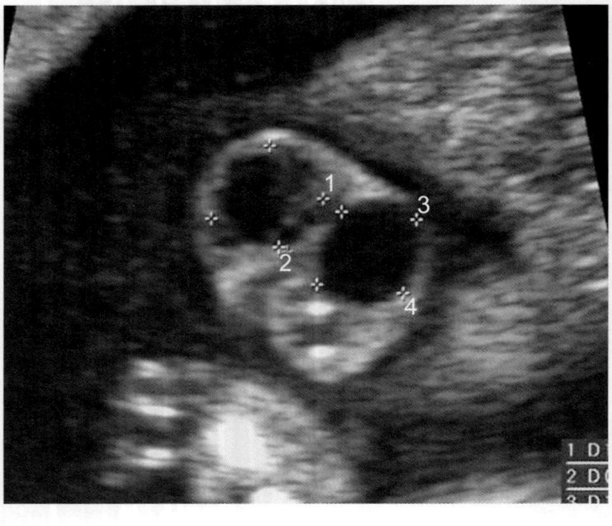

图4-5-9 脐带假囊肿

妊娠20^{+}周，脐带横切面观显示两个低回声圆形结构（测量键），其下方三个横切面的小管腔为脐动脉与脐静脉。该处的脐带直径显著增大

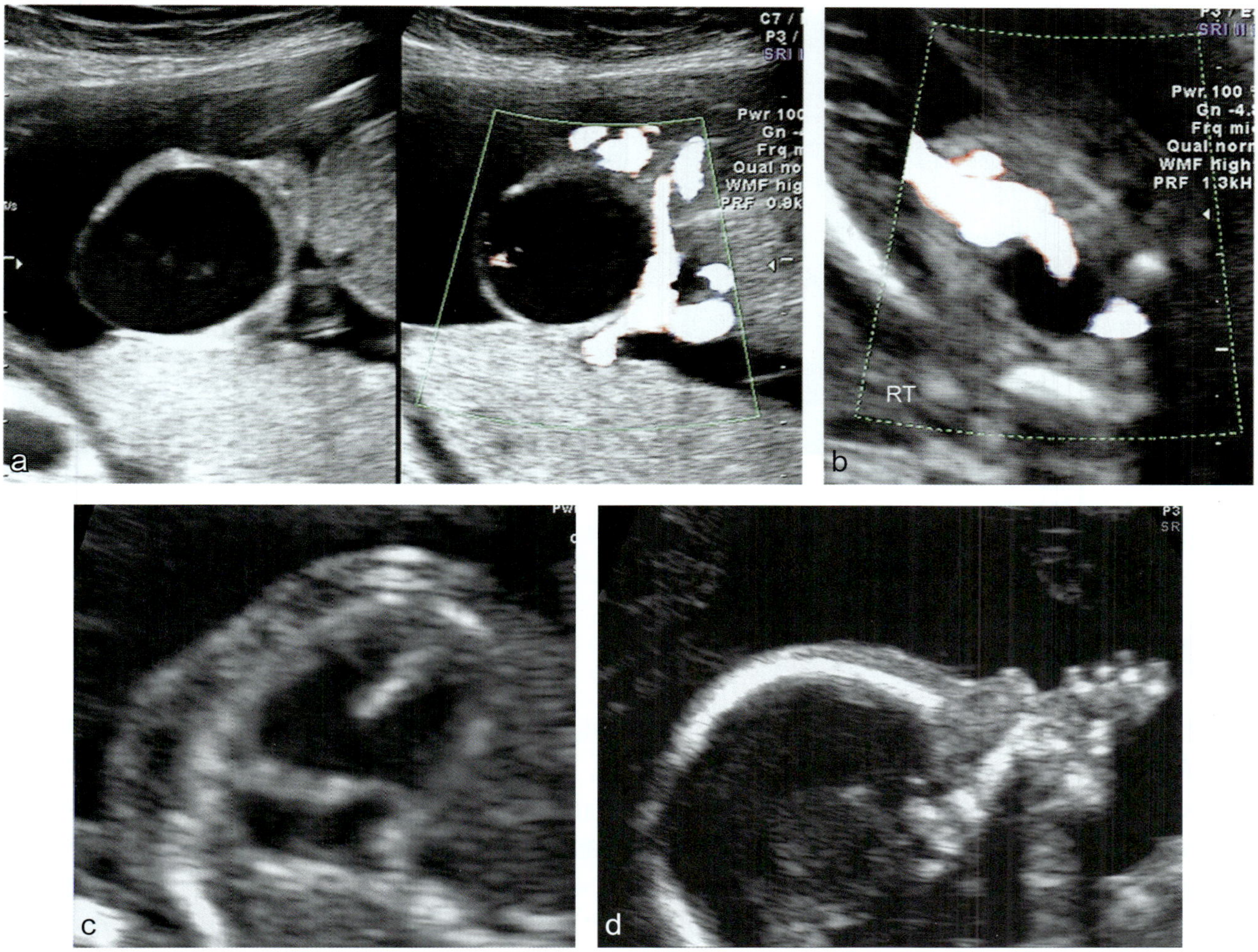

图4-5-10 脐带假囊肿

a. 妊娠20⁺周，脐带横切面观，见一较大脐带假囊肿，脐带血管位于囊肿一侧；b. 同一病例，胎儿盆腔彩超显示膀胱右侧脐动脉缺失；c. 同一病例，胎儿心脏四腔心观，见大型室间隔缺损；d. 同一病例，面部正中矢状切面观，显示鼻骨缺失。染色体检查证实为18-三体综合征

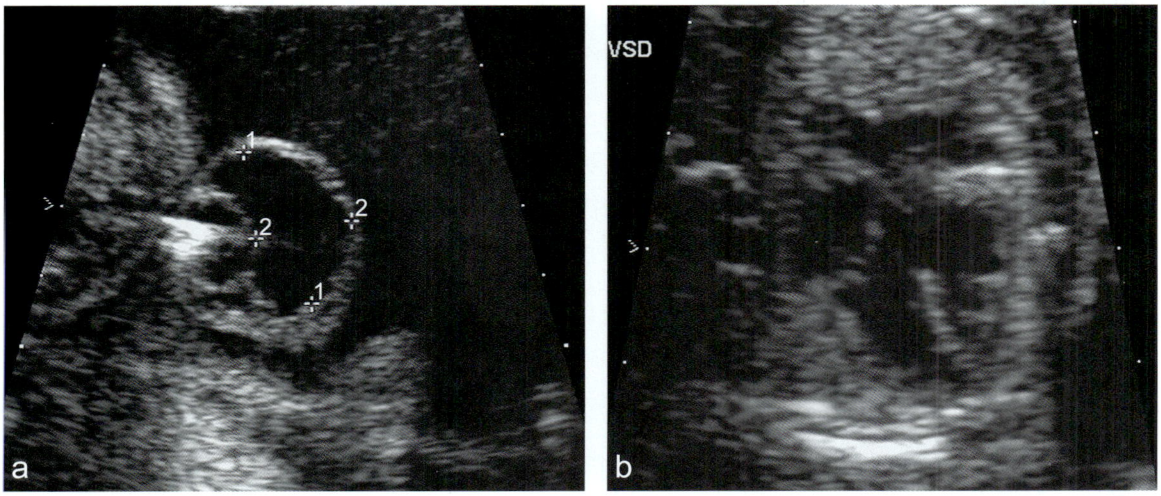

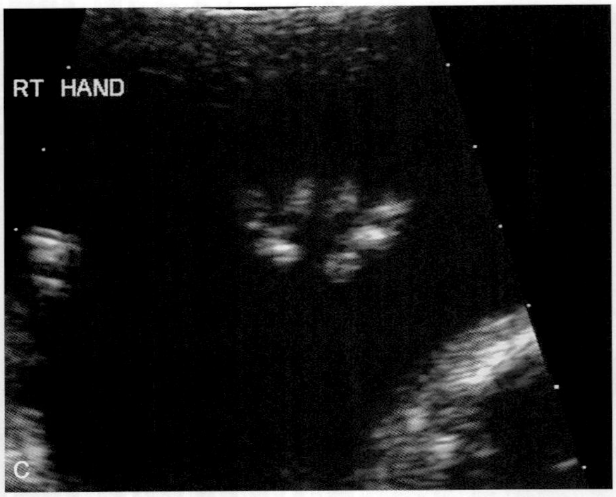

图4-5-11 脐带假囊肿

a. 妊娠25⁺周，示脐带假囊肿（测量键）；b. 同一病例，胎儿室间隔缺损；c. 同一病例，手指重叠。本例无染色体核型检查，但从声像图表现分析，18-三体综合征可能性极大

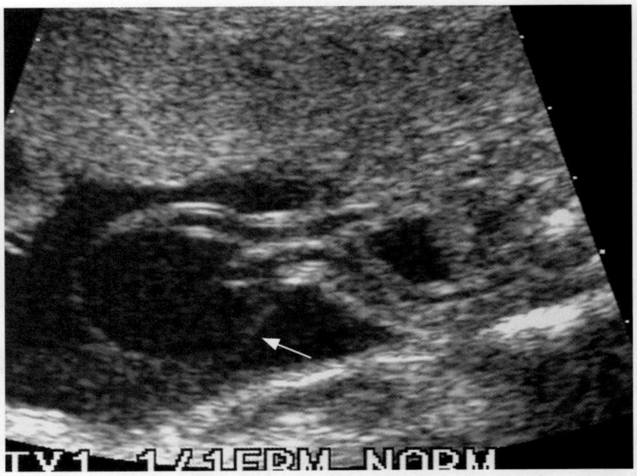

图4-5-12 尿囊囊肿

妊娠24⁺周，箭头所示为位于脐带根部的尿囊囊肿

三、脐静脉扩张

脐静脉扩张（dilated umbilical vein）本身不是一种疾病，而是一个症状，一种超声所见。脐带内脐静脉，有时包括肝内脐静脉可发生扩张，其管径大于正常。此现象常见于胎儿严重贫血（α-地中海贫血纯合子、ABO溶血、Rh溶血等）、胎儿血容量过大（双胎输血综合征中的受血儿、胎盘绒毛膜血管瘤）等病症。

α-地中海贫血纯合子、严重ABO溶血及Rh溶血等都是因为胎儿严重贫血、组织缺氧、血液稀释、血容量增加，引起心衰而继发脐静脉扩张（见第十四章第一节）。双胎输血综合征中的受血儿，因接受了过多的血液，血容量的增加造成心脏不胜负荷（见第五章第六节）。胎盘绒毛膜血管瘤则是因为发生微血管内溶血、胎母出血及大量胎儿胎盘血流使回心血量增加引发心衰（见本章第四节）。

脐静脉扩张很容易在声像图上被观察到，无论在脐带纵切面或横断面上均可见到脐静脉充盈，管径明显大于正常测值。正常时，妊娠20周左右的脐静脉横径小于5mm；晚期妊娠的脐静脉小于8mm。如果脐静脉扩张合并胎儿水肿、胸腹水等，超声也能显示相应图像（图4-5-13，图4-5-14）。双胎输血综合征则会

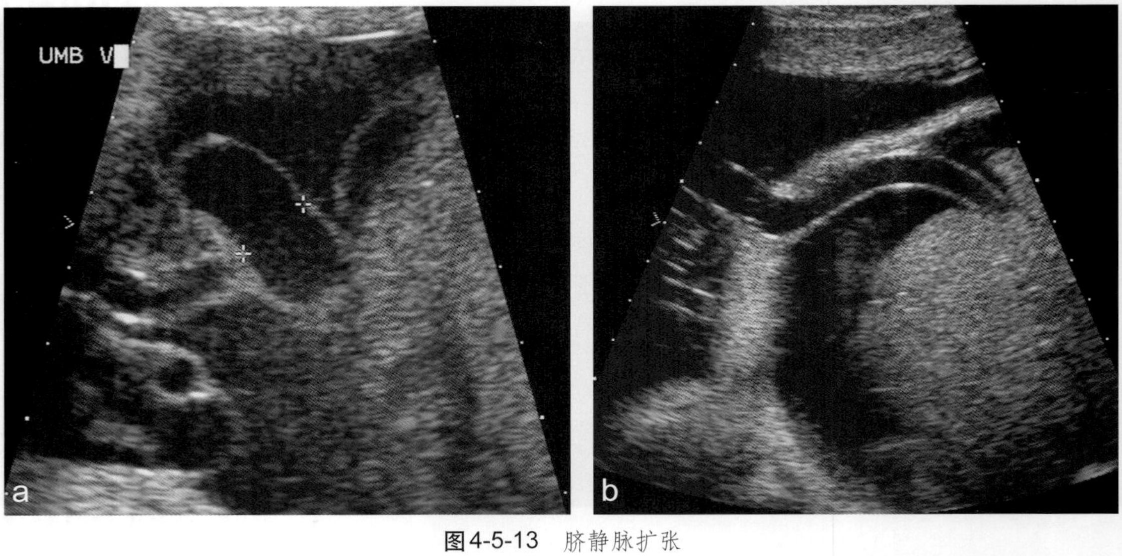

图4-5-13 脐静脉扩张

a. 妊娠31⁺周，α-地中海贫血纯合子，脐静脉明显扩张（9.9mm）；b. 同一病例，同时发现胎体水肿和胎儿腹水，脐静脉经过脐孔进入腹腔后先经过腹水再进入肝脏

发现羊膜腔不等大，一胎过小另一胎过大（见第五章第六节）。绒毛膜血管瘤患者胎盘内可见到实质实性肿块（见图4-4-4）。有时，脐带内的脐静脉管径正常，而腹腔内脐静脉扩张，较常见的部位是刚进入腹腔的那段脐静脉（图4-5-15，图4-5-16）。

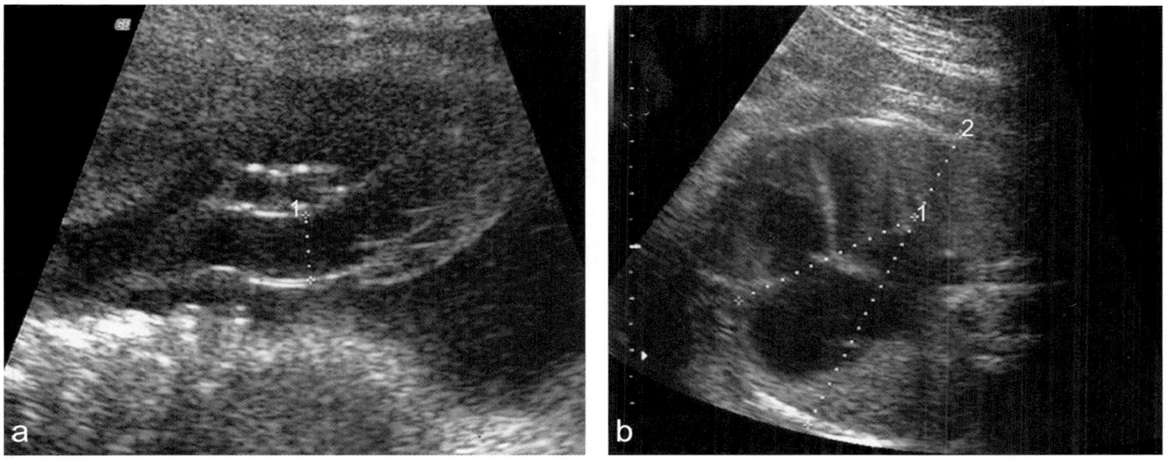

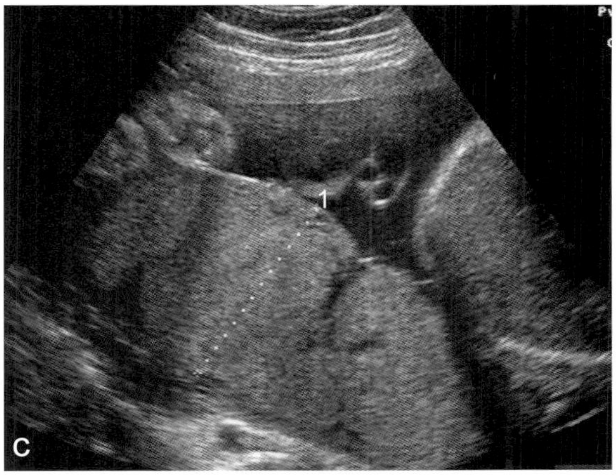

图4-5-14 脐静脉扩张

a. 妊娠31^{+}周，α-地中海贫血纯合子，脐静脉明显扩张（9.4mm）；b. 同一病例，心胸比率明显增大（58%）；c. 同一病例，胎盘增厚（59mm）

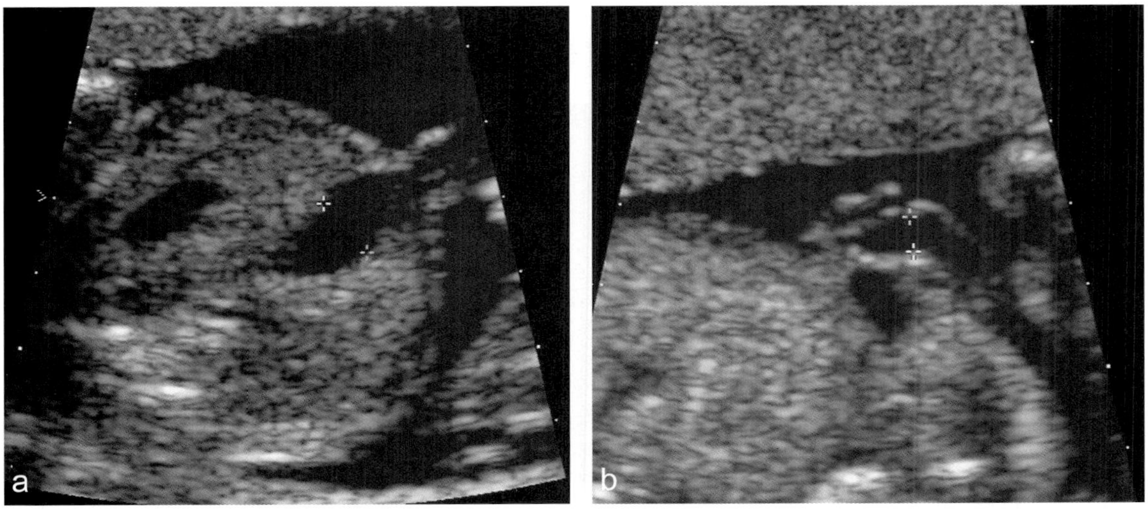

图4-5-15 腹腔内脐静脉扩张

a. 妊娠20^{+}周，腹围平面略低，显示腹腔内脐静脉扩张（8.4mm）；b. 同一病例，脐带内脐静脉宽度正常（4.2mm）

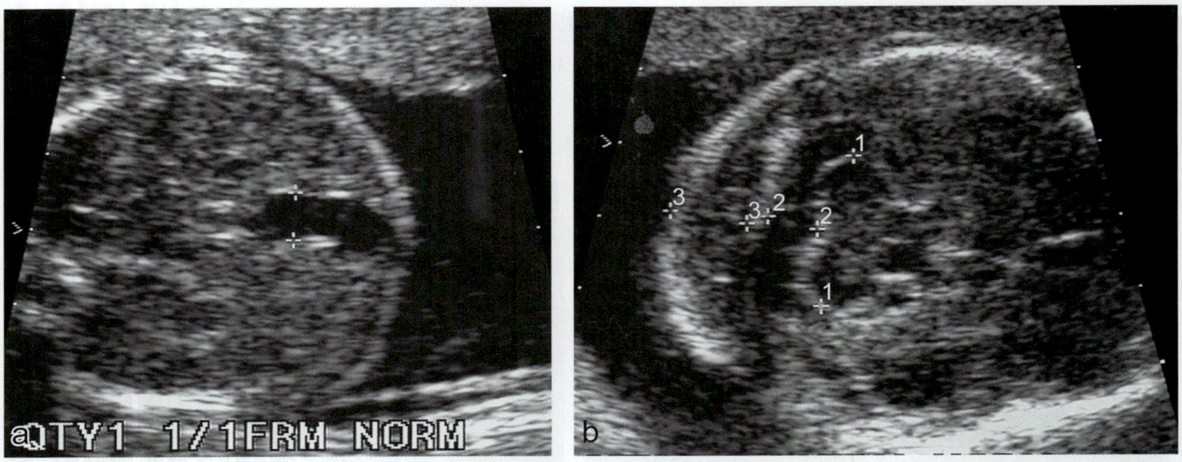

图4-5-16 腹腔内脐静脉扩张

a. 妊娠21⁺周，腹腔内脐静脉轻度扩张（6.2mm）；b. 同一病例，颈项软组织层增厚（9.8mm）。染色体检查证实为21-三体综合征

脐静脉扩张的预后视合并疾病的严重程度而定。超声发现脐静脉扩张应特别注意检查胎儿有无畸形、水肿、腹水和胎盘有无包块等。必要时应选择适当的实验室检查，包括胎儿脐血穿刺以确定是否存在合并上述疾病。

单纯腹腔内脐静脉扩张大部分预后良好，但有报道少数宫内死亡或产科不良结局。

四、脐带绕颈

脐带绕颈（nuchal cord）是很常见的一种现象，发生率为15.8%～34%。绕颈的脐带可以一圈、两圈、三圈甚至四圈。

脐带绕颈一至两圈，较松的，一般不影响胎儿血液循环，不引起胎儿缺血缺氧。但绕颈两圈以上且缠绕较紧时，一旦临产胎头下降，脐带会因此而拉得更紧，造成脐带血流减少，胎儿缺血缺氧，发生胎儿窘迫，甚至死亡。有研究发现产时胎心异常的病例中脐带绕颈占17%，羊水胎粪污染、异常胎心心动描计（CTG）、阴道分娩助产（产钳、头吸）、低Apgar评分的发生率明显升高。

脐带绕颈的超声诊断并不困难。当作胎儿颈部纵切面观时，声像图可见脐带横断面位于胎儿颈部，如果绕得较紧，还能见到颈部皮肤软组织受压切迹。绕颈一圈的声像图显示脐带横断面呈“U”形，两圈则呈“W”形（图4-5-17a，图4-5-18a）。在胎儿颈部横切面上，有时能见到长条状脐带回声。彩超检查可以更清晰地显示胎儿颈部周围环绕的脐带彩色血流信号（图4-5-17b，图4-5-18b，图4-5-19）。

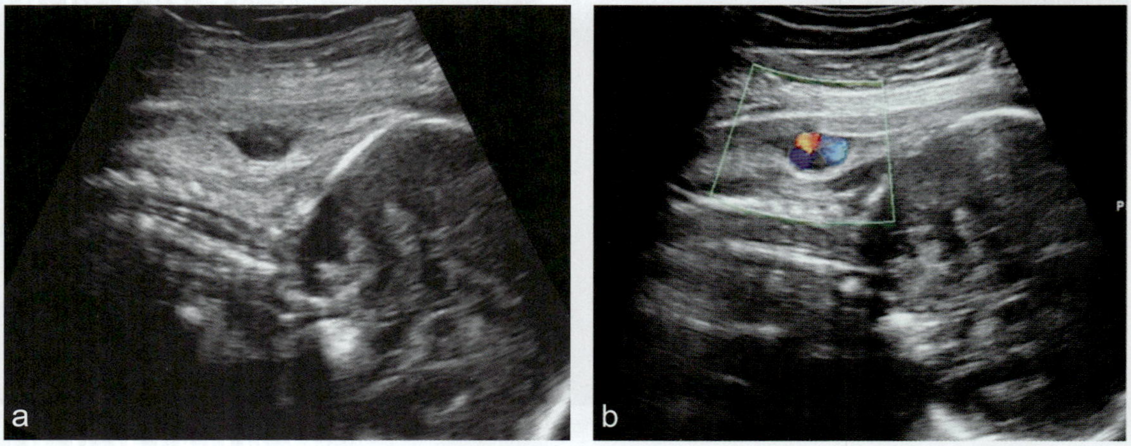

图4-5-17 脐带绕颈

a. 妊娠31⁺周，胎儿颈部纵切面观，显示“U”形的脐带横断面，为脐带绕颈一圈；b. 同一病例，同样平面，彩色超声见脐带内一红两蓝血管管腔，为一条脐静脉及两条脐动脉

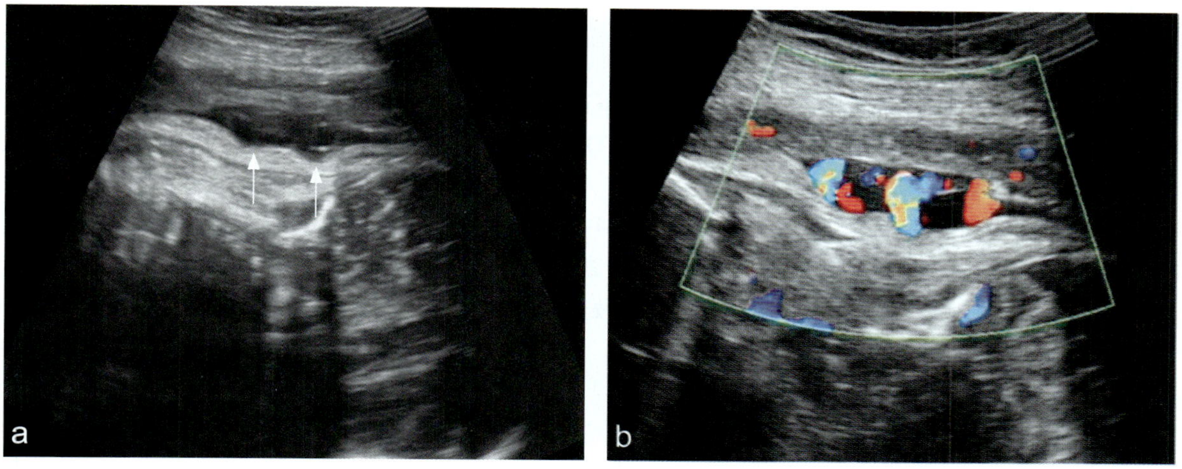

图4-5-18 脐带绕颈

a. 妊娠35^{+}周，胎儿颈部纵切面观，显示“W”形的脐带横断面（箭头所示），为脐带绕颈两圈；b. 同一病例，同样平面，彩色超声见脐带内共6个血管管腔

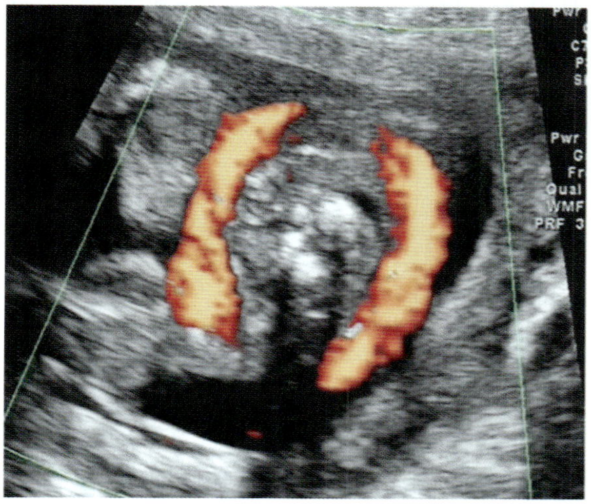

图4-5-19 脐带绕颈

脐带绕颈胎儿颈部横切面观，显示脐带的纵切面

对于超声发现脐带绕颈的处理，学术界的意见不完全一致。有人认为脐带绕颈会增加胎儿窘迫的风险率，因此建议一旦超声发现，就应通知孕妇，密切随访，必要时改变产科处理方案（如选择剖宫产结束妊娠）。但也有人认为一旦通知孕妇或予以报告，会引起孕妇不必要的紧张，也可能会增加不必要的产科干涉，引起剖宫产率上升。晚孕期只要按常规进行产科监护，孕妇自数胎动，定期胎心率监护等，就能及时发现脐带缠绕过紧或受压。

五、脐带先露及脐血管前置

脐带先露（cord presentation）是指脐带低于胎儿的先露部。如果胎膜破裂，脐带进一步脱出于胎先露之下或脱出于阴道内，称为脐带脱垂，对胎儿危害极大。球拍状胎盘若脐带连接于胎盘下缘，就有可能发生脐带先露。脐血管前置（vasa previa）是指脐带附着在胎膜上，即帆状胎盘，裸露的脐血管通过羊膜与绒毛膜之间进入胎盘，当这些血管穿过子宫下段或跨过子宫颈内口时，称脐血管前置。如果胎膜破裂造成经过该处的脐血管破裂，对胎儿的危害是极大的。双叶胎盘、多叶胎盘、副胎盘、胎盘低置等都可能造成脐血管前置。

脐带先露的原因包括头盆不称、胎位异常、脐带过长及破膜时脐带滑落。临产后的宫缩、胎先露下降，脐带受压于先露部与骨盆之间，很快引起胎儿缺氧、胎心率改变，甚至胎儿死亡（脐带血循环阻断超过于7～8分钟，即可发生胎死宫内）。

脐血管前置的病例临产后前置的血管被胎先露压迫时，可致循环受阻而发生胎儿宫内窘迫。一旦胎膜破裂撕裂了脐血管，临床上可出现无痛性阴道流血、胎心不规则或心跳停止。脐带帆状附着或球拍状胎盘破膜后还可出现脐带脱垂。

脐带先露时超声可见脐带位于胎先露下方（图4-5-20），脐血管前置若不注意较易漏诊，彩超能显示前置的脐血管及其走向（图4-5-21），因此，彩超检查有助于明确诊断。脐血管前置易合并低置胎盘、副胎盘及脐带先露等（图4-5-21）。有人建议每一位孕妇在妊娠20周左右时都应检查胎盘、脐带与胎盘的连接部位，以及早发现脐带帆状附着、副胎盘等情况，跟踪脐血管走向，明确有无脐血管前置。孕周越大，超声越难发现脐带与胎盘的连接部位。

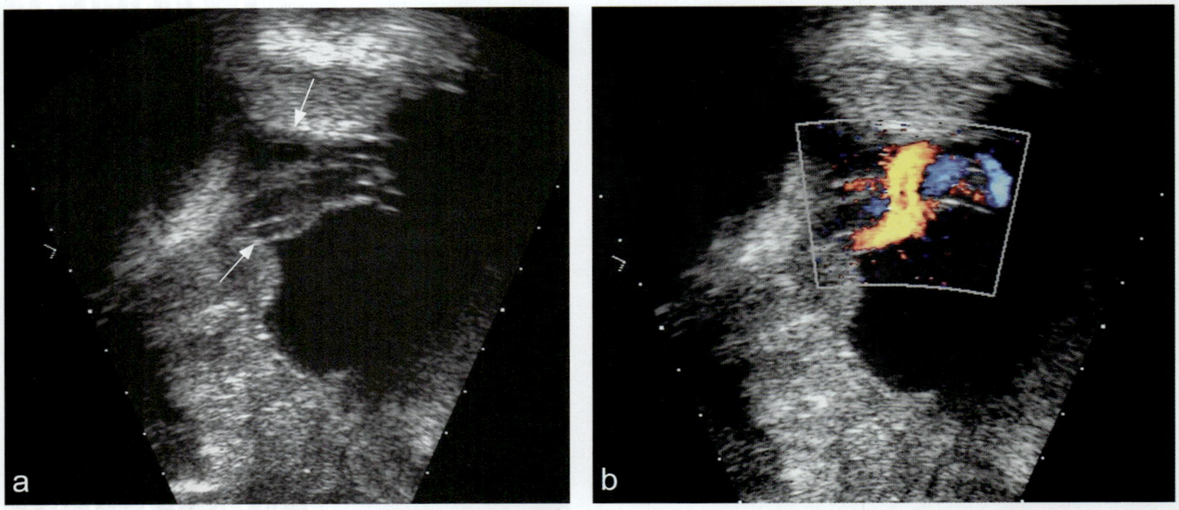

图4-5-20 脐带先露

a. 妊娠26⁺周，宫颈机能不全，宫颈扩张（箭头所示），羊膜囊突入阴道，脐带也随羊膜囊突入阴道；b. 同一病例，彩超证实随羊膜囊突入阴道的条状结构为脐带

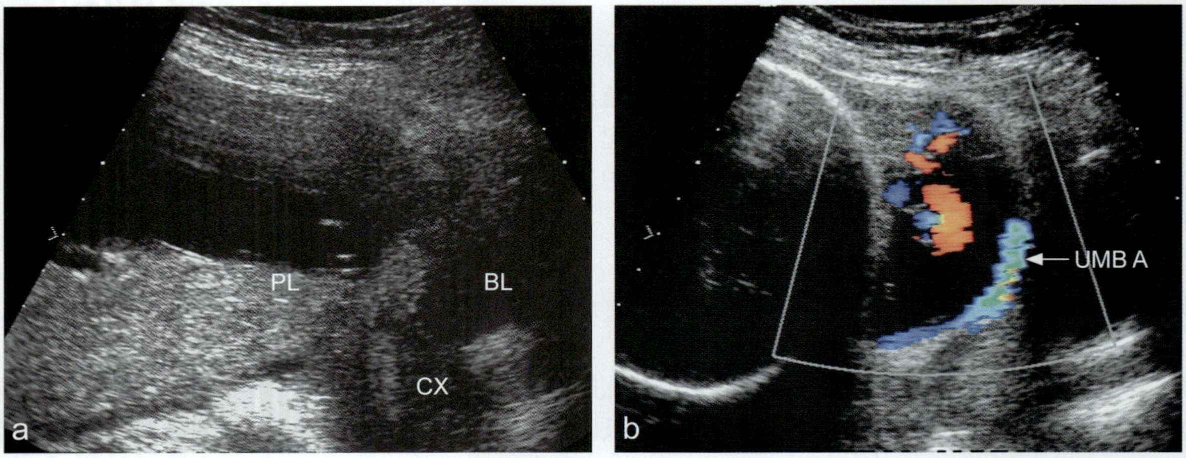

图4-5-21 脐血管前置

a. 妊娠32⁺周，边缘性前置胎盘，胎盘下缘（PL）刚达宫颈（CX）内口。宫颈内口处的羊水内似有脐带结构；b. 同一病例，彩超清晰显示脐血管经过宫颈内口进入胎盘（UMB A），胎头下方羊膜腔内的游离脐带表现为脐带先露。产后证实为脐血管前置

脐带先露及脐血管前置一旦发生脐带受压、脱垂或脐血管破裂，情况都很紧急，若不及时抢救，胎儿死亡率极高。因此，临产前超声发现脐带先露或脐血管前置，应密切监护胎心情况。如已足月或近足月，应以剖宫产结束妊娠。

第六节 羊水过多及羊水过少

前面已经介绍了羊水的产生及其循环。羊水的来源主要有两条途径，即羊膜上皮细胞的分泌和胎儿的排尿。羊水的吸收途径主要有三条：胎盘及脐带表面的羊膜上皮吸收、胎儿体表的吸收及胎儿吞咽羊水。早孕期及中孕期初羊水的主要来源是羊膜上皮细胞的分泌，吸收途径也主要是羊膜上皮的吸收；中期妊娠起胎儿渐渐长大，20周后各器官的功能逐渐完善，羊水的主要来源是胎儿排尿，吸收途径是胎儿体表吸收和胎儿吞咽羊水（见第一章第一节及第四节）。存在任何影响羊水产生或吸收的因素，都可造成羊水过多或过少。

一、羊水过多

当最深羊水平段≥8cm或羊水指数≥20cm时即可诊断为羊水过多（polyhydramnios）。凡可造成羊水产生过多或羊水吸收障碍的任何因素，都可导致羊水过多。消化道梗阻如食道闭锁、十二指肠狭窄或闭锁、小肠狭窄或闭锁等，使羊水吞咽量减少；口腔异常如严重唇裂腭裂、口腔寄生胎（畸胎瘤）等造成羊水吞咽障碍；中枢神经系统异常包括某些染色体异常，可引起中枢性吞咽障碍；开放性神经管缺陷，如脑膜脊膜裸露，使渗出液增加；肺部病变、胸腔占位、纵隔移位、胸腔狭小、胸水、横膈抬高都可因压迫食道而减少羊水的吞咽；宫腔感染早期羊膜渗出增加也可出现暂时性羊水过多；各种原因引起的心脏过度负荷，如α-地中海贫血纯合子、双胎输血综合征的受血儿因肾脏血流量增加而排尿增加、糖尿病孕妇的胎儿可能因血糖过高产生宫内多尿；母儿血型不合时胎儿贫血以及绒毛水肿，影响液体交换，也可产生羊水过多。但是，有时羊水过多的原因不明。

除了子宫大于孕周，子宫张力高外，声像图上可见大片羊水池，测量最深羊水平段（deepest vertical pool，DVP）或羊水指数（amniotic fluid index，AFI）大于正常值。同时，一部分病例还可能见到相应的结构异常，或发现羊水过多的原因(图4-6-1～图4-6-5)。但另一部分胎儿畸形可能难以被超声发现，如腭裂、下消化道梗阻、中枢性吞咽障碍、染色体异常等。另外，羊水过多的病例在声像图上胎儿往往沉搁在大片羊水池的底部，胎儿远离探头，使显像清晰度下降。

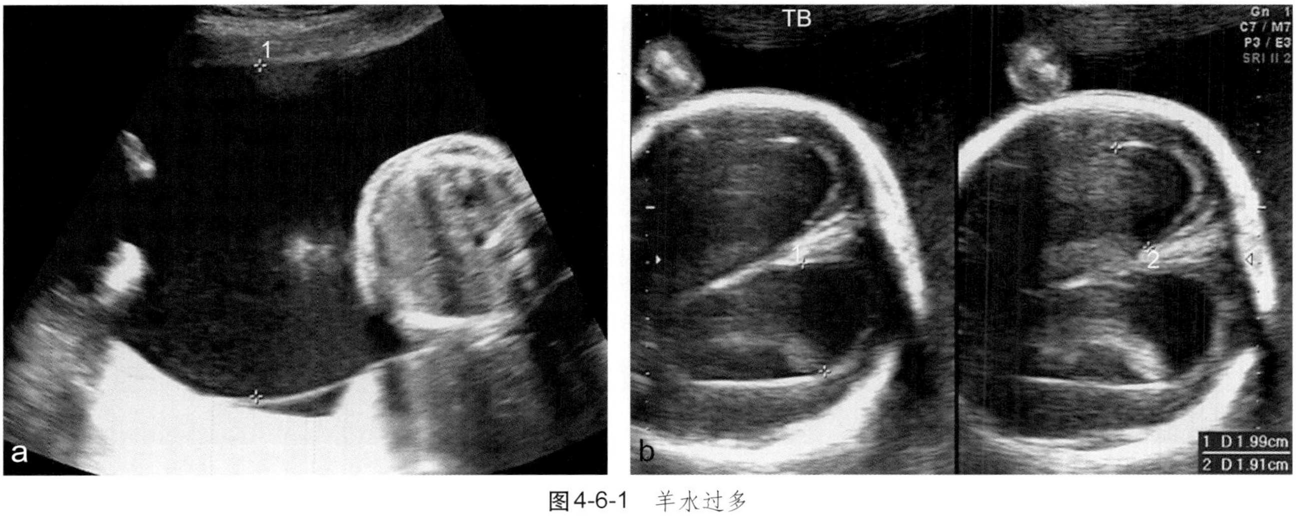

图4-6-1 羊水过多

a. 单绒毛膜囊双羊膜囊双胎妊娠，妊娠25⁺周，其中一胎羊水过多，最大平面深度83mm（测量键）；b. 同一胎儿，双侧脑室明显扩张（测量键）

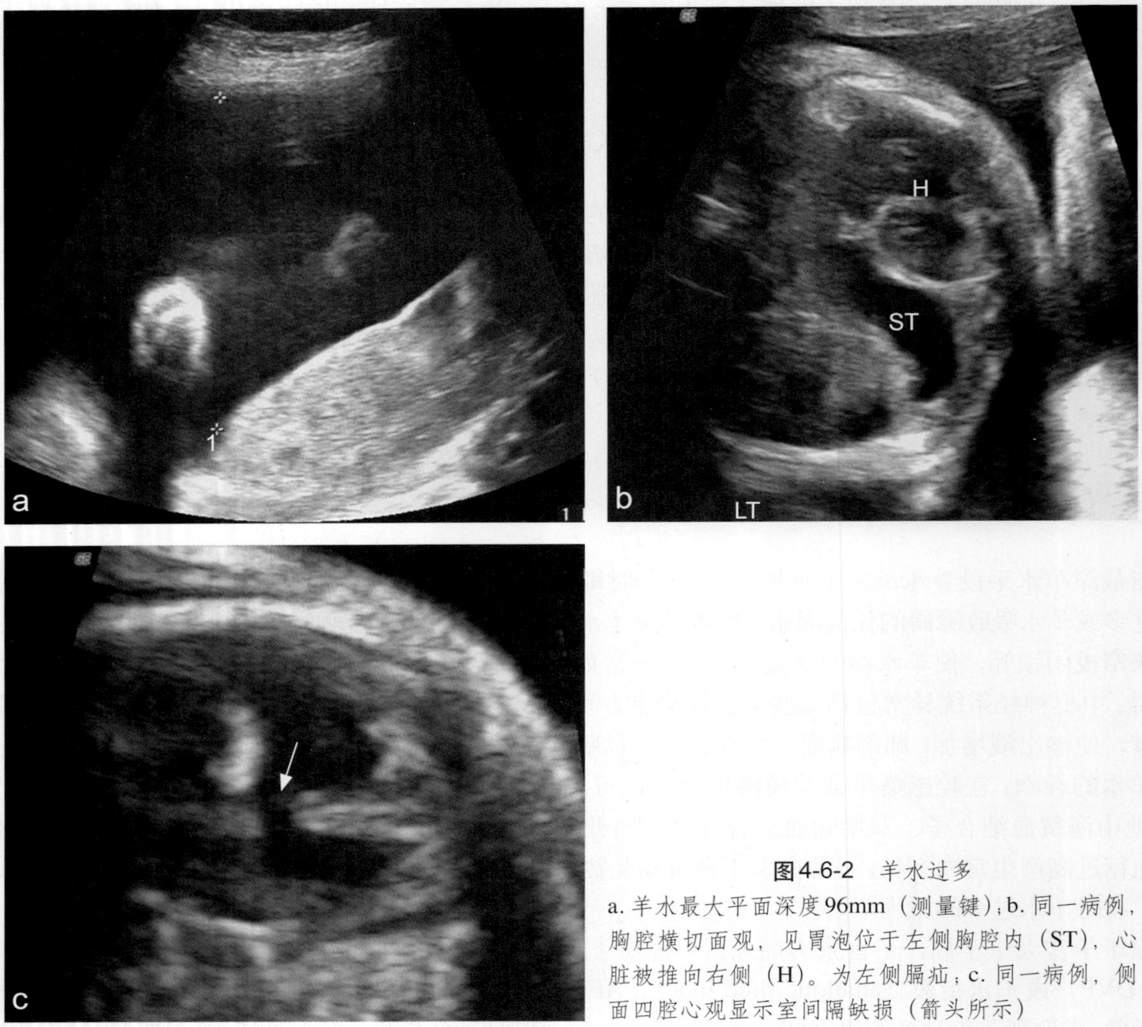

图4-6-2 羊水过多

a. 羊水最大平面深度96mm（测量键）；b. 同一病例，胸腔横切面观，见胃泡位于左侧胸腔内（ST），心脏被推向右侧（H）。为左侧膈疝；c. 同一病例，侧面四腔心观显示室间隔缺损（箭头所示）

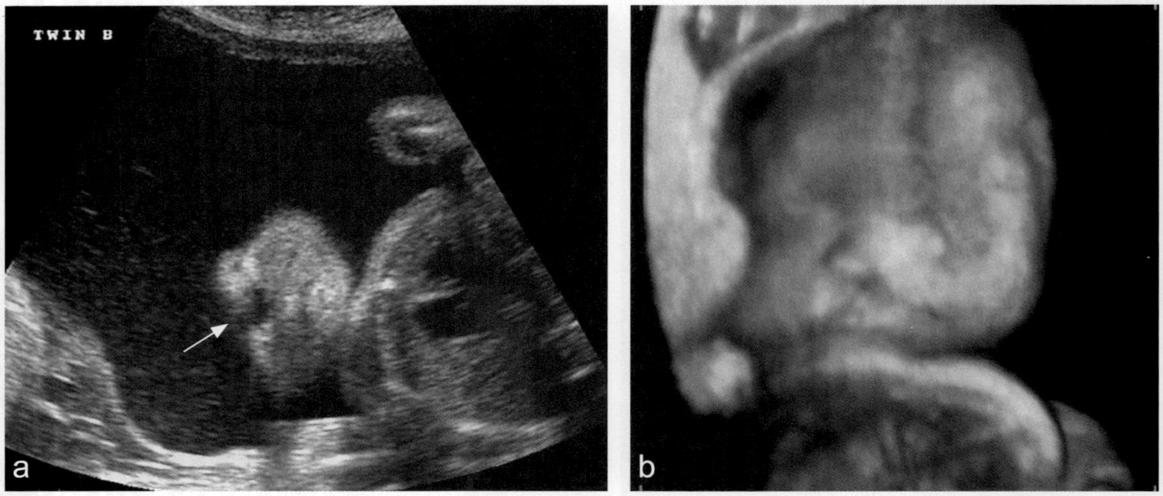

图4-6-3 羊水过多

a. 妊娠27$^+$周，胎儿口部冠状切面观，显示上唇右侧连续性中断（箭头），同时显示羊水过多；b. 同一病例，胎儿面部三维表面成像，右侧唇裂清晰可见

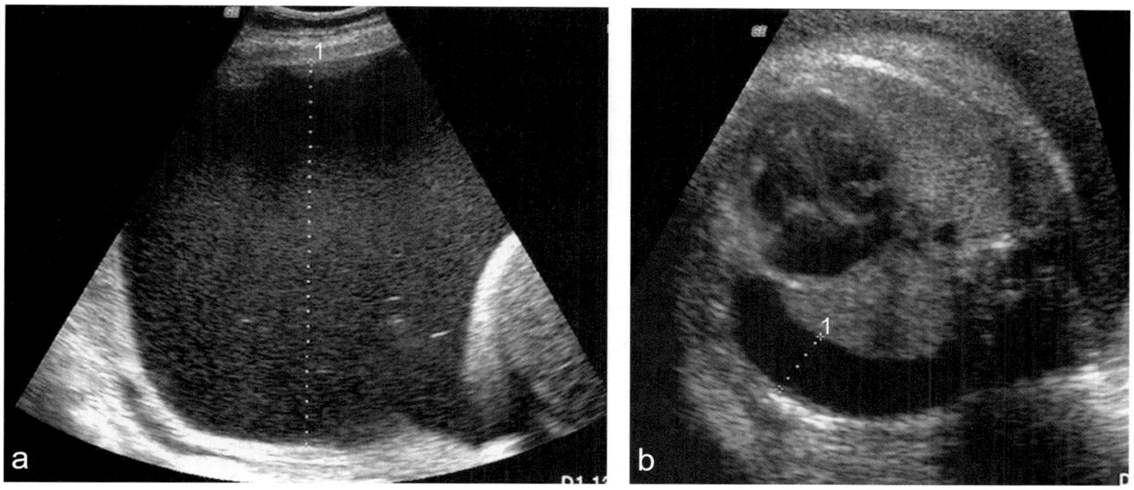

图4-6-4 羊水过多

a. 妊娠30⁺周，羊水最大平面深度140mm（测量键）；b. 同一病例，右侧胸腔内见积液（测量键）

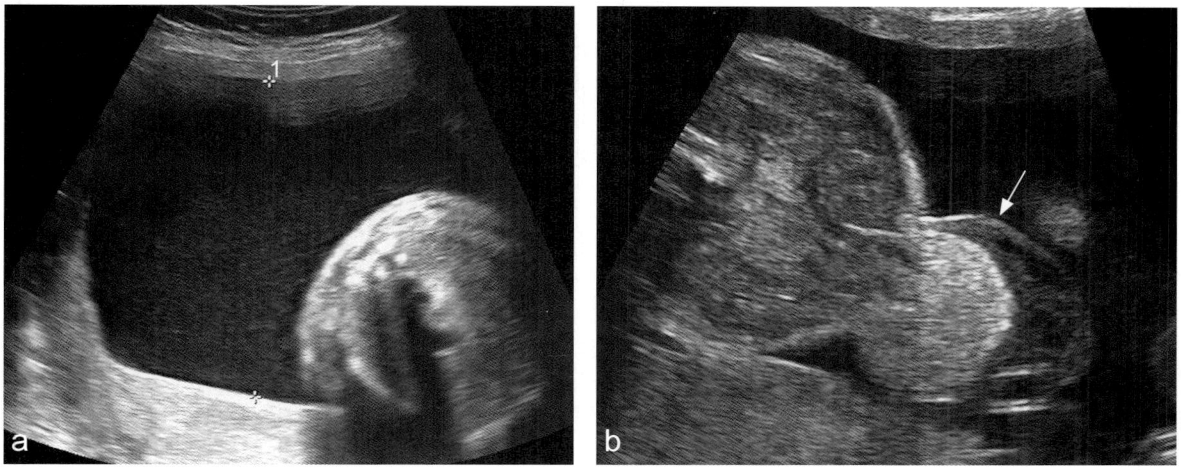

图4-6-5 羊水过多

a. 妊娠25⁺周，羊水最大平面深度89mm（测量键）；b. 同一病例，腹部脐孔水平横切面观，见脐膨出（箭头所示）。产后诊断为Pierre Robin综合征

羊水过多合并胎儿畸形或存在其他产科异常的处理原则根据各具体情况而定。继续妊娠者为预防子宫张力过高而早产，可在超声监视下定期作羊水减量术，其他需要特别内科处理的病症，如糖尿病孕妇血糖的控制问题等也不能忽视。此外，临产后应预防破膜时羊水突然大量流出，导致子宫腔压力迅速减低而发生胎盘早剥。

二、羊水过少

当最深羊水平段＜2cm或羊水指数（AFI）＜6cm时，可认为是羊水过少（oligohydramnios）。凡羊水产生受阻或羊水去路加速，都可出现羊水过少。有报道，11.1%的羊水过少病例存在先天性胎儿畸形，包括双肾缺如、胎儿型多囊肾、双侧多囊性肾发育不良、双侧囊性发育不良肾等，这些畸形都使肾脏产生尿液大大减少或无尿液产生，往往出现严重羊水过少；双输尿管梗阻或尿道梗阻使尿液无法排出也可发生羊水过少；有些胎儿异常如染色体异常，可能同时伴有羊膜发育异常或功能异常导致羊水产生减少；还有可能是羊膜薄弱羊水渗漏至胚外体腔，使羊膜腔内羊水减少。另外，在55.6%的病例中可见胎儿生长受限（fetal growth restriction，FGR）。FGR胎儿由于肾血流量减少，尿液产生也减少。过期妊娠时因胎盘老化，胎盘缺血引起胎儿缺氧和肾血流量减少；胎儿宫内死亡，则不再产生羊水，原有的羊水又被慢慢吸收。约10%的病例见于胎膜早破，大量羊水外漏宫内羊水显著减少。

已知妊娠期胎儿吸入适量羊水有助于胎肺的膨胀和发育。羊水过少时，胎儿面部前方可能缺少羊水池，严重羊水过少胎儿胸部受压，影响肺膨胀，肺泡也因无羊水刺激而发育受到抑制，引致肺发育不全。严重羊水过少胎儿在宫内长期受压，体位强直，还可出现外界机械压迫性畸形，如骨骼肢体的畸形、面部因受到挤压而出现的特殊面容（Potter面容）。

羊水过少者声像图显示羊水少或无羊水。严重羊水过少时胎儿与胎盘、宫壁紧贴，体位强直且长期无改变，胎动极少或无胎动。由于胎儿躯干、肢体挤成一团，使超声能见度大大降低，很难观察清楚胎儿解剖结构细节，有时需在超声引导下羊膜腔内注射生理盐水后，再进行畸形筛选检查。若合并胎儿畸形，超声可能发现相应畸形（图4-6-6～图4-6-9），在接下来的章节中将对胎儿畸形作进一步的详细介绍。若为胎儿生长受限，除了胎儿径线小于正常，多普勒超声显示脐动脉阻力指数升高。出现肺发育不良时，超声测量肺径线也可显示小于正常（见第九章）。

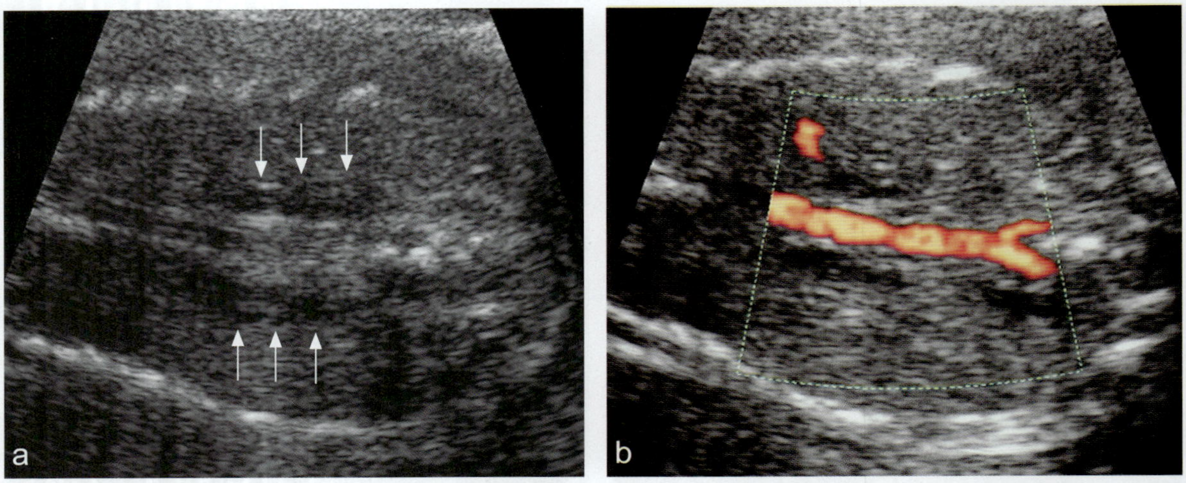

图4-6-6 羊水过少

a. 妊娠23^+周，胎体近脊柱冠状切面观，双侧肾区未显示正常肾脏，见双侧肾上腺平躺（箭头），同时发现严重羊水过少；b. 同一病例，同样平面，彩色超声未显示双侧肾动脉

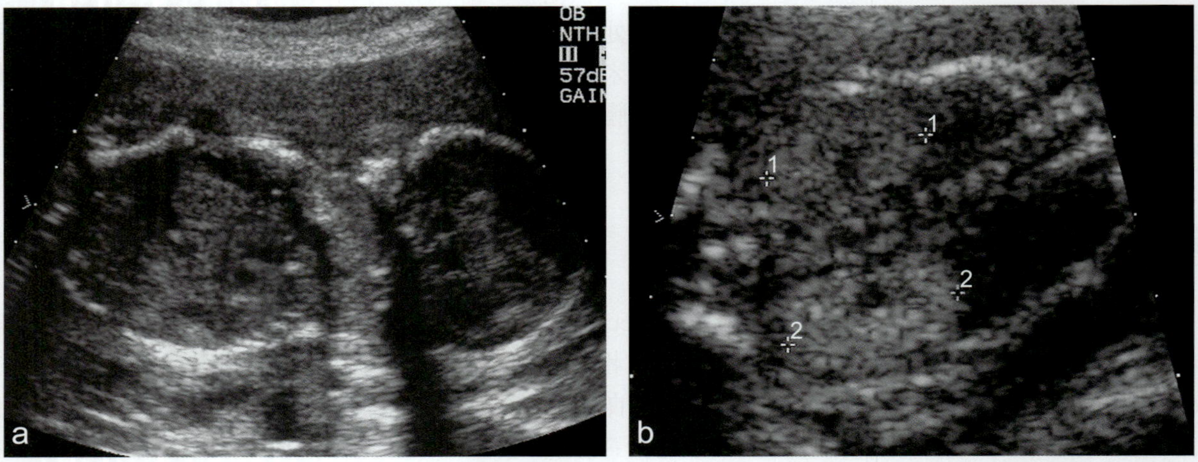

图4-6-7 羊水过少

a. 妊娠21^+周，严重羊水过少；b. 同一病例，双侧肾脏冠状切面观，示双肾偏大，回声增强

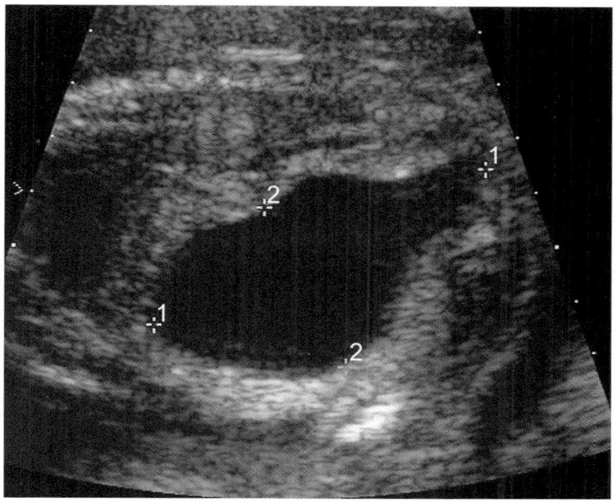

图4-6-8　羊水过少

妊娠19⁺周，三绒毛膜囊三胎妊娠，胎儿C羊水过少，膀胱明显增大（测量键）。新生儿死亡，尸检证实尿道后瓣膜

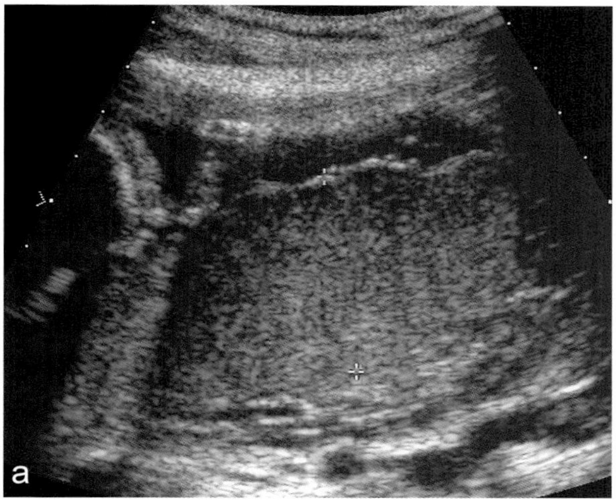

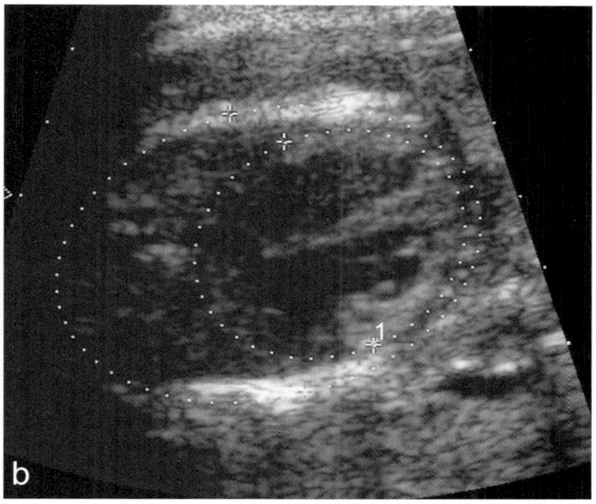

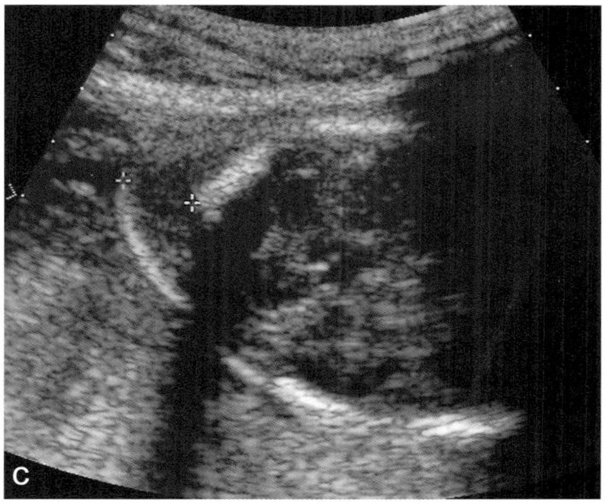

图4-6-9　羊水过少

a. 妊娠23⁺周，羊水过少合并胎盘增厚（测量键）；b. 同一病例，胸部四腔心观平面，显示心脏明显增大，心胸比例0.82；c. 同一病例，颈项软组织层增厚，11.8mm。胎儿DNA检查证实α-地中海贫血纯合子

羊水过少发生越早则预后越差，严重羊水过少产后新生儿常因肺发育不全、呼吸窘迫综合征而死亡。羊水过少合并的畸形越严重，预后也越差，如双肾缺如、胎儿型多囊肾、双侧多囊性肾发育不良等本身就是致死型畸形。羊水过少合并严重胎儿生长受限及新生儿死亡率都有明显增高。同样，羊水过少临产后极易发生胎儿宫内窘迫和新生儿窒息。胎膜早破有时细菌从破口进入羊膜腔引起宫腔感染，处理也很棘手。因此，一旦发现羊水过少，首先要明确有无合并畸形，寻找羊水过少的原因。对检出的合并畸形按畸形处理原则处理，FGR者若胎儿有生存机会应在促使肺成熟治疗后尽早娩出胎儿，必要时予以剖宫产（见第

十六章第一节），胎膜早破者不宜等待太久，除非有迹象显示羊膜破口被修复（阴道不再流水、羊膜腔内羊水量增加），才能在定期随访下继续妊娠。

参考文献

1. Bronshtein M，Zimmer EZ. Oligohydramnios with amnio-chorionic separation at 15-16 weeks' gestation. Prenat Diagn，1995，15：161-164

2. Brown R，Nicolaides K. Umbilical cord hematoma associated with an umbilical cord cyst and fetal death at 28 weeks of gestation. J Ultrasound Med，2000，19：223-225

3. Chou MM，Ho ES，Lee YH. Prenatal diagnosis of placenta previa accreta by transabdominal color Doppler ultrasound. Ultrasound Obstet Gynecol，2000，16：28-35

4. Chou MM，Tseng JJ，Hwang JI，et al. Sonographic appearance of tornado blood flow in placenta previa accreta / increta. Ultrasound Obstet Gynecol，2001，17：362-363

5. Chow JS，Benson CB，Doubilet PM. Frequency and nature of structural anomalies in fetuses with single umbilical arteries. J Ultrasound Med，1998，17：765-768

6. Collins JH. Two cases of multiple umbilical cord abnormalities resulting in stillbirth：Prenatal observation with ultrasonography and fetal heart rates. Am J Obstet Gynecol，1993，168：125-128

7. Comstock CH. Antenatal diagnosis of placenta accreta：a review. Ultrasound Obstet Gynecol，2005，26：89-96

8. Entezami M，Vonk R，Becker R. Nuchal cord. Ultrasound Obstet Gynecol，1999，14：362-363

9. Farine D，Fox HE，Jakobson S，et al. Is it really a placenta previa? Eur J Obstet Gynecol Reprod Biol，1989，31：103-108

10. Farine D，Peisner DB，Timor-Tritsch IE. Placenta previa—is the traditional diagnostic approach satisfactory? J Clin Ultrasound，1990，18：328-330

11. Farrell T，Leslie J，Owen P. Accuracy and significance of prenatal diagnosis of single umbilical artery. Ultrasound Obstet Gynecol，2000，16：667

12. Spirt BA，Gordon LP. Sonography of the placenta. In：Fleischer AC，Romero R，Manning FA，et al. The Principles and practice of Ultrasonography in Obstetrics and Gynecology. East Norwalk：Appleton & Lange. 1991：133-157

13. Fung TY，Leung TN，Leung TY，et al. Fetal intra-abdominal umbilical vein varix：what is the clinical significance? Ultrasound Obstet Gynecol，2005，25：149-154

14. Geipel A，Germer U，Welp T，et al. Prenatal diagnosis of single umbilical artery：determination of the absent side，associated anomalies，Doppler findings and perinatal outcome. Ultrasound Obstet Gynecol，2000，15：114-117

15. Guy GP，Peisner DB，Timor-Tritsch IE，et al. Ultrasonographic evaluation of uteroplacental blood flow patterns of abnormally located and adherent placentas. Am J Obstet Gynecol，1990，163：723-727

16. Haak MC，Oosterhof H，Mouw RJ，et al. Pathophysiology and treatment of fetal anemia due to placenta chorioangioma. Ultrasound Obstet Gynecol，1999，14：68-70

17. Hill LM，Sohaey R，Nyberg DA. Abnormalities of amniotic fluid. In：Nyberg DA，McGahan JP，Pretorius DH，et al. Diagnostic Imaging of Fetal Anomalies. Philadelphia：Lippincott Williams & Wilkins，2003，59-84

18. Hoffman-Tretin JC，Koenigsberg M，Rabin A，et al. Placenta accreta. Additional sonographic observations. J Ultrasound Med，1992，11：29-34

19. Iaccarino M，D' Ambrosio A，Bellucci Sessa E，et al. Single umbilical artery：a Doppler flow velocity study of four cases. Ultrasound Obstet Gynecol，1993，3：246-248

20. Jauniaux E，Ogle R. Color Doppler imaging in the diagnosis and management of chorioangiomas. Ultrasound Obstet Gynecol，2000，15：463-467

21. Lerner JP，Deane S，Timor-Tritsch IE. Characterization of placenta accreta using transvaginal sonography and color Doppler imaging. Ultrasound Obstet Gynecol，1995，5：198-201

22. Levine D，Goldstein RB，Callen PW，et al. The effect of oligohydramnios on detection of fetal anomalies with sonography. AJR，1997，168：1609-1611

23. Maheshwar R，Raju TN，Langenberg P. Isolate single umbilical artery anomaly and the risk for congenital malformations：a meta-analysis. J Pediatr Sury，1998，33：580-585

24. Mahony BS，McGahan JP，Nyberg DA，et al. Antenatal diagnosis of fetal intra-abdominal umbilical vein dilatation. J Ultrasound Med，1992，11：73-76

25. Nomiyama M，Toyota Y，Kawano H. Antenatal diagnosis of velamentous umbilical cord insertion and vasa previa with color Doppler imaging. Ultrasound Obstet Gynecol，1998，12：426-429

26. Oyelese KO，Schwarzler P，Coates S，et al. A strategy for reducing the mortality rate from vasa previa using tranvaginal sonography with color Doppler. Ultrasound Obstet Gynecol，1998，12：434-438

27. Peinhart RD，Wells WA，Harris RD. Focal aneurysmal dilatation of subchorionic vessels simlating chorioangioma. Ultrasound Obstet Gynecol，1999，13：147-149

28. Prapas N，Liang RI，Hunter D，et al. Color Doppler imaging of placental mass：differential diagnosis and fetal

outcome. Ultrasound Obstet Gynecol，2000，16：559-563

29. Qin Yi，Wang CC，Lau TK，et al. Color ultrasonography：a useful technique in the identification of nuchal cord during labor. Ultrasound Obstet Gynecol，2000，15：413-417

30. Raio L，Ghezzi F，Di Naro E，et al. Prenatal assessment of Wharton's jelly in umbilical cords with single artery. Ultrasound Obstet Gynecol，1999，14：42-46

31. Sepulveda W，Aviles G，Carstens E，et al. Placenta chorioangioma. Ultrasound Obstet Gynecol，2000，16：597-598

32. Sepulveda W，Aviles G，Carstens E，et al. Prenatal diagnosis of solid placental masses：the value of color flow imaging. Ultrasound Obstet Gynecol，2000，16：554-558

33. Sepulveda W，Dezerega V，Carstens E，et al. Fused umbilical arteries. Prenatal sonographic diagnosis and clinical significance. J Ultrasound Med，2001，20：59-62

34. Sepulveda W，Pryde PG，Greb AE. Prenatal diagnosis of umbilical cord pseudocyst. Ultrasound Obstet Gynecol，1994，4：147-150

35. Sepulveda W，Sebire NJ，Harris R，et al. The placenta，umbilical cord，and membranes. In：Nyberg DA，McGahan JP，Pretorius DH，et al. Diagnostic Imaging of Fetal Anomalies. Philadelphia：Lippincott Williams & Wilkins，2003：85-132

36. Sherer DM，Gorelick C，Zigalo A，et al. Placenta previa percreta managed conservatively with methotrexate and multiple bilateral uterine artery embolizations. Ultrasound Obstet Gynecol，2007，30：227-228

37. Sherer DM，Manning FA. Prenatal ultrasonographic diagnosis of nuchal cord（s）：disregard，inform，monitor or intervene? Ultrasound Obstet Gynecol，1999，14：1-8

38. Shih JC，Palacios Jaraquemada JM，Su YN，et al. Role of three-dimensional power Doppler in the antenatal diagnosis of placenta accreta：comparison with gray-scale and color Doppler techniques. Ultrasound Obstet Gynecol，2009，33：193-203

39. Silver LE，Hobel CJ，Lagasse L，et al. Placenta previa percreta with bladder involvement：new considerations and review of the literature. Ultrasound Obstet Gynecol，1997，9：131-138

40. Taipale P，Hiilesmaa V，Ylostalo P. Transvaginal ultrasonography at 18 ~ 23 weeks in predicting placenta previa at delivery. Ultrasound Obstet Gynecol，1998，12：422-425

41. Thia EWH，Lee SL，Tan HK，et al. Ultrasonographical features of morbidly-adherent placentas. Singapore Med J，2007，48：799-802

42. Timor-Tritsch IE，Rottem S. Transvaginal Sonoghrphy. 2nd Ed. New York：Elsevier Science Publishing CO.，Inc.，1991

43. Ulm B，Ulm MR，Bernaschek G. Unfused amnion and chorion after 14 weeks of gestation：associated fetal structural and chromosomal abnormalities. Ultrasound Obstet Gynecol，1999，13：392-395

44. Wong HS，Cheung YK，Strand L，et al. Specific sonographic features of placenta accrete：tissue interface disruption of gray-scale imaging and evidence of vessels crossing interface-disruption sites on Doppler imaging. Ultrasound Obstet Gynecol，2007，29：239-240

45. Wong HS，Zuccollo J，Tait J，et al. Antenatal topographical assessment of placenta accrete with ultrasound. Aust N Z J Obstet Gynecol，2006，48：421-423

46. Yang JI，Lim YK，Kim HS，et al. Sonographic findings of placental lacunae and the prediction of adherent placenta in women with placenta previa totalis and prior Cesarean Section. Ultrasound Obstet Gynecol，2006，28：178-182

47. 李笑天，胡桂英. 病理妊娠. //丰有吉，沈铿主编. 妇产科学. 北京：人民卫生出版社，2005：64-109

48. 李英. 胎膜与胎盘. //刘斌，高英茂主编. 人体胚胎学. 北京：人民卫生出版社，1996：104-142

49. 严英榴，杨秀雄，沈理. 胎盘，胎膜，脐带及羊水异常. //严英榴主编. 产前超声诊断学. 北京：人民卫生出版社，2003：98-134

第五章

多胎妊娠

人类的生殖一般为单胎。有时一次妊娠有两个胎儿同时发育成熟，称孪生或双胎（twins），发生率约1%。如果一次妊娠有3个以上胎儿同时发育，称多胎。自然状态下，3胎的发生率为万分之一；4胎的发生率为百万分之一；5胎的发生率约亿万分之一；5胎以上极为罕见。随着促排卵药的应用和试管婴儿的开展，多胎妊娠的发生率尤其是3胎以上的发生率较前有了明显增加。有报道克罗米酚促排卵病例中的多胎率为6.8%～17%；促性腺激素促排卵的多胎率达18%～53.5%。

多胎妊娠的围生儿死亡率明显高于单胎（约5倍），主要原因是早产以及相关的并发症。在此，我们主要介绍双胎的生理病理及声像图表现。

第一节　双胎妊娠的发生学

双胎妊娠（twins pregnancy）约占所有妊娠的1%，有双卵双胎（dizygotic twins）和单卵双胎（monozygotic twins）两种。双卵双胎的发生率约为双胎总数的2/3，与种族、家族和地区等有一定关系。单卵双胎的发生率约为双胎总数的1/3，与遗传、环境等因素无明显关系。

双卵双胎是指在一个月经周期内同时有两个卵泡发育成熟，可来自一个或两个卵巢。两个卵泡的卵子分别受精、种植，分别发育成两个胎儿。每个胎儿各有自己的胎盘、绒毛膜和羊膜。如果两个胚泡在子宫内植入的部位很靠近，两个胎盘可相互融合，但胎盘内的血管互不相通。这种类型的双胎两个胎儿的性别可相同或者不同，由于基因构成各不相同，其外貌体型尤如不同时期出生的两个兄弟姐妹。

单卵双胎是指一个卵子受精后分裂形成两个胎儿，两个胎儿的基因是完全相同的，因此以后的相貌、体型等也很相似。由于分裂的时期不同，两个胎儿所属的胎膜和胎盘关系也不同。单卵双胎的分裂情况有以下三种：

1. 卵裂球分裂　约在受精后3天以内，卵裂球由于受某种因素的作用分裂成两个，分裂后再种植入子宫内膜，以后发育成两个胎儿。如果种植部位相距较远，则形成两个独立的胎盘；如果种植部位较靠近，两个胎盘可以互相融合，但胎盘内血管不相通，犹如双卵双胎的种植情况。卵裂球阶段分裂的单卵双胎占全部单卵双胎的30%。

2. 内细胞团分裂　卵子受精后4～7天，此时已经种植入子宫内膜，胚泡已经形成，但羊膜囊尚未形成。此时如果胚泡内的内细胞团分裂成两个，两个内细胞团分别发育为独立的胎儿，两个胎儿有各自的羊膜囊，但绒毛膜囊和胎盘则共享一个。这种情况占单卵双胎总数的65%。

3. 胚盘出现两个原条　受精9天以后，羊膜腔已形成。此时胚盘中形成两个原条，各自诱导形成一个胎儿。这种双胎共享一个羊膜囊、一个绒毛膜囊及一个胎盘。如果原条形成后再发生分裂，即成为了联体双胎。

图5-1-1显示了双卵双胎、单卵双胎的不同类型。可以看出，如果胎儿性别不同，就能确定是双卵双胎，但性别相同，同时又有两个胎盘（胎盘可以分开或融合），则可能是双卵双胎也可能是单卵双胎；如果仅

一个胎盘，不管一个羊膜囊或两个羊膜囊，可以确定是单卵双胎。

双卵双胎及卵裂球分裂的单卵双胎又称双绒毛膜囊双羊膜囊双胎（dichorionic diamniotic twins，DCDA twins）；内细胞团分裂的单卵双胎又称单绒毛膜囊双羊膜囊双胎（monochorionic diamniotic twins，MCDA twins）；胚盘分裂出两个原条的单卵双胎又称单绒毛膜囊单羊膜囊双胎（monochorionic monoamniotic twins，MCMA twins）（图5-1-1）。

由于双绒毛膜囊双胎必定有两个羊膜囊，故“双绒毛膜囊双羊膜囊双胎”也可简称为“双绒毛膜囊双胎”。

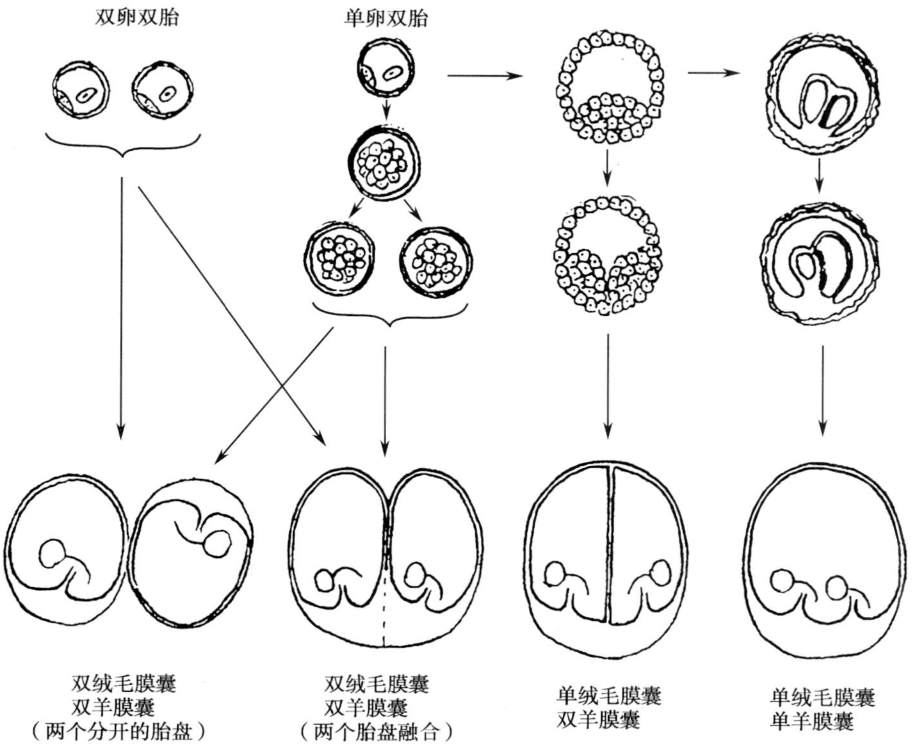

图5-1-1 双胎妊娠的不同类型

第二节 双胎绒毛膜性和羊膜性的判断

一、双绒毛膜囊双羊膜囊双胎

如前所述，双绒毛膜囊双羊膜囊双胎（dichorionic diamniotic twins，DCDA twins）是指双卵双胎以及单卵双胎的第一种，即受精卵种植前、卵裂球阶段分裂成两个，两个孕体分别植入子宫内膜，以后形成两个胎盘。

声像图上，越早期的妊娠囊越能清晰显示出分开的两个妊娠囊（图5-2-1，图5-2-2）。即使两者种植部位较靠近，但仍能见到两个妊娠囊（图5-2-3，图5-2-4）。随着妊娠的进展，7～8周后，妊娠囊越来越大，互相靠拢，强回声的绒毛膜环在底蜕膜处越来越增厚，逐渐形成胎盘；其余部分则越来越变薄，最后形成平滑绒毛膜。如果两个卵裂球种植部位相距较远，以后声像图上可以见到两个分开的胎盘，附着在宫壁的不同部位（图5-2-5）；如果两者种植部位较靠近，两个胎盘可以互相融合成一个，但在胎盘融合处形成一个“三角形”结构，尖端向羊膜腔方向突起，并与相隔的胎膜延续。这一隆起称“人字缝尖”或“双胎峰”（twin peak）（图5-2-6～图5-2-9），“双胎峰”意味着两个胎盘互相融合。然而，14周后“双胎峰”将表现得越来越不明显（图5-2-10），因此确认绒毛膜性的最佳孕周为14周前。

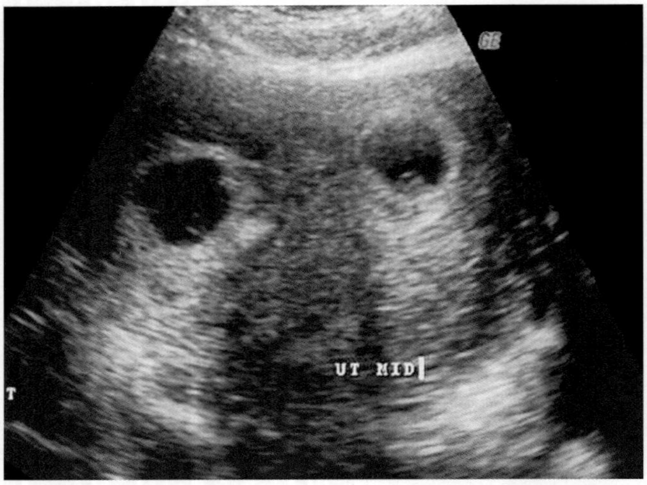

图5-2-1 双绒毛膜囊双胎

妊娠6⁺周，宫腔内见两个分开的妊娠囊

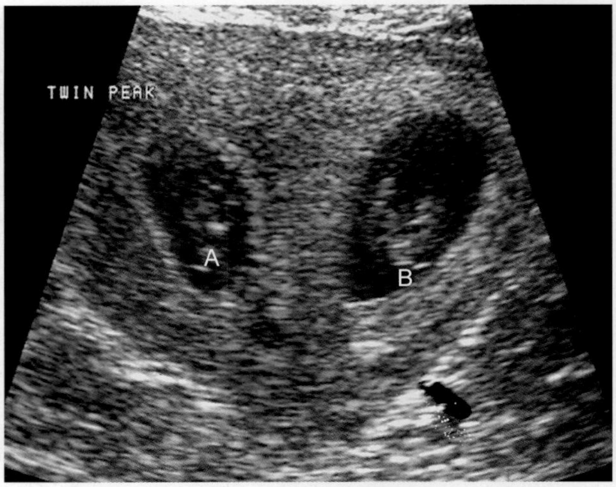

图5-2-2 双绒毛膜囊双胎

妊娠8⁺周，宫腔内见两个分开的妊娠囊，妊娠囊内见胚芽

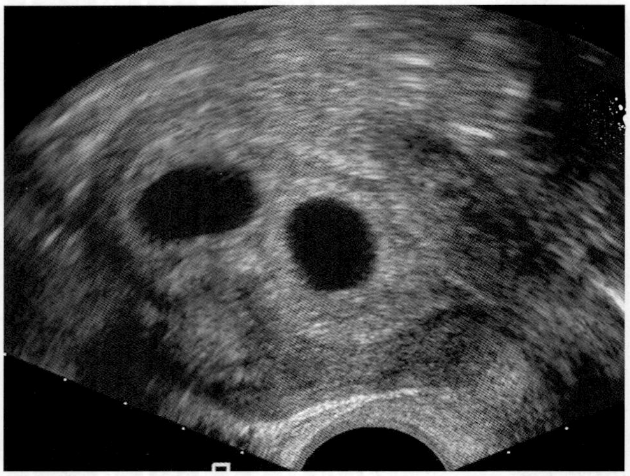

图5-2-3 双绒毛膜囊双胎

妊娠6⁺周，经阴道超声，宫腔内见两个妊娠囊，相距较近

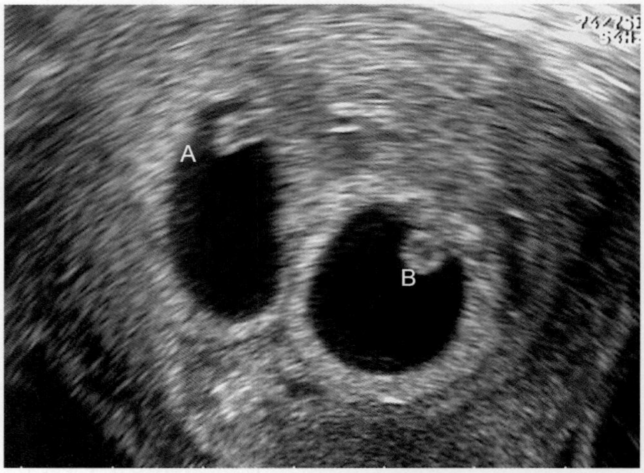

图5-2-4 双绒毛膜囊双胎

妊娠6⁺周，经阴道超声，宫腔内见两个妊娠囊，相距较近。妊娠囊内见卵黄囊

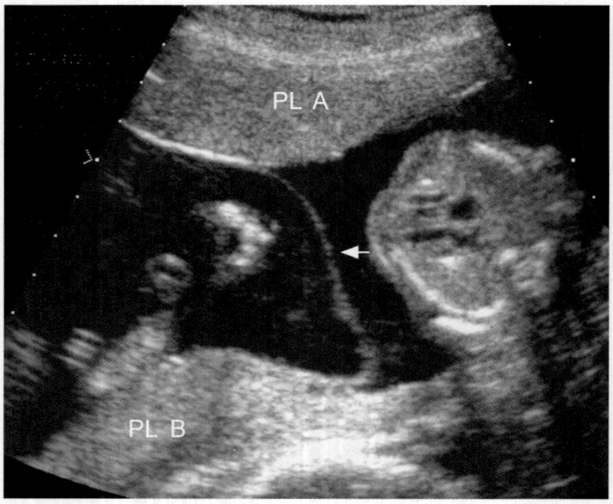

图5-2-5 双绒毛膜囊双胎

妊娠20⁺周，双胎，子宫前壁及后壁见两个完全不相连的胎盘（PL A及PL B）

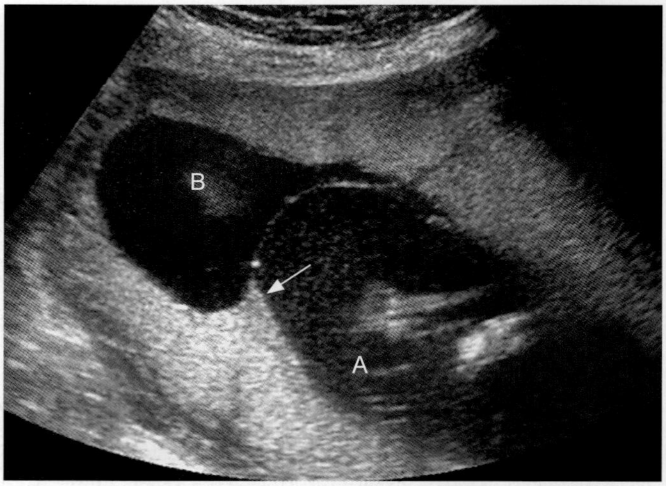

图5-2-6 双胎峰

妊娠18⁺周，双胎间的羊膜隔与胎盘形成一三角形结构，尖端向羊膜腔方向突起，并与羊膜隔连续（箭头所示），为双胎峰

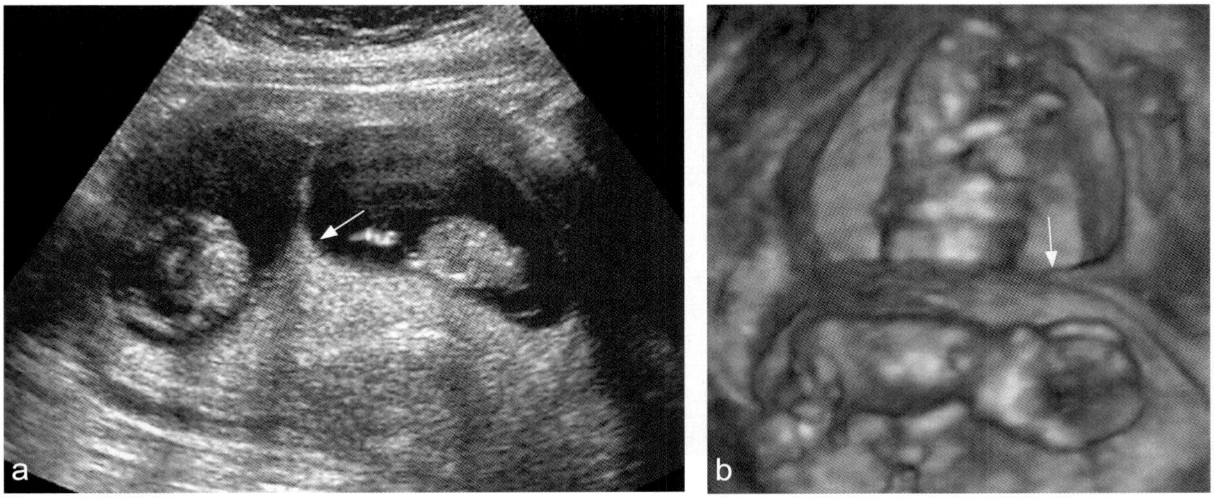

图5-2-7 双胎峰

a. 妊娠12⁺周，两个胎盘相融合后形成的双胎峰（箭头所示）；b. 同一病例，三维超声表面成像显示较厚的羊膜隔及双胎峰（箭头）

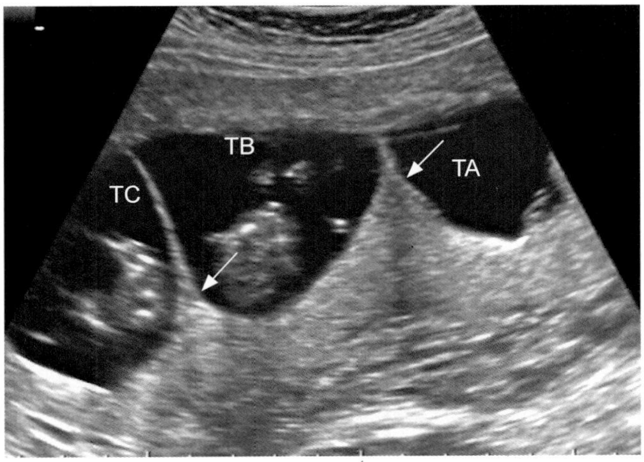

图5-2-8 双胎峰

妊娠12⁺周，宫腔内见三个羊膜囊及三个胎儿。每两个羊膜囊之间的羊膜隔均见双胎峰（箭头所示），为三绒毛膜囊三胎妊娠

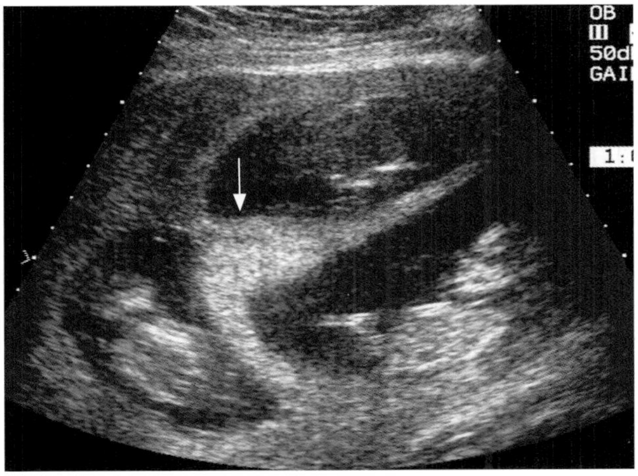

图5-2-9 三绒毛膜囊三胎妊娠

妊娠12⁺周，宫腔内见三个羊膜囊及三个胎儿。三个羊膜囊相交处见融合的双胎峰（箭头所示），为三绒毛膜囊三胎妊娠

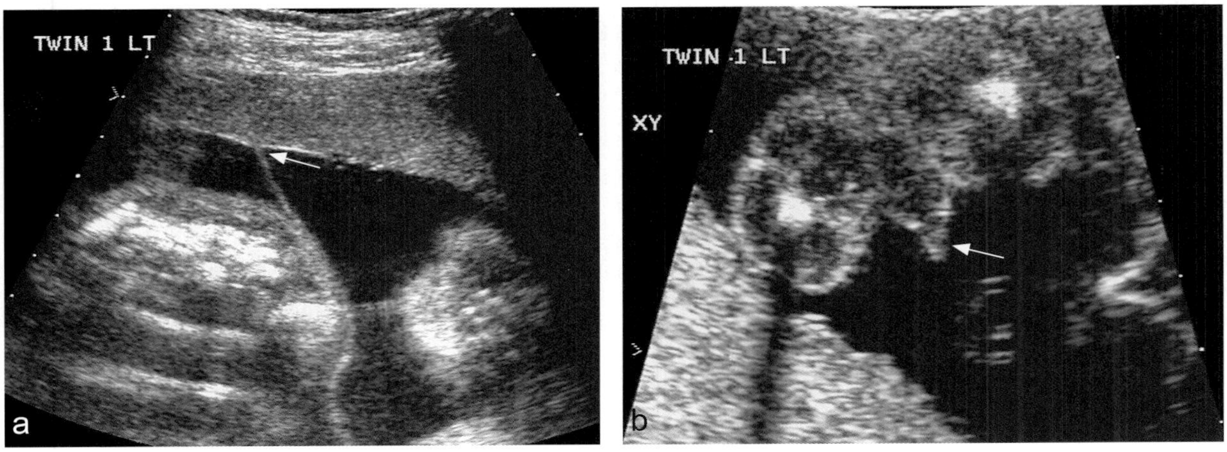

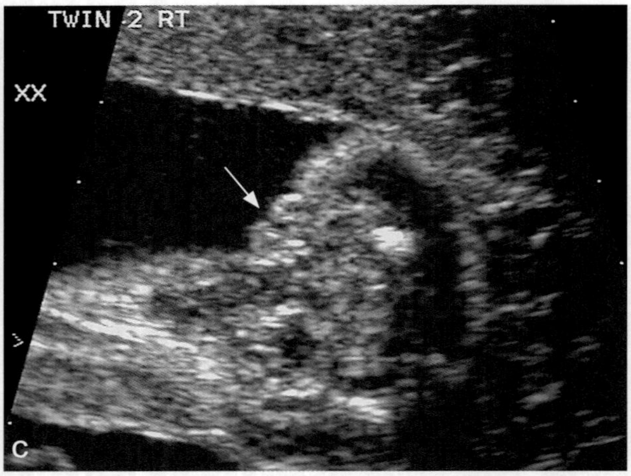

图5-2-10 双卵双胎

a. 妊娠21⁺周，双胎妊娠。胎盘（PL）位于子宫前壁，羊膜隔与胎盘的相交处未显示双胎峰，呈“T”形（箭头）；b. 同一病例，左侧胎儿为男胎（箭头所示为男性外生殖器）；c. 同一病例，右侧胎儿为女胎（箭头所示为女性外生殖器）。因此，此双胎不仅为双绒毛膜囊双胎，而且还是双卵双胎

另外，DCDA双胎之间的隔膜有时声像图上显示较厚，这是因为有两层绒毛膜及两层羊膜（图5-2-9）的缘故。但临床上并不能完全用此来确定绒毛膜性。

双胎若为不同性别则更可确定为双绒毛膜囊双羊膜囊，而且也可肯定为双卵双胎。有作者报道可在孕5～8周期间超声观察双侧卵巢内的黄体数目，以判断双卵双胎或单卵双胎。

二、单绒毛膜囊双羊膜囊双胎

单绒毛膜囊双羊膜囊双胎（monochorionic diamniotic twins，MCDA twins）是单卵双胎的一种，孕体植入子宫内膜后，内细胞团分裂成两个。

早期声像图上仅见一个妊娠囊。以后在一个妊娠囊中出现两个卵黄囊、两个羊膜囊及两个胎体（图5-2-11～图5-2-14）。在绒毛膜腔消失之前，有时能见到两个羊膜囊悬于绒毛膜腔中（图5-2-13，图5-2-15）。但由于羊膜囊壁极薄，不易被观察。以后两个羊膜囊互相靠近紧贴，在与胎盘相交处无“双胎峰”，呈“T”形（图5-2-16～图5-2-18）。

MCDA双胎之间的隔膜较薄，因为只有两层羊膜互相融合。而且，两个胎儿的性别一定相同。

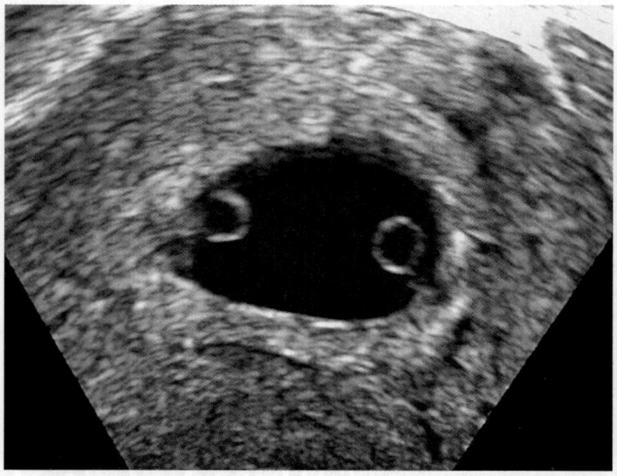

图5-2-11 单绒毛膜囊双胎

妊娠6⁺周，经阴道超声，一个妊娠囊内见两个卵黄囊，双羊膜囊可能性大

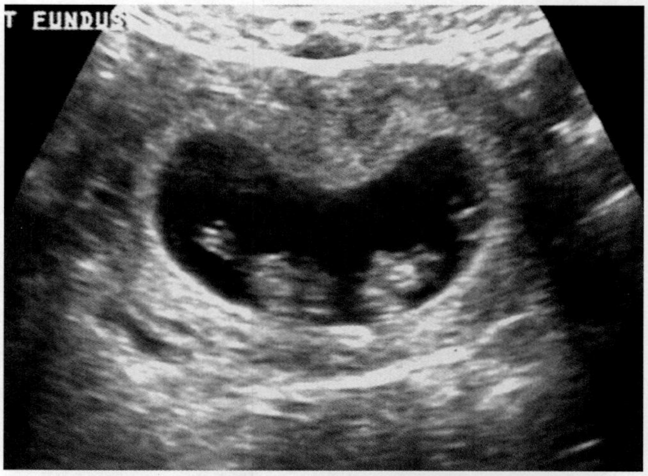

图5-2-12 单绒毛膜囊双胎

妊娠9⁺周，一个妊娠囊内见两个胚胎，羊膜囊显示不清

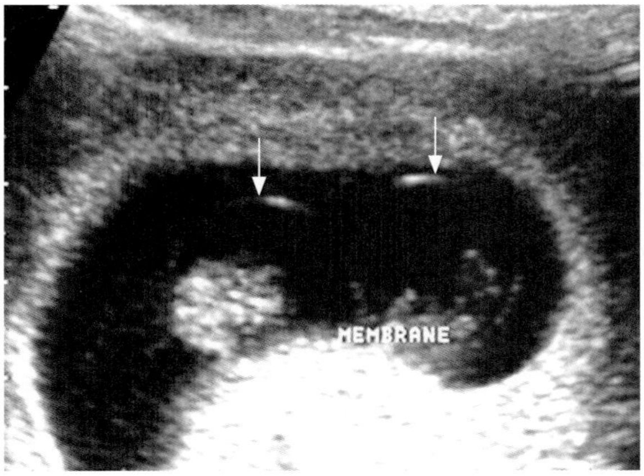

图5-2-13 单绒毛膜囊双羊膜囊双胎

妊娠8⁺周，一个妊娠囊内见两个羊膜囊（箭头），内分别见胚胎

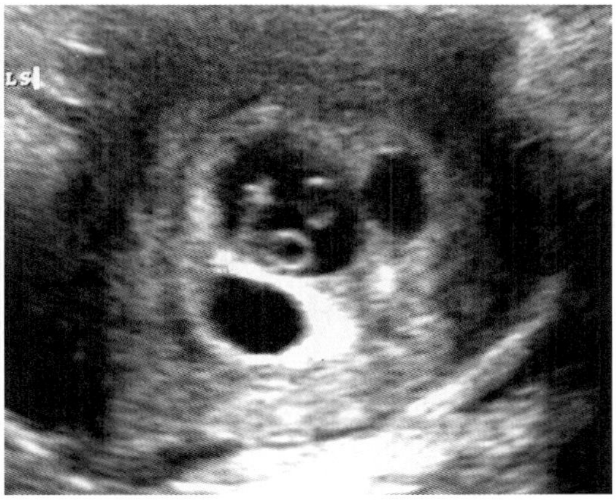

图5-2-14 三绒毛膜囊四羊膜囊四胎

妊娠7⁺周，宫腔内见三个妊娠囊。其中一个妊娠囊内有两个卵黄囊及两个胚芽，该妊娠囊为两个胎儿共享一个胎盘，但另两个妊娠囊内未见胚芽

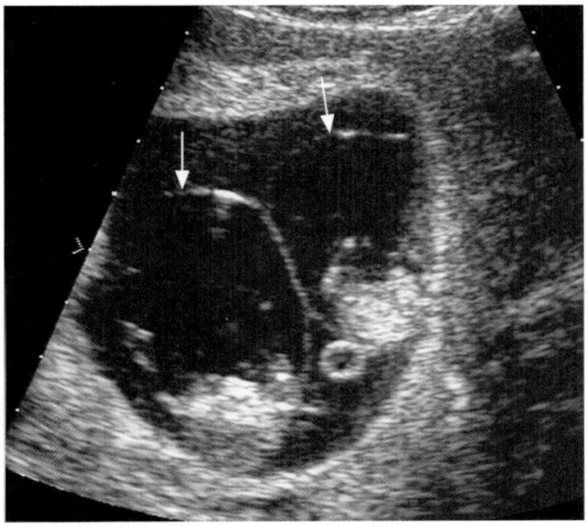

图5-2-15 单绒毛膜囊双羊膜囊双胎

妊娠10⁺周，宫腔内显示一个妊娠囊，其中见两个羊膜囊回声（箭头所示），为单绒毛膜囊双羊膜囊双胎

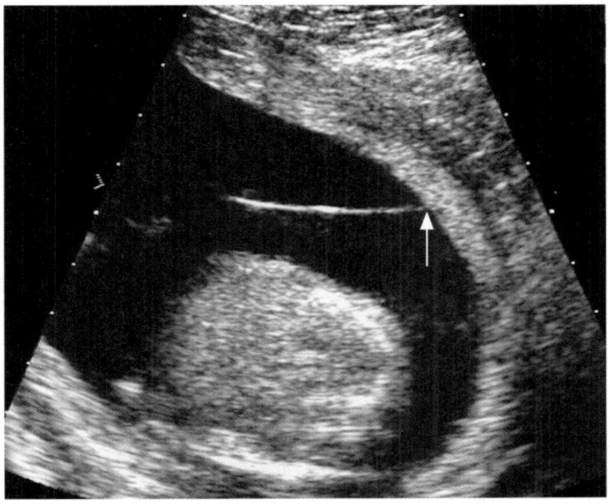

图5-2-16 单绒毛膜囊双羊膜囊双胎

妊娠17⁺周，双胎羊膜隔与胎盘相交处无双胎峰，呈"T"形（箭头所示）

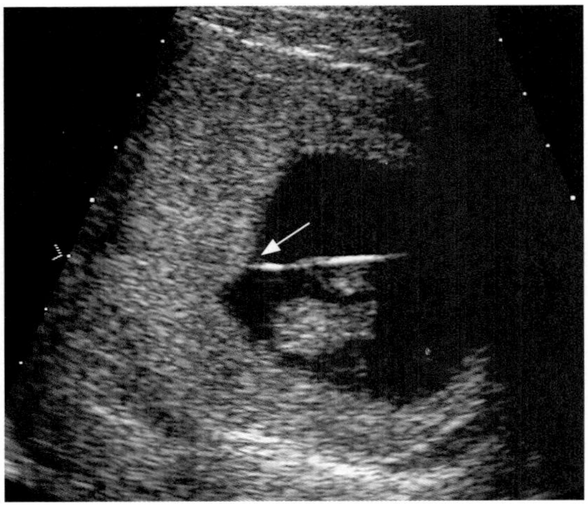

图5-2-17 单绒毛膜囊双羊膜囊双胎

妊娠11⁺周，声像图上两个羊膜囊间隔与胎盘交界处显示"T"形（箭头所示），为单绒毛膜囊双羊膜囊双胎

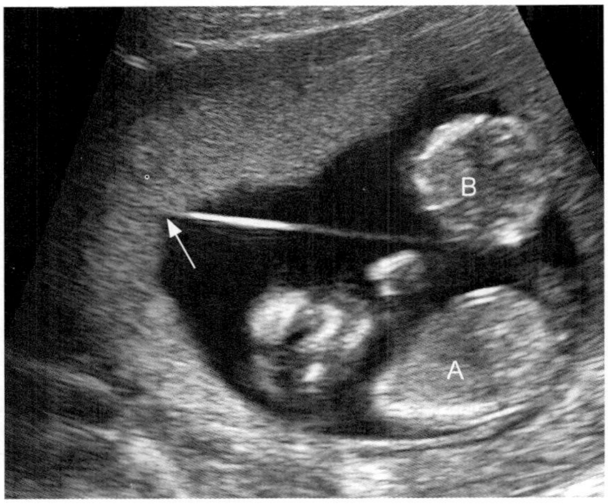

图5-2-18 单绒毛膜囊双羊膜囊双胎

妊娠12⁺周，双胎羊膜隔与胎盘相交处无双胎峰，呈"T"形（箭头所示）

三、单绒毛膜囊单羊膜囊双胎

单绒毛膜囊单羊膜囊双胎（monochorionic monoamniotic twins，MCMA twins）较少见，为单卵双胎在形成胚盘之后，胚盘上出现两个原条所致。

早孕初期仅见一个妊娠囊、一个胎盘。到妊娠6周出现胚芽时，见两个胚芽距离很近（图5-2-19a）。有时易漏诊为单胎，或头臀长的测量发生困难。随着羊膜囊越来越大，两个胎儿才相对分开（图5-2-19c，图5-2-19d）。

MCMA双胎之间无羊膜隔，故两个胎儿的脐带可互相缠绕（图5-2-20）。若缠绕过紧血流受阻，胎儿可发生宫内死亡。

同时，两个胎儿的性别也一定相同。

超声鉴别绒毛膜性及羊膜性具有重要意义。双绒毛膜囊双羊膜囊双胎即使两个胎盘发生互相融合，但两者的血管互不相通，两个胎儿的胎盘血液循环就如单胎妊娠一样，互不干扰。单绒毛膜囊双羊膜囊双胎时，由于两个胎儿共享一个胎盘，之间的血管会发生吻合，有些就可能出现一些并发症，如双胎输血综合征（见本章第六节），严重者两个胎儿的预后都很差。单绒毛膜囊单羊膜囊双胎也可能发生双胎输血综合征，但较单绒毛膜囊双羊膜囊双胎明显少。同时，还可能因脐带的缠绕而致胎死宫内。另外，连体双胎也总是发生在MCMA双胎妊娠中。总之，孕体分裂得越早，并发症越少；共享的器官越多，并发症越多。

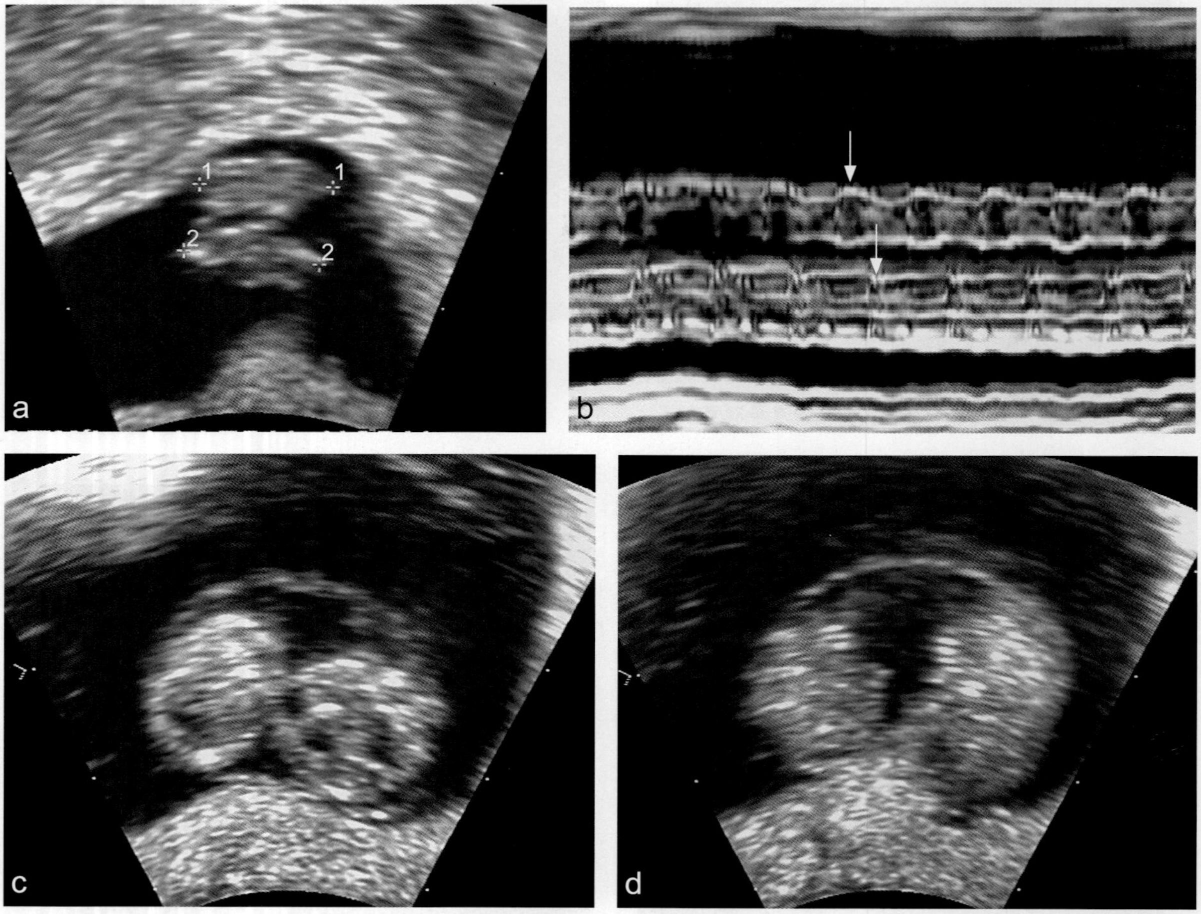

图5-2-19 单绒毛膜囊单羊膜囊双胎

a. 妊娠6^+周，妊娠囊内见两个胎儿回声，且相互紧靠（测量键所示），羊膜囊显示不清；b. 同一病例，多普勒超声检测到两个不同心率的胎心搏动频谱（箭头所示）；c. 同一病例，妊娠8^+周，超声显示一个羊膜囊内两个胎儿（图中显示两个胎头），为单绒毛膜囊单羊膜囊双胎；d. 同一病例，一个羊膜囊内见两个胎体回声

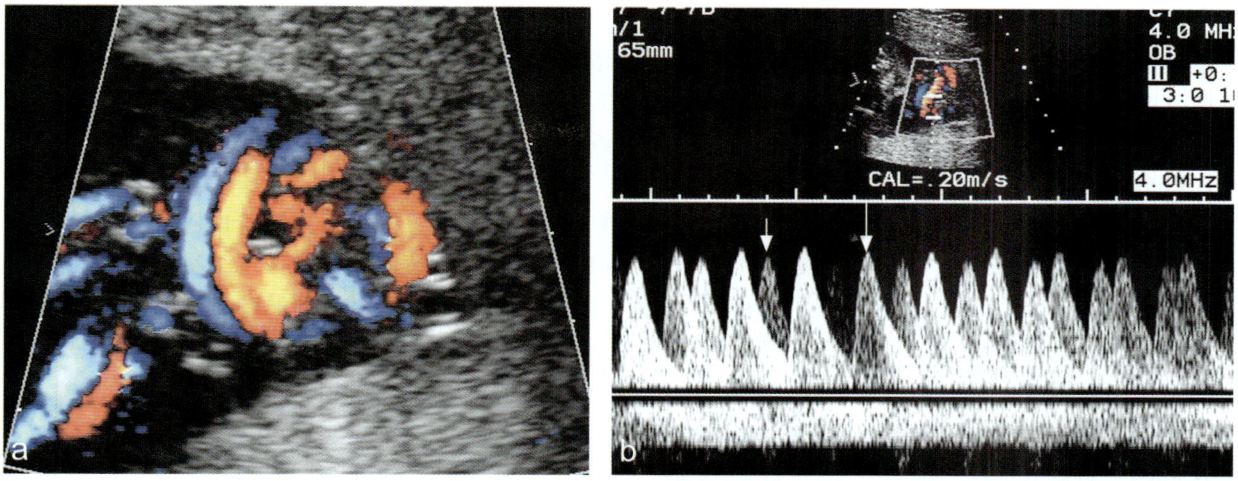

图5-2-20　单绒毛膜囊单羊膜囊双胎脐带缠绕

a. 妊娠19⁺周，单绒毛膜囊单羊膜囊双胎，彩色超声显示两个胎儿脐带互相缠绕；b. 同一病例，在成团的脐带中，多普勒超声同时检测到两个不同心率的脐动脉频谱（长箭头为胎儿A脐动脉频谱；短箭头为胎儿B脐动脉频谱）

第三节　双胎之一死亡

双胎之一死亡（co-twin demise）也称双胎之一消失，是指妊娠最初时是双胎，但由于种种原因，其中一胎未能妊娠至足月。超声的应用，尤其是早孕期的超声应用，检出的双胎或多胎妊娠比以前多得多。有人总结了9份临床超声报告，发现53%～78%的双胎最终只剩下一个。双胎之一消失率随超声诊断时的孕周不同而不同。一组6690例孕妇，发现118例双胎或多胎妊娠。当在妊娠10周前作出双胎诊断时，以后其中之一消失率为71.4%；当作出诊断的时间在妊娠10～15周之间时，双胎之一消失率为62.5%。

【病因及病理】

双胎之一死亡的原因有多种，所有可引起单胎妊娠流产、死亡的原因都可发生在双胎妊娠中。此外，双胎妊娠还有其特有的生理病理状况，造成其中一胎死亡。双卵双胎其中之一死亡的原因与单胎妊娠一样，如基因突变、染色体异常、胎儿严重畸形、严重宫内生长迟缓等。单绒毛膜囊双胎之一消失的原因有：胎盘血供不均匀，其中一胎严重生长受限，两个胎儿的血管在胎盘内有吻合，造成血液循环异常，最常见的是双胎输血综合征。单羊膜囊双胎还可因脐带的互相缠绕而致其中一胎死亡。

双胎之一死亡可发生在任何孕周，但以孕早期最为多见。单绒毛膜囊双胎妊娠大部分另一胎也接着死亡，最终流产。早孕期双绒毛膜囊双胎一胎死亡后，临床上可有先兆流产的症状，如阴道流血。但由于另一胎儿正常发育，妊娠则继续维持下去，死亡的一胎及其附属物并不马上排出体外，而是吸收消失。妊娠3～6个月内双胎之一死亡，另一个发育正常的胎儿长大并挤压已死的胎体，使之逐渐变成扁平状干尸，即所谓的“纸样胎儿”。以后，在足月分娩时随正常胎儿胎盘一起被排出子宫。中晚孕期双胎之一死亡后，另一胎的预后与绒毛膜性关系密切。DCDA双胎可能因为继发严重早产而使另一胎出现早产并发症。MC双胎则是因两胎儿间的血管吻合，一胎死亡后造成另一胎突然大量失血，急性低血压，循环衰竭而宫内死亡；或死亡胎儿的坏死组织栓子进入活胎，激发弥散性血管内凝血（DIC）而致死。即使另一胎未死亡，也可因上述原因引发其他病理改变如脑损伤等。

【诊断】

声像图上，典型的早孕期双胎之一消失表现为宫腔内两个妊娠囊，一大一小，大妊娠囊内胚芽胎心搏动正常，小妊娠囊内则无胚芽结构。由于双绒毛膜囊双胎存在两个胎盘，在两个妊娠囊之间见“双胎峰”（图5-3-1）。或者，在早期见到两个胚芽及心跳，但以后发现并证实其中一个心跳停止，胚胎停止生长（图5-3-2），久之该妊娠囊变小吸收，再也无法在声像图上观察到。妊娠3～6个月内双胎之一死亡，超声就可见到该死亡的胎儿，其测值明显小于另一个正常的胎儿（图5-3-3，图5-3-4），以后随妊娠的继续、该羊膜囊的吸收，死亡的胎体被压扁成“纸样儿”，声像图表现为一明显小于正常胎儿的胎体位于宫腔内的一角落处，且往往与宫壁紧贴（羊水吸收），呈扁平状。有时胎儿轮廓仍依稀可辨（图5-3-5，图5-3-6）。妊娠6个月以后死亡的一胎，则不易变成纸样儿。单绒毛膜囊双胎一胎死亡后另一胎若发生急性失血，死亡率极高；未死亡者数周后可能会观察到颅内强回声、低回声病灶、脑室扩张或颅内钙化等表现（见图5-6-10，图5-6-12）。

【鉴别诊断】

早孕期双绒毛膜囊双胎之一消失要与单胎妊娠的绒毛膜下血肿相鉴别。绒毛膜下血肿是流产的表现之一，也表现为宫腔内妊娠囊旁低回声或无回声结构，临床上也有阴道流血。但声像图上绒毛膜下血肿内部总见有一些回声，或呈点状或呈不规则片状、团块状。而且，一般也无典型“双胎峰”显示（见第三章第一节）。而双胎之一消失的妊娠囊则多为透声较好的无回声腔。

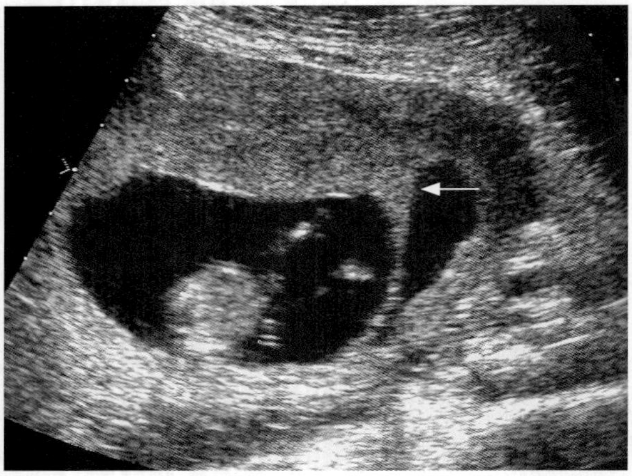

图5-3-1 早孕期双胎之一消失

妊娠11⁺周，宫腔内显示一大一小两个妊娠囊，大妊娠囊内胚芽、胎心搏动正常；小妊娠囊内未见胚芽。两妊娠囊间见“双胎峰”（箭头所示）

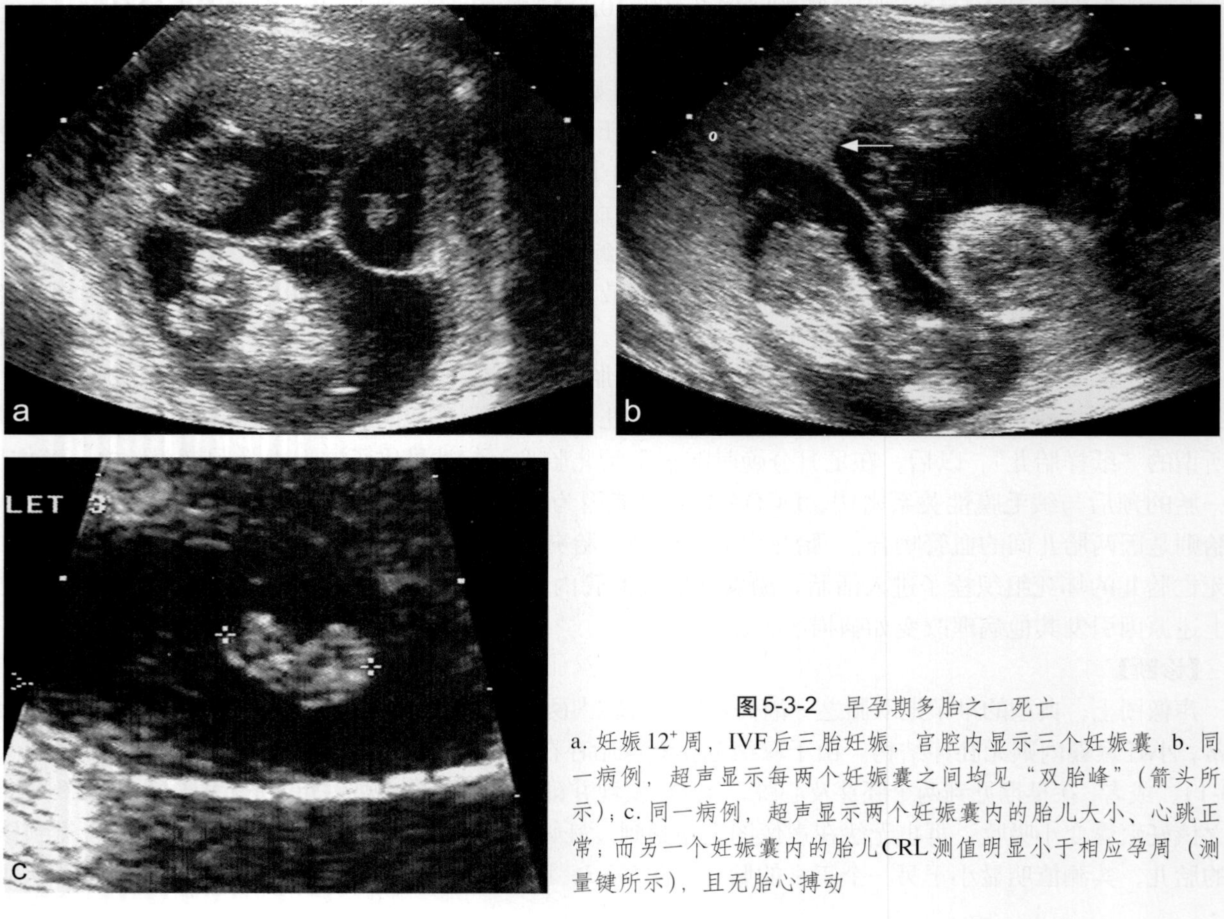

图5-3-2 早孕期多胎之一死亡

a. 妊娠12⁺周，IVF后三胎妊娠，宫腔内显示三个妊娠囊；b. 同一病例，超声显示每两个妊娠囊之间均见“双胎峰”（箭头所示）；c. 同一病例，超声显示两个妊娠囊内的胎儿大小、心跳正常；而另一个妊娠囊内的胎儿CRL测值明显小于相应孕周（测量键所示），且无胎心搏动

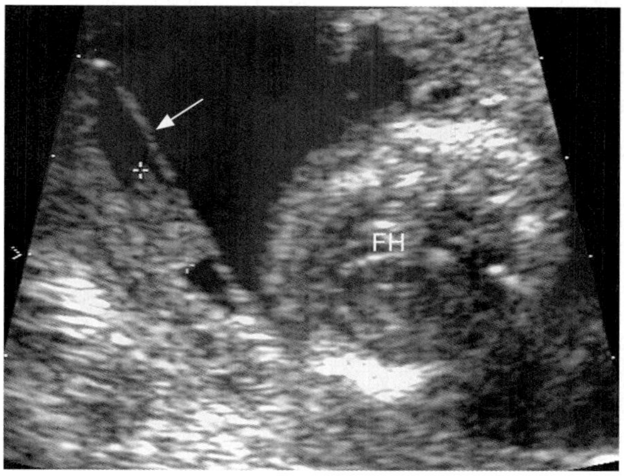

图5-3-3 双胎之一死亡

妊娠14⁺周，单绒毛膜囊双羊膜囊双胎。其中一胎生长发育正常（FH：胎头），另一胎较早期已停止发育，头臀长仅10mm（测量键所示）。声像图显示两羊膜囊之间的羊膜隔（箭头所示）

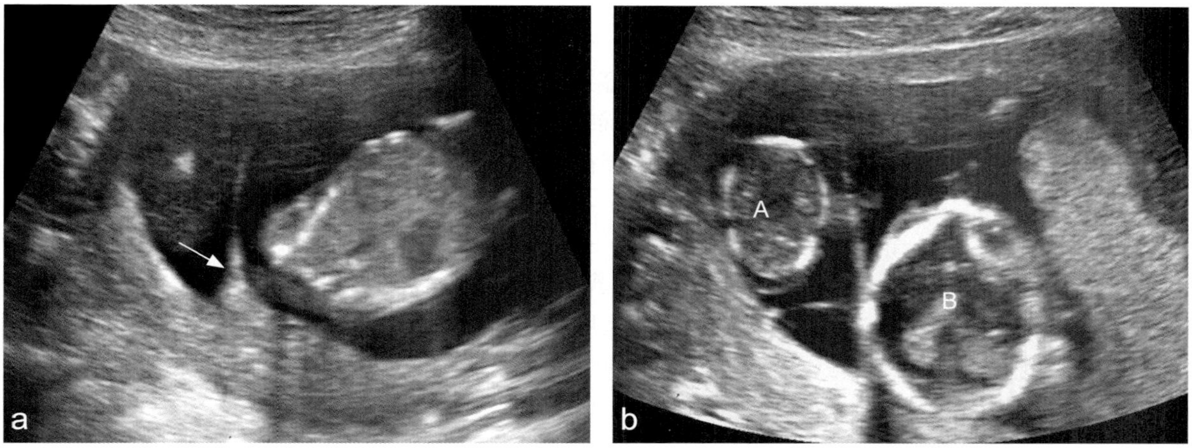

图5-3-4 双胎之一死亡

a. 妊娠14⁺周，双绒毛膜囊双胎，见双胎峰（箭头）；b. 同一病例，胎儿A宫内死亡，胎儿B正常存活。声像图显示胎头A明显小于胎头B

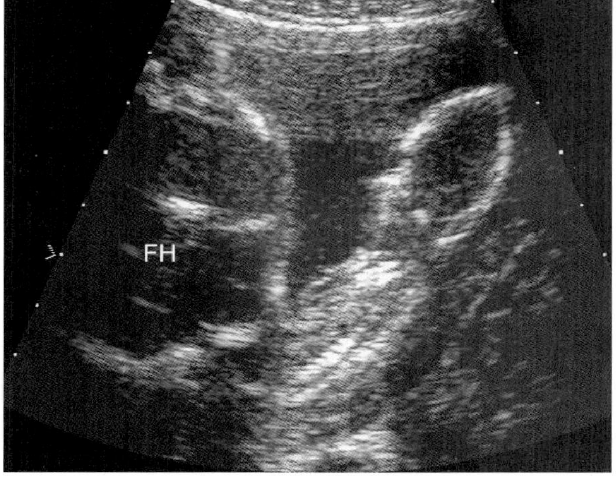

图5-3-5 双胎之一死亡

妊娠22⁺周，双胎之一死亡。声像图显示该胎儿明显小于正常存活胎儿（FH：正常存活胎儿的胎头）

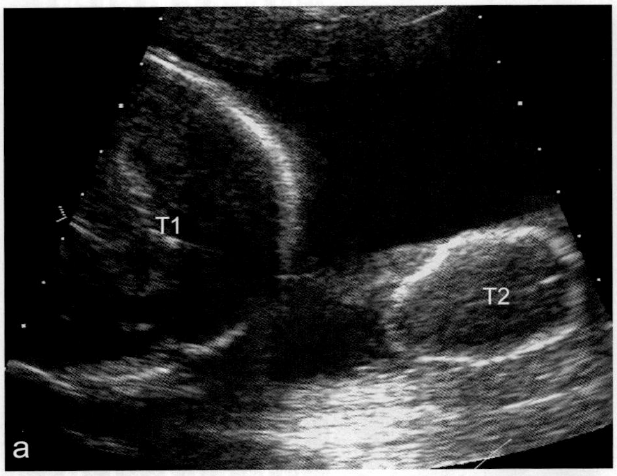

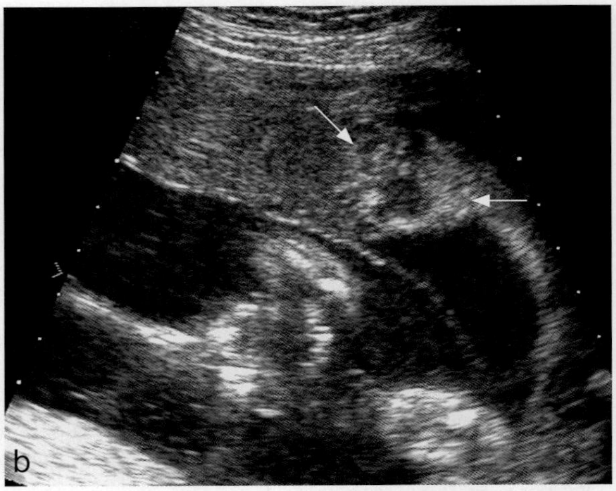

图5-3-6 双胎之一死亡

a. 妊娠27⁺周，双绒毛膜囊双胎之一死亡。声像图显示死亡胎儿的胎头（T2）明显小于正常存活胎儿的胎头（T1）；b. 同一病例，声像图显示死亡胎儿的胎盘明显缩小、钙化（箭头所示）

双胎之一死亡有时还需与双胎之一无心畸形相鉴别。后者显示胎体但无心脏搏动，不仔细观察极易误诊为双胎之一死亡。无心畸胎随妊娠的延续胎体也继续长大，且速度比正常胎儿要快，越到后期越容易显现出胎体的严重水肿和解剖结构畸形。无心畸胎还存在胎动（见本章第七节）。

【预后】

早孕期DCDA双胎之一消失一般影响不大，另一胎儿可继续妊娠直至足月分娩；MC双胎之一消失则可能导致整个妊娠流产。中、晚孕期双胎之一死亡若为DC双胎，可能会引发宫缩而致晚期流产或早产，影响另一胎的生存或健康。若为MC双胎，一胎死亡后另一胎急性失血随之死亡或出现颅内并发症的机会很大，据报道超过25%，预后很差，产科处理非常棘手。

第四节　双胎胎儿生长受限

双胎胎儿生长受限（fetal growth restriction，FGR）的定义各家医院稍有不同，最常用的定义是胎儿（新生儿）体重与正常单胎妊娠相比，小于第10百分位数或两个标准差；或两个胎儿（新生儿）体重差距大于20%。大多数情况下以双胎之一生长受限为多见，也有两个胎儿都出现生长受限。双胎胎儿生长受限发生率约为15%～30%。

【病因及病理】

与单胎妊娠相比，双胎胎儿生长受限的发生率明显增高，多见于单绒毛膜囊双胎。双胎足月分娩平均体重比单胎妊娠低10%，发现双胎妊娠32周后胎儿生长速度开始放慢。因此，有人认为双胎妊娠的胎儿生长曲线应该有另一套正常值，而不能用单胎的。有时双胎之一会发生严重的FGR，可能的解释原因是两个胎儿共用一个胎盘，胎盘血液供应不均衡，使其中一个获得比较充分的血供，得到了充分的营养，故生长发育良好；而另一个得到的血供较少，营养支持较差，导致生长受限。虽然双胎之一FGR大多数发生在晚期妊娠，但也有发生在中期妊娠。

FGR的胎儿不仅各径线小于正常，还存在羊水过少及血流动力学的异常改变。正常一胎的增长，对FGR胎儿会产生压迫，使羊水更进一步减少，导致血供支持更差。

【诊断】

声像图显示双胎一大一小，大胎儿各径线测值正常，小胎儿则各径线测值均小于第10百分位数，尤其是腹围（图5-4-1a，图5-4-2，图5-4-3a）。随着孕周的增长，两个胎儿的大小差距将会变得越来越明显。小胎儿所在的羊膜腔内的羊水也会逐步减少（图5-4-1b，图5-4-3b），严重时羊水极少，羊膜隔紧贴在小胎儿的体表，胎体又与宫壁紧贴，胎动极度受限，被称之为“固定胎”或“黏附胎”（stuck twin）。多普勒超声可显示胎儿生长受限的血流频谱特征（图5-4-3c，图5-4-3d），严重时出现胎死宫内。

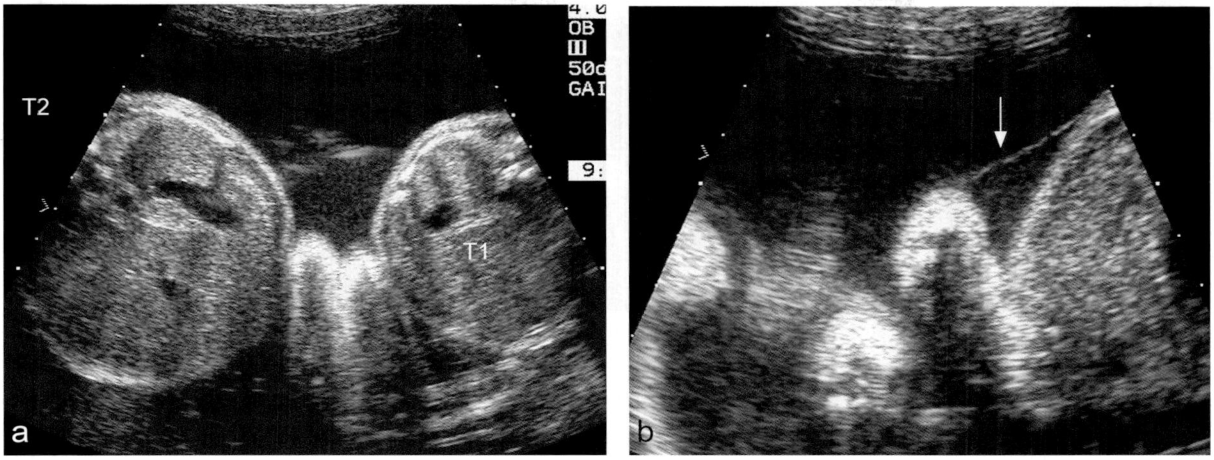

图5-4-1 双胎之一生长受限

a. 妊娠28⁺周，声像图显示两个胎儿的腹围一大一小；b. 同一病例，见羊膜隔明显贴近较小的胎儿（箭头所示）

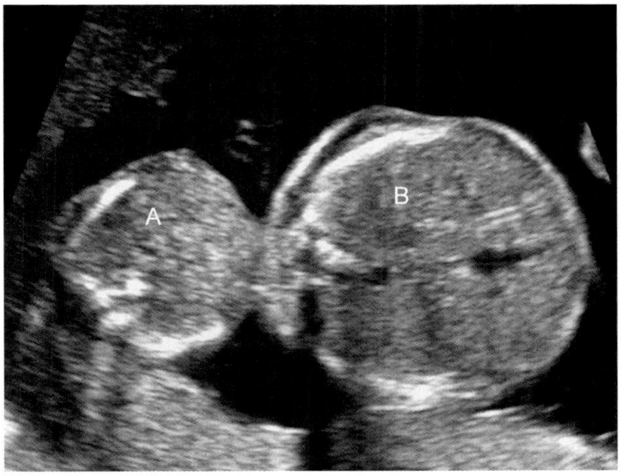

图5-4-2 双胎之一生长受限

妊娠19⁺周，单绒毛膜囊双羊膜囊双胎，两个胎儿的腹围相差悬殊

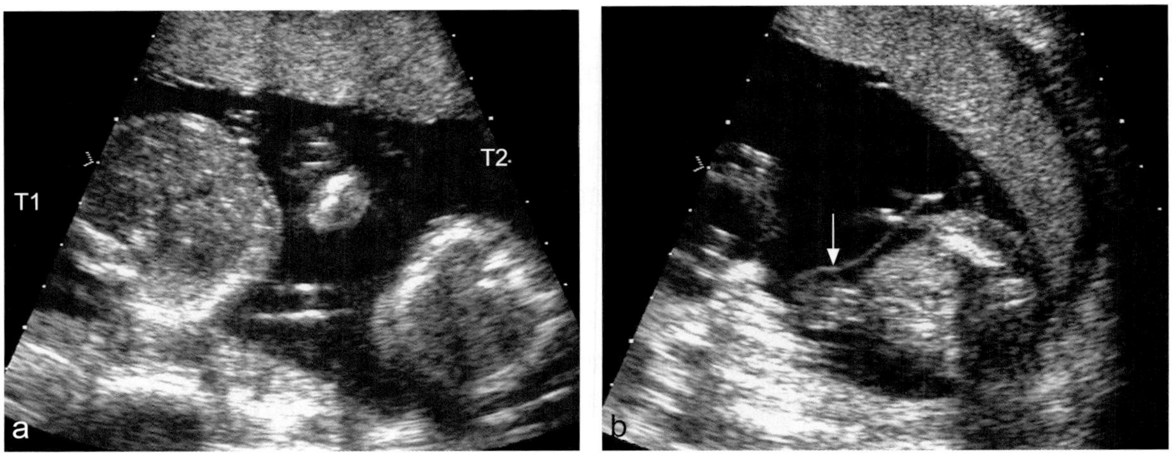

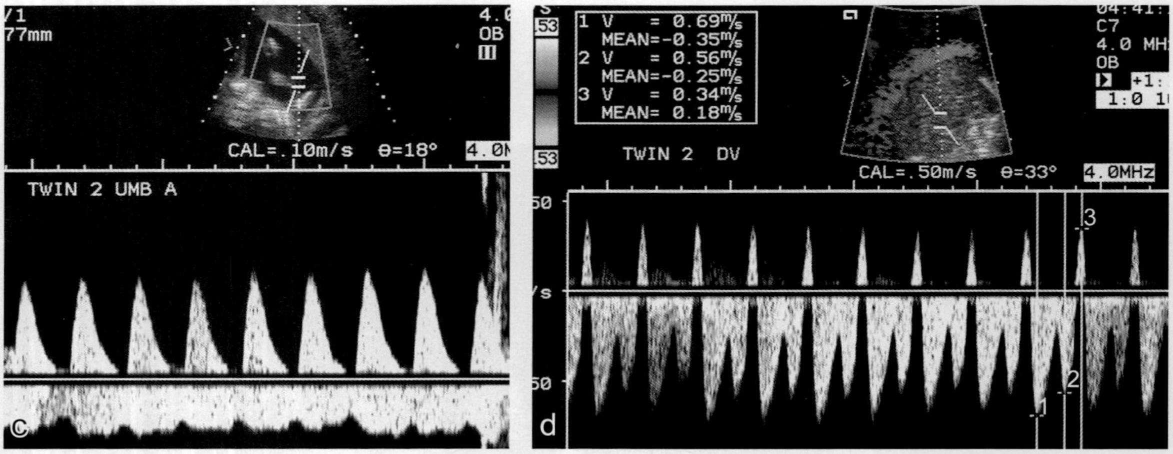

图5-4-3 双胎之一生长受限

a. 妊娠19⁺周，显示两个胎儿的腹围明显大小不一；b. 同一病例，显示较小胎儿的羊膜腔明显缩小，羊膜隔明显贴近该胎儿（箭头所示），提示羊水过少；c. 同一病例，生长受限胎儿的脐动脉多普勒频谱，显示舒张末期血流缺失和脐静脉搏动信号；d. 同一病例，生长受限胎儿的静脉导管多普勒频谱显示心房收缩期的反流信号（测量键3）

【鉴别诊断】

双胎之一生长受限特别要注意与双胎输血综合征相鉴别，因为两者的预后很不相同。双胎输血综合征也表现为两个胎儿大小不一，小胎儿羊水过少、“固定胎”。但是，与单纯FGR双胎不同的是，双胎输血综合征中大胎儿径线过大、羊水过多，发生心衰时可出现胎儿水肿、心脏增大、心包积液、胸腔积液、腹水等。然而，在早期阶段病情不很严重时，两者的鉴别诊断会非常困难。

【预后】

通常，轻度FGR，妊娠能维持到将近足月者，预后良好。严重FGR胎死宫内，便会面临双胎之一死亡的问题。因此，密切随访和监护显得非常重要，包括超声测量胎儿的增长、羊水量、脐动脉多普勒频谱等，以及计数胎动、定期胎儿心动描计（CTG）等，综合各项临床资料后再选择处理方案。然而，一旦双胎之一严重FGR，提前分娩会造成另一正常胎儿早产；继续等待过程中FGR胎儿可发生宫内死亡，在MC双胎中对另一胎的伤害可能会非常严重。

第五节　双胎合并畸形

单胎妊娠所具有的畸形均可发生在双胎妊娠，包括染色体异常。相对来说，双胎之一发生畸形的机会较多。据统计，DC双胎合并畸形其中10%累及两个胎儿；MC双胎合并畸形其中20%累及两个胎儿。

【病因及病理】

双卵双胎每个胎儿的畸形发生率与单胎一样，由各自的基因所决定，往往其中一胎出现畸形。从理论上讲，单卵双胎无论绒毛膜性如何，两个胎儿应该出现一致的畸形，但事实上发现了很多单绒毛膜囊双胎仅一胎存在畸形。解释其原因可能是：两个个体各自的基因表现度不一致；早期胚胎分裂时不均等；血流动力学因素造成血供差异导致其中一胎发育异常。单卵双胎之一畸形发生率比单胎高2～3倍，也支持这些单卵双胎所特有的原因的解释。

【诊断】

双胎畸形的诊断与单胎畸形一样，请参见胎儿畸形的各个章节。发现无脑儿、心脏畸形和腹壁缺损等在双胎畸形中尤为常见，而有些畸形则相对少见，如唇裂（图5-5-1～图5-5-10）。由于两个胎儿在宫腔内互相遮挡，影响位置的变换，有时可能导致产前超声遗漏一部分结构异常。另外，对双胎妊娠来说，绒毛膜性的确定很重要，因为涉及产科处理。

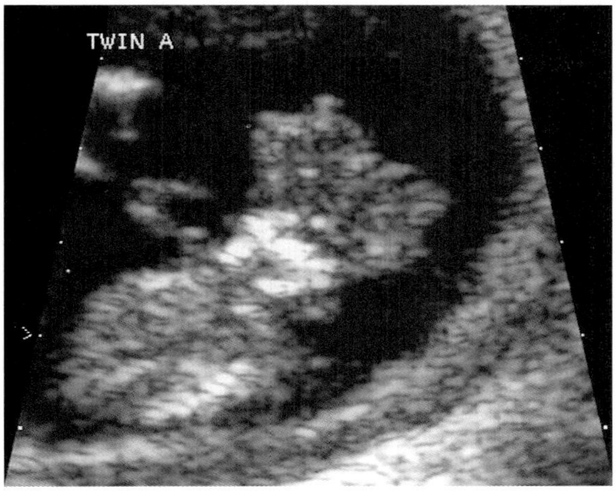

图5-5-1　双胎之一合并露脑畸形

妊娠12⁺周，单绒毛膜囊双羊膜囊双胎，其中一胎为露脑畸形。妊娠14⁺周超声随访证实两个胎儿均宫内死亡

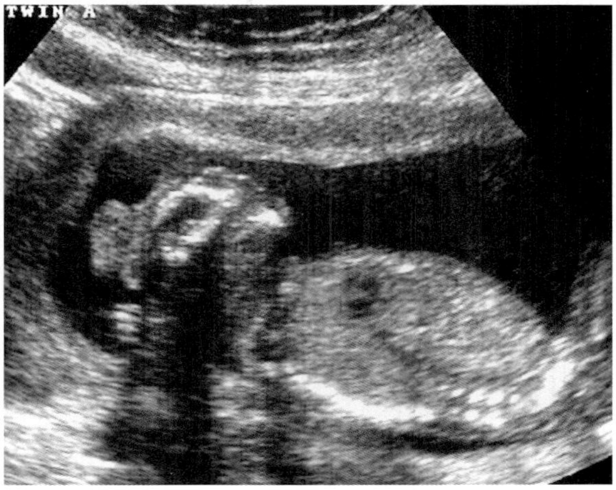

图5-5-2　双胎之一合并无脑儿

妊娠16⁺周，双绒毛膜囊双胎，其中一胎为无脑儿

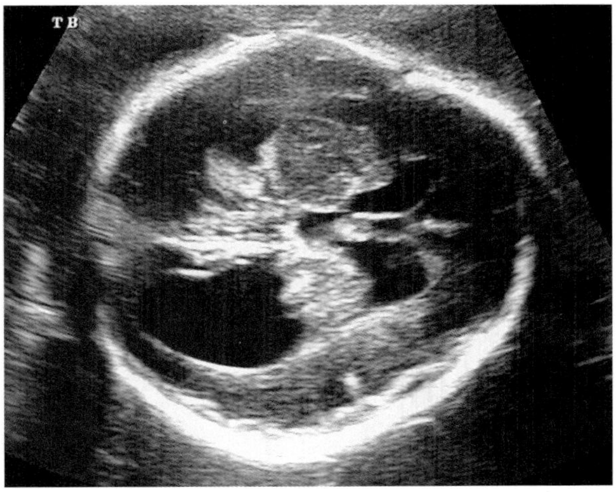

图5-5-3　双胎之一合并脑积水

妊娠31⁺周，单绒毛膜囊双羊膜囊双胎，其中一胎为脑积水，声像图显示脑室明显扩张

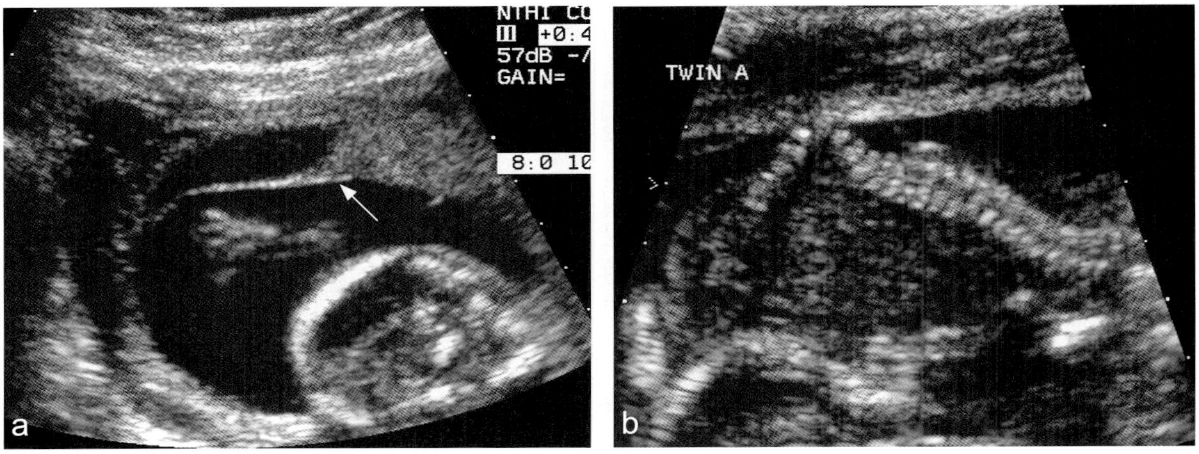

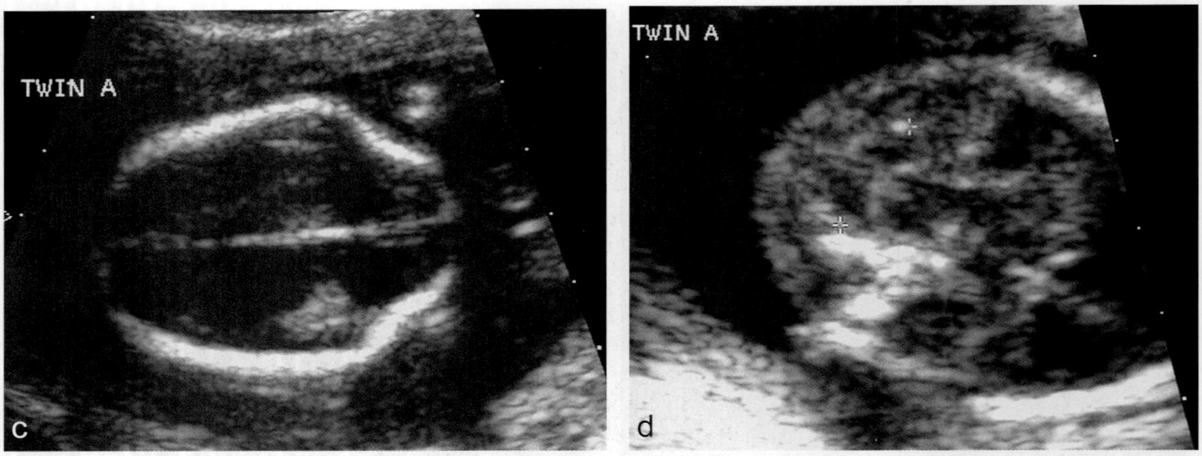

图5-5-4 双胎之一合并脊柱裂

a. 妊娠17⁺周，双绒毛膜囊双胎，见双胎峰（箭头所示）；b. 同一病例，双胎之一脊柱矢状切面观显示胸椎以下严重脊柱裂；c. 同一胎儿，头围平面呈典型“柠檬头”，并伴脑室扩张；d. 同一胎儿，小脑呈现“香蕉小脑”（测量键）

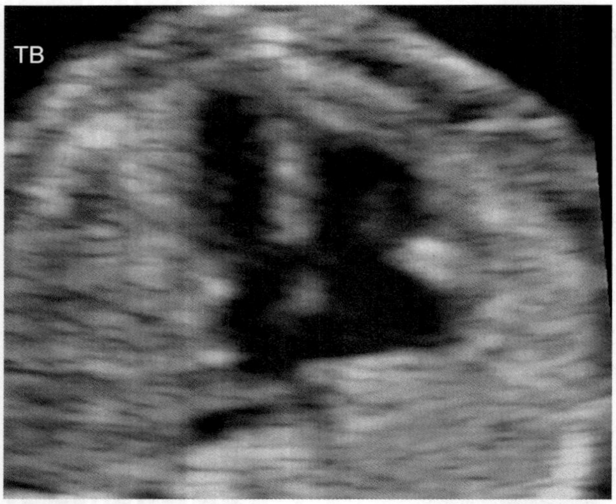

图5-5-5 双胎之一合并心内膜垫缺损

妊娠19⁺周，双绒毛膜囊双胎，其中一胎合并心内膜垫缺损，心脏四腔心观，示中央“十”字交叉消失。染色体检查证实为21-三体综合征

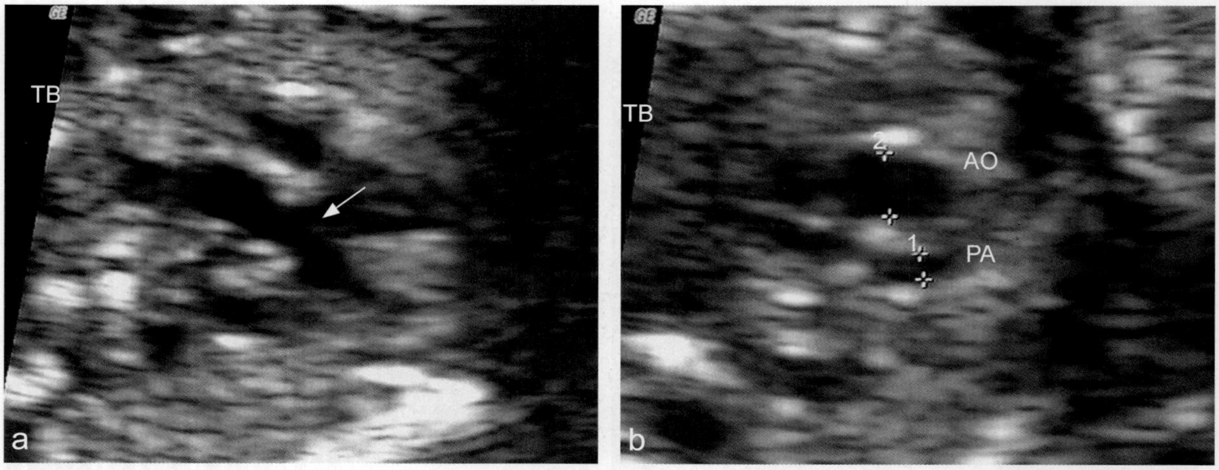

图5-5-6 双胎之一合并法洛四联症

a. 妊娠20⁺周，单绒毛膜囊双羊膜囊双胎，其中一胎的心脏声像图显示室间隔缺损及主动脉骑跨（箭头所示）；b. 同一胎儿，心脏短轴平面上见肺动脉（测量键1）明显小于主动脉（测量键2）

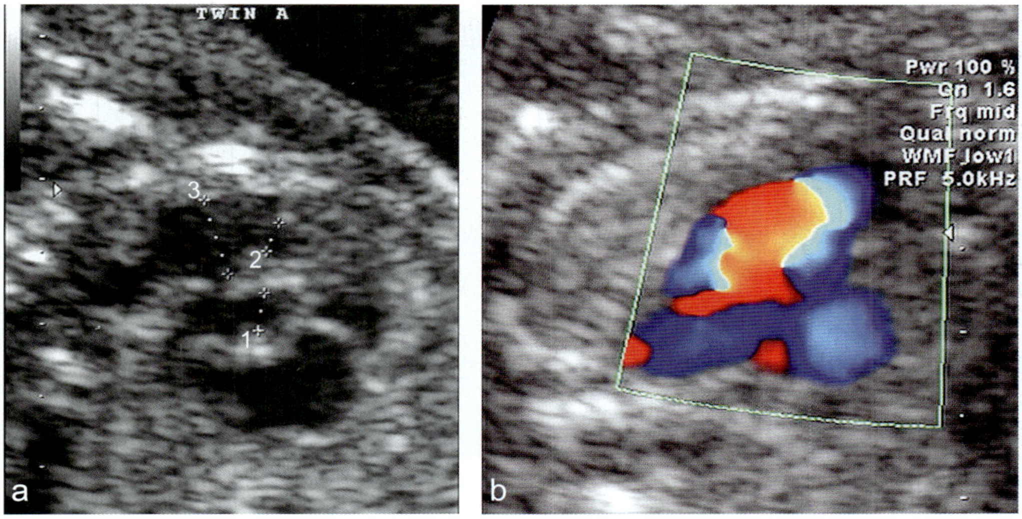

图5-5-7 双胎之一合并肺动脉瓣狭窄

a. 妊娠19⁺周，单绒毛膜囊双羊膜囊双胎，胎儿A的心脏短轴平面上显示肺动脉瓣（测量键2）明显狭小，肺动脉瓣后扩张（测量键3）；b. 同一胎儿，彩色超声见肺动脉呈杂色涡流，提示高流速

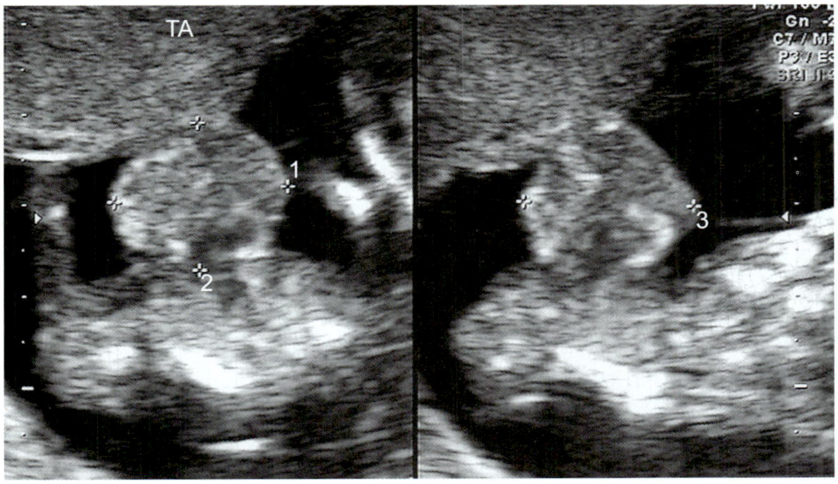

图5-5-8 双胎之一合并体蒂畸形

妊娠13⁺周，单绒毛膜囊双羊膜囊双胎，其中一胎的腹壁严重缺损，内脏膨出与胎盘相连（测量键），脐带缺失

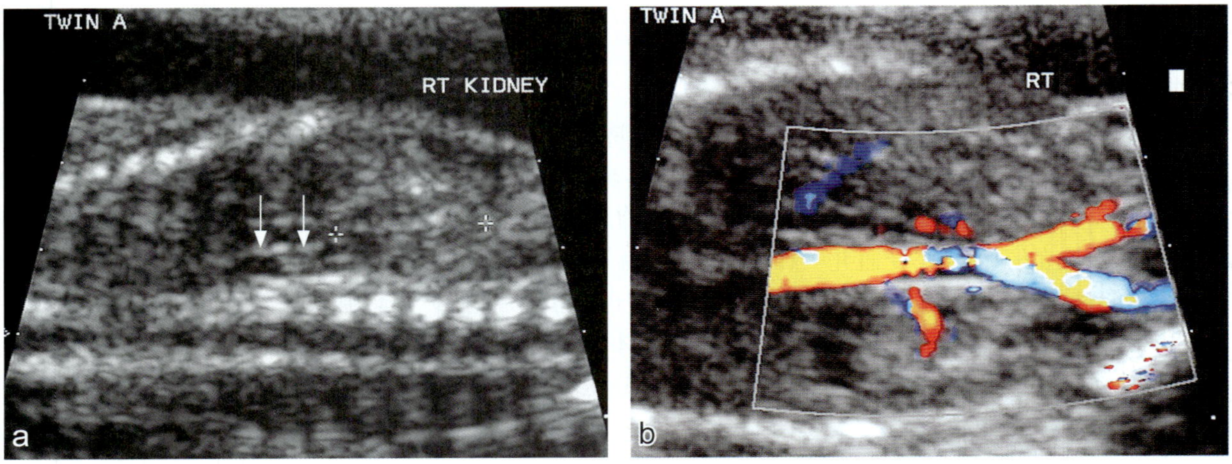

图5-5-9 双胎之一合并盆腔肾

a. 妊娠20⁺周，单绒毛膜囊双羊膜囊双胎，其中一个胎儿的右肾位置明显下移（测量键），同时见右肾上腺平躺（箭头）；b. 同一胎儿，彩色超声未能显示正常右肾动脉，而左肾动脉显示正常

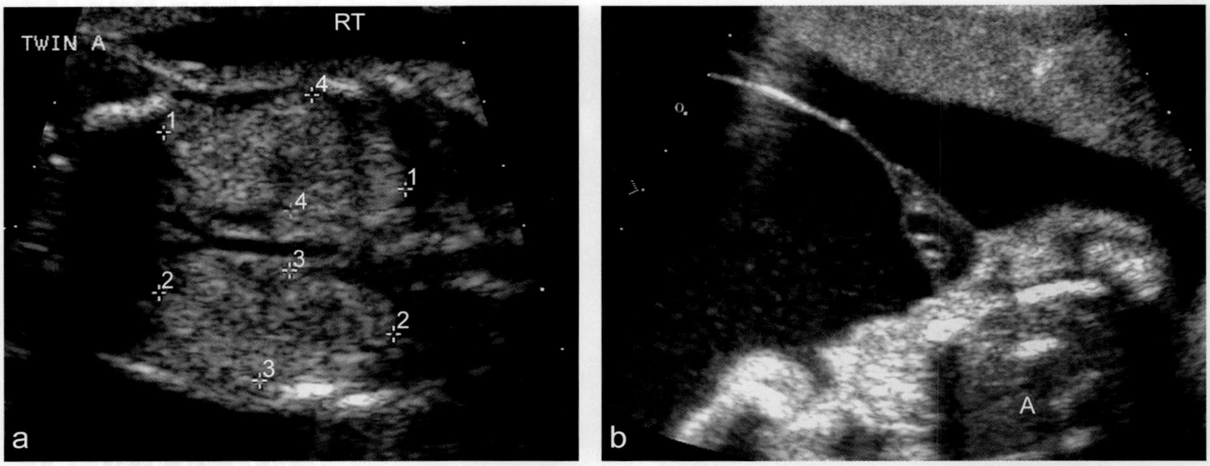

图5-5-10 双胎之一合并婴儿型多囊肾

a. 妊娠26⁺周，单绒毛膜囊双羊膜囊双胎，见其中一个胎儿的双肾增大，回声增强（测量键）；b. 同一胎儿的羊膜腔内无羊水，羊膜紧贴胎体（A）及脐带。产后证实为婴儿型多囊肾

【鉴别诊断】

双胎之一存在水肿时需要与双胎输血综合征鉴别（见本章第六节），畸形水肿胎也会出现羊水过多，但另一胎不应羊水过少。同时，畸形所致的羊水过少也要与双胎输血综合征鉴别。双胎之一畸形死亡需要与无心畸胎鉴别（见本章第七节），无心畸胎的脐动脉存在血流，而双胎之一畸形死亡脐动脉无血流。

【预后】

畸形胎儿本身的预后与单胎一样，视畸形的性质和程度而定。有些畸形会继发羊水过多，导致胎膜早破两胎均早产。但若为单绒毛膜囊双胎，一旦畸形胎儿死亡，另一胎流产、早产、宫内死亡或出现并发症的机会大大增加（见本章第三节），因此双胎合并畸形的处理也就与单胎有所不同。两个胎儿存在相同的畸形，可根据畸形的性质和程度决定是否继续妊娠，是否需要染色体检查。双绒毛膜囊双胎之一合并畸形，可行选择性杀胎术（selected feticide），越早期杀胎，流产率相对就越低。单绒毛膜囊双胎之一畸形的处理很棘手，杀胎术的方法唯有脐带结扎或脐带阻断。

第六节 双胎输血综合征

双胎输血综合征（twin-twin transfusion syndrome，TTTS）又称胎盘输血综合征（placenta transfusion syndrome），见于单绒毛膜囊双胎，发生率占单绒毛膜囊双胎妊娠的25%，严重TTTS为15%。绝大多数胎儿早产，约2/3发生宫内死亡。

【病因及病理】

单绒毛膜囊双胎由于两个胎儿共用一个胎盘，脐血管的分支较易在胎盘内形成吻合。吻合形式有动脉-动脉吻合、动脉-静脉吻合及静脉-静脉吻合。多数情况下动-动及静-静吻合较少发生分流，但若为动脉-静脉吻合，则造成压力高的动脉血流向压力低的静脉，出现双胎输血现象。失血的一胎称“供血儿”（donor），接受血的一胎称“受血儿”（recipient）。由于双胎输血综合征两个胎儿的血流量改变很大，受血儿的血容量急剧增加，血红蛋白升高、血压升高、心肌肥厚、心脏扩大、动脉管壁的平滑肌增厚、排尿量增加。排尿的增加使血液浓缩，经过胎盘时又从母体获得更多的水分，进一步增加了循环血量及羊水量。从供血儿脐动脉来的血是低氧血，因此受血儿血氧分压降低，出现一系列低氧血症的改变，如胎儿水肿。血流动力学改变加上血容量大大增加，最终可发生充血性心衰。对于供血儿而言，由于失去太多的血液，循环血量大大减少，出现血红蛋白低，血压低、心脏小、动脉管壁薄和羊水过少。严重的双胎输血综合征两个胎儿都可能发生宫内死亡，多数情况下供血儿因严重失血、低血压而先死亡，继之受血儿死亡。受血儿死亡的原因可能是供血儿死亡后其脐动脉压突然降至极低值，低于受血儿的静脉压，因而出现静脉-动脉反向灌注。长期处于高血容量的受血儿突然发生大量失血，急性低血压，急性贫血，引起了血流动力学极度紊乱，心脏不胜负荷而导致死亡。

一般认为，在单卵双胎中，两个胎儿的血红蛋白相差5g以上，红细胞数相差100万以上，体重相差20%以上，就可提示为双胎输血综合征。

【诊断】

首先，超声检查应发现并确定为单绒毛膜囊双胎妊娠。如果孕妇初次就诊时已经超过14周，绒毛膜性的判断就会有一定困难，尤其是晚期妊娠时。除非两个胎儿的性别不同。

严重双胎输血综合征早孕期超声最早表现出来的是受血儿颈项透明层增厚（图5-6-1）。有报道NT大于第95百分位数或小于第95百分位数，TTTS的似然比（likelihood ratio，LR）为4.0和0.7。此时并无明显胎儿大小的差别和羊膜腔大小的差别。以后可能出现受血儿心率增快以及供血儿羊膜囊偏小。

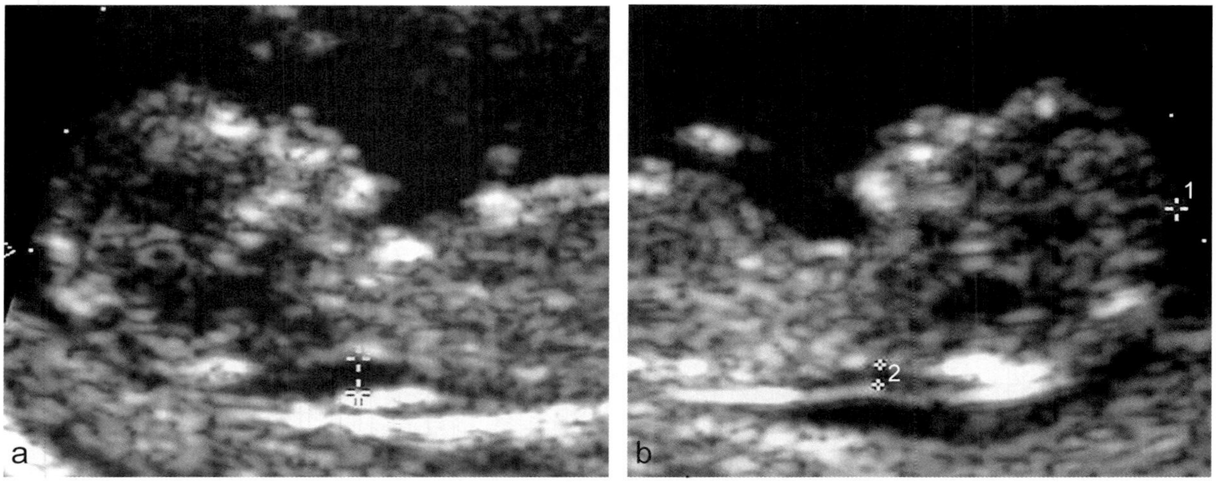

图5-6-1 双胎输血综合征早孕期两个胎儿NT厚度不一致

a. 妊娠12⁺周，单绒毛膜囊双羊膜囊双胎，胎儿A的NT为2.7mm（测量键）；b. 同一病例，胎儿B的NT为1.6mm（测量键）

自中期妊娠起可出现典型的双胎输血综合征表现，病情越严重出现异常声像图改变越早。一般最先观察到的是两个羊膜腔不等大，受血儿羊水较多，供血儿羊水较少。由于供血儿羊膜腔缩小“塌陷”，两胎之间“多余”的羊膜隔形成折叠（folding membrane），声像图显示折叠的羊膜隔尖端指向受血儿（图5-6-2，图5-6-3）。两个胎儿的径线不一致，即供血儿径线小于正常，而受血儿径线大于正常，且腹围增大特别明显（图5-6-4a，图5-6-5a）。随着妊娠的继续，两者的差别越来越大。供血儿膀胱小、羊水过少、羊膜腔狭小，严重者可以表现为膀胱空虚、无羊水、胎儿被固定在胎盘或子宫壁上、羊膜紧贴胎儿，成为“固定胎”（stuck twin）（图5-6-6a，图5-6-7a，图5-6-8a，图5-6-11c）；而受血儿则出现膀胱过大、羊水过多（图5-6-4a，图5-6-6a，图5-6-9a，图5-6-11c）。供血儿所有器官如肾脏、肝脏和脐血管都较小（图5-6-4b），心脏相对胸围可能偏大是由于缺氧后的结果，肠管强回声；而受血儿的心脏则增大（图5-6-5b，图5-6-6b，图5-6-7b）、脐血管增粗（图5-6-4b），发生充血性心衰时还可出现胎儿水肿，心脏进一步增大，三尖瓣反流、心包积液和胸腹水（图5-6-6c，图5-6-7b，图5-6-9c）。

有人发现，双胎输血综合征两个胎儿虽共用一个胎盘，但属于供血儿部分的胎盘，声像图多表现为薄而回声增强；属于受血儿的那部分胎盘，则表现为厚而回声较低（图5-6-5c），两者的分界有时较明显。这是由于受血儿进出胎盘的血流量增大，造成胎盘增大增厚、回声降低的缘故，供血儿则相反。

在胎儿处于不同生理病理状态时，多普勒可发生不同变化，没有一个固定的规律，它受两个胎儿的血容量、低氧血症、血压及心功能多方面的影响。初期，由于两个胎儿的心功能均正常，血容量的差别不很明显时，两个胎儿的脐动脉阻力指数可能显示正常。输血到了一定程度，供血儿血容量降低，心输出量下降，脐动脉舒张末期血流则出现下降，以相对减少血液输出量。受血儿由于接受了过多的低氧血，尽管血红蛋白很高，但血氧分压却很低，可引发“脑保护效应”（见第十六章第一节），出现一系列低氧血症的多普勒超声改变，包括脐动脉阻力指数升高（图5-6-5d，图5-6-5g）、大脑中动脉阻力指数降低等。这些改变又加重了右心的负担，加上血容量比正常状态时增加数倍（2～5倍），故极易发生右心衰竭，多普勒超声

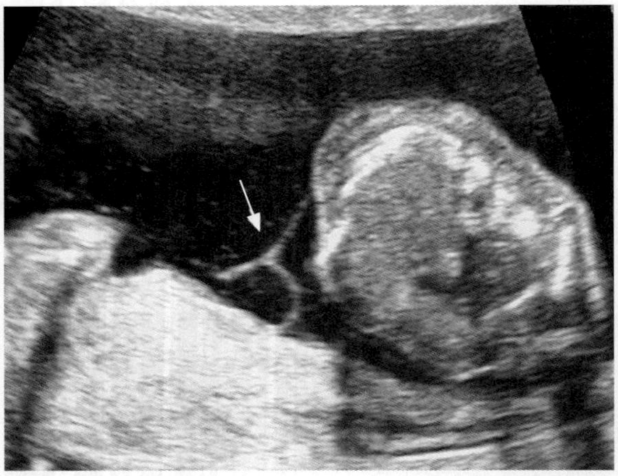

图5-6-2 双胎输血综合征羊膜囊不等大形成的羊膜折叠
妊娠19⁺周，右侧羊膜囊羊水偏少，羊膜隔偏移，并形成折叠（箭头所示），尖端指向羊水偏多的羊膜腔

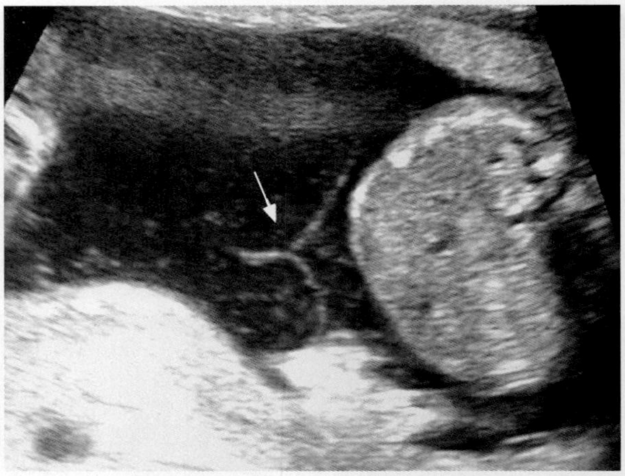

图5-6-3 双胎输血综合征羊膜囊不等大形成的羊膜折叠
妊娠19⁺周，右侧羊膜腔羊水偏少，羊膜隔偏向右侧胎儿，并形成羊膜折叠（箭头所示），尖端指向另一羊膜腔

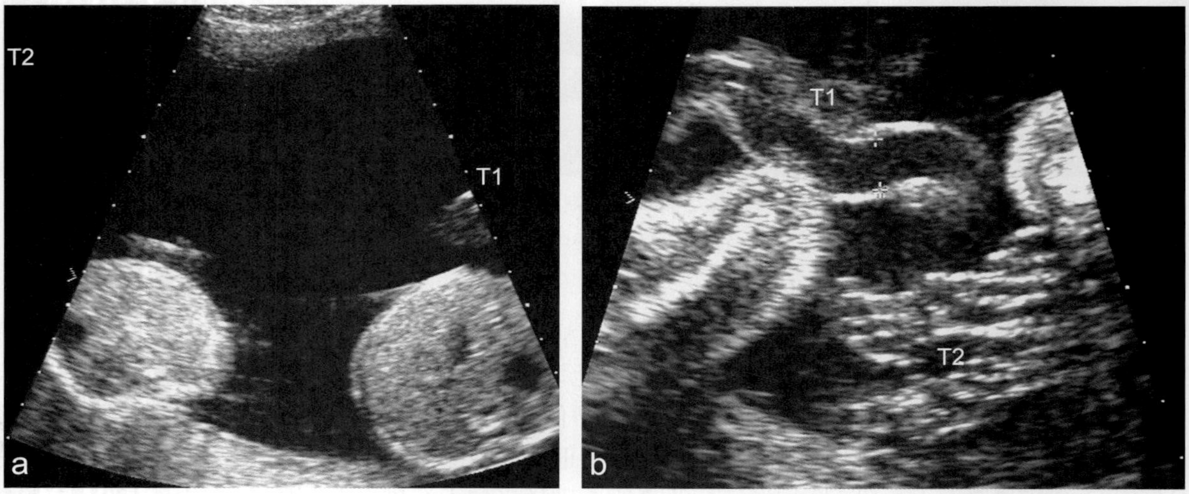

图5-6-4 双胎输血综合征
a. 妊娠21⁺周，两个胎儿腹围不一致；b. 同一病例，两个胎儿脐血管大小不一致

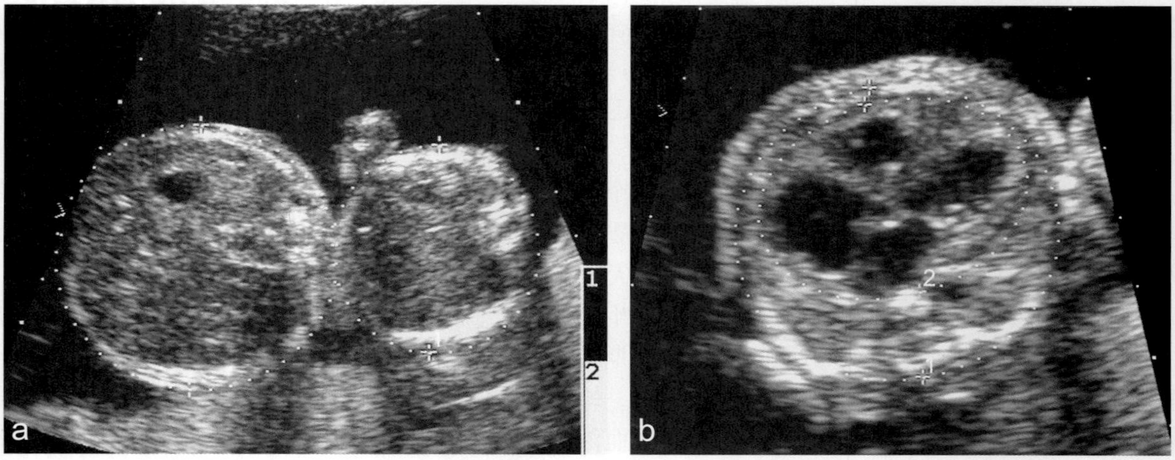

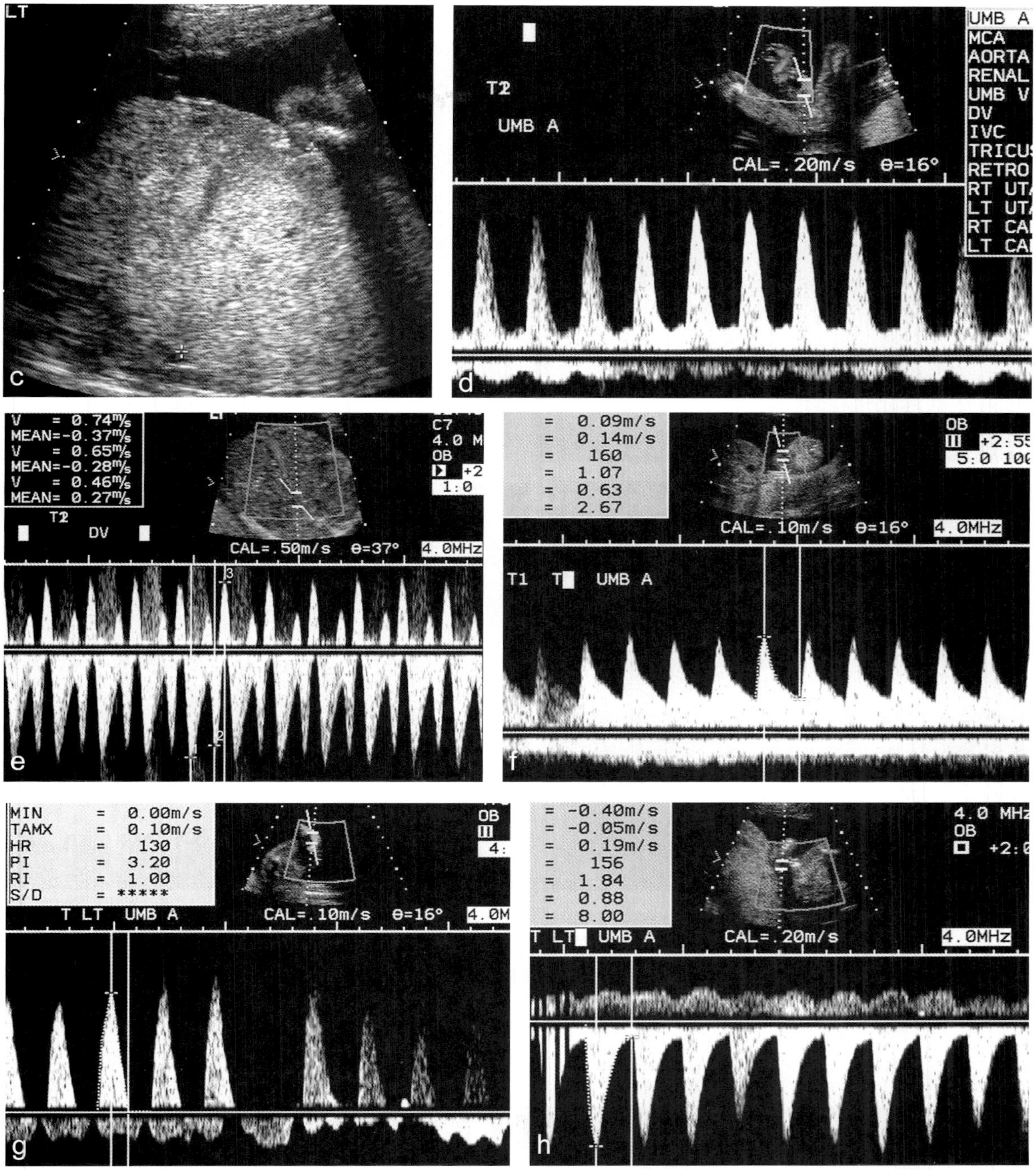

图5-6-5 双胎输血综合征

a. 妊娠23⁺周，两个胎儿腹围不一致；b. 同一病例，受血儿心脏明显增大；c. 同一病例，属于受血儿的胎盘部分明显增厚；d. 同一病例，妊娠22⁺周时受血儿脐动脉阻力偏高；e. 同一病例，妊娠22⁺周时受血儿静脉导管心房收缩期血液严重反流（测量键3）；f. 同一病例，妊娠22⁺周时供血儿脐动脉阻力正常，PI：1.07；g. 同一病例，妊娠23⁺周时受血儿脐动脉舒张末期血流缺失；h. 同一病例，妊娠25⁺周，供血儿死亡，受血儿脐动脉血流有所“好转”PI：1.84；i. 同一病例，妊娠25⁺周，供血儿死亡后受血儿静脉导管血流也有所“好转”，反流血减少

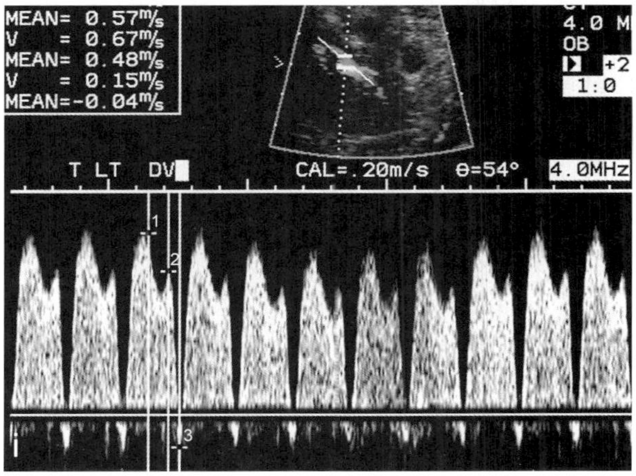

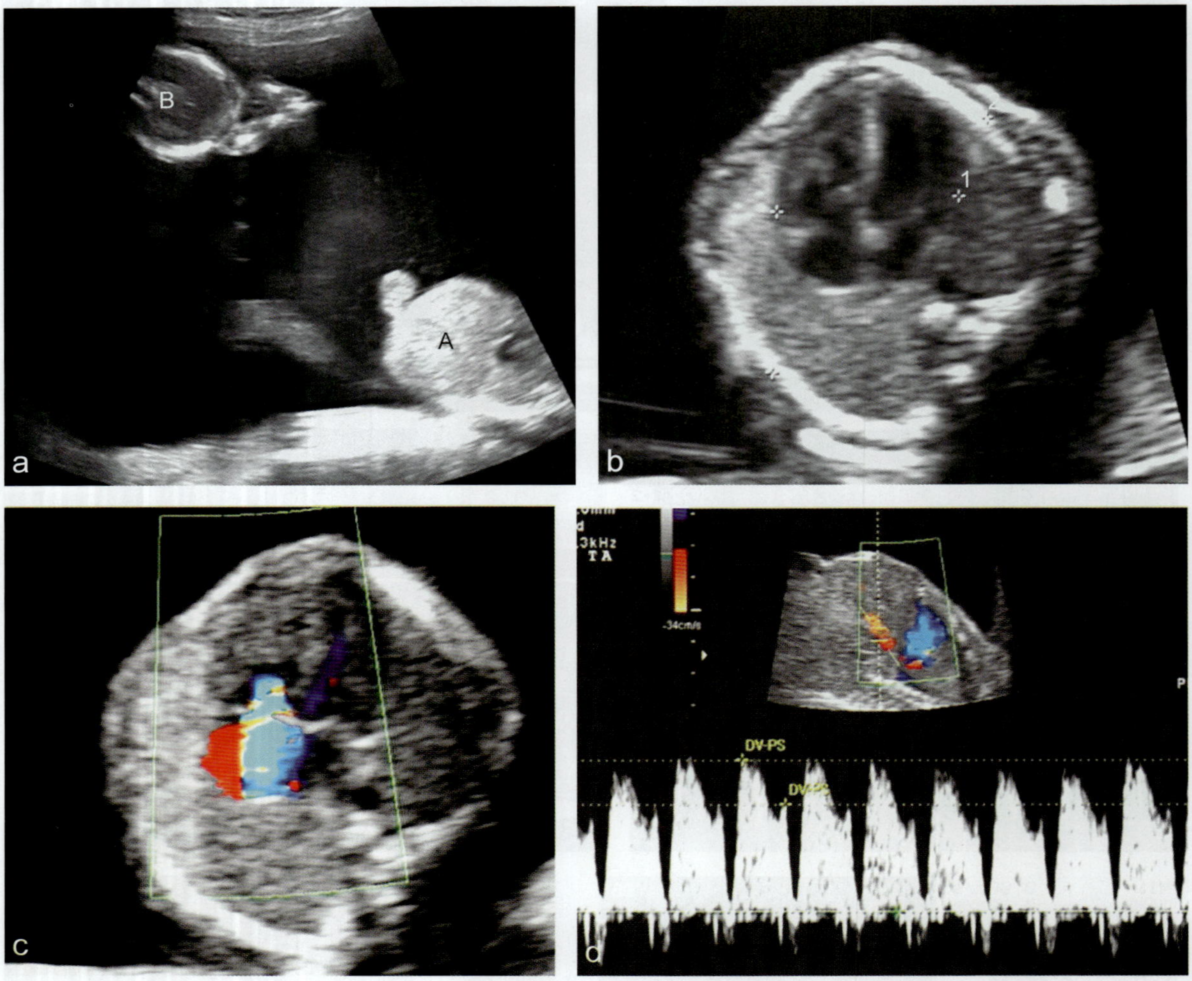

图5-6-6 双胎输血综合征

a. 妊娠21⁺周，供血儿严重羊水过少，被“固定”在子宫前壁（B）。而受血儿羊水过多，胎儿沉在羊膜腔底部（A）；b. 同一病例，受血儿心脏增大；c. 同一病例，受血儿心脏三尖瓣明显反流（蓝色）；d. 同一病例，受血儿静脉导管心房收缩期正向血流缺失

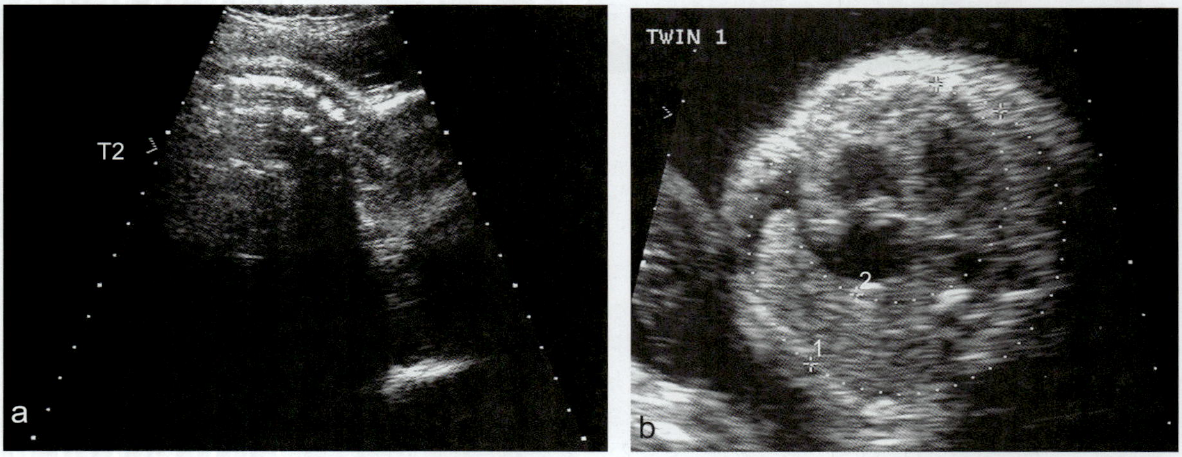

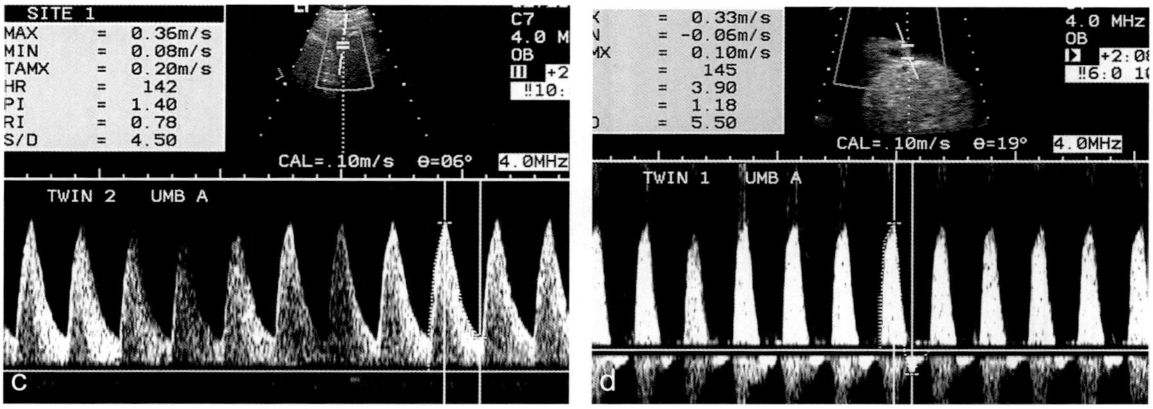

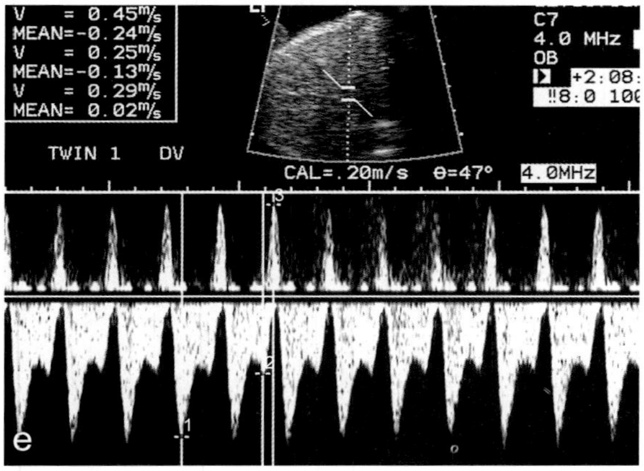

图5-6-7 双胎输血综合征

a. 妊娠29⁺周，供血儿严重羊水过少，被“固定”在子宫前壁（T2）；b. 同一病例，受血儿心脏明显增大；c. 同一病例，供血儿脐动脉阻力稍增高，PI：1.40；d. 同一病例，受血儿脐动脉舒张期反流；e. 同一病例，受血儿静脉导管严重反流

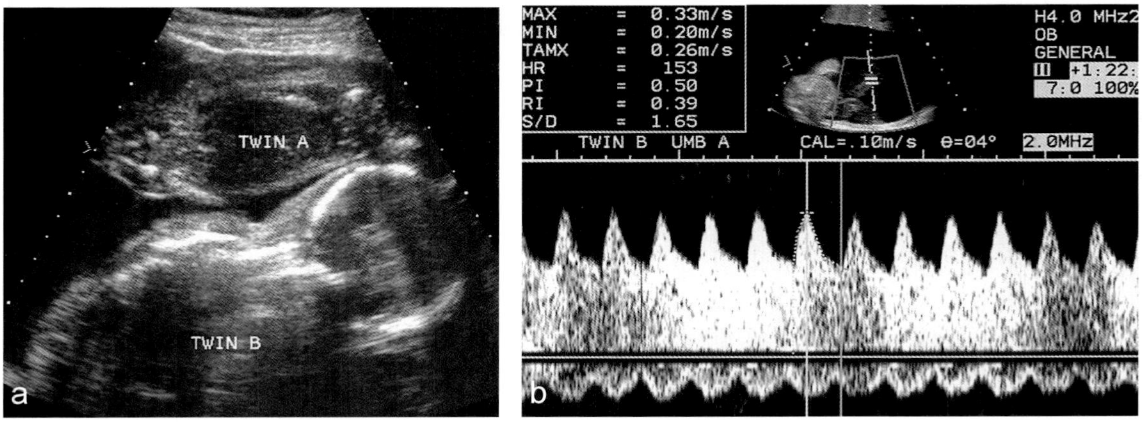

图5-6-8 双胎输血综合征一胎死亡

a. 妊娠27⁺周，供血儿为“固定胎”，黏附于子宫前壁（TWIN A），心跳停止；b. 同一病例，测得受血儿脐动脉阻力极低，PI：0.50，估计供血儿刚死亡，受血儿血液反灌注。即刻剖宫产，Apgar 3～5分，水肿Ⅱ°，严重贫血Hb：6g。7天后亡

也出现相应的改变，如脐静脉搏动、静脉导管心房收缩期血流速度降低或出现反流（图5-6-5e，图5-6-6d，图5-6-7e，图5-6-9e）。受血儿静脉压力的升高，可以减少动脉-静脉分流，超声多普勒检查可能出现供血儿血流频谱“相对稳定”的表现。另外，如果供血儿死亡而受血儿未继之死亡，不再有进一步的血液输入，或受血儿失血，多普勒频谱可能有“好转”的改变（图5-6-5h，图5-6-5i）。总之，双胎输血综合征的多普勒表现很复杂，有时已存在很严重的双胎输血综合征，但多普勒超声却显示出“尚可”。因此，不能简单地根据多普勒超声检查结果来判断病情的严重程度。然而，受血儿的心衰程度与多普勒超声表现是呈正相关的（图5-6-9）。

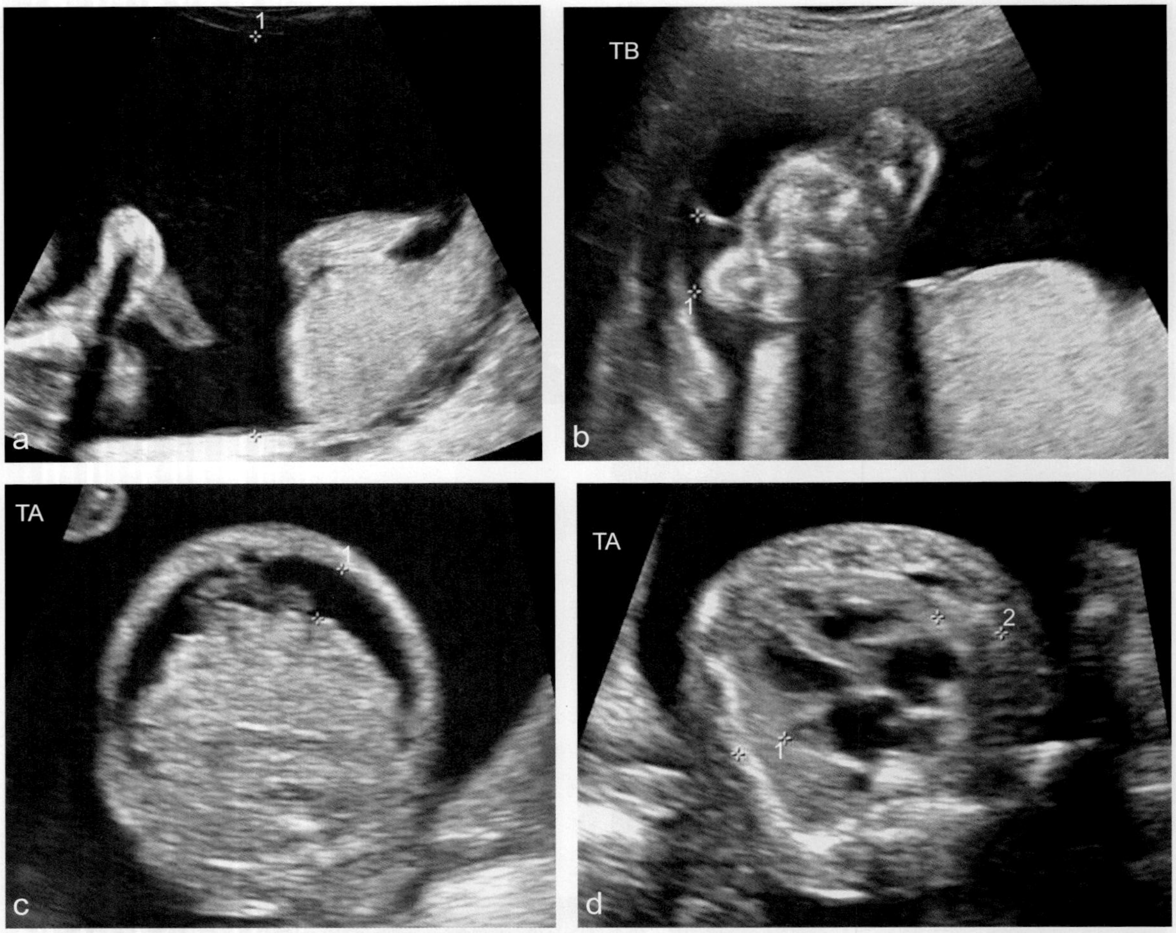

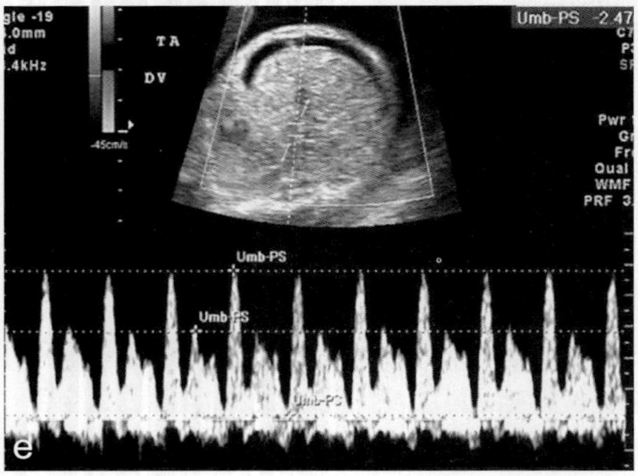

图5-6-9 双胎输血综合征

a. 妊娠21^+周，受血儿羊水过多，最深羊水平段123mm；b. 同一病例，供血儿羊水过少，最深羊水平段16mm；c. 同一病例，受血儿腹水；d. 同一病例，受血儿心脏明显增大，心胸比率0.66；e. 同一病例，受血儿静脉导管心房收缩期正向血流缺失

表5-6-1为目前国际上通用的Quintero双胎输血综合征分期法，Ⅰ期和Ⅱ期为早期TTTS，表现为水分的失平衡；Ⅲ期和Ⅳ期为晚期TTTS，表现为心血管循环系统失调。TTTS的进展在不同病例差别很大，有些进展缓慢，或维持在某个阶段直至分娩，甚至TTTS缓解；但也有些病例进展迅速，两周内可从无TTTS征象进展到宫内死亡。

严重TTTS一旦一胎死亡，另一胎随之死亡的机会很高。死亡之前可见血流动力学极度紊乱的表现，如严重胎儿水肿、胸腹水等（图5-6-10b，图5-6-11a）。未死亡者若合并脑损伤，几天或几周后声像图上可能见到脑内不规则点状或斑状强回声，继之变为低回声或无回声区，甚至钙化。脑室内出血时脑室扩张，内见强回声结构（图5-6-10，图5-6-12）。然而，声像图上无明显异常改变并不意味着无脑损伤，有时需要磁共振协助诊断。

表5-6-1 Quintero双胎输血综合征分期

分期	羊水过多/羊水过少	供血儿膀胱消失	异常多普勒	水肿	死亡
Ⅰ	+				
Ⅱ	+	+			
Ⅲ	+	+	+		
Ⅵ	+	+	+	+	

Quintero RA，Morales WJ，Allen MH，et al. Staging of twin-twin transfusion syndrome. J Perinatol，1999，19：550-555

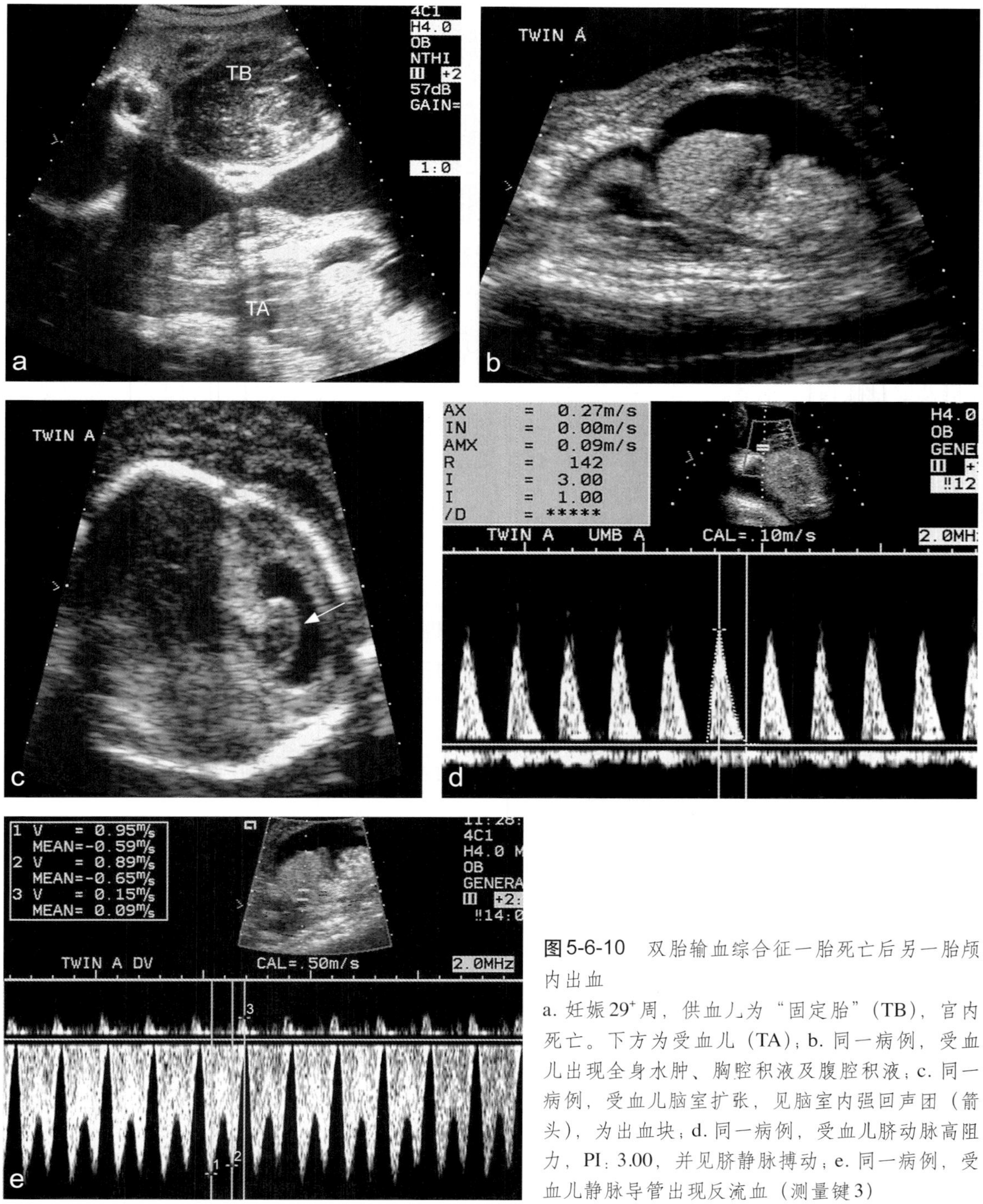

图5-6-10 双胎输血综合征一胎死亡后另一胎颅内出血

a. 妊娠29⁺周，供血儿为“固定胎”（TB），宫内死亡。下方为受血儿（TA）；b. 同一病例，受血儿出现全身水肿、胸腔积液及腹腔积液；c. 同一病例，受血儿脑室扩张，见脑室内强回声团（箭头），为出血块；d. 同一病例，受血儿脐动脉高阻力，PI：3.00，并见脐静脉搏动；e. 同一病例，受血儿静脉导管出现反流血（测量键3）

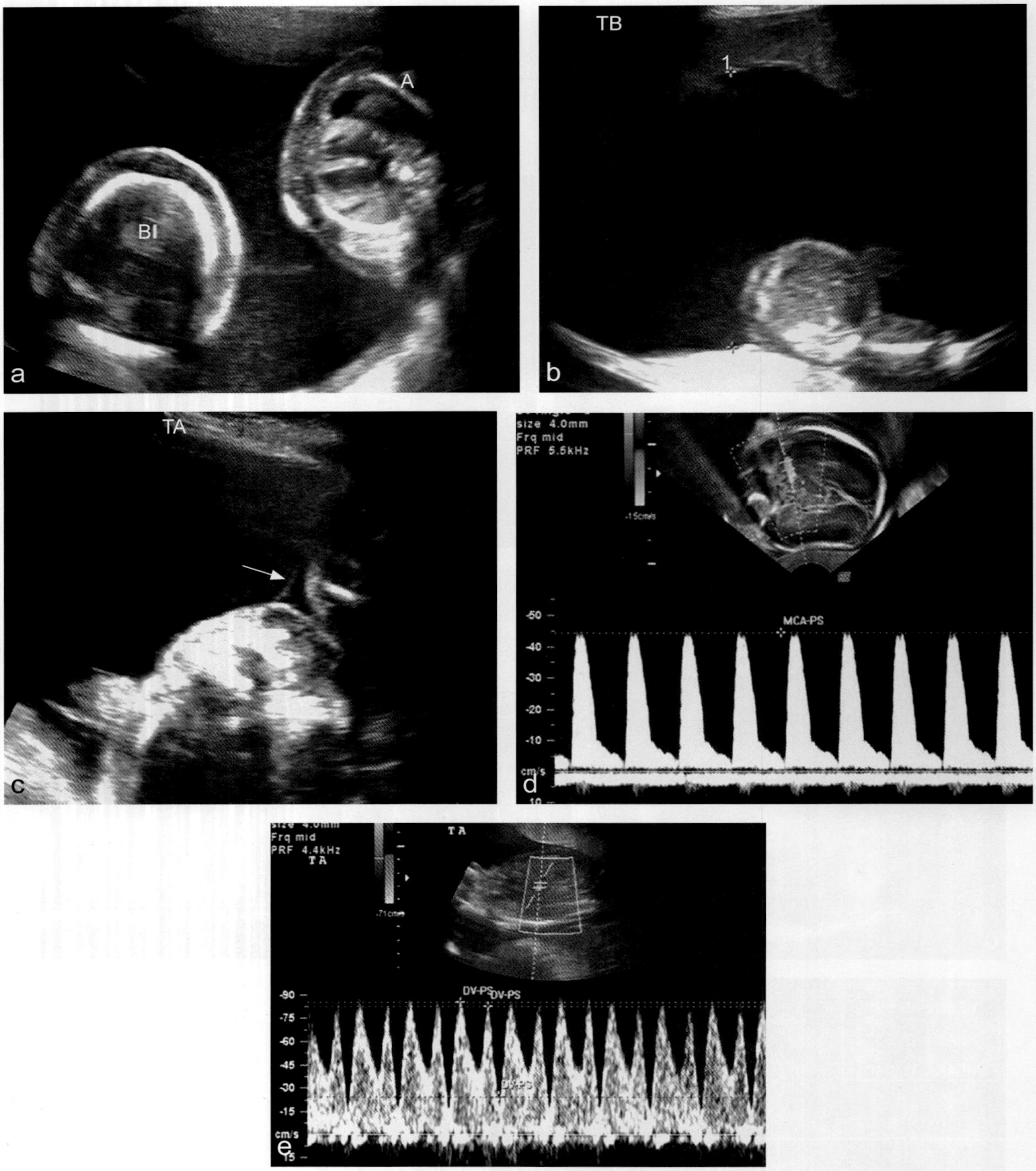

图5-6-11 双胎输血综合征一胎死亡

a. 妊娠23⁺周，受血儿（B）宫内死亡，并见两个胎儿均有水肿；b. 同一病例，受血儿羊水过多，最深羊水平段100mm；c. 同一病例，供血儿羊水过少，羊膜隔紧贴供血儿（箭头）；d. 同一病例，供血儿大脑中动脉峰值流速正常(44.28cm/s)；e. 同一病例，供血儿静脉导管血流频谱尚正常

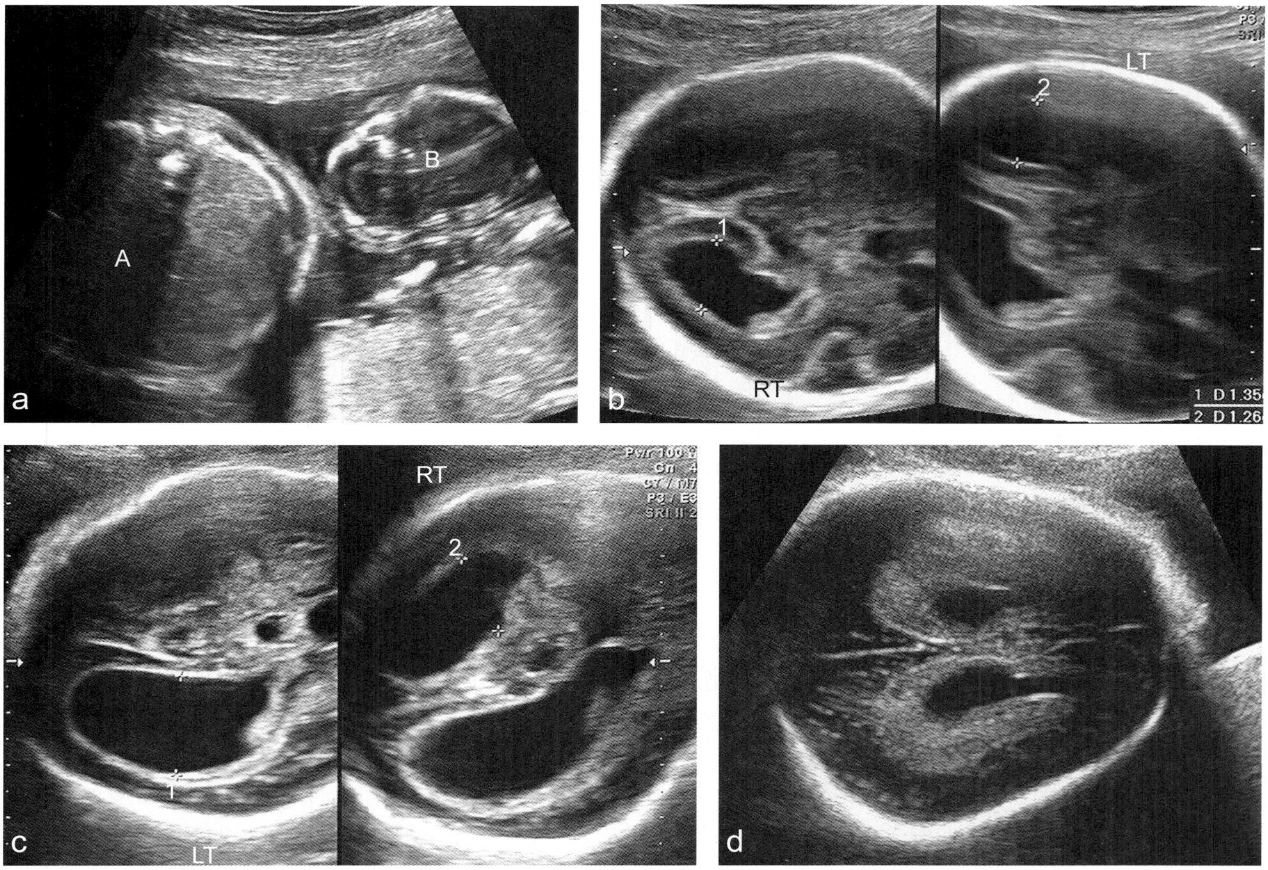

图5-6-12 双胎输血综合征一胎死亡后另一胎颅内出血

a. 妊娠30⁺周，供血儿死亡（B）；b. 同一病例，受血儿双侧脑室扩张，右侧脑室13.5mm，左侧12.6mm；c. 同一病例，两周后，存活胎脑室扩张加重，右侧脑室15.5mm，左侧18.9mm；d. 同一病例，存活胎脑室周围的脑实质内广泛出血

【鉴别诊断】

双胎输血综合征要与双胎之一生长受限相鉴别。后者也表现为两个胎儿大小不一，小胎儿羊水减少甚至“固定胎”。但是，大胎儿径线正常，很少径线太大，羊水量也在正常范围，不存在充血性心衰。然而，早期的、不严重的双胎输血综合征仍较难与FGR相鉴别。另外，双胎输血综合征还需要与由于泌尿系统异常所致的另一胎羊水过少鉴别（见图5-5-10）。

【预后】

严重双胎输血综合征预后很差，往往两个胎儿均死亡，或一个宫内死亡，一个新生儿死亡。即使存活，超过1/4的患儿可有不同程度的并发症，主要是脑损伤导致的脑瘫或癫痫，其次为心脏受损，预后很差。

由于TTTS仅发生于MC双胎，早孕期绒毛膜性的鉴别就显得尤为重要。TTTS可发生在任何孕周，因此，一旦确诊MC双胎，目前国际上的惯例是每两周随访一次超声，注意两个羊膜腔的羊水量、两个胎儿膀胱的大小、脐动脉多普勒、有无出现胎儿水肿等征象。然而，据报道，即使每两周一次的密切随访，还有少数病例在两周内进展迅速，从无TTTS症状到宫内死亡。

如果输血发生得较迟，胎儿有存活机会，就应考虑尽早分娩。如果输血发生得较早，病情严重，则产科处理非常棘手。有时可在超声引导下受血儿羊水减量，或同时切开两个胎儿之间的羊膜隔，以减少对供血儿的压迫，但此方法并未能从根本上解决问题，却同时又增加了新的问题，因反复穿刺羊水减量或同时行羊膜隔切开，将MCDA双胎变成了MCMA双胎，还可能发生羊膜束带综合征（图5-6-13）。采用胎儿镜下激光阻断胎盘表面的吻合血管，从根本上阻断了双胎之间的血管吻合，成功者效果还是比较满意的。另一根本解决的措施是选择性脐带阻断，但这必然要放弃一胎。这两种治疗方法在技术上要求很高，而且也有一定的流产率和失败率。

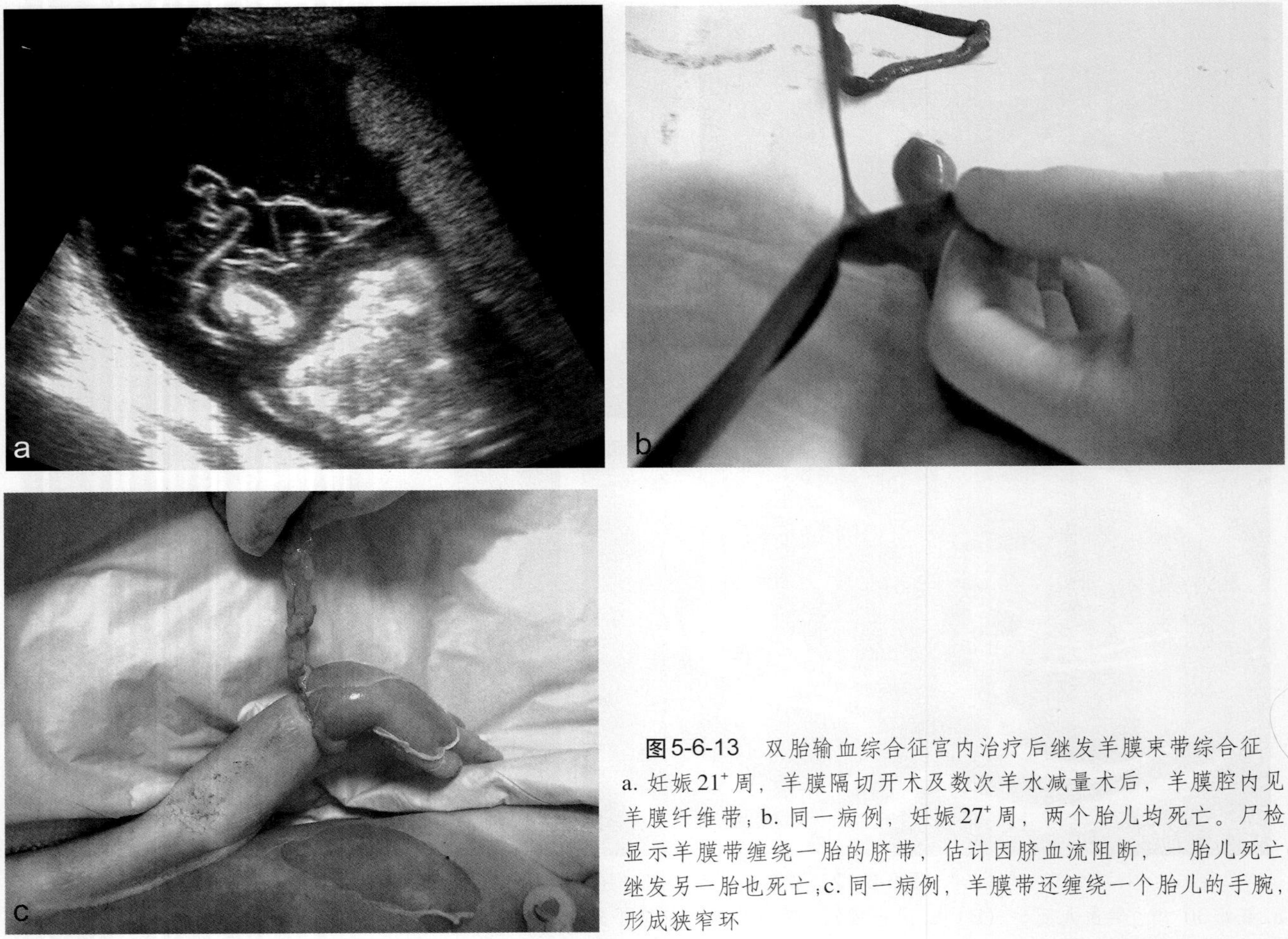

图5-6-13 双胎输血综合征宫内治疗后继发羊膜束带综合征
a. 妊娠21⁺周，羊膜隔切开术及数次羊水减量术后，羊膜腔内见羊膜纤维带；b. 同一病例，妊娠27⁺周，两个胎儿均死亡。尸检显示羊膜带缠绕一胎的脐带，估计因脐血流阻断，一胎儿死亡继发另一胎也死亡；c. 同一病例，羊膜带还缠绕一个胎儿的手腕，形成狭窄环

第七节 双胎之一无心畸形

双胎之一无心畸形（acardiac twin）又称脐动脉反灌注胎（twin reversed arterial perfusion，TRAP），见于单绒毛膜囊双胎。两个胎儿中一个发育正常，另一个则为无心胎体。发生率约占单绒毛膜囊双胎的1%。

【病因及病理】

无心畸胎可能是双胎输血综合征中一种非常少见或特殊的形式。引起无心畸形的原因可能是两个胎儿的血管互相吻合（动脉-动脉吻合），其中一胎早期就出现了脐动脉反流，从而影响了该胎儿的器官包括心脏的分化发育。另一种解释可能是染色体的畸变或受到致畸因素的作用造成胚胎异常而出现无心畸形。

无心畸胎又称无心胎（acardiac twin），本身无心脏，或仅有原始心管而无正常心脏功能，其血液供应来自另一个发育正常的胎儿，称泵血胎（pump twin）。血液通过脐动脉反流后首先进入髂动脉及下肢，造成多数无心胎下肢发育比头部及上肢发育为好。由于从另一胎儿脐动脉来的血液是静脉血，营养物质及氧含量都极低，无心畸胎儿可出现严重缺氧和极度水肿。除了无心脏外，还常合并其他严重的畸形，如仅有躯干而无头颈；仅有下半身而无上半身；仅有头颈而无躯干；或出现其他无定形畸形。内脏的畸形更是严重。不同无心胎结构畸形的严重程度差别很大，从结构尚存到无法辨认；心脏结构从完全缺失到存在原始阶段心脏；胎体的大小也差别悬殊，从似小型畸胎瘤到为泵血胎体积的两倍。

血管吻合的形式多为胎盘表面动脉-动脉吻合及静脉-静脉吻合，少数也有脐带血管的直接连接。

由于正常一胎的心脏除了要维持本身的血液循环外，还要供应无心畸胎，循环血量大大增加，心脏负荷加重，极易发生充血性心衰。有报道50%以上的正常胎可因心衰而致死。

【诊断】

无心畸胎多见于单羊膜囊双胎，也可发生于单绒毛膜囊双羊膜囊双胎。早孕期由于不易识别胎儿解剖结构，尤其是妊娠8周之前，看不见胎心搏动，易诊断为双胎之一死亡。畸形越严重观察到胎儿异常的孕周就越早。在此阶段作彩超检查，可见到脐带血流信号。

中期妊娠起渐发现无心畸胎合并的其他各种畸形，包括无头、无上肢、无躯干或表现为一个不定形的软组织包块，内脏畸形更是严重。缺氧水肿使无心畸胎体积增长迅速，大大超过另一个正常的胎儿，并且还可伴发水囊瘤（图5-7-1a，图5-7-2a，图5-7-3a，图5-7-3b）。声像图上未见心脏结构是无心畸胎的特点，但彩超在胎体内可见有血液循环证据。无心畸胎的脐带常为单脐动脉，多普勒超声显示为入胎动脉血流，而不像正常胎儿是离胎动脉血（即动脉血从胎儿流向胎盘）（图5-7-1c，图5-7-2b，图5-7-2c，图5-7-3c，图5-7-3f），这种表现说明无心畸胎的体内没有自身心脏这个“泵”，血供来自另一个胎儿心脏的“泵”。其脐动脉多普勒频谱所显示的心率、心律与正常一胎的心率、心律相一致，脐动脉阻力指数可略低于正常胎的脐动脉。有报道发现少数无心畸胎的胎体内存在原始心管，也可有搏动，但非常微弱。原始心管的搏动造成了脐动脉血流与外来血供的对抗，加上两者的心率不一致，出现一些特殊的多普勒超声频谱（由于很少见，在此不作详细介绍）。如果是单绒毛膜囊双羊膜囊妊娠，无心畸胎的羊膜囊表现为羊水过少。

正常的一胎如果发生充血性心衰，声像图可表现为胎儿水肿、胸腔积液、肝脏大、腹水、心腔扩张，三尖瓣反流、心包积液和羊水过多。

【鉴别诊断】

早孕期无心畸胎要与双胎之一难免流产相鉴别，中期妊娠后要与双胎之一死亡相鉴别。鉴别要点是无心畸胎径线随孕周的增加而增长，且有胎动，彩色多普勒超声显示脐带内有血流信号。

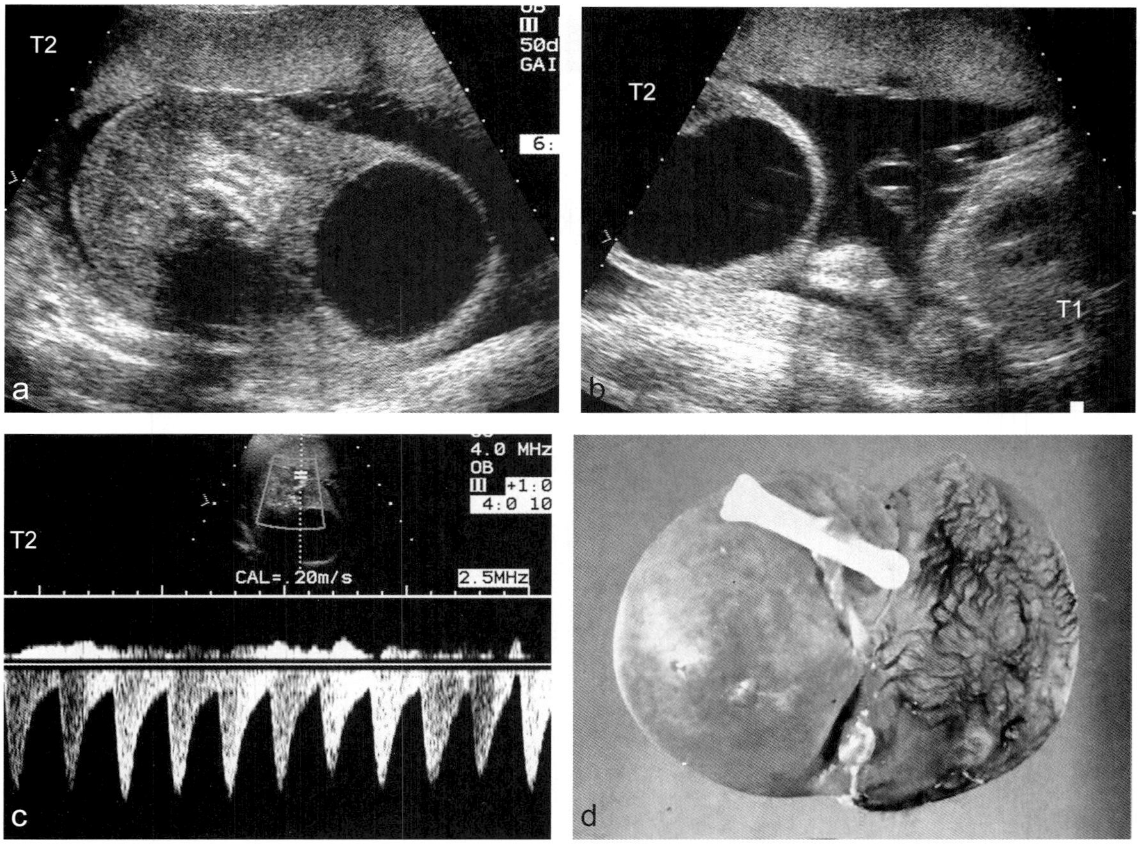

图5-7-1 双胎之一无心畸形

a. 妊娠27⁺周，无心畸形胎，超声显示为一软组织包块，其内见部分短而异常的脊柱及一个较大水囊瘤；b. 同一病例，声像图左侧为无心畸形胎（T2）；右侧为正常胎儿（T1）；c. 同一病例，无心畸形胎脐带多普勒超声检查显示为入胎动脉血流频谱；d. 同一病例，无心畸胎产后标本，呈一软组织包块

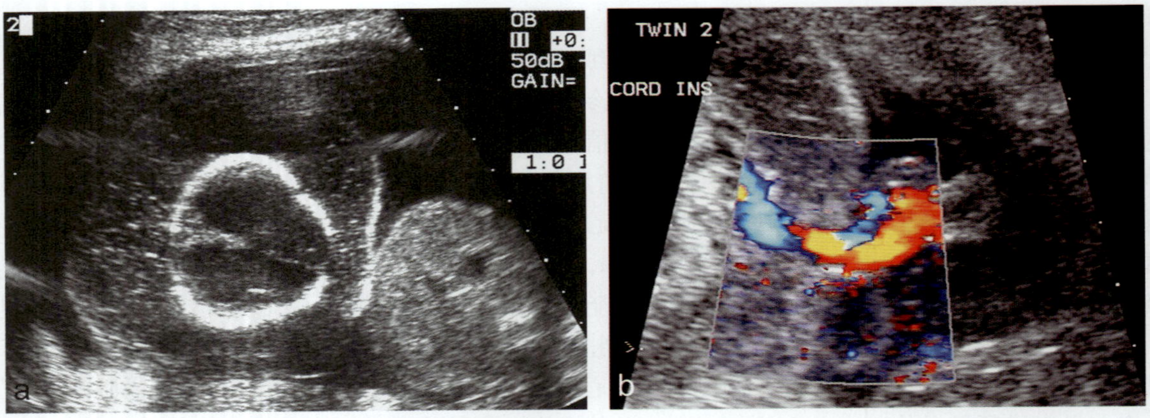

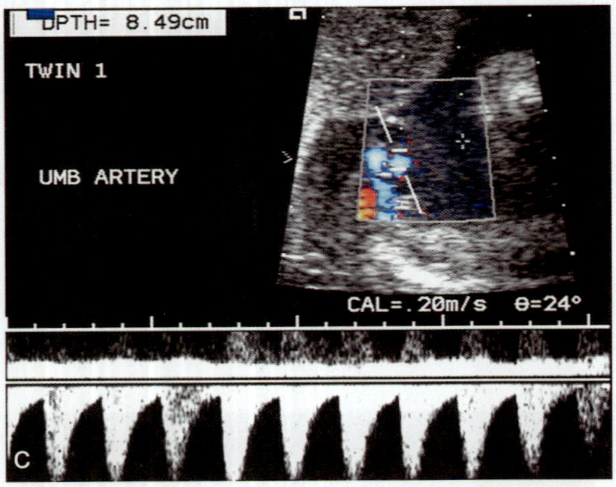

图5-7-2　双胎之一无心畸形

a. 妊娠21⁺周，声像图左侧为无心畸形胎的头部，其头皮组织极度水肿。右侧显示的为正常一胎的腹围平面；b. 同一病例，声像图显示无心畸形胎脐带彩色血流图，蓝色为脐动脉，为入胎血流；c. 同一病例，无心畸胎脐带多普勒超声检查也显示入胎动脉血流频谱

【预后】

无心畸胎本身不能存活。另一胎儿由于出现充血性心衰，约50%以上发生胎儿死亡或新生儿死亡。因此，若妊娠已近足月，应尽量在心衰发生之前分娩。通常，心衰发生较早，预后则都很差。根治性治疗包括无心胎脐带阻断或胎内血流阻断，妊娠16周前进行干预，泵血胎存活率可达90%。

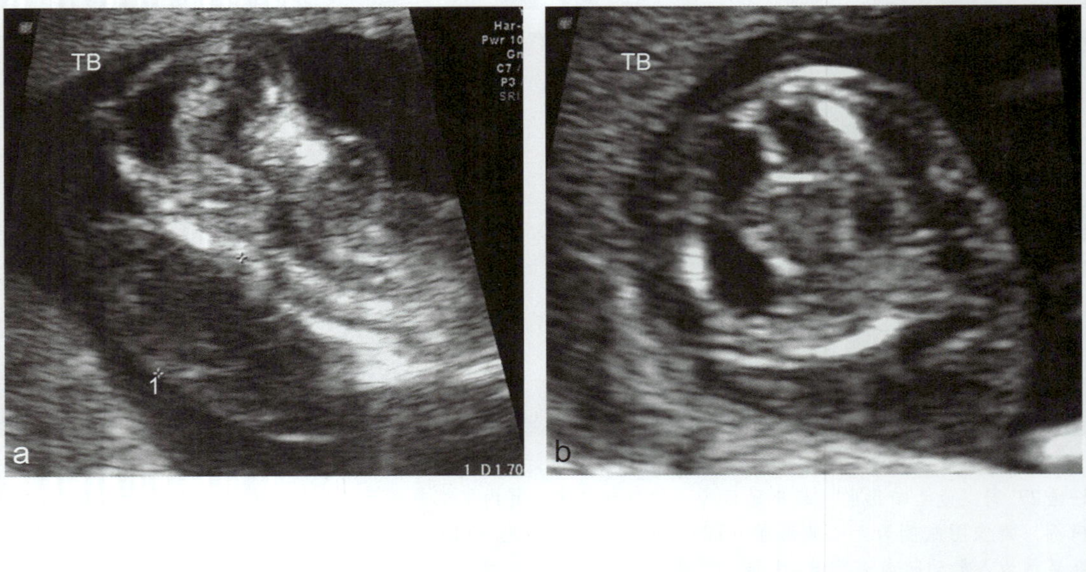

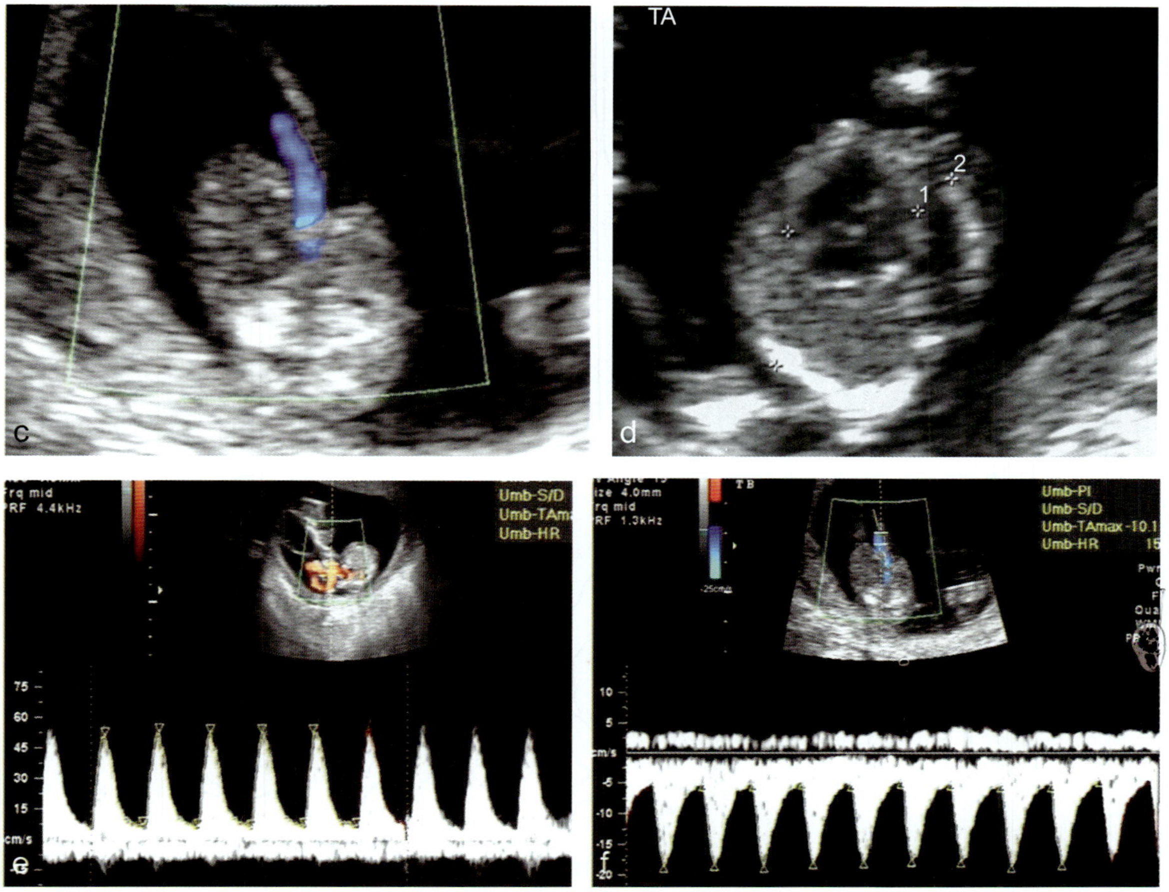

图5-7-3 双胎之一无心畸形

a. 妊娠14⁺周，无心畸胎严重水肿；b. 同一病例，头部横切面观显示全前脑；c. 同一病例，无心畸胎的脐动脉为入胎血流；d. 同一病例，泵血胎心脏偏大，心胸比率0.53；e. 同一病例，泵血胎脐动脉PI：1.95；f. 同一病例，无心畸胎入胎脐动脉PI：1.27

第八节 联体双胎

联体双胎（conjoined twins）是指两个胎儿的某些部位联结在一起，联结部位和联结程度各有不同。发生率为1∶50 000～80 000个新生儿。

【病因及病理】

联体双胎的机制尚不太明确。一般认为在胚胎分化早期，单羊膜囊双胎胚盘上的原条形成后再出现分裂，或胚盘上出现两个没有完全分开的原条，便形成了联体双胎。

联体双胎形式多种，但大多数为对称性联胎，如有联头、联胸、联腹、联臀骶、联背等等（图5-8-1～图5-8-4）。非对称性联体双胎是指相连的两个胎儿大小发育极不相称，大的一个发育尚正常，称主胎，小的一个发育不全，附着于主胎的某一部分，称寄生胎（图5-8-5）。体内寄生胎又称胎内胎（fetus in fetu），多位于主胎的腹腔，也可位于主胎的胸腔和颅腔，认为其形成机制是单绒毛膜囊双羊膜囊双胎在胚胎发育早期，两个羊膜囊一大一小，大的发育迅速，在包卷过程中将小的羊膜囊一并卷入大的胚体内。

【诊断】

联体双胎的超声诊断不很困难，关键是检查中应仔细观察两个胎儿的解剖结构是否正常，外表是否完整。联结的部位越多，越容易诊断，但有时从头到尾完全紧密联结时，反而不易判断是联体双胎还是其他

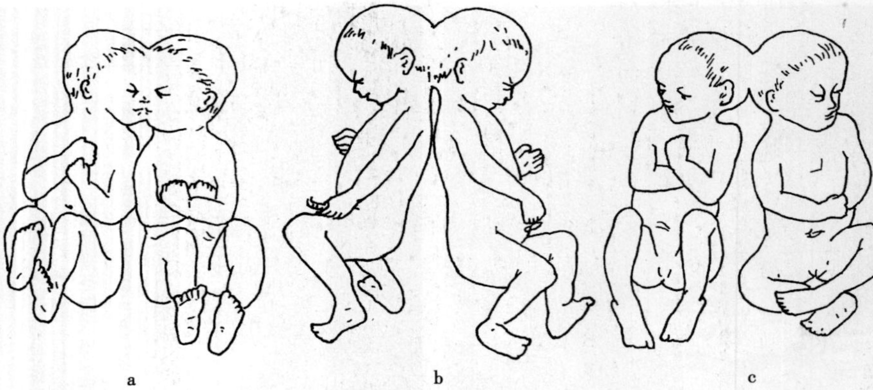

图5-8-1 头部相连的联体双胎

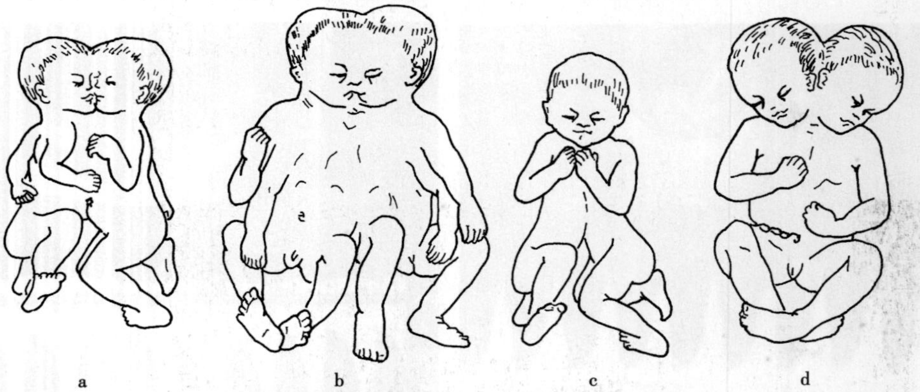

图5-8-2 头、胸腹相连的联体双胎

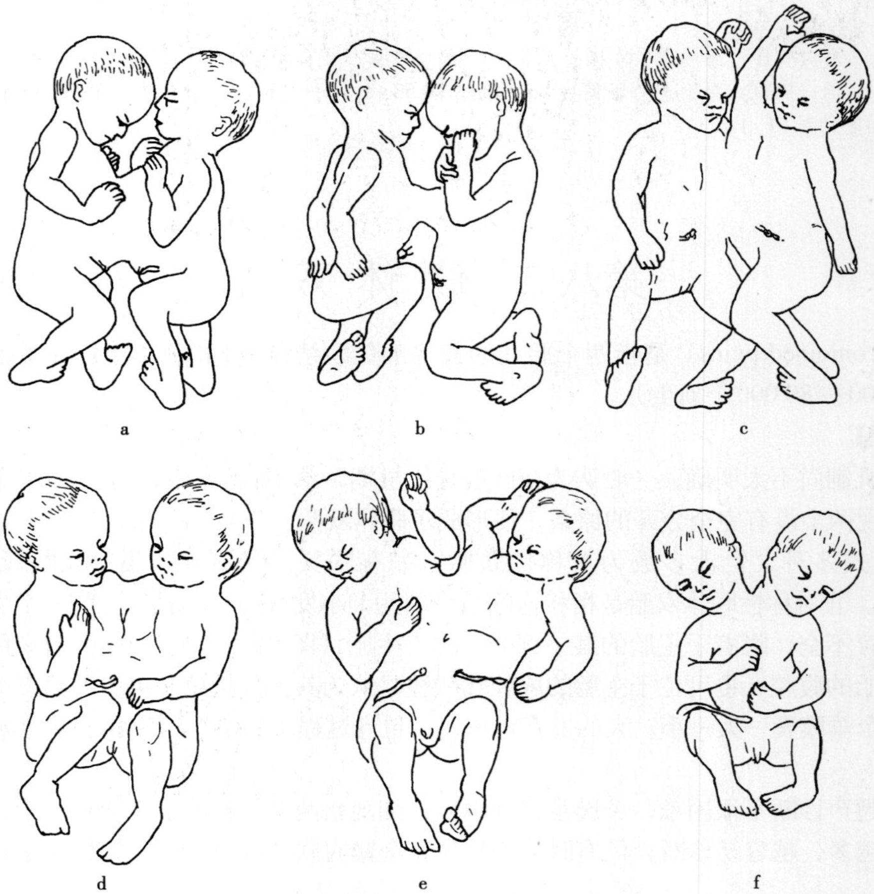

图5-8-3 胸、腹部相连的联体双胎

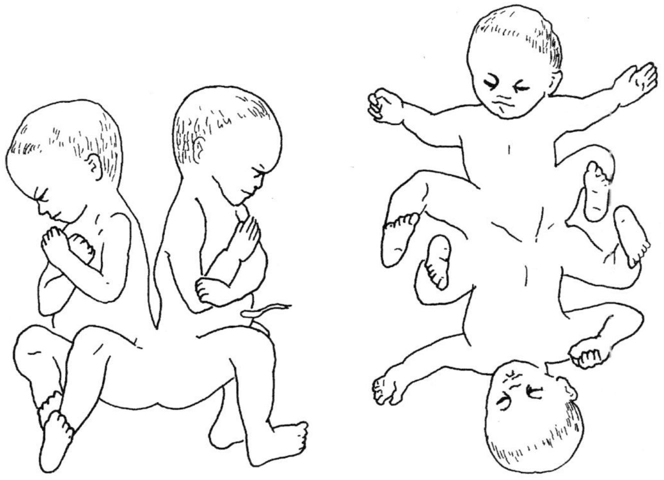

a　　b

图 5-8-4　臀骶部相连的联体双胎

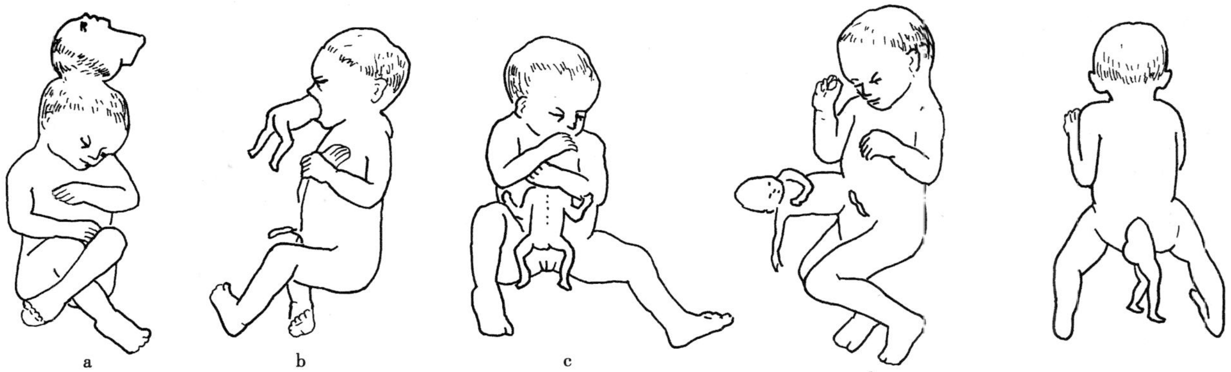

a　b　c　d　e

图 5-8-5　非对称性联体双胎

胎儿畸形。在多次产前超声检查中，发现两个胎儿的相互位置关系恒定不变，始终如一（图5-8-6～图5-8-10）。已有很多早孕期超声诊断联体双胎的报道。这些经验包括：第一，超声最早发现的是单羊膜囊双胎或"单胎"；第二，两个胎儿很靠近；第三，两个胎儿之间的相对位置不改变；第四，当妊娠10周后羊膜腔较大时，就可观察到两个胎儿的相连部位（图5-8-8）。经阴道超声能更清晰地显示胎儿相连部位。

非对称性联体双胎的诊断并不容易，因为寄生胎往往结构不全，也不存在心脏搏动。有时声像图上能显示出躯干或肢体片段（图5-8-11）。

少数孕周较大而又极少部位相连的联体双胎产前超声可能会漏诊。

【鉴别诊断】

非对称性联体双胎若寄生胎位于主胎的口腔内，要注意与胎儿口腔畸胎瘤相鉴别。后者不是双胎而是发生于口腔的肿瘤，声像图表现为口腔内不规则、回声紊乱的混合性包块，而不是胎儿结构（见第七章第五节）。然而有时仍然不易鉴别。

此外，体内寄生胎需与体内其他肿块如畸胎瘤相鉴别。前者在胎儿腹腔包块内可隐约显示胎头、脊柱样结构，后者则多为杂乱无章的回声。

【预后】

预后取决于联体严重程度及产后分体术的技术水平。所联结的范围越广，涉及的脏器越多、涉及的器官越重要（如脑、心），预后就越差。有生机儿之前诊断联体双胎，可考虑终止妊娠。有生机儿之后作出诊断，若为广泛联结、预后差，也可考虑终止妊娠。绝大部分足月的联体双胎都需剖宫产。

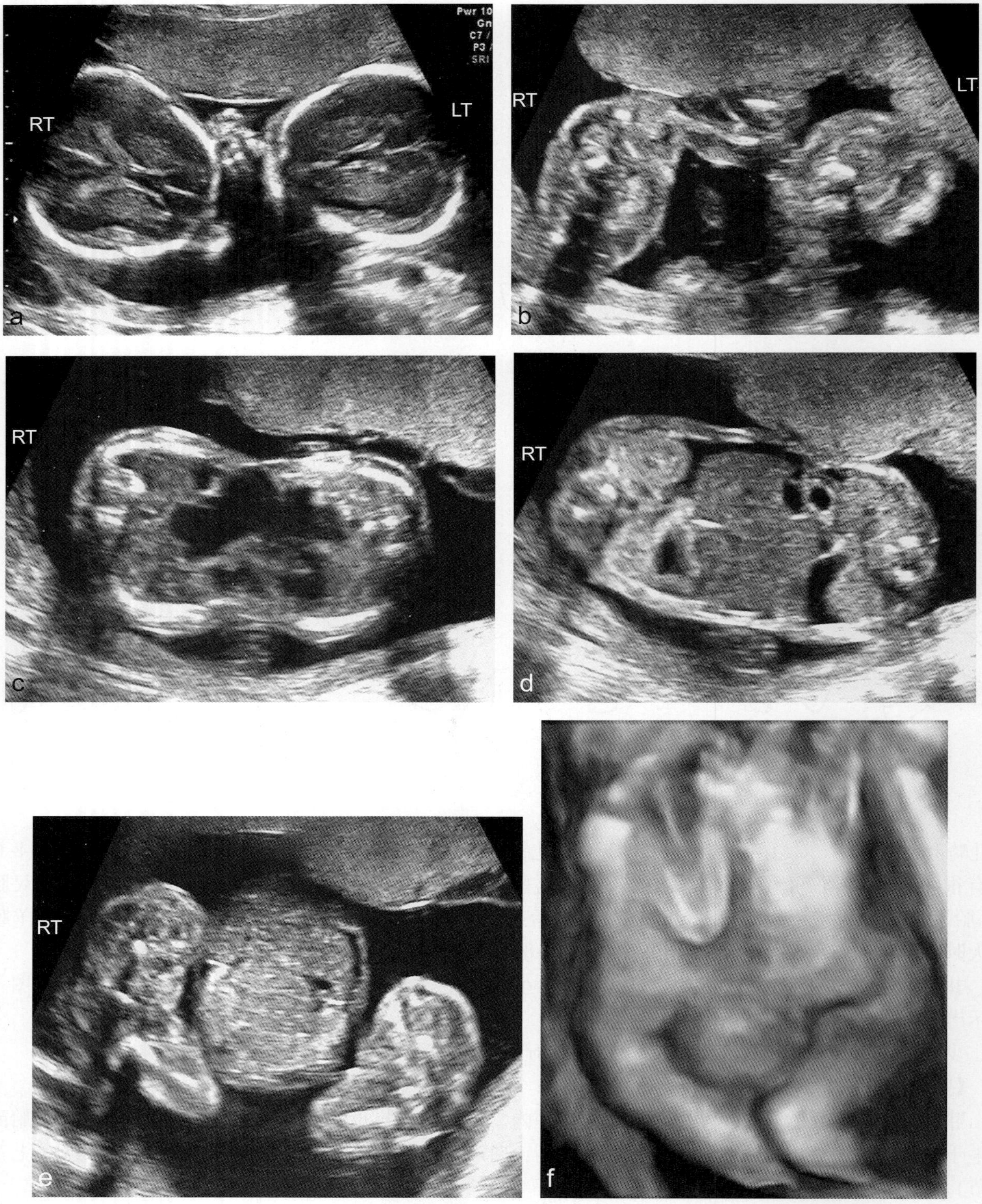

图5-8-6 胸腹部联体双胎

a. 妊娠21^+周，声像图显示两个胎儿的面部相对；b. 同一病例，两个胎儿的颈部；c. 同一病例，胸部心脏水平声像图显示两胎儿胸廓相连。心脏也相连，心脏严重畸形；d. 同一病例，腹部相连，肝脏融合，并见少量腹水；e. 同一病例，骨盆水平横切面观，显示两个胎儿的骨盆分开，但中间有一较大实质性包块，为脐膨出；f. 同一病例，三维表面成像侧面观，见胎儿胸腹部相连，以及向下突起的脐膨出

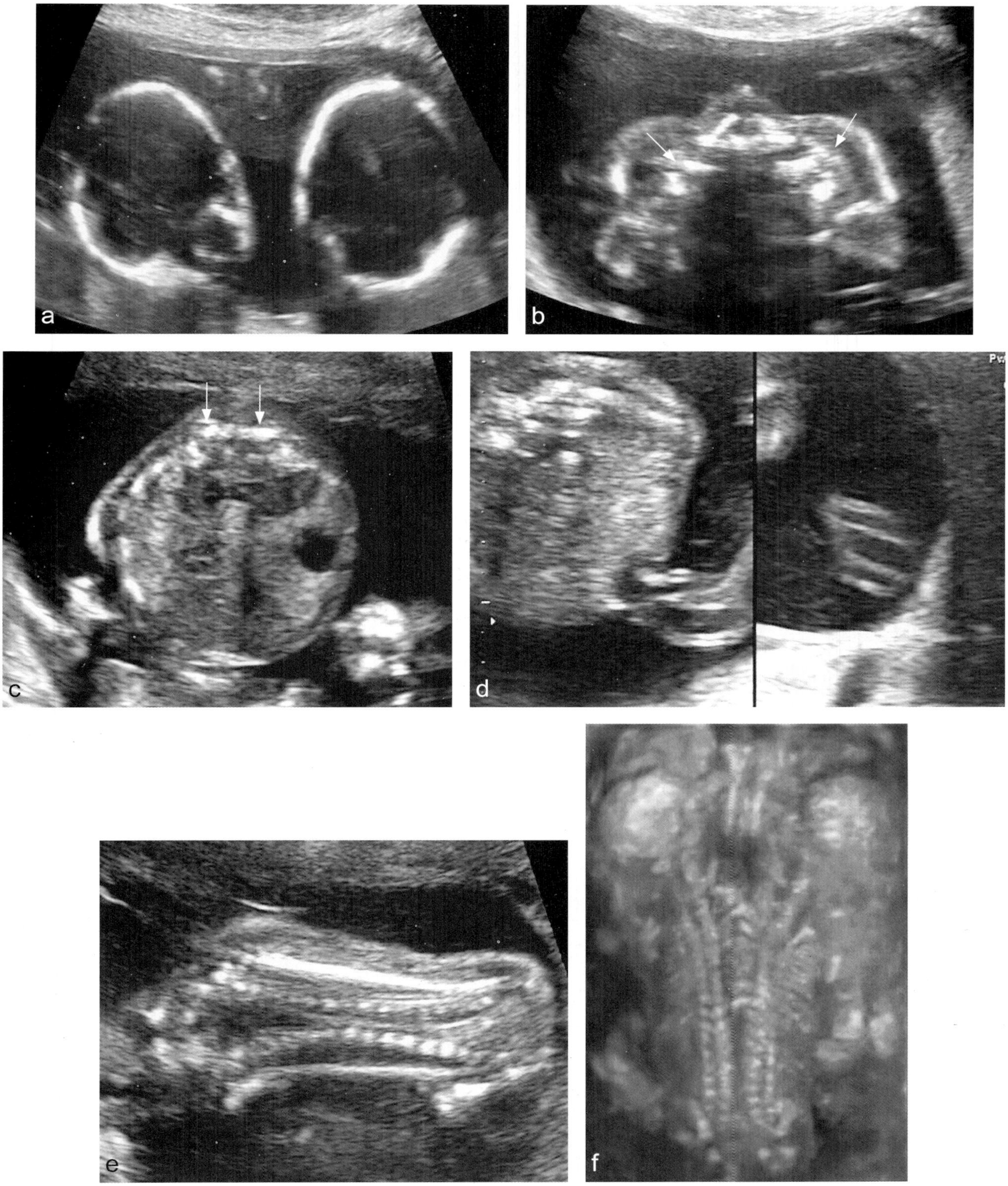

图5-8-7 联体双胎

a. 妊娠19⁺周，声像图显示两个分开的胎头；b. 同一病例，一个相连且粗大的颈部横切面，箭头显示两个胎儿的颈椎横切面，中央的突起为两个胎儿的肩胛骨；c. 同一病例，腹围平面几乎与正常胎儿相同，一侧见胃泡，另一侧为肝脏。但仔细观察，背部见两个非常靠近的椎骨（箭头所示）；d. 同一胎儿，腹壁脐带入口显示正常（左侧图像），脐带内有三条脐血管（右侧图像）；e. 同一胎儿，脊柱冠状切面观显示两条平行并相互靠拢的脊柱；f. 同一胎儿，三维表面成像，清晰显示躯体背侧部相连状况

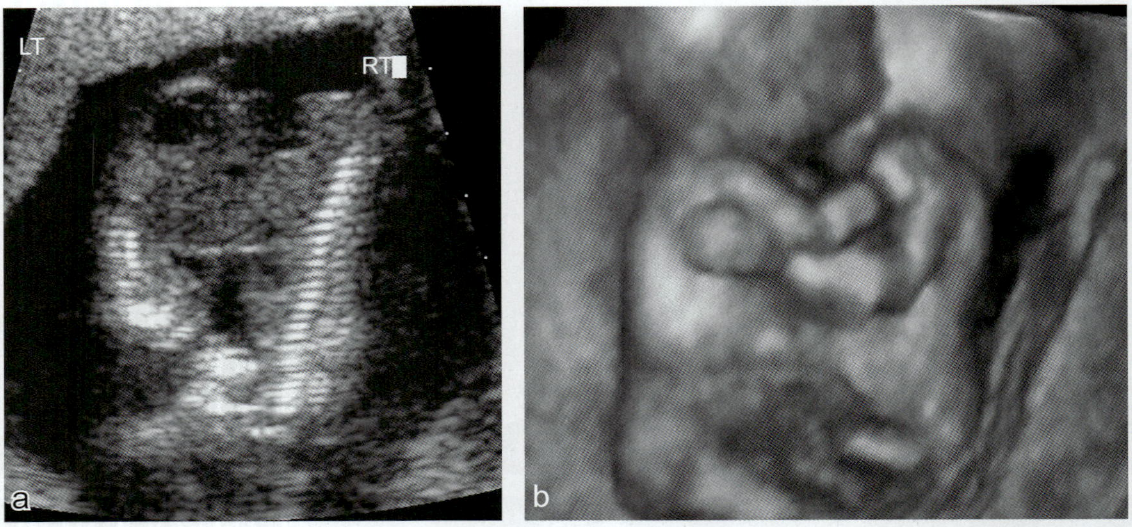

图5-8-8 联体双胎

a. 妊娠13⁺周，胸腹部相连双胎；b. 同一病例，三维表面成像图

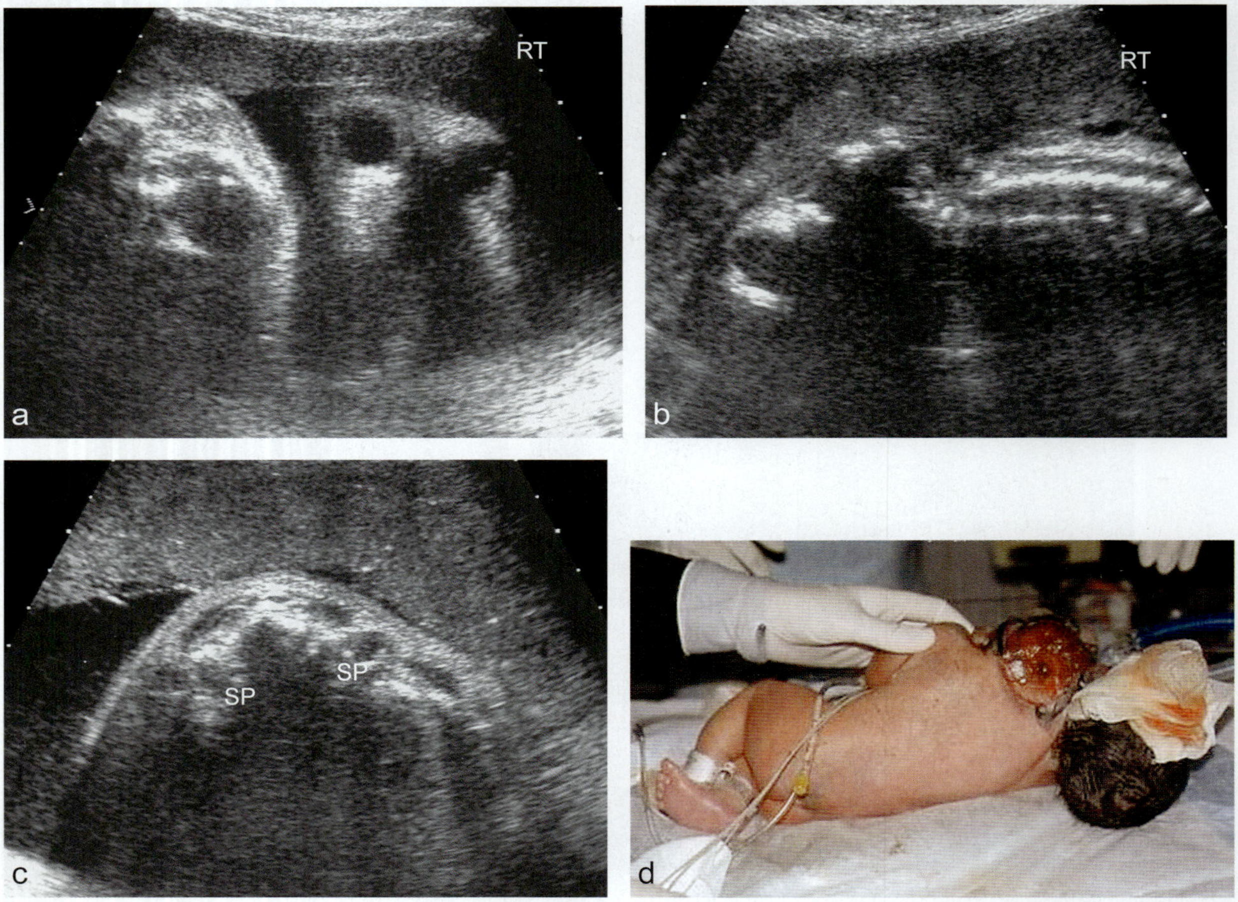

图5-8-9 联体双胎合并一胎无脑儿

a. 妊娠34⁺周，声像图显示两个胎头回声；b. 同一病例，右侧胎儿眼眶以上颅骨缺失，为无脑儿；c. 同一病例，躯干水平横切面观声像图显示两条脊柱非常靠近（SP），为躯体背侧部相连；d. 同一病例，产后外观

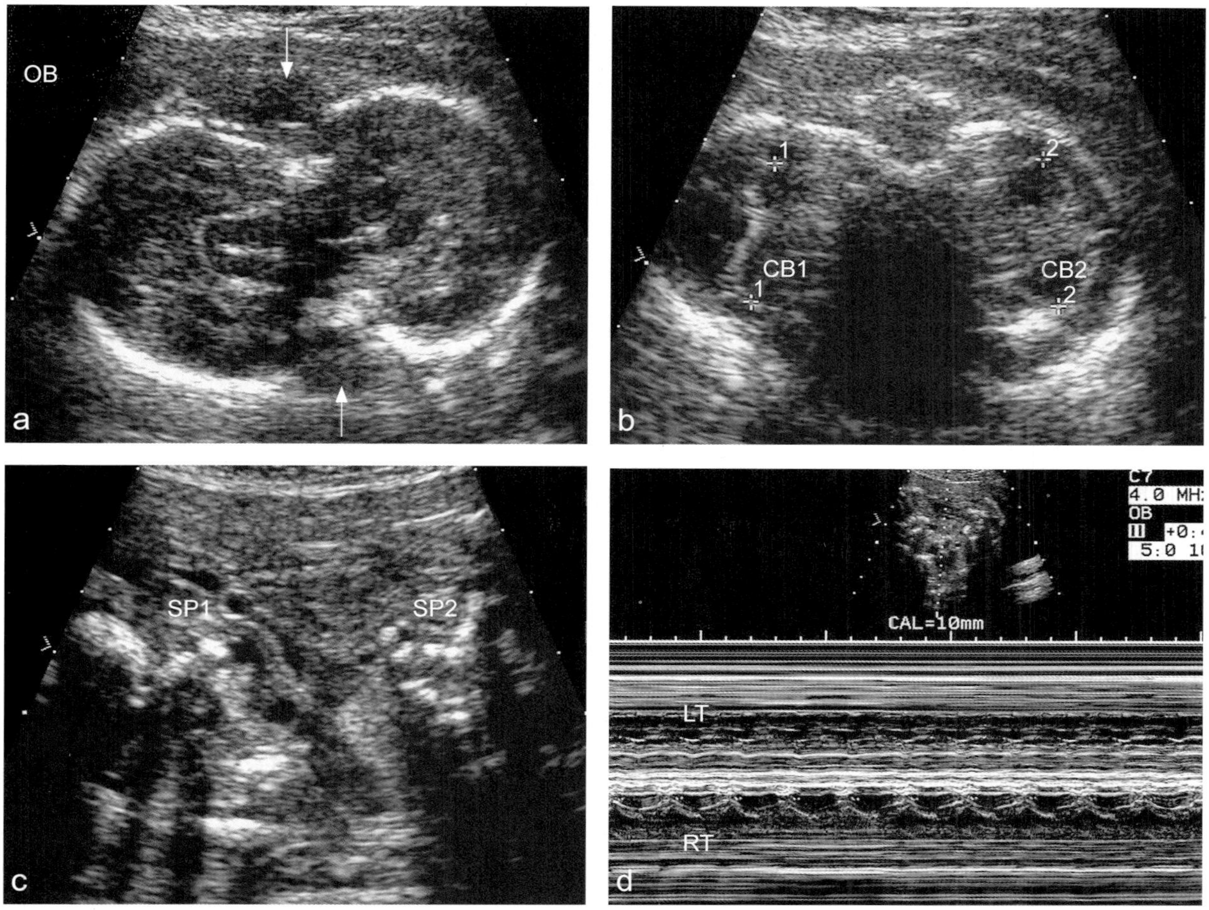

图5-8-10 联体双胎

a. 妊娠21⁺周，声像图显示两个胎头互相联结，颅内结构紊乱。并且双侧各显示一个眼眶（箭头所示），位于两个相连的头颅之间；b. 同一病例，胎头枕部横切面观超声显示两个小脑回声（CB1及CB2），为面部相连；c. 同一病例，声像图显示一个躯干内有两条脊柱（SP1及SP2）回声；d. 同一病例，超声显示双胎两个心脏非常靠近，心脏严重畸形。超声心动图显示分开的两个心脏具有各自的心律

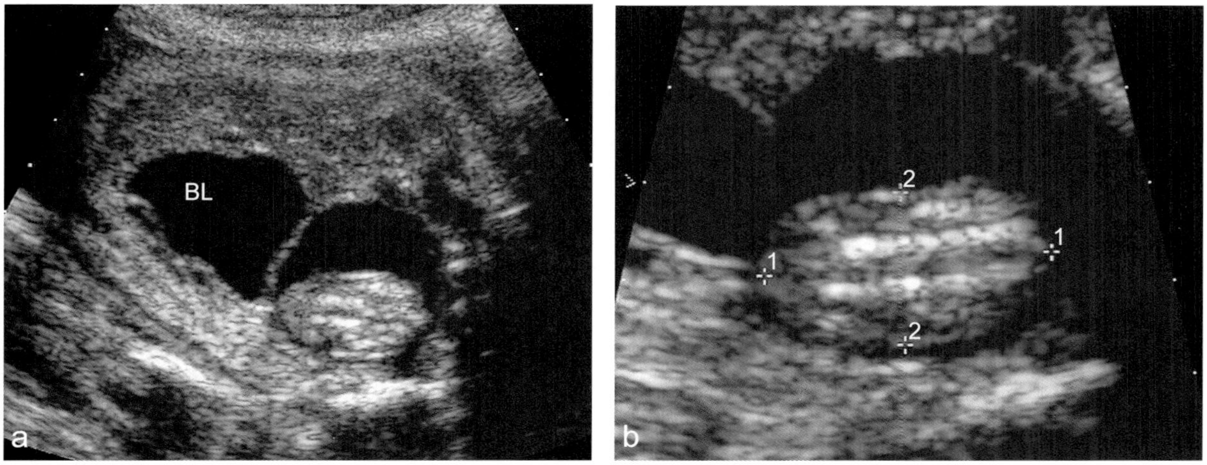

图5-8-11 腹腔内寄生胎

a. 妊娠31⁺周，胎儿腹腔内膀胱（BL）后方见一囊性包块，内有实质团块；b. 同一病例，放大包块图像，内部实质团块似胎儿的躯干（测量键），并见脊柱样结构。产后证实为腹腔内寄生胎

参考文献

1. Al-Malt A, Ashmead G, Judge N, et al. Colour-flow and doppler velocimetry in prenatal diagnosis of acardiac triplet. J Ultrasound Med, 1991, 10: 341-345

2. Arabin B, Laurini RN, van Eyck J. Early Prenatal diagnosis of cord entanglement in monoamniotic multiple pregnancies. Ultrasond Obstet Gynecol, 1999, 13: 181-186

3. Benirschke K. Sonographic diagnosis of conjoined twinning. Ultrasound Obstet Gynecol, 1998, 11: 241

4. Boulot P, Deschamps F, Hedon B, et al. Conjoined twins associated with a normal singleton: Very early diagnosis and successful selective termination. J Perinat Med, 1992, 20: 135-137

5. Deprest JA, Van Schoubroeck D, Van Ballaer PP, et al. Alternative technique for Nd : YAG laser coagulation in twin-to-twin transfusion syndrome with anterior placenta. Ultrasound Obstet Gynecol, 1998, 11: 347-352

6. Finberg HJ. The "twin peak" sign: reliable evidence of dichorionic twinning. J Ultrasound Med, 1992, 11: 571-577

7. Doubilet PM, Benson CB. "Appearing twin": undercounting of multiple gestations on early first trimester sonograms. J Ultrasound Med, 1998, 17: 199-203

8. Fleischer AC, Romero R, Manning FA, et al. The Principles and Practice of Ultrasonography in Obstetrics and Gynecology. 4th Ed. East Norwalk: Appleton & Lange, 1991

9. Frisch L, Arava J, David H, et al. Severe twin-to-twin transfusion syndrome: a new sonographic feature of the placenta. Ultrasound Obstet Gynecol, 1997, 10: 145-145

10. Gallot D, Laurichesse H, Lemery D. Selective feticide in monochorionic twin pregnancies by ultrasound-guided umbilical cord occlusion. Ultrasound Obstet Gynecol, 2003, 22: 484-488

11. Haverkamp F, Lex C, Hanisch C, et al. Neurodevelopmental risks in twin-to-twin transfusion syndrome: preliminary findings. Eur J Paediatr Neurol, 2001, 5 (1): 21-27

12. Hecher K, Hackeloer BJ, Ville Y. Umbilical cord coagulation by operative microendoscopy at 16 weeks' gestation in an acardiac twin. Ultrasound Obstet Gynecol, 1997, 10: 130-132

13. Huber A, Diehl W, Zikulnig L, et al. Perinatal outcome in monochorionic twin pregnancies complicated by amniotic fluid discordance without severe twin-twin transfusion syndrome. Ultrasound Obstet Gynecol, 2006, 27: 48-52

14. Lam YH, Sin SY, Lam C, et al. Prenatal sonographic diagnosis of conjoined twins in the first trimester: two case reports. Ultrasound Obstet Gynecol, 1998, 11: 289-291

15. Landy HJ, Keith L, Keith D. The vanishing twin. Acta Genet Med Gemellol, 1982, 31: 179-194

16. Levi S. Ultrasonic assessment of the high rate of human multiple pregnancy in the first trimester. J Clin Ultrasound, 1976, 4: 3-5

17. Maymon R, Halperin R, Weinraub Z, et al. Three-dimensional transvaginal sonography of conjoined twins at 10 weeks: a case report. Ultrasound Obstet Gynecol, 1998, 11: 292-294

18. Monteagudo A, Timor-Tritsch IE, Sharma S. Early and simple determination of chorionic and amniotic type in multifetal gestation in the first fourteen weeks by high-frequency transvaginal ultrasonography. Am J Obstet Gynecol, 1994, 170: 824-829

19. Nicolaides K. The 11-13+6 weeks scan. Fetal Medicine Foundation, 2004

20. Nicolini U, Poblete A. Single intrauterine death in monochorionic twin pregnancies. Ultrasound Obstet Gynecol, 1999, 14: 297-301

21. Osborn P, Gross TL, Shah JJ, et al. Prenatal diagnosis of fetal heart failure in twin reversed arterial perfusion syndrome. Prenat Diagn, 2000, 20: 615-617

22. Overton TG, Denbow ML, Duncan KR, et al. First-trimester cord entanglement in monoamniotic twins. Ultrasound Obstet Gynecol, 1999, 13: 140-142

23. Pretorius DH, Mahony BS. Twin Gestations. //Nyberg DA, Mahong BS, Pretorius DH, et al. Diagnostic Ultrasound of Fetal Anomalies. St. Louis: Mosby-Year Book, Inc, 1990: 592-622

24. Quintero RA, Morales WJ, Allen MH, et al. Staging of twin-twin transfusion syndrome. J Perinatol, 1999, 19: 550-555

25. Rosemond RL, Hinds NE. Persistent abnormal umbilical cord Doppler velocimetry in a monoamniotic twin with cord entanglement. J Ultrasound Med, 1998, 17: 337-338

26. Schenker J, Yarkoni S, Granat M. Multiple pregnancies following induction of ovulation. Fertil Steril, 1981, 35: 105-123

27. Schwarzler P, Ville Y, Moscosco G, et al. Diagnosis of twin reversed arterial perfusion sequence in the first trimester by transvaginal color Doppler ultrasound. Ultrasound Obstet Gynecol, 1999, 13: 143-146

28. Sebire NJ, D'Ercole C, Carvelho M, et al. Inter-twin membrane folding in monochorionic pregnancies. Ultrasound Obstet Gynecol, 1998, 11: 324-327

29. Sebire NJ, D'Ercole C, Hughes K, et al. Dichorionic twins discordant for intrauterine growth retardation. Arch Dis Child Fetal Neonatal Ed, 1997, 77: F235-F236

30. Sebire NJ, D'Ercole C, Hughes K, et al. Increased nuchal translucency thickness at 10-14 weeks of gestation as a predictor of severe twin-to-twin transfusion syndrome.

Ultrasound Obstet Gynecol, 1997, 10: 86-89

31. Sebire NJ, Sepulveda W, Hughes KS, et al. Management of twin pregnancies discordant for anencephaly. Br J Obstet Gynaecol, 1997, 104: 216-219

32. Sebire NJ, Sepulveda W, Jeanty P, et al. Multiple gestations. // Nyberg DA, McGahan JP, Pretorius DH, et al. Diagnostic Imaging of Fetal Anomalies. Philadelphia: Lippincott Williams & Wilkins, 2003: 777-814

33. Sebire NJ, Snijders RJ, Santiago C, et al. Management of twin pregnancies with fetal trisomies. Br J Obstet Gynaecol, 1997, 104: 220-222

34. Sebire NJ, Thornton S, Hughes K, et al. The prevalence and consequences of missed abortion in twin pregnancies at 10 to 14 weeks of gestation. Br J Obstet Cynecol, 1997, 104 (7): 847-848

35. Sepulveda W. Chorionicity determination in twin pregnancies: double trouble? Ultrasound Obstet Gynecol, 1997, 10: 79-81

36. Sepulveda W, Sebire NJ, Hughes K, et al. The lambda sign at 10-14 weeks of gestation as a predictor of chorionicity in twin pregnancy. Ultrasound Obstst Gynecol, 1996, 7: 421-423

37. Sharma S, Gray S, Guzman ER, et al. Detection of twin-to-twin transfusion syndrome by first trimester ultrasonography. J Ultrasound Med, 1995, 14; 635-637

38. Sherer DM, Bitton C, Sitimphil R, et al. Cord entanglement of monochorionic diamniotic twins following spontaneous antepartum septostomy sonographically simulating true knot of the umbilical cord. Ultrasound Obs Gyn, 2005, 26: 676-678

39. Shih JC, Shyu MK, Hunag SF, et al. Doppler waveform analysis of the intertwin blood flow in acardiac pregnancy: implication for pathogenesis. Ultrasound Obstet Gynecol, 1999, 14: 375-379

40. Shimizu Y, Fukuda J, Sato W, et al. First-trimester diagnosis of conjoined twin after invitro fertilization – embryo transfer (IVF-ET) at blastocyst stage. Ultrasound Obstet Gynecol, 2004, 24: 208-209

41. Simonazzi G, Segata M, Ghi T, et al. Accurate neurosonographic prediction of brain injury in the surviving fetus after the death of a monochorionic co-twin. Ultrasound Obstet Gynecol, 2006, 27: 517-521

42. Skupski DW, Streltzoff J, Hutson JM, et al. Early diagnosis of conjoined twins in triplet pregnancy after in vitro fertilization and assisted hatching. J Ultrasound Med, 1995, 14: 611-615

43. Suzuki S, Ishikawa G, Sawa R, et al. Umbilical venous pulsation indicating tight cord entanglement in monoamniotic twin pregnancy. J Ultrasound Med, 1999, 18: 425-427

44. Timor-Tritsch IE, Rottem S. Transvaginal Sonography. 2nd Ed. New York: Elsevier Science Publishing Co., Inc. 1991

45. Tong S, Vollenhoven B, Meagher S. Determining zygosity in early pregnancy by ultrasound. Ultrasound Obstet Gynecol, 2004, 23: 36-37

46. Tongsong T, Chanprapaph P. Evolution of umbilical cord entanglement in monoamniotic twins. Ultrasound Obstet Gynecol, 1999, 14: 75-77

47. Tongsong T, Chanprapaph P, Pongsatha S. Frist-trimester diagnosis of conjoined twins: a report of three cases. Ultrasound Obstet Gynecol, 1999, 14: 434-437

48. Tongsong T, Chanprapaph P, Pongsatha S. Omphalopagus conjoined twins. Ultrasound Obstet Gynecol, 1999, 14: 439

49. Tongsong T, Wanapirak C, Piyamongkol W. Prenatal diagnosis of twin reversed arterial perfusion (TRAP) syndrome. J Clin Ultrasound, 1994, 22: 405-407

50. Wee HY, Tan TY, Khoo PC, et al. A case series of pre-viable severe twin-twin transfusion syndrome. Ann Acad Med Singapore, 2003, 32: 645-648

51. Zikulnig L, Hecher K, Bregenzer T, et al. Prognostic factors in severe twin-twin transfusion syndrome treated by endoscopic laser surgery. Ultrasound Obstet Gynecol, 1999, 14: 380-387

52. 胡桂英. 多胎妊娠 // 丰有吉, 沈铿. 全国高等学校教材, 妇产科学. 北京: 人民卫生出版社, 2005: 106-109

53. 严英榴, 杨秀雄. 正常早期妊娠的超声诊断. // 常才主编. 经阴道超声诊断学. 第2版. 北京: 科学出版社, 2007: 223-247

第六章

胎儿中枢神经系统异常

中枢神经系统异常是常见的先天性缺陷，发病率仅次于心血管系统，约为1%。同时，中枢神经系统异常的患儿合并染色体异常或遗传综合征的机会也明显增高。虽然二维超声是中枢神经系统检查的基本方法和手段，但三维超声的发展和应用又打开了一个新的局面。

第一节　正常声像图

胎儿中枢神经系统的分化和发育贯穿了整个妊娠周期。早孕期的发育尤其迅速，从原始胚盘上的神经管逐步形成了头端的脑部及下方的脊柱，在第一章第三节中已经作了介绍。早孕期及中孕早期正常中枢神经系统声像图表现也请参见第一章第三节。妊娠16周后，除大脑皮层的脑沟脑回尚未形成，其余神经系统已基本发育完全。随着妊娠的增长，大体解剖结构已不会发生很大变化，实时超声检查可获得各种平面的图像。

胎儿中枢神经系统常用的超声平面有横切面、冠状切面和矢状切面。

一、颅脑

（一）横切面

由于胎儿在宫内的普遍体位，横切面是最容易获得的一个平面，因此也是最常用的一种超声平面。从上至下共有四个平面（图6-1-1）。

1. 第一平面　侧脑室顶部。声像图见胎头平面呈椭圆形，大脑镰（脑中线）居中。妊娠16周后侧脑室内的脉络丛已相对缩小，位于侧脑室底部，故第一平面见不到脉络丛。侧脑室顶部呈条状强回声光带，与大脑镰基本平行（图6-1-2）。产科超声初期阶段曾通过测量脑中线至侧脑室顶的距离间接判断脑室有无扩张，该方法已被目前的直接测量侧脑室宽度所取代。

2. 第二平面　侧脑室平面（也称丘脑平面），即双顶径、头围平面。从第一平面平行向下移动探头，即可获得第二平面。第二平面经过了侧脑室前角、侧脑室体部、侧脑室后角、透明隔、丘脑。侧脑室前角较靠近脑中线，后角远离脑中线向两侧分开。16周后后角充满脑脊液，强回声的脉络丛也充满侧脑室体部。透明隔位于中线上，偏额部，呈无回声长小块状。双侧丘脑位于大脑中央，紧靠脑中线，丘脑呈中低均匀回声，与周围脑组织分界不甚清晰。第三脑室经过双侧丘脑中央，但在该平面上正常第三脑室不能被超声观察到（图6-1-3）。

随着孕周的增加，侧脑室径线反而有所缩小，越近足月越不易观察到侧脑室，脉络丛也明显缩小（图6-1-4）。

侧脑室前角的测量是从前角的外侧壁至脑中线；侧脑室体部宽度的测量位于近后角处的最宽部位，测量键置于强回声的脑室壁内缘（图6-1-5）。任何孕周侧脑室前角及体部的宽度都不应到达或超过10mm。晚期妊娠不易观察到侧脑室前角，仅检查体部及后角亦可。因为脑室扩张、脑积水时往往后角表现较明显。

3. 第三平面　该平面与第二平面相当靠近，从第二平面稍向下平行移动探头，即可获得第三平面。由于与第二平面极为靠近，故很多第二平面的结构在此平面上仍可显示，如透明隔、侧脑室前角、丘脑等。但第三平面还经过了第三脑室下部及大脑脚的上部（图6-1-6）。第三脑室位于中线上，夹于两丘脑之间，并延伸到丘脑下方。大脑脚位于丘脑的枕后部，呈两个椭圆形低回声结构，边界较清晰。早孕期及中孕期不易观察到正常第三脑室，晚孕期第三脑室宽度不超过2mm。也有人在第三平面测量双顶径及头围。

4. 第四平面　位于第三平面下方，但不与第三平面平行。额部仍经过侧脑室前角及透明隔，枕部较低，显示小脑及颅后窝池（也称小脑延髓池）。两小脑半球中央相连部分为小脑蚓部，蚓部前方是第四脑室，第四脑室前方为大脑脚下部分（图6-1-7）。正常第四脑室呈小扁状新月形，常常不易观察到；颅后窝池深度＜10mm。小脑横径的测量也在该平面（图6-1-8），正常值见第二章表2-2-5及表2-2-6。

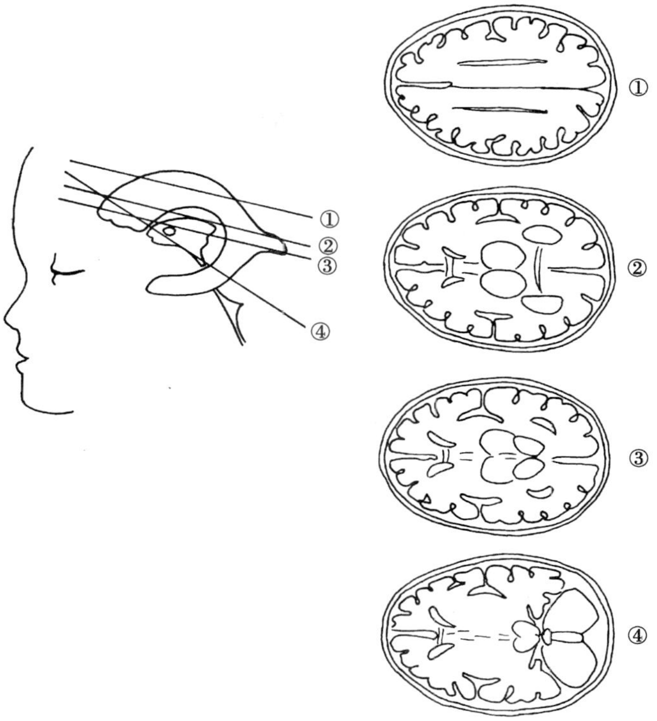

图6-1-1　胎头横切四个平面模式图

①第一平面；②第二平面；③第三平面；④第四平面

（二）冠状切面

从前向后冠状切有四个平面。

1. 第一平面　切面经过面骨及额叶。声像图上脑中线居中且连续，额叶内见双侧脑室前角，呈扁长形，与脑中线平行。面骨显示最清晰的是双眼眶（图6-1-9）。

2. 第二平面　脑中线“断裂”，中央出现透明隔，呈无回声长块状，其上方为胼胝体膝部，双侧仍是侧脑室前角。可见侧脑室前角下方的尾状核，位于透明隔两侧，呈中等回声。双侧见大脑侧裂（图6-1-10）。

3. 第三平面　显示丘脑，呈中低均匀回声的椭圆形结构，紧靠中线。侧脑室体部位于丘脑外上方，隐

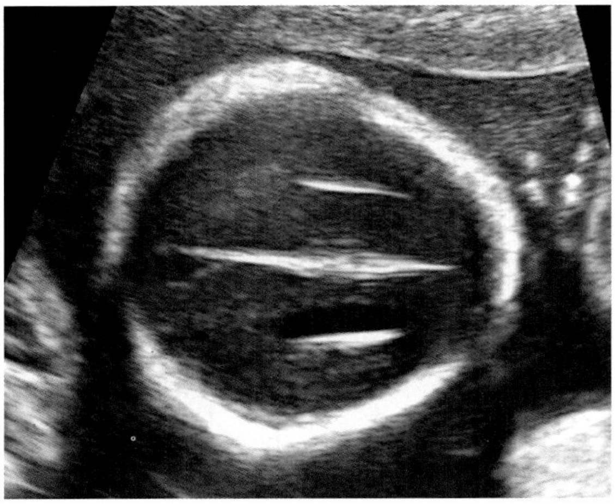

图6-1-2　胎头横切第一平面

中央为脑中线，双侧脑室顶部呈两条线状结构与中线平行

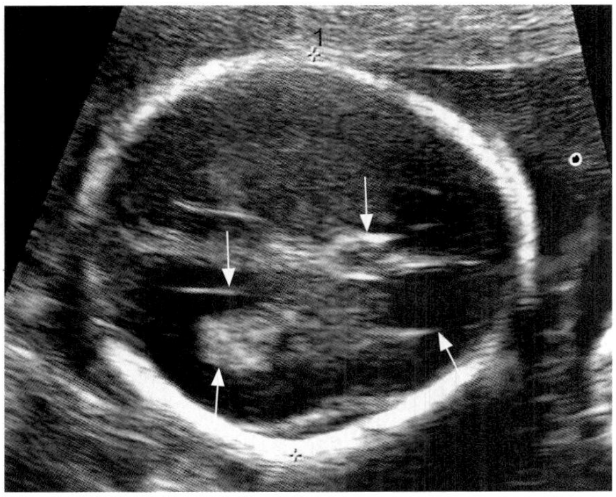

图6-1-3　胎头横切第二平面

侧脑室前角（斜向上箭头），侧脑室后角（相对箭头）及透明隔（向下箭头）。侧脑室后角内见强回声脉络丛，中央丘脑隐约可见

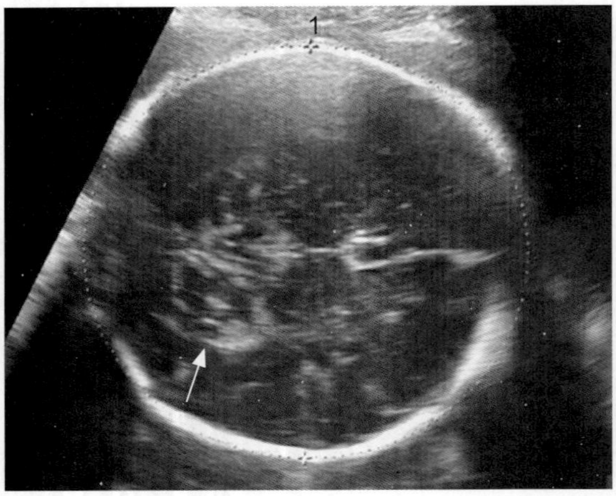

图6-1-4 晚孕期胎头横切第二平面

结构描述同图6-1-3，但侧脑室后角却不如中孕期明显（箭头所示）

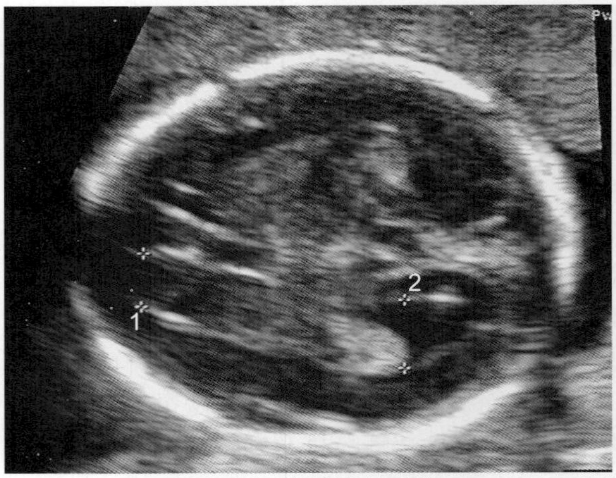

图6-1-5 侧脑室的测量

测量键1为侧脑室前角的测量，测量键2为体部的测量

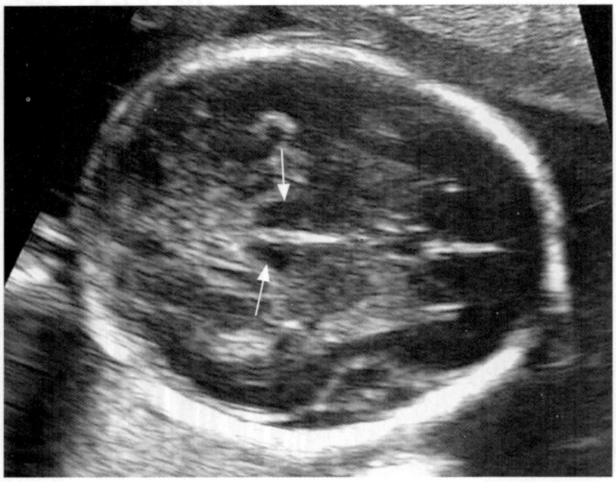

图6-1-6 胎头横切第三平面

前方仍见侧脑室前角及透明隔，中央偏后出现大脑脚上部（箭头所示），侧脑室后角显示不清

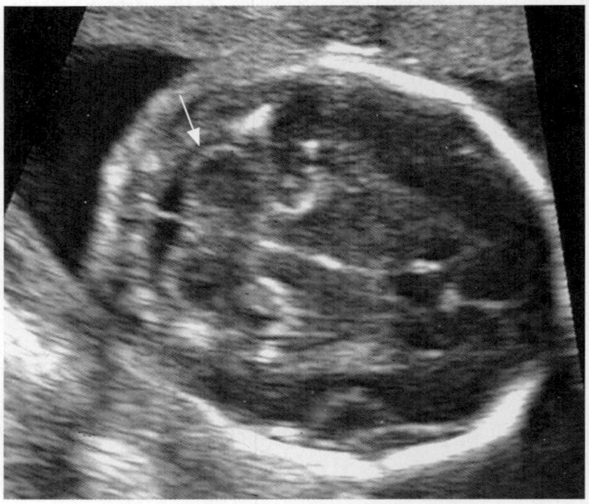

图6-1-7 胎头横切第四平面

小脑（箭头）后方为颅后窝池，小脑前方为大脑脚下部

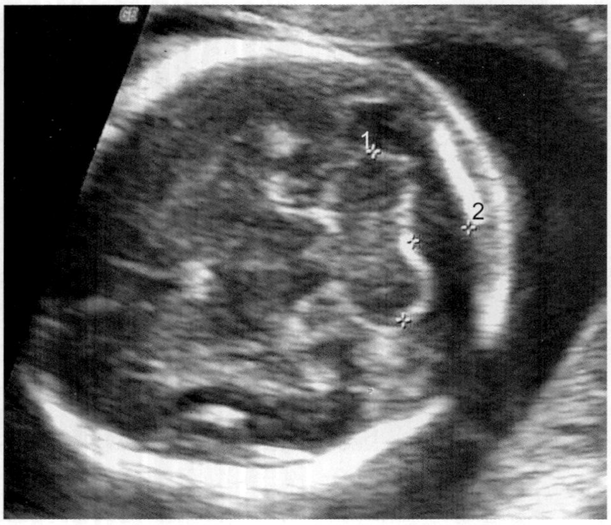

图6-1-8 小脑横径及颅后窝池的测量

测量键1为小脑横径的测量，测量键2为颅后窝池的测量

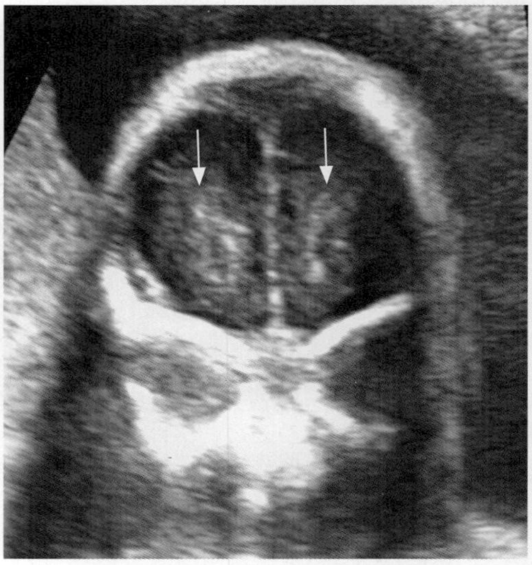

图6-1-9 胎头冠状切第一平面

侧脑室前角（箭头所示）与脑中线平行

约可见侧脑室底部的脉络丛（图6-1-11）。脑中线“断裂”下方为胼胝体，呈两条平行线。第三脑室经过双丘脑中央并延伸到丘脑下方，正常的第三脑室不易被观察到，晚期妊娠有时能看到第三脑室下部（丘脑下方），正常宽度不超过2mm。

4. 第四平面　颅脑枕部。扫描经过大脑枕叶及小脑。枕叶内的侧脑室后角呈圆形，内充满脑脊液。小脑位于颅后窝，双侧小脑半球及中央小脑蚓部均可观察到。小脑下方即枕骨大孔，与椎管相连（图6-1-12）。

由于受胎儿在宫内体位的限制，冠状扫查不易将探头准确放置于胎头前囟部。中孕末期及晚期妊娠胎儿多为头位，可采用阴道超声扫查，将探头置于胎头的前囟处（图6-1-13），能获得较清晰的冠状切声像图，尤其是胼胝体，侧面冠状切难以显示胼胝体是因为长片状的胼胝体与声束平行，造成回声失落。经前囟冠状切时探头从前扫查至后，在中线下方、透明隔上方，胼胝体呈无回声带状结构，与脑中线垂直，横跨左右，其上下缘呈平行强回声光带（图6-1-14）。但经阴道超声的局限性是胎头位置对图像的显示影响很大。

（三）矢状切面

唯有将探头置于胎头顶部才能获得该切面图。中晚孕期胎儿多取头位，需采用经阴道扫查。三维超声

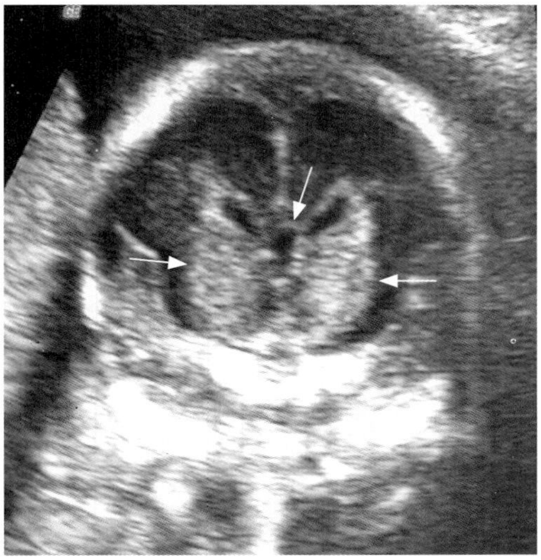

图6-1-10　胎头冠状切第二平面

中央长块状无回声区为透明隔（斜向下箭头），尾状核位于透明隔两侧，呈中等均匀回声（横向箭头）

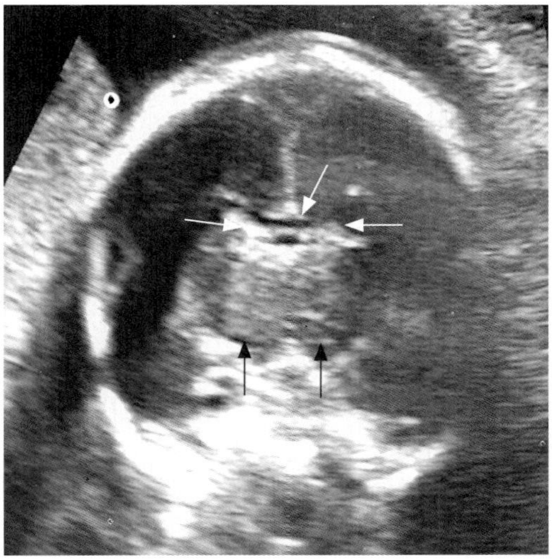

图6-1-11　胎头冠状切第三平面

中央靠中线的中等回声结构是丘脑（向上箭头），上方脑中线中止处为胼胝体（斜向下箭头），侧脑室内的脉络丛隐约可见（横向箭头）

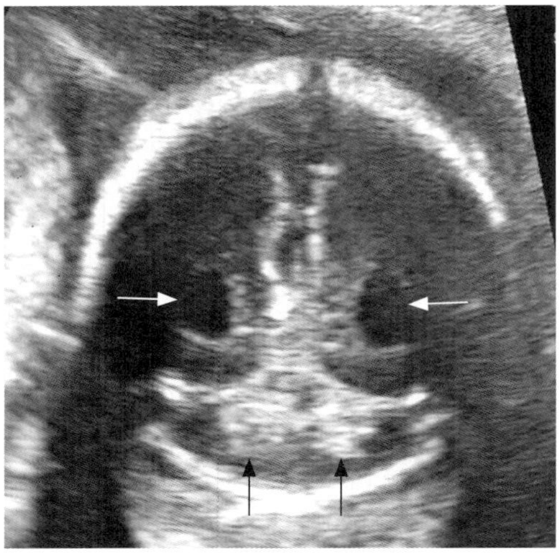

图6-1-12　胎头冠状切第四平面

侧脑室后角内充满液体（横向箭头），小脑位于颅后窝池内（向上箭头）

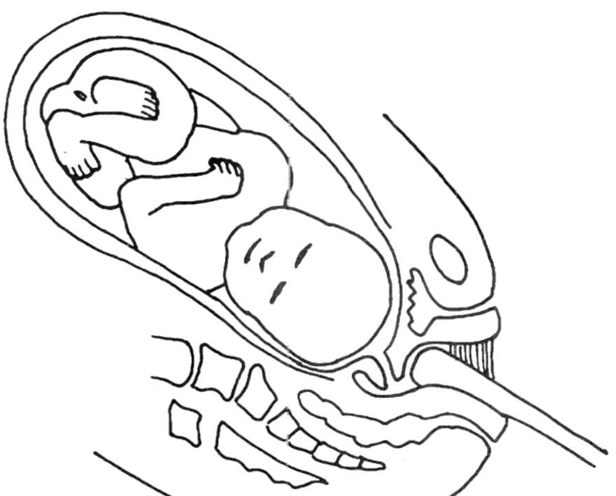

图6-1-13　经阴道胎头超声示意图

可通过图像重建获得矢状切面图，但质量不如二维超声。矢状切从左到右共有三个平面，即正中矢状切和左、右旁矢状切。

1. *正中矢状切* 最易观察到的是胼胝体，呈“C”字半环形低回声结构，开口朝下，上下缘有平行强回声光带。妊娠18～20周后胼胝体基本发育完全，从前向后依次为膝部、胼胝体干和压部。膝部下方三角形无回声结构是透明隔，再往后是透明隔腔（cavum vergae），下方为第三脑室及第三脑室顶部的脉络丛。第三脑室向下向后，为中低回声的脑干、第四脑室、小脑蚓部和颅后窝池（图6-1-15，图6-1-16）。扣带回位于胼胝体上方（图6-1-17）。彩超显示大脑前动脉向前向上行走，在胼胝体膝部前方分支出胼胝体周围动脉（图6-1-18，图6-1-19）。

2. *旁矢状切* 显示侧脑室前角、中央部和后角，以及在中央部的强回声脉络丛。侧脑室也呈“C”字形，开口朝向面部。但声像图上不易显示侧脑室下角（图6-1-20）。

大脑皮层表面裂隙和沟回的发育相对较迟，声像图上最早能观察到的是大脑侧裂，约在18周，其形

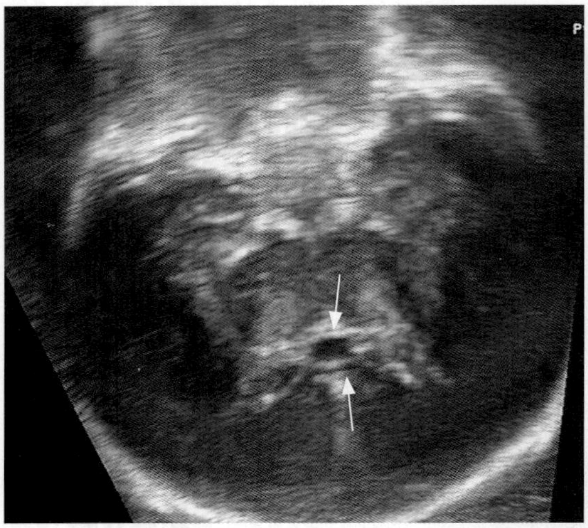

图6-1-14 经阴道超声胎头冠状切面
清晰显示透明隔（向下箭头）及胼胝体（向上箭头）

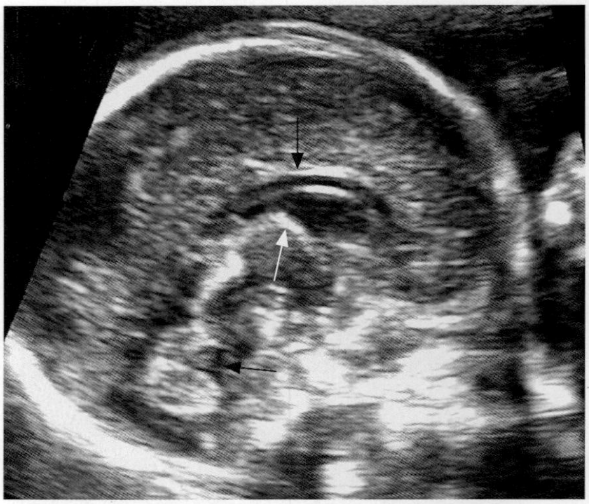

图6-1-15 胎头正中矢状切面
“C”字形的胼胝体（向下箭头）下方无回声区为透明隔，透明隔下方强回声是第三脑室顶部的脉络丛（向上箭头），颅后窝池内强回声结构为小脑蚓部矢状切，以第四脑室为界（向左箭头），上方为上蚓部，下方为下蚓部

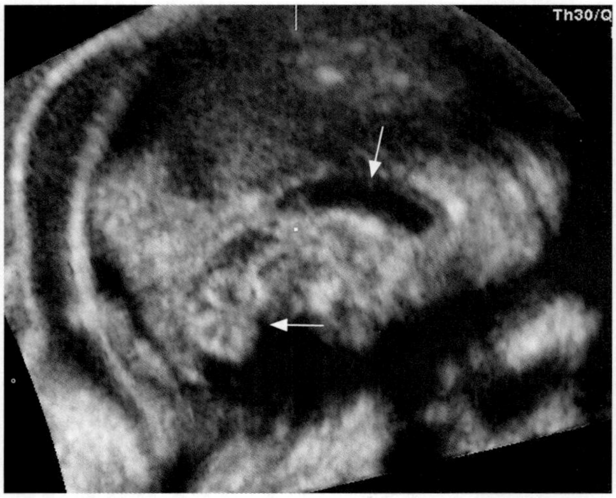

图6-1-16 三维重建胎头正中矢状切面图
胼胝体（向下箭头）、胼胝体下方的透明隔及小脑蚓部均可被显示。横向箭头所示为第四脑室

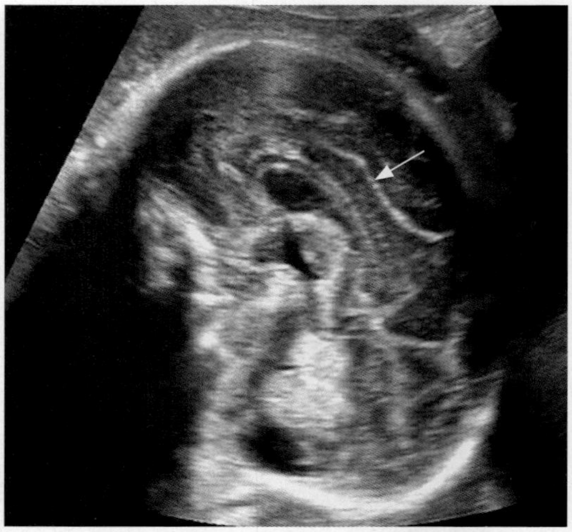

图6-1-17 扣带回
胎头旁正中矢状切，显示扣带回（箭头）位于胼胝体上方

态随孕周的增加略有改变（图6-1-21，图6-1-22）。20周左右能见到顶枕裂和距状沟（图6-1-23，图6-1-24）；23周后扣带沟（图6-1-25）；大脑表面沟的显示通常要到26周后（图6-1-26）。

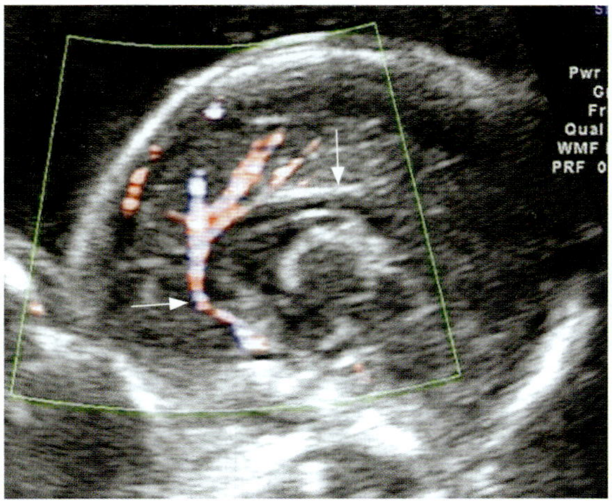

图6-1-18 大脑前动脉及胼胝体周围动脉

大脑前动脉（横向箭头）发自颅底部大脑动脉环，向前向上行走在大脑半球之间，在胼胝体膝部前方分支出胼胝体周围动脉（向下箭头）

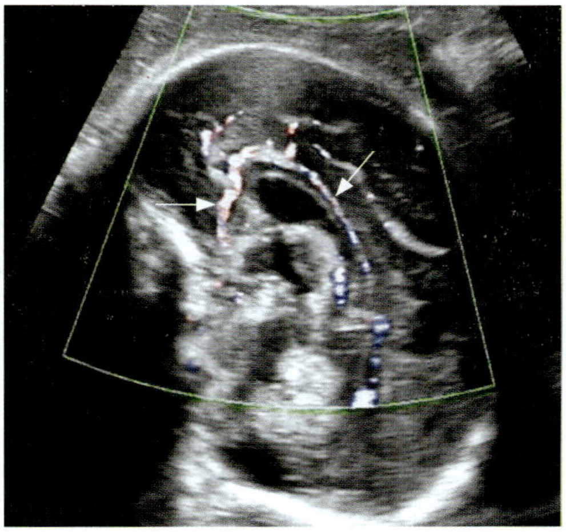

图6-1-19 大脑前动脉及胼胝体周围动脉

大脑前动脉（横向箭头）及胼胝体周围动脉（斜向下箭头）

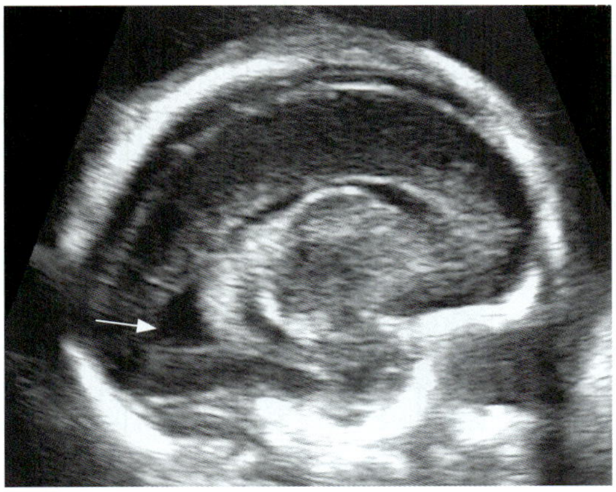

图6-1-20 胎头旁矢状切面

“C”字形的侧脑室及底部的强回声脉络丛。该平面也可显示侧脑室后角（箭头所示）

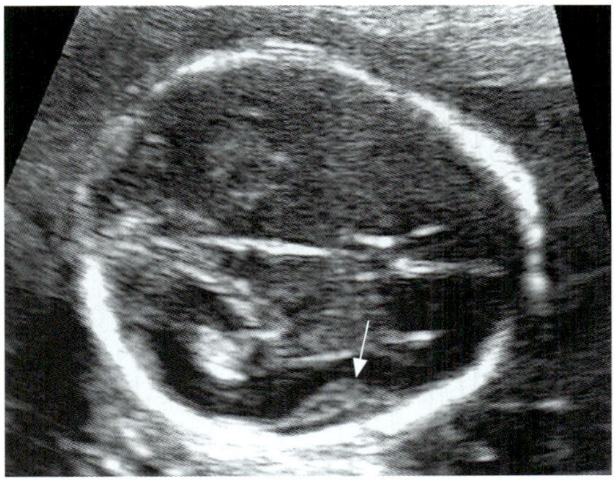

图6-1-21 大脑侧裂

妊娠19⁺周，大脑侧裂呈一弧形凹陷（箭头）

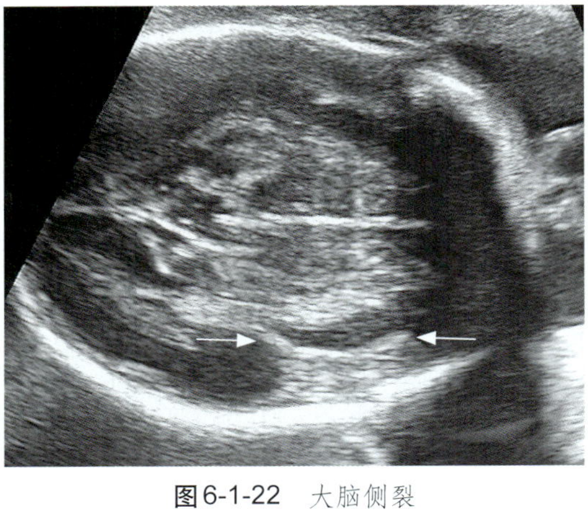

图6-1-22 大脑侧裂

妊娠27⁺周，大脑侧裂呈一四边形结构（箭头）

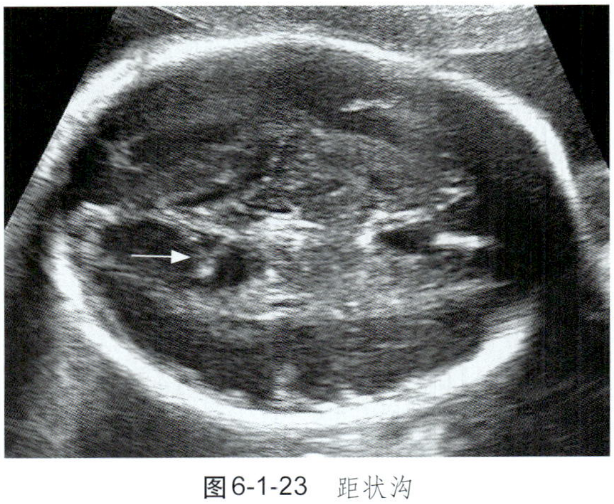

图6-1-23 距状沟

妊娠27⁺周，胎头横切面上，距状沟偏枕部，表现为从中线向大脑实质的一个小凹陷（箭头）

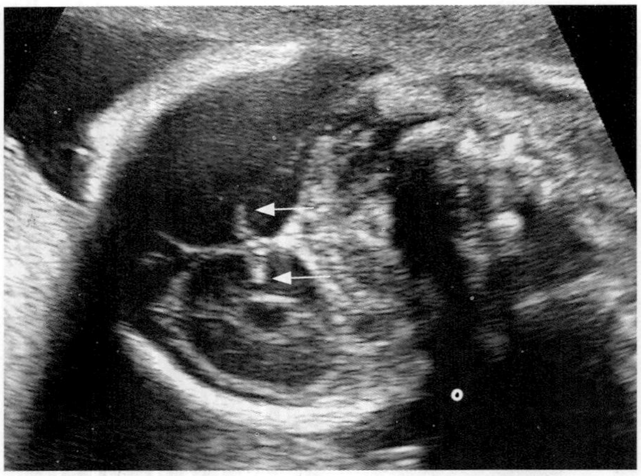

图6-1-24 距状沟

妊娠27⁺周，冠状切面上的距状沟（箭头）

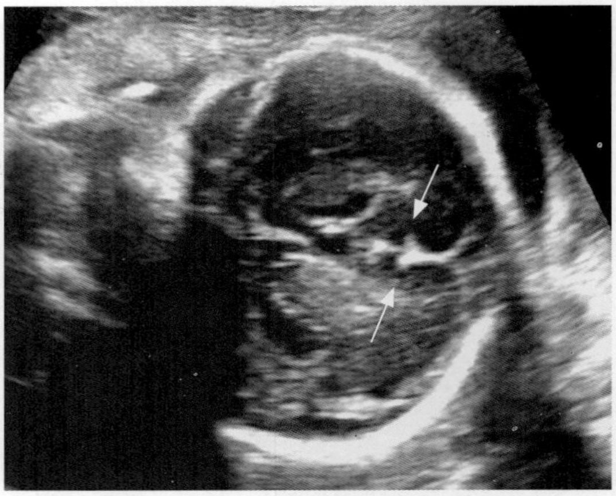

图6-1-25 扣带沟

妊娠28⁺周，胎头冠状切面，脑中线扣带回上方的浅凹陷沟（箭头）

二、脊柱

中期妊娠起超声就能清楚显示胎儿脊柱及脊椎。胎儿椎骨有三个骨化中心，其分别位于椎体和双侧椎弓。椎体正中偏前，椎弓位于椎体双侧后方。超声扫查脊柱也有三个切面：矢状平面、横切平面和冠状平面。

（一）矢状平面

由于椎弓位于椎体双侧后方，不在正中线上，故正中矢状切只能显示椎体而不见椎弓。旁矢状切经过了一侧的椎弓和椎体，声像图见两排平行的骨化中心，一个椎体对应一个椎弓。至骶尾椎处两排骨化中心渐渐合拢。整条脊柱自然弯曲，呈正常“S”形生理弧度。脊柱背侧皮肤也清晰可见，覆盖完整（图6-1-27）。需注意观察完一侧不应忘记作另一侧旁矢状切观察。中晚期妊娠脊柱矢状切面上还能观察到脊髓圆锥终止于腰2腰3椎骨之间（图6-1-28）。

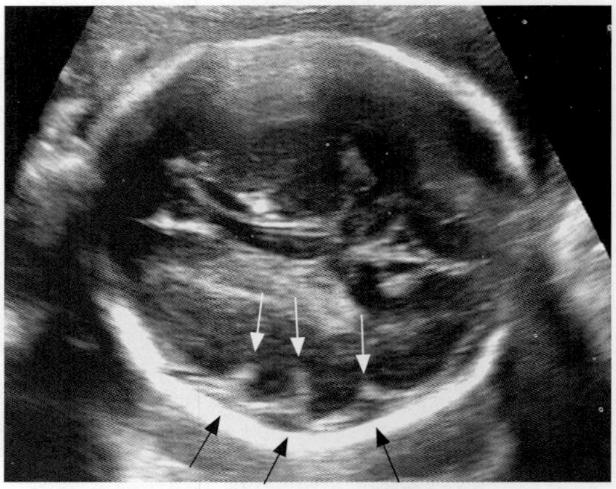

图6-1-26 大脑表面沟

妊娠28⁺周，大脑皮层表面出现多个凹陷（箭头），形成脑沟脑回

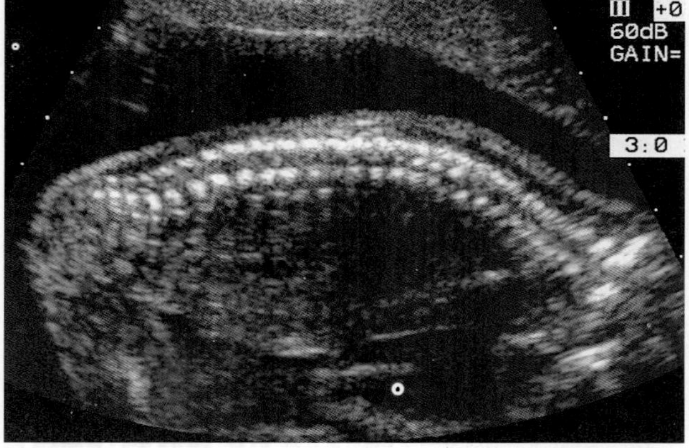

图6-1-27 胎儿脊柱旁矢状切

妊娠20⁺周。脊柱一个椎体对应一个椎弓，呈正常生理性弧度，脊柱背侧皮肤完整覆盖

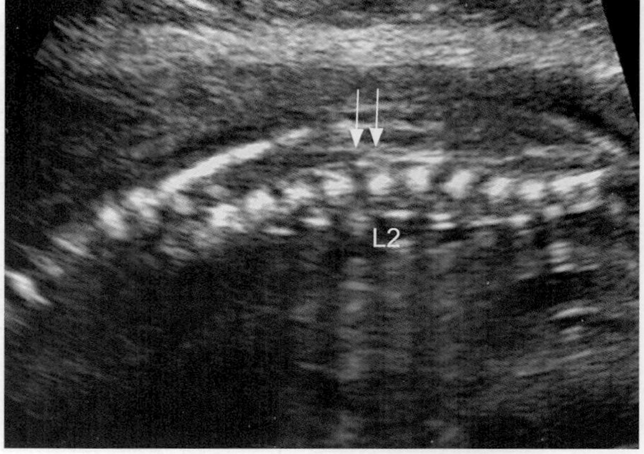

图6-1-28 脊髓圆锥

妊娠23⁺周，脊髓圆锥（箭头）终止于脊椎腰2（L2）～腰3之间

（二）横切平面

从颈椎至骶椎，横切面各个脊椎都能见到三个骨化中心，形成一个闭合的等腰三角形，顶点指向胎体中心。颈椎的“三角形”较小，腰骶椎的“三角形”较大。此外，脊柱背侧的皮肤也显示完整无缺损（图6-1-29）。

（三）冠状平面

偏前冠状切仅显示椎体，偏后冠状切显示两排椎弓，呈完全对称、平行的两排骨化中心，颈椎处略窄，腰椎则稍膨大，骶椎渐渐合拢。由于腰椎的椎体较大，椎孔较小，冠状切显示两排椎弓的同时还可显示中间的腰椎椎体骨化中心（图6-1-30）。此平面不能观察背部皮肤覆盖情况。三维超声透明成像或X线成像模式可显示整条脊柱以及肋骨回声（图6-1-31）。

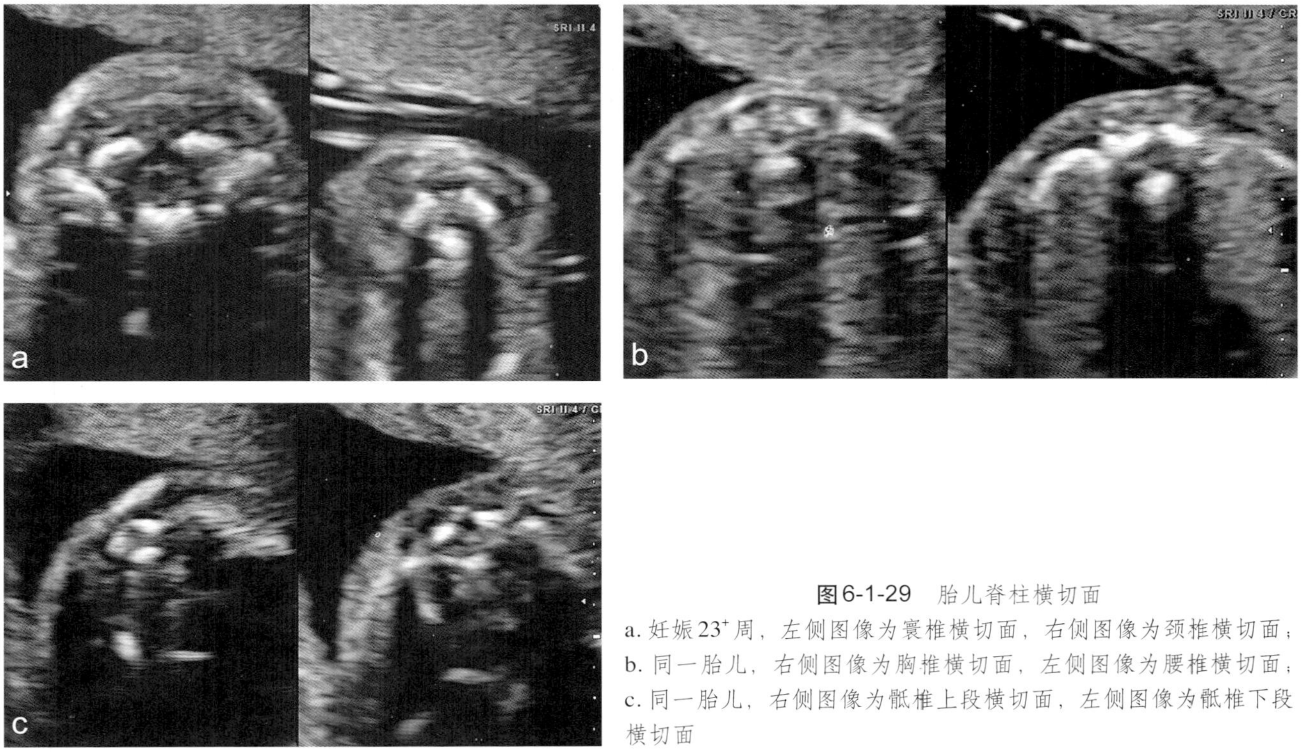

图6-1-29 胎儿脊柱横切面

a. 妊娠23+周，左侧图像为寰椎横切面，右侧图像为颈椎横切面；b. 同一胎儿，右侧图像为胸椎横切面，左侧图像为腰椎横切面；c. 同一胎儿，右侧图像为骶椎上段横切面，左侧图像为骶椎下段横切面

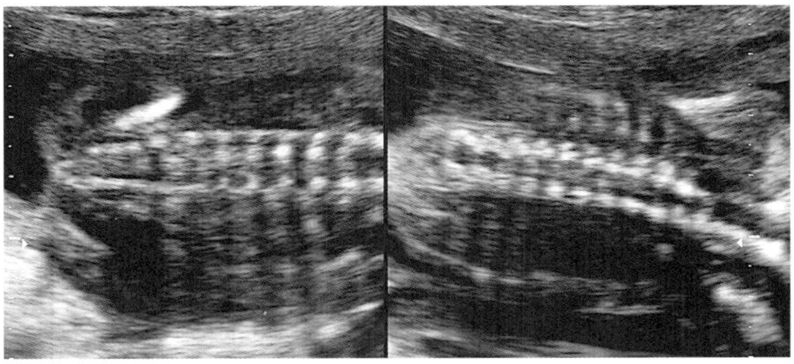

图6-1-30 胎儿脊柱冠状切面

妊娠20+周，两侧椎弓骨化中心对称。由于脊柱存在生理性弯曲，故无法在一个切面上显示整条脊柱的冠状面。腰椎冠状切面显示两排椎弓的同时还可显示中间的椎体骨化中心（左侧图像）

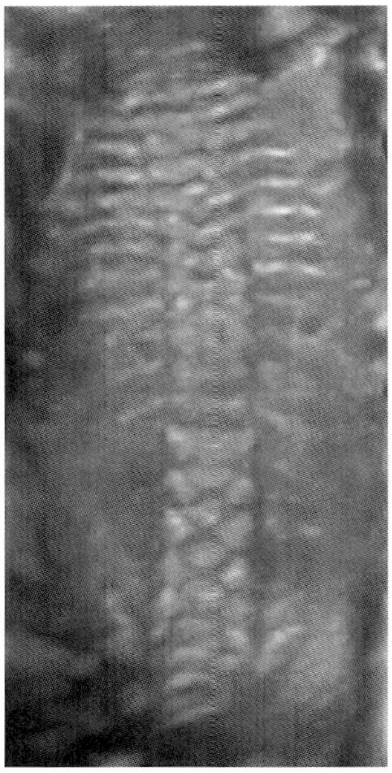

图6-1-31 脊柱三维超声

妊娠22+周，脊柱三维透明成像显示整条脊柱及两侧的肋骨和髂骨

国际妇产科超声学会（ISUOG）已制定了胎儿中枢神经系统的超声检查指南。低危孕妇的常规超声筛查孕周为20周左右（18～22周），标准平面有颅脑横切的第二、第三、第四平面和脊柱的旁矢状切、横切面。检查项目包括头颅形态、颅骨回声、透明隔、大脑镰、丘脑、侧脑室、脉络丛、小脑、小脑延髓池、脊柱形态、椎体排列及表面皮肤覆盖。如果这些平面能显示清晰，结构显示正常，测量数值均位于正常范围，胎儿中枢神经系统异常的可能性较低，没必要作进一步的检查。

反之，如果存在胎儿中枢神经系统异常的高危因素，或常规检查发现异常，则应进行详细的中枢神经系统超声(fetal neurosonography)。在常规项目的基础上，再增加冠状切平面、矢状切平面和脊柱的其他平面，根据不同情况进行相应的详细检查。

然而，产前超声预测中枢神经系统异常还存在相当的局限性，其敏感性仍不清楚。有些严重的畸形可能在声像图上只出现轻微的改变或根本显示不出；有些迟发性的异常如小头畸形、大脑皮层发育异常及颅内肿瘤等，在20周左右可能观察不到。晚期妊娠颅骨的钙化及胎头的俯曲影响了颅内结构的显示，有时需要磁共振协助诊断。

第二节 脑室扩张

脑室扩张（ventriculomegaly）是指脑室大于正常。严格说来，这不是一个诊断而是一种描述，包括了各种原因的扩张以及各种程度的扩张。然而更多情况下,“脑室扩张”是用于那些不明原因的轻度脑室扩张。

【病因及病理】

正常脑脊液由侧脑室内的脉络丛产生，经室间孔进入第三脑室，又经中脑导水管流入第四脑室，经过第四脑室下正中孔和外侧孔，脑脊液进入颅后窝池和蛛网膜下腔，最后经蛛网膜粒回流至上矢状窦。正常情况下脑脊液的产生和回流是平衡的，因此正常侧脑室有其相应的正常值，任何孕周都不应到达或超过10mm。

凡是脑脊液回流障碍，脑室系统就可能扩张；如果脑部发育异常，大脑皮层发育不良，脑室也可能被动扩张。可引起脑室扩张的中枢神经系统畸形有：神经管缺陷、脑积水、全前脑、Dandy-Walker异常、胼胝体缺失、脑裂畸形、颅内出血、颅内感染、颅内肿瘤、脑血管畸形等。单纯轻度脑室扩张的原因有：染色体异常、遗传综合征、部分产前不易诊断的脑部畸形、潜在的胎儿异常等，有些原因不明。

【诊断】

在颅脑横切第二平面，即头围平面，测量侧脑室宽度到达或超过10mm（图6-2-1，图6-2-2）。有作者认为10～15mm为轻度脑室扩张，也有人定标准为10～12mm。正常中孕中期脉络丛几乎占满了侧脑室体部，声像图上脉络丛的宽度与侧脑室宽度基本相等。若发现脉络丛与脑室壁之间存有3～4mm的距离(图6-2-3)，即使脑室的测量仍未达到10mm，也应引起注意。脑室扩张可以双侧，也可以单侧。近探头侧由于受到近

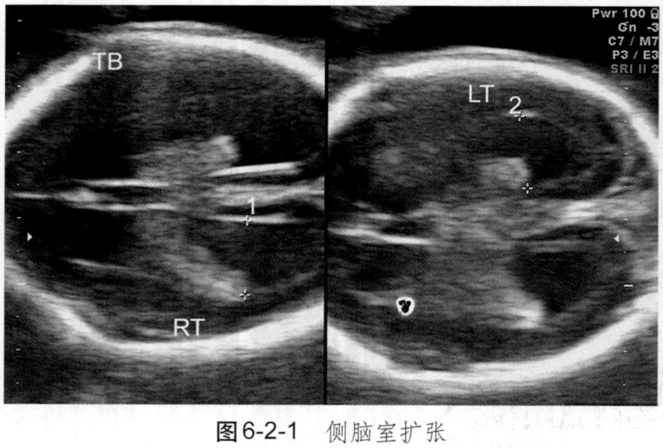

图6-2-1 侧脑室扩张

妊娠20⁺周，双侧侧脑室宽度均＞10mm（测量键）（LT：左侧，RT：右侧）

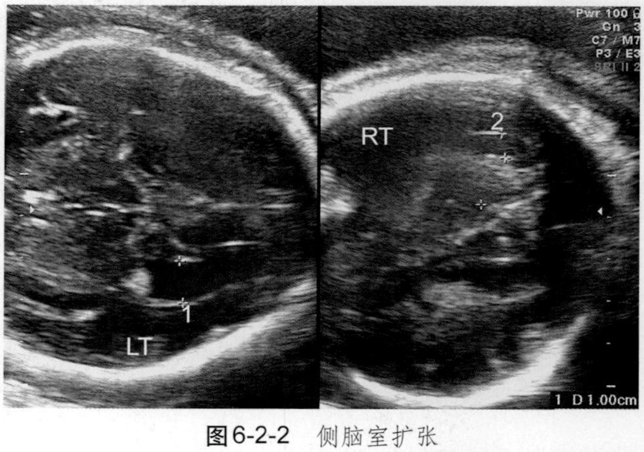

图6-2-2 侧脑室扩张

妊娠30⁺周，左侧脑室10mm（测量键1），右侧脑室正常（测量键2）

场混响的影响，侧脑室结构不易观察，需要移动探头使脑中线倾斜，枕部抬高，声束通过人字缝才能显示近场的侧脑室体部及后角。

由于脑脊液循环不停，脑室扩张的径线也会有所变化；有些轻度脑室扩张病例在随访过程中可能加重或消退；有些病例除了侧脑室表现为不同程度的扩张，还能见到第三及第四脑室扩张，或颅内结构畸形及其他部位的畸形（图6-2-4，图6-2-5）。

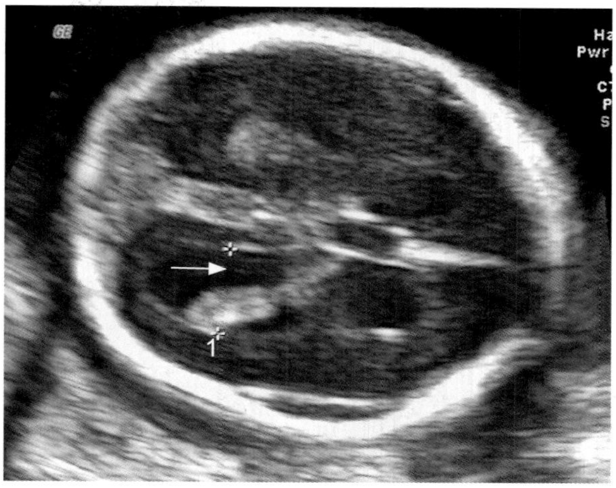

图6-2-3 侧脑室扩张
妊娠20⁺周，左侧脑室10.4mm（测量键），脉络丛与脑室壁之间距离增宽（箭头所示）

【鉴别诊断】

脑室扩张一般不难发现。但有时需要与脑室内的囊性结构相鉴别，如充满局部脑室的脉络丛囊肿或室管膜下囊肿（图6-2-6）。部分骨骼系统畸形胎儿头颅钙化差，大脑皮层显示极度透亮，呈“无回声”状，可能会误以为扩张的侧脑室。

【预后】

脑室扩张的预后视原因而定，请参见各种合并脑室扩张畸形的章节。单纯轻度脑室扩张较难估计预后，虽然相当一部分病例随访结果正常，但也有一些病例合并染色体异常、遗传综合征、颅内感染、产前未能诊断的中枢神经系统异常或其他部位的异常等，围生期死亡、产后生长发育迟缓的发生率也较普通人群为高。有统计在476例单纯脑室轻度扩张病例中，98例存在各种程度的不良结局。

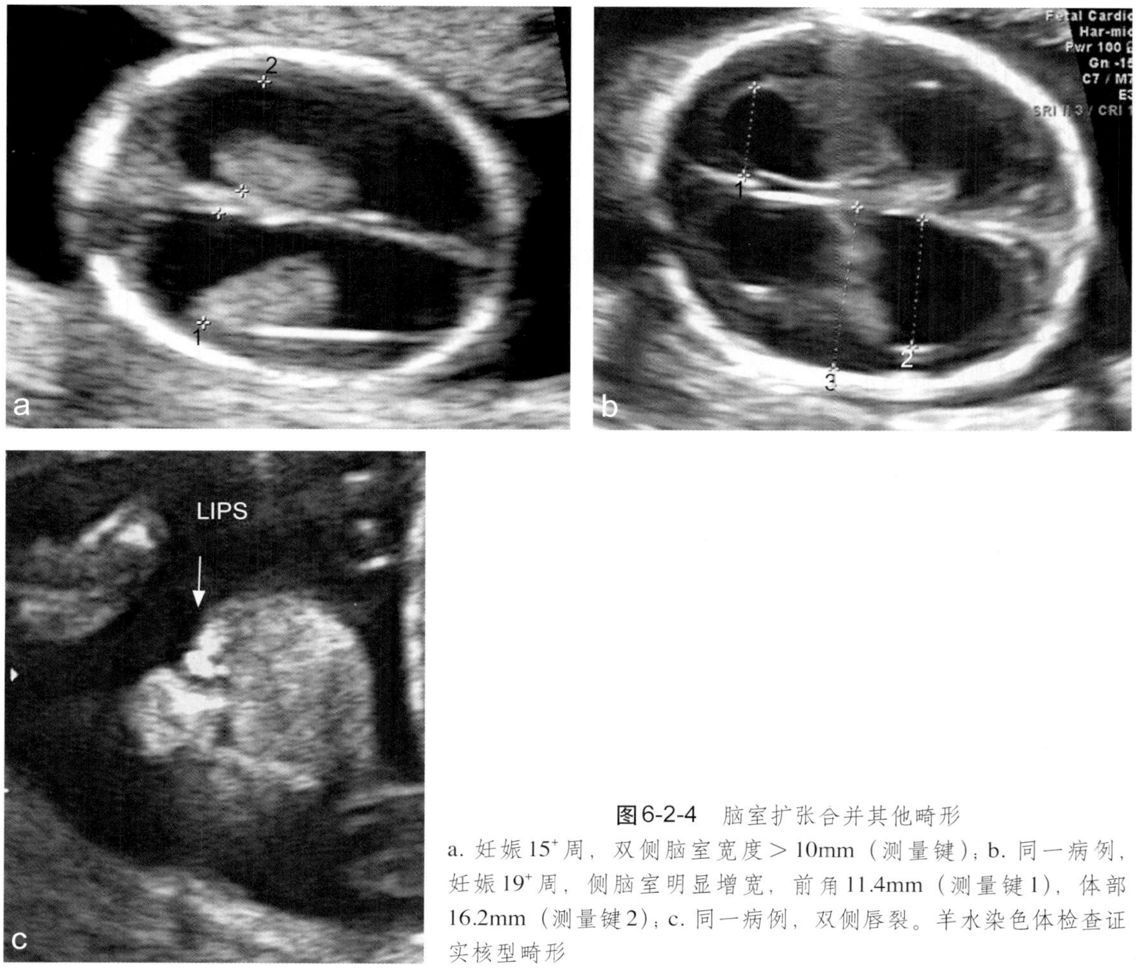

图6-2-4 脑室扩张合并其他畸形
a. 妊娠15^+周，双侧脑室宽度＞10mm（测量键）；b. 同一病例，妊娠19^+周，侧脑室明显增宽，前角11.4mm（测量键1），体部16.2mm（测量键2）；c. 同一病例，双侧唇裂。羊水染色体检查证实核型畸形

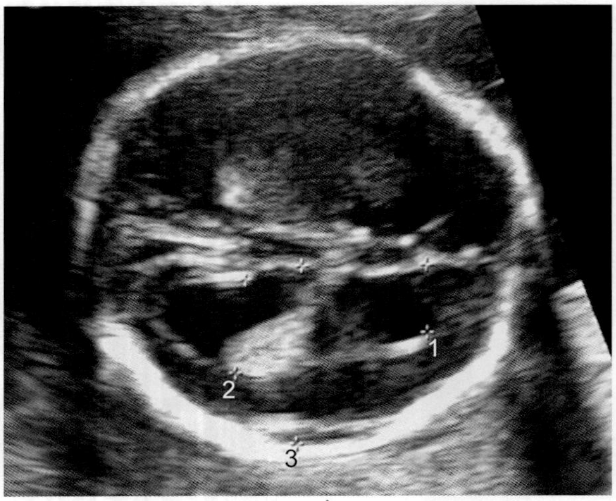

图6-2-5 脑室扩张合并其他畸形

妊娠19⁺周，侧脑室体部扩张，为10.5mm（测量键2）。染色体检查证实为21-三体综合征

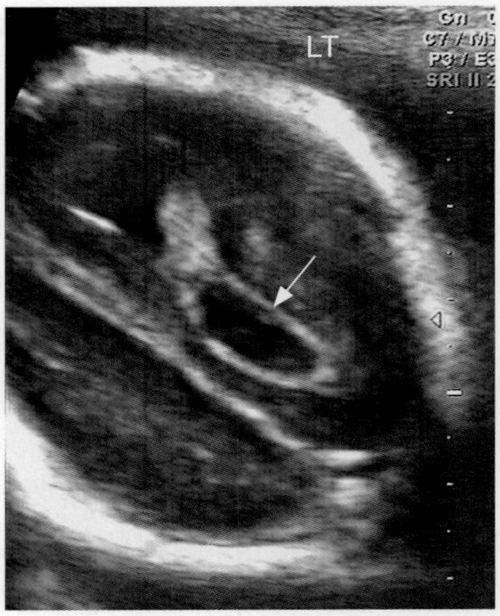

图6-2-6 脉络丛囊肿

妊娠21⁺周，左侧脑室前角内见较大脉络丛囊肿（箭头所示）

经验发现，男性胎儿的侧脑室略大于女性胎儿，因此男性胎儿脑室轻度扩张较女性为多，预后良好的也相对较多。另外，一过性单侧轻度脑室扩张的预后也相对较好。

产前发现脑室扩张，应仔细观察其他部位有无异常，磁共振可能对发现潜在的脑部异常有帮助。并进行染色体检查，必要时除外宫内感染。合并染色体异常或其他部位畸形者有生机儿前可终止妊娠。继续妊娠者应超声定期随访脑室情况，有时在随访过程中可能会观察到其他异常，或脑室扩张加重。妊娠随访过程中若脑室扩张消退，正常结局的机会较高。

一般情况下单纯轻度脑室扩张除了建议检查胎儿染色体，不需要改变产科处理方案。

第三节 脑 积 水

脑积水（hydrocephalus）是一个广义的名词而不是一种疾病的诊断。任何原因引起的脑脊液循环受阻，积聚于脑室腔内，导致脑室明显扩张者都可称为脑积水。与“脑室扩张”（ventriculomegaly）不同的是，脑积水往往存在梗阻或脑部器质性病变，而“脑室扩张”包含了各种程度的脑室扩张，可以器质性也可以功能性，尤其用于那些不明原因的轻度脑室扩张。

很多原因可以引起脑积水，最常见的是中脑导水管狭窄以及蛛网膜下腔回流受阻所致的交通性脑积水。其他常见的还有脊柱裂、脑膨出、全前脑、Dandy-Walker异常、胼胝体缺失、脑裂畸形、孔洞脑、颅内出血、颅内感染、颅内肿瘤、脑血管畸形等。由于很多脑积水都有特殊的病因和病理（如全前脑、神经管缺陷等），后面章节将予以分别介绍。在此仅描述典型的脑积水——中脑导水管狭窄及交通性脑积水。

中脑导水管狭窄（aqueductal stenosis）是指连接第三、四脑室之间的导水管狭窄，造成梗阻型性脑积水，占先天性脑积水的43%。交通性脑积水（communicating hydrocephalus）是指脑室外的脑脊液循环受阻引起的脑室系统及蛛网膜下腔扩张，占先天性脑积水的38%。而先天性脑积水的发生率为0.3‰～1.5‰活产。

【病因及病理】

多种原因可引起中脑导水管狭窄：

1. 遗传性　包括X性连锁遗传和常染色体隐性遗传、染色体异常。研究发现X性连锁遗传性脑积水占所有病例的5%。

2. 获得性　如继发于宫内感染、脑室内出血和附近肿块的压迫等。

3. 原因不明　大多数交通性脑积水者的病因不明，有报道常合并有上矢状窦消失、蛛网膜下腔出血、蛛网膜颗粒缺失、脉络丛乳头状瘤。也有人认为交通性脑积水可导致中脑导水管受阻。感染所致的脑积水有巨细胞病毒、弓形虫、梅毒及流感病毒等引起。

病理上，中脑导水管狭窄是形态结构上的畸形，有分叉、狭窄、横隔等，管壁不规则，引流不通畅，引起了不同程度的狭窄，脑脊液无法顺利通过中脑导水管进入第四脑室，造成梗阻上方的脑室系统即第三脑室和双侧脑室扩张。继发性狭窄是因为炎性渗出物、血块等阻塞中脑导水管或附近肿块压迫导水管的结果。

交通性脑积水则由于脑室以外的脑脊液回流受阻或脑脊液重吸收障碍，导致蛛网膜下腔及脑室系统扩张。然而，病理发现有时蛛网膜下腔扩张并不很明显，仅见脑室系统扩张。事实上，很多交通性脑积水病人也仅表现出脑室扩张而没有蛛网膜下腔扩张及第四脑室扩张。原因可能是颅内压增高最终导致中脑导水管梗阻而继发脑室扩张、白质水肿，这样反而减轻了第四脑室及蛛网膜下腔的扩张。

由此看来，中脑导水管狭窄及交通性脑积水在病理上虽有其不同，但又有互相联系，很难将它们完全分开。

【诊断】

典型的中脑导水管狭窄声像图见双侧脑室扩张及第三脑室扩张，扩张程度往往较严重，且呈进行性加重。早期可表现为轻度扩张，脑室宽度的测量见前所述（见图6-1-5，图6-2-1）。凡侧脑室宽度到达或超过10mm，都应密切随访，观察脑室大小，有无进行性加重。观察脉络丛与脑室之间的关系也有助于识别，正常脉络丛呈强回声且宽度几乎占据整个侧脑室体部。脑积水时可见脉络丛与脑室壁之间有较宽间隙，脑室内充满了脑脊液。双侧脑室的扩张程度可以对称也可不对称。严重的脑积水胎儿其侧脑室极度扩张，脉络丛悬挂于扩张的脑室中。大脑皮层受压变薄、脑中线漂浮，头围增大。第三脑室也随着侧脑室的扩张而相应扩张，最早观察到扩张的第三脑室位于丘脑下方，严重者双丘脑间的第三脑室部分也扩张（图6-3-1～图6-3-3）。

理论上讲，交通性脑积水除了显示侧脑室及第三脑室扩张外，还应见到第四脑室及蛛网膜下腔扩张。然而不幸的是在临床实际工作中，较难见到如此典型的声像图表现。第四脑室的扩张往往不很明显，造成临床上难以鉴别是中脑导水管狭窄还是交通性脑积水。声像图上有时第四脑室略显扩张改变，有时见顶部中线处的蛛网膜下腔扩张，有时两大脑半球间裂隙变得显而易见，但这些均非特异性表现（图6-3-4）。上面谈到交通性脑积水还可能会引起中脑导水管狭窄，这样两者的鉴别就更为困难了。

有报道最早超声发现脑室扩张在妊娠14周前，但多数脑积水病例仍需到16周后才出现典型异常声像图表现；有些病例中孕期超声脑室显示正常，而晚孕期则已表现出严重积水。

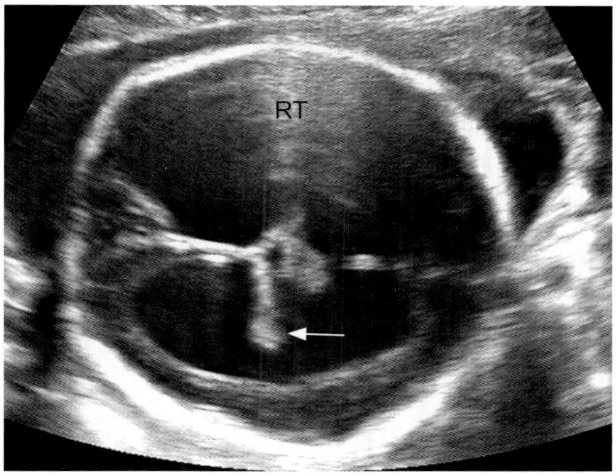

图6-3-1 脑积水

妊娠27^+周，双侧脑室明显扩张，且不对称，并见脉络丛悬挂（箭头）

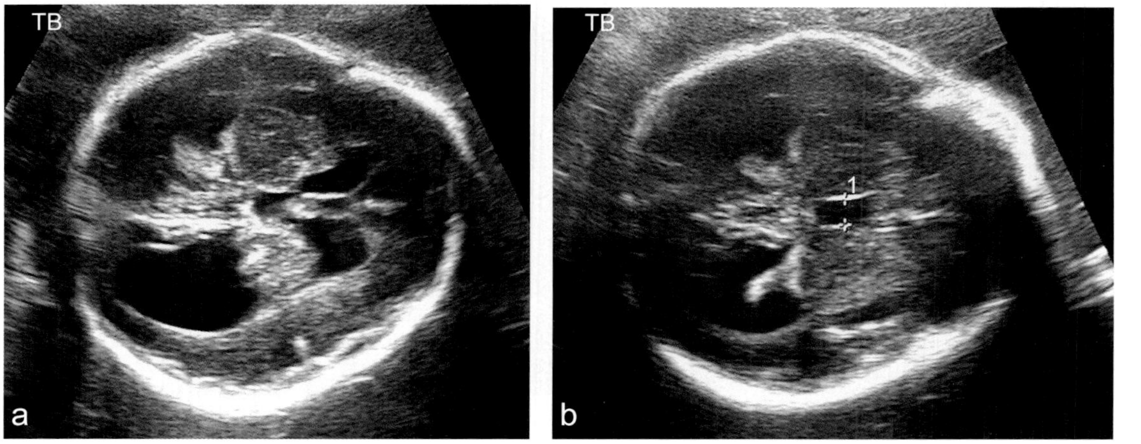

图6-3-2 脑积水

a. 妊娠31^+周，双侧脑室明显扩张；b. 第三脑室也扩张（测量键）

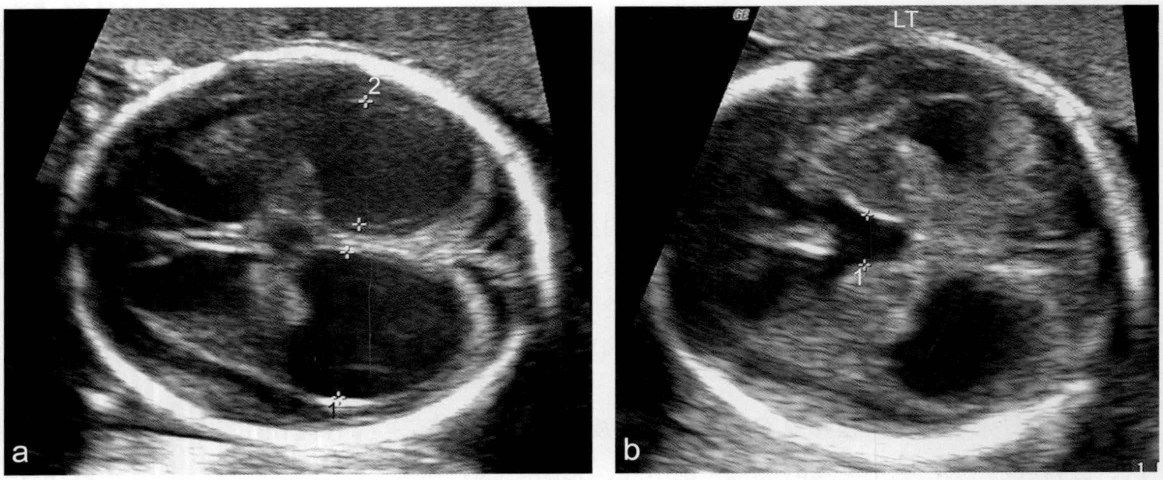

图6-3-3　脑积水

a. 妊娠21⁺周，双侧脑室明显扩张，左17.9mm（测量键2），右21.3mm（测量键1）；b. 同一病例，第三脑室扩张7mm（测量键）

【鉴别诊断】

除了中脑导水管狭窄与交通性脑积水二者间的鉴别外，还有许多会引起脑室扩张的疾病（表6-3-1）需要与这两种情况相鉴别。有些疾病在下面的章节会作进一步的介绍，如脊柱裂、全前脑、水脑、Dandy-Walker异常、脑膨出、胼胝体缺失等。

颅内感染（intracranial infection）或颅内出血（intracranial hemorrhage）时，由于炎性渗出物、坏死细胞、组织、血块等阻塞了中脑导水管，可引起第三脑室及侧脑室的扩张。若阻塞在室间孔，可引起双侧脑室不对称性扩张或仅一侧侧脑室扩张，其扩张程度也各不相同。此外脑室内还能见到不规则团块状、片状结构回声，为血块或坏死组织等（图6-3-5）。

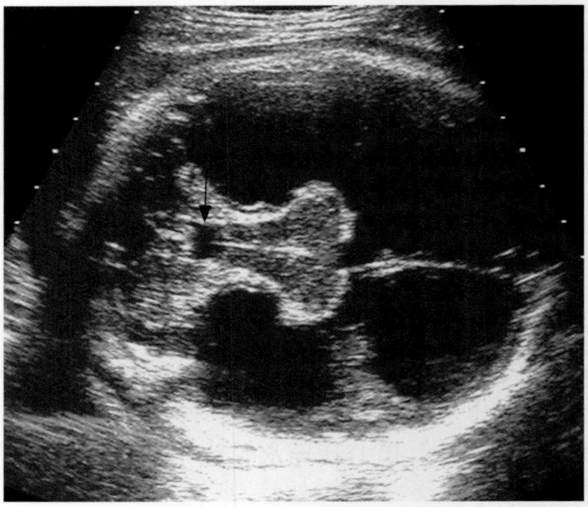

图6-3-4　交通性脑积水

妊娠35⁺周，侧脑室严重扩张，第四脑室也扩张（箭头所示）

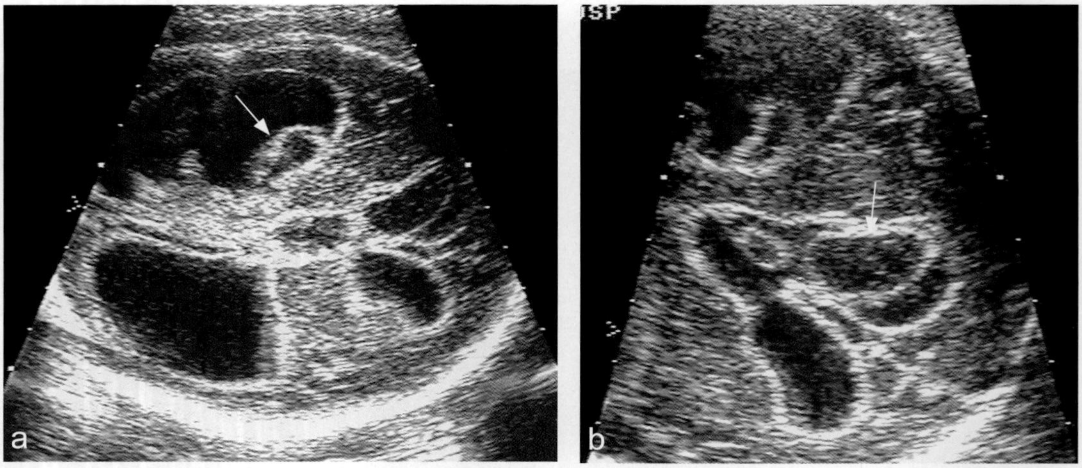

图6-3-5　脑室内出血

a. 妊娠34⁺周，双侧脑室明显扩张，一侧脑室内见不规则强回声占位病灶（箭头所示），为血块回声；b. 前角及第三脑室也扩张，也见内部占位病灶（箭头）

有些多发性畸形及遗传综合征胎儿也可合并脑室扩张甚至严重脑积水。这些病例或是因脑脊液回流不畅，或根本不存在脑脊液回流受阻，而是由于大脑皮层发育不良造成了相对性脑室扩张。同时还往往能见到其他部位的异常，如心脏畸形、胃肠道、泌尿系统、骨骼系统等多发畸形，发现约有37%的脑积水病例合并颅内其他部位畸形，63%合并颅外畸形。然而21-三体综合征有时可仅表现为轻度脑室扩张（图6-3-6）。

【预后】

严重脑积水一部分胎儿死于宫内，一部分死于新生儿早期。产后若及时治疗，引流脑脊液，死亡率在11%～30%之间，大部分婴幼儿智力发育也正常（IQ＞70）。然而X性链锁遗传性脑积水与颅内感染预后较差，往往合并严重神经系统缺陷。

有生机儿前诊断严重脑积水，应建议终止妊娠。非严重脑积水，应仔细检查其他部位有无畸形，同时也应检查胎儿染色体和（或）除外宫内感染。对继续妊娠者，超声定期随访脑室扩张情况，有无进行性加重。也有人尝试采用宫内脑室-羊膜腔引流术，但尚未被普遍推广。如果没有巨头，也无其他产科指征，分娩途径仍应首先考虑阴道分娩。巨头又合并其他畸形者生存率较低，故也应避免剖宫产而选择头颅穿刺。

X性链锁遗传性脑积水复发率为25%，脑积水总的复发率为4%左右。

表6-3-1 脑室扩张的常见原因

脑脊液回流受阻：	原发性	中脑导水管狭窄	
		交通性脑积水	
		骨骼系统畸形：	致死性侏儒
			软骨发育不良
	继发性	颅内感染	
		颅内出血	
		颅内肿块压迫：	颅内肿瘤
			蛛网膜囊肿
			脑实质血肿
其他中枢神经系统异常：	脑结构	Dandy-Walker异常	
		全前脑	
		胼胝体缺失	
		无脑回畸形	
	神经管	脊柱裂	
		脑膨出	
	颅内血管	盖伦静脉瘤	
多发畸形综合征：	染色体三体综合征（21-三体综合征、18-三体综合征、13-三体综合征）		
	Meckel-Gruber综合征		
	Walker-Warburg综合征		
	Apert综合征		
	Smith-Lemli-Opitz综合征		
	鼻睑指综合征		
	Robert's综合征		
	华法林综合征		

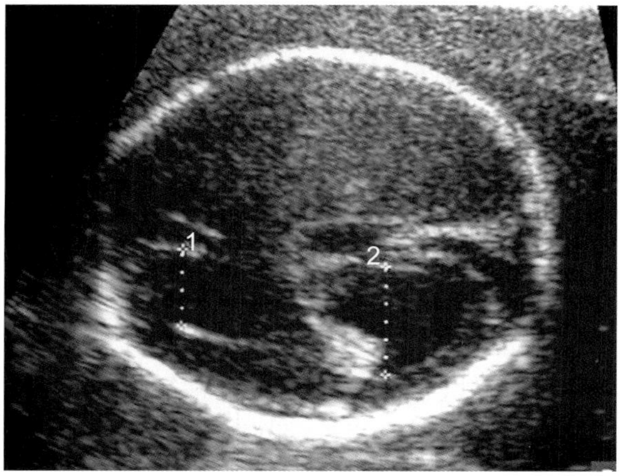

图6-3-6 脑室扩张合并其他畸形

妊娠19⁺周，侧脑室扩张12.8mm，染色体检查证实为21-三体综合征

第四节 脊 柱 裂

脊柱裂（spina bifida）属开放性神经管缺陷，是指脊椎中线缺损，导致椎管敞开，脊髓或神经暴露。绝大部分的脊柱裂位于背侧部，偶尔位于腹侧部，即椎体裂。

脊柱裂也是中枢神经系统异常中最常见的一种，发生率约为1∶1000，不同地区、人种、民族差异很大。

【病因及病理】

开放性神经管缺陷的发生机制不很清楚，可能与多因子遗传有关，也可能与染色体畸变有关。环境因素如某些药物、射线、致畸因子均可能引起此病。有报道神经管缺陷的胚胎有3/4或是自然流产或是胎死宫内，另一方面，自然流产的神经管缺陷胚胎中染色体异常发生率很高，有18-三体、三倍体、特纳综合征等。

早在胚胎18天时神经板就已形成，覆盖在脊索上方的外胚层处。21天左右在中间出现凹陷称神经沟，23天神经沟从中段开始关闭，27～28天完全关闭，形成一条中空的管道。上端较膨大，以后形成脑。若此过程中受到某些因素的作用或干扰，影响神经管闭合，神经组织即暴露于体表，并累及覆盖于表面的组织如脊膜、肌肉和皮肤。

根据脊柱裂的部位、有无皮肤覆盖、开放的严重程度，在病理上有不同的分类。大部分脊柱裂均为开放性（80%～85%），小部分为“隐性”脊柱裂。所谓“隐性”是指椎骨有缺损、有“裂”，但表面有脊膜、皮肤及皮下组织覆盖。几乎所有的隐性脊柱裂都发生在腰5或骶1，50%的病例该处皮肤长有毛丛。这些患者多无症状，或常主诉背痛、下肢无力等，往往在作X线检查其他疾病时偶然发现。在此仅介绍开放性脊柱裂。

从颈椎至骶尾椎都可发生脊柱裂，然而80%～90%的脊柱裂发生于腰椎或腰骶椎，单纯骶椎或颈椎其次，累及胸腰椎、胸椎或颈胸椎极少。

脊柱裂的严重程度也有不同。宽大的脊柱裂造成脊髓脊膜膨出，后者呈一囊性包块，内含脊髓。胸腰椎、腰椎和腰骶椎的脊柱裂多为脊髓脊膜膨出（myelomeningocele）。脊膜膨出（meningocele）是指囊性包块内含有神经但不含脊髓，约占脊柱裂的5%，通常发生于骶尾椎。

约80%～90%的开放性脊柱裂都有Arnold-Chiari Ⅱ型异常。Arnold-Chiari Ⅱ型异常是指脊柱裂胎儿同时伴有头部异常，包括小脑蚓部疝入枕骨大孔、第四脑室、小脑幕和延髓移位、颅后窝池消失。这些改变导致脑脊液不能顺利回流至头部的蛛网膜下腔，出现继发性脑室扩张。极少部分脑室尚正常者，很可能为小型单纯脊膜膨出。另外，胎头形态也有改变，呈“柠檬”状，即双额骨内陷。出现“柠檬头”的机制可能是脊柱开放后压力减低，传至胎儿头部。胎头具一定可塑性，与其他颅骨相比，额骨尤其敏感，压力的改变引起“内陷”。晚期妊娠（34周后）“柠檬头”征象逐渐消失，可能此时的颅骨已钙化至足够硬度，不再易受压力改变的影响。

脑脊液的渗漏常造成羊水过多。

【诊断】

超声诊断脊柱裂有很高的敏感性和特异性。脊柱裂有三大声像图特征：开放性椎骨缺损、软组织异常及相应的头部改变。

在纵切、横切、冠状切面都能观察到椎骨缺损。声像图上表现为旁矢状切背侧椎弓的骨化中心断裂、缺失（图6-4-4a），有时可显示脊柱异常弯曲，多见后凸，也可有侧突，失去正常生理弧度（图6-4-1a，图6-4-2a）。在横切面上，关闭型骨化中心三角形变成开放型表现，背侧的椎弓骨化中心向两侧分开，呈“U”形或“V”形，这是诊断脊柱裂最重要的声像图表现（图6-4-2b，图6-4-3，图6-4-4b）。冠状切面两条平行的椎弓骨化中心在裂开处异常增宽、梭形膨大（图6-4-2b、d）。

椎骨缺损的同时，表面的软组织也有缺损。若完全缺损，皮肤延续线回声中断，椎管敞开（图6-4-2），多数病例有脊髓脊膜膨出或脊膜膨出。缺损处见囊性包块，表面仅覆以一层壁薄的膜，无皮肤及皮下组织。若包块内见到不规则中低回声结构，为突出的脊髓，此即为脊髓脊膜膨出（图6-4-4b）。若包块内显示为无回声，多为脊膜膨出（图6-4-3，图6-4-5a）。少数病例脊膜膨出囊肿极小，必须在正中矢状切平面才能被观察到，产前超声可能漏诊。无脊膜膨出的开放性脊柱裂则仅见皮肤连续线中断（图6-4-6a），此种无骶尾部包块膨出的脊柱裂产前超声极易漏诊。

Arnold-Chiari Ⅱ型异常：横切胎头时，无论在哪个平面上，声像图都能显示双侧额部向内凹陷、双侧颞骨略显平行的所谓“柠檬头”（图6-4-1b，图6-4-4c，图6-4-6b）。面部的冠状切见明显的“尖头”（图6-4-1c）。有报道超声显示“柠檬头”征象比显示脊柱裂还要早。晚期妊娠时，“柠檬头”征象开始渐渐不明显最终消失。脑室扩张也很常见，约75%的脊柱裂胎儿伴脑积水（图6-4-1b，图6-4-4d，图6-4-6b），而脑积水胎儿中三分之一为脊柱裂。中孕期往往表现为轻度脑积水，有些在晚孕期出现脑积水加重。颅后窝内结构改变是脊柱裂的另一重要特征。由于小脑蚓部疝入枕骨大孔，整个小脑也随之下移，紧贴颅后窝底，呈“香蕉小脑”。此时，小脑横径小于正常，颅后窝池也因小脑的下陷而消失（图6-4-4e，图6-4-6c）。然而，这些头颅及颅内改变在极少数病例可以表现不明显（图6-4-5）。

除上述表现外，有些脊柱裂胎儿还合并足畸形，如马蹄内翻足（图6-4-1d）。其原因可能是脊柱裂时下肢的外周神经受损，肌肉发育运动障碍。因此，有些胎儿实时超声检查时显示无下肢运动。羊水过多也很常见。

也有一些早期诊断脊柱裂的报道，但多数均在妊娠16周后才获得检出。凡被早期诊断的脊柱裂，往往都能发现“柠檬头”。甚至是早孕期先出现“柠檬头”，以后超声才发现脊柱裂。最新的研究发现，合并Arnold-Chiari Ⅱ型脊柱裂的胎儿在11周～13周6天超声时，胎头正中矢状切面上，颅后窝结构显示异常，中脑及脑干后移下移，第四脑室及颅后窝受压，声像图上第四脑室（颅内透明层，intracranial translucency，IT）变窄或消失（图6-4-7a，见图15-1-25），此时可能超声还无法观察到脊柱裂。11周～13周6天正常IT厚度为1.5～2.5mm（见第十五章第一节）。遇到这样的情况，中孕期超声一定要仔细检查脊柱及颅内结构。

脊柱裂胎儿母血及羊水中的甲胎蛋白（AFP）都明显高于正常。

【鉴别诊断】

最多见的易与脊柱裂相混淆的是骶尾部畸胎瘤。骶尾部畸胎瘤的根部往往在会阴部，肿瘤向臀部下

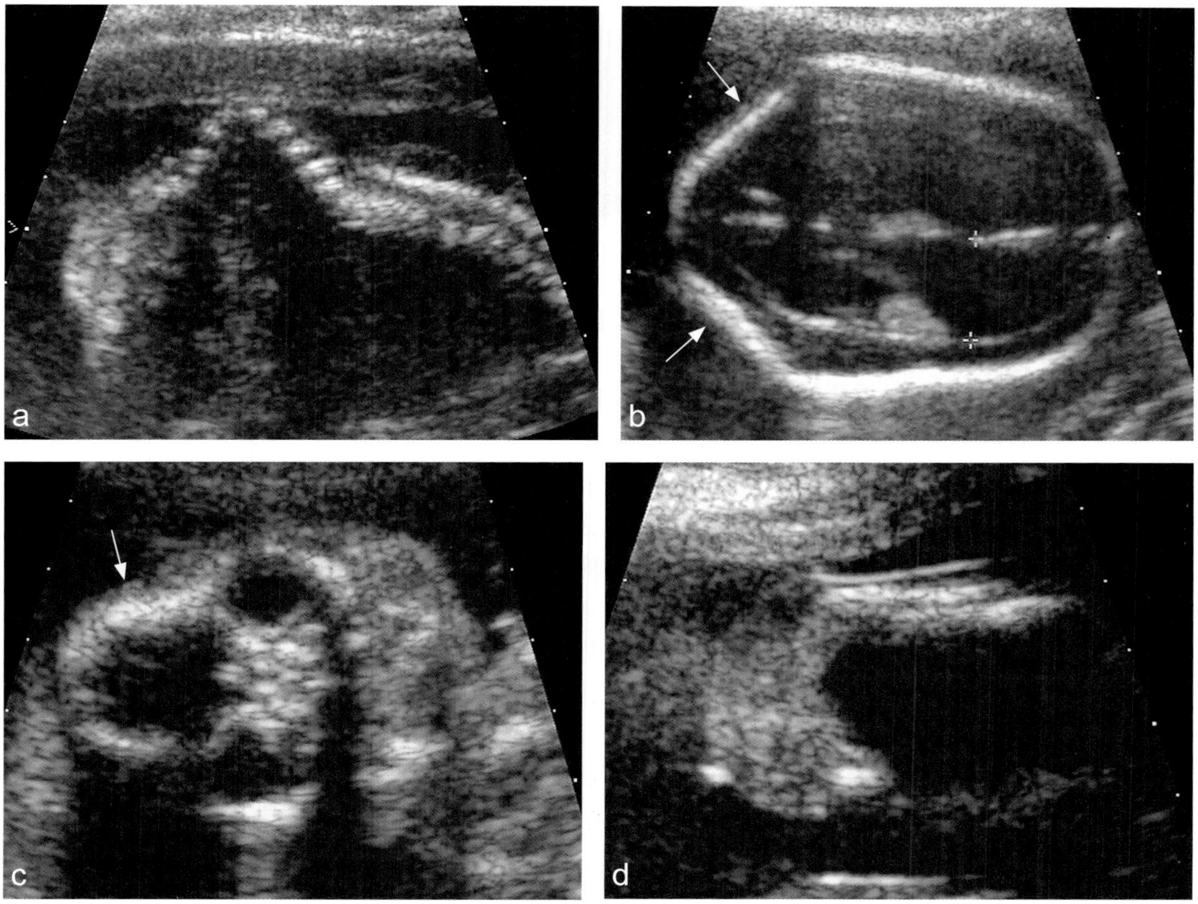

图6-4-1 Arnold-Chiari Ⅱ型

a. 妊娠21⁺周，脊柱矢状切面显示胸椎下段及腰椎严重后突，椎体椎弓排列失常，表面无皮肤覆盖；b. 同一病例，胎头横切面，见头颅双侧额部向内凹陷（箭头所示）、双侧颞骨略显平行，呈“柠檬”状，同时可见侧脑室扩张（测量键）；c. 同一病例，面部冠状切面上见“尖头”（箭头）；d. 同一病例，脚踝马蹄内翻

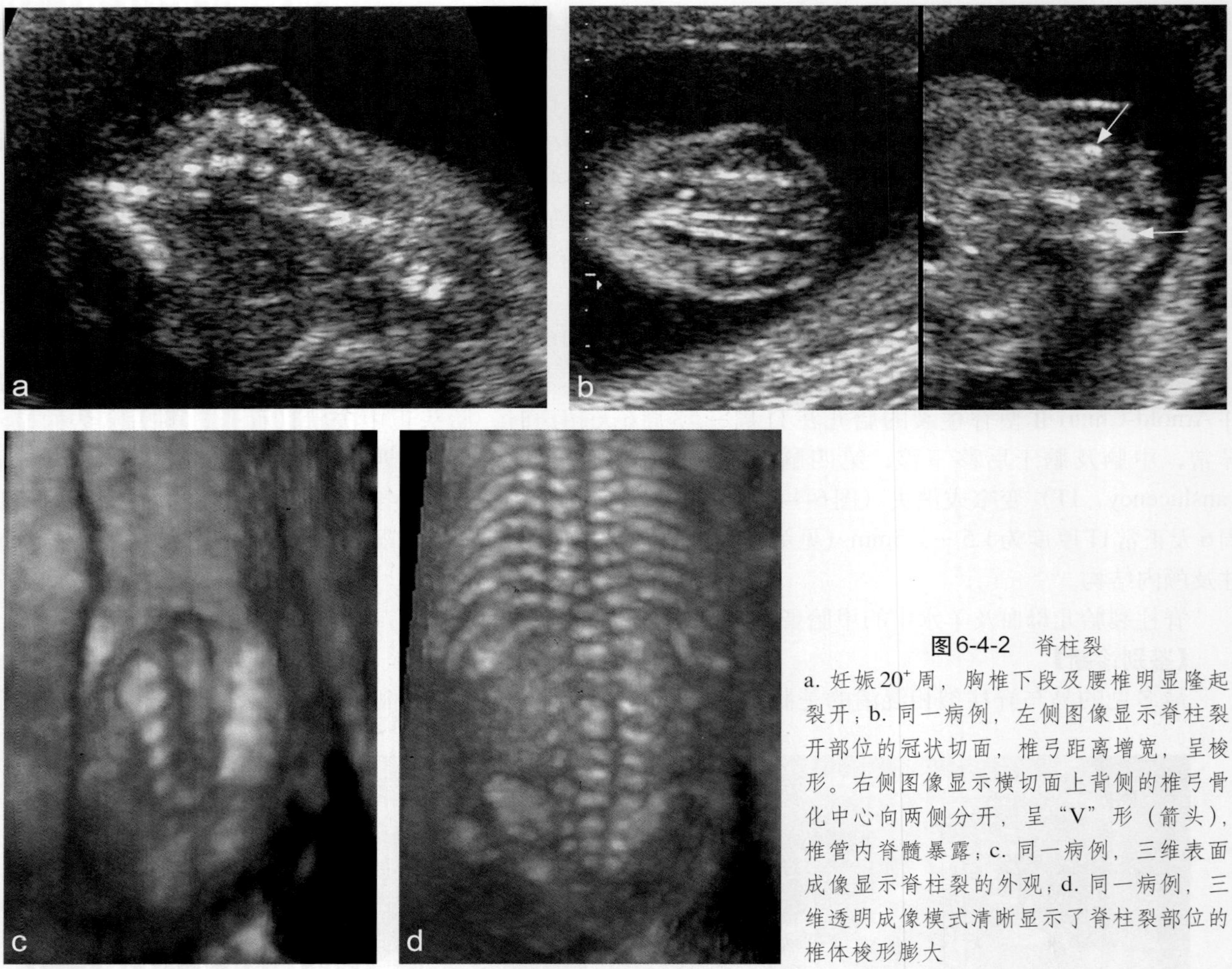

图6-4-2 脊柱裂

a. 妊娠20⁺周，胸椎下段及腰椎明显隆起裂开；b. 同一病例，左侧图像显示脊柱裂开部位的冠状切面，椎弓距离增宽，呈梭形。右侧图像显示横切面上背侧的椎弓骨化中心向两侧分开，呈“V”形（箭头），椎管内脊髓暴露；c. 同一病例，三维表面成像显示脊柱裂的外观；d. 同一病例，三维透明成像模式清晰显示了脊柱裂部位的椎体梭形膨大

方生长而不是向背部生长，且大多为混合性或实质性肿块。单纯囊性的仅占少数。肿瘤表面常有皮肤覆盖，声像图显示其囊壁较厚。脊椎骨显示正常（见第十四章第二节）。

脊柱异常弯曲除了发生在脊柱裂，也可发生在体蒂异常、羊膜束带综合征，骨骼系统畸形如半椎骨等。前两者常合并多发性畸形，如腹壁缺损、脐带极短或无脐带、胎体固定不动等，但不会显示脊椎开放和脊椎缺损（见第十章第四节和第十四章第三节）。半椎骨是因某个或某几个椎骨一侧椎弓缺失或发育不良，导致脊柱侧凸。单纯半椎骨的患处应被皮肤完整覆盖（见第十三章第四节）。

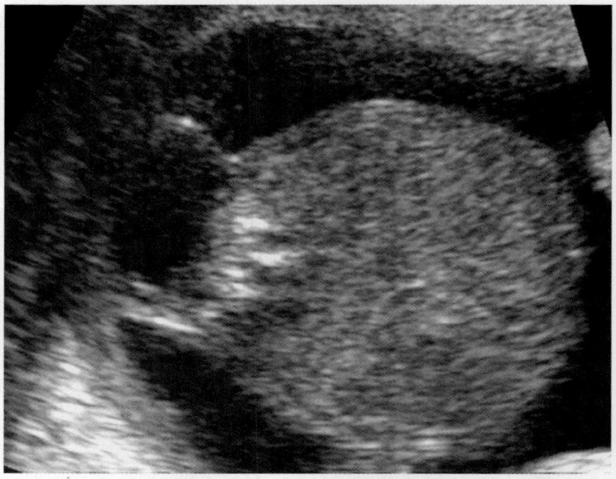

图6-4-3 脊膜膨出

妊娠19⁺周，脊柱裂横切面，椎弓呈“V”形裂开，并见一囊肿样结构膨出

另外需要与之鉴别的还有闭合性脊柱裂（closed spina bifida），如脊髓末端中央管囊性膨出（myelocystocele）或脊柱脂肪瘤（spina lipoma），属于少见的脊柱异常。这些病变的声像图酷似脊膜膨出，是因为超声不易判断患处表面覆盖的是单纯脊膜或皮肤及脊膜。由于预后相对较好，因此，作出鉴别诊断显得很重要。鉴别要点是：两者的病变部位往往在腰骶椎，囊壁相对较厚（包括皮肤、皮下组织，蛛网膜及脊髓）（图6-4-8，图6-4-9），无开放性脊柱裂相应的头部改变（柠檬头、香蕉小脑、脑室扩张），母血或羊水AFP也正常。单纯隐性脊柱裂产前超声难以诊断。

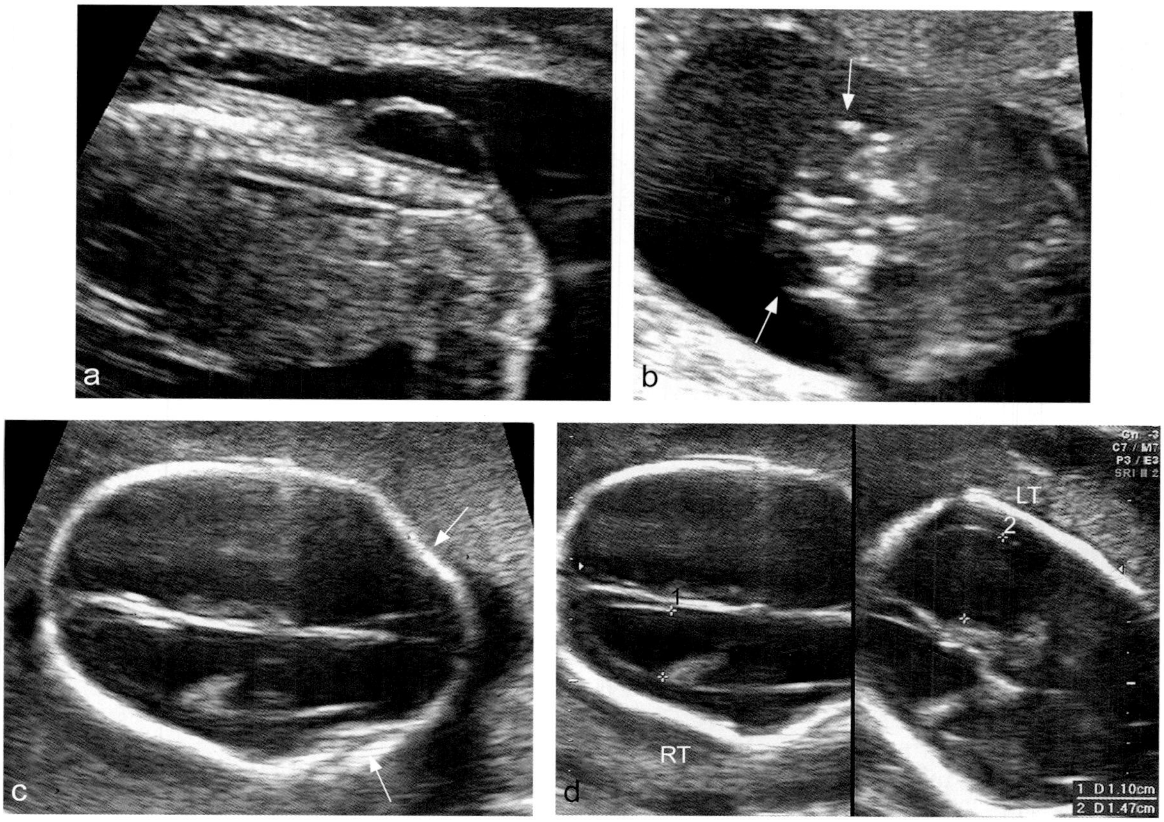

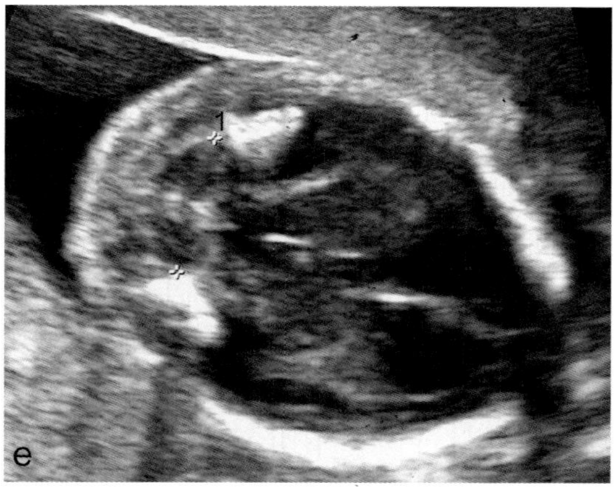

图6-4-4 Arnold-Chiari Ⅱ型

a. 妊娠19⁺周，脊柱矢状切面上见腰骶椎脊柱裂及囊性包块膨出；b. 同一病例，横切面上见脊柱裂膨出的包块为脊髓脊膜膨出（箭头）；c. 同一病例，胎头呈“柠檬”状（箭头示双侧额骨凹陷）；d. 同一病例，双侧脑室扩张（测量键）；e. 同一病例，小脑平面显示小脑呈“香蕉”样（测量键），陷入颅底部，颅后窝池消失

有时位于胎儿背部的脐带回声，也可被误认为是脊膜膨出。鉴别时仔细观察能发现脐带呈长条形回声，该处皮肤完整，应用彩超检查应能显示脐带血流信号故更易鉴别（图6-4-10）。

【预后】

预后涉及死亡率、残废、低能和菱脑功能障碍。

脊柱裂是一种严重的先天性畸形，死产率约为25%，大部分活产婴儿也会相继在数月后去世。新生儿期进行手术治疗的病例中能活至7岁的不到半数。近10多年来，手术方法改进后10年生存率可达80%。研究证实预后与脊柱裂的发生平面有关，颈椎胸椎裂者几乎都不能生存。反之，部位越低生存率越高。生存者中仅23%能正常行走，其余的能行走者也必须依靠拐杖等支助工具，患儿大小便失禁也非常多见（约占83%）。

Arnold-Chiari异常患儿的智商较低。反之，无脑积水者情况就好得多，有作者统计无脑积水患者平均智商为104，脑积水手术放置引流管无并发症者智商为91，放引流管后仍有并发症者的智商仅为70。

菱脑功能障碍是指颅底部和颈部疼痛、眼球震颤、上肢无力、肌张力减退和强直痉挛。据估计，约

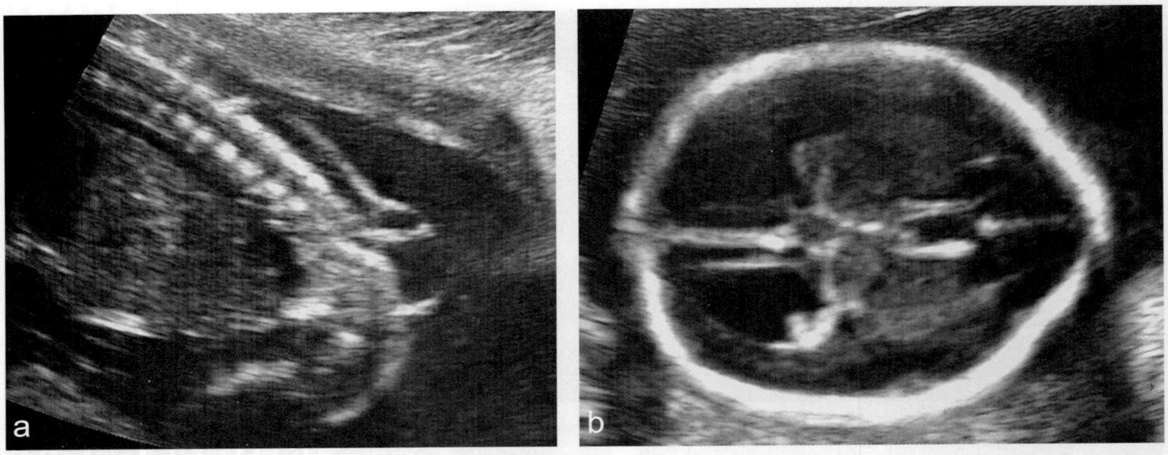

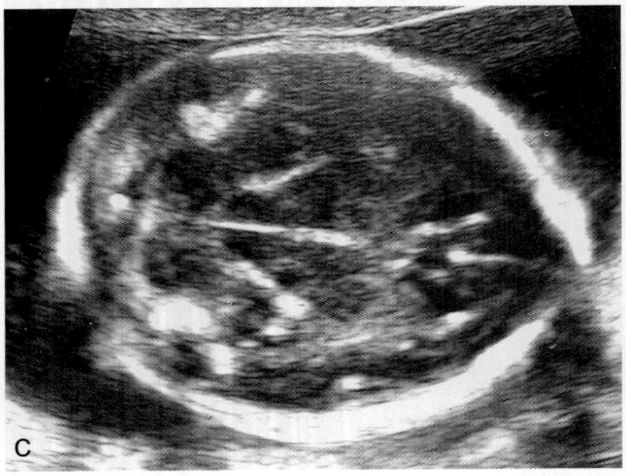

图6-4-5 脊柱裂

a. 妊娠20⁺周，骶尾部脊柱裂伴脊膜膨出；b. 同一病例，头围平面上前额略尖，但“柠檬头”表现不典型，脑室宽度也在正常范围；c. 同一病例，小脑形态尚正常，颅后窝池未完全消失

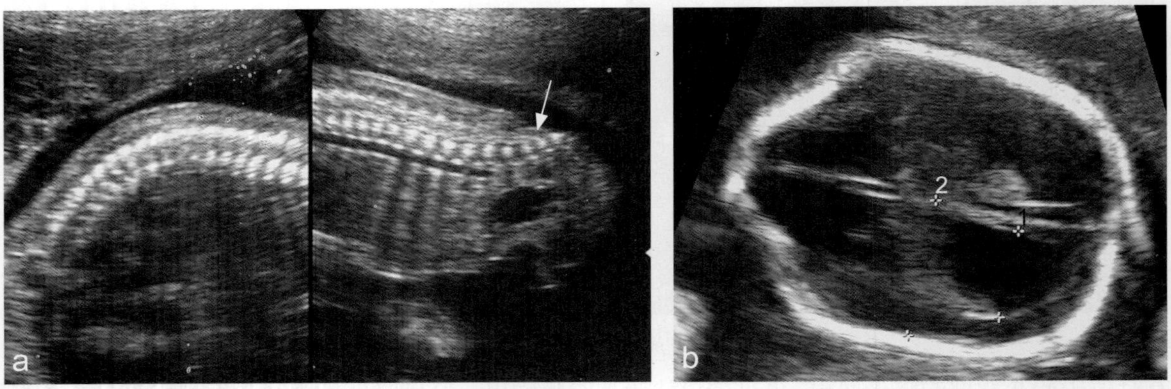

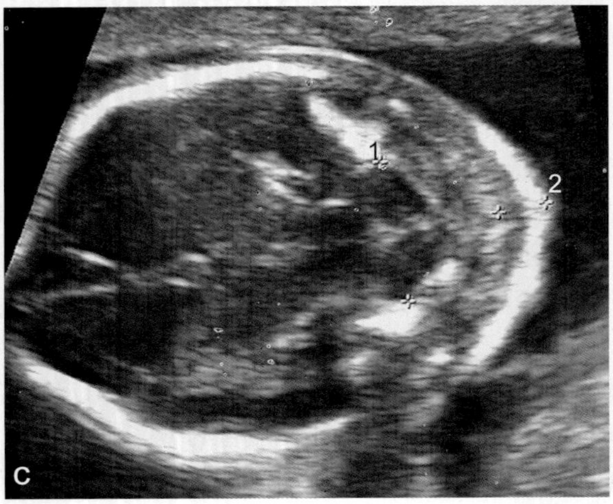

图6-4-6 Arnold-Chiari Ⅱ型

a. 妊娠20⁺周，脊柱矢状切面，脊柱生理性弧度正常，椎体排列整齐，仅发现骶尾部表面无皮肤覆盖（箭头）b. 同一病例，典型的“柠檬头”与脑室扩张（测量键1）；c. 同一病例，典型的“香蕉小脑”（测量键1）伴颅后窝池消失

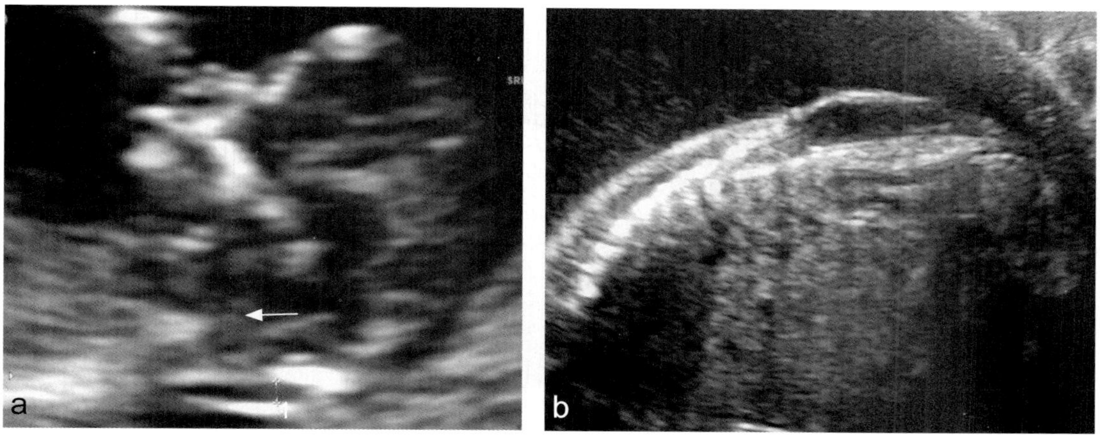

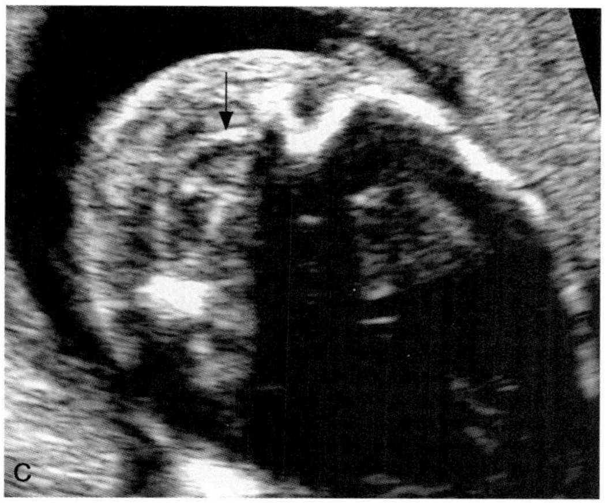

图6-4-7 Arnold-Chiari Ⅱ型

a. 妊娠12^+周，胎头正中矢状切，箭头显示的低回声区为变窄下移的第四脑室；b. 同一病例，妊娠22^+周，腰骶尾部大型脊柱裂；c. 同一病例，显示“香蕉小脑”（箭头）及颅后窝池消失

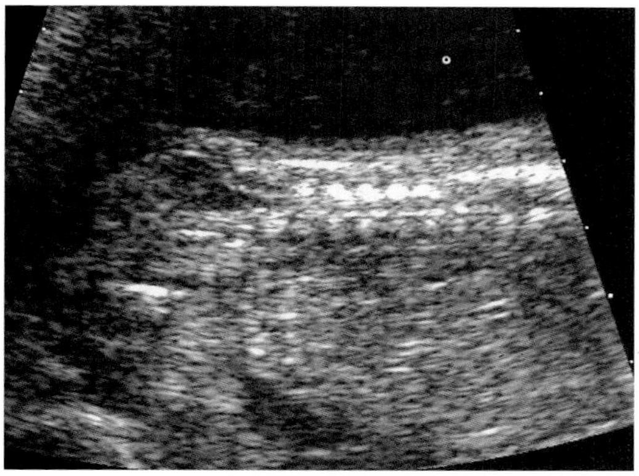

图6-4-8 闭合性脊柱裂

妊娠21^+周，脊柱矢状切面上见骶尾部裂开，伴囊性包块膨出，拟诊脊柱裂。产后证实为闭合性脊柱裂

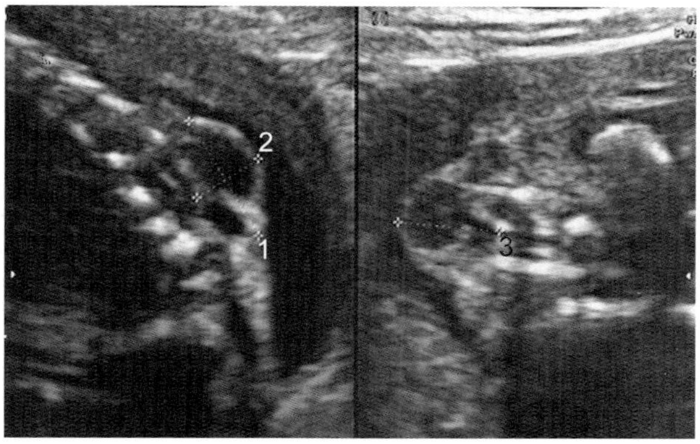

图6-4-9 闭合性脊柱裂

妊娠23^+周，骶部脊柱裂伴多房性囊性包块膨出，表面覆盖较厚皮肤，拟诊闭合性脊柱裂。产后证实脊柱脂肪瘤

1/3的患儿有菱脑功能障碍。其中，又有1/3的患儿会因此而死亡，死因主要是呼吸衰竭。

所以，凡在有生机儿之前诊断脊柱裂，应建议终止妊娠。对继续妊娠或诊断较迟者应详细咨询，并考虑作染色体检查。此外，还应定期随访超声，观察脑积水情况。分娩方式以剖宫产为主，这样可避免阴道分娩造成脊膜膨出破裂而继发感染。原则上可妊娠至足月，但对那些脑积水进展速度快、头围增长速度快的病例可考虑适当提前分娩。患儿出生后就应进行手术治疗，及时关闭脊柱裂及引流脑积水。

有报道宫内手术关闭脊柱裂，可以改善菱脑功能，减轻脑积水的严重程度，但对下肢运动及膀胱功能的提高帮助不大。

孕前及早孕期每天服用叶酸4mg，可预防2/3的开放性神经管缺陷再发生。

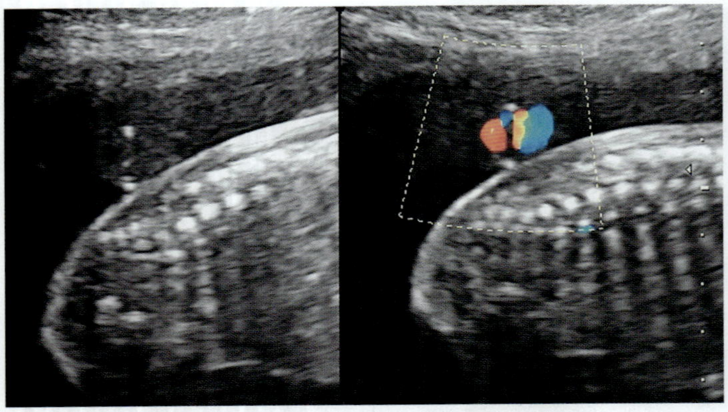

图6-4-10 正常脐带位于胎儿背部
左图显示胎儿背侧腰骶部有一囊性结构“突起”。右图彩色超声显示为脐带经过胎儿背部

第五节 脑 膨 出

脑膨出（cephalocele）是指颅内结构通过颅骨缺损处而疝出，属开放性神经管缺陷。脑膨出可以是仅仅脑膜膨出（meningocele），形成一囊肿样结构；也可以是脑组织包括其表面的脑膜一起膨出，形成一混合性包块，称脑-脑膜膨出（encephalocele）。脑膨出发生率约为1‰～3‰，枕部为最好发部位。

【病因及病理】

目前认为脑膨出的病因有多种。遗传性，如患儿的兄弟姐妹中有其他神经管缺陷，故具有家族倾向。又如脑膨出可并发其他部位畸形或是某些综合征的一个表现（Meckel-Gruber综合征等）。非遗传性，如羊膜束带综合征。母体风疹病毒感染、糖尿病、高烧、接触致畸物如X线、维生素A中毒等均可能引起脑膨出。也有少数脑膨出的病例染色体有异常。

由于大部分脑膨出都位于中线，估计某些因素导致胚胎头端的神经管闭合不全。病理上根据缺损部位的不同，脑膨出又可分为枕部、额部及顶部，发生率分别为75%、13%和12%。缺损的大小也有很大不同。可以小至几毫米，大至膨出的包块超过胎头径线。膨出的包块内可仅含脑膜也可含大量脑组织。大部分病例都有脑实质的膨出，多数额部脑膨出发生于额骨与筛骨之间。少数脑膨出位于颅底部，所膨出的脑组织突向眼眶、鼻咽部或咽喉部。

不管是单纯脑膜膨出还是脑-脑膜膨出，几乎都合并有中枢神经系统异常。最常见的是脑积水，其次有小头畸形、柠檬头、脊柱裂。枕部脑膨出小脑可疝入膨出的包块内，形成Arnold-ChiariⅢ型异常。由于中脑导水管受压，可导致胎儿脑积水。额部脑膨出常常合并有面部中线缺损，如眶间距过宽、中央性唇裂或腭裂。

另外，很多综合征也都合并脑膨出，见表6-5-1。

【诊断】

脑膨出典型声像图表现是胎头旁见包块回声，并可显示相应的颅骨缺损。枕部脑膨出最为多见，其次是额部、顶部。包块可大可小，同样，颅骨缺损也可大可小。大型脑膨出包块可超过胎头径线。单纯脑膜

表6-5-1 伴有脑膨出的综合征

羊膜束带综合征	多发性脑膨出、肢体或指趾截断、奇特的面裂
Chemke综合征	脑积水、无脑回畸形、脑发育不全
隐眼综合征	额部皮肤覆盖一眼或双眼、耳畸形、并指
节段性骨发育不良	短肢、胸腔狭小、下颌短小
额鼻发育不良	额部脑膨出、眼距过宽
Meckel-Gruber综合征	多囊泡肾、多指（趾）、小眼、面裂、性别模糊
Von Voss综合征	胼胝体缺失、短肢畸形、泌尿道畸形
华法林综合征	鼻梁平坦、骨点彩、短肢、脑积水

膨出者呈无回声包块；脑组织同时膨出时，包块内可见实质性不规则回声（图6-5-1a，图6-5-2a，图6-5-3a，图6-5-4a，图6-5-5）。偶尔，脑膨出包块随颅内压力的改变而有回缩、突出改变，造成超声检查时包块时大时小。有时，胎儿在宫内的位置或局部无羊水会妨碍脑膨出的显示，如胎头位于孕妇骨盆内，顶部脑膨出可能漏诊。

颅内结构也有相应改变，如脑室扩张或脑积水、中线偏移、脑结构紊乱、柠檬头、小头畸形。枕部脑膨出还可伴有小脑疝出，声像图显示小脑位于膨出的包块内。有时，小脑呈“香蕉”样，颅后窝池消失，此称为Arnold-Chiari Ⅲ型异常（图6-5-1b、c，图6-5-3b，图6-5-4b、c）。

羊膜束带综合征是指因羊膜破损，羊膜外侧面（与绒毛膜相靠的一面）中胚层的纤维带缠绕胎儿，所造成的各种畸形。有脑膨出、面裂、腹壁缺损内脏外翻、肢体指（趾）狭窄环或截肢等。羊膜束带综合征脑膨出的部位呈非典型性，即非典型的枕部、额部或顶部，任何部位都可能发生。而且，也可有数个包块一起膨出（见第十四章第三节）。

Meckel-Gruber综合征包括枕部脑膨出、肾脏多囊样改变和多指（趾）。由于双侧肾脏异常导致羊水过少，因此脑膨出不易被发现。并且，指（趾）也不易获得详细检查（见第十二章第六节）。有人认为孕20周前甚至早孕期更易作出Meckel-Gruber综合征的诊断，因为早期阶段尚未发生羊水过少（早期羊水主要来自羊膜渗出），所以无论检查颈项部、枕部或是手指脚趾结构，超声都相对容易看清。如果发现枕部脑膨出，应注意检查胎儿肾脏和指（趾）。

脑组织或脑膜暴露于羊水会使羊水及母血甲胎蛋白（AFP）升高。但是，当膨出物表面皮肤覆盖完整时，则AFP测值可以正常。

【鉴别诊断】

最易与枕部脑膨出相混淆的是颈部水囊瘤。后者也表现为枕部囊性包块，但颈枕部水囊瘤常为多房性，

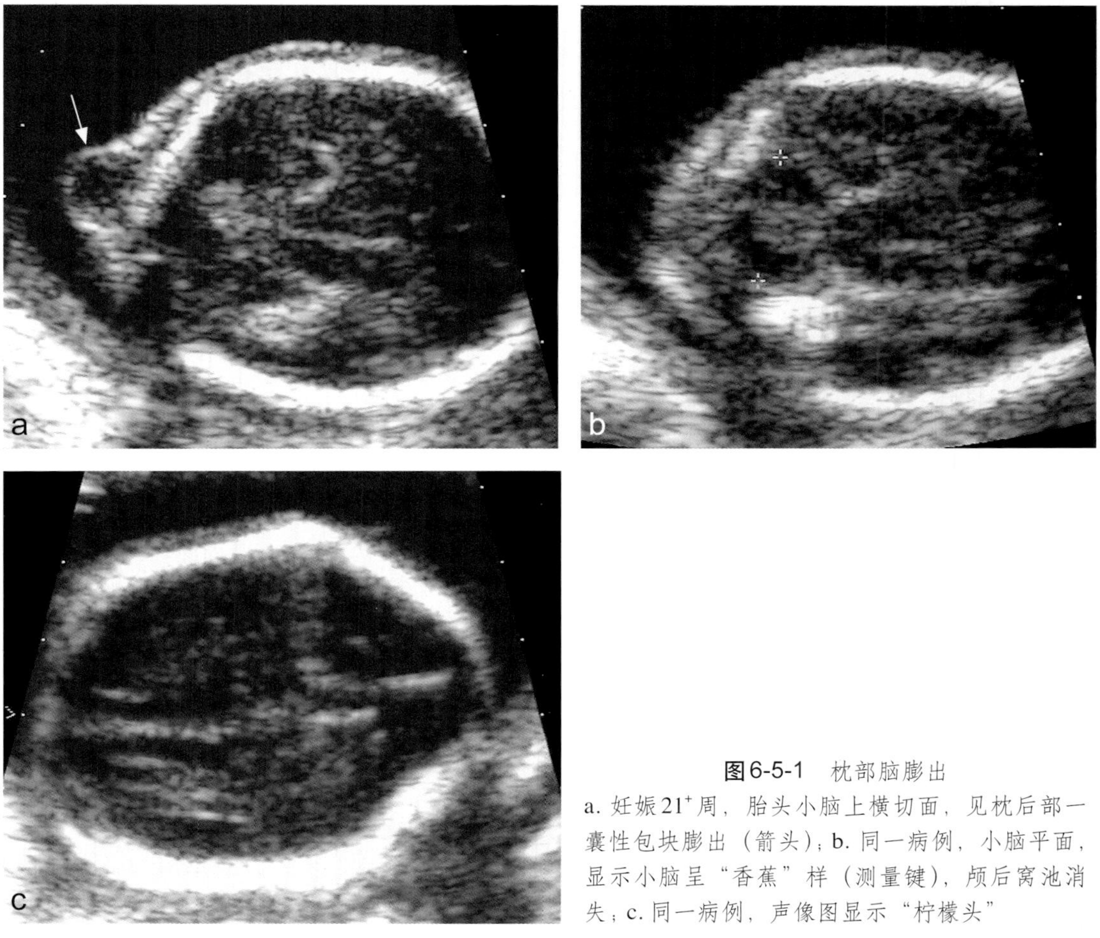

图6-5-1 枕部脑膨出

a. 妊娠21⁺周，胎头小脑上横切面，见枕后部一囊性包块膨出（箭头）；b. 同一病例，小脑平面，显示小脑呈“香蕉”样（测量键），颅后窝池消失；c. 同一病例，声像图显示“柠檬头”

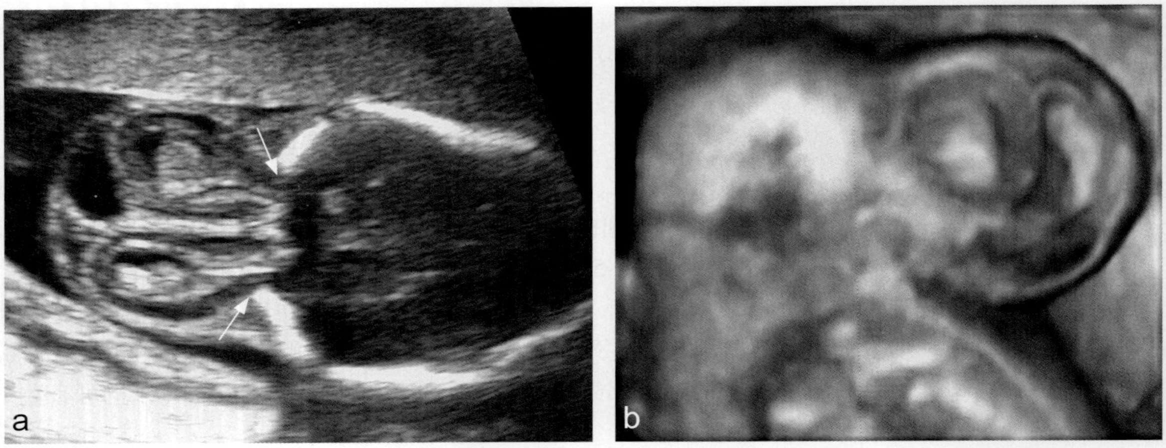

图6-5-2 巨大枕后部脑膨出

a. 妊娠18⁺周，胎头横切面上见枕部巨大包块膨出，内含大脑结构。箭头显示颅骨缺损部位；b. 同一病例，胎头侧面三维表面成像显示脑膨出外观

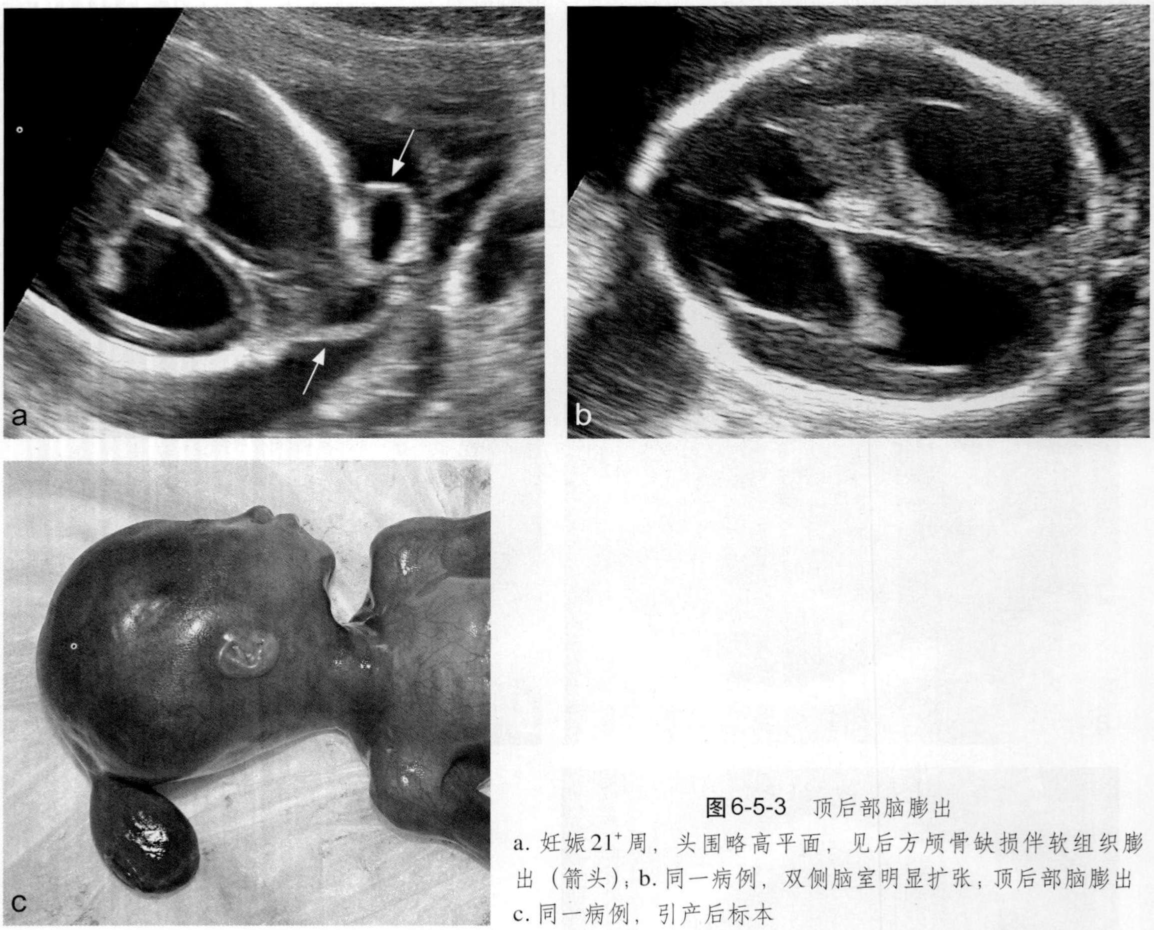

图6-5-3 顶后部脑膨出

a. 妊娠21⁺周，头围略高平面，见后方颅骨缺损伴软组织膨出（箭头）；b. 同一病例，双侧脑室明显扩张；顶后部脑膨出 c. 同一病例，引产后标本

无颅骨缺损，无脑积水等颅内改变。颈枕部水囊瘤还常合并身体其他部位的水肿如皮肤水肿、胸水或腹水。胎体皮肤的水肿往往与颈部水囊瘤相连，且越近颈部皮肤水肿会越明显（图6-5-6）。

胎儿非免疫性水肿也表现为全身水肿，但以颈枕部尤为显著。仔细超声观察仍可以作出鉴别诊断（图6-5-7）。

头皮软组织包块如表皮囊肿、真皮囊肿、血管瘤、畸胎瘤等比较少见，有时也会与脑膨出相混淆。鉴别要点也是头皮肿块应无颅骨缺损，无脑内结构异常。

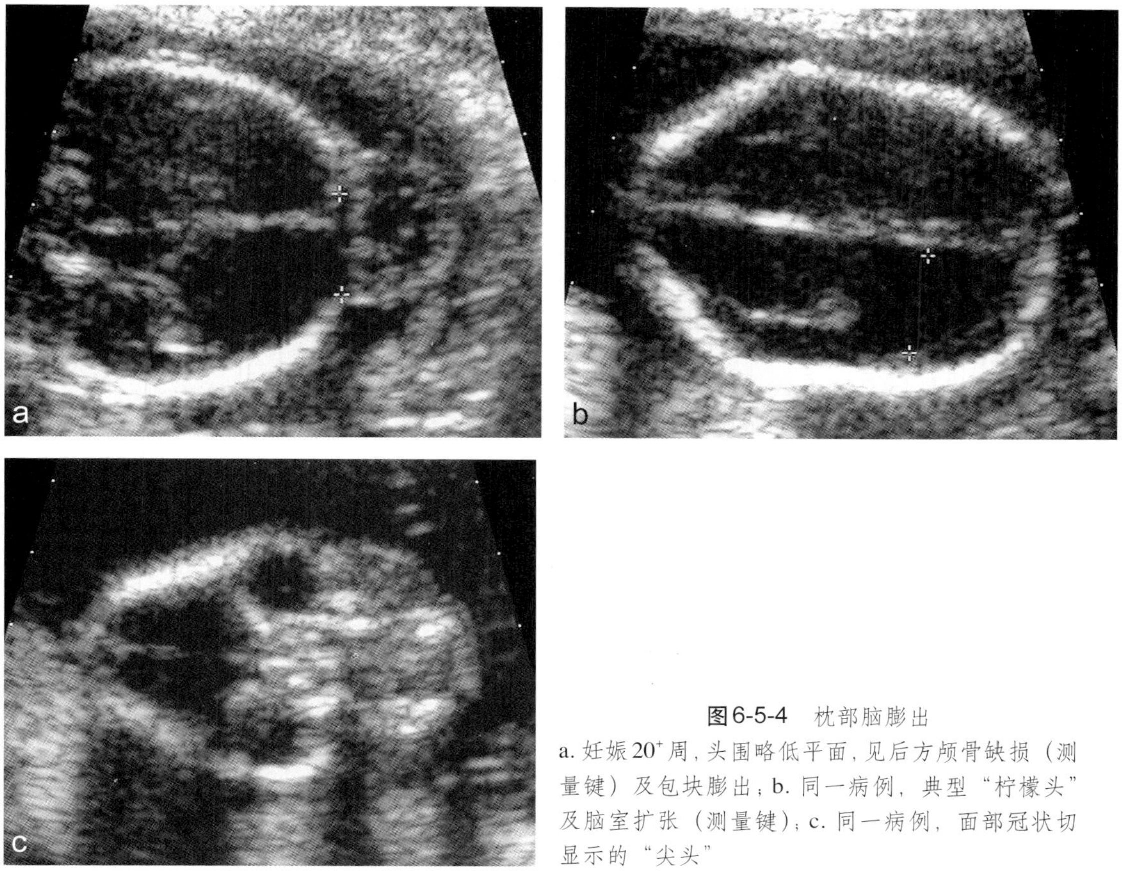

图6-5-4 枕部脑膨出

a. 妊娠20^+周，头围略低平面，见后方颅骨缺损（测量键）及包块膨出；b. 同一病例，典型“柠檬头”及脑室扩张（测量键）；c. 同一病例，面部冠状切显示的“尖头”

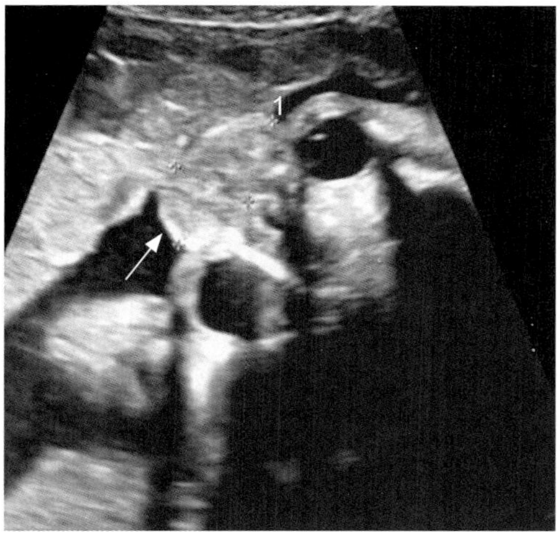

图6-5-5 额部脑膨出

妊娠32^+周，眼眶水平横切面观，见两眼眶间一实质性包块（测量键）。产后MRI证实为额部脑膨出，双侧大脑前叶突出

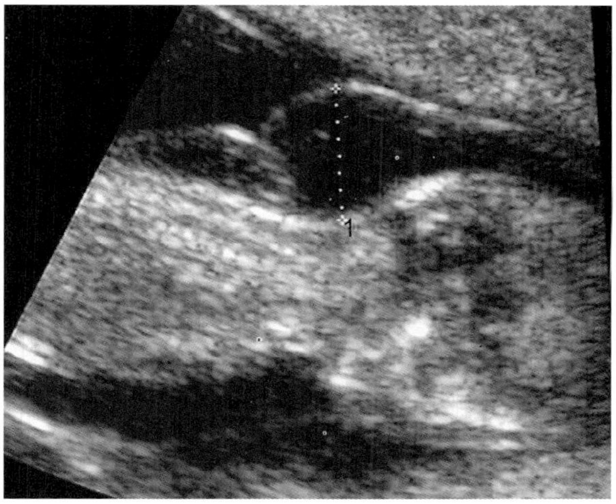

图6-5-6 颈部水囊瘤

妊娠12^+周，胎头枕部见无回声“包块”（测量键），同时可见头皮及躯干皮肤均水肿。染色体检查证实为21-三体综合征

【预后】

脑膨出总的围生儿死亡率为29%～36%，胎死宫内大约占20%。活产者其预后与膨出的严重程度及是否合并其他异常密切相关。以下四个因素将会影响预后：①膨出包块内有无脑组织和脑组织膨出的多少；②是否存在小头畸形；③有否脑积水；④有无合并其他畸形。膨出的脑组织越多、小头畸形越严重、合并有多发性畸形者，其预后越差。有文献报道一组9例妊娠持续到分娩的脑膨出病例，6例脑组织膨出量>

50%均先后死亡。脑积水的严重程度对存活影响并不大，但明显影响智力。研究发现脑-脑膜膨出的存活率约为56%，其中智力发育正常者占9%，而单纯脑膜膨出的存活率达100%，其中智力发育正常者占60%。还发现枕部脑膨出的预后相对较差，因为合并颅内结构畸形的机会较高。

对于早期超声发现的脑膨出，应建议终止妊娠。对选择继续妊娠者，应让孕妇及其家属了解预后。对晚期才发现的脑膨出，如果膨出严重，预后差，也应考虑终止妊娠。具体分娩方式应根据具体情况而定，对预后相对较好的（如单纯脑膜膨出、无小头畸形、未合并其他畸形、脑积水不严重）可考虑剖宫产，以防止阴道分娩时脑膨出破裂或扭转。反之，存活机会低的严重脑膨出，则应避免剖宫产。

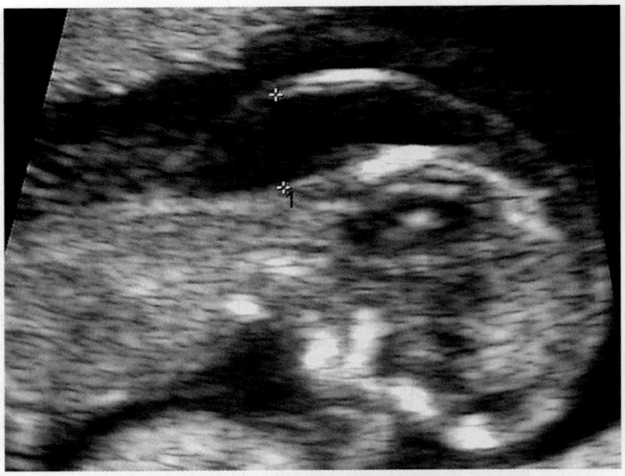

图6-5-7 颈项透明层增厚

妊娠12⁺周，颈项透明层明显增厚，8mm（测量键）。染色体检查显示为正常核型，产后证实为Noonan综合征

第六节 露脑畸形和无脑儿

露脑畸形（exencephaly）也称颅盖缺失（acrania），是指眼眶以上全颅盖骨或大部分颅盖骨缺失，虽具有完整的脑组织，但存在脑组织发育异常。无脑儿（anencephaly）是指颅盖骨及双大脑半球缺失。

超声显像诊断问世之前，露脑畸形及无脑儿属于两种独立的先天性畸形。根据流产、死产及自然分娩所得的资料，露脑畸形比无脑儿少得多。自超声产前诊断开展以来，尤其是早孕期经阴道超声，目前认为露脑畸形是无脑儿的早期阶段。此病为开放性神经管缺陷，发病率约为1∶1000活产。

【病因及病理】

病因不明，可能与脊柱裂相似，也是多因素致病，包括遗传、环境、致畸因子如射线、水杨酸盐、磺胺等。有报道颅-脊柱全裂合并18-三体综合征，露脑畸形合并13长臂缺损（$13q^-$）。

正常情况下，胚胎4周时（妊娠6周）前神经孔关闭，外胚层下的间质组织向中央移行。以后外胚层成为头皮，间质组织成为肌肉和颅骨。约妊娠10周完成颅骨钙化。如果这一过程发生障碍，颅盖不能形成，便可出现颅盖缺失。

颅盖缺失致脑组织暴露并长期浸泡在羊水中，由于受化学及机械因素（胎动、胎手反复碰触搔扒脑部）的作用使脑组织破碎脱落于羊水中。久而久之脑组织变得越来越少，最后只剩下面部和颅底，成了无脑儿。

病理上，眼眶以上头颅的皮肤、肌肉、骨、硬脑膜全部缺失。在早期露脑畸形阶段，可有完整的大脑半球，表面覆盖有薄膜（软脑膜），但脑结构可极度异常。随着软脑膜的破裂，脑袢漂浮于羊水之中，最后脑袢破碎脱落于羊水之内。在无脑儿阶段，大脑半球已基本脱尽，仅存散在的岛样脑组织，与血管、结缔组织形成一团状物，其内可含脉络丛组织。一般来说，小脑、脑干和脑神经尚正常。

【诊断】

本病在早孕期声像图上就可有特殊表现，即11周～13周6天时未见正常头颅（图6-6-1），双大脑半球向左右分开、膨隆，无侧脑室，无明显脉络丛及丘脑回声。冠状切面上分开的大脑半球声像图呈典型的“米老鼠征”（图6-6-2，图6-6-3），横切面上未见脑中线及脉络丛，而正常胎头应显示为“蝴蝶征”（见图1-3-12a，图1-3-23a，图15-1-15），越是早期大脑半球相对越规则、越对称。随着浸泡时间的延长和胎儿手臂的发育使之可触及脑部，便招致脑组织破碎，大脑半球变得不规则。在多数情况下声像图见到的是颅盖缺失，胎头呈一堆不规则的脑组织回声（图6-6-4）。颈部短，胎头呈过度仰伸位（图6-6-5，图6-6-6a）。偶见胎手搔扒脑部，脑袢漂浮，羊水受脑组织“污染”，出现密集点状细颗粒回声，有人将此描写成“牛奶状”（图6-6-6b）。

当大部分脑组织脱落后，声像图则呈无脑儿表现，无颅盖、无大脑，仅见颅底或颅底部分脑组织。胎

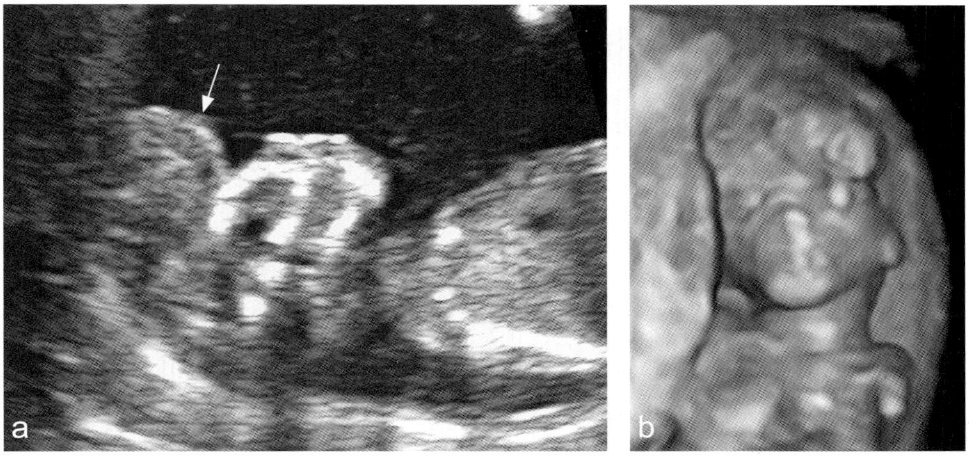

图6-6-1 露脑畸形

a. 妊娠14⁺周，胎头矢状切面上未见正常头颅光环，见不规则的脑组织隆起（箭头所示）；
b. 同一病例，三维表面成像显示不规则的脑组织位于胎头额部

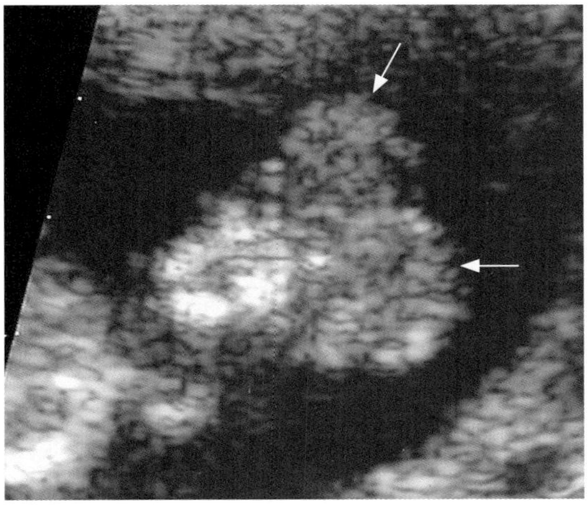

图6-6-2 露脑畸形

妊娠11⁺周，胎儿面部冠状切面，未见正常头颅光环，见隆起的左右大脑半球（箭头）呈“米老鼠耳”样，未见正常颅脑结构

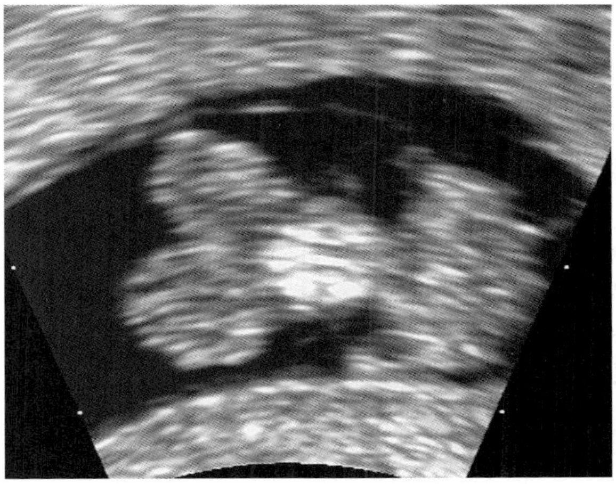

图6-6-3 露脑畸形

妊娠10⁺周，胎头冠状切面观显示双侧大脑半球隆起，向左右分开，呈“米老鼠”征，且无侧脑室、脉络丛回声

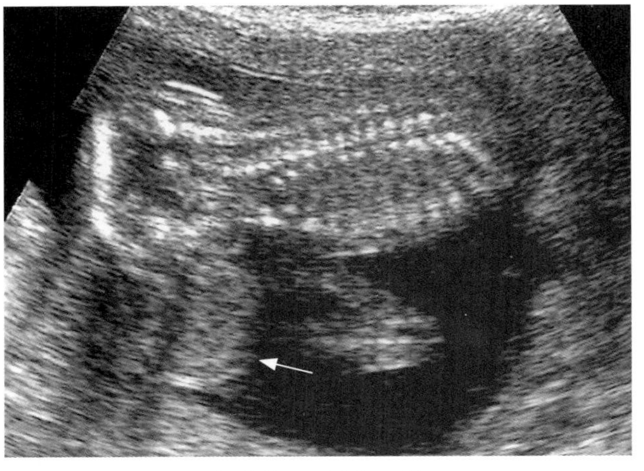

图6-6-4 露脑畸形

妊娠14⁺周，胎儿矢状切面，未见头颅光环回声，头顶部为一堆不规则脑组织，随胎动而飘动（箭头）

儿颈项短，冠状切面见双眼眶位于最高处且无前额，常称之为“青蛙”样面容（图6-6-7，图6-6-8a、b）。无脑儿诊断并不困难，但晚期妊娠当胎儿取头位、胎头又入盆时，有时不易看清上述表现。如果不能获得正常双顶径或头围平面，需适度充盈膀胱以显示子宫下段或采用经阴道超声检查，直到能作出肯定或否定诊断为止。

据估计，约有半数的无脑儿存在羊水过多，但往往出现在妊娠25周之后（图6-6-8e）。羊水过多的机制不甚清楚，可能是脑脊液的渗漏，可能脑干处于病理状态，胎儿吞咽羊水减少，或因脑脊液吸收障碍。无脑儿的胎动常较频繁，有人认为可能由于羊水或脑脊液刺激了脊膜及神经组织所致。

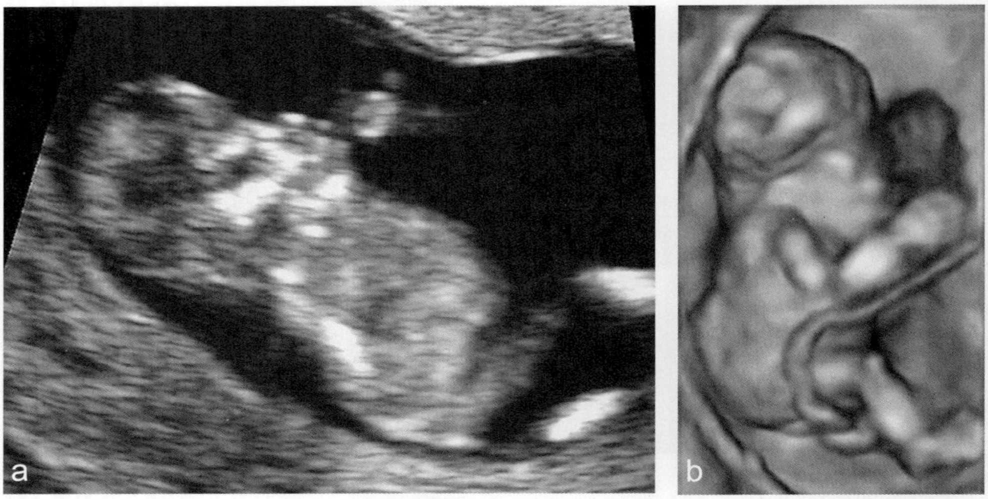

图6-6-5 露脑畸形合并全脊柱裂

a. 妊娠11^+周，胎儿矢状切面，显示头部形态异常，头颅光环缺失，胎体短小，颈部极短伴胎头仰伸；b. 同一病例，三维表面成像见露脑畸形。引产后证实露脑畸形合并全脊柱裂

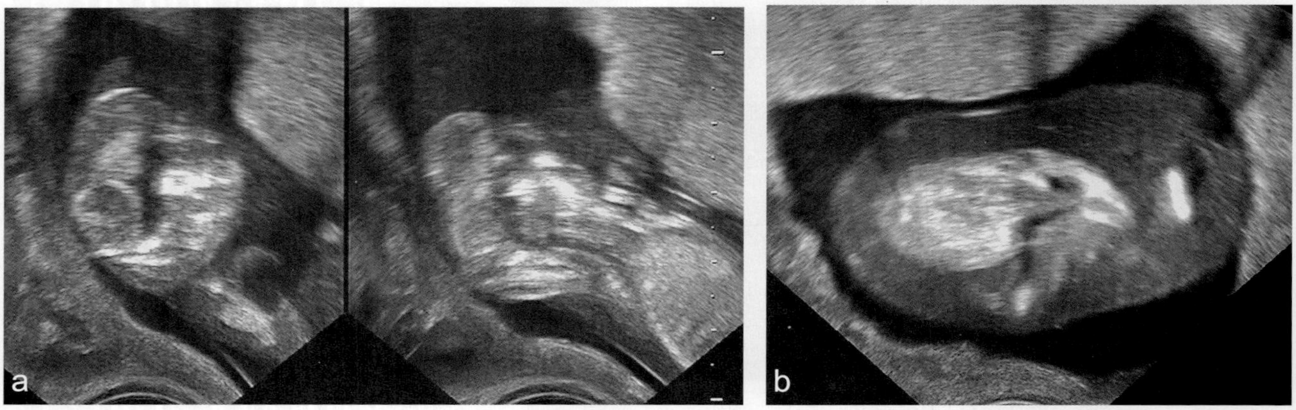

图6-6-6 露脑畸形

a. 妊娠13^+周，经阴道超声，左图为胎头横切面观，未见颅骨光环及正常颅内结构；右图为矢状切面观，头颅形态异常；b. 同一病例，羊膜囊较小，胚外体腔相对偏大，并可见“牛奶状”羊水

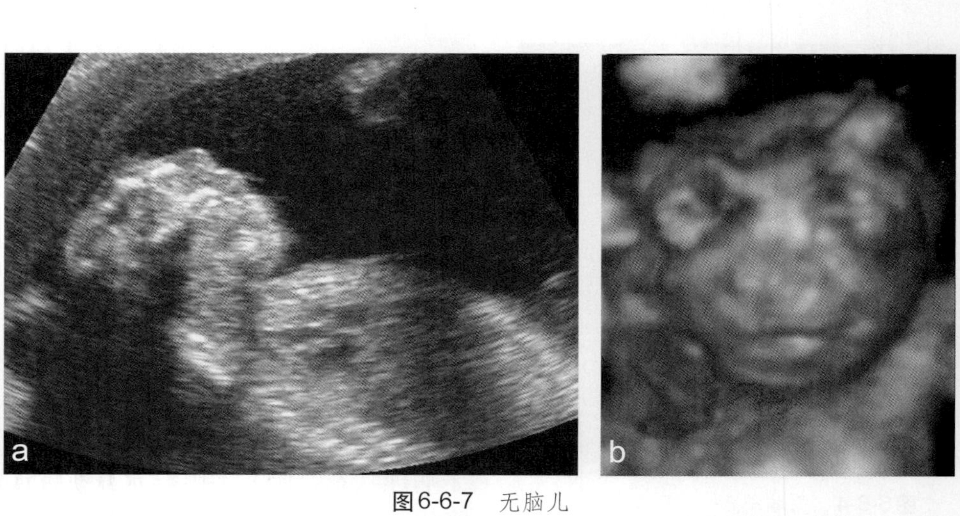

图6-6-7 无脑儿

a. 妊娠21^+周，胎儿矢状切面，未见颅盖，无大脑半球，仅见颅底或颅底部分脑组织；b. 同一病例，面部三维表面成像，双眼眶位于最高处且无前额，呈“青蛙”样面容

露脑畸形与无脑儿合并的其他异常有：脊柱裂、唇腭裂、泌尿道异常如肾盂积水，膈疝、心血管畸形、消化道畸形及脐膨出、马蹄内翻足等（图6-6-8c、d）。

母血及羊水中的甲胎蛋白（AFP）也会明显升高。

【鉴别诊断】

需与露脑畸形相鉴别的病变有大型脑膨出、羊膜束带综合征、头颅无矿化（成骨发育不全、软骨发育不全等）。大型脑膨出也可显示为大量脑组织膨出于颅骨，有时膨出的脑组织回声呈不规则状，有时脑膜覆盖完整膨出仍呈包块状（见图6-5-2a）。但仔细观察脑膨出病例总有部分颅盖骨可获得显示。羊膜束带综合征除了脑组织暴露外，还应有面裂、肢体异常（狭窄环、截肢、截指趾等）。头颅无矿化是骨骼系统异常的一种表现，有颅盖骨但无矿化，探头压迫胎头可见胎头变形，颅内结构常显示得异常清晰，且内部

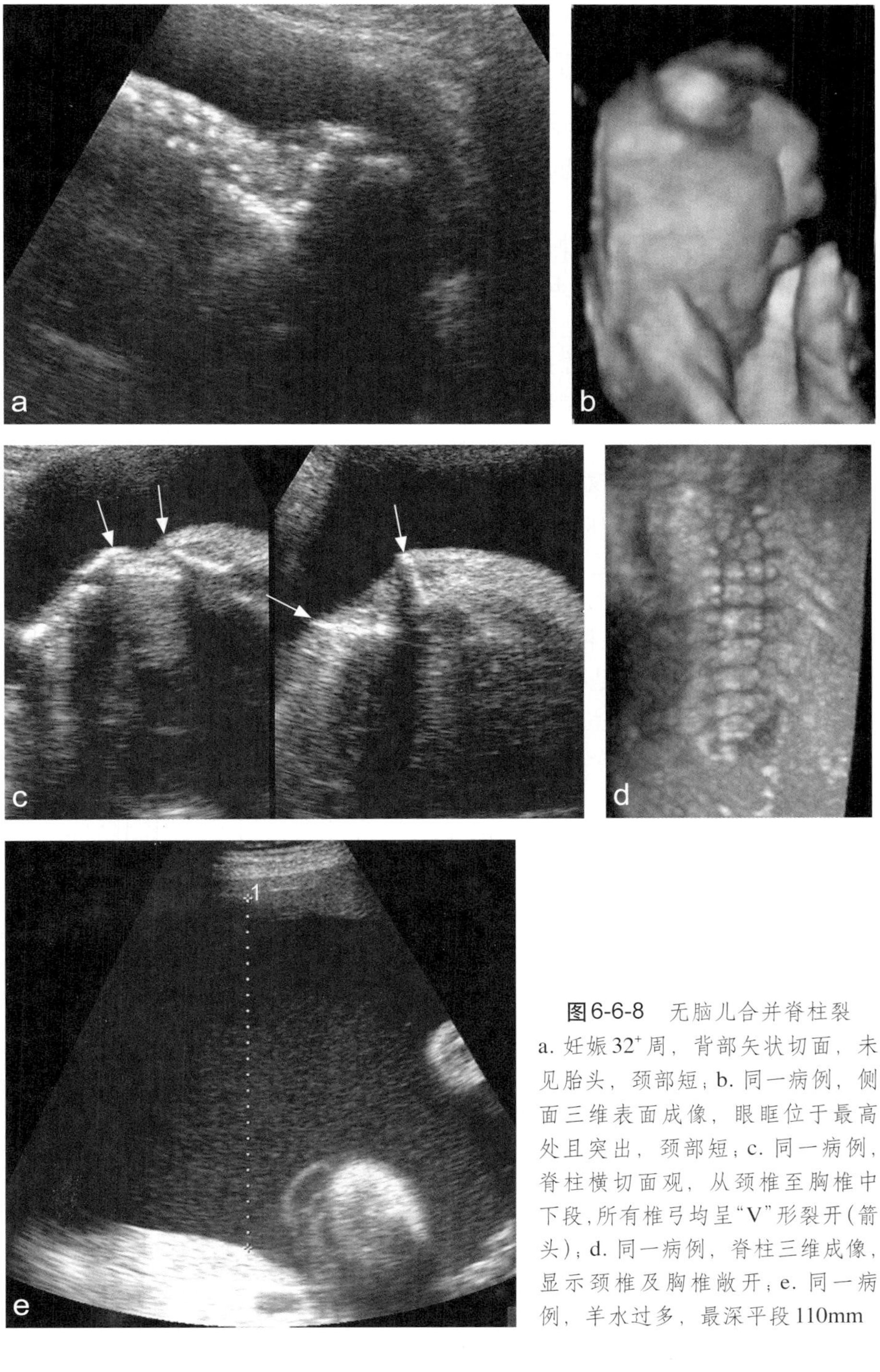

图6-6-8 无脑儿合并脊柱裂

a. 妊娠32⁺周，背部矢状切面，未见胎头，颈部短；b. 同一病例，侧面三维表面成像，眼眶位于最高处且突出，颈部短；c. 同一病例，脊柱横切面观，从颈椎至胸椎中下段，所有椎弓均呈"V"形裂开（箭头）；d. 同一病例，脊柱三维成像，显示颈椎及胸椎敞开；e. 同一病例，羊水过多，最深平段110mm

解剖结构正常。这类病例总有其他骨骼系统异常的超声表现，如长骨极短，胸腔狭小等（见图13-3-2）。

无脑儿一般不易与其他畸形相混淆。但是，有时正常胎儿胎头位置极低，并向母体背部屈曲，腹部扫查可因看不清胎头结构而误诊为无脑儿。此时，检查者应耐心等待胎动以期改变胎儿体位，或者适度充盈膀胱，或者采取经阴道超声以获取有诊断价值的声像图资料。

【预后】

露脑畸形与无脑儿一概不能存活。少数活产也仅能生存数小时至数天。因此，一旦超声明确诊断，任何孕周都应选择终止妊娠。

孕妇有过一次无脑儿妊娠史，第二次无脑儿的风险率为原有基础的10倍；如果有过两次无脑儿妊娠史，再发生的风险率为20倍。研究发现叶酸能降低开放性神经管缺陷的发生，专家建议那些准备妊娠的妇女，孕前一个月开始服用叶酸4mg/d，直至妊娠三个月。

第七节 全 前 脑

全前脑（holoprosencephaly）是由于前脑完全或部分未分裂而引起的一系列异常。这些异常包括两个部分即前脑异常和面部的畸形。发生率约为1∶5200～1∶16000活产。

【病因及病理】

目前认为全前脑为多因素致病，可与染色体异常有关，如13-三体综合征、18-三体综合征及15-三体综合征、染色体不平衡易位、染色体缺损及环状染色体。动物实验证实的致畸因子有藜芦属碱、放射线等。也有一些研究发现全前脑有家族倾向，或是常染色体显性遗传，或是隐性遗传。

胚胎时期，前脑是三个原始脑泡中最靠近面部的一个，以后发育成大脑半球和间脑结构。脊索前间质伸入前脑和口腔顶部诱导了这一分裂发育过程。此间质组织也负责面部中线结构包括前额、鼻、眶间结构和上唇的发育。如果某些因素干扰了脊索前间质的伸入过程，脑和面部的发育都会受到影响。

根据前脑分裂程度的不同，全前脑又分为三种：无叶全前脑、半叶全前脑和叶状全前脑。最严重的是无叶全前脑，前脑完全未分裂，仅单个原始脑室。丘脑融合，且无第三脑室、胼胝体、大脑镰、视束和嗅球。由于原始脑半球的向内旋转也受到干扰，脑室顶的薄膜不能被卷入脑实质内。随着脑脊液的增加，脑室顶薄膜便隆起形成一囊肿，它位于颅盖与大脑皮层之间，被称为“背侧囊肿”（dorsal sac）。不同程度的内旋障碍使无叶全前脑有盘状、杯状及球状三种。盘状是指原始前脑完全无旋转，原始脑室伴有很大的背侧囊肿，仅少量大脑皮层组织位于颅底部；杯状是指原始前脑部分旋转，有较多的大脑皮层组织，背侧囊肿相对较小；而球状全前脑是指前脑完全旋转，脑室周围均有大脑皮层组织，无明显背侧囊肿。若前脑后侧部分分裂，即为半叶全前脑。半叶全前脑仍只有单个脑室，前方左右相通，后角及下角则分成左右两个，丘脑部分融合。叶状全前脑是指大脑半球间裂隙在前、后方都形成良好，但存有部分结构融合，如侧脑室前角、扣带回互相融合，透明隔缺失。

相应的面部异常主要有眼眶间距过窄，严重者独眼或部分分裂的眼球位于一个眼眶内。塌鼻、单鼻孔、无鼻或喙鼻和中央唇裂。

【诊断】

全前脑的声像图诊断主要依靠观察脑室分裂状况。无叶全前脑在横切面上见新月形的单个扩张的原始脑室，无大脑镰，无透明隔。融合的丘脑靠近颅底部（图6-7-1，图6-7-2a，图6-7-3a，图6-7-4a）。冠状切面较易观察背侧囊肿，呈向上向后突出于大脑皮层的囊性结构，与单脑室相通，交界处有时可见脑组织嵴。脑室周围可有皮层组织，但背侧囊肿表面无皮层组织回声（图6-7-5）。

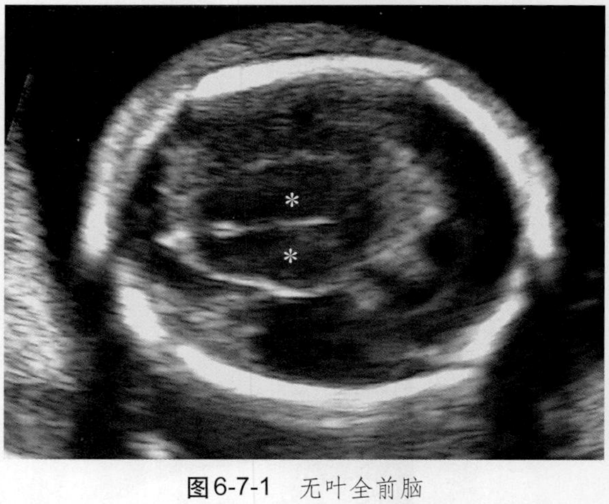

图6-7-1 无叶全前脑

妊娠19⁺周，胎头横切面上未显示大脑镰、透明隔、双侧侧脑室及透明隔，见丘脑融合（*）

脑内旋越差背侧囊肿就越大，脑皮层组织就越少，严重者声像图上仅在颅底部显示极少量皮层回声，单个脑室与相贯通的背侧囊肿几乎占满了整个颅腔。凡是内旋良好者无论横切或冠状切面上，在脑室周围、上方均能见到皮层组织（图6-7-6，图6-7-10a）。半叶全前脑的声像图上见左右侧脑室后角已形成，枕部处的大脑见半球裂隙，丘脑可表现为不完全融合，但侧脑室前角未分裂、透明隔缺失，往往无背侧囊肿（图6-7-7）。叶状全前脑的表现很不典型，仅见双侧脑室前角相通，透明隔缺失（图6-7-8），脑室径线可正常或扩张（图6-7-9）。然而，由于这些声像图表现也可出现在其他颅脑畸形病例中，故产前难以作出叶状全前脑的诊断。另外，无叶及半叶全前脑也常合并小头畸形或巨头畸形。枕额径小于正常，胎头呈“圆头”形（brachycephaly）。

与颅内结构异常相应的面部异常改变包括：

1. 眶间距过窄及小眼畸形　正常双眼眶内侧-内侧距离约为外侧-外侧距离的三分之一，眶间距过窄者内侧-内侧距离小于外侧-外侧距离的三分之一（图6-7-2b，图6-7-7b）。严重者呈独眼（图6-7-3d），有时

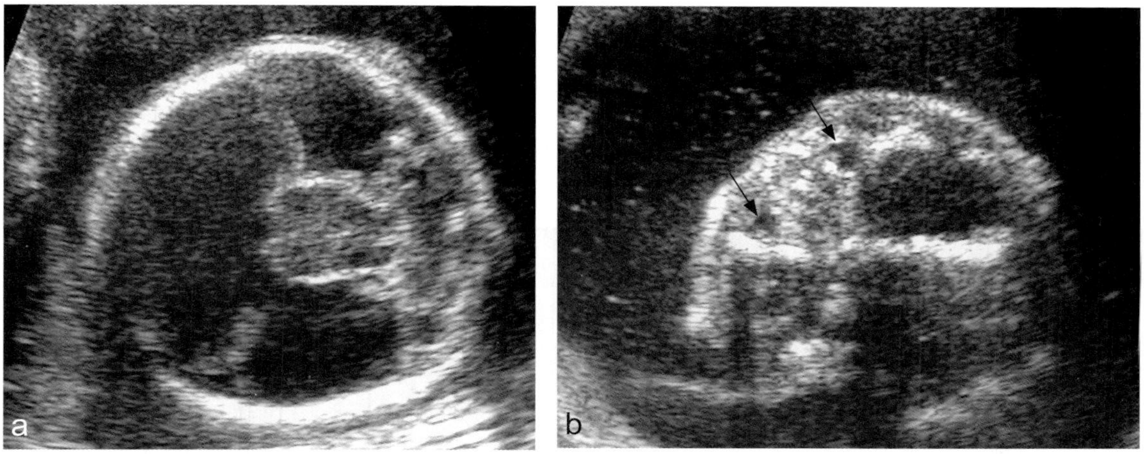

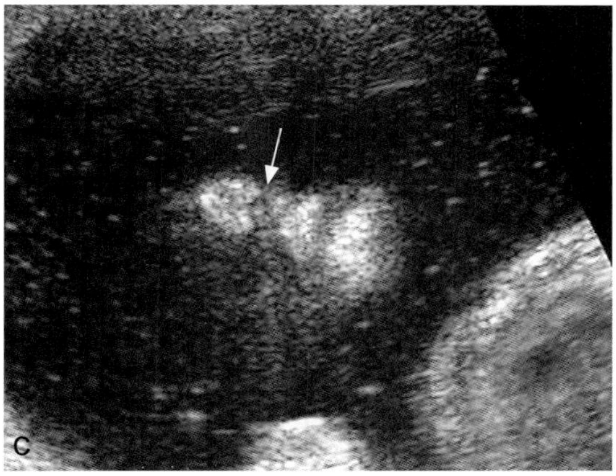

图6-7-2　无叶全前脑

a. 妊娠21^{+}周，声像图显示颅内的单个扩张的脑室及融合的丘脑；b. 同一病例，眼眶水平横切面观，双眼极小（箭头），眼眶严重发育不良，伴眶间距过窄；c. 同一病例，鼻唇冠状切面观，仅见一个鼻孔（箭头）

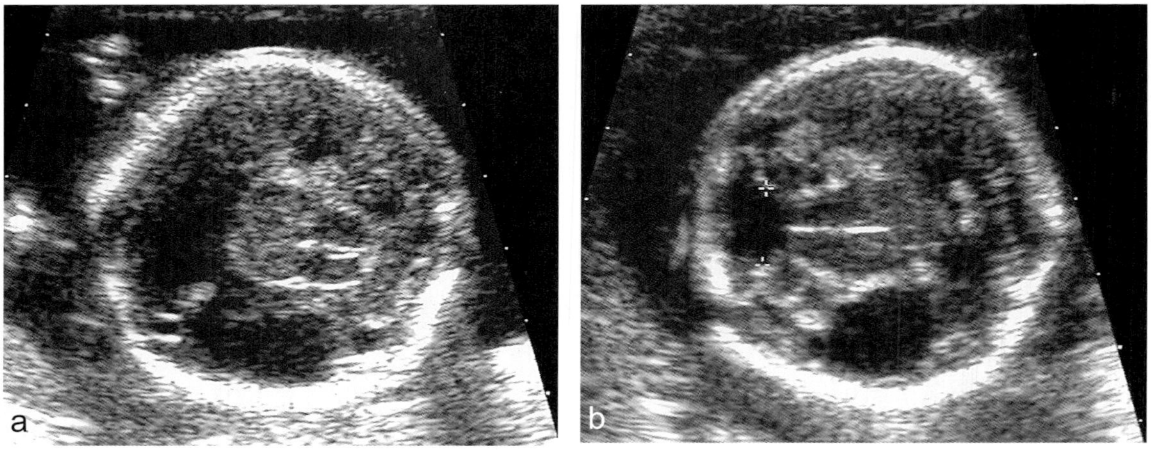

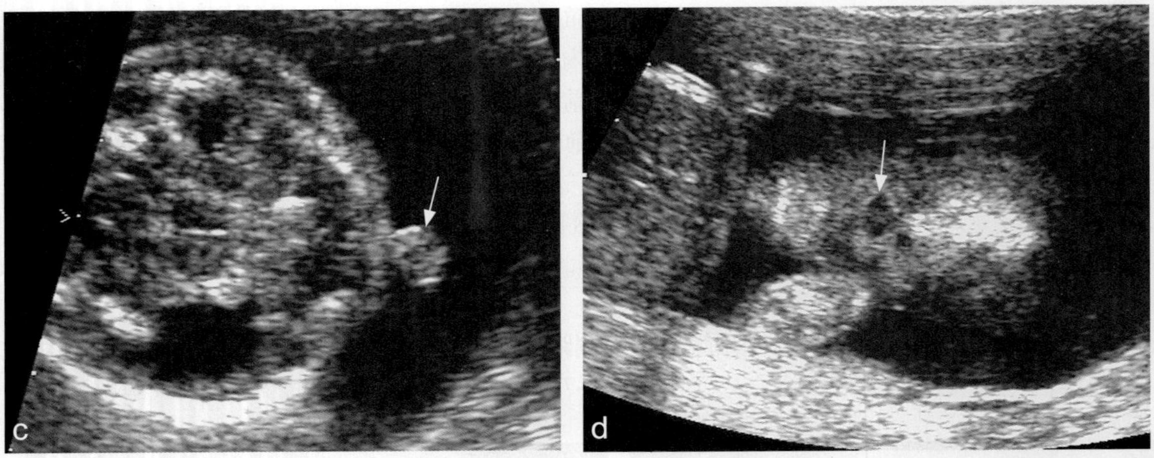

图6-7-3 无叶全前脑

a. 妊娠19⁺周，头围平面枕额径明显短小，呈“圆头型”，单个原始脑室与融合的丘脑；b. 同一病例，合并Dandy-Walker异常，小脑平面见双侧小脑半球下部明显分开（测量键），小脑延髓池扩张；c. 同一病例，额前部见喙鼻突起（箭头所示）；d. 同一病例，面部冠状切面观显示独眼的单眼眶回声（箭头所示）

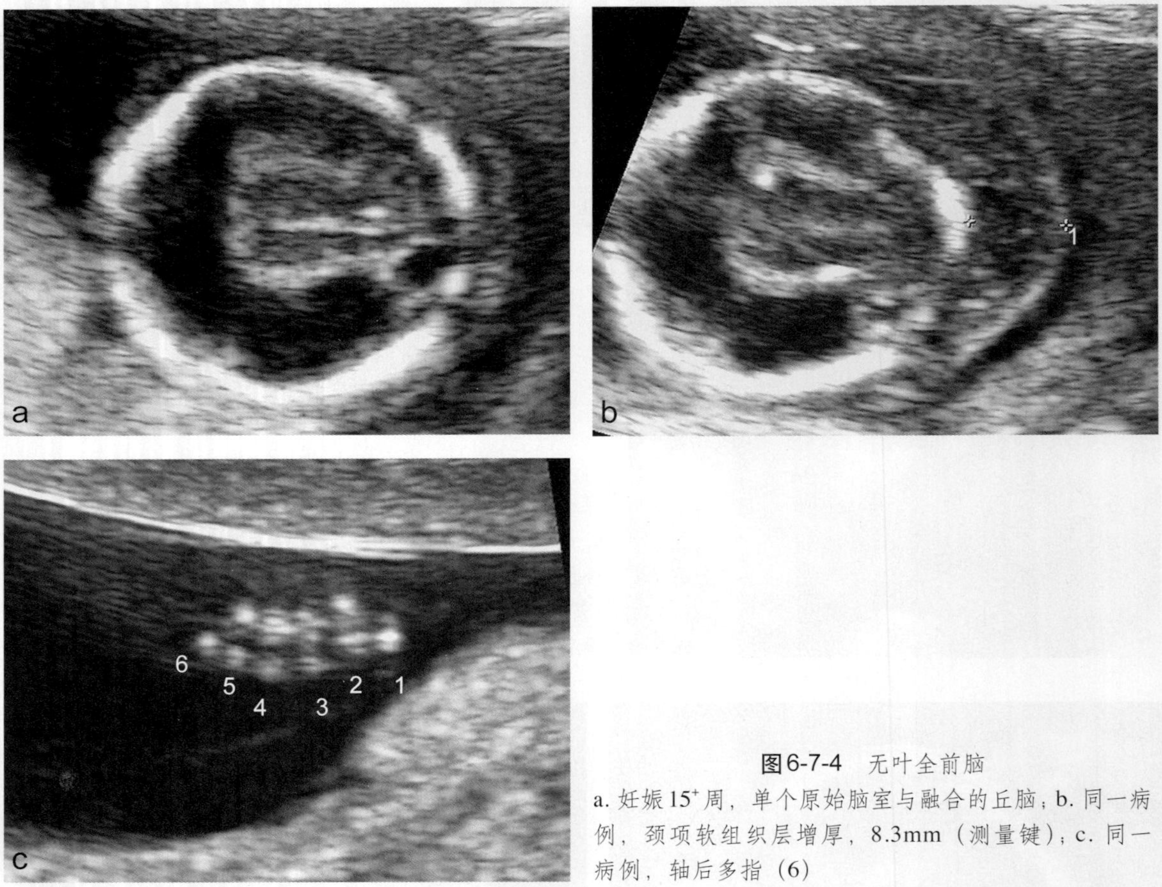

图6-7-4 无叶全前脑

a. 妊娠15⁺周，单个原始脑室与融合的丘脑；b. 同一病例，颈项软组织层增厚，8.3mm（测量键）；c. 同一病例，轴后多指（6）

见两个不完全融合的眼球位于同一个眼眶内。

2. 鼻异常　包括塌鼻、无鼻、单鼻孔或喙鼻，后者为一软组织突起，位于独眼或眶间距极窄的眼眶上方（图6-7-2c，图6-7-3c，图6-7-10b）。

3. 中央性唇裂或腭裂（图6-7-10c）。

正常胎儿不同孕周的眶间距正常值可参考表2-2-7。

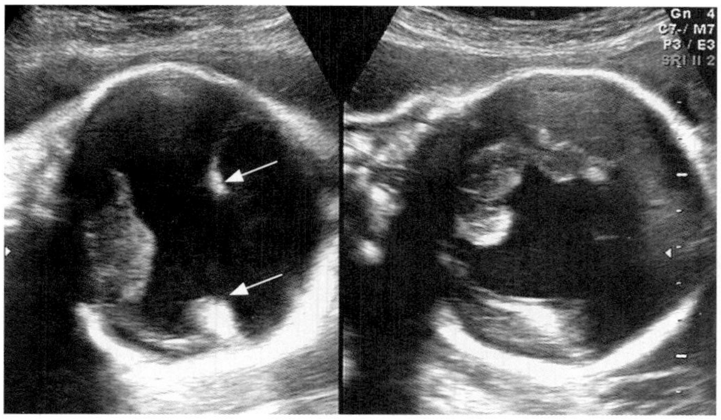

图6-7-5 无叶全前脑合并背侧囊肿

妊娠26⁺周，较大的背侧囊肿从单个原始脑室向上向后突起，直达颅骨内侧。箭头所示为侧面的大脑皮层边缘

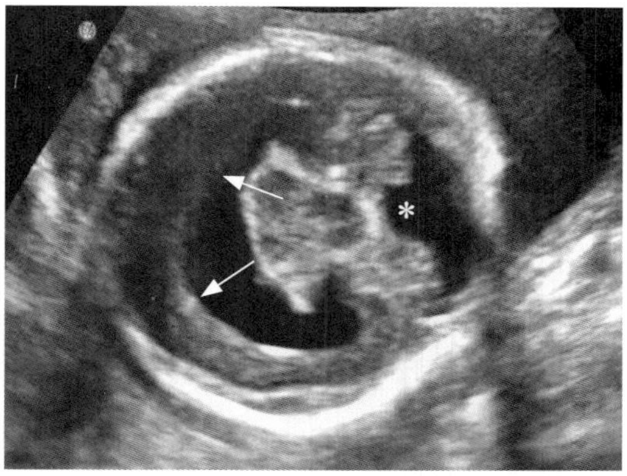

图6-7-6 无叶球状全前脑

妊娠28⁺周，胎头呈“圆头型”，单个原始脑室贯穿左右，但表面均有大脑皮层覆盖（箭头）。同时还可见小脑蚓部缺失（*）

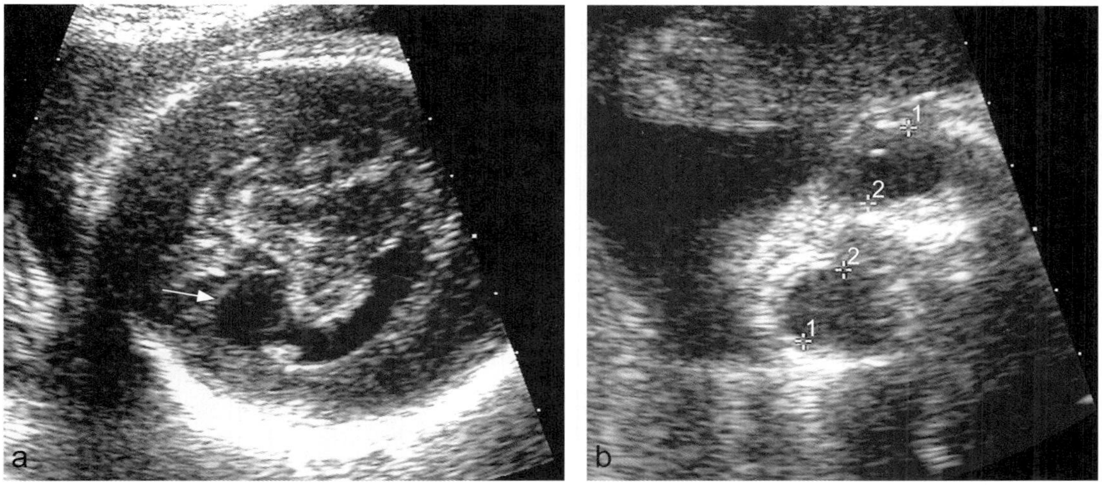

图6-7-7 半叶球状全前脑

a. 妊娠26⁺周，单个脑室，无严重扩张，但侧脑室后角已经形成（箭头），丘脑不完全融合。脑室周围见较厚的大脑皮层回声，为球状全前脑；b. 同一病例，眶间距过窄（测量键）。染色体检查核型正常，46,XX

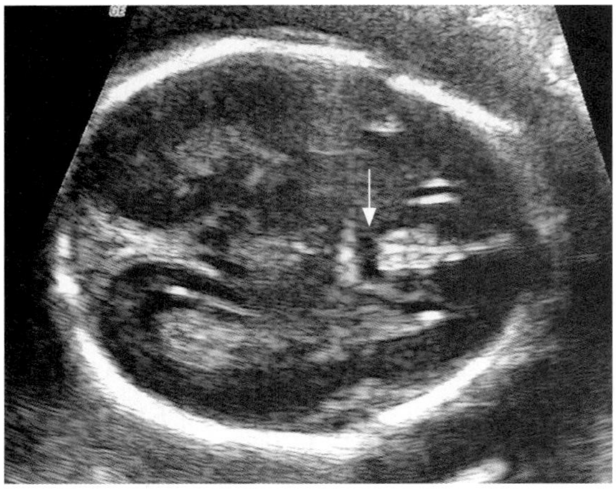

图6-7-8 叶状全前脑

妊娠18⁺周，头围平面上未显示正常透明隔，但见一无回声结构（箭头所示）连接了双侧侧脑室前角，大脑镰及侧脑室后角无明显异常。染色体检查为18-三体综合征，引产后尸解证实为叶状全前脑

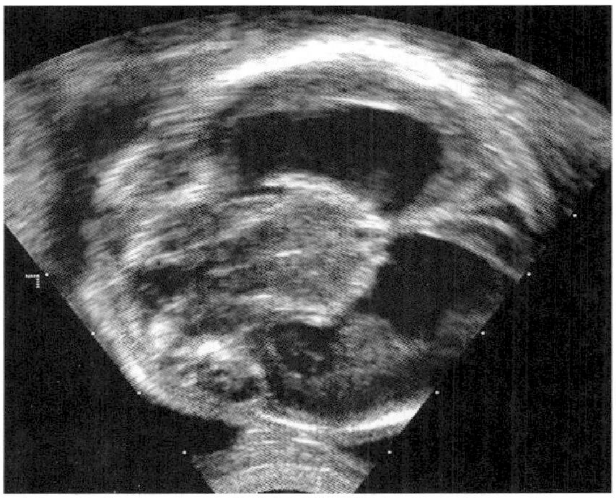

图6-7-9 叶状全前脑

妊娠20⁺周，经阴道超声，显示丘脑融合，双侧脑室扩张，未见透明隔。引产后尸解证实为叶状全前脑

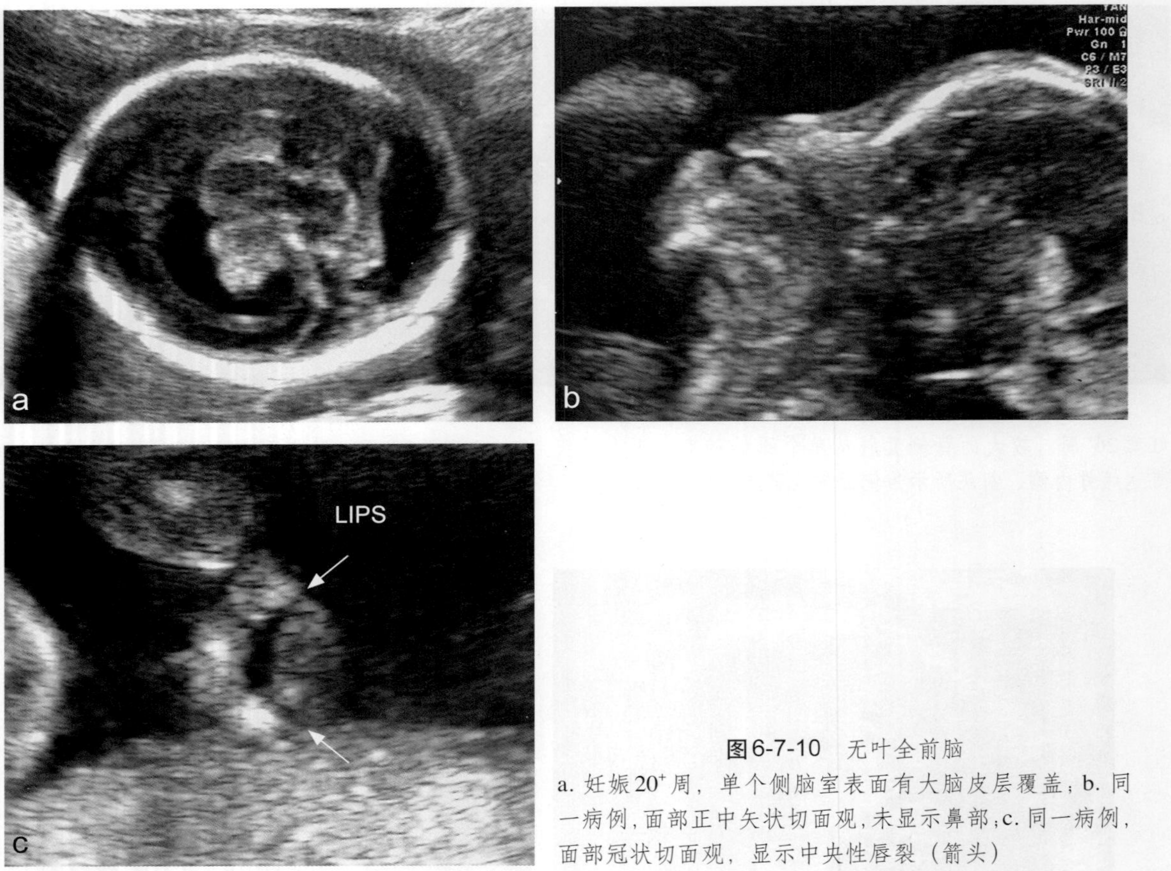

图6-7-10 无叶全前脑

a. 妊娠20$^+$周，单个侧脑室表面有大脑皮层覆盖；b. 同一病例，面部正中矢状切面观，未显示鼻部；c. 同一病例，面部冠状切面观，显示中央性唇裂（箭头）

已有很多早孕期诊断全前脑的报道，利用高分辨经腹和（或）经阴道超声探头，能清晰显示并检测到单个原始脑室、丘脑融合、脉络丛发育不良（见图15-1-23，图6-7-11），甚至眶间距过窄。由于前脑分裂成两个大脑半球于9周末完成，故妊娠10周后就可作出诊断。也有报道妊娠9周发现全前脑，是因为超声观察到了小而仅单个脑室的端脑及喙鼻。

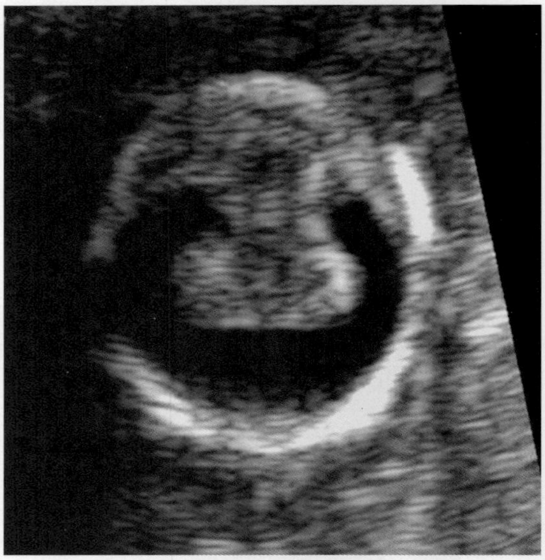

图6-7-11 无叶全前脑

妊娠12$^+$周，清晰显示融合的丘脑及单个扩张的原始脑室

全前脑合并的其他部位异常还有：心血管畸形、脐膨出、肾发育不良、马蹄内翻足、多指（趾）、胎儿水肿等。合并的畸形越多，染色体异常的机会就越高。全前脑还可合并多种综合征，如Meckel-Gruber综合征、Dandy-Walker畸形、Kallmann综合征等（见图6-7-3，图6-7-4，图6-7-6）。

【鉴别诊断】

其他易与无叶全前脑混淆的疾病有严重脑积水和水脑畸形。这两种异常病理机制与全前脑不同，但预后与全前脑相似，即均很差。严重脑积水声像图特征是可见到脑中线漂浮，丘脑因第三脑室扩张而被分开，且无特殊的面部异常改变。水脑畸形声像图上常不能显示大脑皮层组织回声，面部也无异常改变。

叶状全前脑声像图表现可与透明隔-视神经发育不良（septo-optic dysplasia）及单纯透明隔缺失（absent cavum）的声像图极其相似，均表现为透明隔缺失，侧脑室前角相通（图6-7-12）。产前磁共振可能对鉴别有帮助。有报道叶状全前脑病例的穹隆柱发育异常，在中线部位融合，而透明隔-视神经发育不良无此现象。

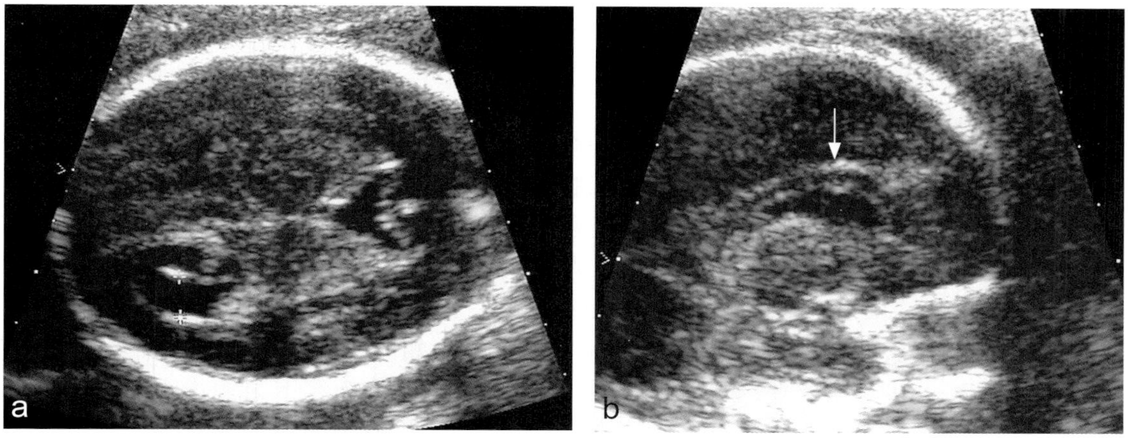

图6-7-12 透明隔-视神经发育不良

a. 妊娠26⁺周，透明隔缺失，侧脑室前角相通，后角显示正常（测量键）；b. 同一病例，颅脑正中矢状切面，胼胝体显示正常（箭头所示）。产后CT检查证实为透明隔-视神经发育不良，胼胝体正常

【预后】

无叶全前脑为致死型畸形，半叶全前脑虽不一定死亡，但预后也极差，存活者都为白痴患者。叶状全前脑的预后尚不很清楚，有报道患儿可以正常生存，但有程度不一的神经系统症状及智力低下。

一旦产前诊断无叶或半叶全前脑，任何孕周都应考虑终止妊娠。产时胎头娩出困难也可采用穿颅术。为明确诊断，即使终止妊娠，也应检查胎儿染色体。由于叶状全前脑属于非致死型畸形，目前也无足够的临床资料供医生及病人参考，故较难作出产科处理决定。

无染色体异常的全前脑病例若再次妊娠，全前脑的再发率约为6%，而那些有染色体异常者，再发率则根据染色体异常的情况而定。原发性三体综合征的再发率小于1%；如果夫妇之一为染色体平衡移位，再发的机会就很高。

第八节 Dandy-Walker畸形

Dandy-Walker畸形（Dandy-Walker Malformation）为累及小脑蚓部发育异常的一组疾病，有小脑蚓部全部缺失或部分缺失、第四脑室与小脑延髓池（即颅后窝池）扩张。虽然有时产前并未见有脑积水，但是产后常可出现程度不一的脑积水。本病发生率约为1∶25000至1∶35000妊娠，占所有婴儿脑积水的5%～12%。

目前常用的“Dandy-Walker复合症”（Dandy-Walker complex）包括了Dandy-Walker畸形、Dandy-Walker变异（Dandy-Walker variant），以及单纯小脑延髓池增宽（mega-cisterna magna）。Dandy-Walker变异是指不同程度的小脑蚓部发育不良，伴有或不伴有小脑延髓池扩张；单纯小脑延髓池扩张的小脑蚓部及第四脑室均正常。

【病因及病理】

Dandy-Walker畸形属于中线结构异常。目前认为其病因是多样化和非特异性的，包括隐性遗传综合征如Meckel-Gruber综合征和Walker-Warburg综合征以及染色体异常如13-三体综合征、18-三体综合征等；也可以是某些致畸因素如酒精、糖尿病、风疹病毒、巨细胞病毒等所致。

有人认为第四脑室正中孔及旁侧孔的闭锁引起了脑室系统的扩张；也有人认为是由于几个脑室间的脑脊液产生不平衡；还有人认为是第四脑室顶部存在不同程度的发育异常。

病理表现为小脑蚓部全部或部分缺失。其中，部分缺失者以下蚓部缺失为多见。第四脑室囊性扩张；颅后窝囊肿，且通过蚓部缺失处与第四脑室相通。同时，伴有窦汇和小脑幕的抬高，小脑半球往往较小。小脑蚓部部分缺失者，异常改变的程度相对较轻。约80%的Dandy-Walker患儿存在脑室系统扩张，其中有些产前即有，有些产后一个月出现并进行性加重。

Dandy-Walker变异表现为不同程度的小脑下蚓部发育不良，也可合并小脑延髓池扩张。单纯小脑延髓池扩张仅存在小脑延髓池大于正常。

【诊断】

典型的Dandy-Walker畸形声像图表现有：①完全性或部分性小脑蚓部缺失，小脑横切平面上见双小脑半球分开或小脑半球上部相连下部分开；②第四脑室扩张及颅后窝囊肿，且两者互相贯通，颅后窝池深≥10mm；③产前约有20%的Dandy-Walker畸形见有侧脑室扩张（≥10mm），脑积水的严重程度与颅后窝囊肿的大小、蚓部缺失的多少不一定成正比。颅后窝囊肿可大可小，较大的颅后窝囊肿可将小脑推向小脑幕，小脑幕抬高，双小脑半球极度分开（图6-8-1a，图6-8-2a、b，图6-8-3a）。小脑蚓部部分缺失者多表现为下蚓部缺失，作小脑上部横切时仍可见之间的上蚓部（图6-8-4a、b，图6-8-5a），侧脑室扩张也相对较少。

颅脑正中矢状切能直接显示小脑蚓部的上下部分以及第四脑室(图6-8-4c)。由于胎儿在子宫内的位置，有时需要经阴道超声以获得正中矢状切面，三维超声的应用使小脑蚓部的显示变得相对容易得多（图6-8-5b)。表6-8-1为不同孕周小脑蚓部的正常值。通过测量蚓部径线，从而判断其发育情况。小脑下蚓部缺失时在正中矢状切面上见不到下蚓部，第四脑室直接与小脑延髓池相连（图6-8-4c，图6-8-5b)。

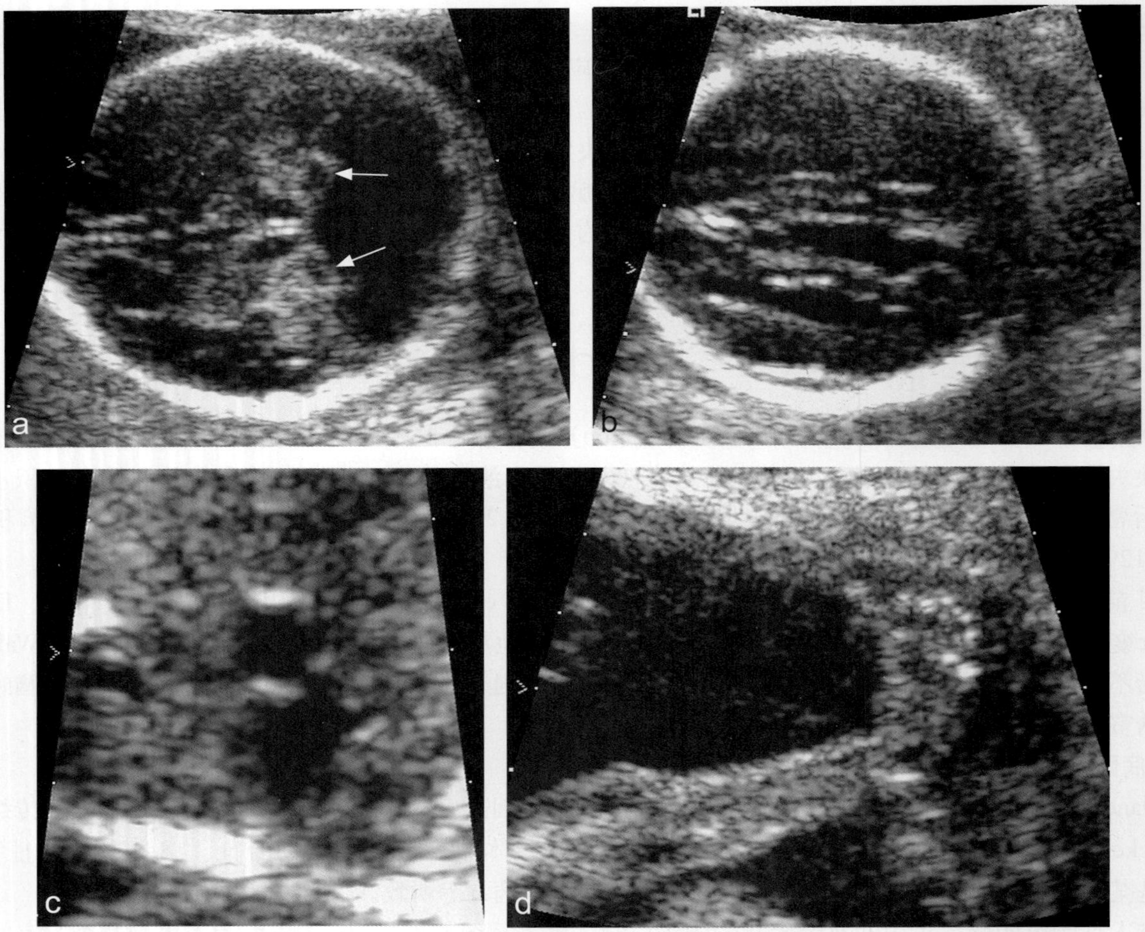

图6-8-1 Dandy-Walker畸形

a. 妊娠22⁺周，小脑平面，见双侧小脑半球极度分开（箭头)，且发育不良，小脑蚓部完全缺失，伴小脑延髓池严重扩张；b. 同一病例，透明隔缺失，双侧脑室外展，大脑半球间裂隙增宽，为胼胝体缺失；c. 同一病例，左心发育不良；d. 同一病例，马蹄内翻足在早孕期及中孕早期作阴道超声检查，使Dandy-Walker畸形的诊断获得大大提前。虽然有报道称妊娠13～15周就可发现本病异常声像图表现，但由于16周前正常胎儿也能观察到小脑延髓池与第四脑室相通的现象，直至妊娠16周后这条通道才被渐渐发育的小脑蚓部所充填而变窄、消失。所以，16周前诊断Dandy-Walker畸形需十分慎重。

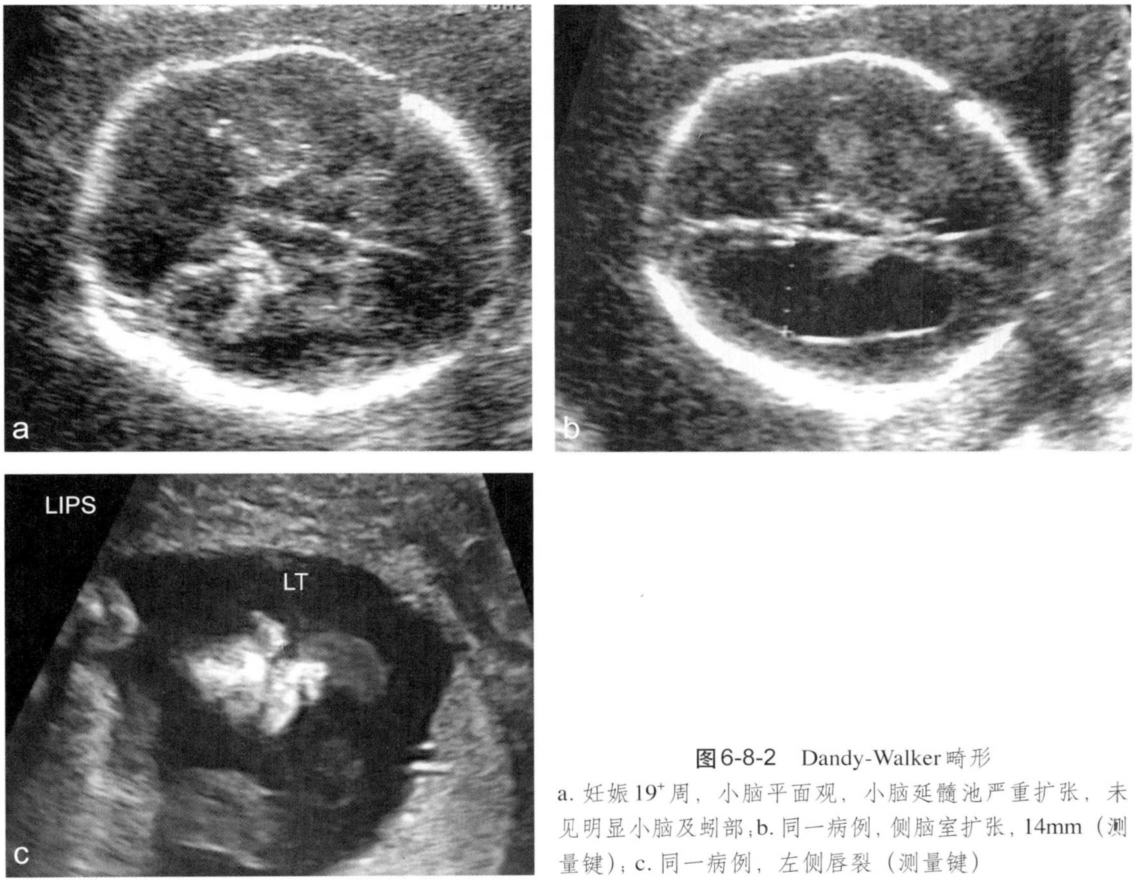

图6-8-2 Dandy-Walker畸形

a. 妊娠19^{+}周，小脑平面观，小脑延髓池严重扩张，未见明显小脑及蚓部；b. 同一病例，侧脑室扩张，14mm（测量键）；c. 同一病例，左侧唇裂（测量键）

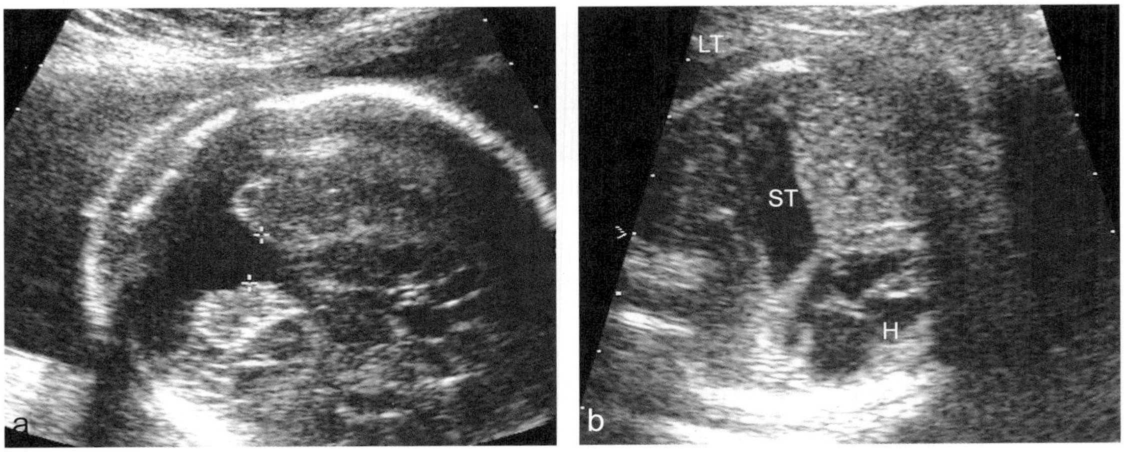

图6-8-3 Dandy-Walker畸形

a. 妊娠26^{+}周，小脑蚓部完全缺失，小脑半球分开（测量键），小脑延髓池增大，与第四脑室相通；b. 同一病例，超声显示合并左侧膈疝，胃泡（ST）疝入左侧胸腔内，心脏（H）被推向右侧胸腔

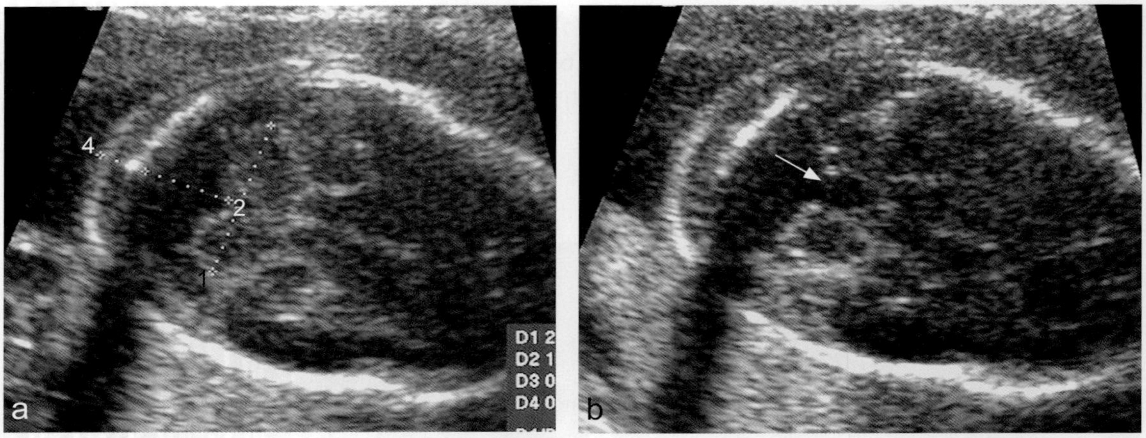

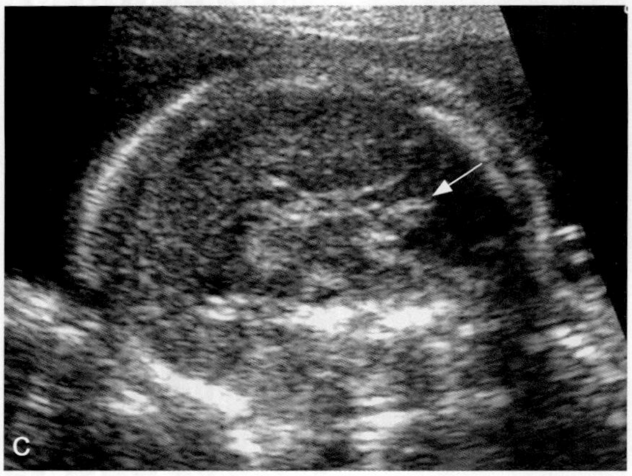

图6-8-4 Dandy-Walker畸形

a. 妊娠22⁺周，小脑平面，显示双侧小脑半球相连，小脑延髓池增大，11.3mm（测量键2）；b. 同一病例，小脑下平面，见双侧小脑半球分开（箭头所示），第四脑室与小脑延髓池相通；c. 同一病例，颅脑正中矢状切面观，箭头所示为小脑上蚓部，下蚓部缺失，第四脑室与小脑延髓池相通

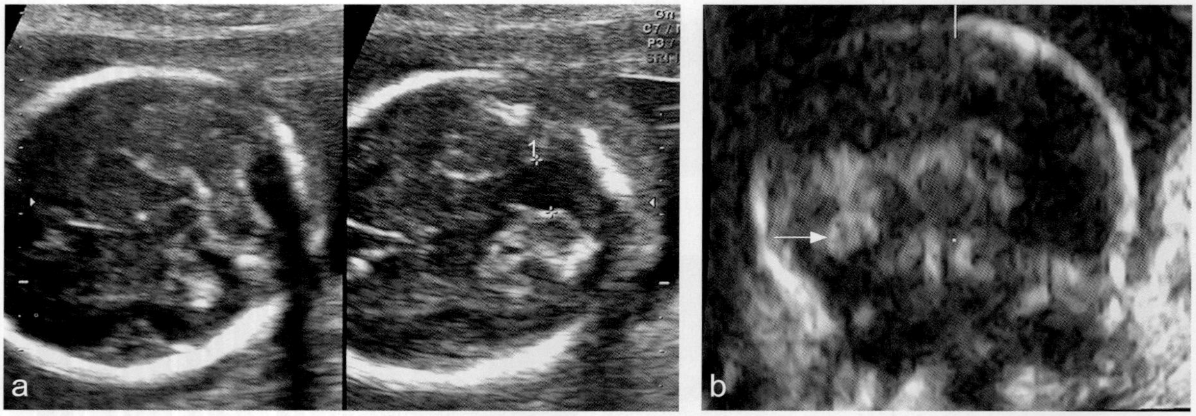

图6-8-5 Dandy-Walker畸形

a. 妊娠20⁺周，左侧图像显示小脑平面上的结构尚正常；右侧图像为小脑下平面，见小脑半球明显分开（测量键），第四脑室与小脑延髓池相通；b. 同一病例，头颅三维重建正中矢状切平面，显示小脑上蚓部存在（箭头），而下蚓部缺失。染色体检查证实为13-三体综合征

Dandy-Walker变异的声像图在小脑横切平面上与Dandy-Walker畸形的小脑下蚓部缺失极其相似，因此需要通过正中矢状切平面来判断。蚓部正中矢状切时仍能见到下蚓部及第四脑室，但下蚓部明显较正常为小（图6-8-6）。颅后窝池深可以正常或≥10mm，第四脑室扩张，与颅后窝囊肿相连。侧脑室可扩张或不扩张。

单纯小脑延髓池扩张多见于晚期妊娠，声像图上仅见颅后窝池深≥10mm，无蚓部缺失或发育不良，无侧脑室及第四脑室扩张（图6-8-7）。

表6-8-1 不同孕周小脑蚓部正常值

孕周	前后径（mm）	上下径（mm）	周长（mm）	面积（cm^2）
21～22	10.6±1.4	11.1±1.1	43.8±3.3	0.9±0.2
23～24	12.9±1.1	12.3±1.4	47.5±5.5	1.2±0.2
25～26	13.5±2.1	13.6±0.9	50.9±4.4	1.4±0.2
27～28	16.3±2.7	16.0±1.6	58.9±6.8	2.0±0.5
29～30	17.5±2.2	17.7±2.1	64.7±6.5	2.3±0.4
31～32	19.0±1.9	19.2±1.1	70.7±6.9	2.8±0.4
33～34	19.2±1.9	21.2±2.3	72.7±8.3	3.0±0.8
35～36	21.4±1.5	19.8±1.0	77.6±5.1	3.4±0.3
37～38	22.1±3.8	23.0±4.6	80.7±9.9	3.9±1.4
39～40	25.7±2.3	25.0±2.6	86.7±7.0	4.9±0.7

Malinger G，Ginath S，Lerman-Sagie T，et al. The fetal cerebellar vermis：normal development as shown by transvaginal ultrasound. Prenat Diagn，2001，21：687-692

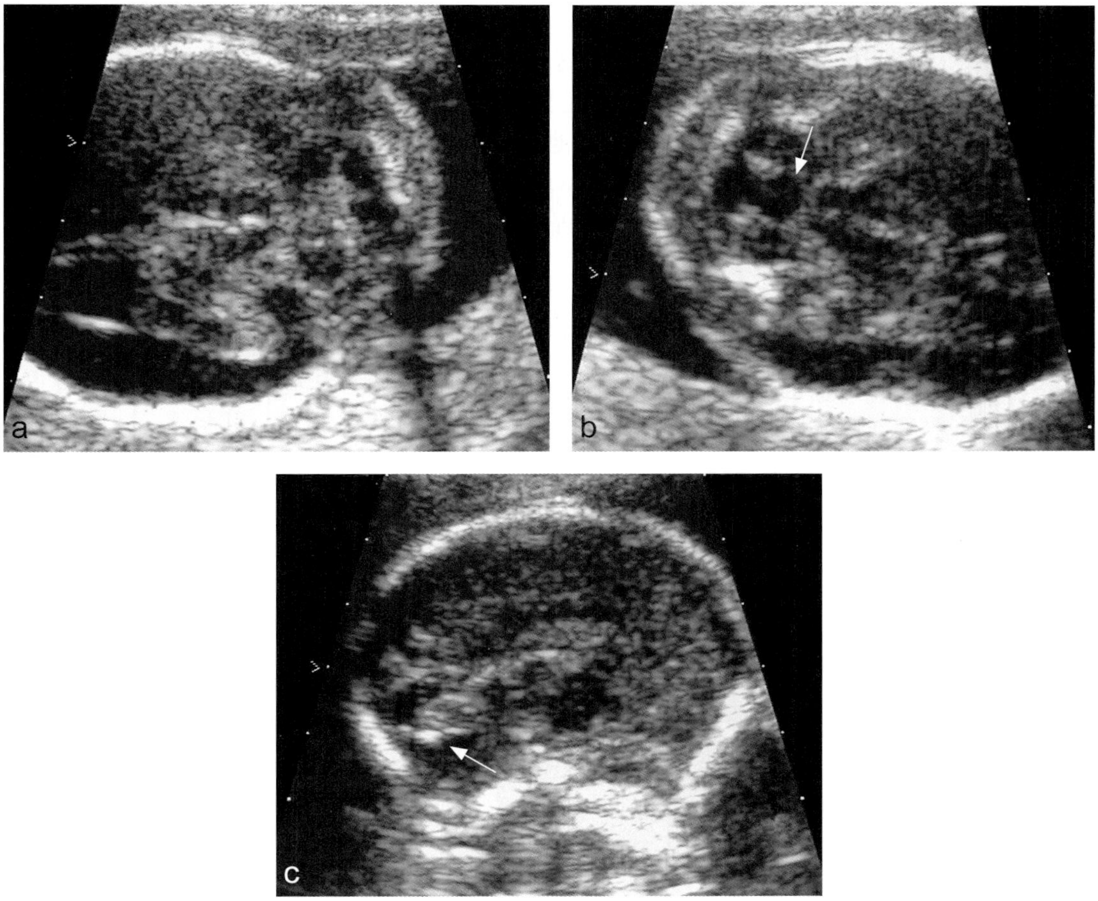

图6-8-6 Dandy-Walker变异

a. 妊娠19⁺周，小脑平面，未见明显异常；b. 同一病例，小脑下平面，见小脑半球明显分开（箭头所示），第四脑室与小脑延髓池相通；c. 同一病例，头颅正中矢状切平面，显示小脑下蚓部明显发育不良。箭头所示为第四脑室除了颅后窝及侧脑室异常改变外，约50% ～ 68%的Dandy-Walker畸形还合并有其他中枢神经系统异常和中枢神经系统以外的异常改变。这些异常包括：胼胝体缺失、中线囊肿或脂肪瘤、中脑导水管狭窄、小头畸形、脑膨出、非特异性脑回畸形、多囊肾、心脏室间隔缺损、面部畸形和多指（趾）等（见图6-8-1，图6-8-2c，图6-8-3b）。

胎头在宫内的位置对发现及诊断Dandy-Walker畸形影响较大。持续性枕后位时难以获得小脑颅后窝标准平面，可能导致漏诊或误诊。产前磁共振（MRI）显像有助于Dandy-Walker畸形的诊断，尤其是与Dandy-Walker变异及单纯小脑延髓池扩张的鉴别。

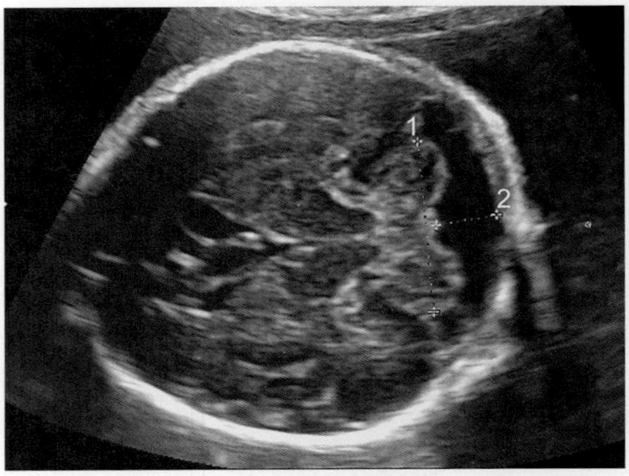

图6-8-7 小脑延髓池扩张

颅后窝池深11.7mm，移动探头，未见小脑下部分开，同时显示第四脑室正常

【鉴别诊断】

持续性Blake氏囊（persistent Blake's pouch）为胚胎发育过程中本应该穿孔塌陷的Blake氏囊未发生穿孔，导致该囊持续存在。在小脑横切面上也显示为小脑上部相连、下部“分离”、第四脑室扩张并与颅后窝囊肿相连，与Dandy-Walker变异非常相像。鉴别诊断完全依靠正中矢状切显示小脑蚓部形态结构及经线是否正常（图6-8-8）。另外，持续性Blake氏囊胎儿的颅后窝池一般不扩张。

正常中孕早期常见第四脑室与颅后窝池相通，这是因为此时下蚓部尚未发育完善；正常晚期妊娠部分胎儿小脑下部较低平面横切有时可见稍有分离，这是因为小脑半球的增长超过了蚓部的长度，蚓部变得相对“较短”。这些胎儿无脑室系统扩张，也无颅后窝池扩张（图6-8-9）。

此外，颅后窝蛛网膜囊肿有时极易与Dandy-Walker畸形混淆。在声像图上前者病灶可能略偏向一侧，小脑蚓部多显示正常。当较大的蛛网膜囊肿占据整个颅后窝，并压迫小脑，声像图酷似Dandy-Walker畸形，两者不易鉴别。

【预后】

Dandy-Walker畸形预后不良，产后脑积水进行性加重，一岁前78%的病例有脑积水。即使手术治疗，死亡率仍较高，存活者智力低下也很常见。如产前确诊应及时终止妊娠，晚期妊娠才获诊断者，应作染色体检查。对那些具有严重染色体异常（如18-三体、13-三体综合征）的胎儿，仍应终止妊娠。

Dandy-Walker变异及单纯小脑延髓池扩张的预后差异较大，如不合并染色体异常或其他部位的异常，可能预后相对较好。但有些潜在的异常产前超声难以发现，需要MRI协助诊断。

继续妊娠者，应定期随访颅后窝及脑室情况。产科处理一般无特殊，除非巨头症需行剖宫产术。

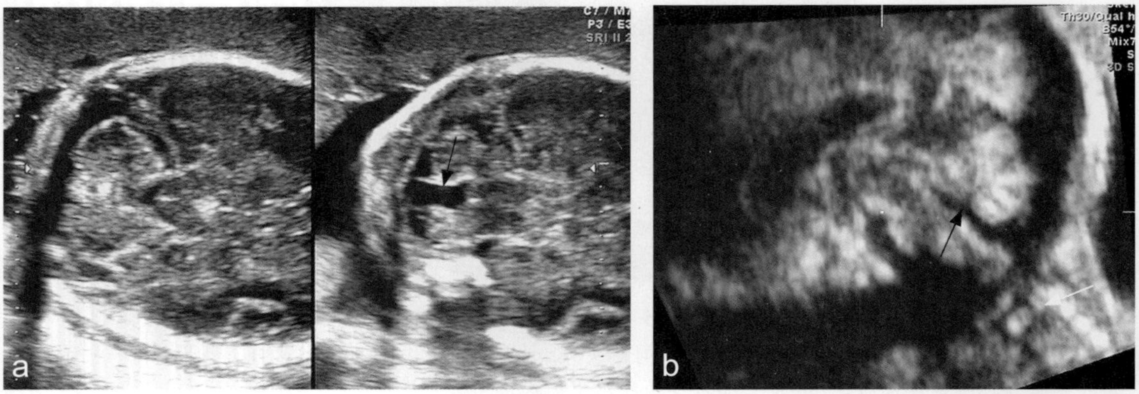

图6-8-8 持续性Blake氏囊

a. 妊娠26⁺周，左侧图像为小脑平面，未见明显异常；右侧图像为小脑下平面，显示小脑半球向两侧分开，中央一囊性结构凸向颅后窝池（箭头所示）；b. 同一病例，三维重建颅脑正中矢状切面，见小脑上下蚓部完整无缺，第四脑室也正常（箭头）。为Blake氏囊

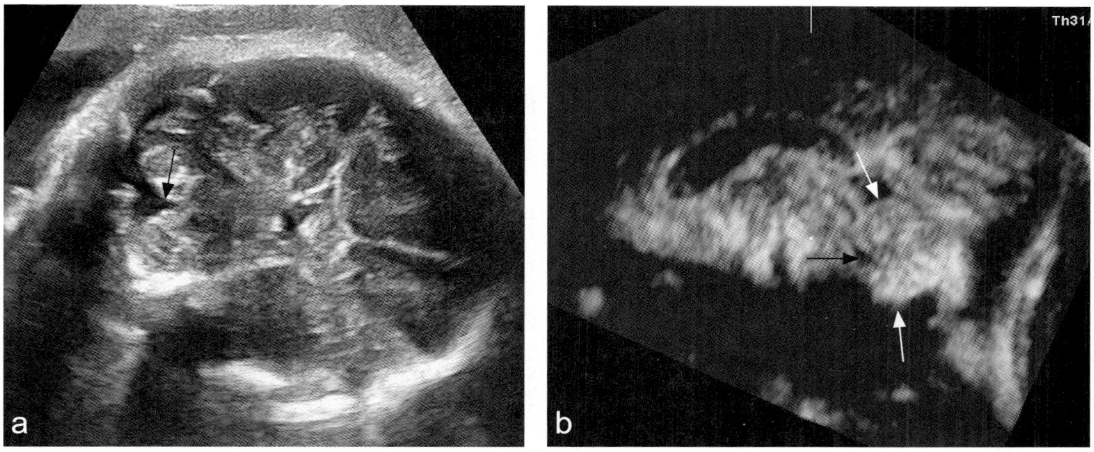

图6-8-9 正常晚孕期小脑

a. 妊娠30⁺周，小脑平面略偏低，似见小脑下部分开，之间有一裂隙（箭头）；b. 同一病例，三维重建颅脑正中矢状切面，显示小脑蚓部正常，第四脑室也正常（向下箭头为小脑上蚓部，向上箭头为小脑下蚓部，横向箭头为第四脑室）

第九节 胼胝体缺失

胼胝体缺失（agenesis of the corpus callosum，ACC）为中线结构异常，有报道在所有的尸解病例中约占1∶19000；在所有的智力发育迟缓的孩童中占2.3%。

【病因及病理】

胼胝体缺失为多因素致病，可发生在染色体异常的病例中，如13-三体综合征和18-三体综合征，有家族倾向。因此，提示本病可能为常染色体显性或隐性遗传以及性连锁隐性遗传。胼胝体缺失也被归类入面部中线缺损及其他某些综合征（如Aicardi综合征、Andermann综合征、F.G.综合征等）。有报道某些病例与致畸物有关，如酒精、丙戊酸、可卡因、风疹病毒及流感病毒等。

胼胝体连接了左右大脑半球，联系并沟通了两半球的信息交换。它是一种脑白质束状结构，为重要的脑部结构。通常，胼胝体的发育迟于其他脑结构，约在妊娠8周开始形成。它从前向后生长，至16周时其前方的膝部才基本形成，18～20周时整个胼胝体才发育完成。

胼胝体的缺失分为完全性和部分性缺失，完全性缺失是指整个胼胝体的缺失；部分性缺失主要指胼胝体压部的缺失。病理解剖上，除了发现胼胝体缺失，还可见到双侧脑室前角及体部向左右分开，侧脑室后角扩张，以及第三脑室扩张和向上移位。由于缺失了贯穿左右的束状胼胝体，胼胝体上方的脑回（扣带回）出现下移。

【诊断】

在横切平面上，典型的胼胝体缺失声像图有以下表现：①侧脑室前角、侧脑室体部向外侧展开，失去正常侧脑室前角、体部向中线靠拢的结构（正常左右侧脑室在室间孔处靠近中线），双侧脑室呈平行状（图6-9-1，图6-9-2b）；②脑室扩张，特指后角扩张（≥10mm）（图6-9-1，图6-9-2a，图6-9-3a）；③侧脑室体部与前角变窄，在前角处形成一个尖角峰，而双侧脑室又呈平行状，这

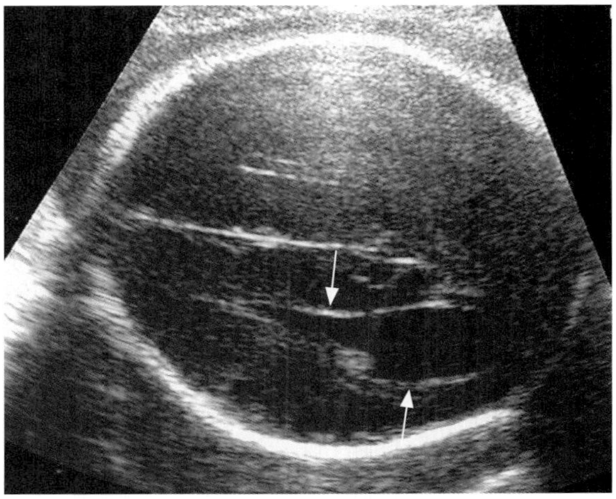

图6-9-1 胼胝体缺失

妊娠28⁺周，胎儿头围平面，未见透明隔，侧脑室后角扩张（向上箭头），侧脑室体部外展（向下箭头），与大脑镰之间见脑回回声。双侧脑室平行，呈“泪滴”状。产后MRI证实为胼胝体缺失

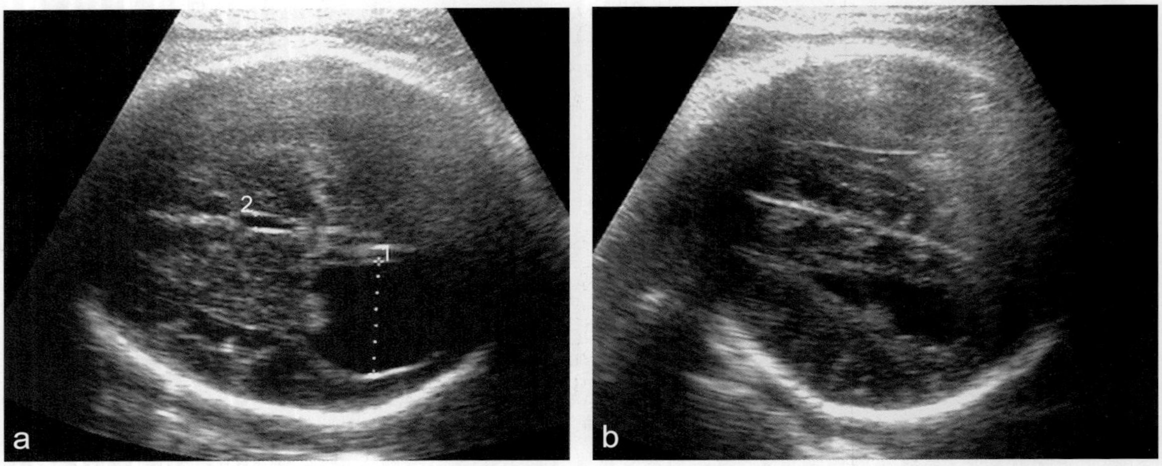

图6-9-2 胼胝体缺失

a. 妊娠33⁺周，头围平面，透明隔缺失，中线部位见一小无回声结构为上抬并扩张的第三脑室（测量键2）。侧脑室后角明显扩张，为27.1mm（测量键1）；b. 同一病例，头围略高平面，显示双侧脑室呈“泪滴”状。侧脑室体部与大脑镰之间见脑回回声。产后CT证实为胼胝体缺失

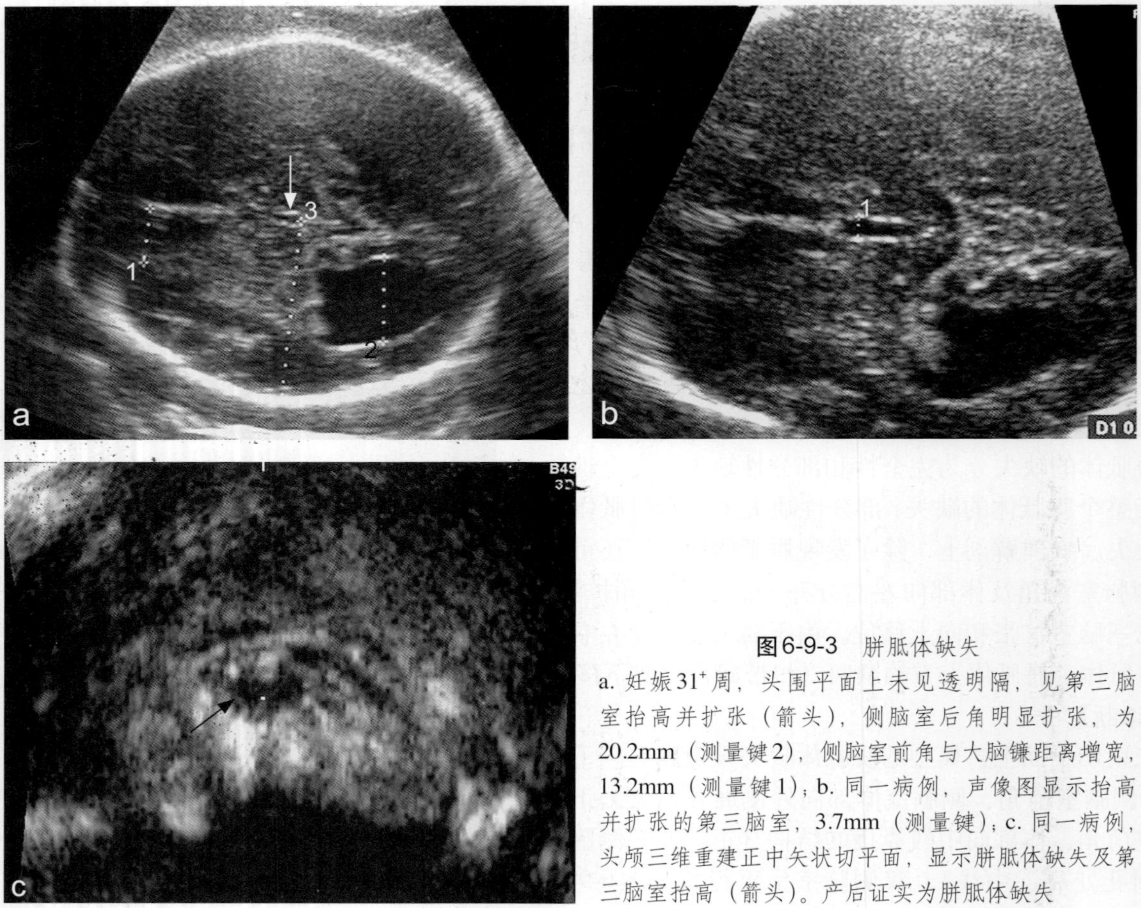

图6-9-3 胼胝体缺失

a. 妊娠31⁺周，头围平面上未见透明隔，见第三脑室抬高并扩张（箭头），侧脑室后角明显扩张，为20.2mm（测量键2），侧脑室前角与大脑镰距离增宽，13.2mm（测量键1）；b. 同一病例，声像图显示抬高并扩张的第三脑室，3.7mm（测量键）；c. 同一病例，头颅三维重建正中矢状切平面，显示胼胝体缺失及第三脑室抬高（箭头）。产后证实为胼胝体缺失

种前角狭窄后角扩张的特点，有人称之为“泪滴状”侧脑室（tear drop sign）（图6-9-2b，图6-9-4b）；④第三脑室扩张并上移，表现为在头围平面即可显示第三脑室（图6-9-2a，图6-9-4a）。声像图上第三脑室呈椭圆形，径线增宽（正常第三脑室不易观察到，即使晚期妊娠，也只能在第三平面上观察到，其宽度不超过2mm）；⑤透明隔缺失（图6-9-2a，图6-9-3a，图6-9-4a）；⑥侧脑室与大脑镰（脑中线）之间显示脑回回声（图6-9-1，图6-9-2b）；⑦大脑半球间距增宽，有时见囊性或混合性包块，如单纯囊肿或脂肪瘤（图6-8-1b，图6-9-5）；⑧胼胝体周围动脉缺失（图6-9-6）。正常胼胝体周围动脉见图6-1-18及图6-1-19。

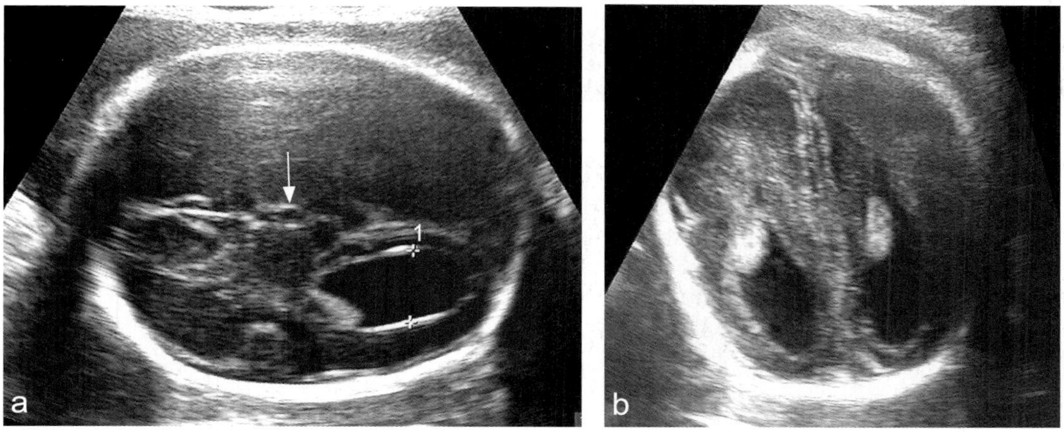

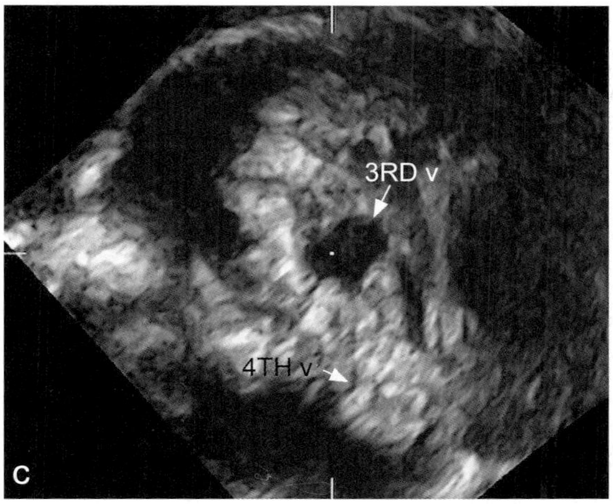

图6-9-4 胼胝体缺失

a. 妊娠26^+周，头围平面，透明隔缺失，第三脑室上抬并扩张（箭头），侧脑室后角扩张，13.8mm（测量键）；b. 同一病例，“泪滴状”侧脑室，双侧脑室前角尖，后角扩张；c. 同一病例，头颅三维重建正中矢状切平面，未见透明隔及胼胝体，见第三脑室抬高并扩张（3RD V），4TH V为小脑蚓部前方的第四脑室。染色体检查为正常核型，46，XY，产后确诊胼胝体缺失

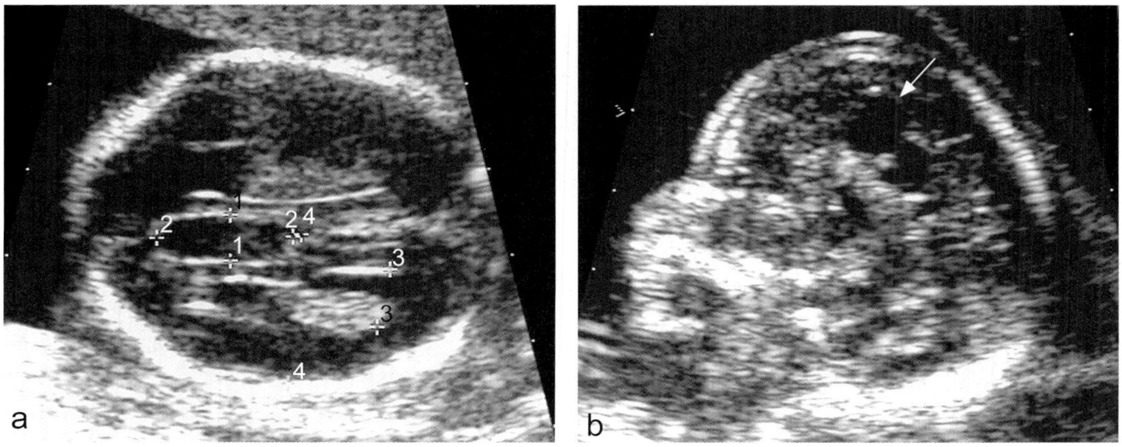

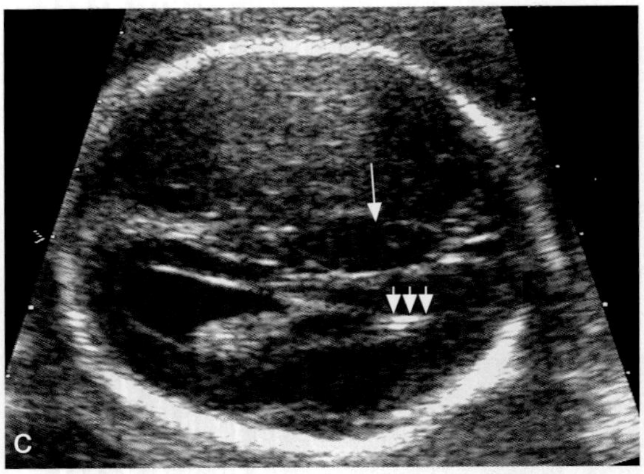

图6-9-5 胼胝体缺失

a. 妊娠19^+周，头围平面，未见透明隔，颅脑中线偏前方见一长椭圆形囊性结构（测量键1，2），侧脑室后角显示正常（测量键3）；b. 同一病例，胎头正中矢状切，未见透明隔及胼胝体，中线部位的囊性结构呈分叶状，位于双侧大脑半球之间（箭头）；c. 同一病例，妊娠24^+周，头围平面，未见透明隔，侧脑室前角与体部向外展开，远离中线，前角变窄并形成一个尖角峰（三个箭头）；侧脑室后角扩张。中线部位见椭圆形囊肿（单个大箭头）

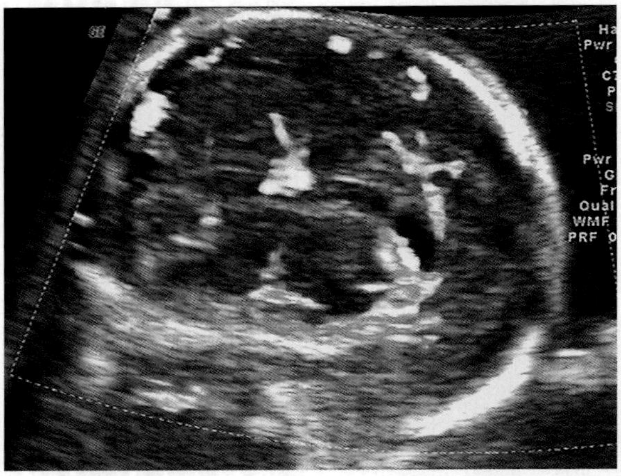

图6-9-6 胼胝体缺失合并胼胝体周围动脉缺失

妊娠20^+周，胎头正中矢状切平面，彩超显示大脑前动脉在大脑半球之间向上行走，但未见其分支出胼胝体周围动脉

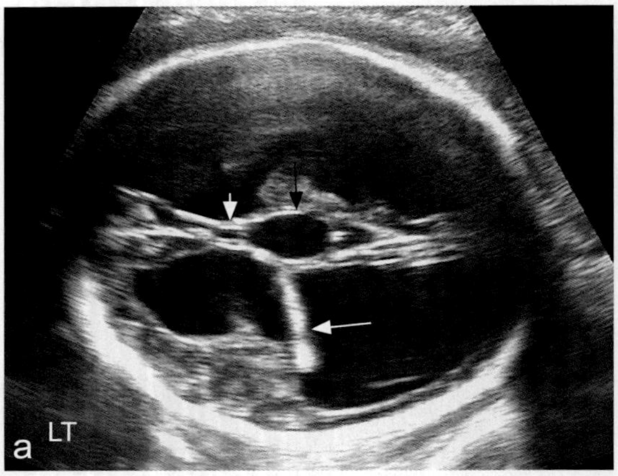

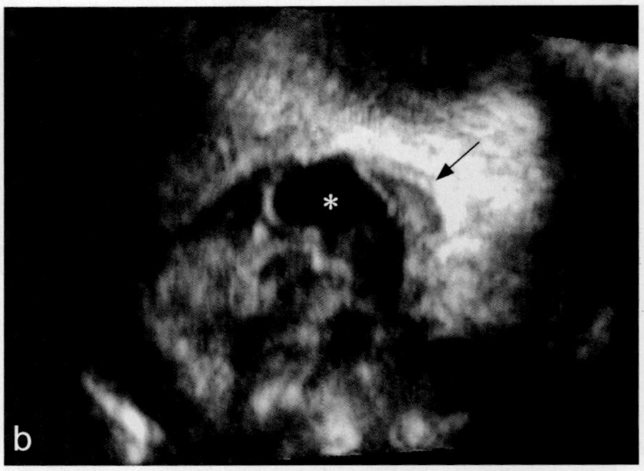

图6-9-7 部分性胼胝体缺失

a. 妊娠34^+周，头围平面上见抬高并扩张的第三脑室（向下大箭头），其前方似见透明隔（向下小箭头），侧脑室严重扩张伴脉络丛悬挂（横向箭头）；b. 同一病例，三维重建颅脑正中矢状切面，显示第三脑室抬高并扩张（*），其前方见小部分透明隔及胼胝体膝部（箭头）

在颅脑正中矢状切面声像图上，无胼胝体与透明隔回声显示，第三脑室有上移改变，其上方的脑回呈异常放射状排列。三维超声的应用使正中矢状切面的获得率大大提高，正中矢状切面是直接观察胼胝体是否存在的平面，而横切面是间接诊断（图6-9-3c，图6-9-4c，图6-9-5b）。

部分性ACC声像图表现为透明隔极小，似有似无。第三脑室的上移可能不如完全性ACC明显。正中矢状切无法显示整个胼胝体，或仅见胼胝体膝部，胼胝体干和（或）压部缺失（图6-9-7）。

ACC的产前诊断并不容易，因为相当一部分病例声像图表现不典型，如脑室扩张不明显。必要时可应用磁共振明确诊断。

一旦发现胼胝体缺失，仔细检查胎儿全身结构非常重要，因为85%的胼胝体缺失合并有其他颅内异常，62%的病例合并有颅外畸形。这些异常包括脑回异常、脑膨出、中线囊肿、小头畸形、Dandy-Walker畸形、Arnold-Chiari异常、全前脑、脑积水、面部畸形以及肌肉骨骼系统、肠胃道、泌尿道、呼吸道和心血管系统的异常。胼胝体缺失也可出现在一些综合征中，如Aicardi综合征、Andermann综合征、Shapiro综合征、Rubenstein-Taybi综合征等等（见图6-8-1，图6-9-5，图6-9-7）。

【鉴别诊断】

在声像图上，由于扩张且上移的第三脑室表现为中线部位的异常囊性结构，因此需与其他颅内囊性病变相鉴别，如中线处的蛛网膜囊肿、cavum interpositum囊肿、孔洞脑等。胼胝体缺失时扩张上移的第三脑室均位于脑中线中央，并且一般不会很宽大。

透明隔缺失也要与其他合并透明隔缺失的疾病鉴别，如全前脑、脑穿通等，详见各个章节。此外，胼胝体缺失的脑室扩张还需与其他原因的脑室扩张或脑积水相鉴别。脑积水患者声像图特点是侧脑室前后角和第三脑室均扩张，无第三脑室上移现象。

【预后】

单纯胼胝体缺失不影响胎儿的生存。出生后部分病例可无任何症状，仅在例行神经系统检查时，才发现某些神经系统功能的缺失，例如不能进行双手感觉的比较（温度、形状、物体的重量等）。但有些患者可出现某些神经和精神系统症状，如癫痫、智力障碍和精神病。一般认为，引起此类异常的原因并非胼胝体缺失本身，而是潜在的脑部异常所致。

当胼胝体缺失合并颅内或颅外多发性畸形及染色体异常时，其预后就较差，严重者产后数天即可夭折。部分性胼胝体缺失患儿的预后也是与合并异常有关，一组19例部分性ACC随访发现，预后与完全性ACC相仿。

由于胼胝体缺失可合并染色体异常或其他部位畸形，因此应该仔细超声并检查胎儿染色体。有生机儿前作出诊断并且合并其他畸形者可选择终止妊娠；对继续妊娠者，单纯胼胝体缺失的胎儿产科无需特殊处理；合并其他异常者，应视其严重程度而定，仔细斟酌分娩方式。

第十节 颅内出血

颅内出血（intracranial hemorrhage）在早产儿中较为多见，尤其在那些32周之前出生、体重低于1500g的早产儿中，颅内出血的发生率可高达40%。发生在宫内的胎儿颅内出血则较少见，约1/10000。

【病因及病理】

有些胎儿颅内出血为自发性的，但也有些原因可引起胎儿颅内出血，例如母体血压过高或过低、母体癫痫或休克引起缺氧继发胎儿宫内缺氧、胎盘早剥、免疫性血小板减少性紫癜、凝血功能障碍、宫内感染、胎儿肿瘤内出血、严重胎儿生长受限、双胎输血综合征及胎母出血等。出血部位可以在脑室内（室管膜下）、脑实质内、硬脑膜下、蛛网膜下、小脑实质内。其中，以免疫性血小板减少性紫癜（autoimmune thrombocytopenia）相对多见，出血部位则以脑室室管膜下尾状核生发基层（subependymal germinal matrix）出血多见。

颅内出血后局部可形成血块，破入脑室成为脑室内出血。以后血块再分离出血清和纤维蛋白，破碎的血块可阻塞室间孔或中脑导水管，导致继发性脑室系统扩张。脑实质内出血者久而久之血块连同坏死的脑组织一起液化形成囊腔结构，有作者认为颅内出血最严重的病理改变是形成孔洞脑或水脑。

【诊断】

临床上，颅内出血分为四度。Ⅰ度为出血局限于室管膜下尾状核的生发基层；Ⅱ度出血到达脑室；Ⅲ度指出现继发脑室扩张；Ⅳ度为脑实质出血。不同出血阶段和不同出血部位颅内出血的声像图表现有很大差异。室管膜下出血一般不易观察到，脑室内或脑实质内出血早期阶段的凝血块呈强回声团，如果胎儿继续存活，超声随访中可发现原先的出血强回声区逐渐呈囊性改变。陈旧性室管膜下出血后形成的囊性结构称室管膜下囊肿(subependymal cyst)，突入于脑室内的囊肿强回声壁其实是室管膜回声，也常伴有脑室扩张。

脑实质内的出血性囊腔可以为一个或多个，形态多不规则，无清晰边界。多个囊腔之间可以相互沟通，此时也即孔洞脑形成。液化的孔洞可与侧脑室相通，引起脑室的进一步扩张。若脑实质内出血病灶较小，后期可以形成钙化点。当出血发生在小脑半球时，出血侧的半球径线可增大，内部回声可能增强也可能减弱。小脑蚓部常显示不清，颅后窝消失（图6-10-1～图6-10-3）。

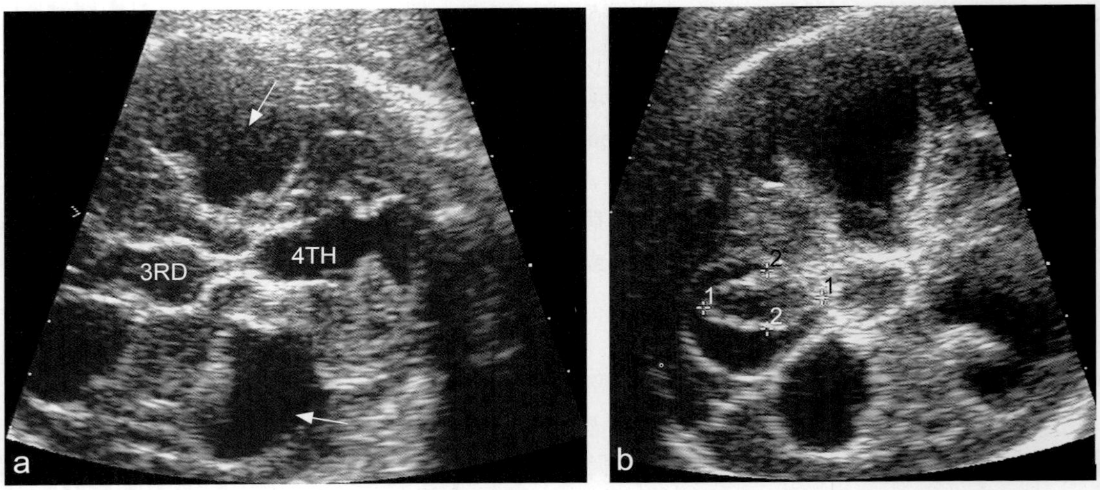

图6-10-1 脑室内出血

a. 妊娠30⁺周，双侧脑室（箭头）、第三脑室（3RD）及第四脑室（4TH）明显扩张；b. 同一病例，一侧侧脑室前角内见实质性占位病灶（测量键）。染色体检查为正常核型，46,XX

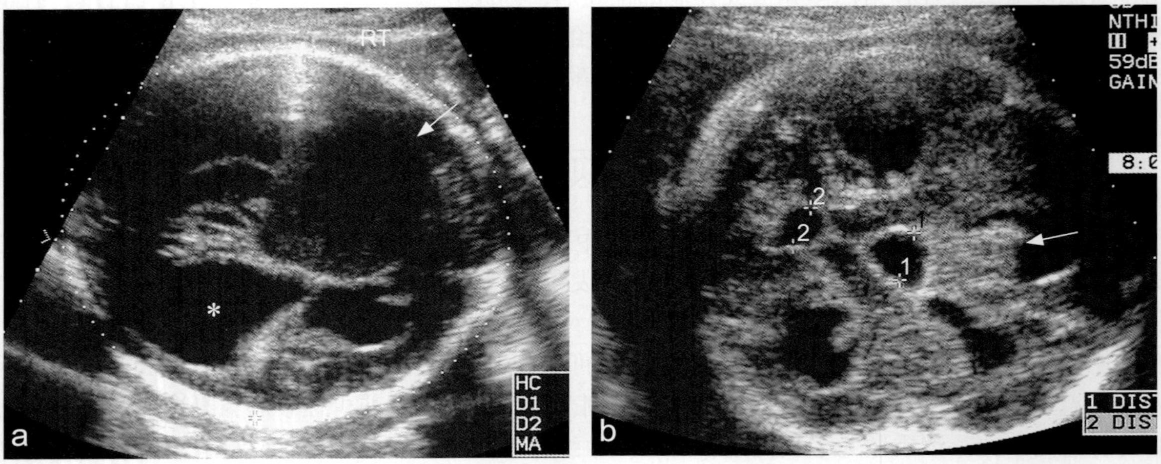

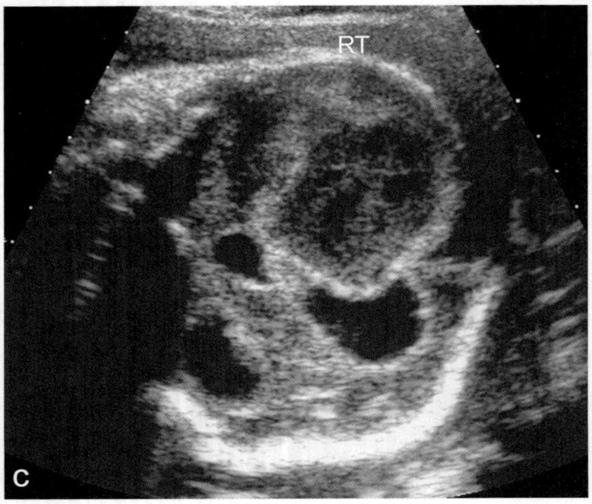

图6-10-2 颅内出血

a. 妊娠36⁺周，头围明显增大，为367mm，脑中线左移，左侧脑室扩张（*），右侧（RT）脑实质内见较大低回声占位（箭头）；b. 同一病例，第三脑室（测量键1）及第四脑室（测量键2）也扩张，右侧脑室前角内见实质性占位病灶（箭头）；c. 同一病例，显示右侧（RT）脑实质内的中低回声包块。染色体检查显示为正常核型，46,XY，产后MRI证实颅内出血，右侧大脑皮层极薄

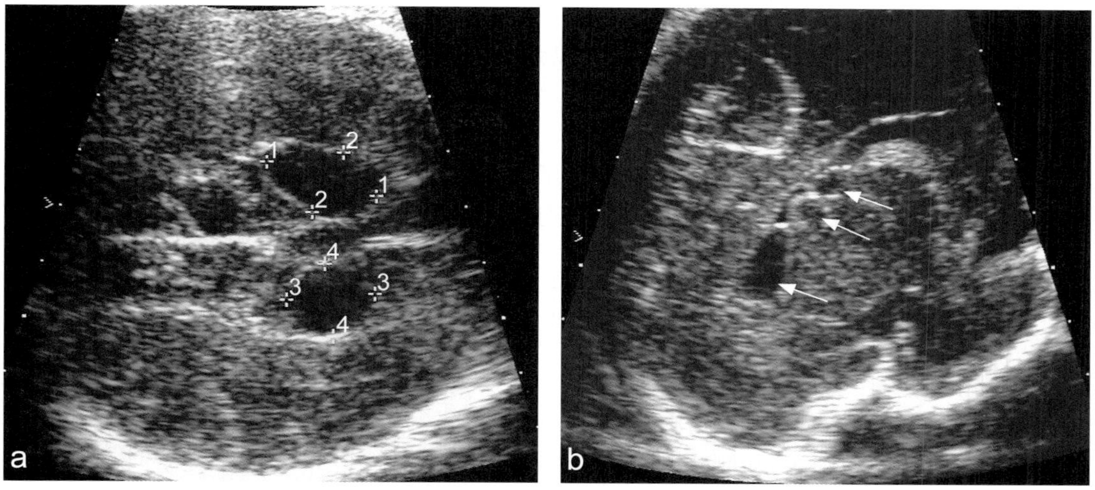

图6-10-3 陈旧性室管膜下出血

a. 妊娠32⁺周，双侧脑室前角内见囊性块物（测量键所示），边界尚清晰；b. 同一病例，侧脑室斜矢状切面观在前角处见三个囊性块物（箭头所示）。产后检查证实为室管膜下囊肿

颅内出血的产前诊断很不容易，这是因为绝大部分颅内出血均发生在晚期妊娠。晚期妊娠时胎儿颅骨骨化明显，颅缝相对变窄，近场部分的颅脑结构几乎不能显示。若出血位于室管膜下或为脑实质内点状出血点状钙化，则更增加了产前超声的困难。

【鉴别诊断】

1. *孔洞脑* 脑实质出血可以进一步发展为孔洞脑，但孔洞脑的起因并不一定全是颅内出血。特别强调的是，超声未见早期典型颅内出血声像图时，切勿轻易作出有无颅内出血的结论。

2. *颅内肿瘤* 本病多有包膜和清晰的边界，实质区回声奇特。包块周围脑组织呈受压改变而不是呈破坏改变。

3. *正常脉络丛或脉络丛囊肿* 脉络丛位于侧脑室内，也呈强回声。鉴别诊断时需注意正常脉络丛随孕周的增加其大小和所占的侧脑室部位都有所变化，且左右两侧呈对称显示。陈旧性室管膜下出血形成室管膜下囊肿，声像图上酷似脉络丛囊肿（图6-10-3），两者的鉴别要点是脉络丛囊肿位于脉络丛内，而室管膜下囊肿位于侧脑室的内壁上。

【预后】

通常，脑实质内出血预后都较差。产前超声发现脑实质内出血，死亡率很高。单纯性脑室内出血的预后相对稍好。目前，可通过脑室镜清除脑室内陈旧血块或坏死组织，对有脑积水者可放置引流管引流脑脊液。但是，存活者中可并发癫痫等病症。

若有生机儿前能明确诊断颅内出血，应建议终止妊娠。但是，由于颅内出血很少发生在中孕中期，故产科处理较为棘手。对疑有颅内出血的病例，应详细询问病史、服药史，检查血小板情况及是否存在抗血小板抗体。胎母同种免疫性血小板减少性紫癜的病例，须进行针对性治疗，如胎儿输血小板或输血。剖宫产可能会减少胎儿产时出血的风险。

免疫性血小板减少性紫癜的孕妇再次妊娠胎儿颅内出血的再发生率很高，有报道高达85%～100%，而且出血的程度也更严重。

第十一节 孔 洞 脑

孔洞脑（porencephaly）是指脑实质有囊性腔隙，可以与也可以不与脑室系统及蛛网膜下腔相通。

【病因及病理】

胚胎发育的任何阶段由各种原因如血管性、感染性、缺氧性或创伤性等，引起脑血管梗死，继发脑实质受损，造成局部脑实质破坏、脑组织坏死和液化。双胎输血综合征的受血儿也可因严重的血流动力学紊乱而发生脑实质坏死液化形成孔洞脑。

孔洞脑往往表现为单侧囊腔，囊壁常为皮层白质，在病变范围内还能发现炎性改变或缺血性损伤的病理学证据。

【诊断】

孔洞脑常显示为单侧不对称囊腔，可发生于大脑半球实质的任何部位。囊腔可大可小，形态不规则，且无囊壁显示。当病变累及侧脑室时可导致脑室扩张（图6-11-1），其边缘往往呈破碎状。不与侧脑室相通的囊腔随访过程中囊腔会增大。有时脑实质内见多个小囊腔，脑中线多有偏移。囊腔内也可见强回声的血块。当囊腔发生坏死时，可向皮层表面发展，还可累及蛛网膜下腔。

巨大孔洞脑也可引起头围增大。

与颅内出血相似，由于发病常在晚孕期，颅骨的钙化大大影响了脑部的超声显像，尤其是相对较小的、位于扫描近场的孔洞脑，漏诊率很高。

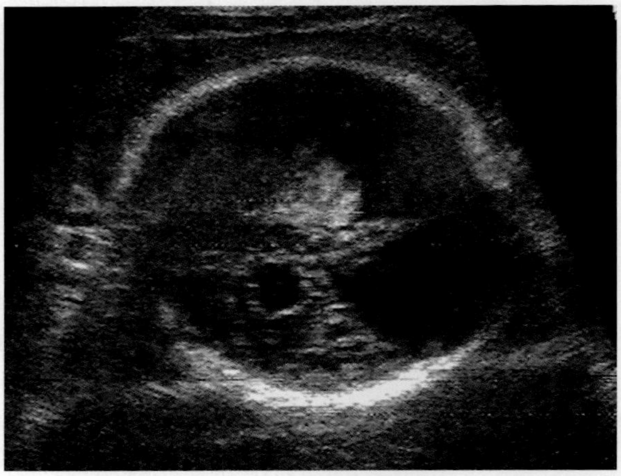

图6-11-1 孔洞脑

一侧脑实质内见一大一小两个低回声结构，大的位于枕叶内，无清晰边界，张力不高。孕妇孕期感染水痘，产后CT证实胎儿感染、孔洞脑，神经系统发育障碍

【鉴别诊断】

1. 脑穿通　脑穿通的囊腔可表现为左右对称，囊壁光滑，与侧脑室及蛛网膜下腔相通（见图6-12-1～图6-12-3），但有时仍然不易鉴别。MRI通过识别皮层灰质与白质可帮助鉴别。

2. 颅内出血　颅内出血可以是孔洞脑的病因之一，但并非所有颅内出血均发展为孔洞脑；孔洞脑可以是脑实质出血后的一个发展结局，但并非所有孔洞脑的起因均为颅内出血。因此，如果有颅内出血的典型声像图表现，随访过程中渐渐形成孔洞脑，方能作出颅内出血引起孔洞脑的诊断。

3. 蛛网膜囊肿或囊性颅内肿瘤　蛛网膜囊肿多发生在中线部位或脑的表面，囊壁清晰光滑，内部无回声，不与侧脑室相通（见图6-14-1）。囊性颅内肿瘤少见，为赘生性囊肿，囊壁较厚，且可压迫周围脑组织，引起脑室系统的扩张。

4. 脑积水　孔洞脑累及侧脑室时可导致继发性脑室扩张。单纯脑积水超声仅显示为侧脑室扩张及第三脑室扩张，无脑室壁破坏；单纯脑积水大脑皮层可受压变薄，但无脑实质缺损破坏。

【预后】

根据孔洞脑发生部位的不同和大小的不同，其预后也很不同。表现为不同程度的癫痫、神经系统发育迟缓、失明和语言障碍、智力低下，严重者预后差，如强直性瘫痪、甚至白痴或痴呆患儿。病变较轻者则仅出现某些相应神经系统功能障碍和智力发育迟缓。

由于大部分产前诊断的孔洞脑均在晚期妊娠，产科难以干涉。对那些颅内出血引起的孔洞脑，可予以相应的控制出血治疗。严重脑室扩张头围过大，可导致产时头盆不称。

第十二节　脑　穿　通

脑穿通（schizencephaly）也称真性孔洞脑（true porencephaly）或脑裂（cerebral cleft），是先天性的脑发育异常。

【病因及病理】

胚胎6周前大脑皮层细胞未向预定部位移行，造成局部大脑皮层（灰质与白质）的全层缺失，导致大脑裂开。有人认为其本质上是属于血管梗死，发生在妊娠非常早期的大脑皮层生发层。由于脑组织缺损，蛛网膜下腔便填补了这些空隙。

脑穿通常发生在大脑裂处，双侧多见，形态对称，为全层裂开，打通了蛛网膜下腔及侧脑室，同时也常伴有其他部位的脑结构异常，例如脑回小、灰质错位、脑室扩张、胼胝体及透明隔发育不良或缺失。

【诊断】

多为对称性，声像图上见双侧大脑半球皮层在大脑裂处对称性裂开，裂开面较宽，边缘清晰，且打通了脑室与蛛网膜下腔，并伴有脑室扩张、透明隔缺失和胼胝体缺失。偶尔，脑穿通也显示为单侧不对称性囊腔及脑中线偏移（图6-12-1～图6-12-3）。有时，脑穿通缺失的大脑皮层组织不多，脑室与蛛网膜下腔仅存在潜在的裂隙，这种脑穿通产前难以发现。

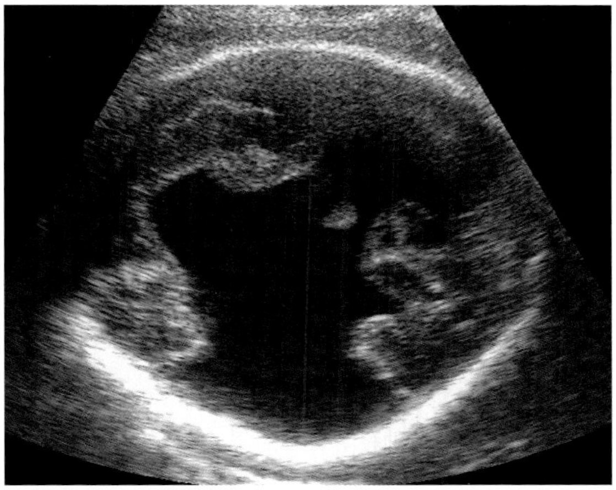

图6-12-1 脑穿通

妊娠32⁺周，声像图显示大片脑实质缺失，侧脑室不仅左右相通，还与蛛网膜下腔相通。产后检查证实双侧开放性脑穿通

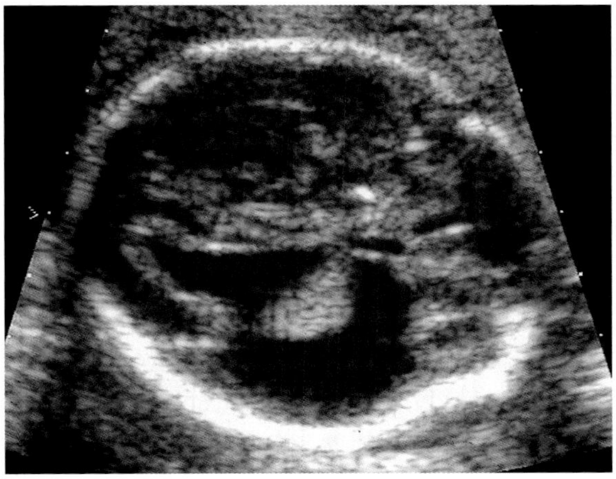

图6-12-2 脑穿通

妊娠23⁺周，见一侧大脑皮层缺失，侧脑室与蛛网膜下腔相通。染色体检查核型正常，46, XY

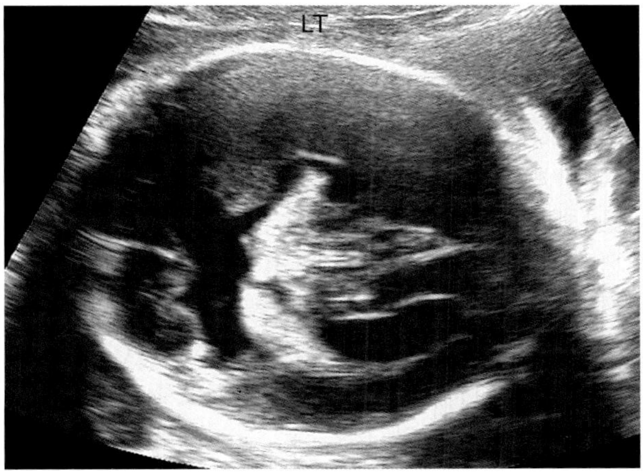

图6-12-3 脑穿通

妊娠31⁺周，头围平面，未见透明隔，双侧侧脑室前角相通，相通部位宽大，且深入大脑皮层。超声拟诊脑穿通，胎儿MRI证实双侧开放性脑穿通

【鉴别诊断】

1. 孔洞脑　孔洞脑多为单侧性，囊腔无明显囊壁，边界呈破碎状，少见打通了蛛网膜下腔及侧脑室两者。然而有时仍难以鉴别（见图6-11-1）。

2. 蛛网膜囊肿　大脑裂部位较大的蛛网膜囊肿与单侧不对称性脑穿通极其相似，囊肿压迫周围脑组织引起脑脊液循环受阻后，可出现继发性脑室扩张，但脑室与囊肿互不相通。

3. 全前脑　叶状全前脑表现为透明隔缺失，侧脑室前角相通，易与裂开不宽的脑穿通非常相似。如果能观察到皮层缺损，脑穿通的可能性就较大（图6-12-3）。

【预后】

预后视脑缺损的严重程度而定。双侧大型脑穿通预后很差，出生后大部分为白痴及痴呆患儿，同时还有严重的神经系统障碍，如强直性瘫痪、失明和语言障碍等。单侧脑穿通患儿神经系统症状相对较轻。

由于脑穿通的基本病理特点是大块脑组织的缺损，所以，病变具有不可逆性。因此，有生机儿前诊断者应及时终止妊娠。

第十三节 水 脑

水脑（hydranencephaly）是指双侧大脑半球缺失，仅存脑干和小脑，颅腔内充满了脑脊液。本病的发生率约为1～2.5/10,000活产，在尸解标本中发生率为0.2%。

【病因及病理】

目前认为水脑的起因可能与颈内动脉分支广泛闭塞、长期严重脑积水、严重颅内感染或胚胎期发生缺陷有关。颈内动脉分支的广泛闭塞引起大脑半球缺血、坏死，颅内感染可引起坏死性脉管炎和脑组织坏死，继而发生水脑，单绒毛膜囊双胎之一死亡可使存活胎脑血管广泛梗死或栓塞，约有1%的脑积水患儿最终会演变成水脑。

病理上，大脑半球组织受到的严重破坏可以是完全性也可以是不完全性。脑干通常存在，但丘脑和小脑往往小于正常。由于头颅内充满了脑脊液，故头围大于正常。同时，大脑镰部分或完全消失。

【诊断】

典型的水脑声像图表现为头颅呈一巨大的无回声区，其内无大脑皮层组织和脑中线回声。脑干常突入无回声区内（图6-13-1），不典型者即大脑半球未被完全破坏时，可见部分残存的枕叶皮层组织及部分脑中线回声（图6-13-2）。彩色多普勒不能显示大脑前动脉与中动脉。

有研究报道，妊娠12周水脑声像图主要表现为头颅增大、内部充满液体、大脑半球较小，且无清晰脑中线结构显示，至18周时大脑半球及脑中线消失。另外，一些颅内出血者可能先表现为大脑半球回声增强，以后渐渐发展声像图才表现为低回声至无回声。

大部分水脑病例都合并有羊水过多。

【鉴别诊断】

严重脑积水、无叶全前脑和严重孔洞脑最易与水脑混淆。

严重脑积水往往见脑中线漂浮于脑脊液回声中，丘脑与脑干并未突入于脑脊液中。若能见到极少部分额叶皮层则脑积水可能大，但仍不能除外残留极少部分皮层的水脑。

盘状无叶全前脑也表现为头颅内单个巨大囊腔，但仔细检查可发现丘脑融合，颅底部存有少量皮层组织。严重的无叶全前脑还多能显示面部的异常改变如眶间距过窄或独眼、喙鼻、中央唇裂。

在孔洞脑的病例中，多少能见到一些大脑皮层组织回声。

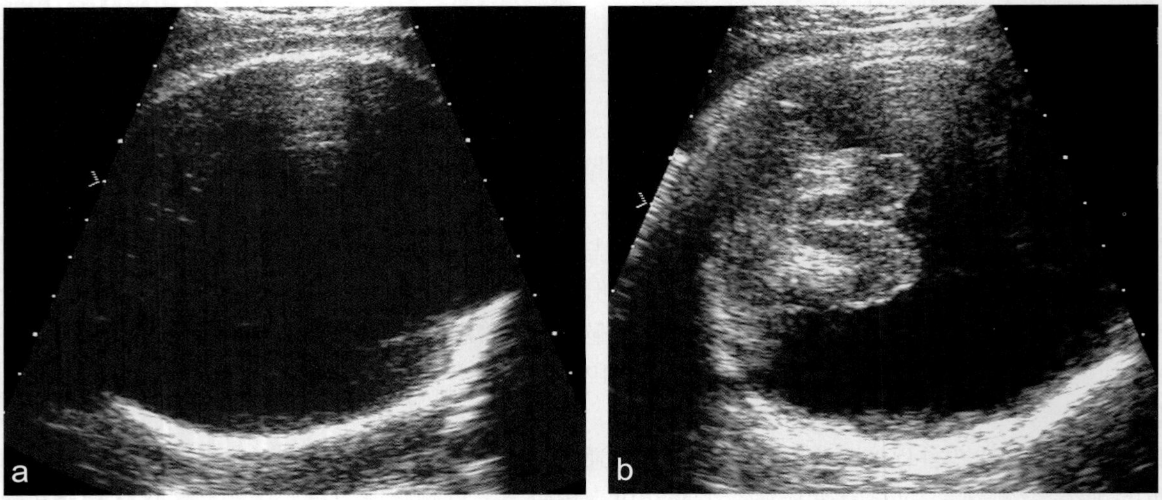

图6-13-1　水脑

a. 妊娠33⁺周，胎头巨大，呈一巨大无回声区，声像图上未显示大脑皮层组织及脑中线结构；b. 同一病例，超声显示中脑及脑干突入无回声区内，无丘脑融合

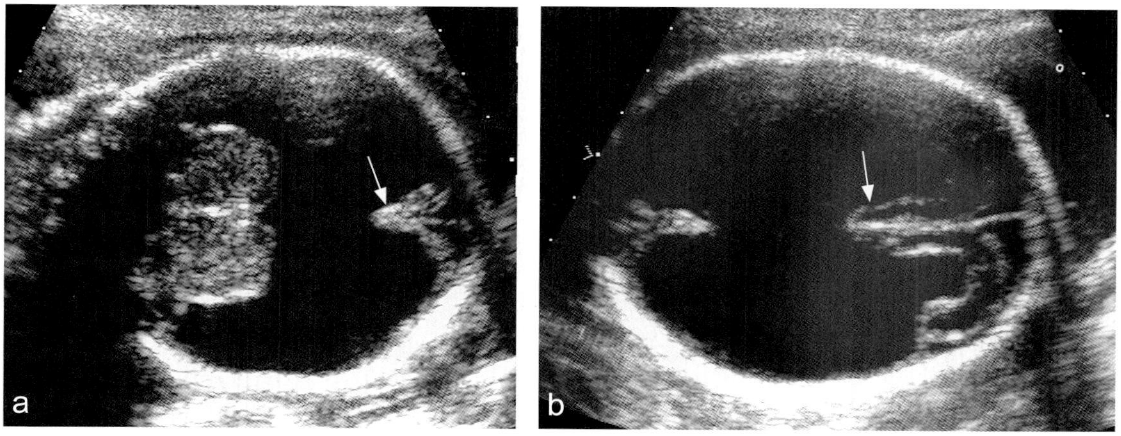

图6-13-2 水脑

a. 妊娠25⁺周，胎头内充满无回声的脑脊液，未见正常大脑半球，仅在顶部见极小部分大脑组织及大脑镰（箭头），中脑及脑干显示正常；b. 同一病例，头围略高平面，见残存的大脑组织及大脑镰（箭头）。产后CT检查证实为水脑，残留的脑组织位于枕部

【预后】

水脑预后极差。多数患儿出生后即死亡，致死原因有癫痫、肌痉挛和呼吸衰竭。少数能生存数年者，必须是下丘脑体温中枢功能正常者。并且，存活的婴儿均为白痴。

由于水脑预后极差，一旦确诊任何孕周都应考虑终止妊娠。晚期妊娠伴巨头分娩时考虑行头颅穿刺。

第十四节 蛛网膜囊肿

蛛网膜囊肿（arachnoid cyst）是指位于蛛网膜上的囊性包块，发生率约占所有颅内包块的1%。

【病因及病理】

蛛网膜囊肿可分为原发性和继发性两种。原发性是指由于软脑膜发育异常形成的囊肿；继发性是指因蛛网膜粘连造成的脑脊液积聚和损伤、脑膜炎、脑血管梗死引起的组织坏死或因颅内出血后血块吸收所形成的囊腔。

脑膜有三层结构组成，从外到内分别为硬脑膜、蛛网膜和软脑膜。蛛网膜有内侧面和外侧面之分，蛛网膜和软脑脑膜之间称蛛网膜下腔，正常情况下充满脑脊液。大多数蛛网膜囊肿生长在蛛网膜的内侧面（即突向蛛网膜下腔），造成蛛网膜下腔的扩大。

蛛网膜囊肿偶可见于椎管内，但以大脑半球表面及几条大裂隙如大脑外侧裂、中央裂处最为常见。其次，是蝶鞍处、颅前窝、颅中窝，位于颅后窝的蛛网膜囊肿比较少见。蛛网膜囊肿可压迫脑室系统引起脑积水。

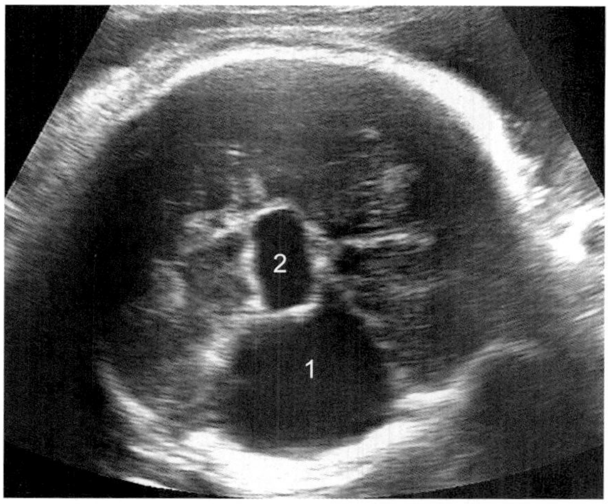

图6-14-1 蛛网膜囊肿

妊娠37⁺周，一侧大脑半球处见较大囊肿（1），中线部位见另一囊肿（2），囊肿边界清

【诊断】

声像图上，颅内可见到充满液体的囊性包块，壁薄，边界清，大多位于大脑半球表面或几条主要脑裂隙间（图6-14-1～图6-14-3）。囊肿可大可小，偶尔脑室系统受压时可出现脑室扩张。但大部分产前诊断的蛛网膜囊肿都在晚期妊娠。

【鉴别诊断】

位于大脑半球表面及中央裂处的蛛网膜囊肿易与孔洞脑、颅内囊性肿瘤等病变混淆。孔洞脑发生于脑

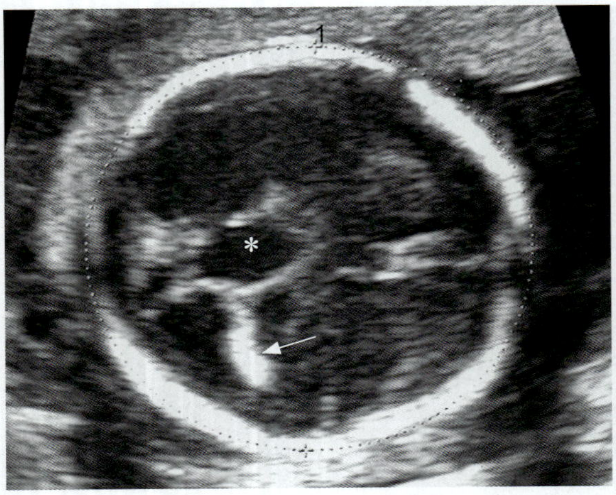

图6-14-2　蛛网膜囊肿

妊娠18^{+}周，颅脑中线偏枕部见囊性包块（*），为蛛网膜囊肿，伴侧脑室扩张及脉络丛悬挂（箭头）

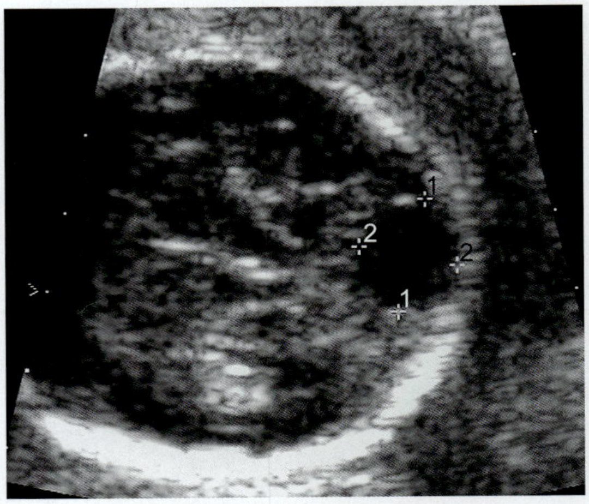

图6-14-3　蛛网膜囊肿

妊娠21^{+}周，颅后窝内偏一侧见一囊肿样结构，同侧小脑半球受压

实质，有脑组织破坏和侧脑室扩张。而且，脑室与孔洞脑互相贯通。颅内肿瘤也位于脑实质，而蛛网膜囊肿多位于颅骨与脑表面之间。

位于颅后窝的蛛网膜囊肿极易与Dandy-Walker畸形混淆，鉴别诊断的关键是仔细检查小脑蚓部是否完整。

蛛网膜囊肿还需要与盖伦静脉瘤（aneurysm of the vein of Galen）相鉴别，这是一种很少见的颅内血管（盖伦静脉）异常。声像图表现为丘脑后方或后上方近中线部位边界清晰的囊性椭圆形及条索状结构，彩超可检测到血流信号，多普勒频谱大多数显示静脉或动脉湍流波形（图6-14-4）。一旦脑脊液循环受阻，可出现脑室扩张的声像图表现。因动静脉短路造成回心血量大增，这些胎儿也可发生充血性心力衰竭。

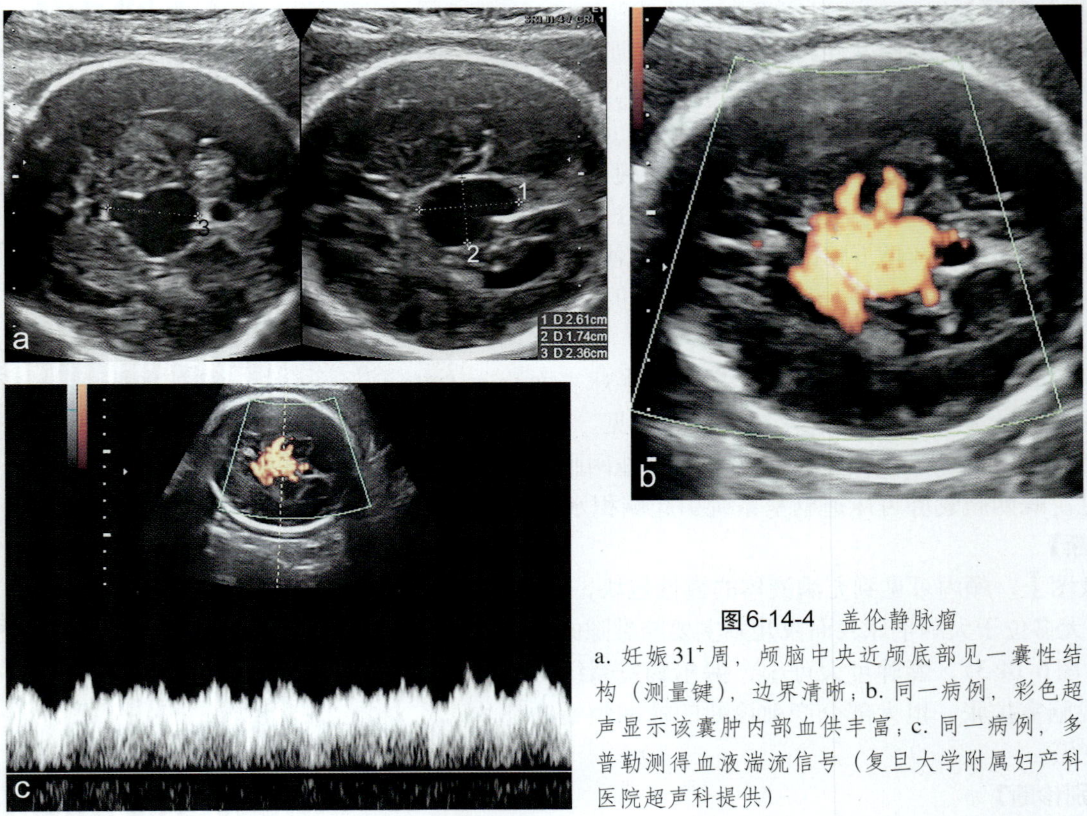

图6-14-4　盖伦静脉瘤

a. 妊娠31^{+}周，颅脑中央近颅底部见一囊性结构（测量键），边界清晰；b. 同一病例，彩色超声显示该囊肿内部血供丰富；c. 同一病例，多普勒测得血液湍流信号（复旦大学附属妇产科医院超声科提供）

【预后】

本病的预后与蛛网膜囊肿发生的部位和大小有关，在一些患儿中可能会出现癫痫、运动或感觉障碍和脑积水。若产后即行手术引流及时去除囊肿压迫，则可取得比较理想的预后。

如果有生机儿前诊断大型蛛网膜囊肿，仍可考虑终止妊娠。凡继续妊娠者应作超声随访以监测囊肿大小及脑组织受压情况。有文献报道，产前超声随访过程中，有巨大蛛网膜囊肿后又消失的病例（图6-14-5）。

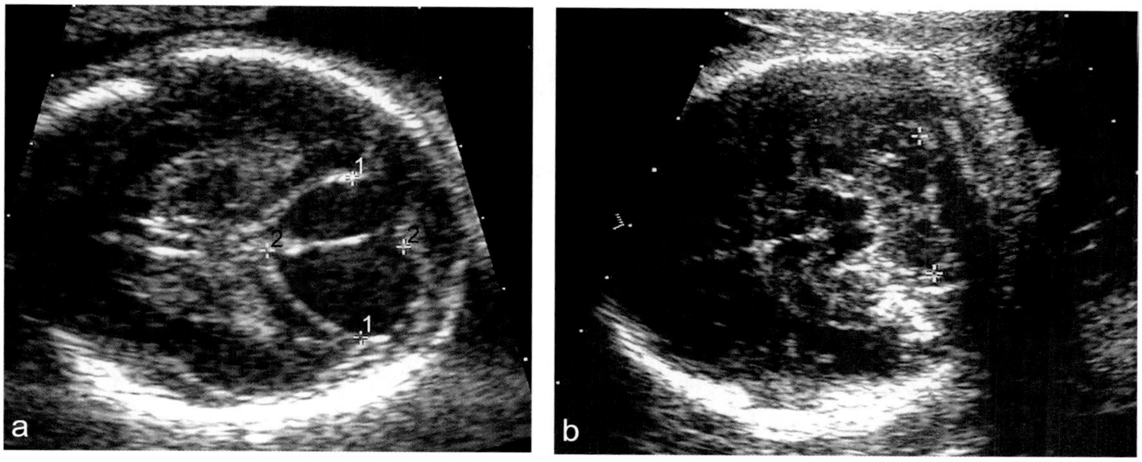

图6-14-5 蛛网膜囊肿

a. 妊娠23⁺周，颅后窝内见两个无回声囊肿（测量键），小脑明显受压；b. 同一病例，妊娠30⁺周，颅后窝内囊肿消失，小脑形态显示正常，但小脑横径（23.8mm）小于相应孕周的正常值

第十五节 颅内肿瘤

胎儿颅内肿瘤（intracranial tumors）相当少见。新生儿死亡病例中颅内肿瘤约占0.3%，所有新生儿肿瘤中颅内肿瘤占0.5%～1.9%，其中26%～50%为畸胎瘤。

【病因及病理】

胎儿颅内肿瘤的病因尚不清楚，动物实验发现某些化学物质和病毒等致畸物可引发颅内肿瘤。肿瘤可能起源于胚盘细胞。

病理上，根据肿瘤不同的生长部位可分为幕上型、幕下型或幕上幕下型；又根据肿瘤不同的细胞类型可分为皮样囊肿、畸胎瘤、表皮样瘤、成神经管细胞瘤、室管膜瘤、脉络丛乳头状瘤和星形细胞瘤等。其中，以畸胎瘤最为常见。肿瘤可以表现为囊性、囊实性或实质性，但以混合性多见。

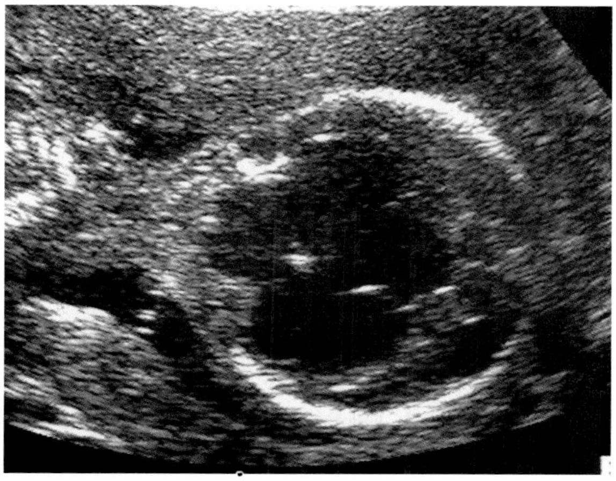

图6-15-1 颅内肿瘤

妊娠19⁺周，声像图显示颅内结构紊乱，见一较大分叶状低回声团块占据颅脑中央，失去正常脑部结构回声

颅内肿瘤常会阻塞脑脊液循环，引起继发性脑室扩张。然而脉络丛乳头状瘤则是因其可产生过多脑脊液而造成脑室系统扩张。

【诊断】

颅内肿瘤的声像图表现主要有：颅内赘生物，往往体积较大，且内部回声混杂，如囊性实质性交杂等，表现奇特（图6-15-1，图6-15-2）。有时瘤内可见有钙化斑点或钙化团块（图6-15-2）。偶有颅内肿瘤表现为单纯性囊肿，声像图特点与蛛网膜囊肿相似。肿瘤附近脑组织

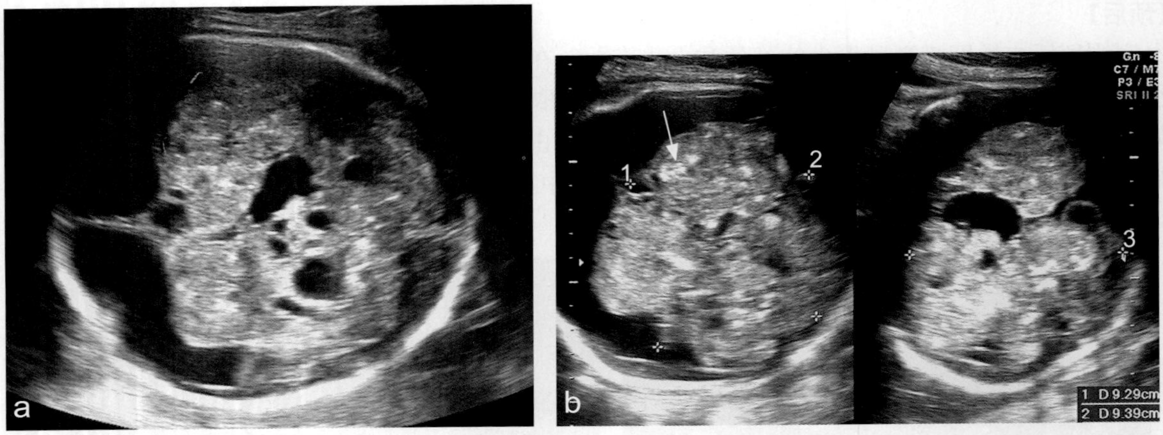

图6-15-2 颅内肿瘤

a. 妊娠36⁺周，头围增大，颅腔内见巨大实质性占位病灶，内见散在囊腔，未见正常脑组织回声；b. 同一病例，颅内肿瘤径线94mm×93mm×86mm，内见多个钙化点（箭头）。产后CT检查证实颅内肿瘤，来源于侧脑室

常因受压而失去正常结构及径线。如发生脑脊液循环受阻则会出现脑室扩张。大型颅内肿瘤可造成胎儿头围增大和巨头。有时胎儿颅内畸胎瘤还可伴有高输出量心力衰竭的声像图表现，如胎儿水肿、肝脏增大、羊水过多、胎盘水肿等，心力衰竭的出现被认为与肿瘤内部存在动静脉瘘有关。

大多数颅内肿瘤只有在晚期妊娠才能作出诊断，仅少数肿瘤在中期妊娠时能发现。然而，即使在晚孕期，那些小型的、位于超声近场的肿瘤仍可能漏诊。

此外，本病孕妇的腹围常大于孕周，可有羊水过多和血甲胎蛋白（AFP）升高。

【鉴别诊断】

胎儿颅内肿瘤因其声像图表现较为独特，故不易与其他颅内疾患相混淆。然而，单纯性囊性颅内肿瘤的声像图表现与蛛网膜囊肿比较相似，两者鉴别要点是蛛网膜囊肿囊壁较薄，好发于大脑表面或几条主要脑裂间。有时颅内血肿也与肿瘤较相似，但随访过程中血肿声像图变化快，从实质性强回声演变成低回声，边界也越来越不清晰；而颅内肿瘤内部回声则始终表现相同，径线逐步增加。

另外，口腔畸胎瘤有时也会穿过蝶骨向颅内生长，声像图表现与颅内肿瘤相似。但是，口腔畸胎瘤组织主要位于口腔内，且从口腔内突向口腔外。

【预后】

本病预后差。有报道称103例颅内肿瘤者，分别于产前或产后2个月内作出诊断，其中28例为死胎或死产，71例1年内死亡，仅4例活过1岁。所有产前作出颅内肿瘤诊断的均为死胎、死产或产后迅速死亡。

因此，有生机儿前作出颅内肿瘤诊断者，应建议终止妊娠。但是，多数颅内肿瘤在妊娠晚期才能作出诊断，产科处理较为困难。鉴于颅内肿瘤新生儿的生存机会极低，故尽量争取阴道分娩，大头巨头时考虑穿颅术。

参考文献

1. Anderson MN，McGahan JP. Sonographic detection of an in utero intracranial hemorrhage in second trimester. J Ultrasound Med，1994，13：315-318

2. Barkovich AJ，Norman D. MR imaging of schizencephaly. AJR Am J Roentgenol，1988，50：1391-1396

3. Bernard JP，Suarez B，Rambaud C，et al. Prenatal diagnosis of neural tube defect before 12 weeks' gestation：direct and indirect ultrasonographic semeiology. Ultrasound Obstet Gynecol，1997，10：406-409

4. Bertino RE，Nyberg DA，Cyr DR，et al. Prenatal diagnosis of agenesis of the corpus callosum. J Ultrasound Med，1988，7：251-260

5. Blaas HG，Eik-Nes SH，Vainio T，et al. Alobar holoprosencephaly at 9 weeks gestational age visualized by two- and three-dimensional ultrasound. Ultrasound Obstet Gynecol，2000，15：62-65

6. Blumenfeld Z，Siegler E，Bronshtein M. The early diagnosis of neural tube defect. Prenat Diagn，1993，13：863-871

7. Bronshtein M，Bar-Hava I，Blumenfeld Z. Early

second-trimester sonographic appearance of occipital haemangioma simulating encephalocele. Prenat Diagn, 1992, 12：695-698

8. Bronshtein M, Ornoy A. Acrania：anencephaly resulting from secondary degeneration of a closed neural tube：two cases in the same family. J Clin Ultrasound, 1991, 19：230-234

9. Bronshtein M, Zimmer EZ. Transvaginal sonographic follow-up on the formation of fetal cephalocele at 13-19 weeks' gestation. Obstet Gynecol, 1991, 78：528-530

10. Brown M, Sheridan-Pereira M. Outlook for a child with a cephalocele. Pediatrics, 1992, 90：914-919

11. Budorick NE, Pretorius DH, McGahan JP, et al. Cephalocele detection in utero：sonographic and clinical features. Ultrasound Obstet Gynecol, 1995, 5：77-85

12. Burton BK. Recurrence risks for congenital hydrocephalus. Clin Genet, 1979, 16：47-53

13. Chaoui R, Benoit B, Mitkowska-Wozniak H, et al. Assessment of intracranial translucency (IT) in the detection of spina bifida at the 11-13-week scan. Ultrasound Obstet Gynecol, 2009, 34：249-252

14. Chaoui R, Nicolaides KH. From nuchal translucency to intracranial translucency：towards the early detection of spina bifida. Ultrasound Obstet Gynecol, 2010, 35：133-138

15. Chatzipapas IK, Whitlow BJ, Economides DL. The "Mickey Mouse" sign and the diagnosis of anencephaly in early pregnancy. Ultrasound Obstet Gynecol, 1999, 13：196-199

16. Chervenak FA, Berkowirz RL, Romero R, et al. The diagnosis of fetal hydrocephalus. Am J Obstet Gynecol, 1983, 147：703-716

17. Chung SN, Rosemond RL, Graham D. Prenatal diagnosis of a fetal intracranial tumor. J Ultrasound Med, 1998, 17：521-523

18. Coerdt W, Miller K, Holzgreve W, et al. Neural tube defects in chromosomally normal and abnormal human embryos. Ultrasound Obstet Gynecol, 1997, 10：410-415

19. Cohen MM Jr. An update on the holoprosencephalic disorders. J Pediatr, 1982, 101：865-869

20. David D, Proudman T. Cephaloceles：classification, pathology and management. World J Surg, 1989, 13：349-357

21. Den Hollander NS, Vinkesteijn A, Schmitz-van Splunder P, et al. Prenatally diagnosed fetal ventriculomegaly：prognosis and outcome. Prenat Diagn, 1998, 18：557-566

22. Depp R, Sabbagha RE, Brown JT, et al. Fetal surgery for hydrocephalus：Successful in utero ventriculoamniotic shunts for Dandy-Walker malformation. Obstet Gynecol, 1983, 61：710-714

23. d'Ercole C, Girard N, Cravello L, et al. Prenatal diagnosis of fetal corpus callosum agenesis by ultrasonography and magnetic resonance imaging. Prenat Diagn, 1998, 18：247-253

24. Donaldson SJF, Wright CA, de Ravel TJ. Trisomy 18 with total cranio-rachischisis and thoraco-abdominoschisis. Prenat Diagn, 1999, 19：580-582

25. Elbers SE, Furness ME. Resolution of presumed arachnoid cyst in utero. Ultrasound Obstet Gynecol, 1999, 14：353-355

26. Estroff JA, Parad RB, Barnes PD, et al. Posterior fossa arachnoid cyst：an in utero mimicker of Dandy-Walker malformation. J Ultrasound Med, 1995, 14：787-790

27. Farrell SA. Transient unilateral cerebral ventriculomegaly. Prenat Diagn, 1998, 18：304-306

28. Filly RA, Chinn DH, Callen PW. Alobar holoprosencephaly：ultrasonographic prenatal diagnosis. Radiology, 1984, 151：455-459

29. Gaglioti P, Danelon D, Bontempo S, et al. Fetal cerebral ventriculomegaly：outcome in 176 cases. Ultrasound Obstet Gynecol, 2005, 25：372-377

30. Gembruch U, Baschat AA, Reusche E, et al. First trimester diagnosis of holoprosencephaly with a Dandy-Walker malformation by transvaginal ultrasonography. J Ultrasound Med, 1995, 14：619-622

31. Ghi T, Carletti A, Contro E, et al. Prenatal diagnosis and outcome of partial agenesis and hypoplasia of the corpus callosum. Ultrasound Obstet Gynecol, 2010, 35：35-41

32. Goldstein RB, Filly RA. Prenatal diagnosis of anencephaly：Spectrum of sonographic appearances and distinction from the amniotic band syndrome. AJR, 1988, 151：547-550

33. Greene MF, Benacerraf B, Crawford JM. Hydranencephaly US appearance during in utero evolution. Radiology, 1985, 156：779-780

34. Grogono JL. Children with agenesis of the corpus callosum. Dev Med Child Neurol, 1968, 10：613-616

35. Guariglia L, Rosati P. Prevalence and significance of isolate fetal choroid plexus cysts detected in early pregnancy by transvaginal sonography in women of advanced maternal age. Prenat Diagn, 1999, 19：128-131

36. Harrison LA, Pretorius DH, Budorick NE. Abnormal spinal curvature in the fetus. J Ultrasound Med, 1992, 11：473-749

37. Hendricks SK, Cyr DR, Nyberg DA, et al. Exencephaly-clinical and ultrasonic correlation to anencephaly. Obstet Gynecol, 1988, 72：898-901

38. Hoffman-Tietin JC, Horoupian DS, Koenigsberg M, et al. Lobar holoprosencephaly with hydrocephalus：Antenatal demonstration and differential diagnosis. J Ultrasound Med, 1986, 5：691-697

39. Isaksen CV, Eik-Nes SH, Blaas HG, et al. Comparison of prenatal ultrasound and postmortem findings in fetuses and infants with central nervous system anomalies. Ultrasound Obstet Gynecol, 1998, 11：246-253

40. Kennedy KA, Flick KJ, Thurmond AS. First-

trimester diagnosis of exencephaly. Am J Obstet Gynecol, 1990, 162: 461-463

41. Komarniski CA, Cyr DR, Mack LA, et al. Prenatal diagnosis of schizencephaly. J Ultrasound Med, 1990, 9: 305-307

42. Lam YH, et al. Lam YH, Tang MH, Ng LK. 13q- in a fetus with ultrasonographic diagnosis of exencephaly in the first trimester. Prenat Diagn, 1998, 18: 634-635

43. Levene MI, Wigglesworth JS, Dubowitz V. Hemorrhage periventricular leukomalacia in the neonate: a real-time ultrasound study. Pediatrics, 1983, 71: 794-797

44. Lin Y, Chang FM, Liu CH. Anternatal detection of hydranencephaly at 12 weeks' menstrual age. J Clin Ultrasound, 1992, 20: 62-64

45. Lipitz S, Yagel S, Malinger G, et al. Outcome of fetuses with isolated borderline unilateral ventriculomegaly diagnosed at mid-gestation. Ultrasound Obstet Gynecol, 1998, 12: 23-26

46. Lipman S, Pretorius DH, Rumack CM, et al. Fetal intracranial teratoma: US diagnosis of three cases and a review of the literature. Radiology, 1985, 157: 491-494

47. Locatelli D, Bonfanti N, Sfogliarini R, et al. Arachnoid cyst: Diagnosis and treatment. Childs Nerv Syst, 1987, 3: 121-124

48. McGahan JP, Pilu G, Nyberg DA. Cerebral malformations. //Nyberg DA, McGahan JP, Pretorius DH, et al. Diagnostic Imaging of Fetal Anomalies. Philadelphia: Lippincott Williams & Wilkins, 2003: 221-290

49. McGahan JP, Pilu G, Nyherg DA. Neural tube defects and the spine. //Nyberg DA, McGahan JP, Pretorius DH, et al. Diagnostic Imaging of Fetal Anomalies. Philadelphia: Lippincott Williams & Wilkins, 2003: 291-334

50. Malinger G, Ginath S, Lerman-Sagie T, et al. The fetal cerebellar vermis: normal development as shown by transvaginal ultrasound. Prenat Diagn, 2001, 21: 687-692

51. Malinger G, Monteagudo A, Pilu G, et al. Sonographic examination of the fetal central nervous system: guidelines for performing the 'basic examination' and the 'fetal neurosonogram'. Ultrasound Obstet Gynecol, 2007, 29: 109-116

52. Mapstone TB, et al. Relationship of CSF shunting and IQ in children with myelomeningocele: A retrospective analysis. Child Brain, 1984, 11: 112

53. Martinez-Lage JF, Poza M, Sola J, et al. The child with a cephalocele: etiology, neuroimaging, and outcome. Childs Nerv Syst, 1996, 12: 540-550

54. McGahan JP, Pilu G, Nyberg DA. Neural Tube Defects and the Spine. //Nyberg DA, McGahan JP, Pretorius DH, et al. Diagnostic Imaging of Fetal Anomalies. Philadelphia: Lippincott Williams & Wilkins, 2003: 291-334

55. Meizner I, Elchalal U. Prenatal sonographic diagnosis of anterior fossa porencephaly. J Clin Ultrasound, 1996, 24: 96-99

56. Melchiorre K, Bhide A, Gika AD, et al. Counseling in isolated mild fetal ventriculomegaly. Ultrasound Obstet Gynecol, 2009, 34: 212-224

57. Meyer SH, Morris GF, Pretorius DH, et al. Terminal myelocystocele: important differential diagnosis in the prenatal assessment of spine bifida. J Ultrasound Med, 1998, 17: 193-197

58. Monteagudo A. Fetal neurosonography: should it be routine? Should it be detailed? Ultrasound Obstet Gynecol, 1998, 12: 1-5

59. MRC vitamin study research group. Prevention of neural tube defects: results of the medical research council vitamin study. Lancet, 1991, 338: 131

60. Nadel AS, Benacerraf BR. Lateral ventricular atrium: larger in male than female fetuses. Int J Gynecol Obstet, 1995, 51: 123-126

61. Nava S, Godmilow L, Reeser S, et al. Significance of sonographically detected second-trimester choroid plexus cysts: a series of 211 cases and a review of the literature. Ultrasound Obstet Gynecol, 1994, 4: 448-451

62. Nelson MD Jr, Bracchi M, Naidich TP, et al. The natural history of repaired myelomeningocele. Radiographics, 1988, 8: 695-706

63. Vinkesteijn AS, Mulder PG, Wladimiroff JW. Fetal transverse cerebellum diameter measurements in normal and reduced fetal growth. Ultrasound Obstet Gynecol, 2000, 15: 47-51

64. Nugent GR, Al-Mefty O, Chou S. Communicating hydrocephalus as a cause of aqueductal stenosis. J Neurosurg, 1979, 51: 812-818

65. Okaro E, Broussin B, Ville Y. Prenatal diagnosis of atypical cystic lesions of the fetal scalp. Ultrasound Obstet Gynecol, 1998, 12: 442-444

66. Osaka K, Matsumoto S. Holoprosencephaly in neurosurgical practice. J Neurosurg, 1978, 48: 787-803

67. Paladini D, Maruotti GM, Sglavo G, et al. Massive fetal hemorrhage and fetomaternal alloimmune thrombocytopenia form human platelet antigen 5b incompatibility: an unusual association. Ultrasound Obstet Gynecol, 2007, 29: 471-474

68. Parrish M, Roessmann U, Levinsohn MW. Agenesis of the corpus callosum: A study of the frequency of associated malformation. Ann Neurol, 1979, 6: 349-354

69. Patel MD, Goldstein RB, Tung S, et al. Fetal cerebral ventricular atrium: difference in size according to sex. Radiology, 1995, 194: 713-715

70. Pilu G, Ambrosetto P, Sandri F, et al. Intraventricular fused fornices: a specific sign of fetal lobar holoprosencephaly. Ultrasound Obstet Gynecol, 1994, 4: 65-67

71. Pilu G, Falco P, Perolo A, et al. Differential diagnosis and outcome of fetal intracranial hypoechoic lesions:

report of 21 cases. Ultrasound Obstet Gynecol，1997，9：229-236

72. Pooh RK，Nakagawa Y，Pooh KH，et al. Fetal craniofacial structure and intracranial morphology in a case of Apert syndrome. Ultrasound Obstet Gynecol，1999，13：274-280

73. Rafferty PG，Britton J，Penna L，et al. Prenatal diagnosis of a large fetal arachnoid cyst. Ultrasound Obstet Gynecol，1998，12：358-361

74. Ranzini AC，Shen-Schwarz S，Guzman ER，et al. Prenatal sonographic appearance of hemorrhagic cerebellar infarction. J Ultrasound Med，1998，17：725-727

75. Romero R，Pilu G，Jeanty P，et al. The central nervous system. //Romero R，Pilu G，Jeanty P，et al. Prenatal Diagnosis of Congenital Anomalies. Norwalk：Appleton & Lange，1988：1-79

76. Rottem S，Bronshtein M. Transvaginal sonographic diagnosis of congenital anomalies between 9 weeks and 16 weeks menstrual age. J Clin Ultrasound，1990，18：307

77. Sacco S，Moutard ML，Fagard J. Agenesis of the corpus callosum and the establishment of handedness. Dev Psychobiol，2006，48：472-481

78. Salim A，Wiknjosastro GH，Danukusumo D，et al. Fetal retinoblastoma. J Ultrasound Med，1998，17：717-721

79. Salomon LJ，Alfirevic Z，Berghella V，et al. Practice guidelines for performance of the routine mid-trimester fetal ultrasound scan. Ultrasound Obstet Gynecol，2011，37：116-126

80. Schlembach D，Bornemann A，Rupprecht T，et al. Fetal intracranial tumors detected by ultrasound：a report of two cases and review of the literature. Ultrasound Obstet Gynecol，1999，14：407-418

81. Sebire NJ，Noble PL，Thorpe-Beeston JG，et al. Presence of the "lemon" sign in fetuses with spine bifida at the 10-14-weeks scan. Ultrasound Obstet Gynecol，1997；10：403-405

82. Sharony R，Kidron D，Aviram R，et al. Prenatal diagnosis of fetal cerebellar lesions：a case report and review of the literature. Prenat Diagn，1999，19：1077-1080

83. Sherer DM，Abramowicz JS，Eggers PC，et al. Prenatal ultrasonographic diagnosis of intracranial teratoma and massive craniomegaly with associated high-output cardiac failure. Am J Obstet Gynecol，1993，168：97-99

84. Sutton LN，Adzick NS，Bilaniuk LT，et al. Improvement in hindbrain herniation demonstrated by serial fetal magnetic resonance imaging following fetal surgery for myelomeningocele. JAMA，1999，282：1826-1831

85. Takaku A，Kodama N，Ohara H，et al. Brain tumor in newborn babies. Childs Brain，1978，4：365-375

86. Timor-Tritsch IE，Greenebaum E，Monteagudo A，et al. Exencephaly-anencephaly sequence：proof by ultrasound imaging and amniotic fluid cytology. J Matern Fetal Med，1996，5：182-825

87. Timor-Tritsch IE，Monteaqudo A. Transvaginal sonographic evaluation of the fetal central nervous system. Obstet Gynecol Clin North Am，1991，18：713-748

88. Timor-Tritsch IE，Monteagudo A. Transvaginal fetal neurosonography：standardization of the planes and sections by anatomic landmarks. Ultrasound Obstet Gynecol，1996，8：42-47

89. Timor-Tritsch IE，Monteaqudo A，Warren WB. Transvaginal ultrasonographic definition of the central nervous system in the first and early second-trimesters. Am J Obstet Gynecol，1991，164：497-503

90. Timor-Tritsch IE，Rottem S. Transvaginal Sonography. Ed 2. New York：Elsevier Science Publishing Co.，Inc，1991

91. Tongsong T，Wanapirak C，Piyamongkol W. Prenatal ultrasonographic findings consistent with fetal warfarin syndrome. J Ultrasound Med，1999，18：577-80

92. Turner CD，Sliva S，Jeanty P. Prenatal diagnosis of alobar holoprosencephaly at 10 weeks of gestation. Ultrasound Obstet Gynecol，1999，13：360-362

93. Ulm B，Ulm MR，Deutinger J，et al. Dandy-Walker malformation diagnosed before 21 weeks of gestation：associated malformations and chromosomal abnormalities. Ultrasound Obstet Gynecol，1997，10：167-70

94. van Zalen-Sprock RM，van Vugt JM，van Geijn HP. First and early second trimester diagnosis of anomalies of the central nervous system. J Ultrasound Med，1995，14：603-610

95. Wong HS，Lam YH，Tang MH，et al. First-trimester ultrasound diagnosis of holoprosencephaly：three case reports. Ultrasound Obstet Gynecol，1999，13：356-359

96. Van Zalen-Sprock R，van Vugt JM，van der Harten HJ，et al. First trimester diagnosis of cyclopia and holoprosencephaly. J Ultrasound Med，1995，14：631-633

97. Váradi V，Tóth Z，Török O，et al. Heterogeneity and recurrence risk for congenital hydrocephalus（ventriculomegaly）：a prospective study. Am J Med Genet，1988，29：305-310

98. Volpe P，Paladini D，Resta M，et al. Characteristics，associations and outcome of partial agenesis of the corpus callosum in the fetus. Ultrasound Obstet Gynecol，2006，27：509-516

99. Whitlow BJ，Lazanakis ML，Kadir RA，et al. The significance of choroid plexus cysts，echogenic heart foci and renal pyelectasis in the first trimester. Ultrasound Obstet Gynecol，1998，12：385-390

100. Wienk M，Van Geijn HP，Copray FJ，et al. Prenatal diagnosis of fetal tumors by ultrasonography. Obstet Gynecol Surv，1990，45：639-653

101. Wilkins-Haug L，Freedman W. Progression of exencephaly to anencephaly in the human fetus – an ultrasound perspective. Prenat Diagn，1991，11：227-233

第七章

胎儿颜面部及颈部异常

第一节　正常声像图

妊娠14周后，胎儿面部的软组织渐渐增加，声像图可开始显示面部结构如眼球、晶状体、鼻、鼻孔、口唇、上腭、耳等。妊娠16周后这些结构可显示得更加清晰。超声检查胎儿面部也有三个切面：矢状切、横切和冠状切面。

一、矢状切面

正中矢状切可显示胎儿侧面轮廓，声像图从上至下分别显示为：前额、鼻梁及鼻、鼻梁内部的鼻骨、上唇、下唇、下颌（图7-1-1）。面部旁矢状切则显示额、眼眶、面颊（图7-1-2）。继续向外侧移动探头，声像图则显示胎儿耳部（图7-1-3）。如果胎儿体位合适，晚期妊娠时胎儿耳轮、舟状窝、三角窝、耳甲、对耳轮、耳屏、耳垂等都能清晰显示（图7-1-4）。

二、横切面

声像图自上而下显示为额、双眼眶及鼻梁、鼻、上唇、下唇及下颌。在这些平面上，需重点观察的结构是眼眶。眼眶为两个对称性的圆形无回声区，其大小和两者之间的距离随孕周的增加而增加（图7-1-5）。

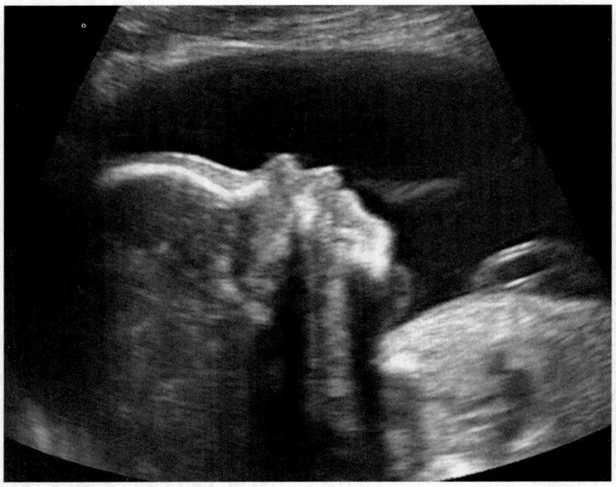

图7-1-1　面部

妊娠24^+周，面部正中矢状切面，胎儿侧面轮廓

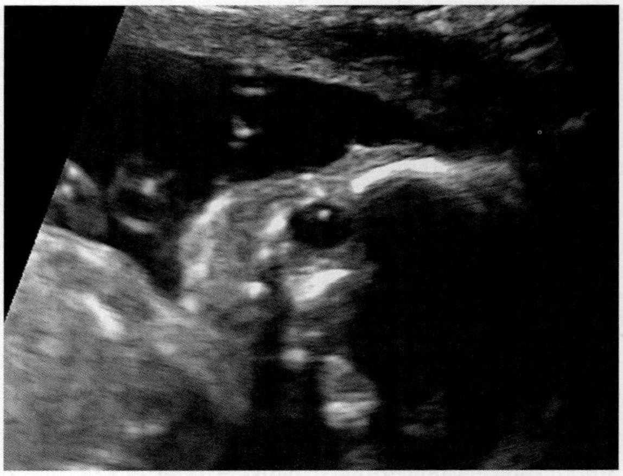

图7-1-2　面部

妊娠23^+周，面部旁矢状切面从上至下依次为前额、眼睑及内部的眼眶、面颊

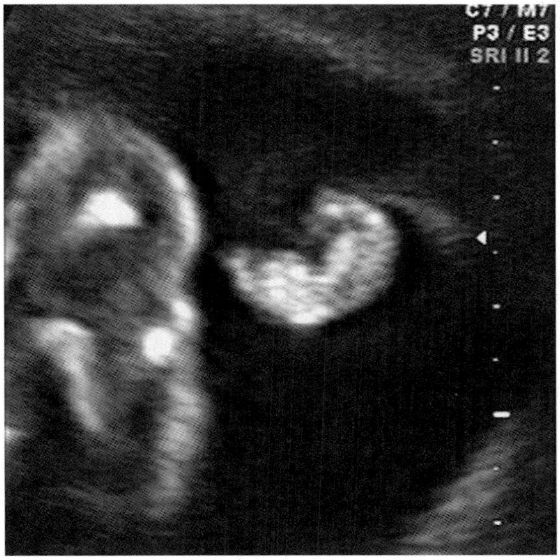

图7-1-3 耳

耳部矢状切面观，显示耳廓

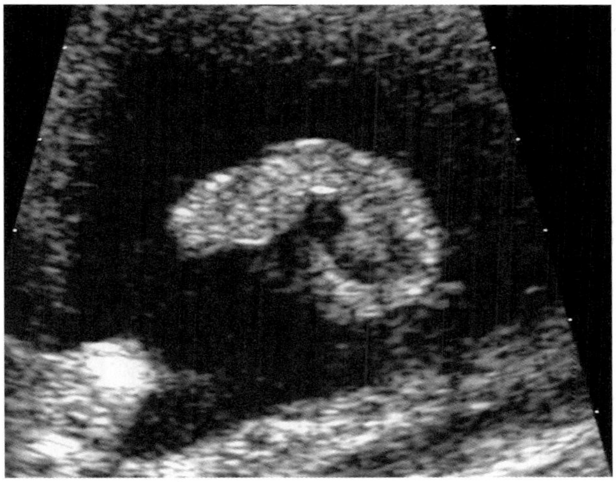

图7-1-4 耳

妊娠29⁺周，耳廓及其结构清晰可见

表2-2-7显示了不同孕周的眶间距，测量眶间距的意义是判断有无眶间距过窄或眶间距过宽，如全前脑畸形可表现为眶间距过窄；胼胝体缺失则可能表现为眶间距过宽。另一简单粗略估测眶间距的方法是，中孕中期后，内侧-内侧距离为外侧-外侧距离的三分之一，即内侧眶间距约等于眼球的横径。如果存在眶间距过窄或过宽，主要表现在内侧间距的缩小或增加（内侧眶间距小于外侧眶间距的三分之一或大于三分之一）。

仔细观察眼球内结构，能见到晶状体回声。晶状体横切面上呈梭形，位于眼球前方，边缘见强回声环，内部无回声（图7-1-6）。晶状体的径线也随孕周的增加而增加（表7-1-1）。

表7-1-1 晶状体正常值（mm）（第10百分位数~第90百分位数）

孕周	百分位数				
（周）	10	25	50	75	90
14	2.1	2.4	2.5	2.7	2.9
15	2.7	2.8	2.9	3.1	3.2
16	2.7	2.8	2.9	3.1	3.2
17~18	2.8	2.9	3	3.3	5
19~20	3.6	4	4	4.3	5
21	3.7	3.9	4	5	5
22	3.9	4	4.3	5	5
23	3.8	4	5	5	5
24	4	4.3	4.6	5	5
25	4.2	4.6	5	5.1	5.2
26	4.4	4.8	5.1	5.2	5.5
27	4.4	4.8	5.1	5.2	5.5
28	4.5	5	5.2	5.2	5.5
29	4.6	5.2	5.2	5.5	5.9
30~31	4.8	5.1	5.5	5.5	5.7
32~33	4.8	5.2	5.5	5.9	6.2
34~36	5.4	5.5	5.7	6	6.5

Goldstein I, Tamir A, Zimmer EZ, et al. Growth of the fetal orbit and lens in normal pregnancies. Ultrasound Obstet Gynecol, 1998, 12: 175-179

鼻部横切可显示鼻尖及双鼻孔，声束向胎头额顶方向移动，超声可显示双鼻道回声（图7-1-7）。

上唇水平的横切面上内侧显示为上腭。上腭呈中等偏低回声（图7-1-8a），但上唇后方的上牙槽骨则呈强回声。胎儿面部正对探头时，可观察到完整的上牙槽骨强回声以及牙槽内部的牙齿萌芽（图7-1-8b）。

同样，下颌骨横切面也显示牙槽内的牙齿萌芽，其深部见喉（图7-1-9）。上下颌骨之间为口腔，内见胎儿舌（图7-1-10）。

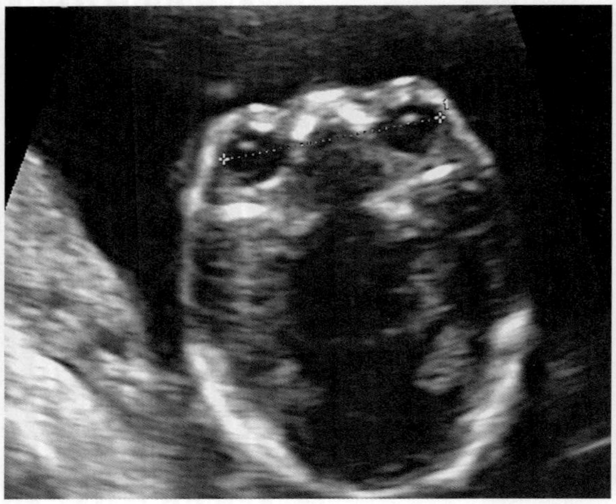

图7-1-5 眼眶

妊娠22⁺周，面部眼眶水平横切面观，显示双侧眼眶及内部的晶状体。测量键显示了外眶间距的测量

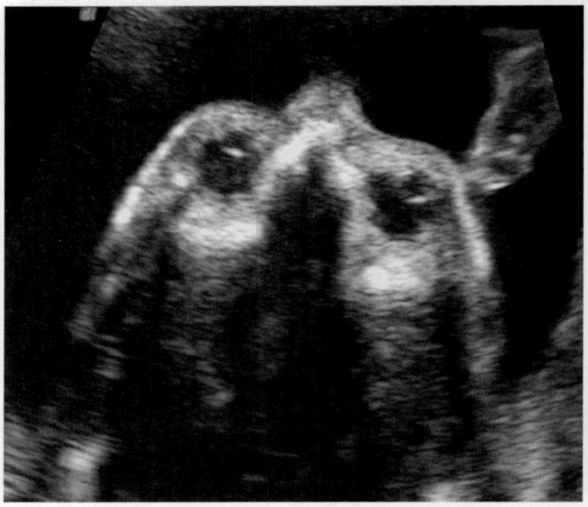

图7-1-6 眼眶

妊娠24⁺周，面部眼眶水平横切面观，显示双侧眼眶及内部的晶状体

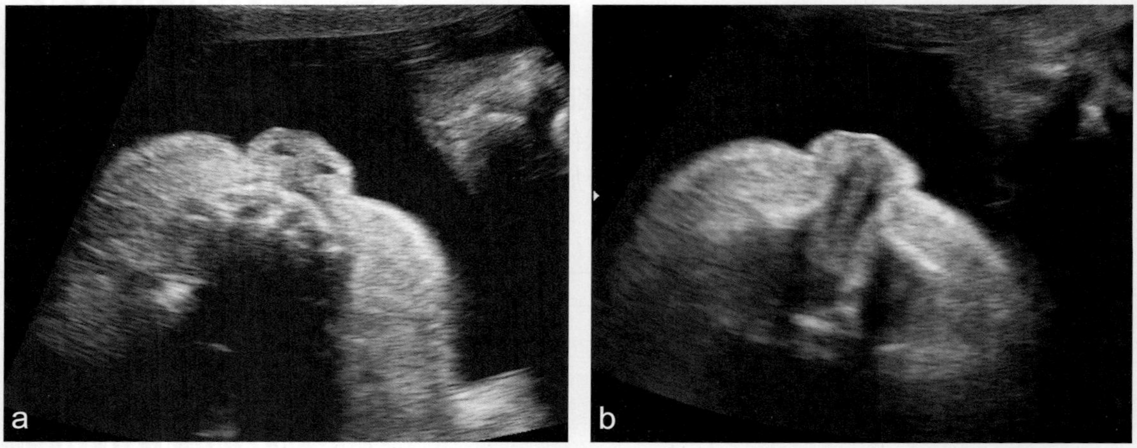

图7-1-7 鼻

a. 妊娠32⁺周，鼻水平横切面观，显示双侧鼻孔；b. 同一胎儿，略上翻探头，显示双侧鼻道及中间的鼻间隔

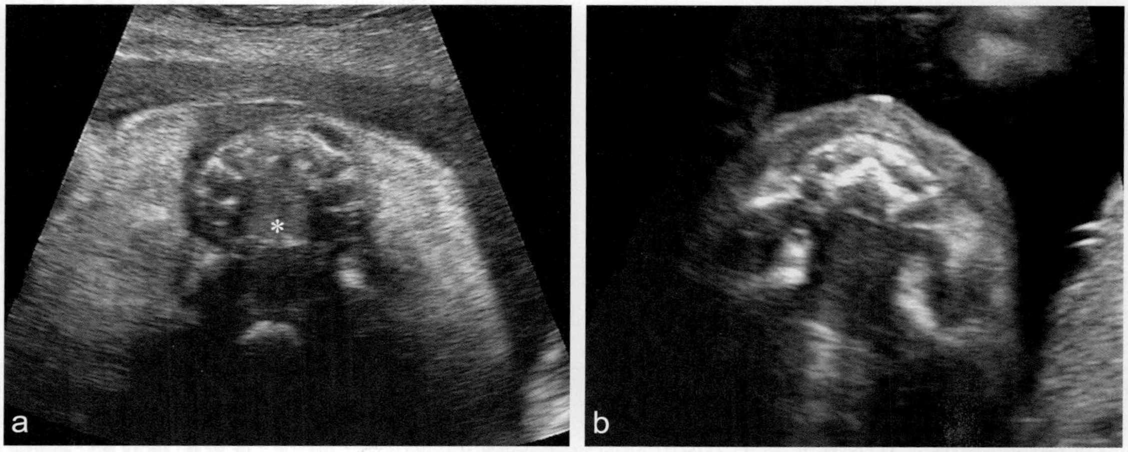

图7-1-8 上腭及上牙槽

a. 妊娠32⁺周，上唇水平横切面观，显示上牙槽内的上腭（*）；b. 同一胎儿，声像图上清晰显示上牙槽弓，及内部的牙齿萌芽

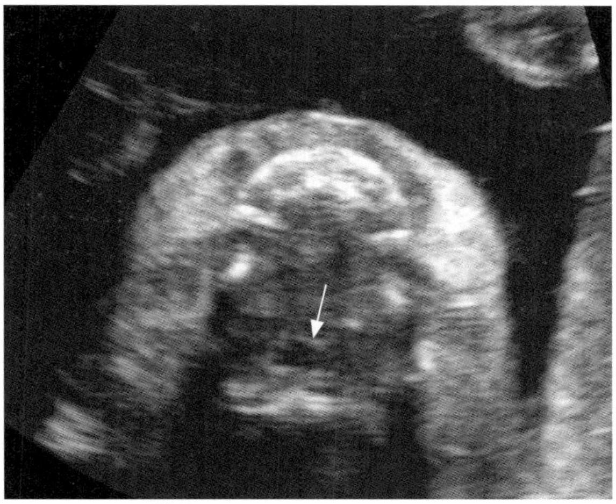

图7-1-9 下牙槽

妊娠24⁺周，下唇水平横切面观，见下牙槽弓及内部的牙齿萌芽，其深部见喉（箭头）

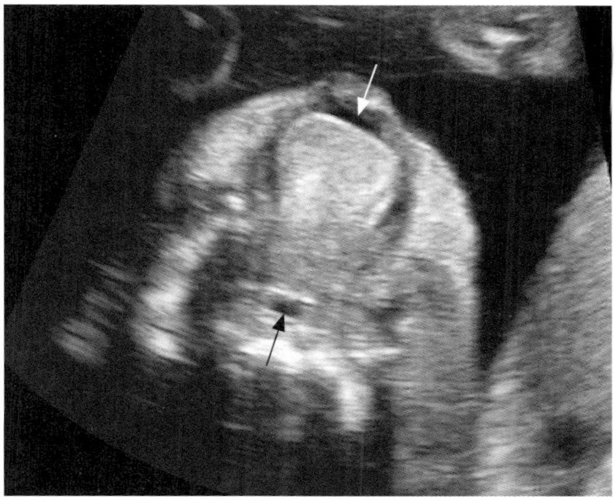

图7-1-10 舌

妊娠24⁺周，口腔水平横切面观，见口腔内的舌（向下箭头）及深部的喉（向上箭头）

三、冠状切面

冠状切主要显示胎儿面部结构，如前额、眼眶、晶状体、眼睑、鼻尖、鼻孔、上下唇（图7-1-11~图7-1-13）。

三维超声的应用使胎儿面部结构的观察更为直观（图7-1-14），无论正面或侧面，都能让孕妇及临床医生很容易看清图像，为彼此交流提供了良好的条件。

除了上述结构的观察，超声测量下颌骨长度也有一定临床意义。测量下颌骨长度的方法是：横切面部下方，使一侧下颌骨正对探头，略旋转探头显示下颌骨全长，测量从前正中缝至颞下颌关节之间的距离（图7-1-15）。胎头仰伸时更易获得标准平面。正常下颌骨

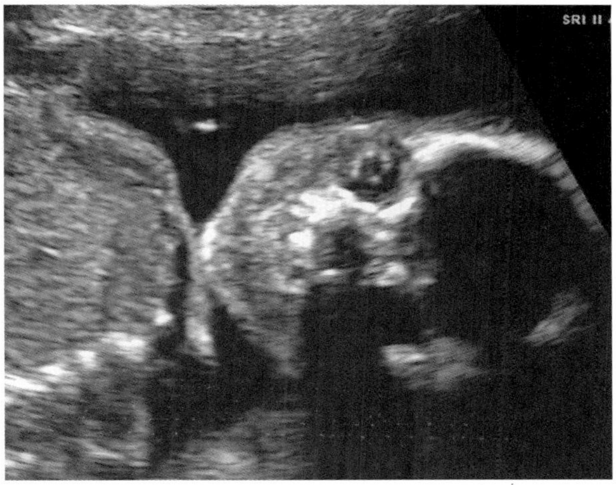

图7-1-11 眼眶

妊娠23⁺周，眼眶冠状切面观，无回声的眼球内见晶状体，呈强回声光环

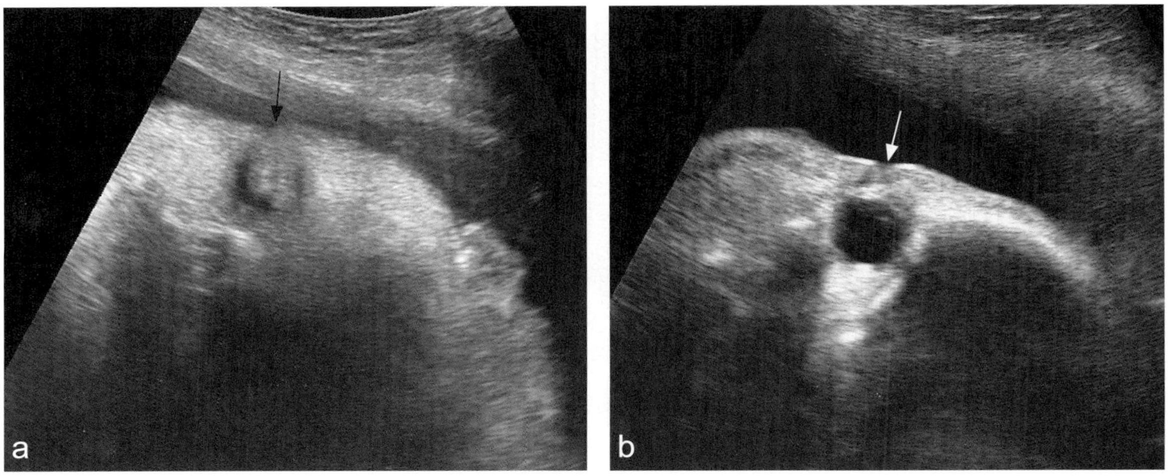

图7-1-12 面部

a. 妊娠32⁺周，面部浅表冠状切面观，显示上下眼睑（箭头）；b. 同一胎儿，眼睑矢状切面观，箭头所示的小凹为上下眼睑之间的裂隙

长度见图7-1-16。另一简单估测下颌骨长度的方法是，下颌骨约等于双顶径的一半。妊娠早期可稍小于一半，在晚期则可稍大于一半。下颌骨过短可以出现于某些骨骼系统畸形，也可以是某些综合征的表现之一。

颈部呈圆柱状，上连胎头，下接躯干，中央有脊柱、气管、食管及大血管通过，气管前方有甲状腺。胎儿颈部皮下组织疏松，在妊娠11周~13周6天的声像图上能显示胎儿颈背部有一层无回声带，称颈项透明层(nuchal translucency，NT)。颈项透明层的厚度在预测胎儿染色体异常及结构畸形方面有非常重要作用，详细请见第十五章第一节。

自妊娠17~18周起，超声就可详细观察胎儿颈部结构。胎头的俯屈可能会影响观察效果，有时需等待胎儿运动改变至合适姿势后再作检查。

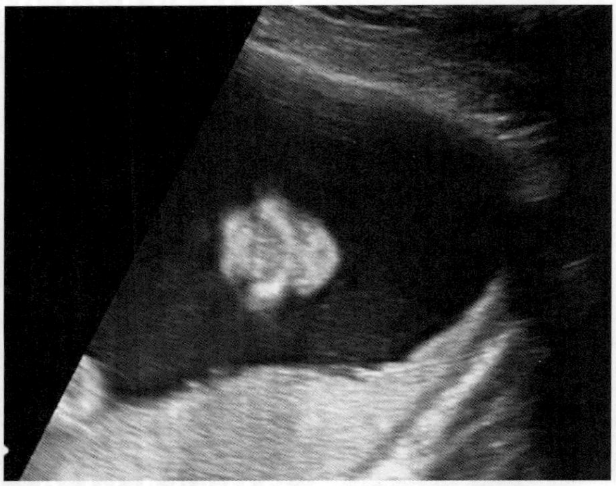

图7-1-13 口唇

妊娠24⁺周，口唇冠状切面观，鼻尖、双侧鼻孔、上唇及下唇清晰可见

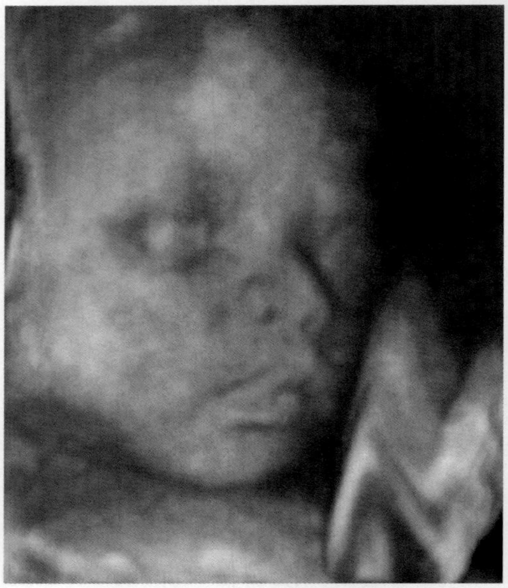

图7-1-14 胎儿面部

妊娠26⁺周，三维表面成像显示胎儿面部

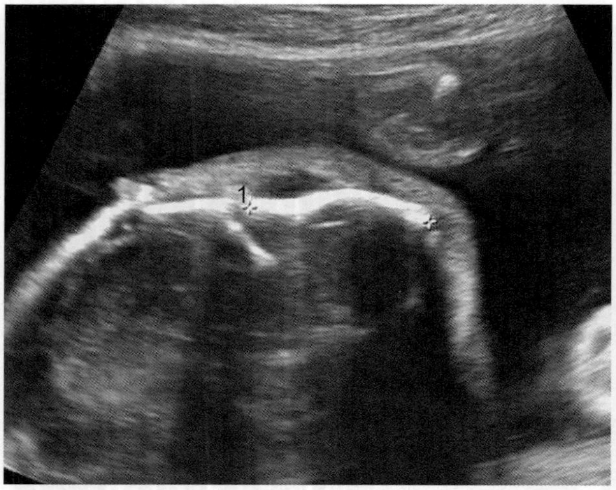

图7-1-15 下颌骨长度的测量

移动探头使胎儿下颌部正对探头，清晰显示下颌骨正中关节及颞下颌关节，测量下颌骨的直线长度（测量键）

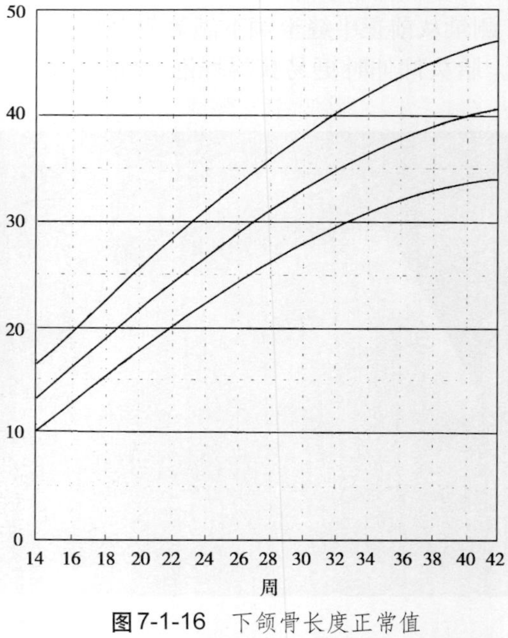

图7-1-16 下颌骨长度正常值

图中曲线分别显示了不同孕周下颌骨长度的第3、第50及第97百分位数(新加坡KK妇幼医院)

颈椎是颈部最易观察到的结构。颈椎前方，气管呈无回声条状结构，食管长轴则不易显示，但用高分辨率超声仪可见到胸腔内的食管（图7-1-17）。冠状切面上，气管与咽喉部相连。在声像图上咽部也呈无回声，管径明显宽于气管（图7-1-18）。实时超声可见胎儿吞咽羊水时咽喉的运动过程。喉部与咽部相交处，能清晰显示会厌双侧的隆起及隆起外侧的梨状隐窝（图7-1-19）。喉部声门处较窄，再往下则连接于气管，其宽度增加。超声检查可跟踪气管至气管杈隆突，以及气管分成左右支气管进入左右肺（图7-1-20）。颈部横断面呈圆形结构，最外层为皮肤回声。颈部上段横切面上显示的中央无回声区为胎儿咽部（图7-1-21），颈部中段横切面见气管位于颈椎前方，也呈一小圆形无回声区。气管前外侧是甲状腺，甲状腺外侧是颈部大血管，食管则一般不易被显示（图7-1-22）。偶尔胎儿吞咽羊水后，食管可呈“新月形”显示，环绕于气管后壁（图7-1-23）。颈部斜矢状切面则可显示颈部血管的长轴平面，有时见颈动脉发自主动脉弓（图7-1-24）。

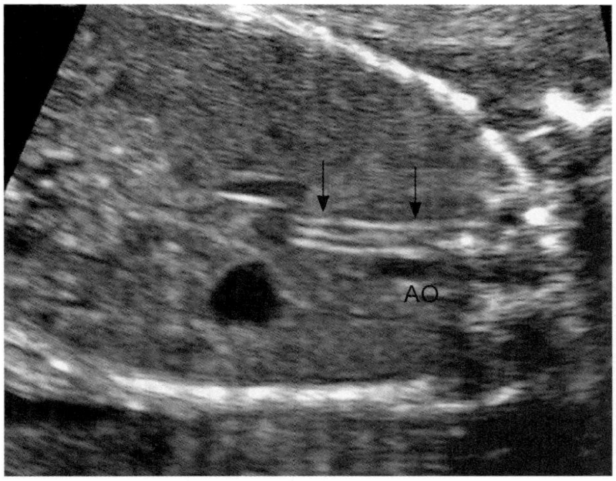

图7-1-17 食管

妊娠20^+周，胸腔脊柱前冠状切面观，食管呈长线条状结构（箭头所示），终止于横膈水平

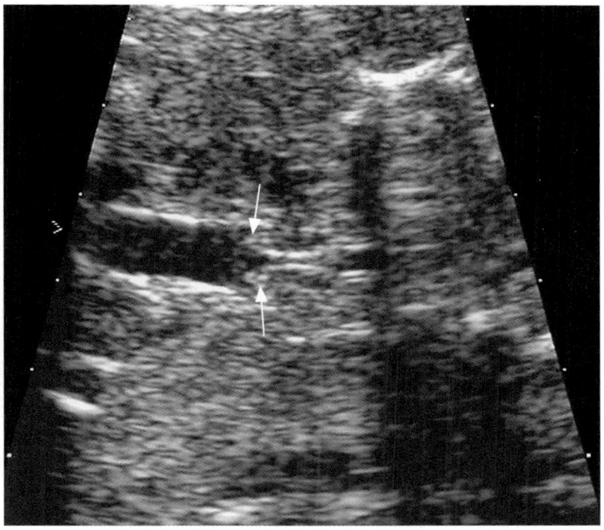

图7-1-18 咽喉及气管

妊娠20^+周，颈部冠状切面观，左侧为胎儿上部。箭头所示为喉部会厌软骨双侧的隆起，会厌上方无回声宽条状结构是咽部，下方狭窄裂隙为气管上段

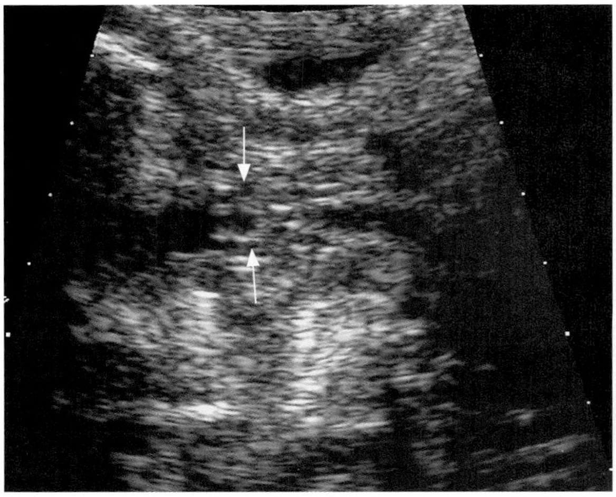

图7-1-19 咽喉及气管

妊娠33^+周，咽部宽大，呈无回声条状结构，会厌软骨隆起的中央为声门，会厌与咽部交界处的狭窄小凹为梨状隐窝（箭头所示），会厌部向下（图像向右）为气管上段

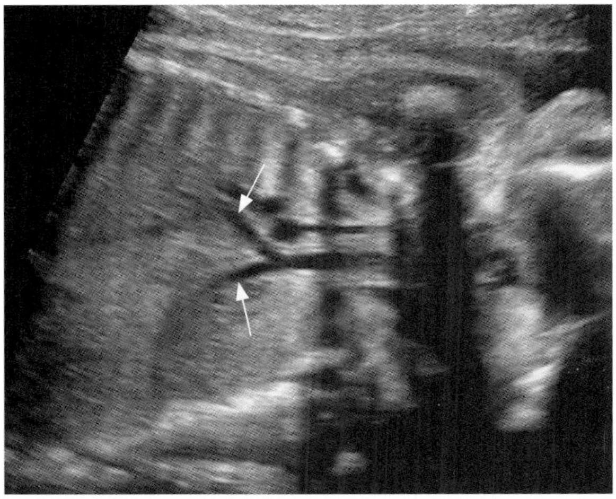

图7-1-20 气管及支气管

妊娠30^+周，胸腔冠状切面观，见气管向下直至气管杈隆突，分成左右支气管（箭头所示）

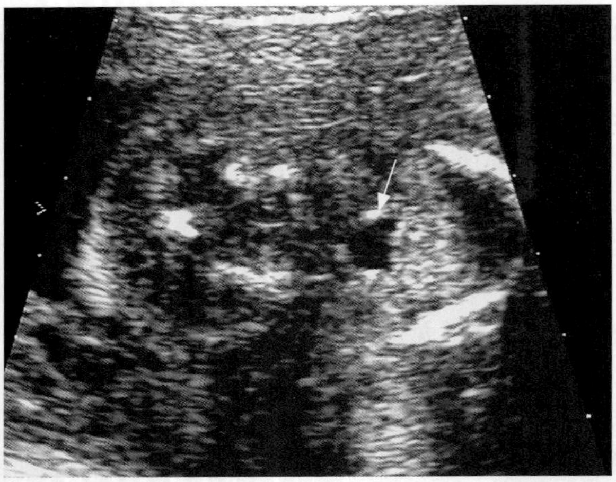

图 7-1-21 咽部

妊娠 20^{+} 周，颈部上段横切面观，中央偏前无回声区为咽部（箭头）

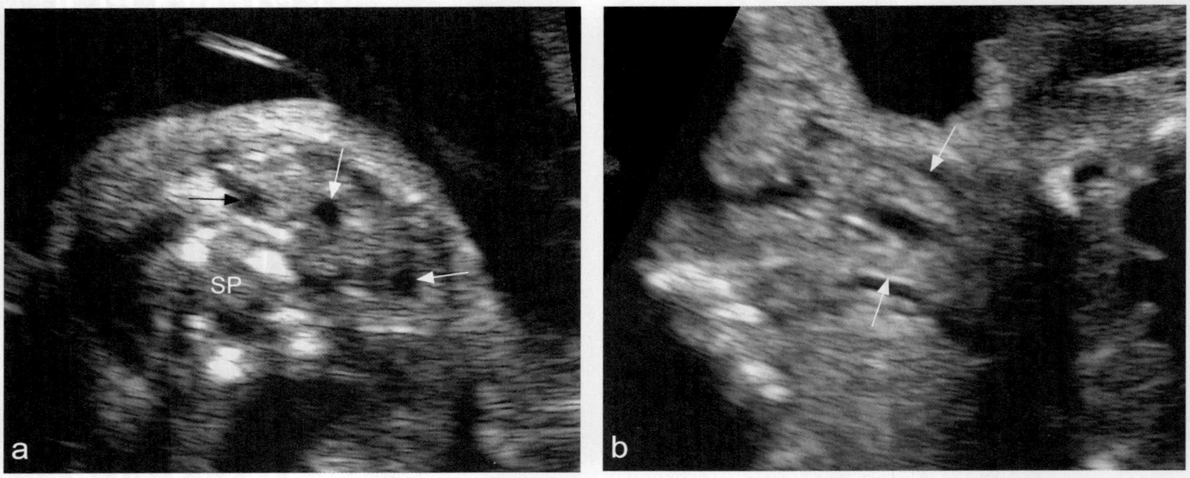

图 7-1-22 颈部结构

a. 妊娠 29^{+} 周，颈部横切面观，脊柱位于后方（SP），其前方无回声区为气管（向下箭头），围绕气管前方的中等均匀回声结构为甲状腺，两侧见左右颈静脉（横向箭头）；b. 同一胎儿，颈部脊柱前冠状切面观，中央条状无回声结构为气管，气管两侧为甲状腺（箭头）

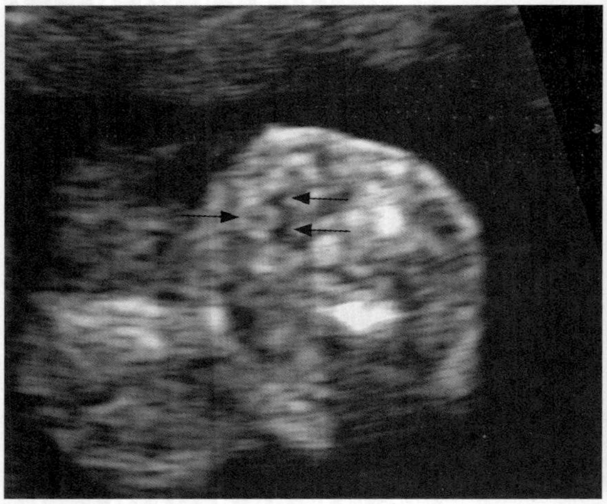

图 7-1-23 食管

妊娠 22^{+} 周，颈部横切面观，向右箭头所示气管横切面，向左箭头所示食管横切面，呈新月形

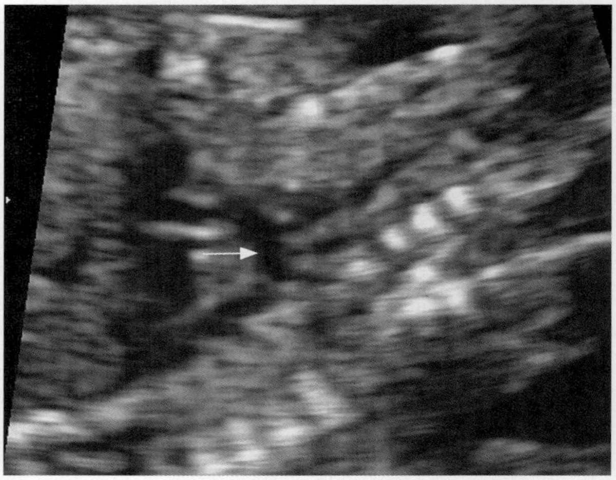

图 7-1-24 颈部血管

妊娠 22^{+} 周，颈部一侧矢状切面观，显示长条状的颈部血管，颈动脉发自主动脉弓（箭头）

第二节 眼眶及眼球异常

眼眶异常主要有眼眶间距过宽（hypertelorism）及眼眶间距过窄（hypotelorism），前者为双眼眶间距大于正常；后者双眼眶间距小于正常。眼球异常包括无眼球（anophthalmia）或小眼球（microphthalmia）等，多见于眶间距过窄的病例。

【病因及病理】

胚胎发育早期，双眼位于原始面部的两侧，两眼相距甚远并朝向外侧。随着脑的发育和颜面的形成，两眼开始逐渐相互靠近并转向前方。

眶间距过宽的病因主要有：原发性或继发性双眼向前移行受阻、颅骨生长异常。眶间距过宽常合并有其他部位的异常或出现于某些综合征，其中最为常见的综合征是中线面裂综合征及颅缝早闭，其次是胼胝体缺失。此外，还可发生在骨骼系统畸形等病例中。两眼间距过窄往往发生在严重的畸形病例，如全前脑。由于前脑的形成诱导了面部结构的发育，故全前脑病例面部结构多有异常。全前脑除了眶间距过窄，还可出现独眼、喙鼻或单鼻孔，中央唇裂等异常改变。

小眼畸形常见于全前脑、染色体异常或有些遗传综合征病例。单纯双侧无眼很少见，而单侧无眼最常见的是Goldenhar-Gorlin综合征，此综合征除了一侧无眼或眼发育极差，同侧面部结构也都发育差。

【诊断】

显示胎儿颜面部结构后，测量眶间距。对眶间距显示过宽或过窄的病例，都必须仔细作超声检查，以确定胎儿是否合并有其他部位的异常。如果眶间距过宽是唯一的异常发现，则不能构成某种综合征，也就不能作为一种诊断。有资料显示，眶间距过窄或独眼的病例往往合并有颅内异常改变（图7-2-1，见图6-7-3）。

无眼球或小眼球的诊断主要是声像图上未见眼球或眼球明显小于正常，未见正常晶状体；全前脑的病例还能观察到颅内病变（图7-2-1，图7-2-2）。但有时眼眶冠状平面上远场的小眼畸形可能会漏诊。

【预后】

单纯性眶间距增宽可能仅仅是外貌问题或可能存有立体视野受损的情况，有报道手术能予纠正。若眼眶增宽作为综合征的一个表现，其预后则需视该综合征的具体情况而定。

眶间距过窄往往合并有全前脑，已知全前脑患儿的预后不良（参见第六章第七节）。

即使不是染色体异常或遗传综合征，双侧无眼或双侧小眼出生后也一定是双目失明，生活质量差。

凡是具有多发性畸形或被疑为某种综合征者，应进行染色体检查。染色体异常或合并严重畸形者应终止妊娠。单纯眶间距增宽则产科无需特殊处理。

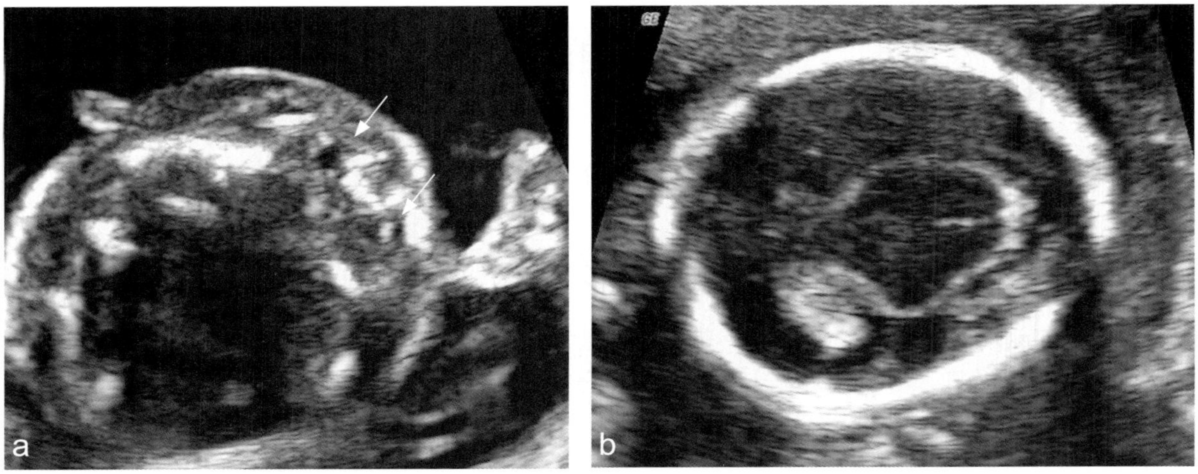

图7-2-1 小眼畸形

a. 妊娠19⁺周，眼眶水平横切面观，箭头显示双侧眼球极小，无晶状体，眶间距短小；b. 同一病例，为全前脑畸形

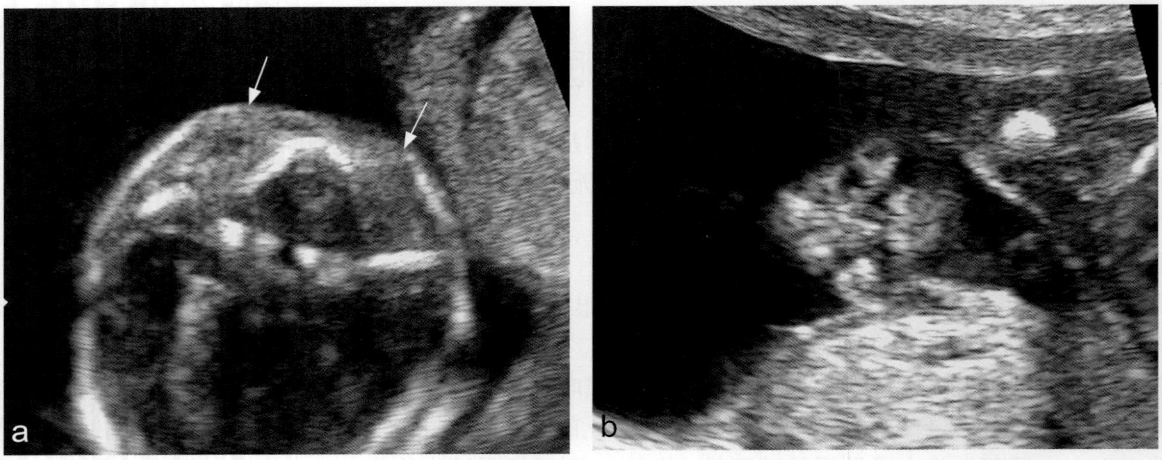

图7-2-2 无眼畸形

a. 妊娠20^+周，眼眶水平横切面观，双侧未见眼眶及眼球（箭头）；b. 同一病例，双侧唇裂。染色体检查证实为13-三体综合征

第三节 鼻 异 常

鼻异常包括无鼻（arhinia）、喙鼻（proboscis）及单鼻孔（single median nostril）。

【病因及病理】

最早期的鼻起始于胚胎颜面部额鼻突下缘的两侧，被称为鼻板。鼻板中央向深部凹陷形成鼻窝，鼻窝周围隆起成鼻突。两侧鼻窝向中线靠近，最后在中线处愈合，形成鼻。如果这一形成过程发生异常，就可能出现无鼻、喙鼻或单鼻孔。

鼻异常最常见于全前脑患儿。由于前脑的形成诱导着面部结构的发育，所以，前脑发育异常不仅可导致胎儿颅内结构异常，还可导致胎儿面部中线结构的异常。此类胎儿鼻的形成从一开始就出现了异常，最终发展为无鼻、喙鼻或单鼻孔。喙鼻的位置可以处在眼水平上方，也可处在正常鼻的位置上。凡是位于眼水平上方的喙鼻病例，往往伴有严重眶间距过窄，甚至是独眼。

另外少见的鼻异常有鼻畸胎瘤和Johanson-Blizzard综合征。后者表现为无鼻翼，同时还有胰管缺陷、皮肤缺损和肛门直肠异常以及出生后生长迟缓。

【诊断】

无鼻在声像图上见不到鼻的回声。喙鼻则呈一干状隆起，既无鼻梁也无鼻尖显示。位于眼球水平上方的喙鼻常常无鼻孔。单鼻孔则仅显示有一个鼻孔回声，有时可无鼻梁（见图6-7-2c，图6-7-3c，图6-7-10）。

此外，鼻异常病例声像图上还能见到其他面部结构的异常改变，例如眶间距过窄、独眼、中央唇裂，以及颅内异常改变（见第六章第七节）。

【预后】

绝大部分鼻异常病例都伴有全前脑，故预后与全前脑一样。

第四节 唇裂与腭裂

唇裂（cleft lips）与腭裂（cleft palate）是颜面部最常见的畸形，它既可以表现为单纯性的唇裂或腭裂，也可以出现在一些综合征群中。有报道超过100种综合征合并唇裂和（或）腭裂，但这些综合征只占所有唇腭裂的10%。唇、腭裂的发生率各国家各地区各人群很不一致，非综合征类的唇裂和（或）腭裂约为1：700~800。其中，唇裂合并腭裂的发生率约为1：1300，单发唇裂或腭裂约为1：2000。

【病因及病理】

唇裂与（或）腭裂的发生是由于胚胎时期因上颌突、鼻突融合障碍以及外侧腭突、正中腭突融合障碍所致。

病因与遗传或环境因素有关，也有相当一部分病例的病因不明。遗传因素所致的唇裂和（或）腭裂有家族发病倾向，遗传方式主要为多基因遗传。另外，在基因突变或染色体畸变引起的某些综合征中，也可合并唇腭裂，如13-三体综合征、18-三体综合征、21-三体综合征等。由环境因素引起的唇腭裂正被人们越来越重视，目前，已证实环境污染可直接影响胚胎发育，一些药物也可诱发唇腭裂，其中有可的松、地塞米松、苯妥英钠、环磷酰胺、链霉素和反应停等。

在病理上，唇腭裂可分为单侧性、双侧性及中央性。同时，根据病变累及的范围不同，又将其分为单纯唇裂、唇裂合并腭裂及单纯腭裂。另外，根据病变严重程度还可将其分为完全性和不完全性唇腭裂，前者从唇红一直裂至前鼻孔底部，有时甚至牙槽也裂开；后者裂开未达鼻孔，或仅在唇缘处留有一小切迹。若为腭裂，完全性腭裂指左右外侧腭突未在中线愈合，也未与前方的正中腭突愈合；不完全性则是指前腭裂或后腭裂。

如果唇腭裂作为某些综合征的表现之一，那么胎儿其他部位也必存在其他异常，包括中枢神经系统、心血管系统、骨骼系统、消化泌尿系统异常改变等等。中央性唇腭裂合并染色体异常的几率高达52%。

【诊断】

1. 唇裂的诊断　通常取面部冠状切，显示鼻和唇的结构。声像图可清晰显示一侧或双侧唇裂。一侧唇裂时，超声可见病变处上唇连续性回声中断，鼻歪向病侧，并可见鼻孔与唇裂处相通（图7-4-1a，图7-4-2a）。当发生双侧唇裂时，声像图上可见上唇左、右裂开，可为对称性或不对称性（图7-4-3a，图7-4-4a，见图7-2-2b）。三维超声使唇裂部位显示更加清晰（图7-4-1c，图7-4-3d）。

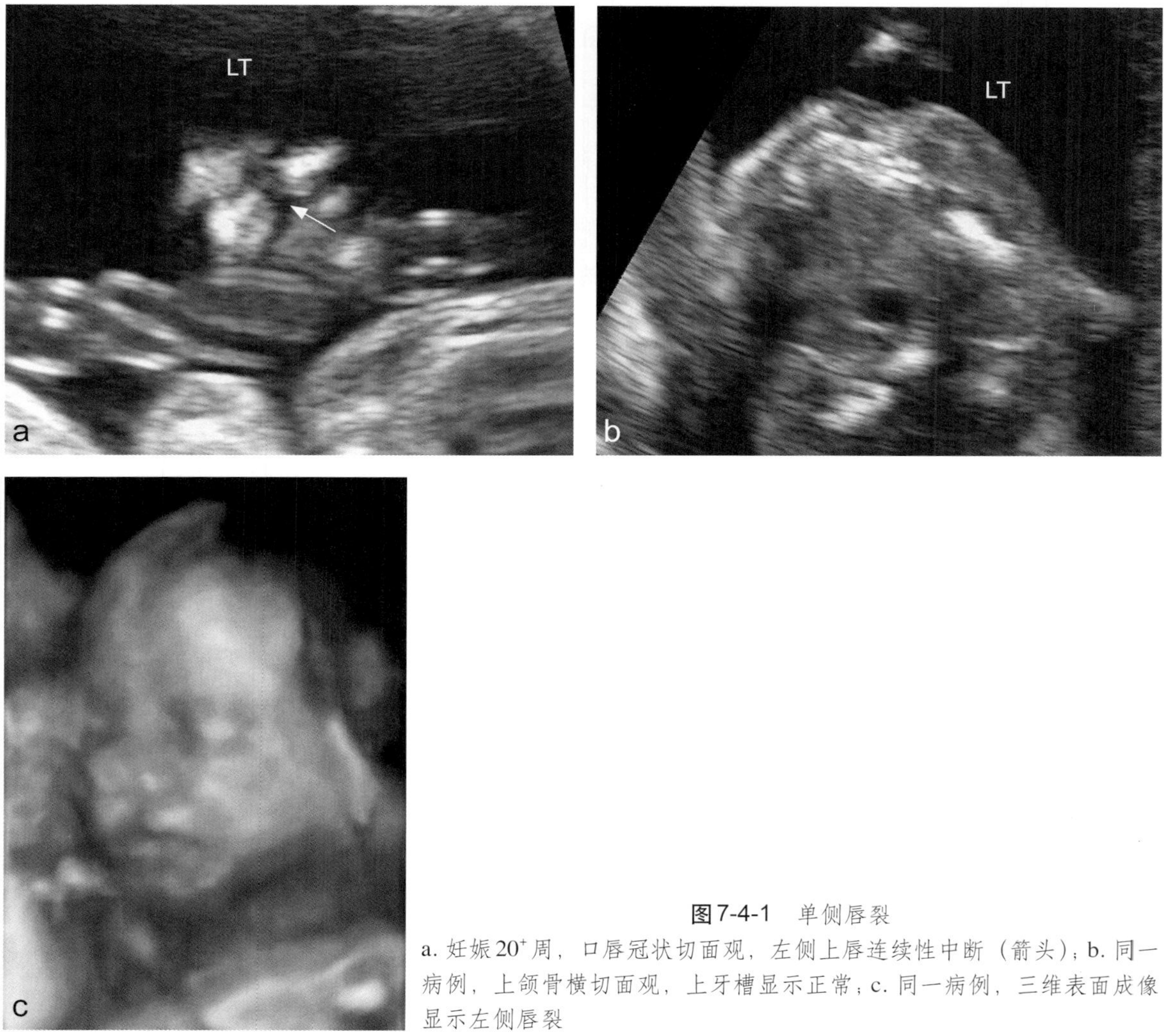

图7-4-1　单侧唇裂

a. 妊娠20⁺周，口唇冠状切面观，左侧上唇连续性中断（箭头）；b. 同一病例，上颌骨横切面观，上牙槽显示正常；c. 同一病例，三维表面成像显示左侧唇裂

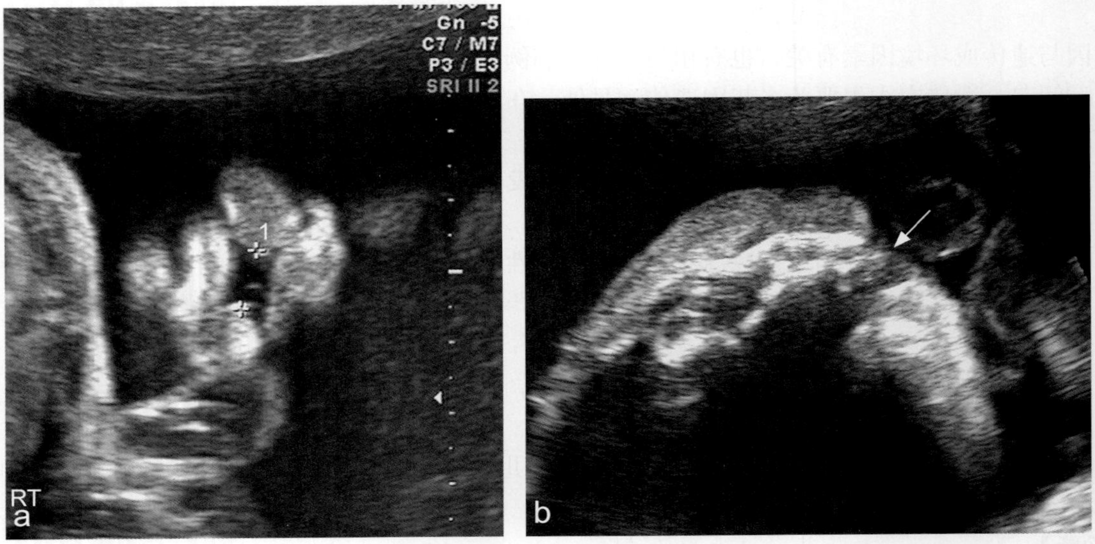

图7-4-2 单侧唇腭裂

a. 妊娠28⁺周，口唇冠状切面观显示右侧宽大唇裂（测量键）；b. 同一病例，上颌骨横切面观显示右侧上牙槽断裂（箭头所示）。染色体检查为正常核型，46，XY

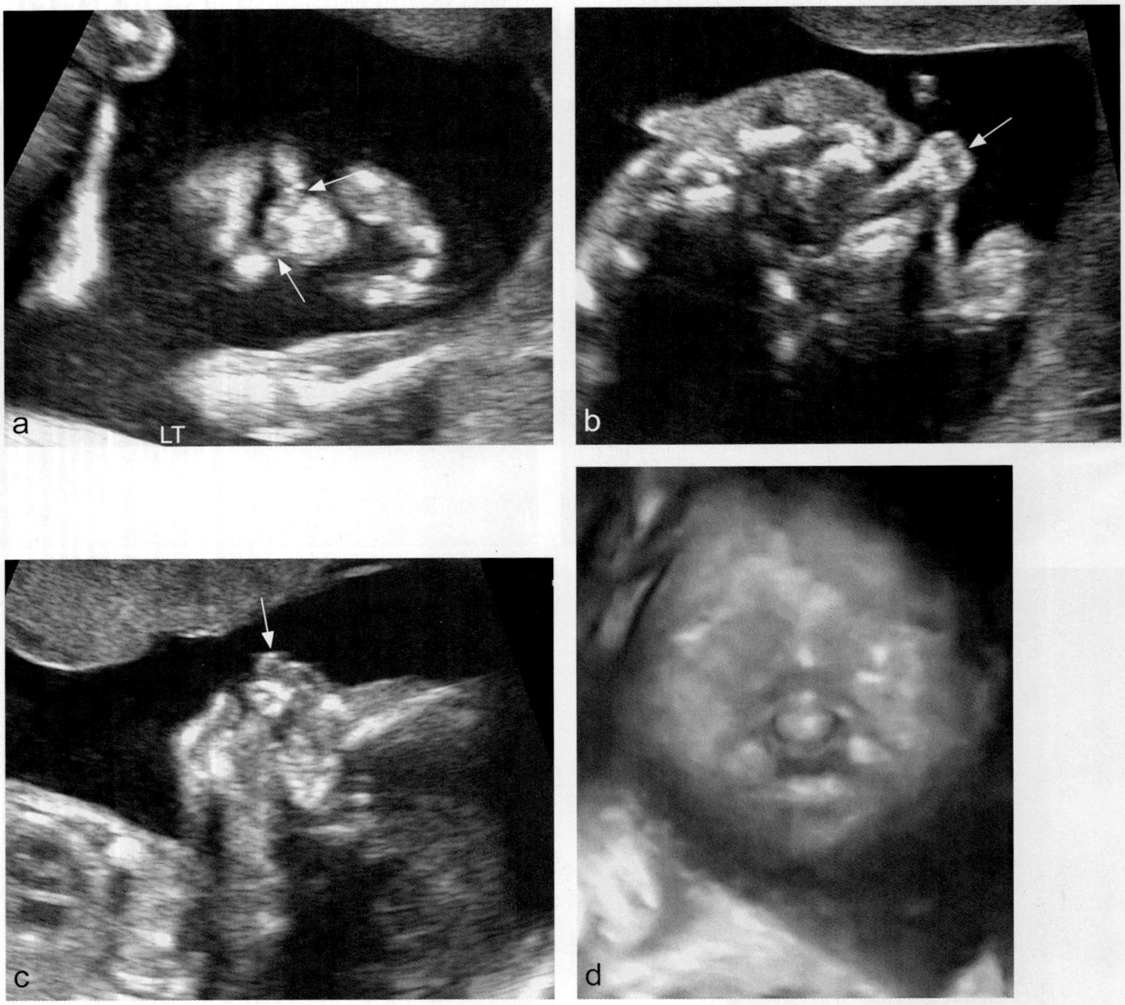

图7-4-3 双侧唇腭裂

a. 妊娠22⁺周，上唇双侧裂开（箭头所示）；b. 同一病例，上颌骨横切面观，见双侧上牙槽裂开，伴正前方的上颌骨前突（箭头）；c. 同一病例，面部正中矢状切面观，清晰显示前突的上颌骨（箭头）；d. 同一病例，面部三维表面成像，见双侧唇裂伴上颌骨前突。染色体检查为正常核型，46，XX

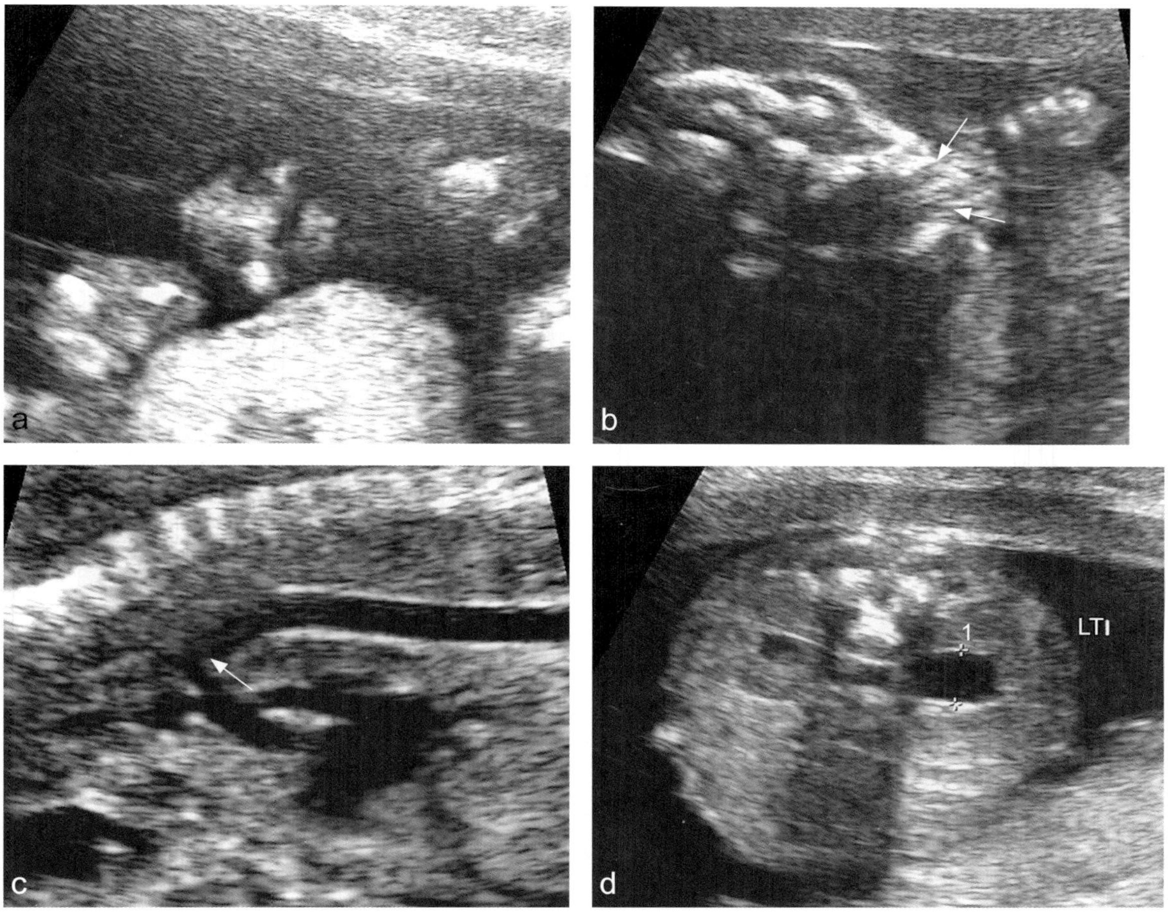

图7-4-4 双侧唇腭裂

a. 妊娠20^+周，双侧唇裂；b. 同一病例，双侧腭裂（箭头）；c. 同一病例，主动脉长轴面观，显示主动脉峡部狭窄（箭头所示），为主动脉缩窄；d. 同一病例，肾脏水平横切面观，左侧肾盂前后径6.7mm。染色体检查为正常核型，46，XY

中央性唇裂是指上唇中线裂缺，较少见。这种唇裂缺损范围往往较大，也常常合并鼻异常，如无鼻、喙鼻或鼻裂（见图6-7-10c）。

2. 腭裂的诊断　唇裂合并腭裂时，往往伴有上牙槽裂开，并继续向上向内延伸至上腭。在横切面上，超声显示上唇及上牙槽的裂口，裂口起自唇裂处，向内上往上牙槽延伸直至上腭（图7-4-2b）。双侧唇裂合并腭裂时，除了见双侧上牙槽断裂，有时还能显示正前方的上颌骨向前向外突出，悬挂于两鼻孔之间，称上颌骨前突（图7-4-3，图7-4-4b）。

单纯性腭裂不易诊断，尤其是那些不完全性腭裂或后腭裂。三维超声的应用使腭裂的诊断又多了一种方法（图7-4-5），三维口腔内冠状平面能显示有无腭裂（图7-4-6）。当然，一般是在高度怀疑存在腭裂时才行三维超声作进一步的检查。早孕期胎儿严重结构畸形超声筛查的开展也使部分严重唇腭裂得以早期诊断。

有些畸形综合征如羊膜束带综合征也可造成唇裂，其裂口往往较大，且不规则，还可合并面裂、颅裂（见图14-3-2）。同时，一些病例还合并腹裂、四肢及指（趾）束带环、截肢（指、趾）等（见第十四章第三节）。

如果唇裂/唇腭裂合并其他部位畸形，超声也可能见到相应的异常改变（图7-4-4，见图7-2-2）。

【预后】

预后与是否合并其他部位异常密切相关。一般来说，单纯性唇裂预后较好，合并染色体异常的机会很低，而且目前的整形外科技术能完成很完美的修补手术。微小的腭裂可能不必作修补手术。大的唇腭裂则可引起容貌、吞咽、呼吸及发音问题，手术难度相对较大，其预后则根据最初病变的严重程度及手术修补的效果而定。

倘若唇腭裂为某些综合征的表现之一，则预后可能不良，尤其是染色体异常综合征患儿，如13-三体综合征及18-三体综合征，这些都是致死型畸形。有研究发现，双侧唇腭裂伴上颌骨前突的胎儿合并染色体异常的机会相对较低。

对唇腭裂的胎儿应作其他部位的详细检查，必要时建议作染色体检查。单纯性唇腭裂者产科一般无需特殊处理。在新生儿阶段需特别照看以观察呼吸吞咽有无困难。

唇裂/唇裂合并腭裂有一定的再发生率，表7-4-1显示了唇裂 ± 腭裂的遗传几率。如果家族性唇腭裂的病史明确，就有其特定的遗传概率。

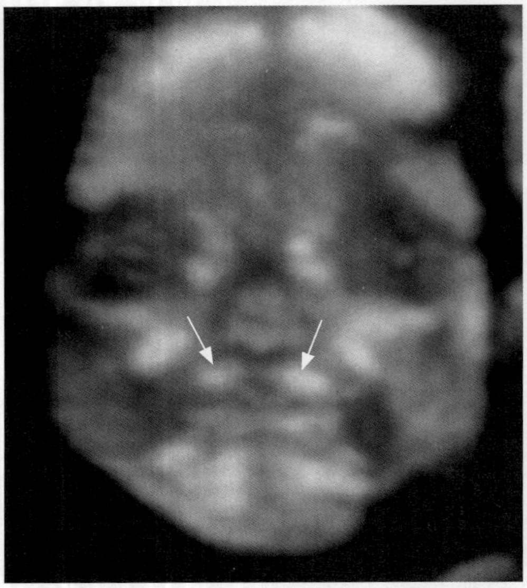

图7-4-5 正常三维上腭成像

妊娠23^+周，口腔冠状切面薄层三维表面成像，显示双侧正常上腭（箭头）

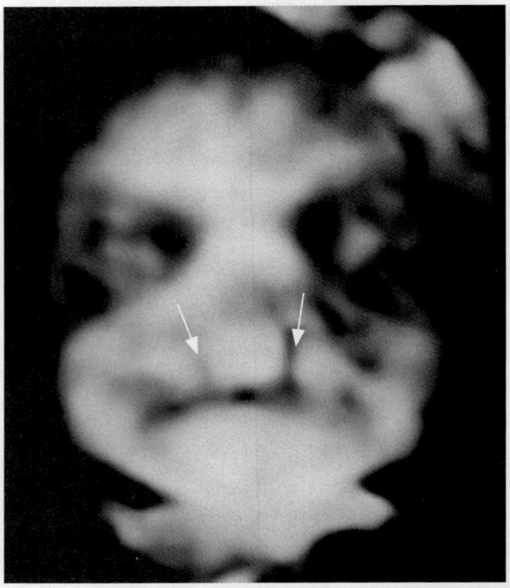

图7-4-6 双侧腭裂三维上腭成像

妊娠25^+周，口腔冠状切面薄层三维表面成像，双侧上腭缺失（箭头）

表7-4-1 唇裂 ± 腭裂遗传咨询表（表内为生育子女患病几率 %）

父母患病人数			0			1			2		
患病子女人数			0	1	2	0	1	2	0	1	2
祖、外祖父母											
正常人数	患病人数	正常子女数									
4	0		0.12	0.65	8.17	2.97	9.69	17.21	28.60	34.30	39.28
3	1	0	0.62	5.12	11.83	3.97	11.31	19.16	33.75	34.08	43.61
2	2		3.06	10.03	17.62	13.39	21.91	29.19	39.26	44.14	48.19
4	0		0.12	2.50	7.60	2.77	8.80	15.75	26.31	31.70	36.50
3	1	1	0.66	4.76	10.92	3.67	10.31	17.50	31.04	36.17	40.64
2	2		2.83	9.24	16.18	11.97	19.87	26.75	36.11	40.93	45.04
4	0		0.12	2.37	7.10	2.63	8.13	14.53	24.39	29.47	34.07
3	1	2	0.63	4.45	10.14	3.41	9.48	16.11	28.73	33.64	38.00
2	2		2.65	8.53	15.00	10.90	18.16	24.65	33.39	38.09	42.17

注：唇裂 ± 腭裂指单纯唇裂或唇裂伴以腭裂，单纯腭裂不在内。

陶学训.优生与长寿.上海：上海中医学院出版社，1988：92

第五节 口腔畸胎瘤

口腔畸胎瘤（epignathus，第一版曾译为“口腔寄生胎”）是一种很少见的发生于口腔、咽部的畸胎瘤，发病率约1:35 000活产。据统计，约2%的小儿畸胎瘤发生于鼻咽部，包括口腔、扁桃体及颅底部。

【病因及病理】

本病无明显遗传和诱发因素，也无明显复发倾向，病因尚不明确。

大部分口腔畸胎瘤起源于蝶骨，也有一些起源于硬腭、咽部、舌和颌骨。这些部位的肿瘤向口腔、鼻腔或颅内生长。肿瘤的大小很不一致，小的仅为一带有细蒂的小包块，手术很容易切除。大的肿瘤可累及整个口腔、蝶骨和颅腔。充满口腔鼻腔的肿瘤可造成患儿上呼吸道梗阻，在产时发生急性缺氧死亡。

病理学检查证实，肿瘤多数为良性，往往含有三胚层组织，如脂肪组织、软骨、骨及神经组织。受肿瘤局部生长机械作用的影响可导致腭裂，眶间距过宽等异常改变。此外，有报道约6%的病例还可合并有面部多发性血管瘤、支气管囊肿、脐疝及先天性心脏病等。

【诊断】

本病声像图表现为胎儿“面部”出现实质性或混合性肿块，形态极不规则，呈分叶状。肿块内部回声紊乱，常呈低、中、强回声交错，以及钙化斑点。仔细观察肿块与面部关系可发现肿块来源于口腔，声像图显示口部极度张开并向前突起，胎头仰伸。这一特点在矢状切面时更易被显示。然而，肿瘤越大越不易观察其确切来源。实时超声检查中显示肿块的移动与胎头运动相一致（图7-5-1a）。

当病变累及鼻腔则出现鼻的异常改变如鼻增宽增大等，肿块也可突出于鼻孔。起源于蝶骨的寄生胎还可向颅内方向生长，此时，声像图可显示颅内有混合性或实质性包块，脑组织受压和侧脑室扩张。严重者患儿头围增加、脑室极度扩张、正常脑组织回声消失（图7-5-2）。

由于患儿口舌无法运动形成上消化道梗阻，羊水吞咽量锐减，出现羊水过多和胎儿胃泡回声消失（图7-5-1b）。

只有少数口腔畸胎瘤可能会合并其他部位的异常，包括心脏、肺等器官。多数情况下口腔畸胎瘤是一种单发性良性肿瘤。

【鉴别诊断】

1. *颈部畸胎瘤* 主要是指颈前部畸胎瘤，由于其内部回声紊乱、形态不规则且肿瘤常累及患儿颈部与下颌处，当胎头仰伸时，声像图表现易与口腔畸胎瘤混淆。此时，须通过仔细寻找肿瘤与上、下颌骨之间的关系加以鉴别诊断。

2. *额部脑膨出* 本病病灶部位较高，多起源于额部眼眶鼻梁处，口唇显示正常。偶有脑膨出经颅底突向鼻腔口腔，此时声像图与口腔畸胎瘤不易鉴别。

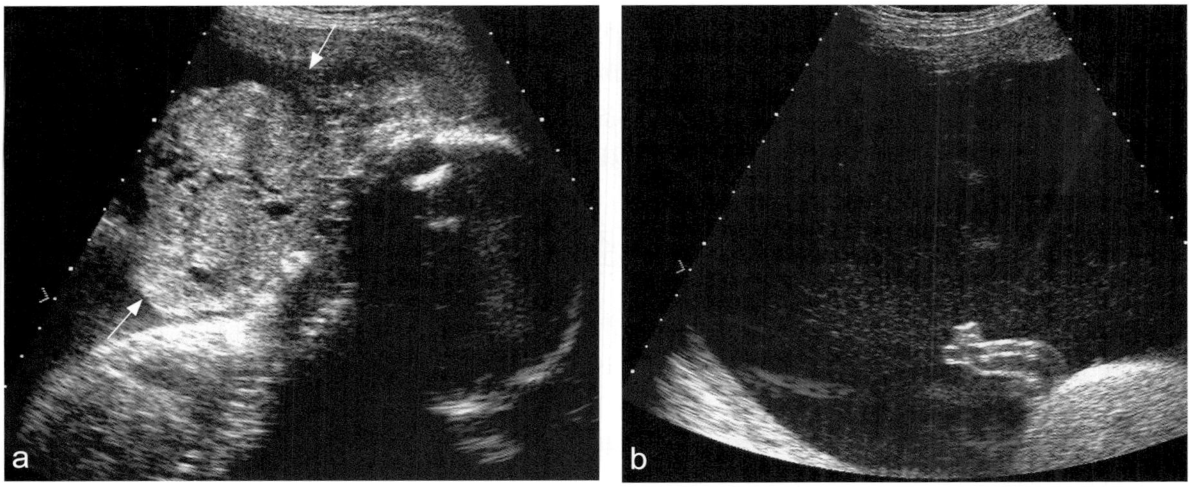

图7-5-1 口腔畸胎瘤

a. 妊娠27⁺周，胎儿矢状切面观，见胎头仰伸，声像图显示胎儿“面部”或“颈部”巨大囊实性不规则肿块回声（箭头所示），肿块以实质性为主，内见散在性大小不一的囊腔；b. 同一病例，羊水过多

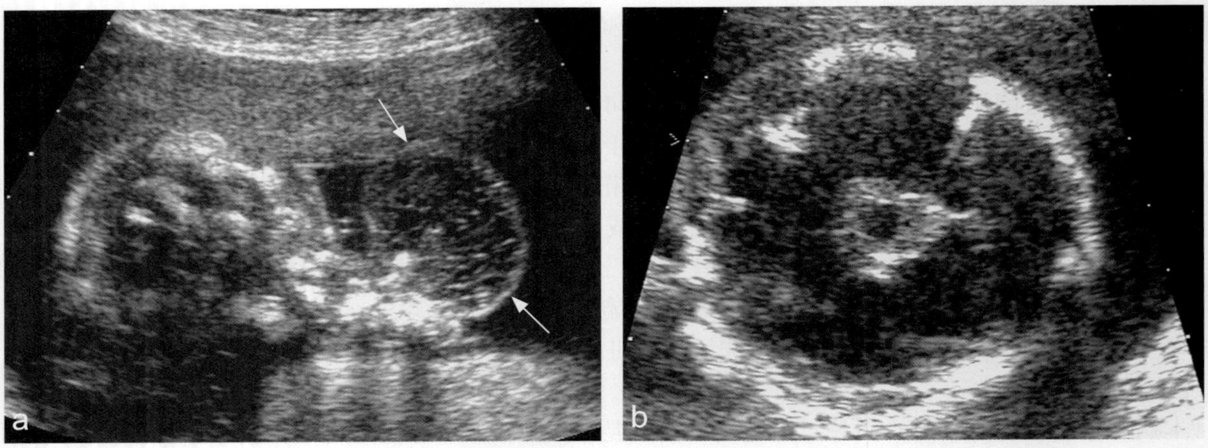

图7-5-2 口腔畸胎瘤

a. 妊娠 19^{+}周，头部横切面观，面部前方见混合性肿块（箭头）；b. 同一病例，颅脑横切面观，显示颅内结构紊乱，失去正常回声，呈以囊性为主的混合性声像图改变

3. 连体双胎 非对称性连体双胎可寄生于胎儿口腔，此时应作仔细超声检查，以区别声像图显示的面部包块是相连的另一胎儿还是肿瘤包块。

4. 面部其他包块 比较常见的有皮样囊肿、血管瘤、泪囊突出等。前两者可发生在面部的任何部位，尤其是面颊部和耳的前方。血管瘤大多呈强回声，彩超显示瘤内低阻血流信号。

另外，有报道口腔内还可发生一些非畸胎瘤包块如颗粒细胞龈瘤、唾液腺瘤、舌下囊肿、舌淋巴管瘤等。后三者均呈无回声包块，边界清晰，少有巨大包块，可与口腔畸胎瘤鉴别；但前者声像图表现也酷似口腔畸胎瘤，在产前较难作出准确鉴别诊断。

【预后】

据统计，口腔畸胎瘤的存活率仅为30%~40%，其预后与肿块的大小关系密切。大型口腔畸胎瘤因造成上呼吸道梗阻，产时可发生急性缺氧导致死亡，因此难以争取手术机会。当肿瘤累及重要器官时预后也很差，例如向颅内生长的肿瘤，患儿几乎均不能存活。另外，出现羊水过多者预后也不良。同时，大型肿瘤还可能会造成难产。一般来说，小型肿瘤若未累及重要器官，不存在阻塞呼吸道的情况则有手术机会，故预后相对较好。

有生机儿前超声诊断口腔畸胎瘤，尤其是较大的畸胎瘤，可考虑终止妊娠。对妊娠晚期才作出诊断者，应作超声随访监测肿瘤增长速度及羊水量的变化。另外，大型肿瘤最好选择剖宫产，以防止难产导致胎儿的进一步损伤，同时，还应让孕妇及家属明白大型肿瘤因造成患儿上呼吸道梗阻，产后发生新生儿急性缺氧几率很高，产时应安排新生儿科医生作好急救准备，如气管切开等。有报道剖宫产胎儿娩出前紧急手术建立呼吸道（ex-utero intrapartum treatment, EXIT）获得成功的病例。

第六节 颈部水囊瘤

颈部水囊瘤（cystic hygroma）是指由于颈部的淋巴液回流受阻形成的囊肿。在自然流产胎儿中，颈部水囊瘤的发生率高达1∶200；活产中的发生率约1∶1000。

【病因及病理】

颈淋巴囊和颈静脉之间的连接发生障碍，使颈淋巴囊内的淋巴液不能回流，在局部积聚，扩张，形成囊肿，同时还可伴有躯体的淋巴液潴留。囊肿往往在颈部的两侧，之间有较厚的隔膜。如果以后囊肿消退吸收，局部就会出现多余皮肤形成的皱折，称颈蹼。

颈部水囊瘤与很多胎儿病理有关，发现相当一部分病例合并染色体异常，如18-三体、13-三体、21-三体等，尤其是特纳综合征。严重的心脏畸形如严重主动脉弓缩窄或主动脉弓断裂，也会出现颈部水囊瘤及头颈部水肿。

【诊断】

颈部水囊瘤可以在早孕期发现，而且越是围绕11周~13周6天，水囊瘤表现得越清晰。虽然有些病例到了中孕期水囊瘤会继续增大，但也有些胎儿过了早孕期水囊瘤就可能开始缩小，如非致死型特纳综合征。

声像图上水囊瘤表现为颈部两侧或围绕颈枕部的囊性包块，边界清晰，张力不高（图7-6-1 ～图7-6-4）。囊肿与囊肿之间有较厚的隔，囊内有时可见细条状光带。囊肿径线可大可小，有时巨大，超过胎头（图7-6-3，图7-6-4）。

如果合并染色体异常或遗传综合征，就还可能见到多发性畸形或异常；即使染色体正常，也可能合并心脏畸形等。详细请见第十五章第三节。

【鉴别诊断】

最需要与颈部水囊瘤鉴别的有枕部脑膨出和颈部脊膜囊肿。后两者均为开放性神经管缺陷，仔细检查能发现枕骨的缺损及椎体的裂开（见图6-5-2a，图6-5-4a）。其他相对少见的有颈部囊性畸胎瘤、血管瘤等。

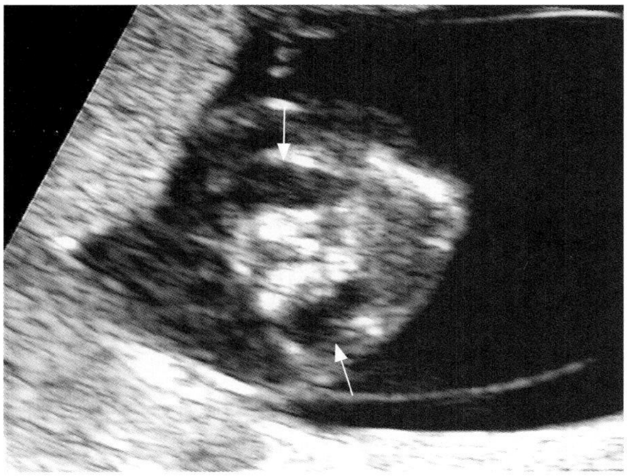

图7-6-1 颈部水囊瘤

妊娠13^+周，颈部横切面观，见双侧水囊瘤（箭头所示）。染色体检查证实为21-三体综合征

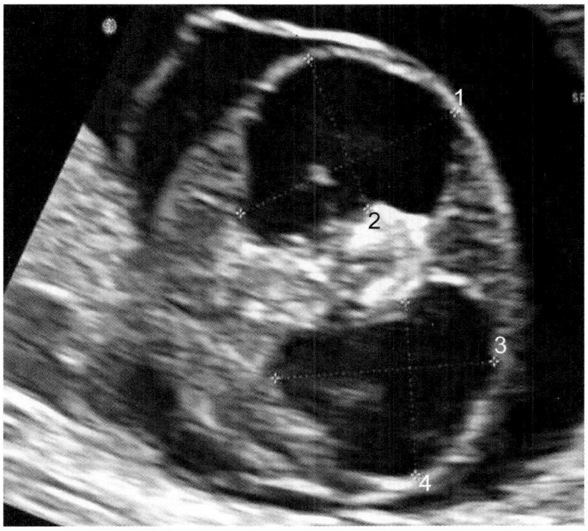

图7-6-2 颈部水囊瘤

妊娠16^+周，颈部横切面观，见双侧较大水囊瘤（测量键）。染色体检查证实为13-三体综合征

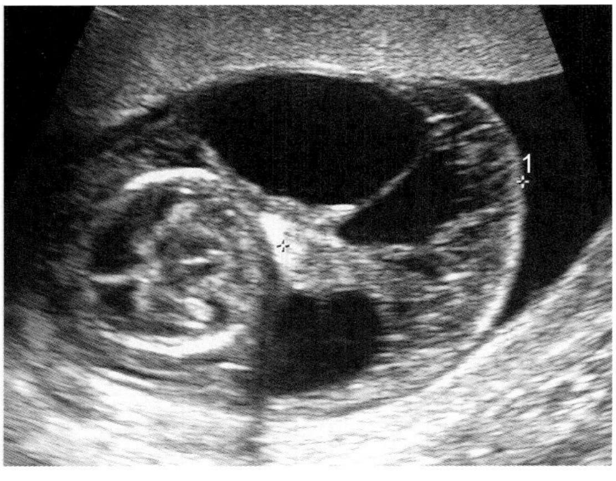

图7-6-3 大型颈部水囊瘤

妊娠15^+周，颈枕部巨大水囊瘤（测量键），大于胎头，内见分隔。染色体检查为正常核型，46，XY

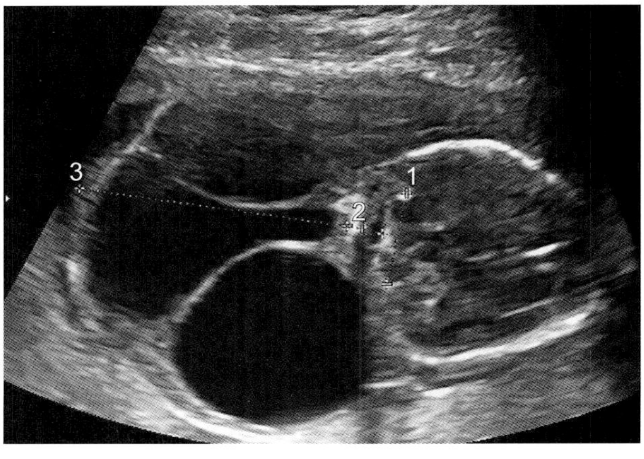

图7-6-4 大型颈部水囊瘤

妊娠19^+周，颈枕部巨大水囊瘤（测量键3），大于胎头，内见分隔

严重颈项透明层增厚或软组织层增厚与颈部水囊瘤不同，但有时又不能截然分开。前者主要表现为颈背部的皮肤增厚水肿，有时高分辨率的超声能显示内部有细小光带形成的分隔；而后者囊与囊之间的隔较厚。存在颈项部水囊瘤的胎儿颈项透明层厚度或颈项软组织层厚度一定大于正常。

【预后】

约有半数的颈部水囊瘤合并染色体异常，因此检查胎儿染色体至关重要。巨大水囊瘤持续不消退又合并胎儿水肿者预后往往较差，宫内死亡几率高，如致死型特纳综合征。18-三体、13-三体综合征即使水囊瘤不大，两者也都是致死型畸形。如果水囊瘤小，仅出现在早孕期，染色体正常，预后也就较好。

第七节　颈部其他包块

颈部包块相对少见。除了淋巴水囊瘤，还有颈部畸胎瘤（cervical teratoma）、甲状腺肿（goiter）、血管瘤（hemangioma）等。

【病因及病理】

颈部畸胎瘤为散发性，病因不详，绝大部分为良性，少数为恶性。肿瘤大小差别很大，内部囊性、实质性相混合，也可有钙化。肿瘤压迫食道可影响胎儿羊水吞咽，继而出现羊水过多。肿瘤压迫呼吸道可造成产后及新生儿期急性呼吸衰竭。

甲状腺肿可伴有甲状腺功能亢进或甲状腺功能低下。但以甲状腺功能低下多见。这可能与母体应用抗甲状腺药物，碘或抗甲状腺药物通过胎盘进入胎体，影响了胎儿下丘脑-垂体-甲状腺轴、妨碍甲状腺自身平衡有关。另外，也可以是胎儿有先天性甲状腺素合成障碍，如甲状腺发育不良、缺碘等等。

【诊断】

超声检查胎儿颈部显示混合性或实质性肿块。其中，甲状腺肿发生在颈前区，其他如畸胎瘤和血管瘤可发生在颈部的任何部位。甲状腺肿通常呈对称性，位于气管两侧，内部回声均匀。肿大的甲状腺可将颈部血管推向外侧。甲状腺肿少有巨大。畸胎瘤则大小不一，内部回声极不均匀，囊性实质性相交，并常见钙化回声。血管瘤有时表现为均质性肿块，有时表现为囊实混合性包块，彩色多普勒超声在肿块内可检测到血流信号。

另外，颈前部的肿块可迫使胎头处于仰伸状态，当肿块压迫食管影响胎儿吞咽羊水后，可出现羊水过多声像图改变；血管瘤由于可伴发胎儿心衰，所以可能出现胎儿水肿表现。

颈部包块可发生在任何孕周，畸胎瘤多见于晚孕期。然而，由于晚孕期胎儿体位相对固定，超声不易清晰显示颈部四周的结构，有时可能漏诊。

【鉴别诊断】

1. 颈部水囊瘤　为单纯性、多房性囊肿，其囊间隔相对较厚。

2. 颈椎脊柱裂伴脊膜膨出　为囊性包块，囊内无分隔光带显示，出现部位多在胎儿颈后方。仔细检查可显示胎儿脊椎裂开，呈“V”形或“U”形。

3. 枕部脑膨出　为一混合性包块位于枕后部，由于枕骨有缺损，包块由缺损处突出。

4. 口腔畸胎瘤　颈前部大型畸胎瘤与口腔畸胎瘤二者声像图表现易发生混淆。仔细观察可发现口腔畸胎瘤起源于下颌骨上方的口腔内，肿块表面极不规则，同时下唇结构常不易获得显示。

【预后】

不论何种类型的颈部肿块，一旦压迫气管，都可以造成新生儿急性缺氧、呼吸窘迫和呼吸衰竭。

多数甲状腺肿的预后都较好。虽然在新生儿期可能会出现患儿甲状腺功能亢进或功能不足，但经治疗后数月，甲状腺体积可恢复至正常大小，功能也可恢复正常。仅少数突眼性甲状腺肿（甲状腺功能亢进）的预后可能不良。

畸胎瘤绝大部分为良性，由于肿块往往较大而压迫气管，若不及时手术治疗，新生儿死亡率高达80%。手术及时者，死亡率可降至9%~17%。此外，肿瘤若出现在妊娠早期阶段且体积较大，长期压迫气管可导致胎儿肺发育不良。

血管瘤常因并发胎儿宫内心衰可导致死胎或产后新生儿的即刻死亡。

因此，有生机儿前发现畸胎瘤或血管瘤者可考虑终止妊娠。晚期发现应超声随访肿块增长情况。较小的包块不影响产科处理，较大的包块如畸胎瘤可引起难产，应选择剖宫产。颈前部即使是不大的包块如甲状腺肿也可因胎头仰伸、俯屈不良而发生头盆不称。此外，羊水过多的程度可间接反映胎儿食管、气管受压程度，这一点应引起产科医师重视，无论阴道分娩或剖宫产都应做好急救准备。

参考文献

1. Bekker MN，Haak MC，Rekoert-Hollander M，et al. Increased nuchal translucency and jugular lymphatic sacs on first-trimester ultrasound. Ultrasound Obstet Gynecol，2005，25：239-245

2. Benacerraf BR，A nasal tip teratoma. Ultrasound Obstet Gynecol，1999，14：222

3. Benacerraf BR，Nyberg DA. The Fane and Neck. // Nyberg DA，McGahan JP，Pretorius DH，et al. Diagnostic Imaging of Fetal Anomalies. Philadelphia：Lippincott Williams & Wilkins，2003：335-379

4. Campbell S，Lees C，Moscoso G，et al. Ultrasound antenatal diagnosis of cleft palate by a new technique：the 3D 'reverse face' view. Ultrasound Obstet Gynecol，2005，25：12-18

5. Chmait R，Pretorius D，Moore T，et al. Prenatal detection of associated anomalies in fetuses diagnosed with cleft lip with or without cleft palate in utero. Ultrasound Obstet Gynecol，2006，27：173-176

6. Cockell A，Lees M. Prenatal diagnosis and management of orofacial clefts. Prenat Diagn，2000，20：149-451

7. D'Ottavio G，Meir YJ，Rustico MA，et al. Pilot screening for fetal malformations：possibilities and limits of transvaginal sonography. J Ultrasound Med，1995，14：575-580

8. Gabrielli S，Piva M，Ghi T，et al. Bilateral cleft lip and palate without premaxillary protrusion is associated with lethal aneuploidies. Ultrasound Obstet Gynecol，2009，34：416-418

9. Gaucherand P，Rudigoz RC，Chappuis JP. Epignathus：clinical and sonographic observations of two cases. Ultrasound Obstet Gynecol，1994，4：241-244

10. Goldstein I，Jakobi P，Tamir A，et al. Nomogram of the fetal alveolar ridge：a possible screening tool for the detection of primary cleft palate. Ultrasound Obstet Gynecol，1999，14：333-337

11. Goldstein I，Tamir A，Zimmer EZ，et al. Growth of the fetal orbit and lens in normal pregnancies. Ultrasound Obstet Gynecol，1998，12：175-179

12. Gull I，Wolman I，Har-Toov J，et al. Antenatal sonographic diagnosis of epignathus at 15 weeks of pregnancy. Ultrasound Obstet Gynecol，1999，13：271-273

13. Gundry SR，Wesley JR，Klein MD，et al. Cervical teratoma in the newborn. J Pediatr Surg，1983，18：382-386

14. Jeanty P，Dramaix-Wilmet M，Van Gansbeke D，et al. Fetal ocular biometry by ultrasound. Radiology，1982，143：513-516

15. Kerner B，Flaum E，Mathews H，et al. Cervical teratoma：prenatal diagnosis and long-term follow-up. Prenat Diagn，1998，18：51-59

16. Nath CA，Oyelese Y，Yeo L，et al. Three-dimensional sonography in the evaluation and management of fetal goiter. Ultrasound Obstet Gynecol，2005，25：312-314

17. Nyberg D，Sickler GK，Hegge FN，et al. Fetal cleft lip with and without cleft palate：US classification and correlation with outcome. Radiology，1995，195：677-684

18. Paladini D，Morra T，Guida F，et al. Prenatal diagnosis and perinatal management of a lingual lymphangioma. Ultrasound Obstet Gynecol，1998，11：141-143

19. Pellicano M，Zullo F，Catizone C，et al. Prenatal diagnosis of congenital granular cell epulis. Ultrasound Obstet Gynecol，1998，11：144-146

20. Peng SS，Hsu WC，Chou HC，et al. Prenatal three-dimensional ultrasound and magnetic resonance imaging evaluation of a fetal oral tumor in preparation for the ex-utero intrapartum treatment（EXIT）procedure. Ultrasound Obstet Gynecol，2005，25：76-79

21. Romero R，Pilu G，Jeanty P，et al. The Face. // Romero R，Pilu G，Jeanty P，et al. Prenatal Diagnosis of Congenital Anomalies. Norwalk：Appleton & Lange，1988；81-112

22. Romero R，Pilu G，Jeanty P，et al. The Neck. // Romero R，Pilu G，Jeanty P，et al. Prenatal Diagnosis of Congenital Anomalies. Norwalk：Appleton & Lange，1988，113-123

23. Schoenfeld A，Edelstein T，Joel-Cohen SJ. Prenatal ultrasonic diagnosis of fetal teratoma of the neck. Br J Radiol，1978，51：742-744

24. Sharony R，Raz J，Aviram R，et al. Prenatal diagnosis of dacryocystocele：a possible marker for syndrome. Ultrasound Obstet Gynecol，1999，14：71-73

25. Shipp TD，Bromley B，Benacerraf B. The ultrasonographic appearance and outcome for fetuses with masses distorting the fetal face. J Ultrasound Med，1995，14：673-678

26. Shulman LP，Phillips OP，Emerson DS，et al. Fetal 'space-suit' hydrops in the first trimester：differentiating risk for chromosome abnormalities by delineation characteristics of nuchal translucency. Prenat Diagn，2000，20：30-32

27. Vali A，Wiles P，Thomas NB，et al. Relapse of maternal thyrotoxicosis presenting as a second-trimester fetal goiter. Ultrasound Obstet Gynecol，1993，3：429-431

28. 瞿叔原. 鳃弓、咽囊的分化和头颈部的发生. // 刘斌，高英茂，主编. 人体胚胎学. 北京：人民卫生出版社，1996：227-246

29. 陶学训. 优生与长寿. 上海：上海中医学院出版社，1988：92

第八章

胎儿心脏异常

胎儿心脏超声是胎儿超声检查中最重要也是最复杂的一项工作。因为先天性心脏病（congenital heart disease，CHD，简称先心）是所有胎儿先天性畸形中最常见的一种，约占8‰，而且严重的胎儿畸形大部分都累及心脏，其中40%又合并染色体畸形。据统计，死胎死产中严重先心占20%，先天性缺陷新生儿死亡中严重先心占30%，儿童期死亡病例中先天性心脏病超过半数。

流行病学调查发现，虽然先心在高危人群中的发病率较高，但是大部分先天性心脏病为散发性，无明显孕妇高危因素（占所有先心的85%～90%），因此心脏畸形的筛查已被列为常规。筛查平面也从开始的单一四腔心观，增加了左右心室流出道及三血管平面等。目前，国际妇产科超声学会已对产前心脏畸形的超声筛查作了规范，基本项目包括：心脏位置、心率、心律、四腔心观、左室流出道及右室流出道。而针对先心高危胎儿的心超，在上述平面上再增加三血管平面、腹围大血管位置平面及相关的一些平面。

随着产前超声检查胎儿心脏技术的提高和规范化，先天性心脏病检出的敏感性也有了很大提高。在以前无常规心脏畸形筛查时期，严重先心的产前发现率仅为5%；使用单一四腔心观，发现率为40%～50%；结合左右心室流出道及大血管的检查，可以发现70%～80%的严重先心。

心脏超声的时间，一般选择在妊娠18～22周，即在胎儿畸形筛选超声（screening scan）的孕周内进行。此时，胎心已发育得足够大，经腹壁超声时探头在腹壁的移动范围也更大，易于寻找各个不同的心脏平面。如果配合使用高频阴超探头可使这一检查孕周更为提前。早孕期11周～13周6天颈项透明层（nuchal translucency，NT）厚度测量及严重结构畸形筛查的开展，使严重心脏畸形的发现时间明显提前。虽然早孕期胎儿心脏的显示不如中孕期清晰，有些异常漏诊率很高，如法洛四联症、主动脉缩窄等，但相当一部分先心胎儿可表现出颈项透明层增厚、静脉导管血流异常或三尖瓣反流。有报道用颈项透明层厚度来筛查先天性心脏畸形，在假阳性率为4.9%时，筛查敏感性为37.5%。因此，早孕期NT增厚未见明显心脏畸形或染色体显示正常，在14周后仍然应该再次检查；早孕期NT正常心脏显示正常，18～22周也应进行常规心脏畸形筛查。

早孕期经阴道超声检查心脏的时间往往较长，因为探头在阴道内移动幅度小，有时需耐心等待胎儿“给予”所需平面。因此，选择胎儿心脏超声的时间和检查途径应根据各医院不同的条件、超声检查者的经验以及病人情况加以综合考虑。一般认为，妊娠14周心脏超声诊断的可靠性不如妊娠18周后。

前面已经提到，大部分先天性心脏病患儿均发生在无高危因素的人群中，但在那些有高危因素的人群内，胎儿先心的发病率明显高于普通人群。以下情况提示产科超声医生必须重点检查胎儿心脏：

（一）先心高危病史或家族史

1. *有先天性心脏病家族史的孕妇*　胎儿心脏异常的风险率为1：50，如果夫妇之一有先天性心脏病，或曾经分娩过心脏畸形儿，再次怀孕胎儿心脏畸形的风险率为1：10。

2. *孕妇本人或家族内存在与心脏畸形有关的综合征或异常*　如Holt-Oram综合征等。一般认为，存在先心病家族史，其原因是常染色体显性遗传。

3. *孕妇患有某些内科疾病*　如控制不良的糖尿病孕妇，其胎儿患先心的机会为5%；孕妇结缔组织病，其胎儿房室传导阻滞的发病率明显增高；苯丙酮尿症孕妇的胎儿，易患室间隔缺损、主动脉缩窄、左心发育不良综合征及法洛四联症。

4. 妊娠期接触某些物质或药物 如酒精、锂、维生素A、抗惊厥药、反应停、类固醇、苯丙胺、麻醉药及口服避孕药，胎儿心脏畸形的机会是1∶50。大剂量的辐射、宫内感染如风疹病毒、巨细胞病毒、柯萨奇病毒均可能造成胎心畸形。

（二）存在与胎心异常有关的情况

1. 超声难以获得正常胎心切面图像 应怀疑心脏有缺陷。

2. 心血管异常症状 如心律失常、颈项软组织层（nuchal fold，NF）增厚、非免疫性胎儿水肿、妊娠11周～13周6天胎儿颈项透明层（NT）增厚及静脉导管血流异常或三尖瓣反流等。胎儿颈项透明层越厚、存在异常静脉导管血流或三尖瓣反流，胎心畸形的发生率就越高（表8-0-1）。有关胎儿颈项透明层、静脉导管及三尖瓣血流的测量方法见第十五章第一节。统计显示，染色体正常胎儿的先心概率从正常NT（第5百分位数～第95百分位数）的3/1000上升至NT≥5.5mm时的125/1000。普通人群早孕期NT增厚的发生率约为5%，NT≥3.5mm的发生率约1%。其中半数最终发现或是染色体异常或是发生宫内死亡。妊娠能维持到18周后的多数是透明层<3.5mm及染色体正常者。另有一组大样本统计也证实了染色体正常胎儿颈项透明层增厚者先心发病率明显升高（表8-0-2），如果NT≥2.5MoM，严重先心的似然比为22.5。若NT增厚合并静脉导管血流异常或三尖瓣反流，先心的风险率又再增高（见图8-12-3c，图8-0-1～图8-0-3）。因此，对这些病例，妊娠至18周后一定要请有经验的超声专业人员检查心脏。在透明层增厚合并心脏畸形的病例中，最多见的是左心发育不良、主动脉缩窄及主动脉瓣狭窄。

表8-0-1 染色体正常胎儿颈项透明层厚度与心脏畸形的关系

NT厚度（mm）	正常染色体中严重心脏畸形的发生率
< 95th% tile	1.6/1000
2.5～3.4	10/1000
3.5～4.4	30/1000
4.5～5.4	70/1000
5.5～6.4	200/1000
≥6.5	300/1000

Souka AP，von Kaisenberg CS，Hyett JA，et al. Increased nuchal translucency with normal karyotype. Am J Obstet Gynecol，2005，192：1005-1021

至妊娠14周后心脏发育成熟，尽管心脏畸形仍然存在，但因有些缺损可能严重程度减轻，以及胎盘阻力降低，故心功能相对较前改善，部分胎儿的心衰可获得纠正或部分纠正。同时，增厚的颈项透明层出现消退或部分消退，异常静脉导管血流也可有所好转。

3. 早发性对称性胎儿生长受限。

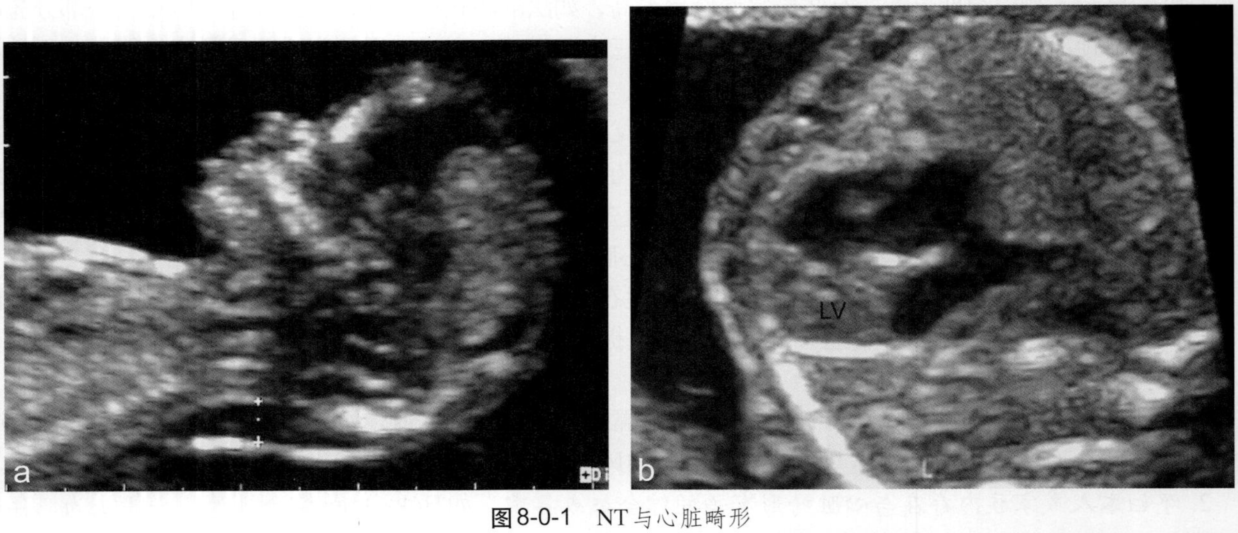

图8-0-1 NT与心脏畸形

a. 妊娠13⁺周，NT增厚，3.3mm（测量键）；b. 同一病例，妊娠19⁺周，四腔心观，显示左心室完全关闭（LV），为左心发育不良。染色体检查证实为正常核型，46, XY

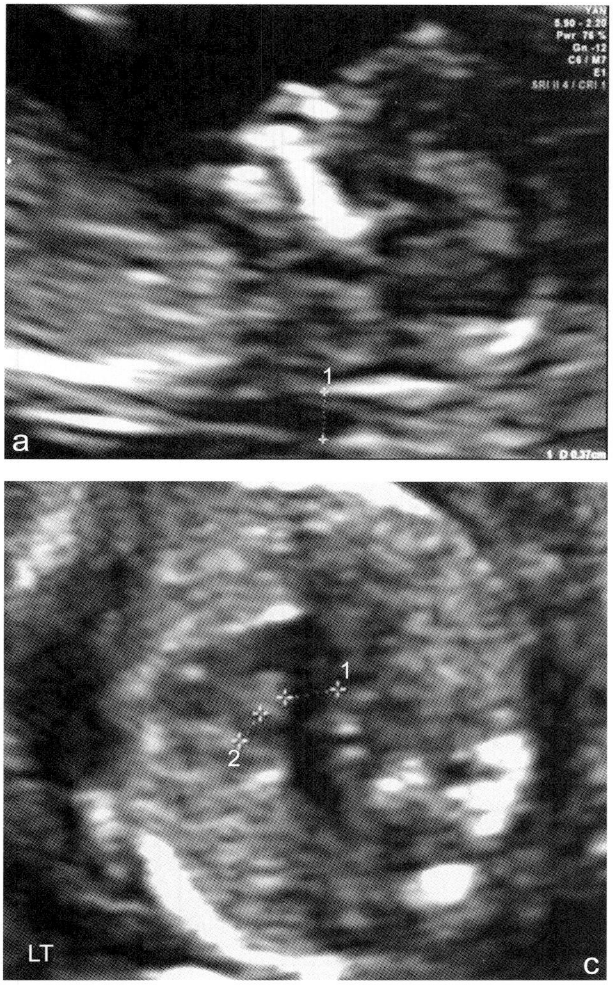

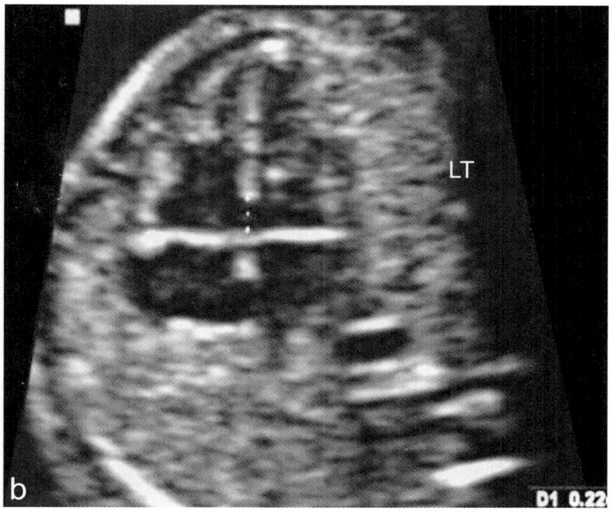

图8-0-2 NT与心脏畸形

a. 妊娠13⁺周，NT增厚，3.7mm（测量键）；b. 同一病例，妊娠19⁺周，四腔心观，显示室间隔膜周缺损2.2mm（测量键）；c. 同一病例，三血管平面测量主动脉及肺动脉管径，显示肺动脉狭窄（测量键2），为法洛四联症

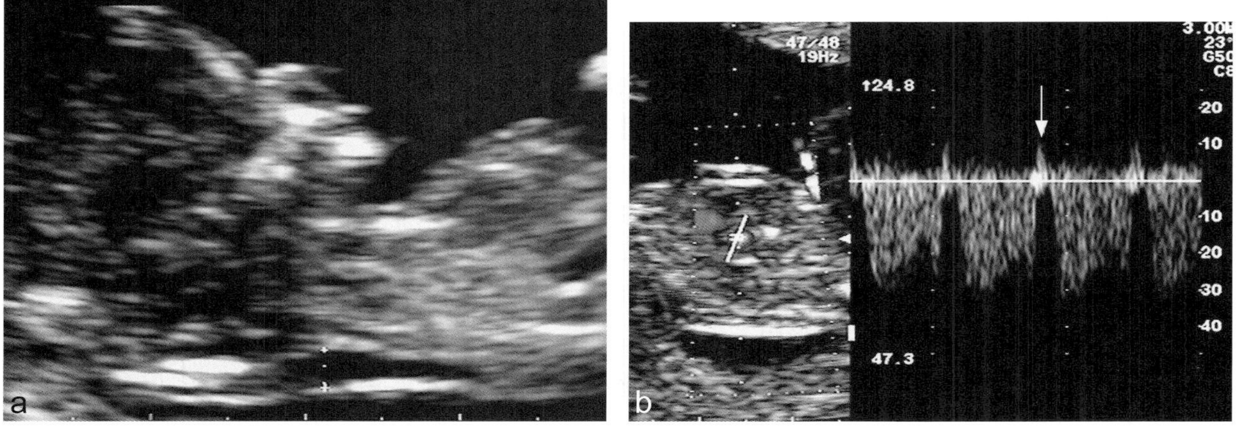

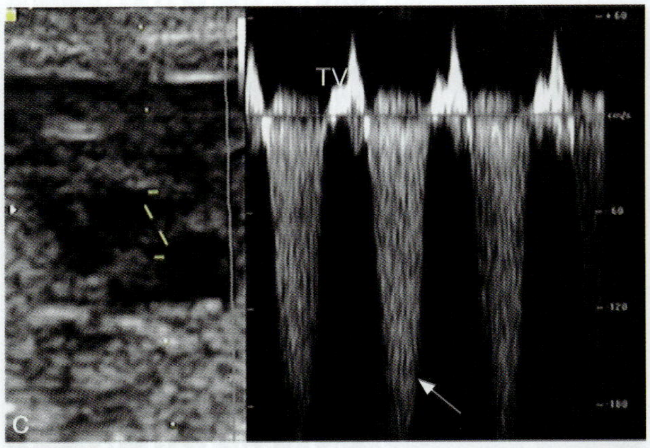

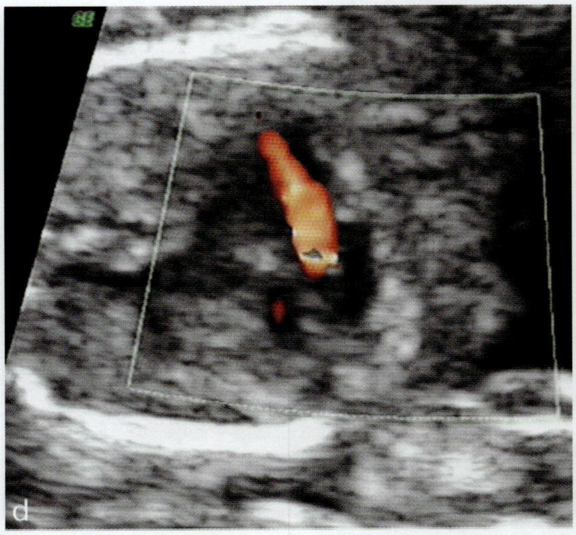

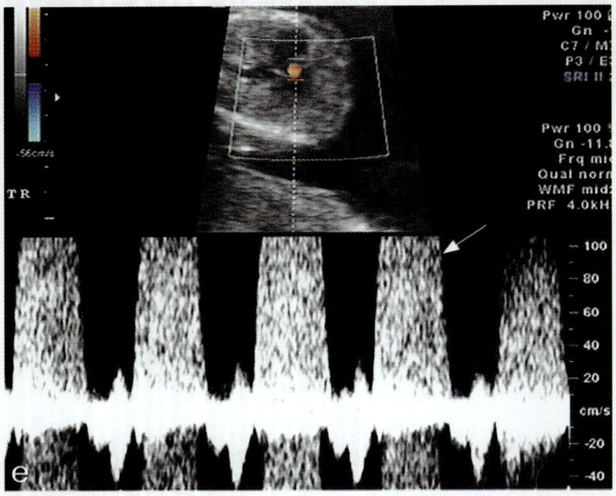

图8-0-3 NT与心脏畸形

a. 妊娠12⁺周，NT增厚，2.6mm（测量键）；b. 同一病例，静脉导管血流反流（箭头所示）；c. 同一病例，妊娠15⁺周，三尖瓣多普勒血流检测示三尖瓣反流（箭头所示）；d. 同一病例，妊娠16⁺周，四腔心观，显示三尖瓣明显反流（红色），为Ebstein异常；e. 同一病例，三尖瓣多普勒血流检测示三尖瓣大量反流（箭头所示）

表8-0-2 染色体正常胎儿颈项透明层厚度与严重先心的关系

颈项透明层厚度（MoM）	严重先心发病率（‰）	敏感性（%）	特异性（%）	阳性预测值（%）
≥2.0	14.1	15.4	98.4	1.4
≥2.5	33.5	13.5	99.4	3.3
≥3.0	49.5	9.6	99.7	5

Simpson LL，Malone FK，Bianchi SE，et al. Nuchal Translucency and the risk of congenital heart disease. Obstet Gynecol，2007，109：376-383

4. *常规超声发现某些易合并心脏畸形的心外畸形* 如心脏位置异常；中枢神经系统异常如脑室扩张、小头畸形、胼胝体缺失、脑膨出等；膈疝、消化道闭锁、内脏反位、腹壁缺损如脐膨出、肾发育不良、单脐动脉等也常合并心脏畸形。

5. *胎儿染色体异常* 很多染色体异常和遗传综合征均可合并心脏畸形，对产前检查发现染色体异常而又继续妊娠者，必须仔细检查胎儿心脏及其全身器官，反之，超声发现心脏畸形时也必须检查染色体。表8-0-3显示了染色体异常胎儿心脏畸形的发生率及心脏畸形的种类，表8-0-4显示了不同的心脏畸形染色体异常的发生情况。有报道产前诊断胎心畸形中染色体异常发生率为25%～30%。不同染色体异常合并的心脏畸形也有所不同，21-三体综合征最常见的心脏畸形是心内膜垫缺损；18-三体综合征合并的是室间隔缺损及（或）多个瓣膜畸形；13-三体综合征合并的是室间隔缺损或心内膜垫缺损、瓣膜异常、主动脉狭窄或永存动脉干；特纳综合征合并的是主动脉缩窄及左心室发育不良。这四种常见的染色体异常中，主动脉峡部狭窄是很常见的。一般来说，狭窄程度越严重颈项透明层也越厚。三倍体多合并室间隔缺损。还有文章分析了21-三体综合征与心内膜垫缺损之间的关系，发现21-三体综合征合并先心的患者中，44%是心内膜垫缺

表8-0-3 染色体异常胎儿中心脏畸形的发生情况

染色体异常种类	先心发病率（%）	先心种类
21-三体	50	AVSD，VSD，ASD，TOF，CoA
18-三体	100	VSD，DORV，TOF，PVND，HLHS
13-三体	80	VSD，ASD，PDA，AS，PS
8-三体	25	VSD
9-三体	80	VSD
部分性22q-三体	60	ASD，VSD，PDA
Turner综合征	35	CoA，AS，HLHS，MS
Klinefelter综合征	50	MVP
三倍体	50	VSD，ASD，PDA
22-缺失	95	IAA，TA，TOF
4p-缺失	30	ASD，PS
5p-缺失	40	VSD，ASD，PS
4q21-缺失，32+	60	VSD，PDA，ASD，CoA
8-重组综合征	90	TOF，DORV，TA，VSD，PDA，ASD，HLHS
TAPVC	40	TAPVC
MVP	70	MVP
X-五体畸变	<50	PDA，VSD

注：AVSD（心内膜垫缺损），VSD（室间隔缺损），ASD（房间隔缺损），TOF（法洛四联症），CoA（主动脉缩窄），DORV（右室双流出道），PVND（多瓣膜结节样发育不良），HLHS（左心发育不良综合征），PDA（动脉导管未闭），AS（主动脉狭窄），PS（肺动脉狭窄），MS（二尖瓣狭窄），MVP（二尖瓣脱垂），IAA（主动脉弓断裂），TA（永存动脉干），TAPVC（全肺静脉回流异常）。

Rice MJ，McDonald RW，Pilu G，et al. Cardiac Malformations.//Nyberg DA，McGahan JP，Pretorius DH，et al. Diagnostic Imaging of Fetal Anomalies. Philadelphia：Lippincott Williams & Wilkins，2003：451-506

表8-0-4 不同的心脏畸形染色体畸形的发生率

诊断	染色体畸形（%）	诊断	染色体畸形（%）
心内膜垫缺损	35	右室双流出通	12
左心发育不良	4	法洛四联症	27
主动脉缩窄	29	大血管错位	0
三尖瓣发育不良，Ebstein畸形	5	心室双流入道	0
室间隔缺损	48	肺动脉闭锁伴室间隔缺损	13
二尖瓣闭锁	18	永存动脉干	14
肺动脉闭锁，肺动脉狭窄	5	肺动脉瓣缺如综合征	20
三尖瓣闭锁	2	全肺静脉回流异常	30
主动脉狭窄	0	矫正性大血管错位	0

损；而所有心内膜垫缺损的病例中，43%为21-三体综合征。

6. *双胎妊娠* 尤其是单绒毛膜囊单羊膜囊双胎心脏畸形的发生率增加。

（三）孕妇年龄超过35岁、血清学筛查结果显示高危者，胎心异常的风险率也增加

因此，一旦超声发现心脏缺陷必须仔细检查全身器官，并建议染色体检查。心脏畸形合并心外畸形的机会是50%。反之，一旦发现心外畸形也应详细检查心脏。有些心脏畸形常常合并心外畸形如法洛四联症；有些心脏畸形往往合并染色体异常如心内膜垫缺损；也有一些心脏畸形很少合并心外畸形如三尖瓣闭锁、大血管错位。如果诊断非常肯定，对最后一类病例可不提议染色体检查。但通常情况下，对每一位继续妊娠者都应进行染色体检查，以防万一。

心脏畸形胎儿有时还会出现非免疫性水肿及心律失常。一旦出现水肿，提示可能为心力衰竭。心衰的表现还有心脏增大、心包和胸腔积液及腹水，其预后一般都很差。另外，左室发育不良、心内膜垫缺损、永存动脉干、右室双流出道、法洛四联症合并肺动脉闭锁、三尖瓣闭锁、Ebstein畸形、严重主动脉缩窄等都可能出现胎儿水肿和心衰。心脏畸形也会合并心律失常，最多见的心律失常是完全性房室传导阻滞。有报道称完全性房室传导阻滞中半数病例有心脏结构畸形。

理想的胎儿心脏检查效果是有特定前提的。在前面的总论中已经讨论过，规范化的产科超声、操作者的学识水平、特定的检查孕周、高分辨率并具备彩色多普勒的超声仪、合适的胎儿体位、足够的检查时间等等都是高质量的保证。另外，畸形的种类、羊水量的多少、孕妇腹壁条件等也直接影响到心脏畸形的发现诊断率。

然而，即使条件再好，再有经验的超声专家，目前的医疗技术仍然不是非常完美。超声较易漏诊的心脏畸形有：单纯室间隔缺损、房间隔缺损、部分性心内膜垫缺损、单纯肺动脉瓣狭窄、轻型法洛四联症、主动脉缩窄、肺静脉回流异常等。胎儿期房间隔上有卵圆孔，动脉导管也呈开放状态，故卵圆孔未闭及动脉导管未闭不属于产前诊断的先心范围。

当超声检查发现胎心畸形时，产科医生、小儿心脏科医生应对孕妇及其家属详细咨询，首先要如实告诉异常情况，告知这类心脏畸形的自然发展、转归情况与结局，可能合并的其他异常，有哪些治疗措施，治疗后的效果，并详细解释医生们所考虑的产科处理方案及产后治疗计划。

第一节　正常声像图

一、心脏位置、心轴角度及心率

膈肌上方的胸腔横切平面为判断心脏位置及心轴角度的平面，该平面上显示的心脏结构为四腔心，故也称四腔心观。由于胎儿在宫内可变换各种体位，因此胸腔横切面的方位有多种多样。胎儿在宫内最常见的四种体位是枕左前、枕右前、骶左前、骶右前，心尖指向就有左下、右上、左上、右下四种（图8-1-1）。

心脏位于胸腔左侧，心尖指向左前方。心轴角度是指心脏纵隔与胸腔前后径之间的夹角，测量方法也是位于四腔心平面，从脊椎正中至前胸壁胸骨正中画一连线，再沿房室间隔画一连线，两条连线相交的角度即心轴角度，正常范围28°～59°，平均45°（图8-1-2）。中孕中期的心脏面积约为胸腔面积的三分之一，中晚期妊娠起超过三分之一，足月妊娠时近二分之一。心脏大小的判断多用心胸比例（cardiothoracic ratio，C/T ratio），可以是心胸横径之比也可以是心胸面积之比。测量方法是在四腔心平面上，于心室等容收缩期（收缩早期房室瓣已关闭但大动脉瓣尚未打开），沿二尖瓣三尖瓣水平，从一侧心肌浆膜面至另一侧心肌浆膜面，测量心脏横径；同时，从一侧肋骨外缘至对侧肋骨外缘测量胸腔横径，再计算心胸比例（图8-1-3a）。正常心胸比例在妊娠20周时一般不超过0.5。四腔心面积及胸腔面积的测量方法见图8-1-3b，可利用超声仪的椭圆面积测量功能键，紧贴心脏外缘测量心脏面积；再紧贴肋骨外缘测量胸腔面积，然后进行二者比对计算。

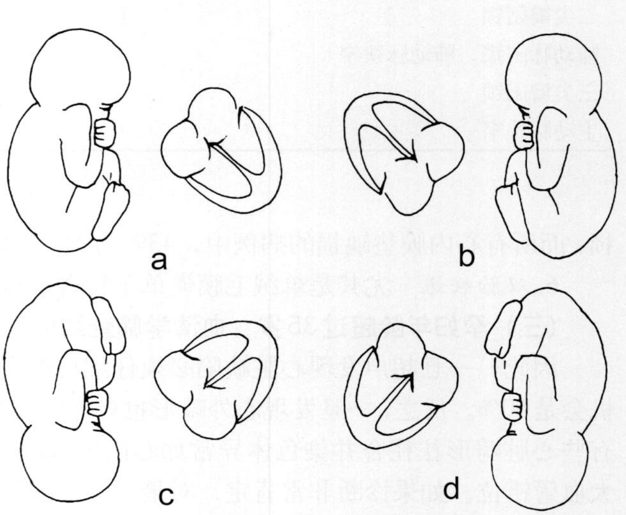

图8-1-1　常见的四种胎儿体位及四腔心平面图
骶右前（a），骶左前（b），枕右前（c），枕左前（d）

正常胎儿心率介于120～160次/分，平均140次/分，心律整齐。早孕期及中孕期有时会观察到胎儿心率一过性缓慢，一般30秒之内恢复，属正常现象。

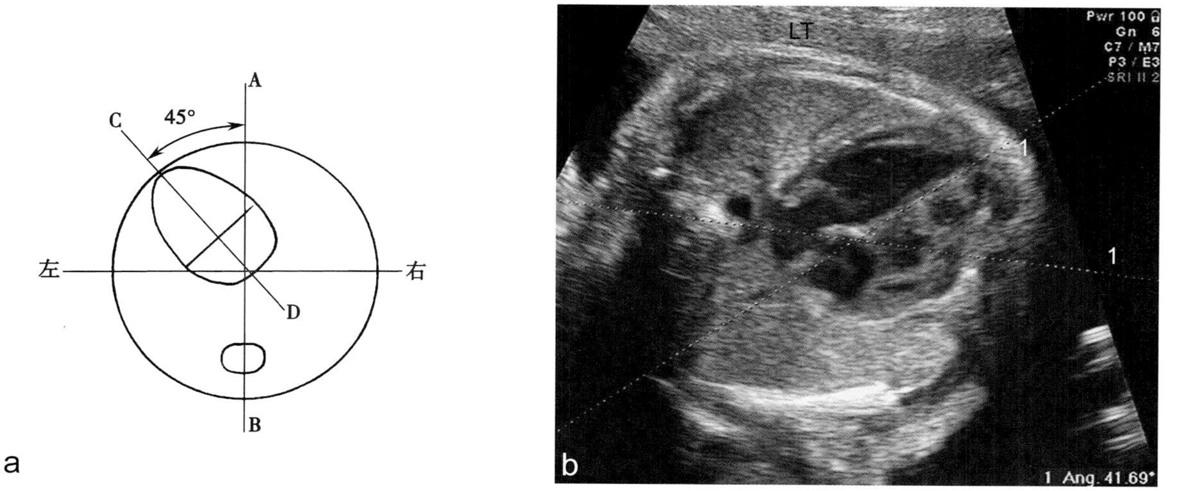

图8-1-2 心轴角度测量

a. AB为胸骨正中至脊椎正中线，CD为房室隔延线，此两条线的夹角为心轴角度。正常范围28°～59°，平均45°；b. 心脏位于胸腔左前方，心尖指向左侧（LT），心轴与正中前胸壁呈41.69°夹角

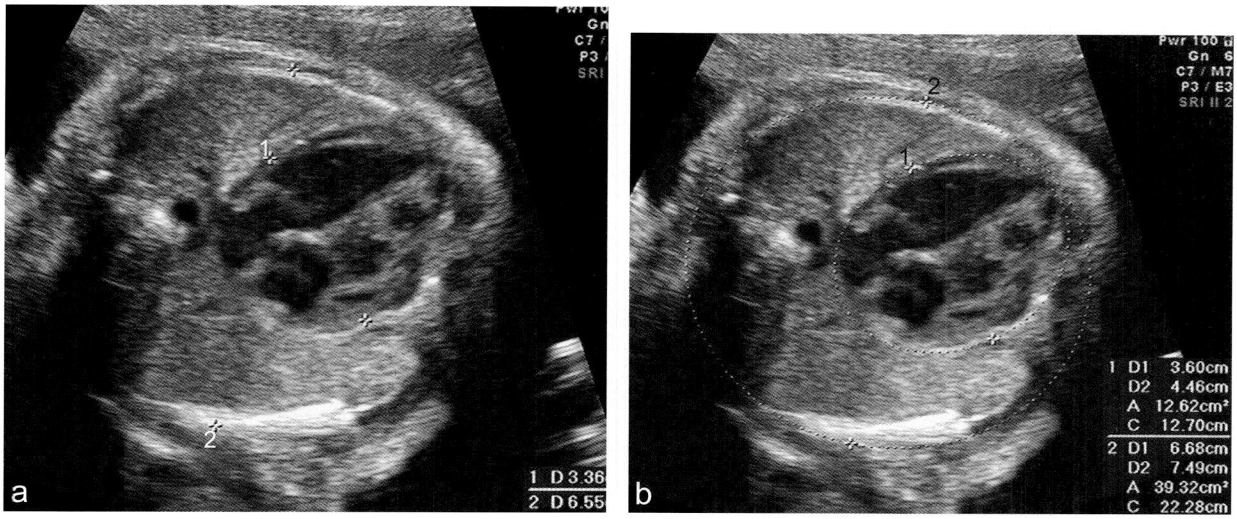

图8-1-3 心胸比例

a. 心脏横径与胸腔横径之比；b. 心脏面积与胸腔面积之比

二、常用心脏及大血管超声平面

（一）四腔心观（four-chamber view，4C view）

四腔心观是心脏超声最常用也是最基本的平面。获取方法见本章本节一。

四腔心观能显示心脏的四个心腔：即左心房、左心室、右心房、右心室。胎位不同，四腔心的方向也不同。心尖对着探头时称心尖四腔心观（apical four-chamber view）；心尖背离探头时称心底四腔心观（basal four-chamber view）；心尖指向左右旁侧时称侧面四腔心观（lateral four-chamber view）。左心房最靠近脊柱，右心室最靠近前胸壁。左心室是心脏在胸腔内最左侧的部分，右心房是心脏在胸腔内最右侧的部分。左、右心房大小相当，左、右心室也基本相等（图8-1-4，图8-1-5，图8-1-6b）。32周后有些胎心可显示右心略大于左心（图8-1-7）。左、右心房间有房间隔，房间隔上的卵圆孔瓣膜随着每次心房收缩舒张而开关，方向开向左心房（图8-1-5，图8-1-6b，图8-1-8a）。心尖或心底四腔心平面上见肺静脉回流入左心房（图8-1-4，图8-1-5，图8-1-6b）。左心室略长而窄，右心室略短而宽。右心室内乳头肌和腱索较明显。两心室间为室间隔，越近心尖部室间隔越厚，近心房处的室间隔较薄，为室间隔膜部。房室瓣（二尖瓣及三尖瓣）与房间隔、室间隔基本垂直，形成“十字相交”，但三尖瓣在室间隔的附着处较二尖瓣更近心尖部。“十字相交”处即心内膜垫（图8-1-4，图8-1-6b）。心脏收缩舒张时，房室瓣随之开放与关闭，方向开向心室。

在心尖四腔心平面及心底四腔心平面，还可利用彩超观察房室瓣的血流。心尖四腔心平面上，血液从心房流向心室，血流方向朝向探头，见两条红色血流出现在心室舒张期，呈平行状，两者之间相隔一定距离，左右两束彩色血流信号的宽度基本相等(图8-1-6c)，心室收缩时房室瓣血流消失。在心底四腔心平面上，则是两条蓝色血流。

心脏外围是心包，正常情况下心包不显示，心包内也无积液回声。

四腔心平面上有可能发现的心脏畸形主要有：左心发育不良、右心发育不良、心内膜垫缺损、较大的室间隔缺损、Ebstein畸形、瓣膜闭锁或狭窄（二尖瓣、三尖瓣）、全肺静脉回流异常、心室壁肥厚、心腔扩张、右位心、心腔肿瘤、心包积液、心律失常等。

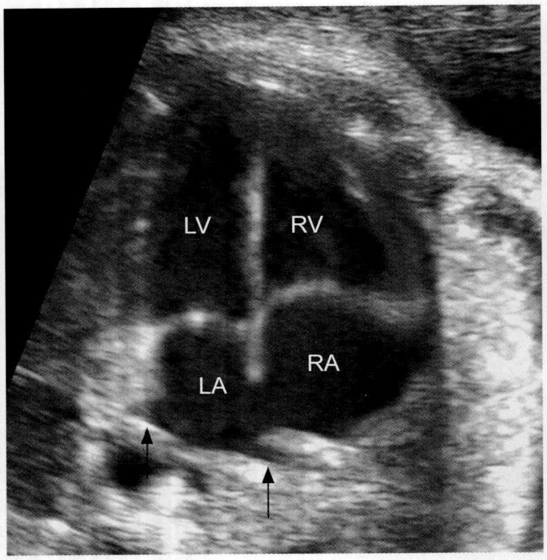

图8-1-4 心尖四腔心观

妊娠33⁺周，心尖向上，指向探头。右心房（RA）、右心室（RV）、左心房（LA）、左心室（LV）清晰可见，箭头所示为肺静脉

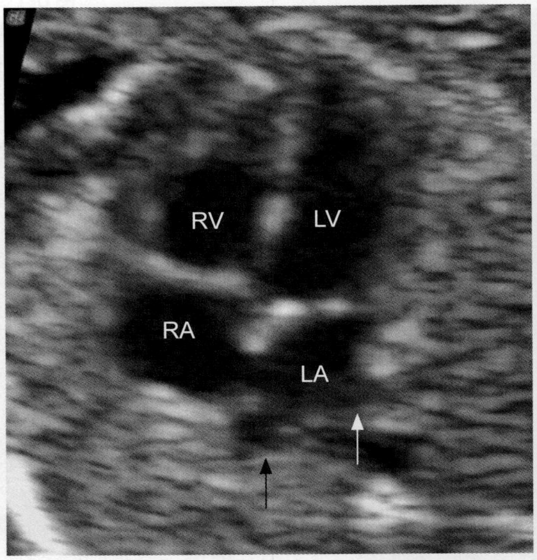

图8-1-5 心尖四腔心观

妊娠20⁺周，心尖向上，指向探头。右心房（RA）、右心室（RV）、左心房（LA）、左心室（LV）清晰可见，箭头所示为肺静脉

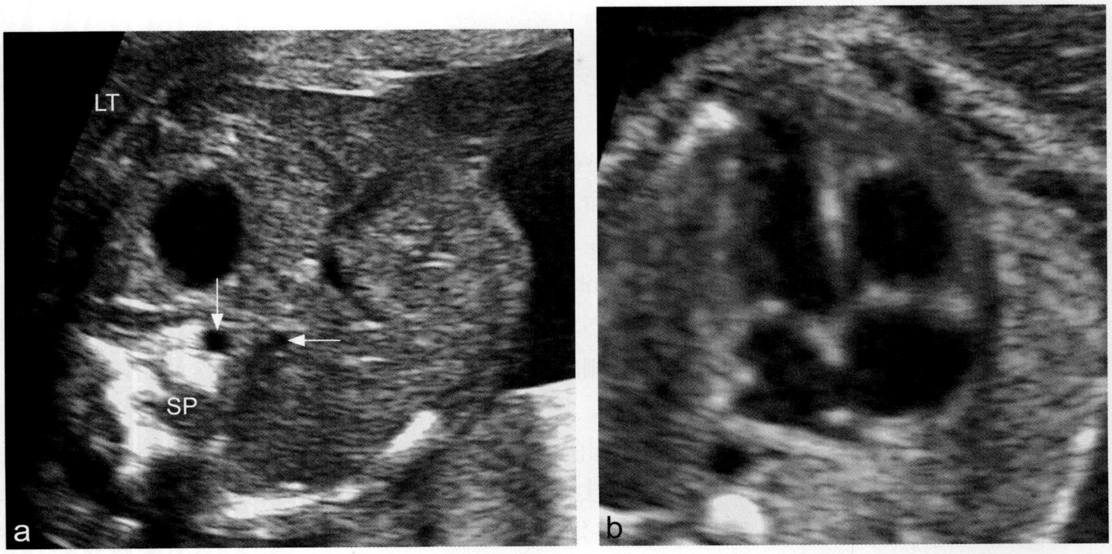

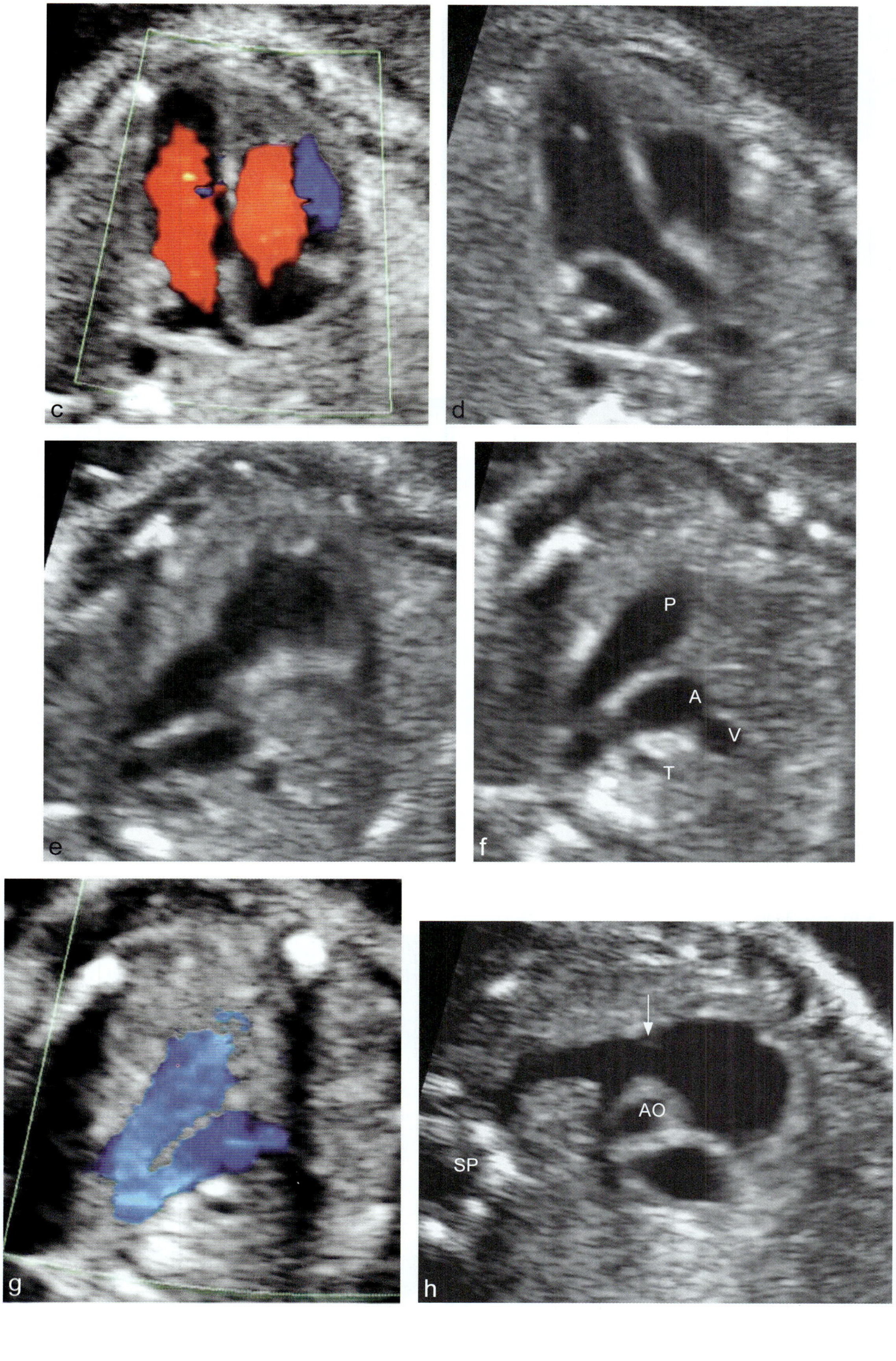
c
d
P
A
V
T
e
f
AO
SP
g
h

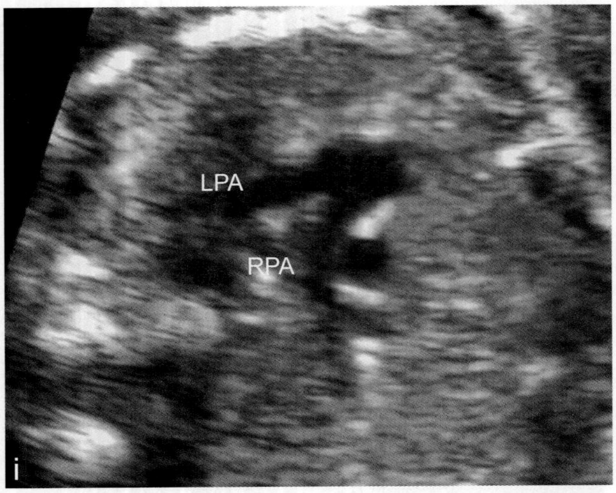

图8-1-6 心脏横切面观

a. 妊娠24⁺周，腹腔内大血管平面。LT为胎儿左侧，SP为脊柱横切面。主动脉(向下箭头)位于脊椎左前方，下腔静脉（横向箭头）位于脊柱右前方，相对近腹腔中央；b. 同一胎儿，四腔心观；c. 同一胎儿，四腔心观彩色超声显示房室瓣血流；d. 同一胎儿，左室流出道；e. 同一胎儿，右室流出道；f. 同一胎儿，三血管气管平面。P：肺动脉；A：主动脉；V：上腔静脉；T：气管；g. 同一胎儿，三血管平面彩超，显示主动脉及肺动脉的血流均流向降主动脉；h. 同一胎儿，心脏短轴平面。中央为升主动脉横切面（AO），右心房、右心室及肺动脉围绕升主动脉旋转，箭头所示为肺动脉瓣瓣口。SP：脊柱；i. 同一胎儿，左肺动脉（LPA）及右肺动脉（RPA）

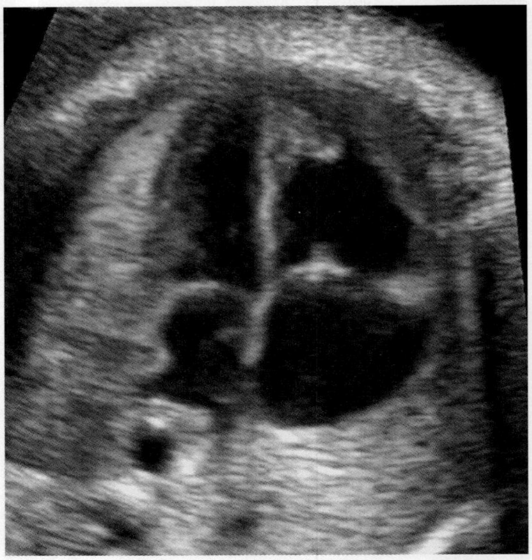

图8-1-7 晚孕期四腔心观

妊娠32⁺周，心尖四腔心平面显示右心略大于左心

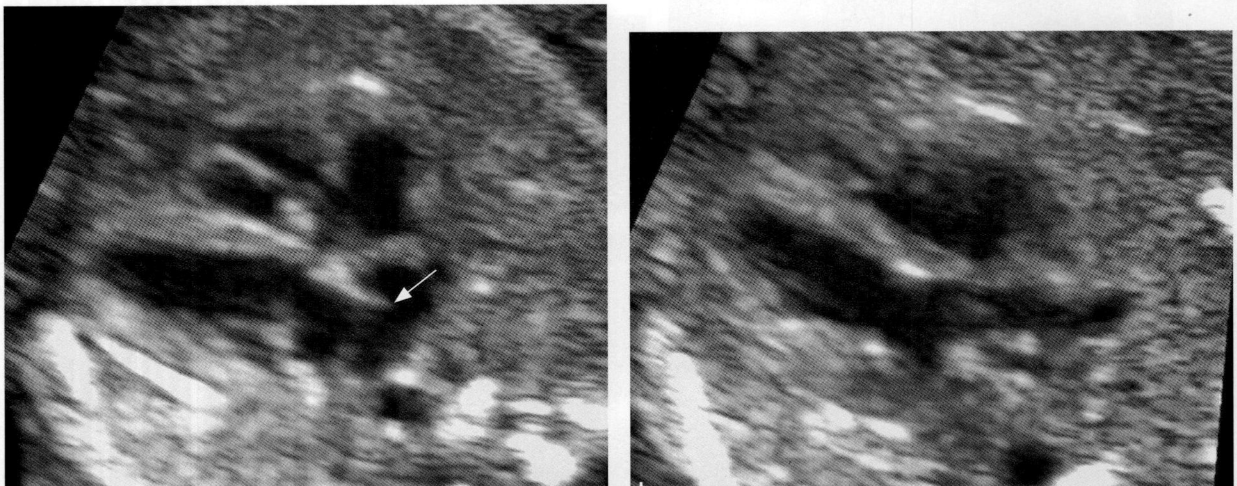

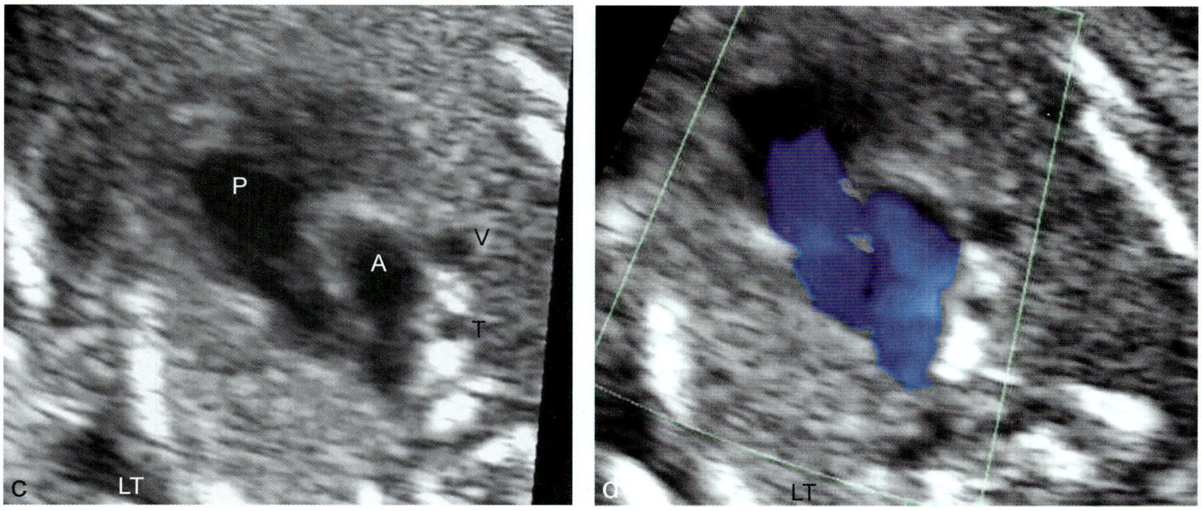

图8-1-8　正常心脏

a. 妊娠19⁺周，侧面四腔心观，清晰显示卵圆孔瓣膜（箭头）开向左房。LT：胎儿左侧；b. 同一胎儿，左室流出道；c. 同一胎儿，右室流出道及三血管气管平面。P：肺动脉；A：主动脉；V：上腔静脉；T：气管；d. 同一胎儿，三血管气管平面彩色超声

（二）左室流出道（left ventricle outflow tract，LVOT）

也称左心长轴平面（long-axis left ventricle）或五腔心观（five-chamber view，5C view）。从四腔心观移动并旋转探头，探头的一侧对准胎儿右肩，即能显示左室流出道。在此平面上显示左心房、左心室、升主动脉、室间隔及室间隔右侧的右心室（图8-1-6d，图8-1-8b），从室间隔到升主动脉壁的回声呈完全连续状态。若该部位存在缺损，在此平面能够显示。升主动脉从左心室发出，向胎儿右肩方向行走至主动脉弓处又折返回向左后方行走，最后连接降主动脉。

（三）右室流出道（right ventricle outflow tract，RVOT）

在左室流出道的基础上，探头略作向上向前移动，即可显示右室流出道。右室流出道与左室流出道互相交叉，它的走向对准胎儿左肩（图8-1-6e）。

（四）三血管平面（three-vessel view）

在右室流出道平面上，略微向胎儿头端移动探头，显示肺动脉的延伸，即动脉导管。此平面上同时还显示了主动脉弓及上腔静脉，三者的排列从左到右分别为：肺动脉（动脉导管）、主动脉（主动脉弓）及上腔静脉，故称三血管平面；血管管径的大小也从相对最宽的肺动脉到相对最窄的上腔静脉。略微向胎儿头端上翻探头，开启彩超，显示动脉导管与主动脉弓血流呈相同颜色，表示血流都流向降主动脉（图8-1-6g，图8-1-8d），在这连接点之前，两者呈30°夹角。该平面还显示了气管横切面位于主动脉弓右侧、上腔静脉后方。因此也称三血管气管平面（three-vessel-tracheal view）（图8-1-6f，图8-1-8c）。

（五）心脏短轴面观（short-axis view）

心脏短轴面观是在四腔心观的基础上略微上移并旋转及下翻探头，使探头一侧对准胎儿左肩，使升主动脉横断面位于声像图的中央，四周围绕的是左心房、右心房、右心室、肺动脉主干。左心房最靠近脊柱，右心房移向前胸壁，右心室紧贴前胸壁，肺动脉发自右心室即向左后上方旋转，朝向脊柱行走。正常情况下，肺动脉主干与升主动脉管径相等或肺动脉略大于主动脉（图8-1-6h）。在肺动脉主干与降主动脉之间，可显示肺动脉分叉，分叉后与降主动脉相连的那段为动脉导管。分叉后围绕升主动脉转向右侧的是右肺动脉（图8-1-6h），该血管明显小于肺动脉主干。左肺动脉在这一平面不易被观察，需稍上移探头（图8-1-6i）。

从这个平面可以知道，主动脉与肺动脉在它的起始处呈垂直交叉状；肺动脉比主动脉更贴近胸壁，即肺动脉位于主动脉前方；肺动脉主干横径与升主动脉横径基本相等或略大于升主动脉，越近足月两者的差别相对越大（表8-1-1）。

表8-1-1 大血管正常值范围：主动脉、肺动脉及主肺动脉比值
（在主、肺动脉瓣水平，瓣膜关闭状态下，测量大血管内径）

孕周	主动脉			肺动脉			主、肺动脉比值		
Week	$P_{2.5}$	AO	$P_{97.5}$	$P_{2.5}$	PA	$P_{97.5}$	$P_{2.5}$	AO/PA	$P_{97.5}$
14	0.11	0.18	0.25	0.12	0.19	0.26	0.75	0.93	1.12
15	0.13	0.21	0.28	0.15	0.22	0.29	0.75	0.93	1.12
16	0.15	0.23	0.31	0.17	0.25	0.32	0.75	0.93	1.11
17	0.18	0.26	0.34	0.20	0.28	0.36	0.75	0.93	1.11
18	0.20	0.28	0.36	0.22	0.30	0.39	0.74	0.93	1.11
19	0.22	0.31	0.39	0.24	0.33	0.42	0.74	0.93	1.11
20	0.24	0.33	0.42	0.27	0.36	0.45	0.74	0.92	1.11
21	0.26	0.35	0.45	0.29	0.39	0.48	0.74	0.92	1.11
22	0.29	0.38	0.47	0.32	0.42	0.52	0.74	0.92	1.11
23	0.31	0.40	0.50	0.34	0.45	0.55	0.73	0.92	1.10
24	0.33	0.43	0.53	0.37	0.47	0.58	0.73	0.92	1.10
25	0.35	0.45	0.56	0.39	0.50	0.61	0.73	0.92	1.10
26	0.37	0.48	0.58	0.42	0.53	0.64	0.73	0.91	1.10
27	0.39	0.50	0.61	0.44	0.56	0.67	0.73	0.91	1.10
28	0.42	0.53	0.64	0.47	0.59	0.71	0.72	0.91	1.10
29	0.44	0.55	0.67	0.49	0.62	0.74	0.72	0.91	1.10
30	0.46	0.58	0.69	0.52	0.64	0.77	0.72	0.91	1.10
31	0.48	0.60	0.72	0.54	0.67	0.80	0.72	0.91	1.09
32	0.50	0.63	0.75	0.57	0.70	0.83	0.71	0.90	1.09
33	0.53	0.65	0.78	0.59	0.73	0.87	0.71	0.90	1.09
34	0.55	0.68	0.80	0.62	0.76	0.90	0.71	0.90	1.09
35	0.57	0.70	0.83	0.64	0.79	0.93	0.71	0.90	1.09
36	0.59	0.73	0.86	0.67	0.81	0.96	0.71	0.90	1.09
37	0.61	0.75	0.89	0.69	0.84	0.99	0.70	0.90	1.09
38	0.64	0.77	0.91	0.72	0.87	1.02	0.70	0.89	1.09
39	0.66	0.80	0.94	0.74	0.90	1.06	0.70	0.89	1.08
40	0.68	0.82	0.97	0.77	0.93	1.09	0.70	0.89	1.08

注：$P_{2.5}$ = 均数 − 1.96SD
$P_{97.5}$ = 均数 + 1.96SD

Shapiro I，Degani S，Leibovitz Z，et al. Fetal cardiac measurements derived by transvaginal and transabdominal cross-sectional echocardiography from 14 weeks of gestation to term. Ultrasound Obstet Gynecol，1998，12：404-418

（六）主动脉长轴平面（longitudinal view of the aortic arch）

当胎儿面向探头时，纵切胎儿胸腔略偏左，声束对向胎儿左后方；当胎儿背向探头时，纵切胎儿左背部，声束对向胎儿前方，即可获得主动脉长轴平面。在此平面上显示的结构有升主动脉、主动脉弓、降主动脉以及主动脉弓上的颈部血管分支（图8-1-9）。在这一切面上显示的主动脉弓声像图呈“手杖”状。

（七）肺动脉长轴平面（longitudinal view of the pulmonary artery）

也称右心长轴平面（long-axis right ventricle）。如果探头位置在显示主动脉长轴切面状态时，只要将探头向胎儿左侧胸壁作稍稍移动；如果探头显示心脏短轴切面时，就应继续旋转探头直至使其处于纵切位。肺动脉纵切面显示了右心室、肺动脉瓣、肺动脉主干、动脉导管及降主动脉。动脉导管的弯曲度不及主动脉弓，呈“曲棍球杆”状，且动脉导管上无颈动脉分支。与主动脉长轴平面相比，肺动脉长轴平面上显示肺动脉主干更贴近胸壁。此外，该平面上还能看到左心房及升主动脉横断面（图8-1-10），升主动脉被右心房、肺动脉主干及左心房环绕。

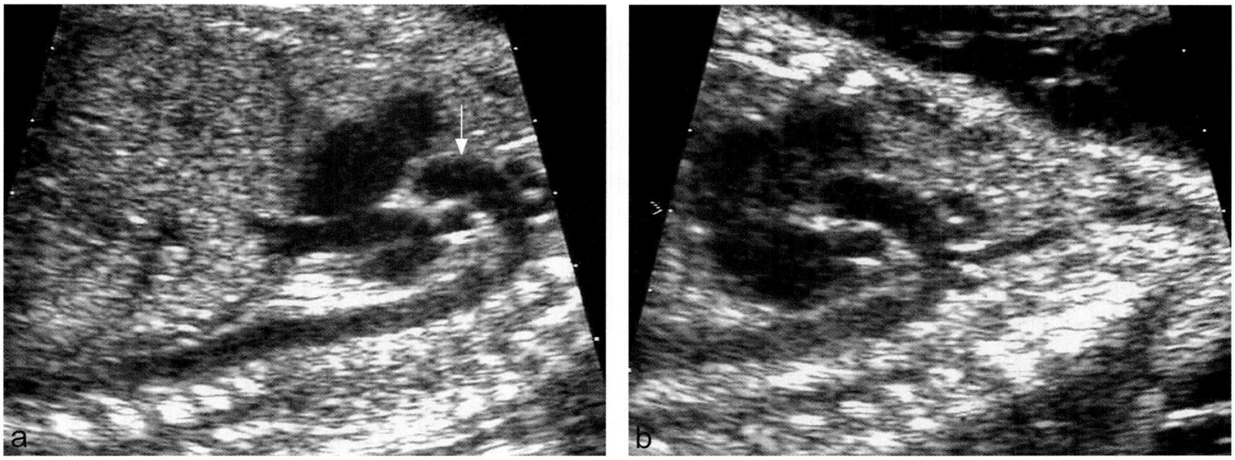

图8-1-9 主动脉长轴平面
a. 声像图示升主动脉（箭头所示）、主动脉弓及降主动脉呈“手杖”样回声；b. 声像图显示主动脉弓上的血管分支

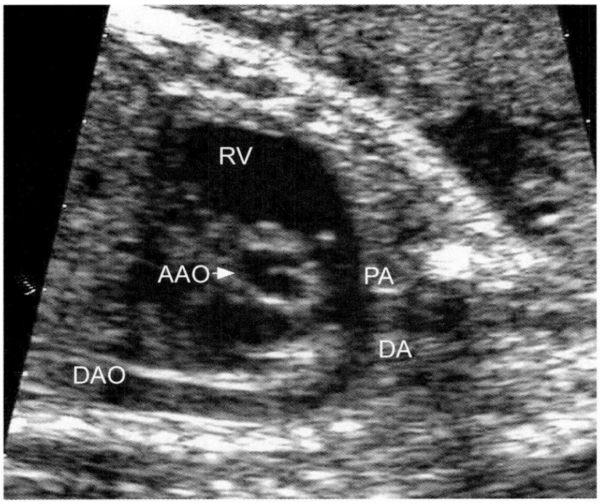

图8-1-10 肺动脉长轴平面
右心房（RV）；肺动脉主干（PA）；动脉导管（DA）一直延续至降主动脉（DAO），右心房与肺动脉主干之间的强回声点为肺动脉瓣；升主动脉（AAO）位于声像图中央

除了四腔心观外，在其他大血管平面上可能发现的心脏畸形有法洛四联症、大血管错位、右室双流出道、永存动脉干、肺动脉狭窄、主动脉狭窄及主动脉缩窄等。

（八）腹围大血管平面

降主动脉和下腔静脉在腹腔内具有特定的位置。在腹腔胃泡水平横切面上，除了显示胃泡位于腹腔左侧，还能见到降主动脉位于脊柱前方略偏左，下腔静脉位于脊柱前方偏右，且更靠近腹腔中央（图8-1-6a）。

腹围平面胃泡及大血管位置的异常，是发现及诊断心脾综合征的重要依据。

三、胎儿心脏超声检查的步骤

对于胎儿心脏超声检查，目前国际上被多数人接受的规范化步骤为“横切五步法”（five short axis view）。这五个平面从下至上分别为：①腹围大血管平面；②四腔心观；③五腔心观；④心脏短轴平面；⑤三血管气管平面（图8-1-6）。虽然在扫查第三平面（五腔心平面）时探头需略旋转和倾斜，其余平面基本上都是在横切面上获得，故操作相对比较简单，而检查的项目也比较全面。按照该五个平面的顺序，心腔、大血管及相互之间的关系都能被观察到。

最近，国际妇产科超声学会发表了妊娠18～22周非选择人群胎儿筛选超声的指南。其中对心脏的筛查包括了心脏位置、心率、心律、四腔心、左室流出道、右室流出道。

对于怀疑心脏畸形或已发现存在心脏畸形者，则应根据异常的表现以及可能累及的相关部位或脏器进行有目的的检查。有学者认为对复杂性心脏畸形，可通过对各个部分及之间的连接部分分段，按顺序逐一观察，以做到思路清晰、检查完全、判断准确。如习惯的顺序为心房、房室瓣、心室、大动脉瓣、大动脉。

前面已经提到，早孕期11周～13周6天规范化超声不仅是对胎儿染色体异常进行筛查，也是对心脏畸形的筛查。早孕期超声对先心有筛查意义的项目包括颈项透明层测量、静脉导管及三尖瓣血流观察和早孕期心脏结构的检查。由于这些项目也属于染色体异常的筛查项目，具体内容及操作方法请见第十五章第一节，早孕期心脏结构的检查见图1-3-30及图1-3-31。

第二节 室间隔缺损

室间隔缺损（ventricular septal defect，VSD）简称室缺，是最常见的心脏缺损，约占全部心脏畸形的25%～30%。

【病因及病理】

人胚第四周末，心室底部向心内膜垫方向发生一个半月形的肌性隔膜，称室间隔肌部，其游离缘与心内膜垫之间留有一个半月形孔，称室间孔。当室间隔肌部继续向心内膜方向延伸，室间孔缩小。至第8周末，心内膜垫、左、右球嵴及室间隔肌部的游离缘共同形成了室间隔膜部，封闭室间孔。

如果这一发育过程受到任何因素的干扰，就可能室间孔不能封闭，形成室缺。根据缺损部位的不同，室缺可分为肌部、膜周部、流入道及肺动脉下四种。最常见的是膜周部室间隔缺损，从主动脉瓣下延伸至周围的肌部，占所有室缺的75%。室缺的大小，不同病例间差异悬殊。室间隔缺损可以是单纯性的，也可合并心内其他部位缺损或心外畸形。最常见合并的心内畸形是法洛四联症、大血管错位等；最常见合并的心外畸形是中枢神经系统、泌尿系统、消化系统异常。有报道超过半数的室间隔缺损合并心外畸形或（和）染色体异常。

单纯室间隔缺损一般不引起胎儿血流动力学改变，因为两侧心室的压力是相等的。即使是很大的室缺，也只有少量的室-室分流。但分娩断脐后体循环压力升高，肺扩张后肺循环压力减低，于是便出现左室向右室的分流。缺损越大分流越多，久而久之可出现肺动脉高压和右室压力升高，室缺的分流开始转变为右向左分流，临床上可以出现发绀和充血性心衰。如果室缺巨大，胎儿出生后大量的左心室血流入右心室，右室负荷迅速上升，患儿很快会出现充血性心衰。

通常小的室间隔缺和位于肌部的室间隔缺损宫内关闭或出生后关闭的可能性很高。有报道40%的出生时室缺在产后2年内关闭，60%的室缺在产后5年内关闭。这些可自行关闭的室缺中，25%为膜部室缺，65%为肌部室缺。

【诊断】

超声是根据声像图室间隔连续线中断作出室间隔缺损诊断的。流入道或近流入道的膜周室缺在声像图上表现为：在心尖四腔心观或心底四腔心观上显示室间隔近心内膜垫处出现回声中断改变。由于超声的界面效应，在缺损处呈现一强回声反光点（图8-2-1）。该声像图表现在心尖四腔心观比心底四腔心观更清晰，因为后一平面的显示易受胎儿脊柱、肋骨、肩胛骨等遮挡和干扰。对于近流出道的膜周室缺，在四腔心平面上往往不易被显示，必须在左室流出道（即左心长轴平面）上仔细观察并寻找室间隔至流出道的连线有无中断（图8-2-2，图8-2-3）。彩色超声有助于室缺的诊断，可见彩色血流经过缺损部位或左向右或右向左分流（图8-2-4），多为双向分流。然而，由于受超声仪分辨率的限制，单纯室缺的漏诊率很高，尤其是那些位于流出道处小的膜周缺损或肌部室缺，二维声像图上难以显示，

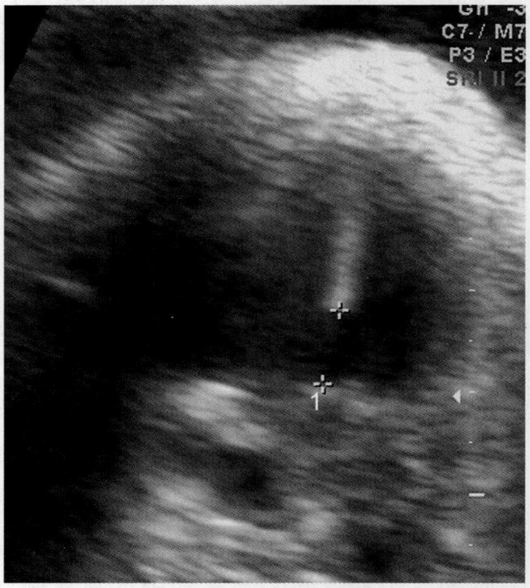

图8-2-1 室间隔缺损

妊娠34^+周，心尖四腔心观，显示室间隔膜周连续性中断7.4mm（测量键）。染色体检查证实为18-三体综合征

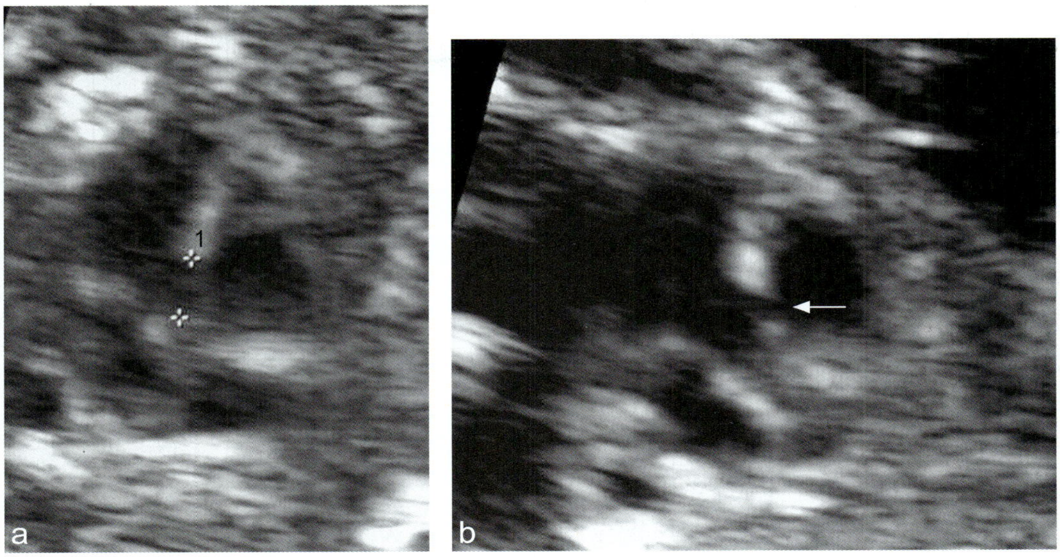

图8-2-2 室间隔缺损

a. 妊娠20⁺周，心尖四腔心观，室间隔膜周连续性中断3.5mm（测量键）；b. 同一病例，左室流出道平面，显示室间隔至升主动脉的连线中断（箭头所示）。产后心超未见明显室间隔缺损

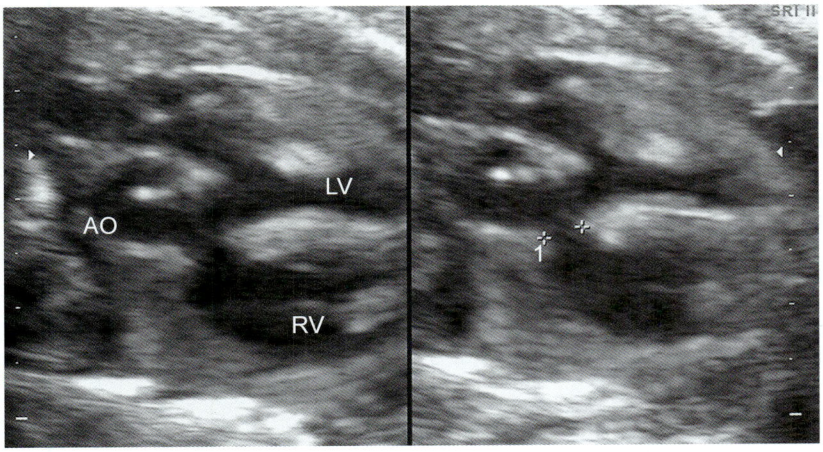

图8-2-3 室间隔缺损

妊娠32⁺周，左室流出道平面，显示室间隔至升主动脉的连线中断3.5mm（测量键）。LV：左心室；RV：右心室；AO：主动脉

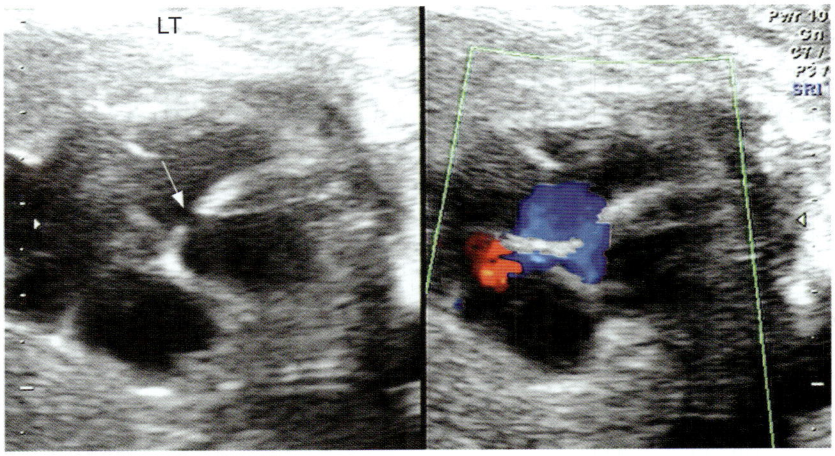

图8-2-4 室间隔缺损

妊娠28⁺周，侧面四腔心观，显示室间隔膜周及肌部交界处连续性中断（箭头所示），彩超显示左向右分流（蓝色）。LT：胎儿左侧。染色体检查证实正常核型，46，XY

有时彩色分流也不明显，如果不合并其他心内或心外畸形，极易漏诊。有文献报道，其漏诊率高达75%～100%。

大型的肌部室缺声像图表现为肌部室间隔回声中断和缺损（图8-2-5），但有时也可能表现为室间隔不规则增厚，其表面失去光滑平整的心内膜回声；室间隔内部回声不均，甚至出现回声紊乱或低回声区（图8-2-6）。如果存在左右心室分流，超声显示室间隔随心脏搏动而左右摆动，彩超能观察到不同心动周期时段内方向相反的分流血流信号（图8-2-6）。小型多发性肌部室缺产前漏诊率极高。

由于室间隔缺损常常合并心内其他部位畸形及心外畸形，所以仔细观察整个心脏及胎儿全身结构尤为重要。这些畸形包括法洛四联症、大血管错位、右室双流出道、二尖瓣闭锁、主动脉缩窄、三尖瓣关闭不全、肺动脉闭锁和房室通道等等。心外畸形可有中枢神经系统、泌尿系统、消化系统等等的畸形。

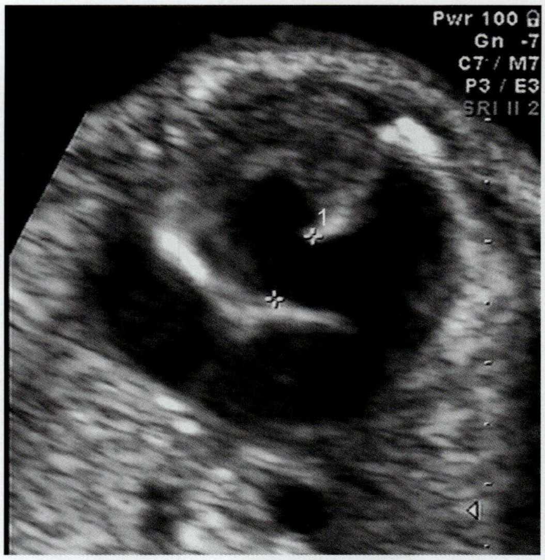

图8-2-5 室间隔膜部及肌部缺损
妊娠27⁺周，心尖四腔心观，显示室间隔膜部及部分肌部缺损6.0mm（测量键）

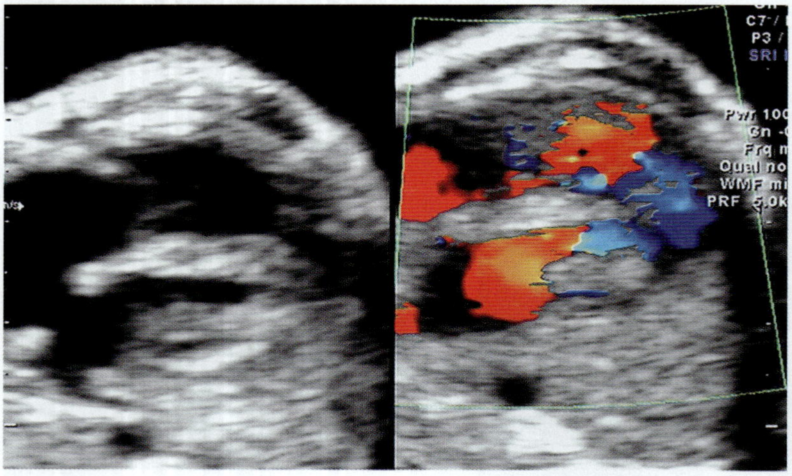

图8-2-6 室间隔肌部缺损
妊娠24⁺周，侧面四腔心观，左侧图像上隐约可见室间隔近心尖部欠规则，回声低，右侧图像彩色超声显示血流通过近心尖部的室间隔（蓝色）

【鉴别诊断】

室间隔缺损不易与其他心脏畸形相混淆。但在心尖四腔心平面上，室间隔回声与超声声束平行，近心内膜垫处的室间隔较薄，超声的侧壁效应使该处回声失落，酷似缺损改变（图8-2-7），真正的室缺在缺损处显示有一强回声光点，这在鉴别诊断中尤为重要。另外，左室流出道膜部也常常因探头角度关系造成回声失落，调整探头声束可显示连续的室间隔流出道膜部（图8-2-8）。

【预后】

前面已经叙述了室间隔缺损产后的疾病转归情况。单纯小型室缺预后很好，产后大部分婴儿无症状。一组大样本的观察提示46%室缺宫内自行关闭（见图8-2-2），23%的室缺一年内自行关闭，31%持续存在。仅一部分大型室缺因充血性心衰而需要手术治疗。也有少数因心输出量不足，引起脑缺氧而导致癫痫发作或心律失常如束支传导阻滞等。

产前超声发现室间隔缺损者，除了仔细检查整个心脏及心外结构外，还应建议作染色体检查。继续妊娠者产科处理无特殊，大型室缺或合并其他心内心外异常者分娩时应有小儿心脏科医生在场，以便处理可能发生的紧急情况。

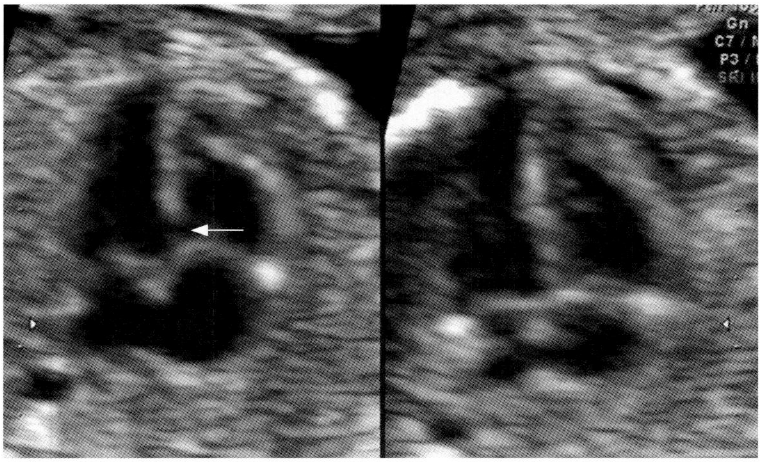

图8-2-7 假性室间隔缺损

妊娠20⁺周，心尖四腔心观，左侧图像显示室间隔膜周似连续性中断（箭头）；右侧图像为调整探头角度后，显示室间隔完整

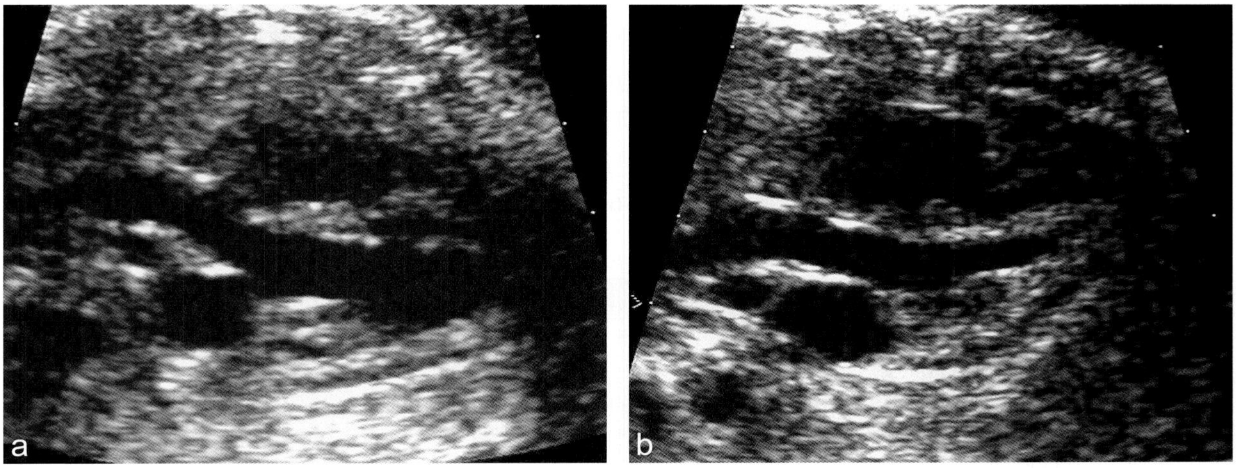

图8-2-8 假性室间隔缺损及主动脉骑跨

a. 左心长轴切面因回声失落使室间隔主动脉壁的连线出现回声中断，犹如室间隔缺及主动脉骑跨；b. 同一胎儿，调整声束方向后获得标准左心长轴平面，显示正常的室间隔及左室流出道

第三节 心内膜垫缺损

心内膜垫缺损（endocardial cushion defect）又称房室间隔缺损（atrioventricular septal defect，AVSD）或房室通道畸形（atrioventricular canal malformation），是一种心脏间隔缺损，但范围很广，累及房间隔、室间隔及房室瓣膜。心内膜垫缺损的发生率约占心脏畸形的7%，占严重心脏畸形的13%～14%。

【病因及病理】

最早期的胎儿原始心脏，心房和心室是一条通道，称房室管。胚胎4周时（妊娠6周）房室管背、腹两侧壁向腔内突出形成一对隆起，两隆起相对地继续向腔内突出，最后在管腔中线彼此相遇而融合，称之为心内膜垫，将房室管分为左右两个。以后原始心房顶部和原始心室底部都产生突起，并向心内膜垫生长，最后与心内膜垫融合。在其左右又形成房室瓣膜，将心腔分为四个。

心内膜垫缺损是由于胚胎早期房室管背腹两侧的隆起未在管腔中线部融合，或根本就无隆起，心脏还是为原始的房室管。以后原始心房顶部和原始心室底部的突起便无心内膜垫作依靠，故无法在中央融合。由于心内膜垫参与房室瓣的形成，因此，二尖瓣、三尖瓣也受影响，造成瓣膜畸形。

心内膜垫缺损分为完全性、过渡性和部分性三种。完全性心内膜垫缺损是指心房心室间仅有一个入口，称公共房室瓣（common atrioventricular valve），其本质是心内膜垫缺失。入口处有五个瓣叶，前后两个瓣叶附着在室间隔上，形成桥叶，这是最严重也是最常见的一种。过渡性心内膜垫缺损的房室瓣环也只一个，但前后桥叶融合，将公共房室瓣分成了左右两个通道，这是最少见的一种。不完全性心内膜垫缺损是指心房心室间仍有两个入口，但可存在原发房间隔缺损、室间隔缺损或二尖瓣三尖瓣前叶裂。

心内膜垫缺损多伴有房间隔缺失，称之为单心房。完全性心内膜垫缺损还常常合并心脏位置异常，如右位心、中位心等。同时，由于心脏传导系统扭曲而出现心律失常，其中房室传导阻滞为多见。合并的其他心血管异常还有主动脉缩窄、法洛四联症、右室双流出道、大血管错位和肺动脉狭窄或闭锁等。与心内膜垫缺损关系密切的胎儿异常是21-三体综合征及心脾综合征。

心内膜垫缺损的最大问题是由于异常的房室瓣膜功能不良和关闭不全，造成心室收缩时血液反流入心房，久之出现充血性心衰。如果还合并存在其他部位的心脏畸形，则使血流动力学的改变更为复杂。胎儿出生后肺血管的压力迅速降低，导致严重的左向右分流，从而引起肺动脉高压。

【诊断】

完全性心内膜垫缺损四腔心平面上有特征性声像图表现，即心内膜垫十字交叉消失，房间隔下部和室间隔上部缺失，左右房室瓣异常，公共房室瓣开放时四个心腔完全相通（图8-3-1～图8-3-3），彩超见心腔中央仅一条房室血流（图8-3-3），或呈倒“V”形、倒“Y”形（图8-3-4），心室收缩时血液反流入心房。心脏纵轴的心室长度缩短而心房长度增加。过渡性心内膜垫缺损时，四腔心观上十字交叉残缺，二尖瓣及三尖瓣处于同一水平，左右房室血流距离很近，呈“X”形。也存在心室长度缩短及心房长度增加（图8-3-5）。部分性心内膜垫缺损的声像图很接近正常，产前超声很容易漏诊。仔细观察可发现二尖瓣及三尖瓣位于同一水平，十字交叉的房间隔（原发隔）缺损（图8-3-6）。

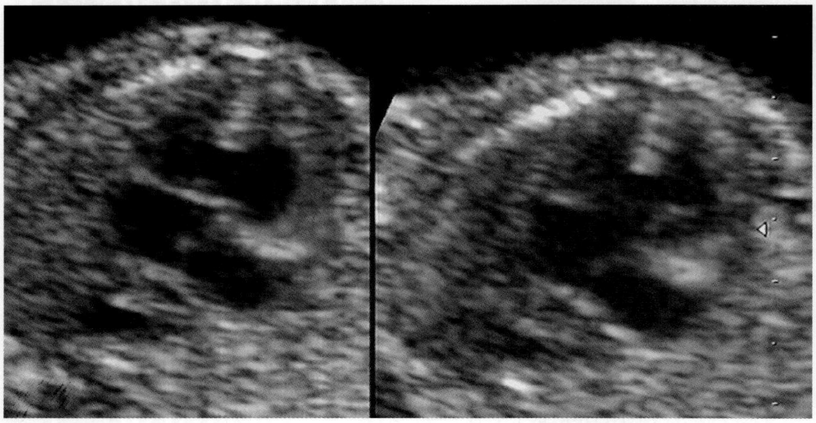

图8-3-1 完全性心内膜垫缺损
妊娠20⁺周，心尖四腔心观，四个心腔之间无心内膜垫十字交叉，公共房室瓣开放时四个心腔完全相通。引产后病理证实完全性心内膜垫缺损及心脾综合征

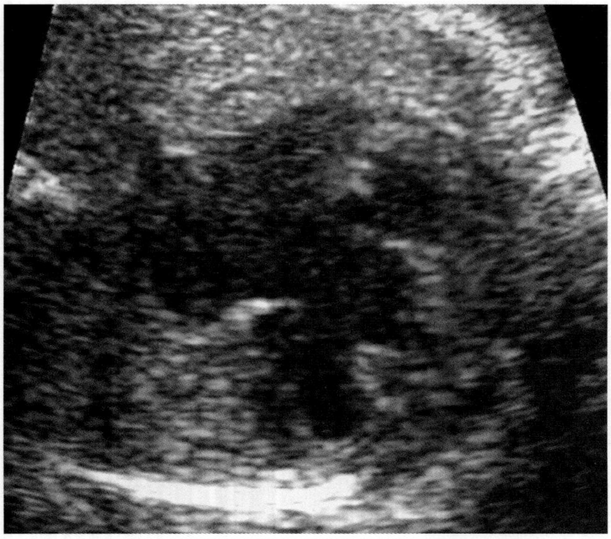

图8-3-2 完全性心内膜垫缺损
妊娠27⁺周，心底四腔心观，房室瓣开放时心脏中央未见心内膜垫，四个心腔完全相通

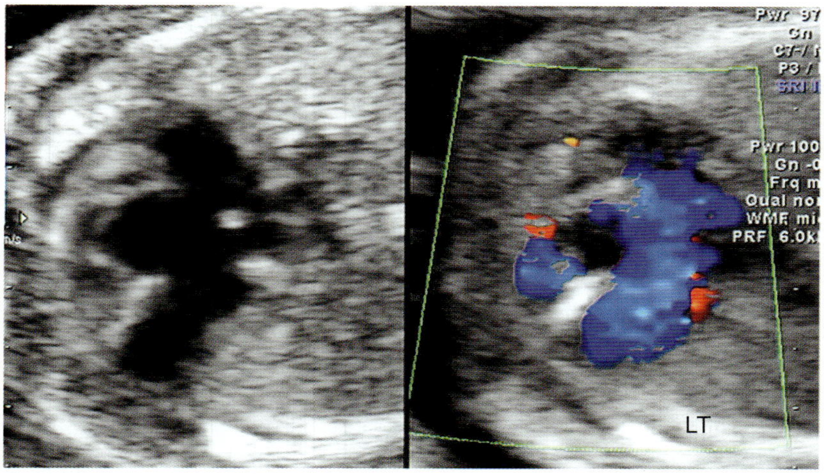

图8-3-3　完全性心内膜垫缺损
妊娠21⁺周，心底四腔心观。左侧图像显示房室瓣开放时心脏中央未见心内膜垫；右侧图像显示彩色超声仅见一条房室血流（蓝色）

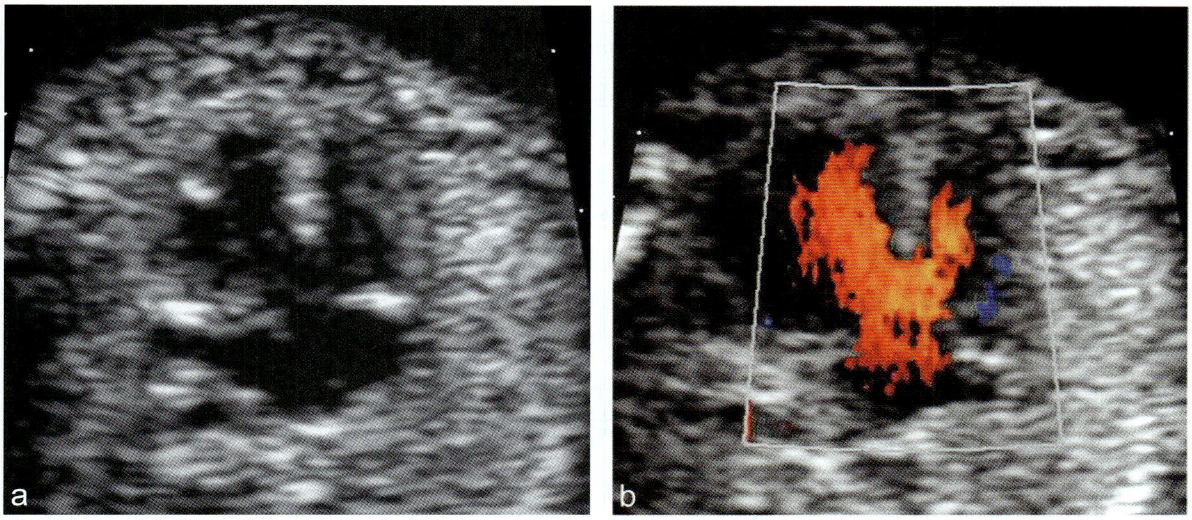

图8-3-4　完全性心内膜垫缺损
a. 心尖四腔心观，显示房室瓣开放时心脏中央未见心内膜垫，四个心腔完全相通；b. 同一病例，彩色超声显示一条房室血流经过公共房室瓣后分别进入左右心室（红色）

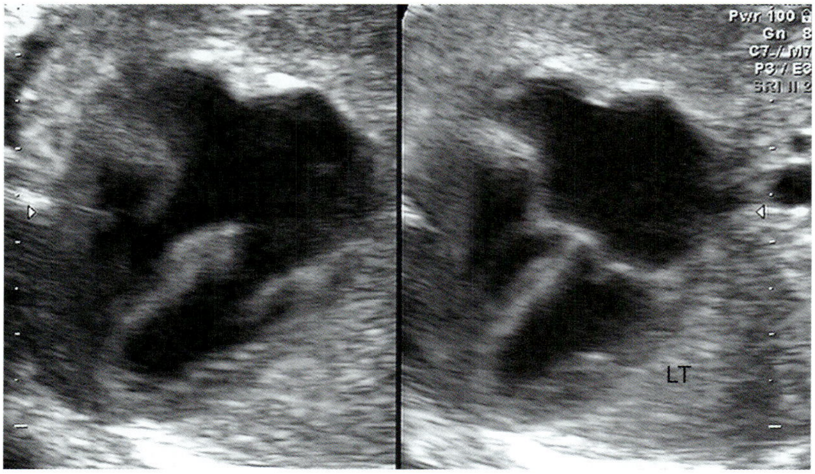

图8-3-5　过渡型性内膜垫缺损
妊娠31⁺周，心底四腔心观，仍然可见左右两个房室瓣分别位于左右心房心室之间，但心内膜垫十字交叉异常，房间隔缺损，呈单心房，心室长度缩短，心房长度增加。染色体检查显示核型正常，46, XX

心内膜垫缺损极易合并心内其他部位畸形如法洛四联症、右室双流出道、主动脉缩窄、肺动脉狭窄或闭锁、大血管错位等。有报道72%的心内膜垫缺损合并心内其他畸形，心脾综合征也相当常见（见图8-13-6）。

另外，在心内膜垫缺损胎儿中染色体异常者约占半数，其中64%是21-三体综合征。在存活的新生儿中，70%为21-三体综合征。

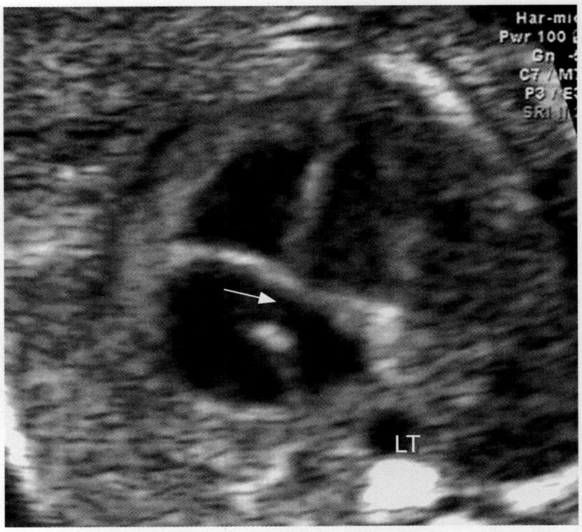

图8-3-6 部分性心内膜垫缺损

妊娠23⁺周，心尖四腔心观，二尖瓣及三尖瓣位于同一水平，十字交叉部位的原发房间隔缺损（箭头）。染色体检查核型正常，46, XY

【鉴别诊断】

大型完全性心内膜垫缺损有时会与单心室或一侧心腔发育不良混淆。仔细观察心腔结构，心内膜垫缺损在近心尖处能见到少量室间隔，而单心室没有室间隔。一侧心腔发育不良的室壁厚度不对称，三血管平面可能见到一条大血管血液反流（参见本章第四、第五、第六节）。

【预后】

心内膜垫缺损的自然病程预后不佳，因为往往合并心内其他畸形或染色体异常。围生儿死亡率极高，产前发生心衰水肿或房室传导阻滞的机会也很高。有报道存活者中54%的患儿能活到6个月，一年生存率为35%，两年生存率为15%，五年生存率为4%。手术治疗可使即刻存活率提高至83%，但与手术者的经验及心脏畸形的程度密切相关。

产前超声发现心内膜垫缺损，首先应考虑到染色体异常，特别是21-三体综合征。并且，仔细扫查心脏及全身器官非常重要。有生机儿前作出诊断，可让孕妇夫妇选择终止妊娠。若考虑继续妊娠者，应抽羊水确定染色体核型。尽量延迟分娩日期，因为早产儿心脏手术的成功率较低。同时，产时应做好新生儿抢救准备。如果宫内胎儿出现充血性心衰则表明有严重瓣膜功能不良。

第四节　左心发育不良综合征

左心发育不良综合征（hypoplastic left heart syndrome，HLHS）是指左心室狭小，伴有主动脉闭锁及二尖瓣狭窄或闭锁。约占心脏畸形的7% ～ 9%。

【病因及病理】

左心发育不良综合征的病因不很明确，可能与多因子致病有关，包括常染色体隐性遗传。研究发现有这病史的家族中本病复发率很高。如果曾分娩过一个左心发育不良胎儿，再次妊娠的复发机会是4%；如果以前妊娠有过两个，再次妊娠复发的机会可达25%。

左心发育不良的病理基础或是主动脉瓣闭锁，或是合并二尖瓣闭锁，或是主动脉弓严重狭窄，导致血液难以充盈心腔及血管。长期左心血流灌注不足引起发育不良，左心循环障碍，心房水平的右向左分流减少，甚至变为左向右分流。病理上，根据不同的病变部位，左心室可完全关闭或极小，或大小尚可但收缩功能极差。左房略小或仍为正常大小，肺静脉回流至左心房的血通过卵圆孔反流入右心房，卵圆孔的反向血流导致卵圆孔瓣膜疝出或脱垂。升主动脉及主动脉弓发育不良，部分病例可合并主动脉缩窄。

左心发育不良时胎儿血流动力学也可发生异常改变。肺静脉回流至左心房的血液经卵圆孔反流至右心房，右心的前负荷增大。右心室、肺动脉除了供应降主动脉和左右肺动脉的血液外，还有相当一部分血液经动脉导管后反流入主动脉弓和升主动脉，供应头颈部血管及冠状动脉（图8-4-1）。左心发育不良可引起右心过度负荷，极易出现宫内心衰。

左心发育不良有时也可合并染色体异常，最常见的是特纳综合征。

【诊断】

典型的左心发育不良胎儿左心室小于正常，严重者左心室极小，甚至不能显示左心腔（图8-4-2a、b，

图8-4-3a)，彩色超声仅见右心一条房室血流（图8-4-2a，图8-4-3b）。左心房略小，升主动脉狭窄（图8-4-2c，图8-4-3c），甚至不被显示，这种改变与左心室狭小程度有关。通常，左心室越小，升主动脉狭窄程度越严重；左心室极小或已关闭，升主动脉就难以甚至不能显示。部分病例左房及左室可能正常大小或偏大偏小，但二尖瓣无正向血流或显示极少量血流，心室收缩极差（图8-4-3e）。在心房水平，可由左向右分流（图8-4-2b）；三血管平面上见主动脉弓反流彩色血流信号，其色彩与肺动脉血流色彩相反（图8-4-2d，图8-4-3d），说明主动脉弓的血流不是流向降主动脉，而是由动脉导管反流而来。另外，由于左心狭小，心轴明显左移。

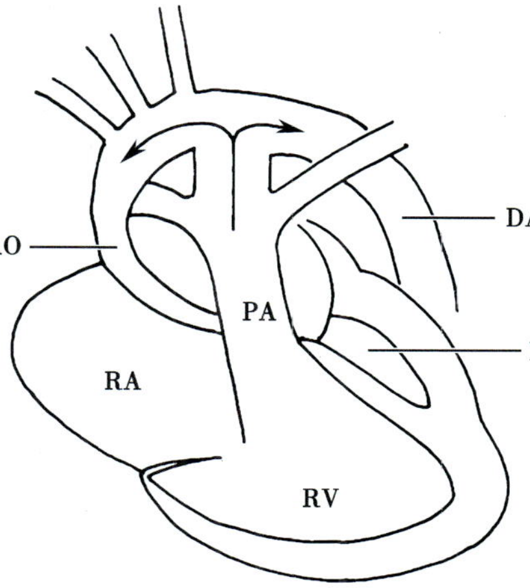

图8-4-1 左心发育不良综合征心脏病变模式图 右心房（RA），右心室（RV），左心室（LV），肺动脉（PA），升主动脉（AAO），降主动脉（DAO）

若发生右心充血性心衰，声像图可显示右房、右室扩张，三尖瓣关闭不全和收缩期反流信号。严重时还可出现胎儿水肿。

少数左心发育不良病例可能中孕期未显示典型声像图，但在以后的随访中或晚孕期表现出左心室狭小及主动脉反流，称进行性左心发育不良。严重主动脉缩窄或主动脉瓣狭窄等都可能发展为左心发育不良。

【鉴别诊断】

严重的左心发育不良，左心室不显示，易与单心室混淆。仔细超声观察可以发现单心室左、右室壁厚度相等，而左心发育不良者右心室左侧壁较右侧壁为厚，因为右心室的左侧壁不仅有室间隔，还包括了左

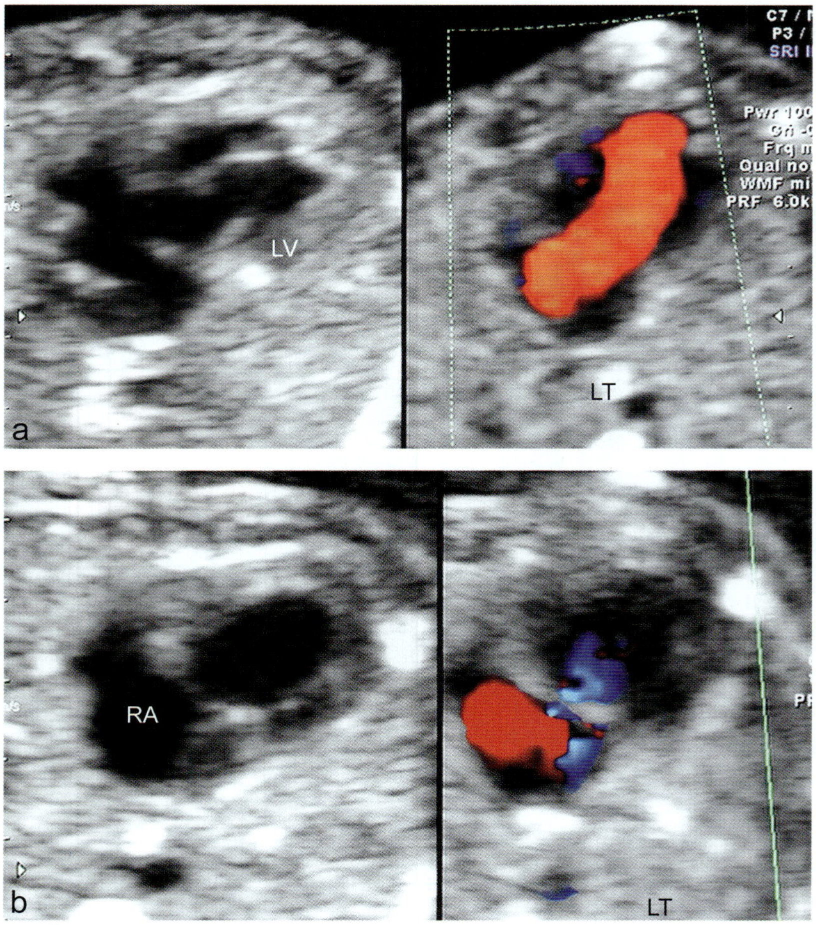

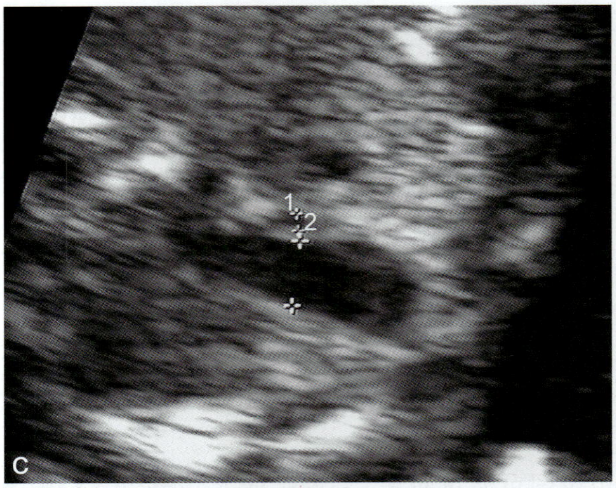

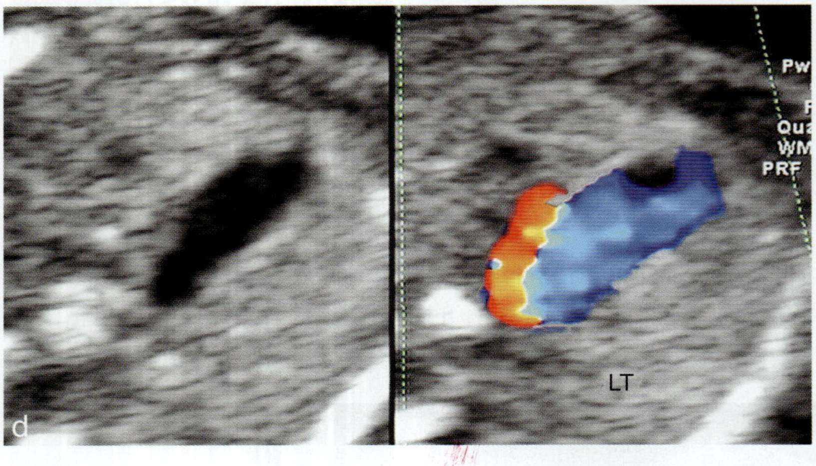

图8-4-2 左心发育不良综合征

a. 妊娠19⁺周，心尖四腔心观，左侧图像上显示左室呈关闭状态（LV），右侧图像上彩色血流仅显示一条右心房室瓣血流（红色）；b. 同一病例，心房水平彩色超声显示血液从左房流向右房（红色）。RA：右房；c. 同一病例，三血管平面，主动脉严重狭小（测量键1）；d. 同一病例，三血管平面彩色超声显示主动脉弓反流（红色）。染色体检查显示核型正常，46, XY，引产后尸解证实二尖瓣及主动脉瓣闭锁

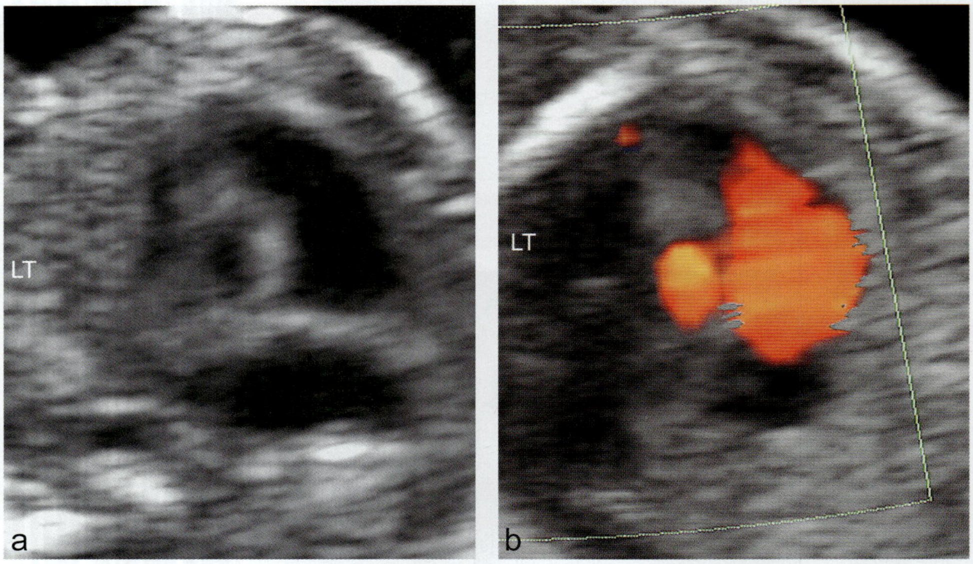

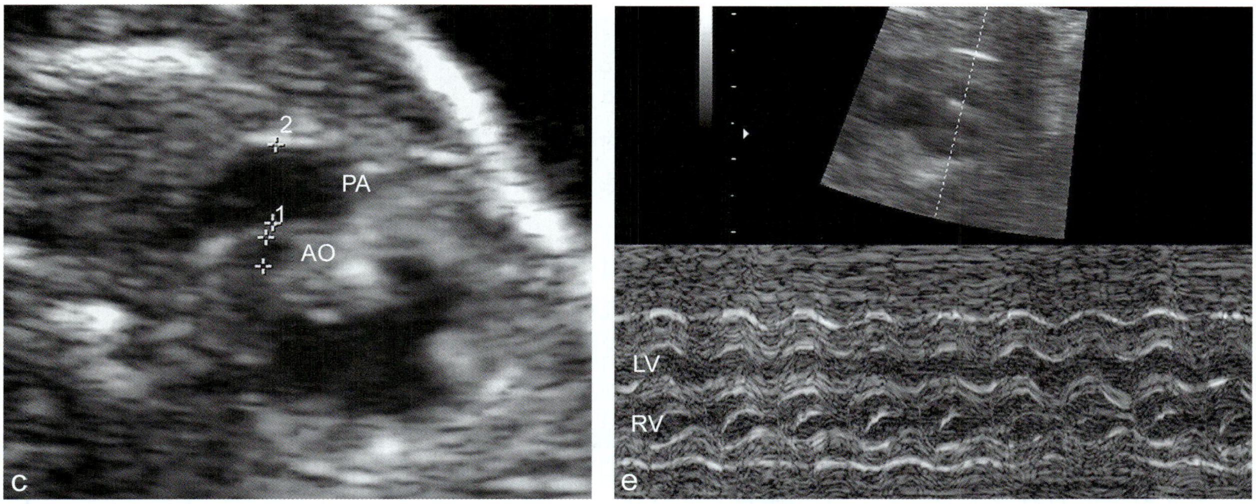

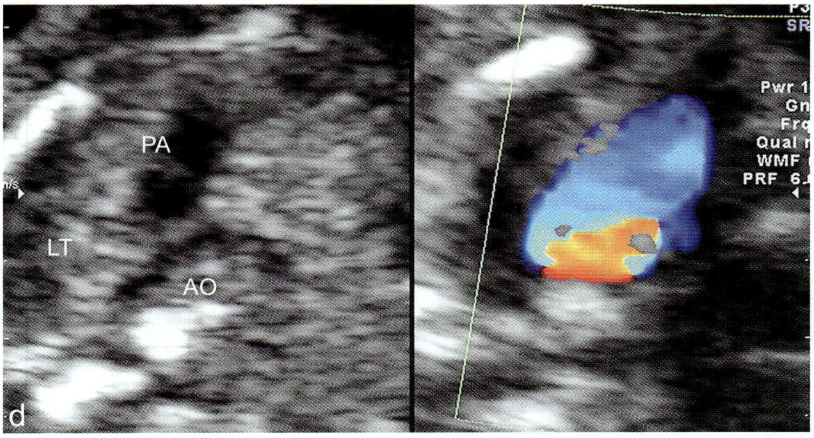

图8-4-3 左心发育不良综合征

a. 妊娠20⁺周，心尖四腔心平面，左心室严重狭小，伴左室壁及室间隔强回声；b. 同一病例，彩色超声，见左房室瓣血流明显减少；c. 同一病例，大血管短轴平面，主动脉严重狭窄（测量键1）；d. 同一病例，三血管平面，显示主动脉弓反流（红色）；e. 同一病例，M超取样线经过左心室及右心室，显示左心室无收缩功能（LV）

心室的左侧壁。彩色多普勒血流图上无卵圆孔血液反流，且主动脉弓血液也无反流信号。

主动脉缩窄也常常表现为左心室和主动脉小于正常。但是主动脉缩窄时仍能见到左右两条房室彩色血流。通常，左侧血流较右侧血流为细，主动脉弓一般也不出现血液反流信号，除非主动脉弓离断。

另外，正常晚期妊娠的心脏也会显示左心略小于右心（见图8-1-7）的现象。但是房室瓣和大动脉瓣膜及其血流信号均无异常。

【预后】

若不治疗，左心发育不良综合征预后极差。5%的胎儿宫内死亡；25%的患儿产后1周内死亡，产后6周几乎无一存活。原因是本病心房水平的左向右分流使主动脉与冠状动脉灌注不足，造成全身组织缺氧和心功能受损，新生儿出现发绀。最后，因右心负荷过大死于充血性心力衰竭。本病即使手术治疗，死亡率仍然较高。其中，部分患儿是在手术过程中死亡，部分死于两次手术间。

有生机儿前诊断左心发育不良综合征，应建议终止妊娠。有生机儿后诊断，则应详细咨询病人，告知预后情况。同时，还应仔细检查身体其他部位有无畸形，必要时作染色体检查。胎儿一旦出现心衰表现，极易宫内死亡。另外，对于此类畸形不应为了抢救胎儿而施行剖宫产，分娩也应在做好抢救准备的情况下进行。

第五节 右心发育不良

右心发育不良（hypoplastic right heart）是指右室腔狭小，但形成完好。往往是因肺动脉瓣闭锁、右心循环障碍才继发右心室狭小。发生率约占心脏畸形的1.7%。

【病因及病理】

肺动脉闭锁是右心发育不良的主要原因，室间隔完整，右室流出道阻塞使右房的血液难以进入右室。病理上，几乎所有的右心发育不良病例其右心室结构都正常，包括流入道、肉柱部及流出道，仅表现在径线小于正常。三尖瓣常偏小，肺动脉漏斗部可正常或略有狭窄。

绝大部分右心发育不良表现为右心室小于正常，但少数情况下也有右心室正常大小或大于正常，这是因为合并三尖瓣畸形或三尖瓣功能不良，致使右心房右心室扩张。严重的三尖瓣反流可造成右心衰竭，后果与三尖瓣下移一样。

在宫内，患儿右心房的血液直接经过卵圆孔进入左心房，无肺动脉输出。肺血管床的血供来源于动脉导管的反流（图8-5-1）。产后患儿因动脉导管的关闭，临床上出现发绀和呼吸性酸中毒，极易导致新生儿死亡。

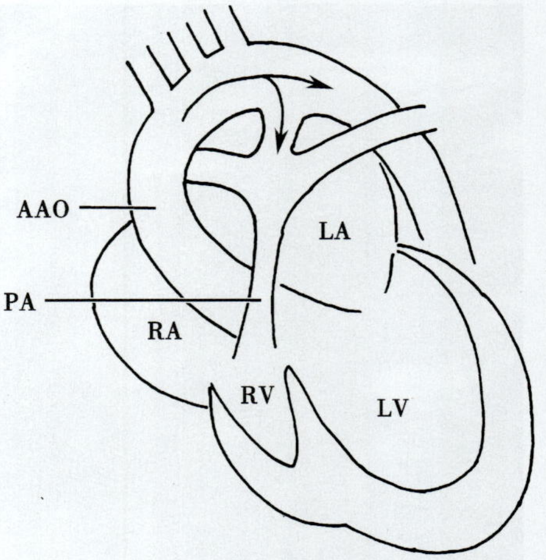

图8-5-1　右心发育不良心脏病变模式图
右心房（RA），右心室（RV），左心房（LA），左心室（LV），肺动脉（PA），升主动脉（AAO）

【诊断】

在声像图上，四腔心观失去正常形态，右心室小于正常，严重者显示右室完全关闭（图8-5-2a）。若存在三尖瓣狭窄或关闭不全，四腔心平面上则可有右心室显示，其径线常小于正常，也可正常大小甚至大于正常（图8-5-3a，图8-5-4a）。同时，实时超声可显示三尖瓣活动障碍及瓣膜增厚，右心室也不能正常收缩及舒张（图8-5-4d）。肺动脉明显小于正常（图8-5-3c），严重者二维声像图上无肺动脉显示。彩超仅显示一条左心的房室血流，右心室未闭锁的病例心室舒张期见房室血流减少，而收缩期则见明显反流，严重时右心房扩张（图8-5-3b，图8-5-4b）。在三血管平面上可显示肺动脉（动脉导管）反流（图8-5-2b，图8-5-3d，图8-5-4c）。

也有一部分胎儿为进行性右心发育不良，即中孕中期声像图表现尚正常，晚孕期才有右心发育不良的表现。

一旦由于严重三尖瓣反流引起心衰，声像图上可见心脏增大，心包积液甚至胎儿水肿。

【鉴别诊断】

严重右心发育不良主要是与单心室相鉴别。声像图上单心室的左右室壁厚度相等，而右心发育不良者左心室的右侧壁较左侧壁为厚，因为左心室的右侧壁包括了室间隔及右心

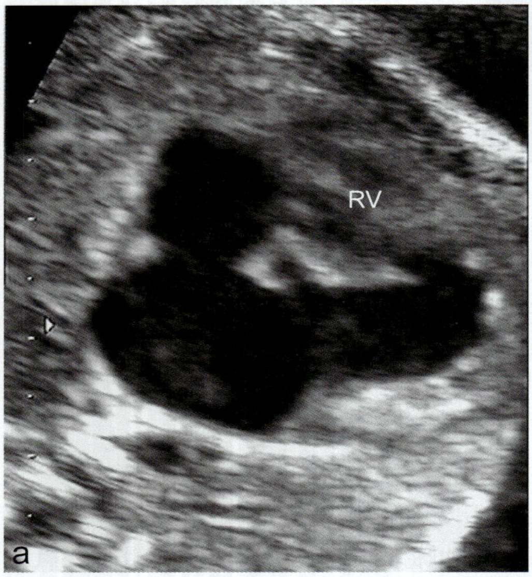

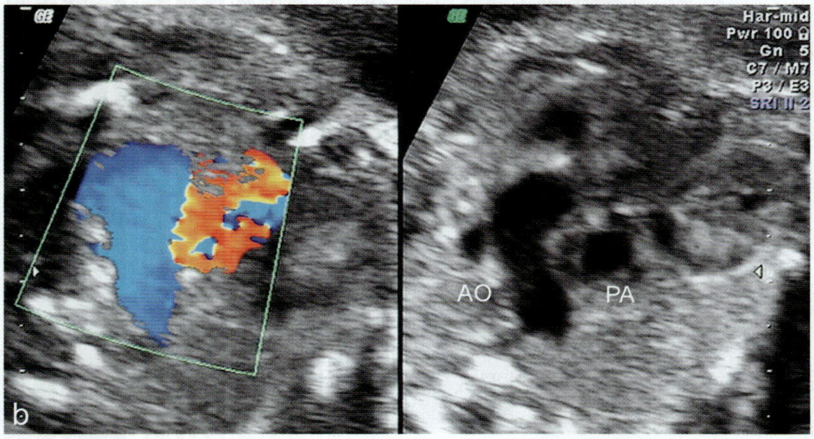

图8-5-2　右心发育不良
a. 妊娠27^{+}周，侧面四腔心观，右心室严重发育不良，呈关闭状态（RV）；b. 同一病例，三血管平面显示肺动脉（PA）反流（红色）。染色体检查证实核型正常，46, XX，产后心超显示肺动脉闭锁

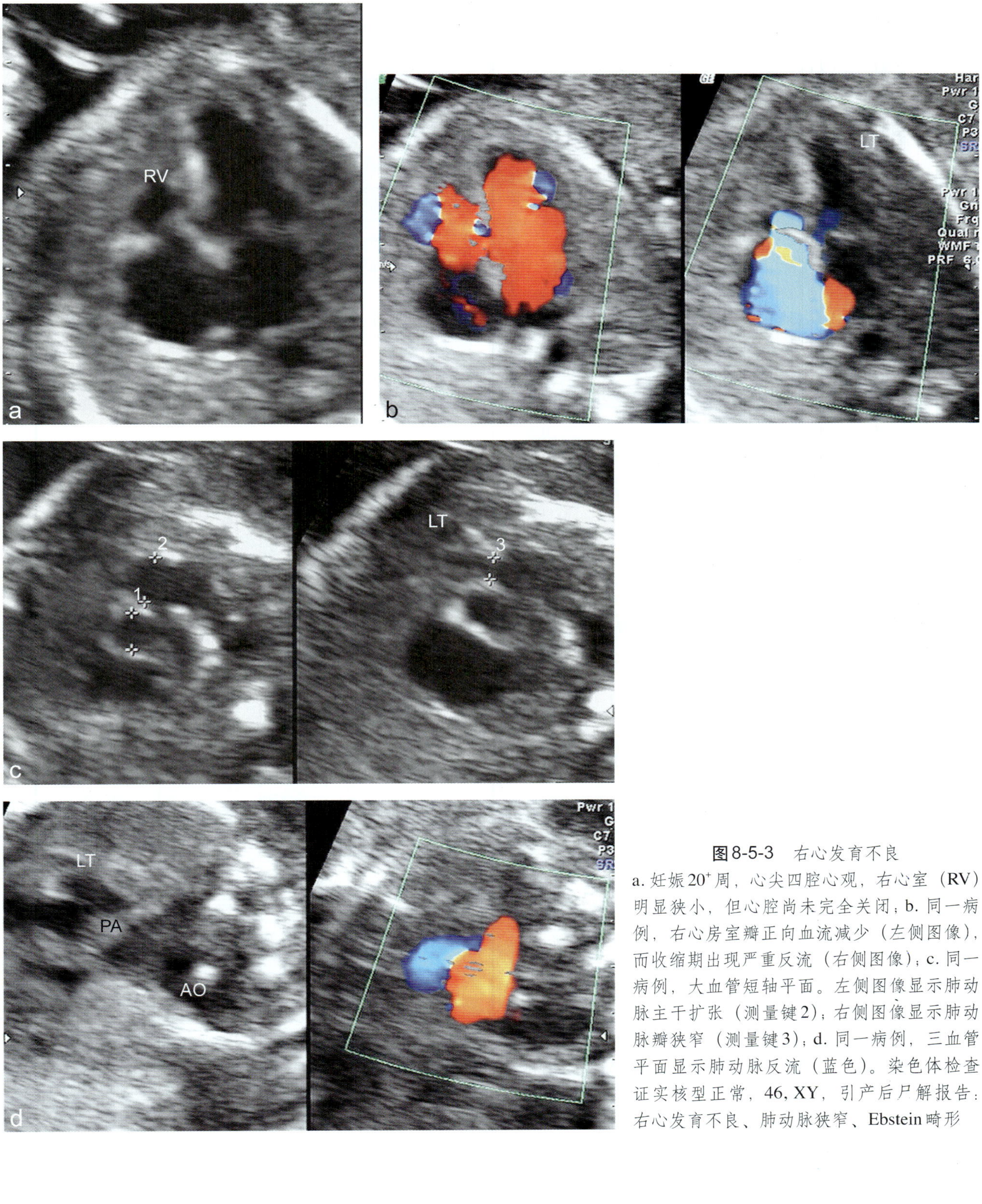

图8-5-3 右心发育不良

a. 妊娠20⁺周，心尖四腔心观，右心室（RV）明显狭小，但心腔尚未完全关闭；b. 同一病例，右心房室瓣正向血流减少（左侧图像），而收缩期出现严重反流（右侧图像）；c. 同一病例，大血管短轴平面。左侧图像显示肺动脉主干扩张（测量键2）；右侧图像显示肺动脉瓣狭窄（测量键3）；d. 同一病例，三血管平面显示肺动脉反流（蓝色）。染色体检查证实核型正常，46, XY，引产后尸解报告：右心发育不良、肺动脉狭窄、Ebstein畸形

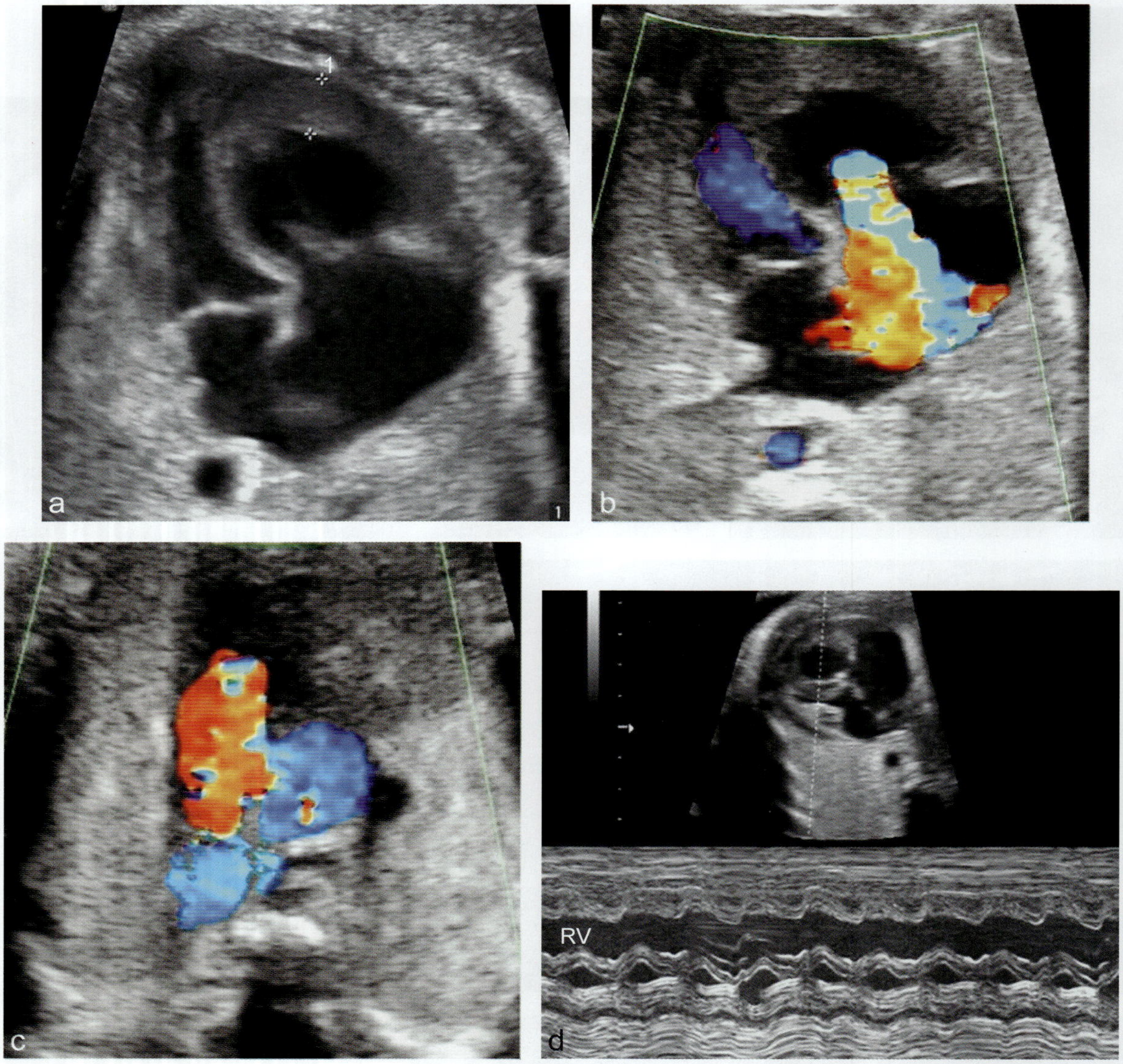

图8-5-4 右心发育不良

a. 妊娠34⁺周，心尖四腔心观，四个心腔均存在，但右心明显大于左心；b. 同一病例，彩色超声显示三尖瓣严重反流；c. 同一病例，三血管平面显示肺动脉反流（红色）；d. 同一病例，侧面四腔心观，M超取样线经过右心室及左心室，见右心室无收缩功能（RV）

室的右侧壁。在彩色血流图上，无肺动脉反流现象。

【预后】

右心发育不良患儿产后可因动脉导管关闭造成无肺循环，新生儿严重缺氧、发绀，死亡率很高。目前，心脏外科手术方法的改进使右心发育不良患者的存活率已有了明显提高。然而，严重三尖瓣反流造成心脏增大，治疗效果仍然不好。

有生机儿前诊断右心发育不良，应建议终止妊娠。有生机儿后作出诊断或继续妊娠者，应作进一步详细超声检查，同时也应检查胎儿染色体。若患儿无充血性心衰，产科不需特殊处理，只是分娩应在小儿心脏科医生到场情况下进行。如果发生宫内心衰，临床处理较棘手。

第六节 单心室畸形

单心室畸形（single ventricle）是指所有的房室瓣都连接于唯一的一个心室。单心室相对少见，发病率约占心脏畸形的0.5%。

【病因与病理】

单心室畸形的原因可能与室间隔未发育或是某个房室瓣闭锁有关。

其病理类型有：①两个心房及两个房室瓣，均连接于单个心室；②仅一个心房的房室瓣连接于单个心室，另一个心房与卵圆孔相连；③单个房室瓣汇合了两个心房的血流连接于单个心室，一定存在原发房间隔缺损。本病除了流入道异常外，流出道也有多种变异，多见单条流出道，少见双条流出道。在双条流出道中，主动脉与肺动脉的关系可以正常，也可以主动脉位于右前或主动脉位于左前。并可发生瓣膜狭窄或闭锁。在形态学上，单个心室腔可以是左心室、右心室或者难以作出辨别，但多数病例表现为左心室。

由于仅为单个心室，故不存在左右两侧的压力不等，也不会发生宫内心衰，除非存在某个房室瓣狭窄、闭锁或关闭不全，才会出现左右心房压力差异。患儿产后因体循环压力升高和肺循环压力降低，可导致心室水平的严重左向右分流。但是，如果合并肺动脉狭窄，肺的血流量反而减少。

【诊断】

如果是双流入道单心室畸形，声像图上可见有两个心房、两个房室瓣及一个心室（图8-6-1）。如果是单心室单房室瓣，声像图上仅见一个房室瓣及一个心室，彩超也只显示一条房室血流（图8-6-2，图8-6-3）。同样，如果流出道出现异常变化时，声像图也会有相应的异常改变（图8-6-2c，图8-6-3b）。但是，有时产前超声不一定能作出非常准确的诊断。

【鉴别诊断】

最易与单心房单心室畸形混淆的是完全性心内膜垫缺损，尤其是那些存在巨大室间隔缺损的心内膜垫缺损。一般来说，心内膜垫缺损声像图上近心尖部总能见到一些残存的室间隔回声。另外，临床上心内膜垫缺损胎儿较易发生心衰及传导系统功能异常等情况。

需要与单心室畸形鉴别的还有左心发育不良综合征和右心发育不良。左心发育不良综合征和右心发育不良者“单个心室腔”的左右壁厚度不等，三血管平面能显示主动脉或肺动脉反流。同时，左心及右心发育不良也易引起宫内心衰。

【预后】

产后因体循环和肺循环压力改变可导致大量左向右分流，一些姑息性手术如肺循环体循环分流术，可提高患儿生存率。此外，也有人尝试室间隔再造以期纠正单心室畸形，但效果都不理想。

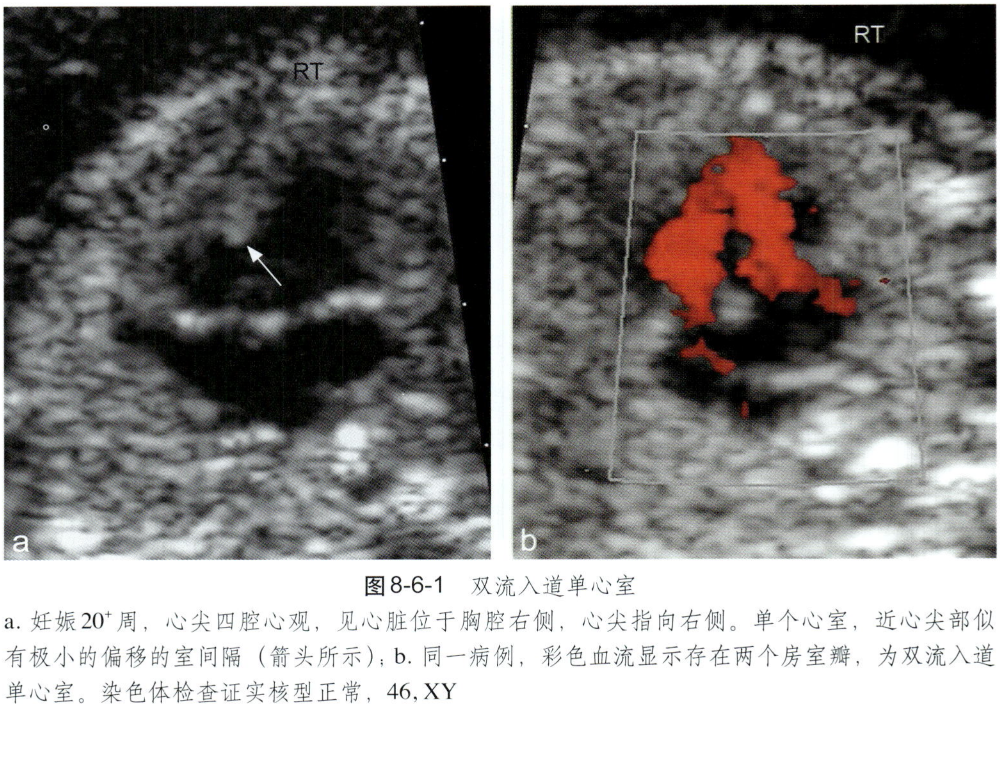

图8-6-1 双流入道单心室

a. 妊娠20⁺周，心尖四腔心观，见心脏位于胸腔右侧，心尖指向右侧。单个心室，近心尖部似有极小的偏移的室间隔（箭头所示）；b. 同一病例，彩色血流显示存在两个房室瓣，为双流入道单心室。染色体检查证实核型正常，46, XY

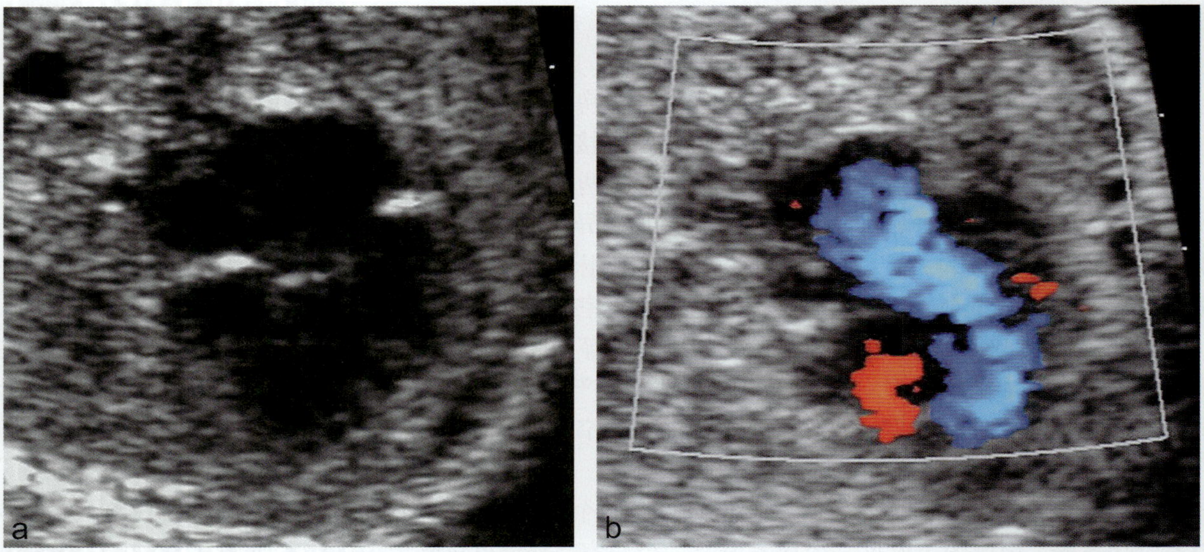

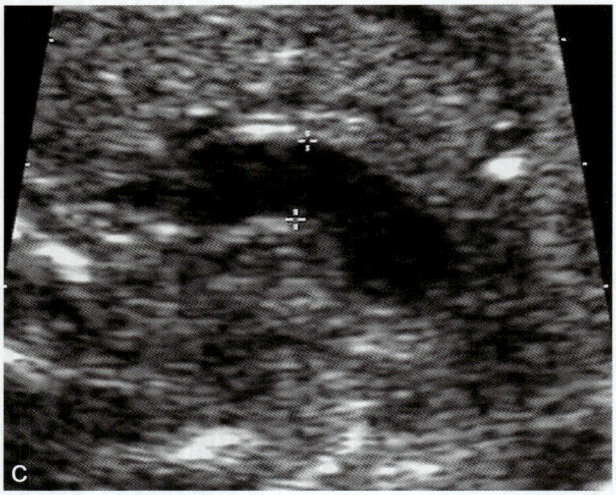

图8-6-2 单心室单流出道

a. 妊娠27⁺周，心底四腔心观，仅见一个心房及一个心室；b. 同一病例，彩色超声显示仅一条房室彩色血流（蓝色）；c. 同一病例，仅见一条大血管（测量键）。染色体检查示核型正常，46, XX，产后心超证实二尖瓣闭锁、肺动脉闭锁

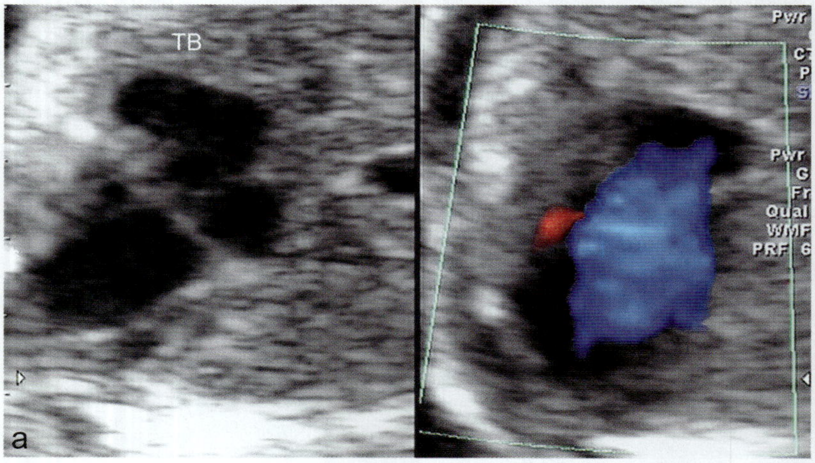

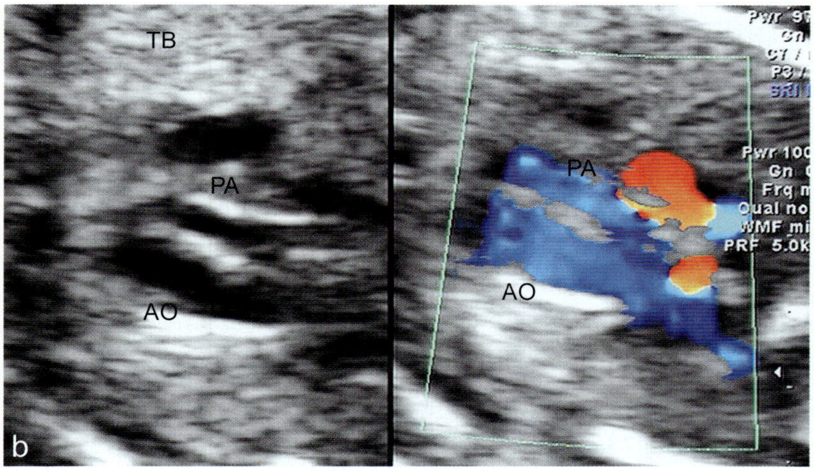

图8-6-3 单心室双流出道
a. 妊娠21$^+$周，心底四腔心观，左侧图像上仅显示一个心房及一个心室；右侧图像彩色超声也仅显示一条房室血流（蓝色）；b. 同一病例，流出道平面，见两条大血管均发自单个心室，呈平行状，伴肺动脉狭窄（PA）。该病例为心脾综合征右侧异构

有生机儿前诊断单心室畸形，应建议终止妊娠。对继续妊娠或有生机儿后诊断的病例，仔细超声检查心脏其他畸形及心外畸形。凡继续妊娠者孕期应密切随访超声，如出现心衰表现应考虑提前分娩。但是一旦出现心衰征象，患儿预后均很差。

第七节　三尖瓣下移

三尖瓣下移(Ebstein' s anomaly)是一种先天性心脏缺陷,其病变主要是三尖瓣的两个瓣叶(隔叶和后叶)下移至右心室，并伴有瓣叶发育不良。发生率约占心脏畸形的1%。

【病因及病理】

文献报道三尖瓣下移与孕妇妊娠期摄入锂有关，有统计资料分析约10%的患者在孕期曾有服用锂的病史记录。

三尖瓣瓣叶下移至右心室，将右心室分成了两部分。上部为心室心房部，下部分为心室功能部。一般情况下，右心室尤其是心室心房部的室壁比较薄。三尖瓣的两个瓣叶（隔叶和后叶）下移使心室收缩期三尖瓣出现严重关闭不全，血液反流至右心房，加上本来属于右心室的心室心房部，造成右心房极度扩张。因此，三尖瓣下移胎儿极易发生充血性心衰。据统计，心衰的发生率达50%。

另外，三尖瓣下移病例还可能合并其他心脏畸形，如房间隔缺损、肺动脉狭窄或闭锁、法洛四联症、主动脉缩窄、心内膜垫缺损和大血管错位，同时心律失常也较常见。

【诊断】

四腔心观，可显示右心房显著增大，严重者右房巨大（图8-7-1a，图8-7-2a），心内膜垫“十字交叉”结构消失，三尖瓣瓣叶下移至右心室（图8-7-1a），右心室相应缩小。三尖瓣的下移加上瓣膜发育不良，造成三尖瓣功能极差，彩色血流图上显示心室收缩期大量血液反流至右心房（图8-7-1c，图8-7-2b）。

心衰发生时，声像图显示心脏进一步扩大，心室收缩力减弱。同时，还可出现胎儿水肿、腹水、胸腔积液及心包积液（图8-7-2c、d）。

如果合并心内其他畸形，超声也能发现相应异常表现，如肺动脉狭窄或闭锁、法洛四联症、主动脉缩窄、房室通道和大血管错位等。

【鉴别诊断】

单纯三尖瓣发育不良也可伴有三尖瓣反流和右心房增大，但声像图上无瓣叶下移改变。然而，也有作者认为，凡是三尖瓣功能不良，造成严重反流及右房扩张者，都可归为“Ebstein anomaly”。

【预后】

约有50%的三尖瓣下移患儿可在宫内或产后发生心力衰竭。一旦出现心衰，预后均差。心衰合并心脏多发畸形，则预后更差。产后死亡的另一原因是右心输出量低、肺发育不良，导致总的围生儿死亡率高达

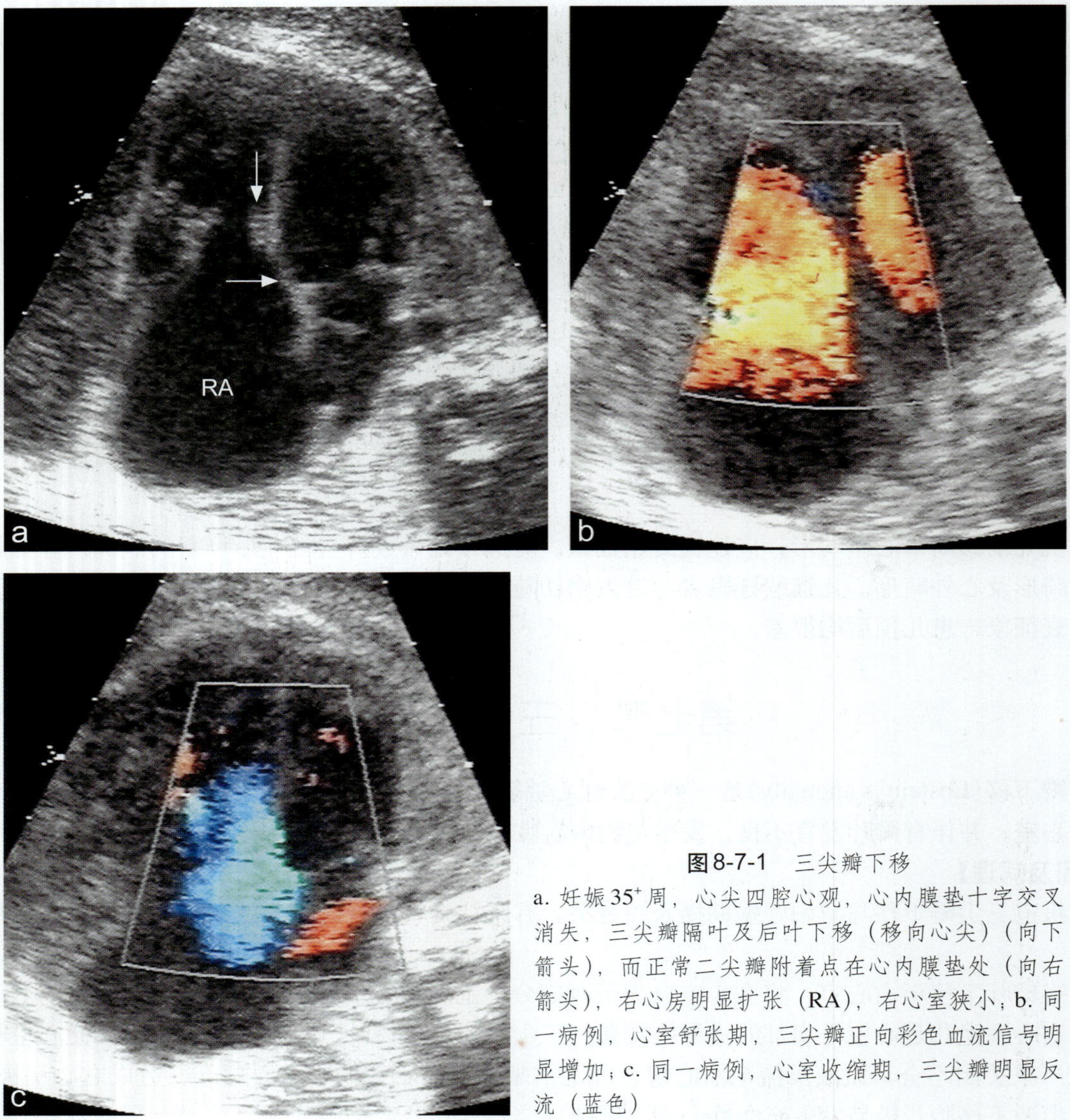

图8-7-1 三尖瓣下移

a. 妊娠35⁺周，心尖四腔心观，心内膜垫十字交叉消失，三尖瓣隔叶及后叶下移（移向心尖）（向下箭头），而正常二尖瓣附着点在心内膜垫处（向右箭头），右心房明显扩张（RA），右心室狭小；b. 同一病例，心室舒张期，三尖瓣正向彩色血流信号明显增加；c. 同一病例，心室收缩期，三尖瓣明显反流（蓝色）

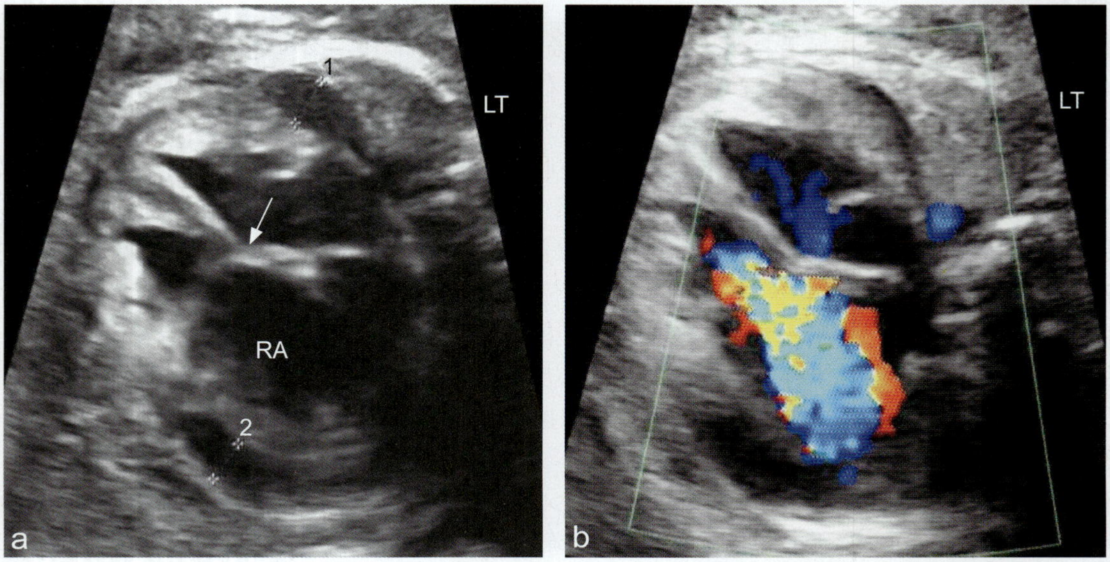

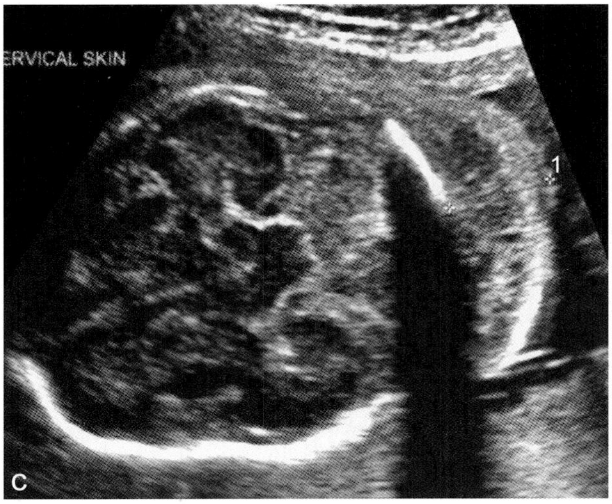

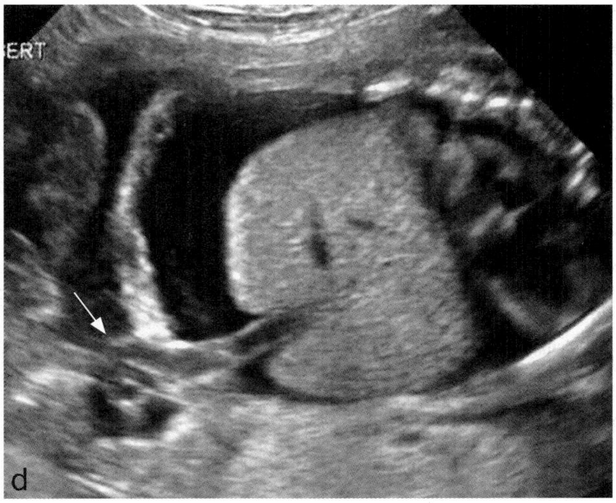

图8-7-2 三尖瓣下移

a. 妊娠27⁺周，心尖四腔心观，心脏明显增大，伴心包积液（测量键），三尖瓣隔叶及后叶下移（箭头），右房明显扩张（RA）；b. 同一病例，彩色超声显示心室收缩期三尖瓣严重反流；c. 同一病例，头皮水肿，颈项部水肿16.4mm（测量键）；d. 同一病例，腹腔积液

85%。对于未发生心衰者则有机会施行手术治疗纠正三尖瓣瓣叶下移，患儿症状可大为改善，生存率也有大幅度提高。

有生机儿前超声诊断三尖瓣下移，可建议终止妊娠。对继续妊娠或诊断较迟者，作系列超声随访很重要，目的是观察有无充血性心衰的任何表现。若发生心衰，可考虑提前分娩。不过，此类新生儿的死亡率相当高。因此，产时应做好新生儿抢救的准备工作。

第八节 法洛四联症

所谓法洛四联症（tetralogy of Fallot，TOF），简称法四，是指这一病变共涉及四种异常改变：室间隔缺损、肺动脉漏斗部狭窄、主动脉骑跨和右心室肥大，其中右心室肥大仅发生于产后。法洛四联症是常见先天性心脏病之一，约占心脏畸形的7%，活产先心患儿的5% ~ 10%。

【病因及病理】

人胚第5周时，管状的动脉干腔内和心球内部分别长出一对螺旋形的纵嵴，并互相延续成为一螺旋形隔膜，称主肺动脉隔。该隔膜将动脉干与心球分隔为主动脉和肺动脉干，而心球部分渐渐并入心室，成为以后的右心室漏斗部和左心室主动脉前庭。心球间隔（球嵴）参与了室间隔膜部的形成。

法洛四联症与其他原发于大血管的畸形一同归类于圆锥动脉干缺损（conotruncal defect）。其基本病理是肺动脉漏斗部发育不良，认为是胚胎发育时期螺旋形的主肺动脉隔有偏位，造成了主动脉和肺动脉一大一小，左右流出道一宽一窄和室间隔膜周缺损。这种不均等的分隔使主动脉跨于缺损的室间隔上。在不同的病例中，这些缺陷的严重程度可以有所不同。一般来说，多数室间隔缺损出现在膜部或稍高处，仅少数累及室间隔肌部；肺动脉漏斗部狭窄程度有轻重不同，严重者可表现为“肺动脉闭锁”；主动脉骑跨也有“大部分出自左心室”、“左右均等”及“大部分出自右心室”之分（图8-8-1）。如果肺动脉瓣缺失，则

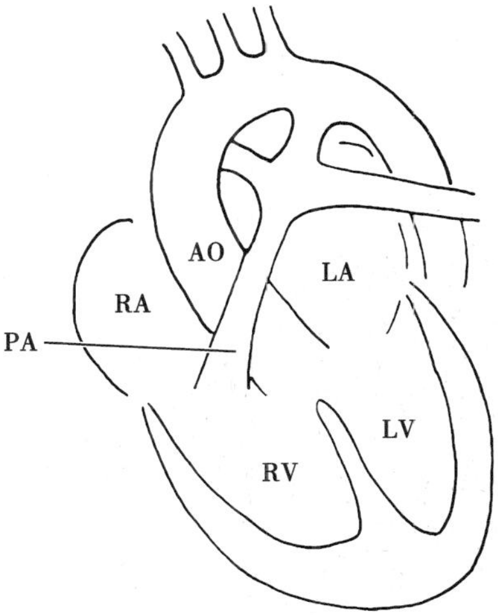

图8-8-1 法洛四联症心脏病变模式图

右心房（RA），右心室（RV），左心房（LA），左心室（LV），主动脉（AO），肺动脉（PA）

表现为远端的肺动脉瘤样扩张；旁侧的气管支气管受扩张的动脉瘤长期压迫出现软化塌陷。肺动脉闭锁或肺动脉瓣缺失为法洛四联症的两种极端状态。

虽然，肺动脉狭窄使右心室一部分血进入骑跨的主动脉，但与此同时原来应通过肺动脉、动脉导管进入降主动脉的血液也减少，结果在宫内患儿的体循环量及肺循环量与正常胎儿相差无几。即使发生严重肺动脉狭窄甚至肺动脉闭锁，右室的血液照样能通过骑跨的主动脉从动脉导管反流至肺动脉再进入两肺。因此，宫内期间没有造成胎儿右心室过度负荷，胎儿不表现出右心室肥大。除非存在肺动脉瓣缺失，肺动脉严重反流才有可能引起右心衰竭。然而，产后肺泡扩张，因缺乏足够的血流进入肺循环换氧，血流动力学改变出现了大量右向左分流，使患儿体循环的氧饱和度大大下降，临床上出现发绀。同时，肺动脉狭窄而体循环压力又升高，右心室过度负荷，久之出现右心室肥大。

法洛四联症还可能合并心外畸形、染色体异常及其他异常，如21-三体综合征、DiGeorge综合征等。DiGeorge综合征（DiGeorge syndrome）为染色体22q11.2缺失，伴有多种异常表现，如甲状旁腺发育不良低血钙、胸腺发育不良免疫功能低下以及圆锥动脉干缺损所致的大血管畸形等。大血管畸形的种类常见法洛四联症、永存动脉干、主动脉缩窄、主动脉离断、右室双流出道及右主动脉弓等。

【诊断】

法洛四联症有以下几个声像图特点：

1. *室间隔缺损*　由于相当一部分患儿的室间隔缺损不很大，因此心脏四腔心观往往不易观察到室缺回声。此时，略倾斜探头使声束对向左室流出道，或者改用左心长轴切面进行寻找，就可能发现室间隔连续线回声出现中断。室缺的大小因人而异（图8-8-2a，图8-8-3a，图8-8-4a）。

2. *主动脉骑跨*　左心长轴平面上除了可观察室间隔缺损外，还能显示宽大的主动脉骑跨于室间隔上（图8-8-2b，图8-8-3a，图8-8-4a）。

3. *肺动脉狭窄*　无论是右室流出道、心脏短轴切面还是三血管平面都能发现肺动脉狭窄的证据，主要表现为肺动脉管径明显小于主动脉管径（图8-8-2c，图8-8-3b，图8-8-4b），而正常情况下肺动脉主干横径与升主动脉横径基本相等或略大于主动脉。

在严重肺动脉狭窄时，二维声像图上不能显示肺动脉，仅在彩色血流图上见极细的肺动脉血流，同时，主动脉血流图有明显增宽改变。少数法洛四联症合并肺动脉闭锁胎儿可显示动脉导管反流信号。法洛四联症合并肺动脉瓣缺失者，声像图表现为肺动脉主干及左右肺动脉瘤样扩张。除了合并肺动脉瓣缺失，一般来说，法洛四联症在胎儿期间不会出现右心室肥大改变。

在圆锥动脉干缺损病例的声像图上，往往可见到心轴左移（图8-8-4c）。

如前所述，法洛四联症可合并肺动脉瓣闭锁和肺动脉瓣缺如，而且也有可能合并其他心内畸形如心内膜垫缺损、肌部室间隔缺损、大血管位置异常、右位心等，同时，也可能合并心外畸形及其他异常，如DiGeorge综合征（图8-8-3，图8-8-4）。

虽然法洛四联症在声像图上心脏有多项异常表现，但有些不典型或不严重的病例仍然产前不易诊断。尤其是肺动脉狭窄不很严重的法四，声像图上能清晰显示双侧流出道、室间隔缺损较小、主动脉骑跨也不严重，在中孕中期时极易漏诊。国外有报道法四的产前诊断率43%～55.6%。

【鉴别诊断】

如果发现室间隔缺损且疑有主动脉骑跨而又未见肺动脉，或存在两条大血管但其中一条狭窄时，应注意与以下几种疾病相鉴别：

1. *永存动脉干*　也表现为室间隔缺损、“主动脉骑跨”和肺动脉不显示。但是，如经仔细观察若能发现肺动脉出自骑跨的“主动脉”这一特征，就可以作出永存动脉干的诊断。然而因肺动脉分支的变异很大，有时产前超声鉴别很困难（见图8-8-4，图8-11-2）。

2. *右室双流出道*　右室双流出道必定合并室间隔缺损，且两条流出道往往一大一小，其中一条可能骑跨在室缺上。若骑跨的是主动脉，声像图酷似法洛四联症。但是，右室双流出道的两条大血管更明显地应该是发自右心室，临床上以骑跨的百分比来区分法洛四联症或右室双流出道；也有人通过观察主动脉根部是否与二尖瓣相连来鉴别，但产前超声判断仍然相当困难（见图8-10-4）。

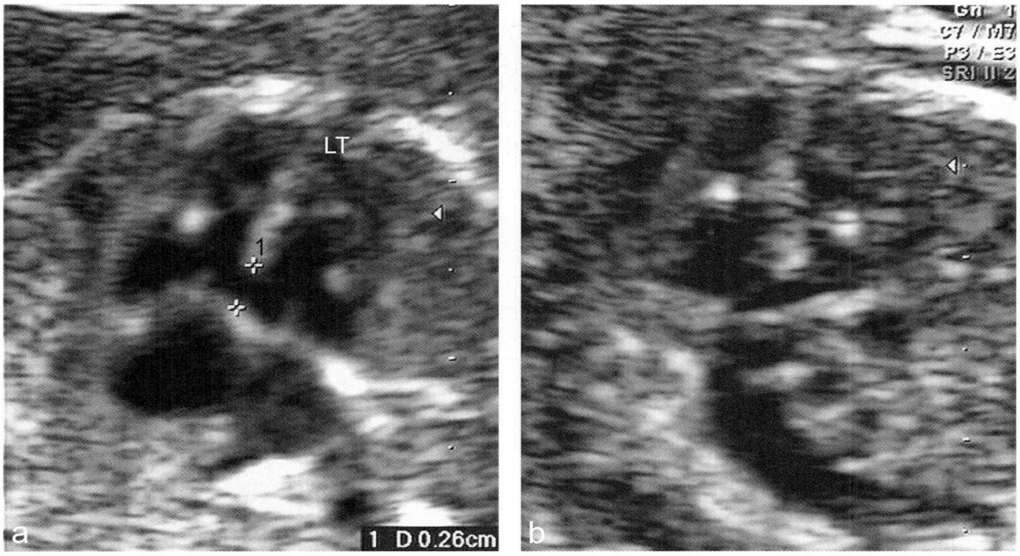

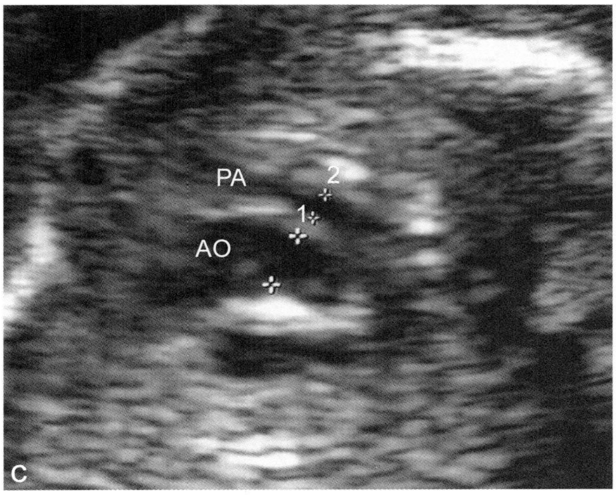

图8-8-2 法洛四联症

a. 妊娠19⁺周，心尖四腔心观，显示室间隔膜周连续线中断（测量键），为室间隔缺损；b. 同一病例，左室流出道，显示主动脉增宽并骑跨在室缺部位；c. 同一病例，心脏短轴平面，显示肺动脉明显狭窄（PA，测量键2）

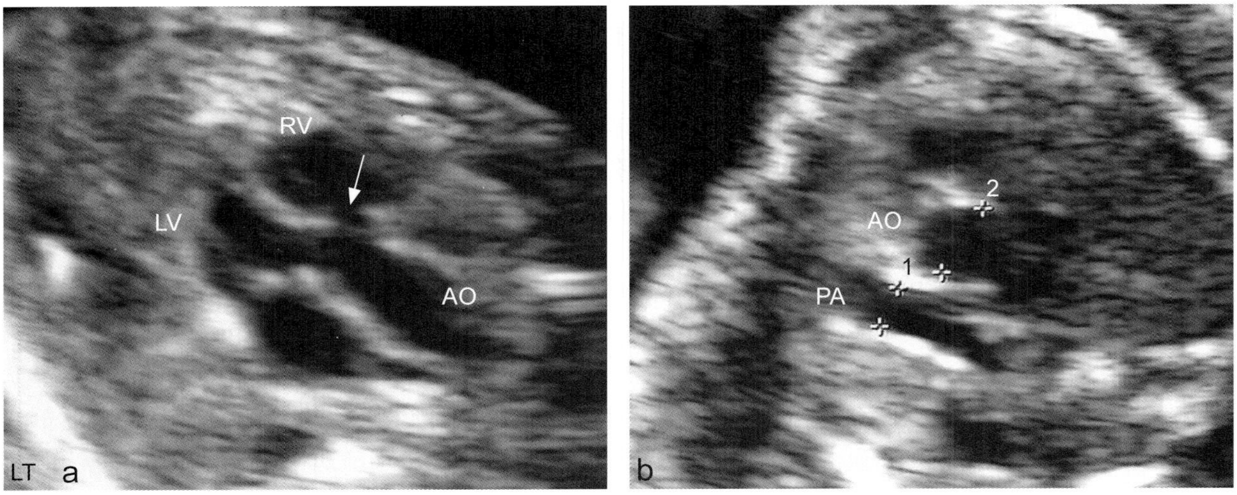

图8-8-3 法洛四联症

a. 妊娠19⁺周，左室流出道，见室间隔缺损（箭头）及主动脉骑跨；b. 同一病例，心脏短轴平面，肺动脉（PA，测量键1）明显小于主动脉（AO，测量键2）。染色体检查示正常核型46, XY，合并DiGeorge综合征，引产尸解证实法洛四联症

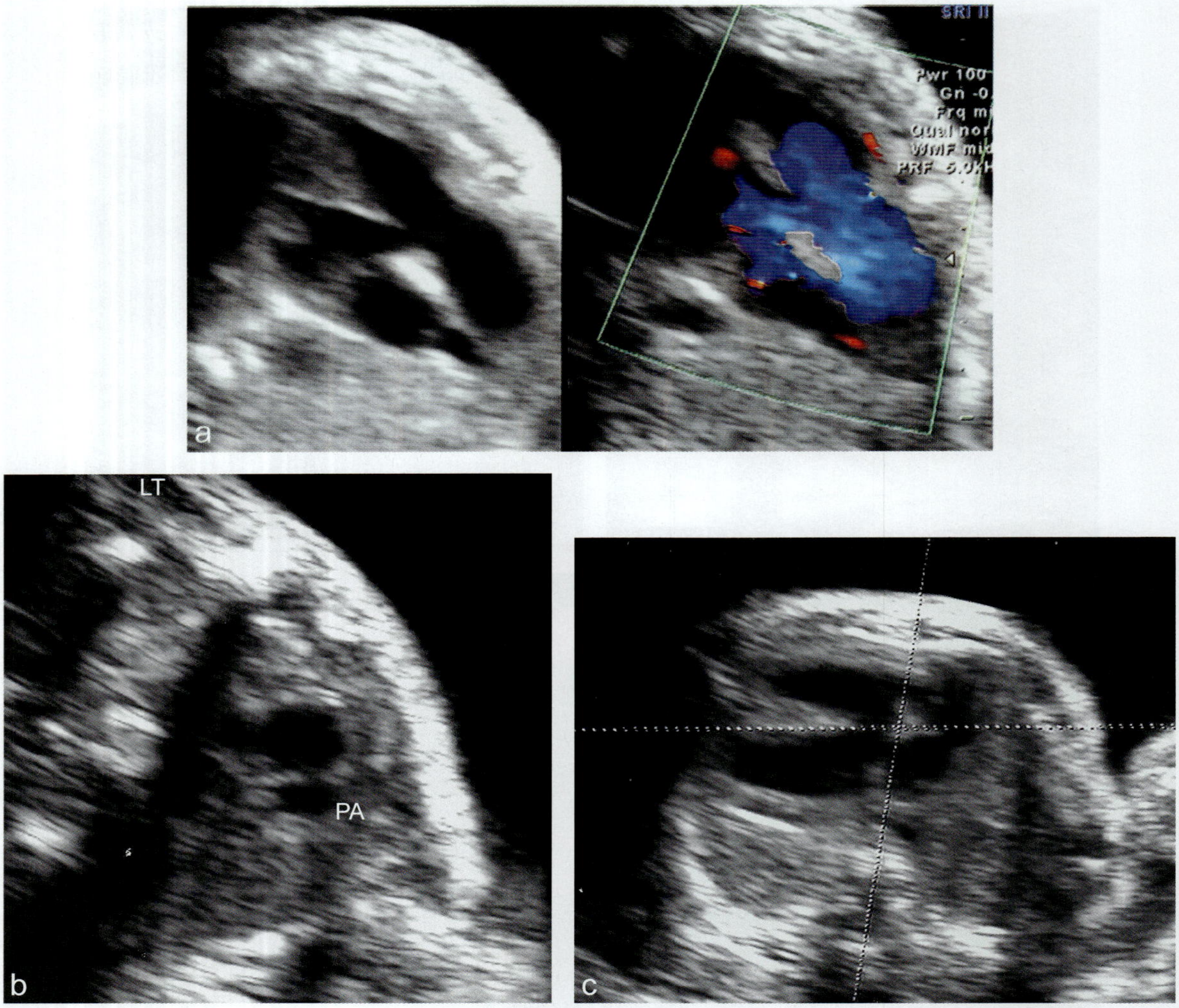

图8-8-4 法洛四联症

a. 妊娠28⁺周，左室流出道，左侧图像示室间隔缺损及主动脉骑跨，右侧彩色超声示左右心室的血液均流向主动脉（蓝色）；b. 同一病例，心脏短轴平面，示肺动脉明显狭小（PA），未见胸腺；c. 同一病例，心轴严重左移。产后心超证实为法洛四联症合并肺动脉闭锁、DiGeorge综合征

3. 大血管错位　前后关系的大血管错位合并室间隔缺损同时其中一条血管又有狭窄时，与法洛四联症不易鉴别，因为此时很容易观察到“大血管骑跨”。鉴别要点是仔细识别主动脉与肺动脉。

4. 单纯室间隔缺损　室缺在左室流出道平面上可显示室间隔与主动脉连续线的中断，比较像主动脉骑跨。但不存在肺动脉狭窄。

5. 其他　如正常心脏若因切面关系出现室间隔膜部回声失落，声像图表现犹如室间隔缺损及主动脉骑跨。检查时，只要适当移动探头改变扫描平面即可避免误诊（见图8-2-8）。

【预后】

自手术方法改进后法洛四联症的预后大为乐观。新的手术方法分两步完成，第一步先做一个简单的分流手术以保证肺部有相对充足的血流。这种分流手术吻合了锁骨下动脉和肺动脉，被称为Blalock-Taussing分流。第二步的手术较复杂。必须在体外循环下进行，手术包括关闭室间隔缺损、重建右室流出道以及纠正解剖学上的缺陷。现在，法洛四联症的术后存活率可高达85%，大部分存活者无症状且活动正常。

然而，法洛四联症合并肺动脉闭锁或肺动脉瓣缺失时，预后就较差。尤其是合并肺动脉瓣缺失可引起胎儿或新生儿充血性心力衰竭和肺动脉及其分支的瘤样扩张，造成新生儿呼吸窘迫。有报道，出现严重呼吸困难者虽经治疗死亡率仍高达76%，其中，经手术治疗的死亡率为41%，那些仅有轻微呼吸道症状患儿的手术后死亡也近1/3。若合并DiGeorge综合征，预后也很差。

产前超声发现法洛四联症，应仔细观察有无合并其他的心内或心外畸形。并且应当作染色体检查，有条件时还应检查22q11有无微缺失。有生机儿前可考虑终止妊娠；对继续妊娠者，应咨询小儿心外科医生，根据当地的儿科心脏手术水平作决定。而且，分娩时应有儿科、心脏科医生在场。

第九节　大血管错位

大血管错位（transposition of the great arteries，TGA）是指主动脉与右心室相连，肺动脉与左心室相连。其中，又有完全性大血管错位和矫正性大血管错位之分。完全性大血管错位是指左右房室间的连接正常；矫正性大血管错位是指房室间的连接也有错位，即右心房与左心室相连，左心房与右心室相连，结果左心房的血液经右心室仍流入主动脉，右心房的血液经左心室仍进入肺动脉。因此，无血流动力学改变。矫正性大血管错位若不合并其他畸形，一般无临床表现，常在尸解时才被发现。完全性大血管错位的发生率约占心脏畸形的5%。

【病因及病理】

胚胎第5周，原始动脉干内及心球内形成的主肺动脉隔，为一螺旋形隔膜，它将动脉干及心球分隔为主动脉和肺动脉干，两者互相缠绕。其中，右心室与肺动脉漏斗部相连，左心室与主动脉前庭相连。

大血管错位也是属于圆锥动脉干缺损，是由于主肺动脉隔按反方向螺旋或为直行下降，造成主动脉发自右心室、肺动脉发自左心室。通常，大部分病例主动脉位于肺动脉的右前方，少数则为主肺动脉并行或主动脉位于肺动脉后方。

大血管错位可合并或不合并室间隔缺损，室缺的部位可在膜部、肌部或漏斗部。有时还可合并肺动脉狭窄、左心发育不良和主动脉缩窄等。

单纯大血管错位不论有无室缺，宫内期间对胎儿血流动力学的影响都不大。这是因为卵圆孔及动脉导管的存在，使左右心负荷相等。产后则不然，如果不存在左右心之间的交通以适应血液循环的改变，新生儿很快就会死亡。通常，存在左右心交通的情况有卵圆孔未闭、房间隔缺损、室间隔缺损及动脉导管未闭。

除了室间隔缺损，大血管错位还常合并心内其他畸形，如左室流出道梗阻、三尖瓣或二尖瓣发育不良、主动脉缩窄等等。

【诊断】

声像图诊断大血管错位的依据是大血管失去正常解剖关系，即主动脉与肺动脉无互相交叉，可表现为左右平行而出，也可呈前后平行关系。两条大血管的走向可在左右心室上方直行向上，也可一起弯向右前方然后再向左后上方行走，呈两个紧靠的“C”形结构（图8-9-1a，图8-9-2a）。继续向上跟踪大血管可发现从右室发出的血管其分支高而远，为主动脉弓的颈血管分支，而从左室发出的大血管其分支则低而近，即为肺动脉的左右分支（图8-9-1b，图8-9-2b）。当主动脉与肺动脉呈前后关系时，大血管长轴平面上显示主动脉位于肺动脉前方（图8-9-3），心房与心室的连接正常。若合并室间隔缺损，在声像图上也能见到相应的表现（图8-9-4）。室缺的有无对产科处理有着重要临床意义。此外，超声也应注意有无其他心内异常表现（图8-9-5）。

矫正性大血管错位的声像图表现除了主动脉与肺动脉无交叉，还能发现左右心室互换位置，即右心室位于胸腔左侧，与左心房相连，发出的大血管为主动脉；左心室位于胸腔右侧，与右心房相连，发出的大血管为肺动脉。两条大血管之间的关系及行走方向与完全性大血管错位相似（图8-9-6）。矫正性大血管错位常合并心内其他畸形，如室间隔缺损、肺动脉狭窄等（图8-9-7）。

【鉴别诊断】

大血管错位合并室间隔缺损及肺动脉狭窄有时极易与右室双流出道及法洛四联症混淆，尤其是右室双流出道中的主、肺动脉平行，主动脉位于肺动脉前方这种类型。具体鉴别方法请参见各相关章节。

【预后】

完全性大血管错位的预后取决于是否存在左右交通。无室缺或产后卵圆孔及动脉导管较早关闭者很快

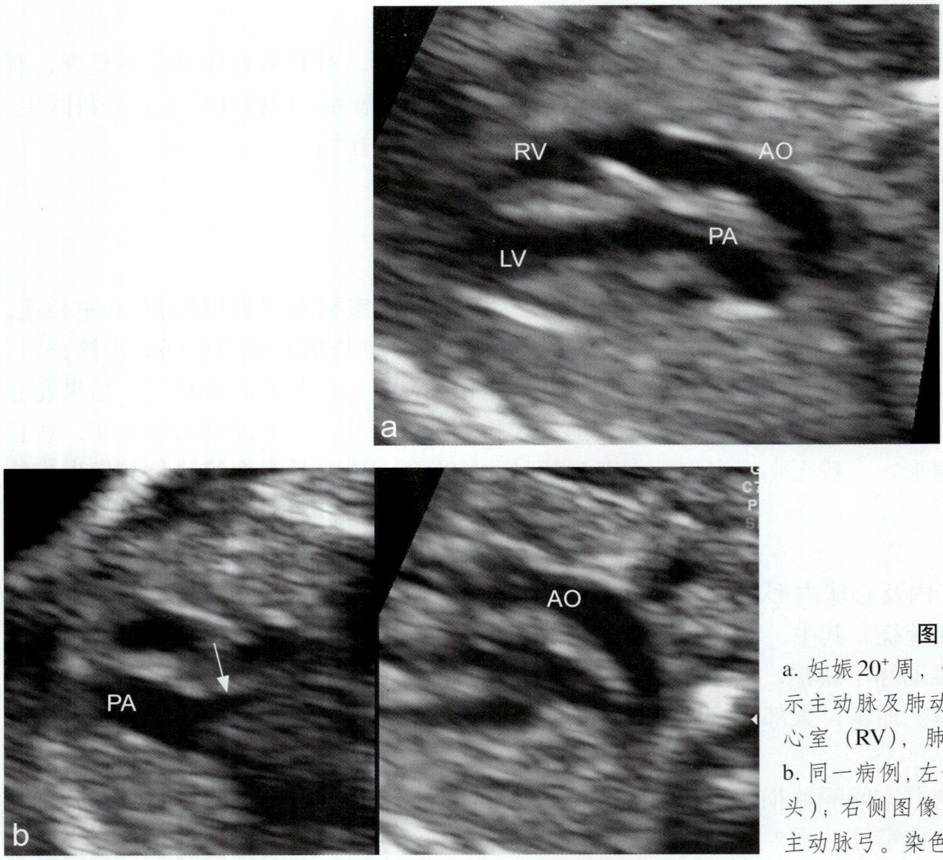

图8-9-1 大血管错位

a. 妊娠20^{+}周，侧面四腔心观偏流出道平面，显示主动脉及肺动脉平行，主动脉（AO）发自右心室（RV），肺动脉（PA）发自左心室（LV）；b. 同一病例，左侧图像显示左右肺动脉分支（箭头）；右侧图像显示主动脉（AO）向上行走至主动脉弓。染色体检查证实核型正常，46, XX

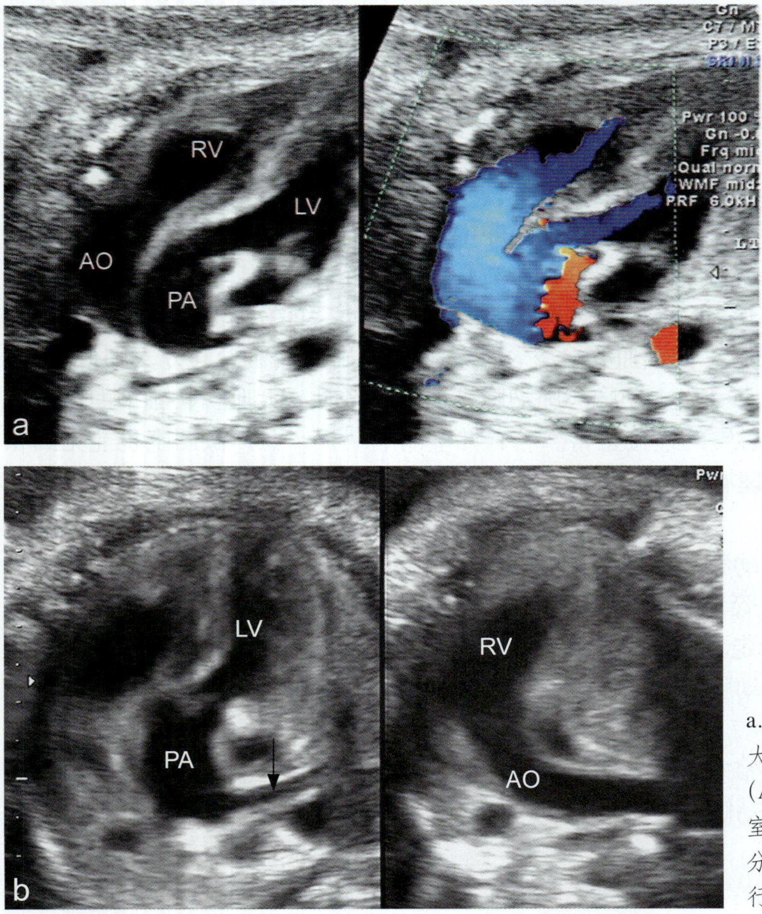

图8-9-2 大血管错位

a. 妊娠29^{+}周，心尖四腔心观偏流出道平面，显示大血管平行无交叉，呈两个紧靠的C形，主动脉（AO）发自右心室（RV），肺动脉（PA）发自左心室（LV）；b. 同一病例，左侧图像显示肺动脉（PA）分支低而近（箭头）；右侧图像显示主动脉（AO）行径高而远

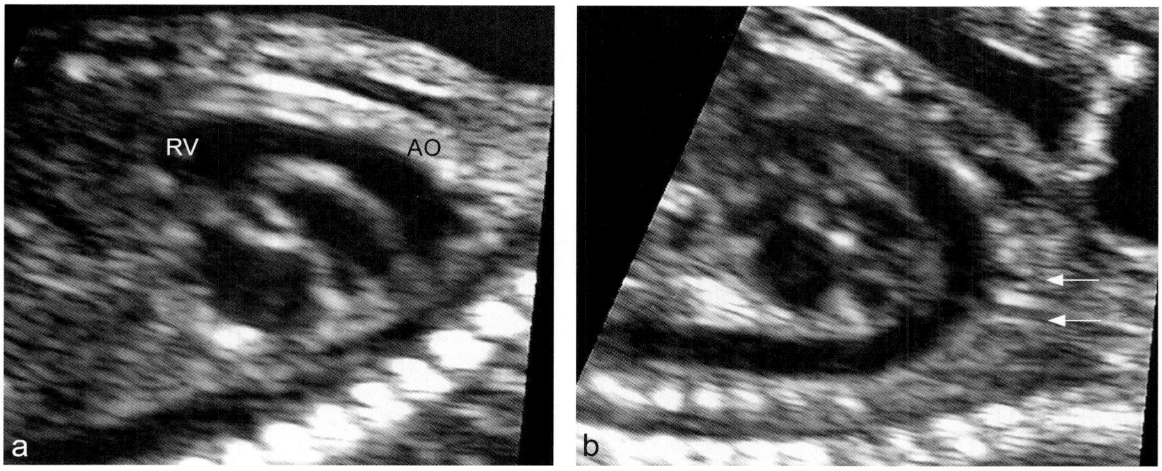

图8-9-3 大血管错位

a. 妊娠20⁺周，大血管长轴平面，显示从右心室（RV）发出的血管行径高而远，其分支也高而远，为主动脉（AO）；b. 同一病例，显示从右心室发出的主动脉及主动脉弓上的颈部血管分支（箭头）

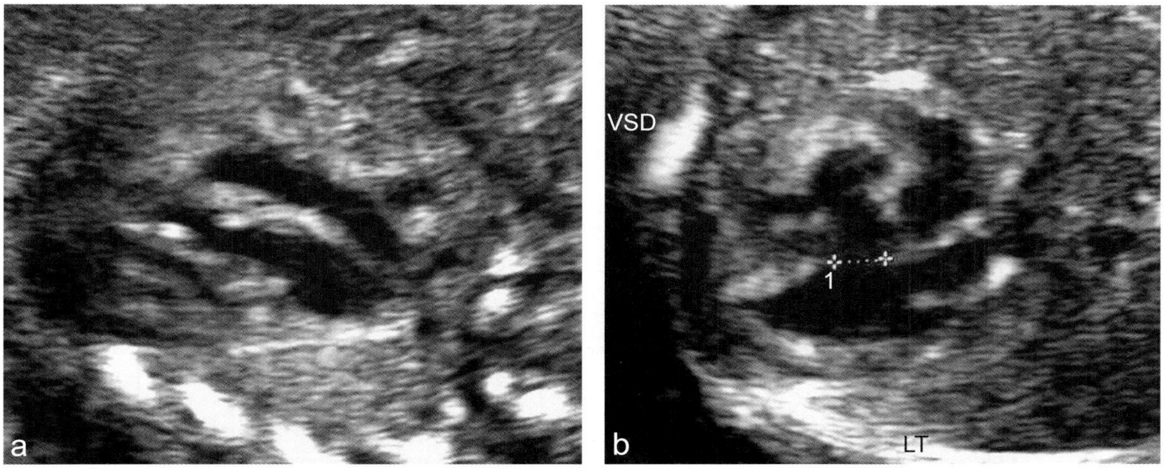

图8-9-4 大血管错位伴室间隔缺损

a. 妊娠19⁺周，侧面四腔心观偏流出道平面，显示大血管平行无交叉；b. 同一病例，侧面四腔心观，见大型膜周室间隔缺损3.4mm。染色体检查显示正常核型，46, XX，引产后尸解证实大血管错位伴室间隔缺损4mm

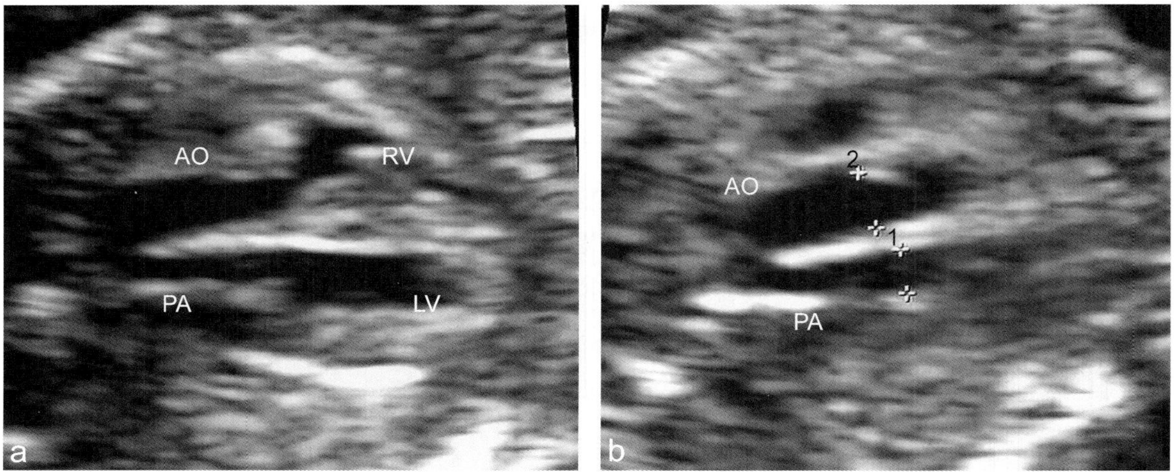

图8-9-5 大血管错位合并肺动脉狭窄

a. 妊娠19⁺周，侧面四腔心观偏流出道平面，显示大血管平行无交叉，主动脉（AO）发自右心室（RV），肺动脉（PA）发自左心室（LV）；b. 同一病例，三血管平面，示肺动脉（PA，测量键1）小于主动脉（AO，测量键2）

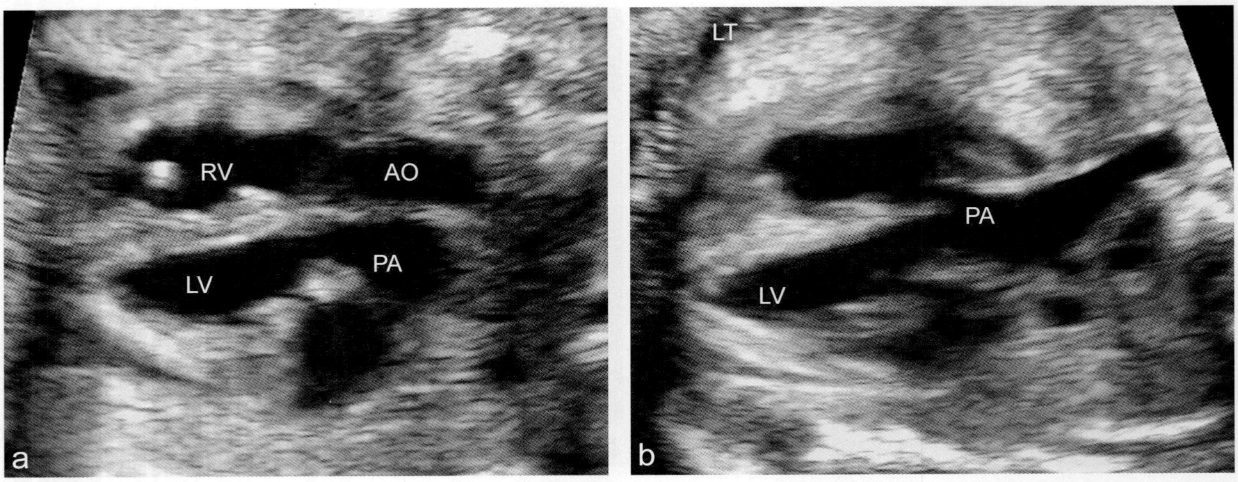

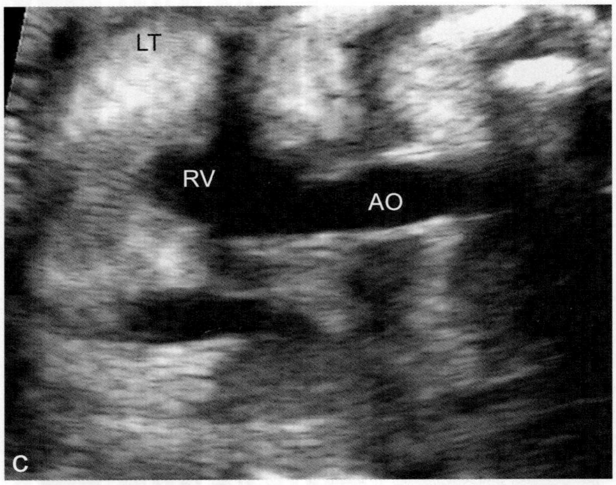

图8-9-6 矫正性大血管错位

a. 妊娠28⁺周，侧面四腔心观偏流出道平面，显示右心室(RV)位于胸腔左侧(LT)，左心室(LV)位于胸腔右侧，大血管平行无交叉，主动脉(AO)发自右心室，肺动脉(PA)发自左心室；b. 同一病例，肺动脉(PA)发自右侧的左心室(LV)；c. 同一病例，主动脉(AO)发自左侧的右心室(RV)。染色体检查显示正常核型，46, XY

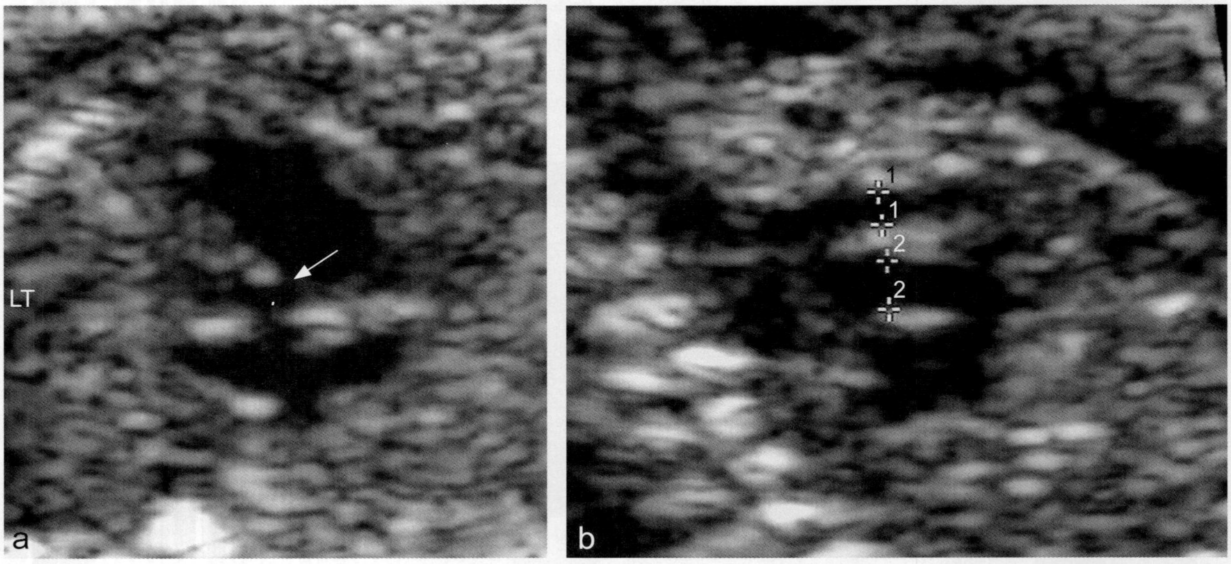

图8-9-7 矫正性大血管错位

a. 妊娠19⁺周，心尖四腔心观，显示右心室位于胸腔左侧(LT)伴发育不良，左心室位于胸腔右前方，并见室间隔缺损(箭头所示)；b. 同一病例，大血管长轴平面，显示从胸腔左侧的右心室发出的大血管为主动脉(测量键1)，明显狭窄；而从胸腔右侧的左心室发出的大血管为肺动脉(测量键2)。染色体检查示正常核型，46, XY。产后手术证实矫正性大血管错位、右心发育不良、室间隔缺损、主动脉缩窄伴主动脉弓离断出现青紫；反之，室缺越大，青紫程度就越轻。对不存在室缺的病例产后应采取紧急措施维持动脉导管的开放直至有条件进行手术，或先行简单手术扩张卵圆孔，以尽可能增加左右心的分流。无合并畸形的大血管错位换位手术成功率较高，死亡率小于5%。10年生存率可达90%，其中96%的儿童能正常活动。反之，合并的异常越多，预后也越差。

矫正性大血管错位若不合并心内或心外其他畸形，预后良好。反之，预后取决于畸形情况及严重程度。

有生机儿前诊断完全性大血管错位，根据儿科心脏外科条件，可考虑终止妊娠。对有生机儿后诊断或要求继续妊娠者，应作更详细的超声检查以除外有无心脏其他部位的畸形，并检查染色体核型及22q11有无微缺失。除非合并肺动脉狭窄，一般大血管错位不会发生宫内心衰。因此，产科无需特殊处理，只是分娩应在儿科心脏科医生在场的情况下进行，若有心衰迹象如胎儿水肿、心脏增大，则应提前分娩。但是，预后往往不好，新生儿死亡率也很高。

第十节　右室双流出道

大部分的主动脉及肺动脉均发自右心室，称右室双流出道（double outlet right ventricle，DORV）。临床上较为少见，发病率约占所有先心的2%。

【病因及病理】

右室双流出道属于圆锥动脉干缺损，表现为心室与大血管之间的连接异常，一般认为由多基因失调引起，造成胚胎时期心球和动脉干的发育异常。右室双流出道可能属于不完全性大血管错位，主动脉和肺动脉干均发自右心室，或者肺动脉干骑跨于左右心室之上。根据两条大血管之间的关系，右室双流出道又分为以下三种类型：最常见的一类是主动脉位于肺动脉干的后方，两者仍相互螺旋。另两类的特点是，虽然两条大血管互相平行，但主动脉或位于肺动脉干的后方，或位于肺动脉干的前方。右室双流出道一定存在室间隔缺损，而且往往较大，缺损可在主动脉下方也可在肺动脉下方。

如果不存在房室瓣膜的梗阻或主、肺动脉的狭窄，一般宫内期间不会发生心衰，因为所有回心的血都进入右心室，最后也都能从右心室流出保持所谓的“进出平衡”。但是，产后右心室因为要承受体循环与肺循环双倍血流量，故负荷过度进而可发生充血性心力衰竭。

此外，右室双流出道还常合并其他心内畸形，如房室瓣狭窄或闭锁、单心室、左心室发育不良、肺动脉或主动脉狭窄甚至闭锁和主动脉缩窄。合并的心外畸形有气管食管瘘、唇裂腭裂，甚至染色体异常包括DiGeorge综合征。

【诊断】

四腔心平面可能不易发现室间隔缺损，是因为室缺往往在大血管下方。主动脉与肺动脉均发自右心室，两条大血管可能表现为平行而出，也可能二者略呈前后关系（图8-10-1，图8-10-2a、b，图8-10-3b）。由于主动脉与肺动脉干的关系变化多端，识别方法不能仅仅依据血管位置，还应结合被跟踪大血管的分支特点综合考虑。例如，主动脉的分叉位置往往较高，分出的颈部血管继续向头部行走；肺动脉分叉位置往往较低，分出的分支进入肺部（图8-10-2b）。另外，声像图上两条大血管的管径可以大小相当，也可显示为一大一小。但是，以肺动脉狭窄多见（图8-10-3b）。其中，严重者出现肺动脉闭锁，三血管平面可显示肺动脉反流。

一般地说，如果合并其他心内及（或）心外畸形，超声也有相应所见（图8-10-2，图8-10-3）。

【鉴别诊断】

右室双流出道、法洛四联症、大血管错位、永存动脉干都是属于胚胎时期心球和动脉干发育异常，都是属于圆锥动脉干缺损。在这些异常中，右室双流出道属于复合性心球、动脉干异常，有时病理改变介于两种畸形之间，则产前很难作出鉴别诊断（图8-10-4）。

法洛四联症的病理是肺动脉漏斗部狭窄、主动脉骑跨且宽大。但在右室双流出道中，有一种类型是肺动脉与主动脉之间的关系仍呈前后关系，如果合并肺动脉狭窄，主动脉就一定较正常宽大。宽大的主动脉也可骑跨在室间隔上，此类型的右室双流出道产前超声与法洛四联症几无差别（图8-10-4）。临床上有人将主动脉骑跨的程度定在50%，也有人定在90%，即＞50%或＞90%的主动脉位于右心室上，诊断为右室双流出道；反之，则诊断为法洛四联症。也有人通过观察主动脉根部是否与二尖瓣相连来鉴别。不过，按这些标准，妊娠20周左右进行这样的判断还是非常困难的。

大血管错位是指主动脉发自右心室，肺动脉发自左心室，也常合并室间隔缺损。如果合并主动脉狭窄，肺动脉就会相对偏大并且骑跨在室缺上，与右室双流出道合并肺动脉骑跨很相似。临床上的鉴别标准也是用肺动脉50%以上或90%以上的骑跨程度。因此，产前超声的鉴别极不容易。

一旦右室双流出道合并严重肺动脉狭窄或闭锁，声像图上就难以显示肺动脉，可能会与永存动脉干混淆（见图8-11-2）。彩超可能对鉴别诊断有帮助，如果是永存动脉干，彩超就不能显示动脉导管。

【预后】

右室双流出道的预后与合并其他心内及（或）心外畸形有关。合并的异常越多，病情就越复杂。以后手术的难度也就越高，预后就越差。

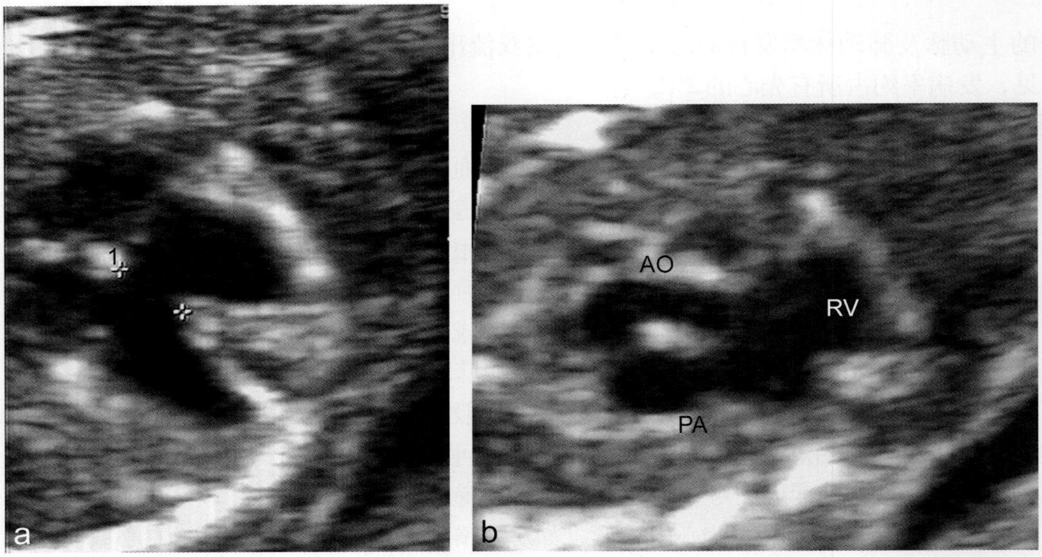

图8-10-1 右室双流出道

a. 妊娠20⁺周，侧面偏心底四腔心观，见大型室间隔缺损（测量键）；b. 同一病例，流出道平面，显示主动脉（AO）及肺动脉（PA）均发自右心室（RV）

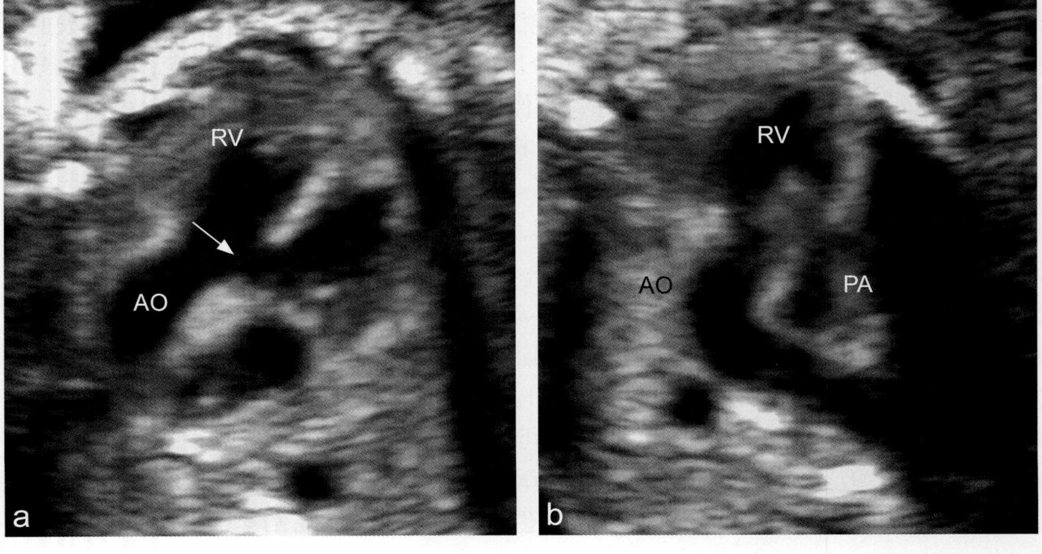

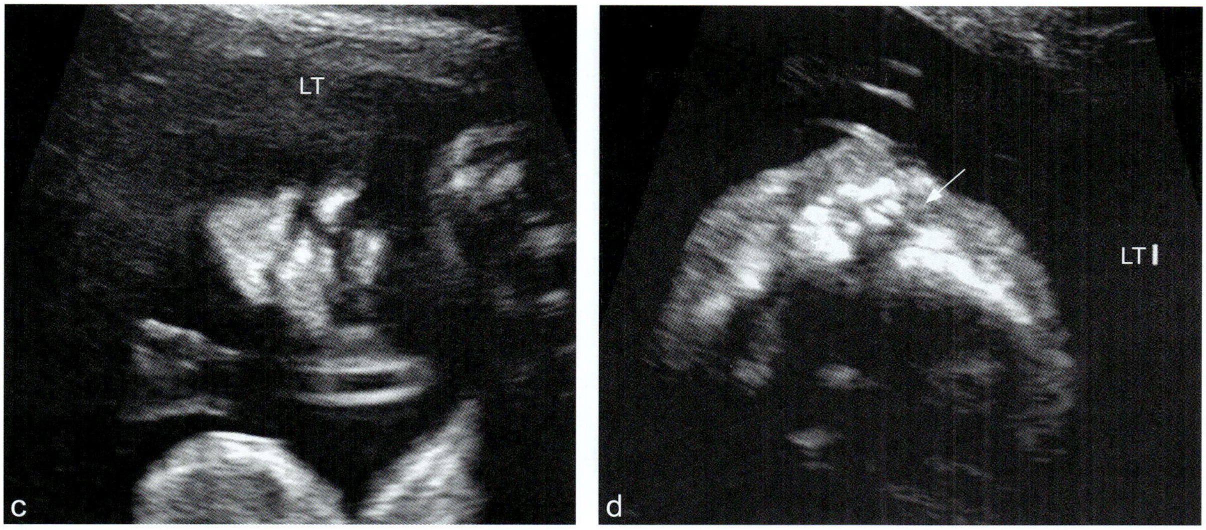

图8-10-2 右室双流出道

a. 妊娠25⁺周，心尖四腔心观，显示室间隔缺损（箭头）及主动脉发自右心室（AO）；b. 同一病例，显示主动脉（AO）及肺动脉（PA）均发自右心室（RV），两者呈前后关系，并见肺动脉狭窄；c. 同一病例，口唇冠状切面观，示左侧唇裂；d. 同一病例，上腭水平横切面观，显示左侧腭裂。染色体检查显示正常核型，46, XY

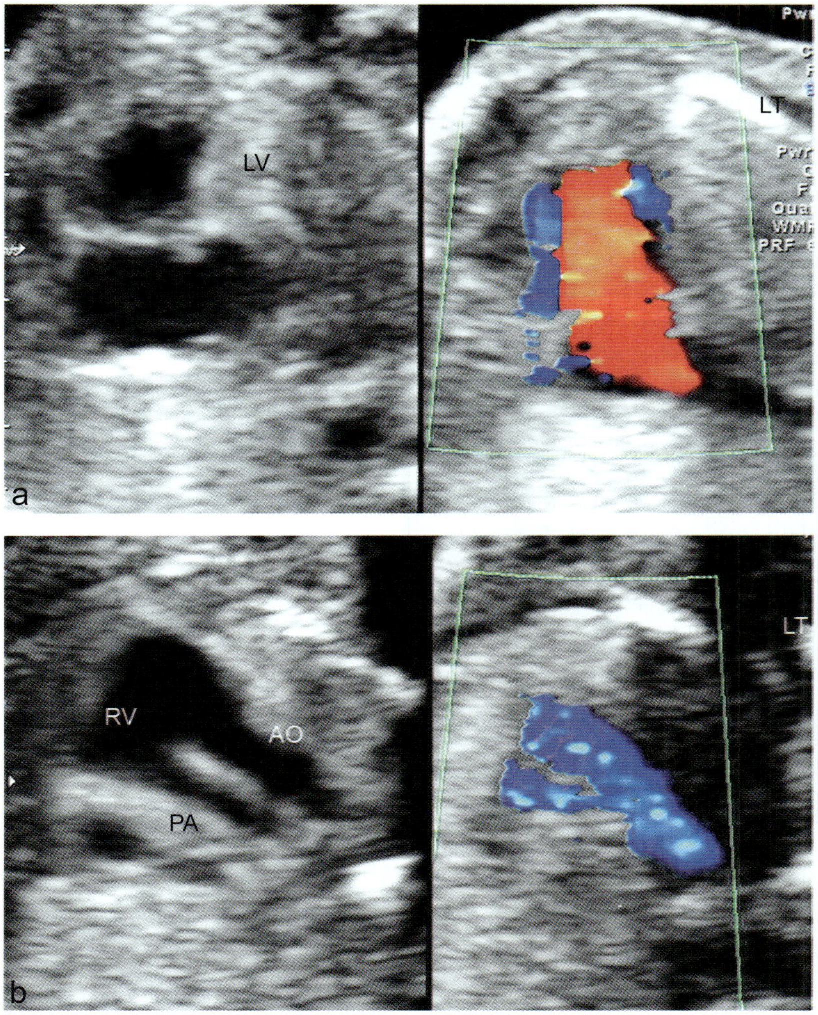

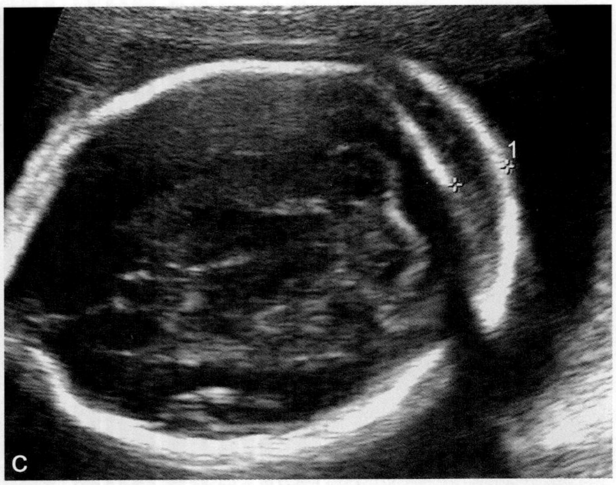

图8-10-3 右室双流出道

a. 妊娠22⁺周，心尖四腔心观，左侧图像显示左心室关闭（LV）；右侧图像显示仅右心存在房室血流（红色）；b. 同一病例，右室流出道，见主动脉（AO）及肺动脉（PA）均发自右心室（RV），两者呈左右平行关系；c. 同一病例，颈项软组织层增厚7.5mm

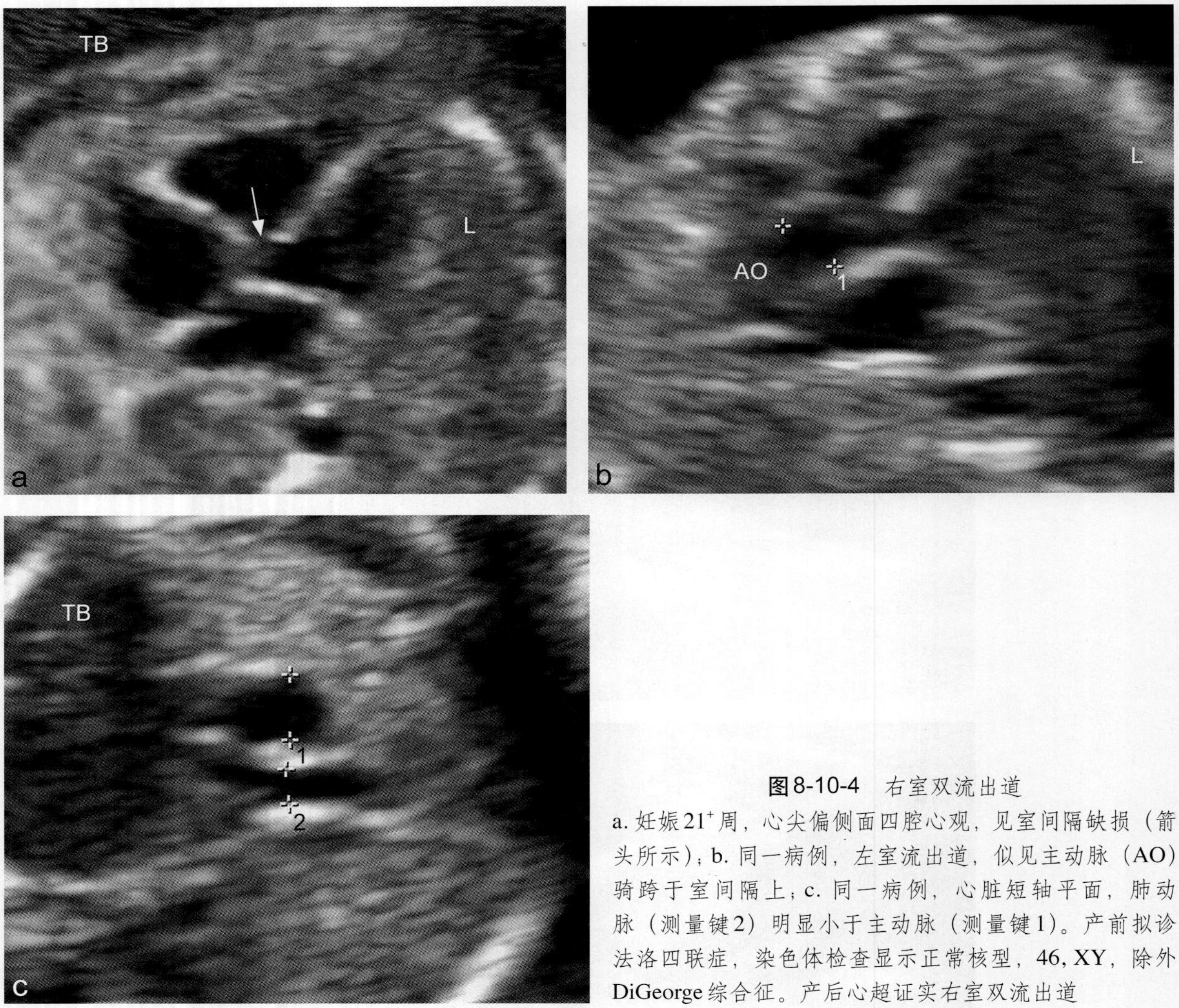

图8-10-4 右室双流出道

a. 妊娠21⁺周，心尖偏侧面四腔心观，见室间隔缺损（箭头所示）；b. 同一病例，左室流出道，似见主动脉（AO）骑跨于室间隔上；c. 同一病例，心脏短轴平面，肺动脉（测量键2）明显小于主动脉（测量键1）。产前拟诊法洛四联症，染色体检查显示正常核型，46, XY，除外DiGeorge综合征。产后心超证实右室双流出道

有生机儿前诊断右室双流出道，应建议终止妊娠。对继续妊娠或诊断较迟的病例，应详细检查有无合并其他心内畸形及心外畸形，同时也应作染色体检查，包括DiGeorge综合征。超声随访中应注意观察有无心衰征象，尤其是那些合并有心内其他畸形如房室瓣膜狭窄或闭锁的病例。当心衰发生后，应考虑提前分娩。但一旦发生心衰，死亡率就很高。

第十一节　永存动脉干

永存动脉干（truncus arteriosus，TrA）是指仅一条大血管从心脏发出，在这条大血管上，再分支出冠状动脉、肺动脉及主动脉。属少见的先天性心脏病，约占所有先心的1%。

【病因及病理】

永存动脉干也是属于原始心球和动脉干的发育异常，属于圆锥动脉干缺损。由于分隔动脉干的螺旋形纵隔严重缺损或未发生，动脉干未能被分隔成肺动脉干和主动脉。

病理上，必定存在室间隔缺损，单条大血管发自左右心室，仅为一个半月形瓣膜，常有三个瓣叶，偶见2～6个瓣叶。同时，还可合并心内其他部位的异常。因为心室流出道部分是由心球发育而来，室间隔缺损造成单条大血管骑跨在左右心室上。由于动脉干分出肺动脉的方式有多种多样，永存动脉干又有很多亚型。例如，肺动脉干发自永存动脉干后再分出左右肺动脉（Ⅰ型）、左右肺动脉直接发自动脉干但两者较靠近（Ⅱ型）、左右肺动脉发自动脉干的两侧（Ⅲ型）和无肺动脉分支、肺部血供来源于降主动脉的分支等。

合并的其他心内异常有主动脉弓离断、冠状动脉异常、房间隔缺损、单心室、主动脉弓发育异常等，也常见于DiGeorge综合征。

如果动脉干瓣膜无关闭不全，一般宫内期间胎儿不发生心力衰竭，这是因为室间隔缺损、单条动脉干骑跨在左右心室上的缘故。但若动脉干有瓣膜关闭不全，则可引起大量舒张期反流，严重时可出现充血性心衰。产后，肺泡的扩张使肺动脉压力降低，加之断脐后体循环压力升高，大量血液进入肺循环，导致肺动脉高压和心脏过度负荷，最终发生充血性心力衰竭。由于进入体循环是混合的动、静脉血液，临床上患儿有发绀表现。

【诊断】

永存动脉干的声像图特点是单条大血管骑跨在室间隔上。虽然左右肺动脉发自动脉干，但在实际工作中依靠二维超声作出判断并不容易，加上还有各种不同的亚型，超声更难作出准确诊断及分型。相对来说，在永存动脉干的病例中，超声对室间隔缺损的检测则相对显得较为容易。通常，在三血管平面上彩超也不易观察到动脉导管血流图（图8-11-1，图8-11-2）。

如果存在动脉干关闭不全，彩超可显示瓣膜反流；合并心内其他畸形如单心室、主动脉弓离断等，声像图上可能会观察到相应的表现。

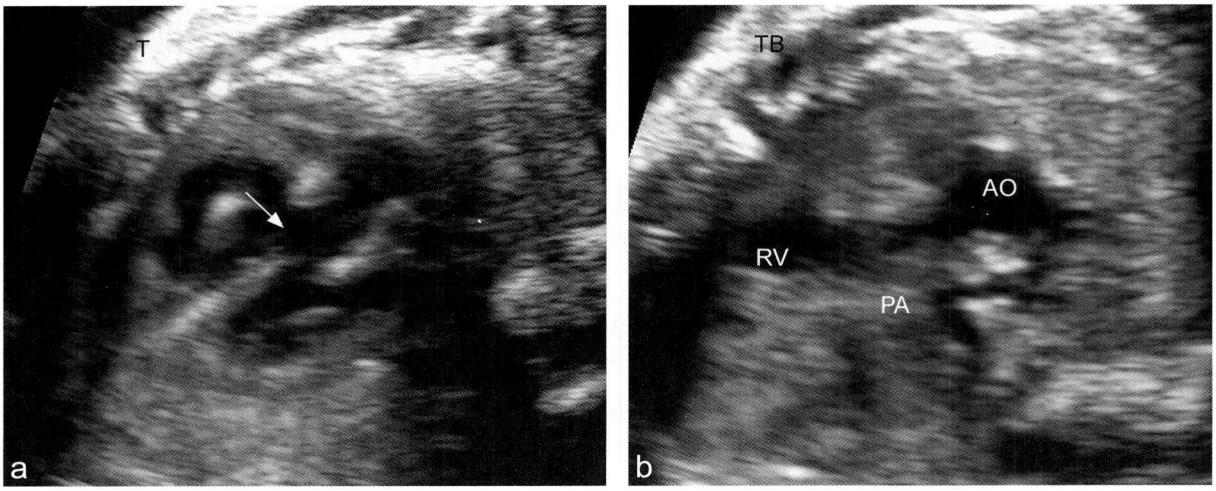

图8-11-1　永存动脉干

a. 妊娠20⁺周，心底五腔心观，见室间隔缺损（箭头所示），一条大血管骑跨在缺损的室间隔上；b. 同一病例，右室流出道偏三血管平面，见该大血管与降主动脉（AO）相连，肺动脉（PA）从该条大血管上发出，伴肺动脉狭窄。为永存动脉干Ⅰ型

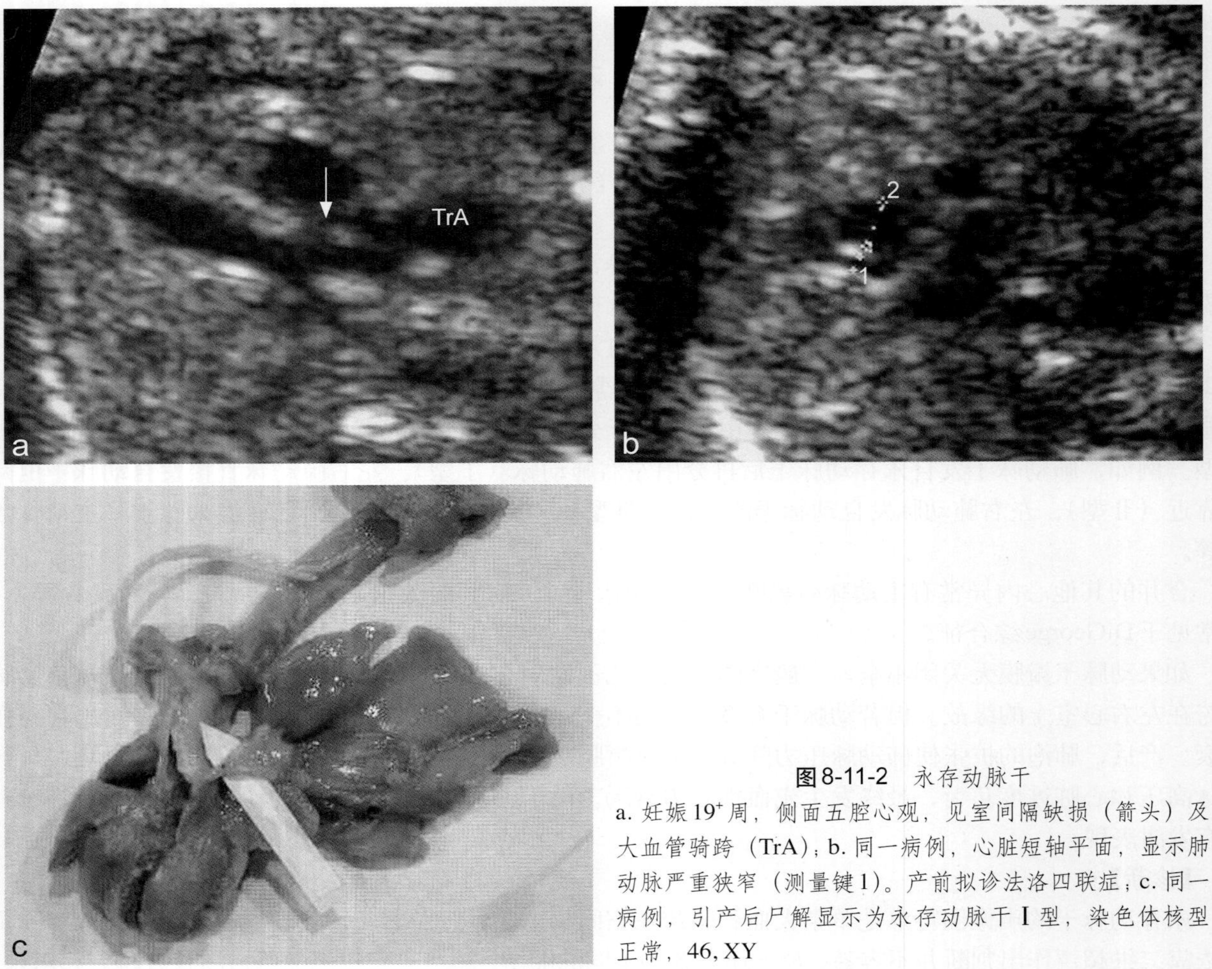

图8-11-2　永存动脉干

a. 妊娠19⁺周，侧面五腔心观，见室间隔缺损（箭头）及大血管骑跨（TrA）；b. 同一病例，心脏短轴平面，显示肺动脉严重狭窄（测量键1）。产前拟诊法洛四联症；c. 同一病例，引产后尸解显示为永存动脉干Ⅰ型，染色体核型正常，46, XY

【鉴别诊断】

最易与永存动脉干混淆的是法洛四联症合并肺动脉严重狭窄，后者二维超声往往无肺动脉干显示，而只显示一条宽大又骑跨的主动脉回声，声像图酷似永存动脉干。而永存动脉干Ⅰ型合并狭小的肺动脉发自动脉干根部，声像图显示宽大骑跨的“主动脉”旁见一条细小，酷似法洛四联症（图8-11-2）。狭窄的肺动脉只要有向前血流，彩超就可能显示细窄的肺动脉干血流信号，在三血管平面上见宽大的主动脉弓与细小的肺动脉（动脉导管）呈30° 相交。如果法洛四联症合并严重肺动脉狭窄或肺动脉闭锁，三血管平面上可能显示肺动脉反流信号。

【预后】

永存动脉干的预后通常不良。大部分患儿在产后一天至一个月内发生心衰，半年生存率低于40%，1年生存率低于20%。手术治疗可降低死亡率，尤其是接受生理性矫正手术者，术后生存率可达80%。存在动脉干闭锁不全或主动脉弓离断者的预后仍不理想。

如果有生机儿前诊断永存动脉干，应建议终止妊娠。对继续妊娠者，应详细超声检查有无合并其他畸形，并进行染色体检查包括22q11微缺失。孕期应定期超声随访，注意有无充血性心衰征象。充血性心衰主要出现于动脉干瓣膜关闭不全的病例中。一旦发生心衰，应考虑尽早分娩，但有较高的死亡率。分娩时应充分做好新生儿抢救准备。

第十二节　主动脉缩窄

主动脉缩窄（coarctation of the aortic arch，CoA）是指主动脉弓上任何部位出现的狭窄，呈隔膜样突向管腔。严重时主动脉弓的某一段或整条主动脉弓狭窄，称管状主动脉弓发育不良（tubular hypoplasia of the aortic arch）。发病率约占所有先心的4.6%。

【病因及病理】

发病机制认为可能是：①胚胎早期第四、第六对弓动脉与降主动脉出现连接障碍；②弓动脉水平的导管组织发育紊乱；③由于升主动脉血流减少，动脉导管和降主动脉血流增多，造成主动脉弓发育不良和狭窄。其中，第三种假设尤为受到重视。当动脉导管流向降主动脉的血流增加后，在与动脉导管相对的主动脉弓上产生一个嵴，加上升主动脉血流减少，造成流经主动脉弓峡部的血流也减少，这样很容易在主动脉弓峡部形成缩窄（主动脉弓峡部指的是与动脉导管相连接处的那段主动脉弓）。

主动脉缩窄最好发部位是在左锁骨下动脉与动脉导管之间的那段主动脉弓，即主动脉弓峡部；管状主动脉弓发育不良最好发部位是在左颈总与左锁骨下动脉之间，或是在左颈总与峡部之间。病变处常有隔膜样突起或环状束带导致管腔狭窄。

有资料显示，主动脉缩窄合并心内其他部位异常可高达87%～90%。常见的有主动脉瓣双瓣叶畸形、室间隔缺损，其他还有主动脉瓣狭窄和关闭不全、心内膜垫缺损、大血管错位、右室双流出道等。主动脉缩窄合并心外畸形常见的有膈疝和DiGeorge综合征等，合并染色体异常者约占10%，其中最常见的是特纳综合征。

宫内期间正常胎儿流经主动脉峡部的血液并不很多，约占胎儿心输出量的10%。因此，主动脉缩窄患儿不一定出现心衰。但在早孕末期及中孕初期（妊娠11周～13周6天），主动脉缩窄却极易表现出心衰症状和颈项透明层增厚，甚至出现颈部水囊瘤。但随着妊娠的继续，胎儿心脏发育趋于成熟和淋巴管与颈内静脉的相通，心衰可能会得到纠正或部分纠正，颈项透明层增厚可以消退或部分消退。如果有严重主动脉缩窄，以及管状主动脉弓发育不良和存在心房水平或心室水平的左向右分流者，其心衰不仅不能得到纠正，反而还会出现右心增大和进行性胎儿水肿等症状。产后，即使患儿有动脉导管延迟关闭，但终因肺内阻力降低使绝大部分右心室血液进入肺循环，加重患儿右心负荷造成充血性心衰的发生。产后即刻或新生儿期发生心衰的患儿约占50%。若不存在室间隔缺损，左心也会因过度负荷而发生衰竭。

【诊断】

虽然目前的超声技术是有可能直接观察主动脉弓及峡部，但有时还是难以获得满意的声像图。即使获得了比较满意的平面，仍有部分主动脉缩窄难以产前发现。

诊断主动脉缩窄所用的平面是三血管平面及主动脉长轴平面。主动脉缩窄时超声显示主动脉弓细小（图8-12-1b、c，图8-12-2c，图8-12-3a，图8-12-4a、b），病变段管径明显小于升主动脉及肺动脉（动脉导管）管径，彩超仍显示向前血流信号，但明显细于肺动脉血流。缩窄越严重声像图上显示的主动脉弓细小也越严重，严重缩窄如管状主动脉弓发育不良者还可并发左心发育不良（图8-12-2）。当主动脉缩窄存在隔膜样突起时，声像图可显示主动脉弓局部切迹，多位于主动脉弓峡部（图8-12-5）。

但由于上面已经提及的原因，产前超声不易获得满意的峡部声像图，常规筛选超声项目也不包括峡部，因此可造成本病的漏诊。事实上，相当一部分的主动脉缩窄产前诊断为间接诊断，即凭借其他表现，如左心室和升主动脉偏小，右心室、肺动脉干偏大（图8-12-1a、b，图8-12-4a）。在这些病例中，这类异常改变可能是首先发现的征象，因而引导超声者仔细检查主动脉弓可能存在的狭窄，或拟诊此病。然而，通过四腔心平面来发现主动脉弓缩窄，其敏感性是比较低的。文献报道主动脉缩窄的产前诊断率为28.6%～47%。

对于主动脉缩窄合并的其他多发性畸形（见前所述），声像图也会有相应的异常改变（图8-12-3，图8-12-4）。

【鉴别诊断】

1. *左心发育不良综合征* 声像图上也可表现为左心室小、主动脉狭窄。但狭窄程度往往非常严重，有时甚至可无左心室及主动脉回声。在三血管平面上，彩超可显示主动脉反流。然而，有时这两种病变不能截然分开，严重的主动脉缩窄可发展为左心发育不良，两者较难鉴别（图8-12-2）。

2. *主动脉弓离断*（interrupted aortic arch，IAA） 为主动脉弓的断裂，是一种很少见的先天性心脏病，有人认为是主动脉缩窄的极端状态。断裂部位多发生在左颈总动脉与左锁骨下动脉之间，或主动脉弓峡部。声像图三血管平面上主动脉弓极细，且不能显示汇入降主动脉（图8-12-6）。但由于严重管状主动脉弓发育不良的声像图有时也难以清晰显示整条主动脉弓，两者有时不易鉴别。

3. 肺动脉瓣狭窄（pulmonary stenosis，PS） 肺动脉瓣狭窄是单纯的瓣膜狭窄，因血流通过狭窄的肺动脉瓣时流速极快，急速的血流冲击肺动脉干导致肺动脉干出现狭窄后扩张。右心室也因为后负荷增大而加强收缩，所以出现右心室肥厚，右心室腔常略偏小。产前诊断单纯肺动脉瓣狭窄并不容易，尤其是在20周左右，二维超声检查可无任何异常发现。唯有彩超在三血管平面上可显示肺动脉湍流，血流图色彩缤纷杂乱，可提示局部存在狭窄病变。随着孕周的增加，妊娠晚期出现肺动脉干扩张（图8-12-7）。当超声显示肺动脉干径线明显大于主动脉径线时，可将其误诊为主动脉缩窄。

正常晚期妊娠时胎儿右心可略大于左心（见图8-1-7），但主动脉弓的二维和彩色血流声像图均为正常，所以也能作出鉴别诊断。

【预后】

预后取决于主动脉缩窄的严重程度及手术的时间。病变严重者新生儿极易发生充血性心衰，婴儿期就需要手术，但术后复发率较高。反之，2岁或3岁手术者复发率极低，但对严重病例来说，婴儿期死亡率很高。另外，手术的成败与患儿心功能状态及有无合并心内、心外其他异常有关。单纯主动脉缩窄的术后存活率较高。

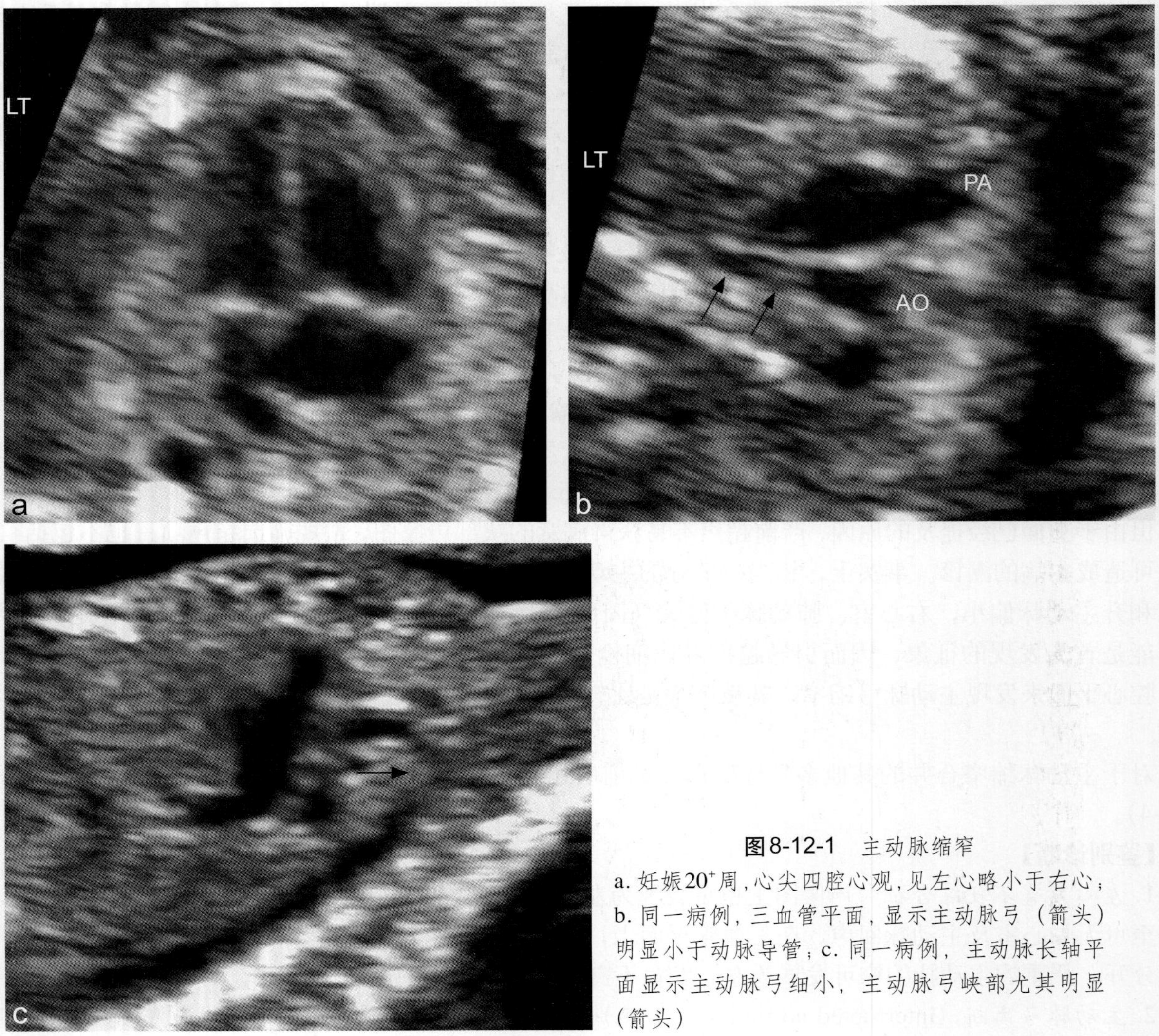

图8-12-1 主动脉缩窄

a. 妊娠20⁺周，心尖四腔心观，见左心略小于右心；b. 同一病例，三血管平面，显示主动脉弓（箭头）明显小于动脉导管；c. 同一病例，主动脉长轴平面显示主动脉弓细小，主动脉弓峡部尤其明显（箭头）

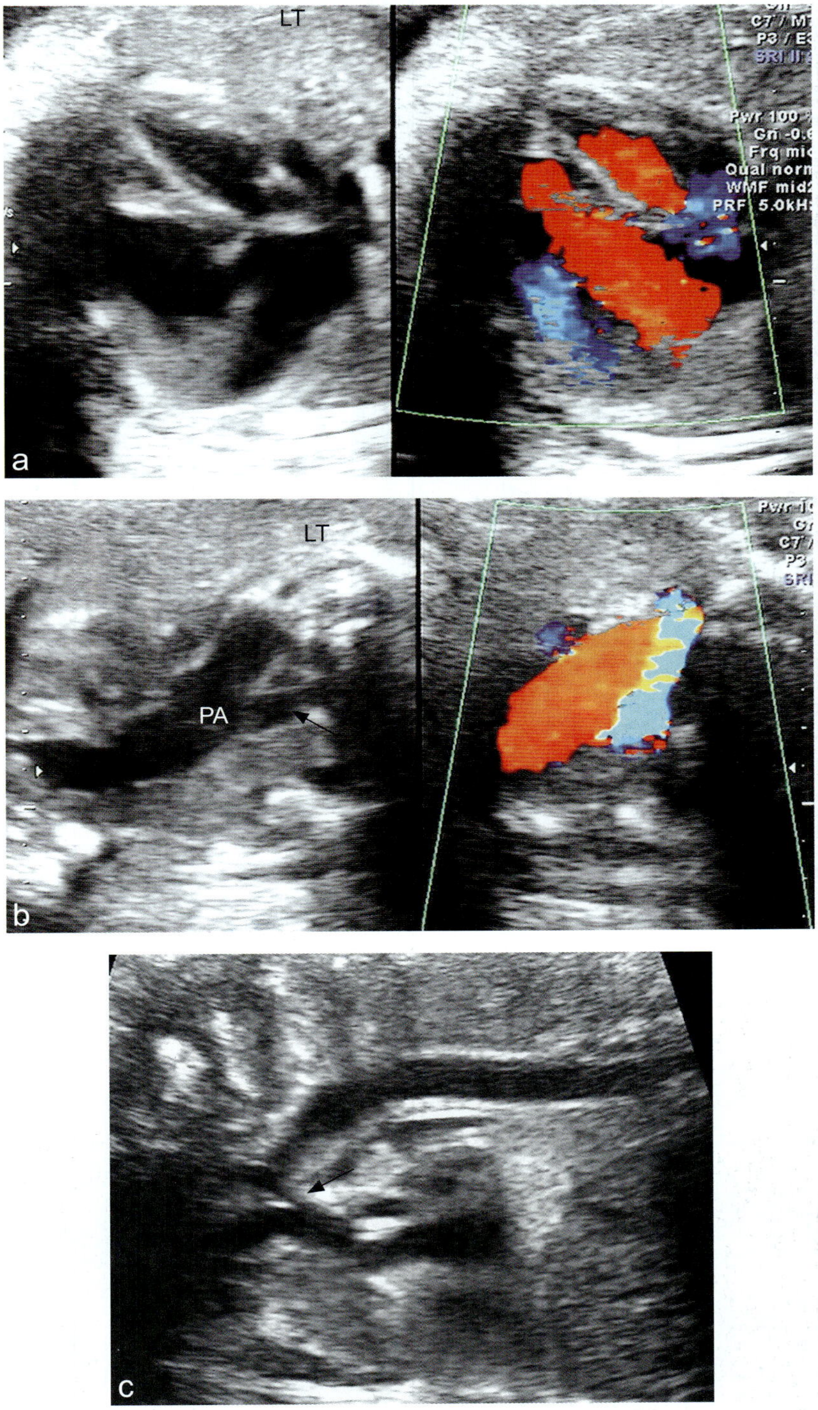

图8-12-2 主动脉缩窄

a. 妊娠35周，侧面四腔心观，左心明显小于右心；b. 同一病例，三血管平面，左侧图像显示肺动脉及动脉导管（PA）粗大，主动脉弓细小（箭头）；右侧彩超图像显示主动脉弓反流（蓝色）；c. 同一病例，主动脉长轴平面，显示主动脉弓严重狭窄（箭头）。产后心超及手术证实为主动脉弓发育不良合并左心发育不良

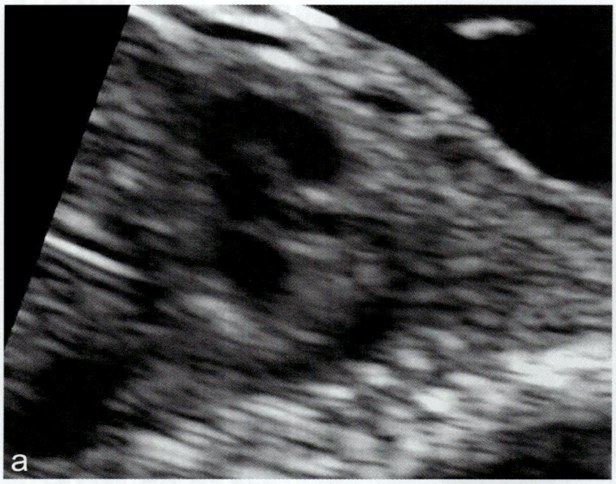

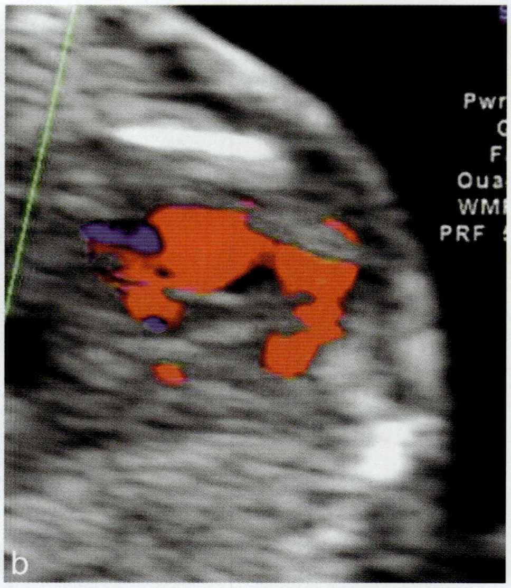

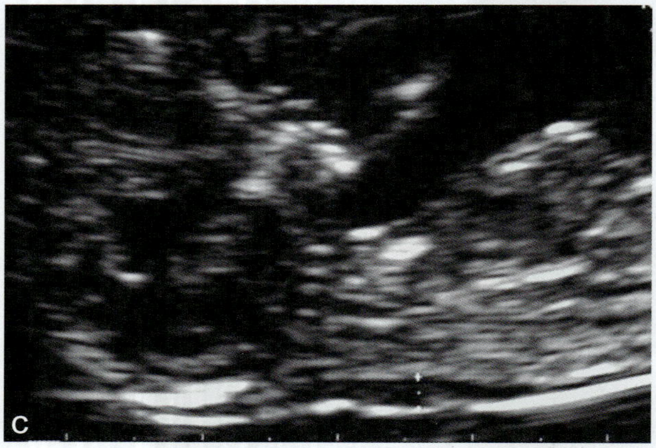

图8-12-3　主动脉缩窄

a. 妊娠20⁺周，主动脉长轴平面示升主动脉及主动脉弓明显狭小；b. 同一病例，侧面四腔心观，显示彩色血流通过室间隔心尖部肌部从左心室进入右心室（红色）；c. 同一病例，妊娠12⁺周时NT测量偏厚，2.3mm，染色体检查证实核型正常，46, XY

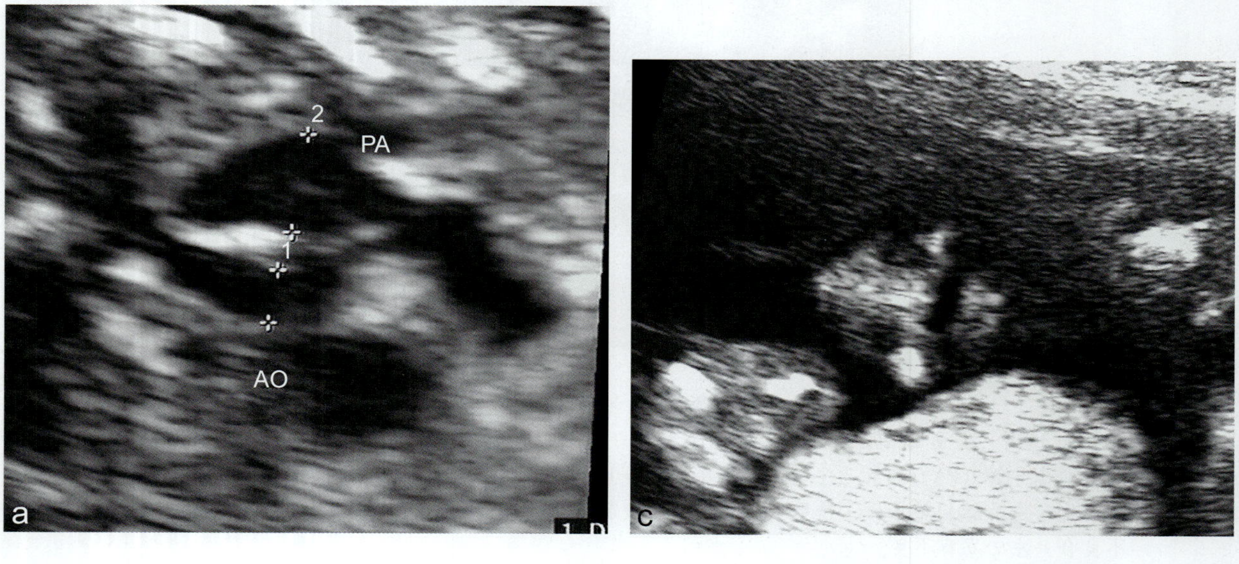

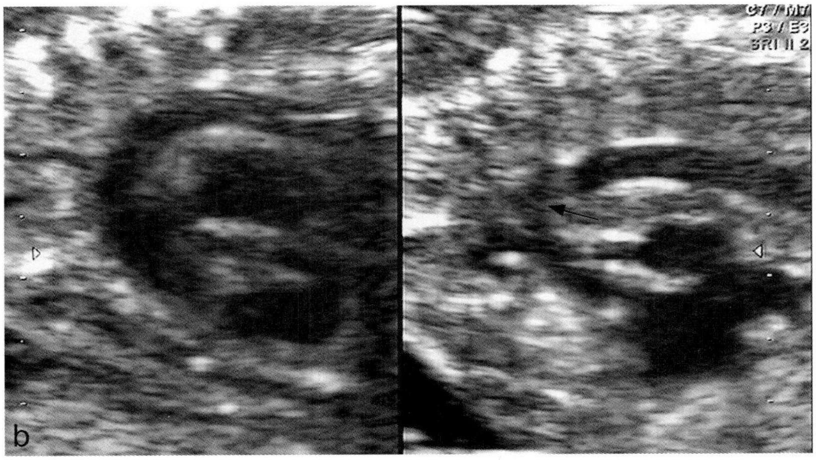

图8-12-4 主动脉缩窄
a. 妊娠20⁺周，三血管平面，见主动脉弓（测量键1）小于动脉导管（测量键2）；b. 同一病例，左侧图像为肺动脉长轴平面，示肺动脉主干、动脉导管及降主动脉的管径等同；右侧图像为主动脉长轴平面，示主动脉弓明显狭小（箭头）；c. 同一病例，口唇冠状切面观，显示双侧唇裂。染色体检查证实核型正常，46, XY

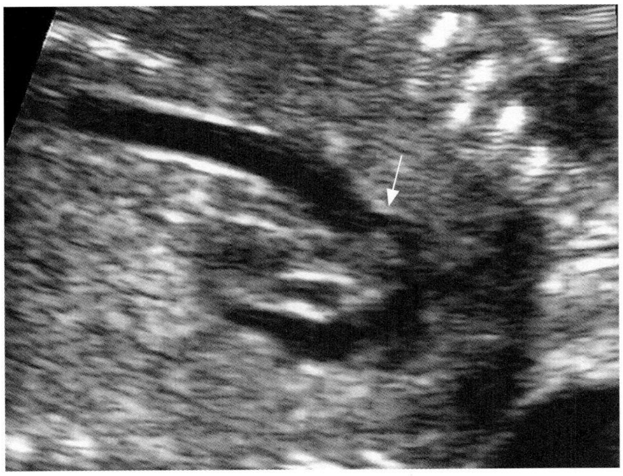

图8-12-5 主动脉缩窄
妊娠20^+周，主动脉长轴平面，见主动脉弓峡部明显狭窄（箭头所示）。染色体检查示正常核型，46, XY，除外DiGeorge综合征。产后手术证实主动脉缩窄

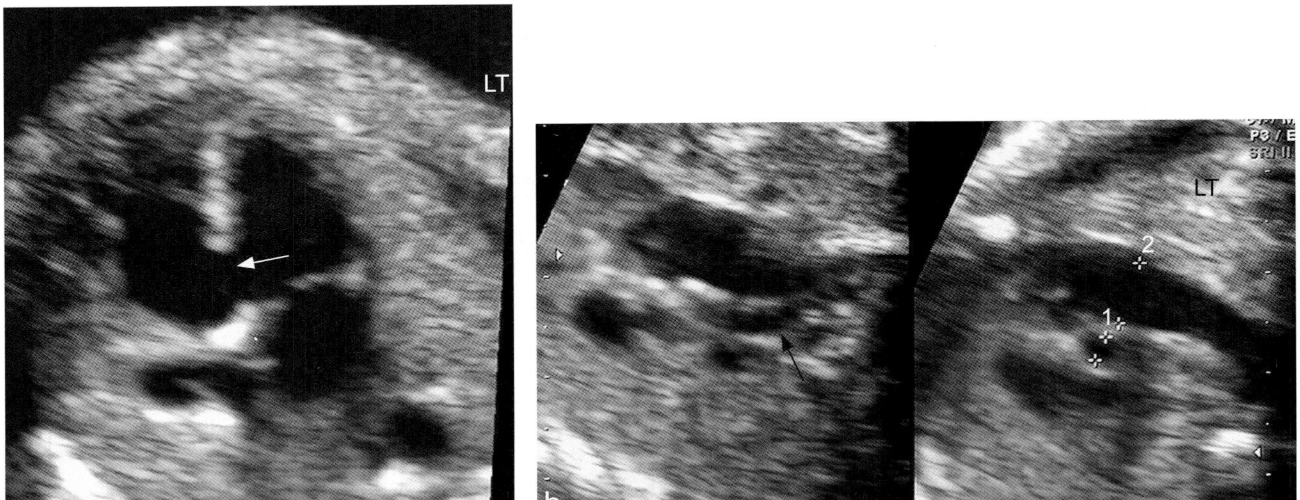

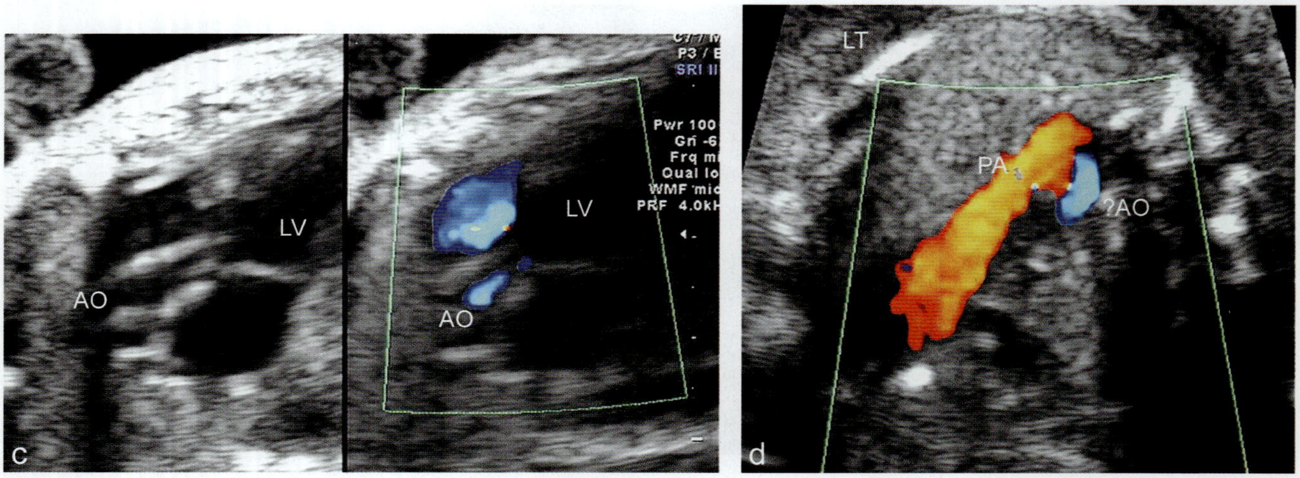

图8-12-6 主动脉弓离断

a. 妊娠26⁺周，心尖四腔心观，见大型室间隔缺损（箭头）；b. 同一病例，左侧图像为三血管平面，显示主动脉弓明显狭窄（箭头）；右侧图像为心脏短轴平面，显示主动脉（测量键1）明显小于肺动脉（测量键2）；c. 同一病例，左室流出道，显示升主动脉正向血流；d. 同一病例，三血管平面，显示主动脉弓反流。产后心超及手术证实主动脉弓离断Ⅱ型，染色体核型正常，46, XY，合并DiGeorge综合征

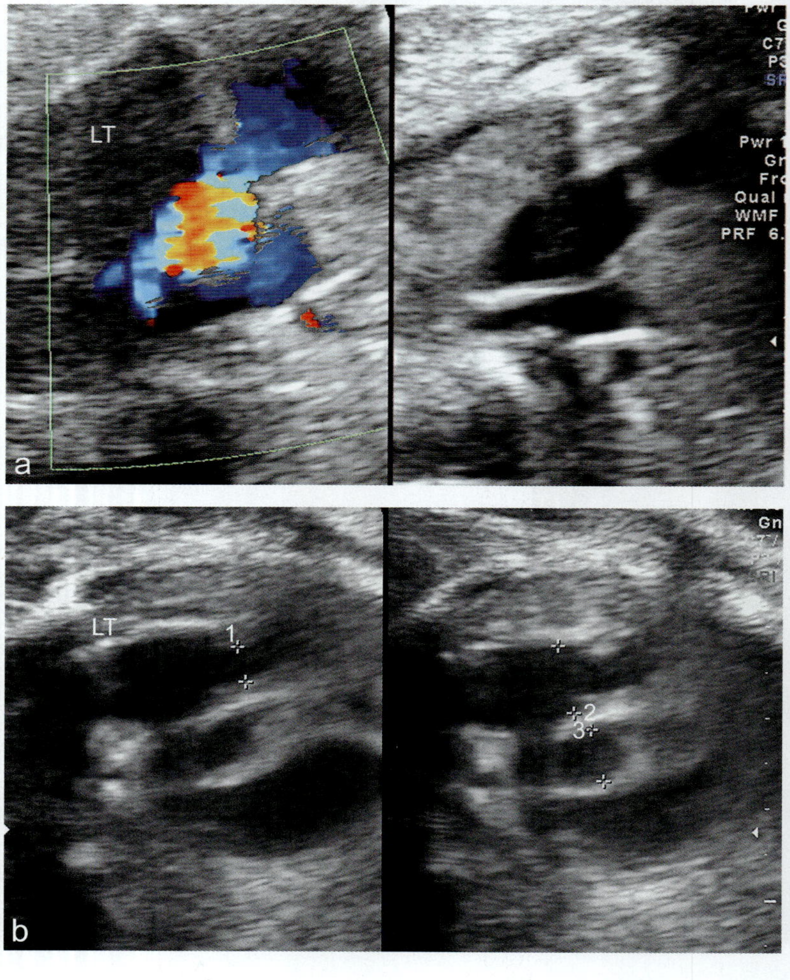

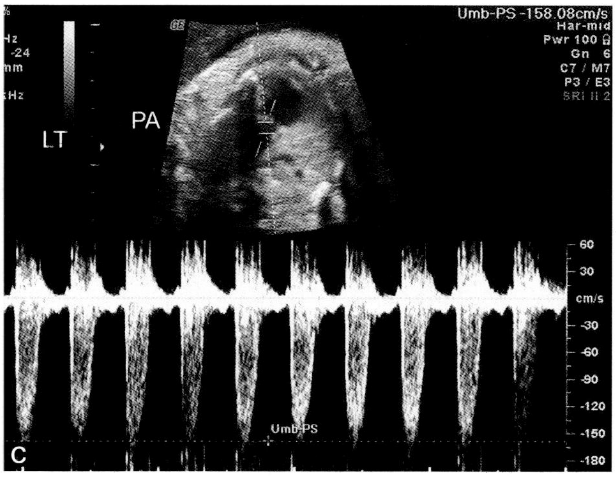

图8-12-7 肺动脉瓣狭窄

a. 妊娠32⁺周，三血管平面，右侧图像显示肺动脉主干明显扩张；左侧彩色超声图像显示肺动脉内色彩缤纷，为湍流或涡流；b. 同一病例，心脏短轴平面，左侧图像显示肺动脉瓣狭窄，瓣膜口径3.9mm（测量键1）；右侧图像显示肺动脉主干扩张7.6mm（测量键3），为狭窄后扩张；主动脉管径为5.8mm（测量键2）；c. 同一病例，肺动脉瓣高流速，158.08mm。染色体检查证实核型正常，46, XX

若有生机儿前能作出诊断，孕妇仍有机会选择继续妊娠或终止妊娠。本病合并染色体异常的机会较高，尤其是特纳综合征及DiGeorge综合征，故对继续妊娠者，应作染色体检查。此外，还应详细超声检查了解患儿合并其他心内心外畸形情况。一旦患儿发生宫内心衰，应考虑提前分娩，但预后相对也较差。

第十三节 心脏位置异常

心脏位置异常可见于多种不同系统的畸形，包括心脏本身的异常如多种先天性心脏病、右位心，以及胸腹腔脏器异常如膈疝、肺囊性腺瘤样病变、内脏反位及内脏异构等等。这里重点讨论由心脏本身异常引起的心脏位置异常和心脾综合征（cardiosplenic syndrome）。

【病因及病理】

心脏位置异常包括心脏移位及心轴偏移。右位心、内脏反位、心脾综合征、肺内病变造成局部肺膨大或缩小、单侧胸腔积液、腹腔内容物疝入一侧胸腔致纵隔移位等都可引起心脏位置异常。心房或心室发育不良或扩张、大血管发育异常等可引起心轴偏移，如左心或右心发育不良、三尖瓣下移、心内膜垫缺损、法洛四联症、永存动脉干、肺动脉狭窄、主动脉缩窄、右室双流出道、房室传导阻滞、心肌肥厚等等。

心脏移位主要是指右位心及中位心。右位心（dextrocardia）也称心脏反位，有完全性和不完全性两种，完全性是指胸腔及腹腔脏器均左右反转，呈“镜样”反转，其结构正常；不完全性是指胸腔或腹腔脏器的左右反位，心尖指向可左可右。不完全性内脏反位也归类于心脾综合征。

心脾综合征的特点是内脏发育倾向于对称性，即双侧均发育成右侧或左侧的内脏结构。若双侧均发育成右侧内脏结构，称右侧异构（right isomerism）或无脾综合征（asplenia syndrome）；若双侧均发育成左侧内脏结构，称左侧异构（left isomerism）或多脾综合征（polysplenia syndrome）。累及的器官有：心脏、肺、脾、肝、胃肠道、大血管等。病理上，无脾或多脾综合征都有复杂性心脏畸形，如单心室、心内膜垫缺损、单心房、右位心、大血管错位、右室双流出道、肺动脉狭窄、双上腔静脉等。右侧异构的异常还包括双右心房、双右肺动脉、肺静脉回流异常、双侧右支气管、双侧三叶肺、无脾、中央型肝、中央型胆囊、左位胃、右位胃或中央胃、降主动脉与下腔静脉位于脊柱的同侧。左侧异构的异常还包括双左心房、双左肺动脉、下腔静脉中断伴奇静脉或半奇静脉回流、房室传导阻滞、双侧左支气管、双侧两叶肺、双脾或多脾、肝或右位或左位、无胆囊、右位或左位胃。通常，右侧异构的多发性异常较左侧异构多而严重，左侧异构的房室传导阻滞较右侧异构明显频繁。

肺静脉回流异常尤其是全肺静脉回流异常（total anomalous pulmonary venous return，TAPVR，或total anomalous pulmonary venous drainage，TAPVD）是无脾综合征的特点。由于双侧均为右心房，肺静脉的连接便出现异常，多数情况下不是直接回流至心房，而是几条肺静脉先汇合成一静脉窦（confluence），或向上回流入上腔静脉至功能性右心房，或向下穿过膈肌回流入肝内门脉系统。相对少见的回流形式有：与冠状窦、无名静脉、半奇静脉和奇静脉甚至下腔静脉相连，然后再回流入心房。

【诊断】

利用超声判断胸腔内心脏位置最重要的平面是四腔心观。正常心脏位于胸腔的左前方，心尖指向左侧，心轴与正中线呈45° 左右夹角（见图8-1-2）。

心脏移位时，心脏不在左前胸腔，可在正中或在右胸腔；心尖可以指向左侧、右侧或正前方。心轴偏移时，心轴角度小于28° 或大于59° （见图8-8-4c，图8-13-1，图8-13-2，图8-13-5a，图8-13-7a）。仔细观察心房、心室内部结构可帮助检查者识别左、右心房或左、右心室（图8-13-3a，图8-13-5a）。但是在合并心腔畸形时，有时不易作出准确识别。

上面已经提到，心脏移位和心轴偏移可合并多种心脏畸形。因此，检查者应该仔细观察胎儿有无心脏畸形存在，诸如心内膜垫缺损、左、右心发育不良、三尖瓣下移、右室双流出道、法洛四联症等等。

同时，还必须仔细检查胎儿的腹腔内结构。超声不能清晰显示腹腔的每一个脏器，但胃泡、胆囊、腹主动脉及下腔静脉的位置乃是很有诊断价值的。如果心脏呈镜样反转而腹腔脏器位置正常，可考虑为不完全性内脏反位；如果心脏及腹腔脏器均呈镜影样反转，就可能是完全性内脏反位（图8-13-1）；如果心脏位于中央或右侧，左侧胸腔失去正常肺组织回声，出现无回声和低、强回声相间的图像，甚至见蠕动，即为

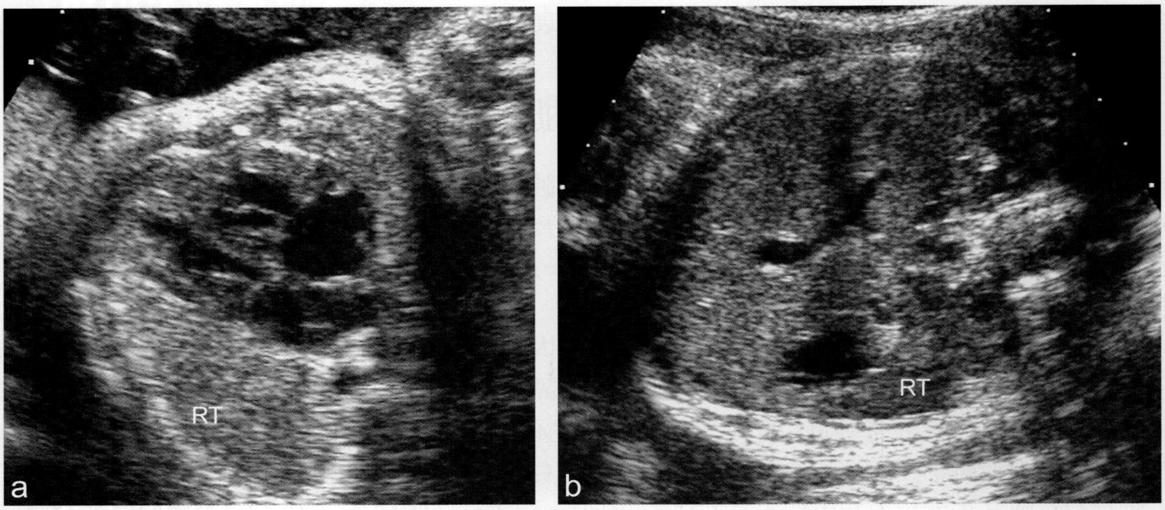

图8-13-1 完全性内脏反位

a. 妊娠35⁺周，胸腔横切面观，见心脏位于胸腔右侧（RT），心尖指向右前方，左右心呈镜影样反转；b. 同一病例，腹围平面，见胃泡位于腹腔右侧（RT），门静脉转向胎儿左侧

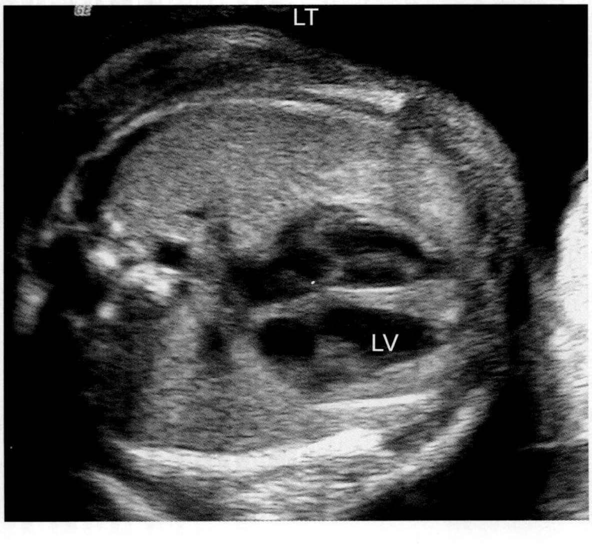

图8-13-2 中位心

妊娠28⁺周，见心脏位于胸腔中央，心尖指向正前方，左心室位于胸腔右侧（LV），右心室位于胸腔左侧（LT）。该病例同时合并大血管错位。染色体检查显示正常核型，46, XY，除外DiGeorge综合征

膈疝（见图9-4-1，图9-4-3）。心脏移位合并肺内多个无回声区或肺叶增大呈均匀强回声区，应怀疑肺囊性腺瘤样病变或肺分离（见图9-2-2，图9-3-1）。如果心脏移位合并心脏畸形，又有腹腔脏器异常，就应高度怀疑心脾综合征。

心脾综合征在病理上有很多特点，即使是在无脾综合征与多脾综合征二者之间也有很大区别。但是，超声则不然。对于无脾或多脾、右位肝或左位肝、肺的分叶，超声较难作出准确判断。胃泡是超声最容易识别的一个腹腔脏器标志，但右位胃并非心脾综合征的特点，内脏反位时胃泡也在右侧、而且也不是所有的心脾综合征胃泡都在右侧。无脾综合征和多脾综合征都可存在右位心或正常位置心脏，也都可存在心脏畸形，然而无脾综合征的心脏畸形往往更严重，而多脾综合征则常存在房室传导阻滞。发现根据腹主动脉与下腔静脉的关系，可帮助识别是否为心脾综合征。正常位置的腹主动脉与下腔静脉的关系是腹主动脉位于脊柱左前方，下腔静脉位于脊柱右前方（见图8-1-6a）。膈疝、肺部病变、胸水和先天性心脏畸形等所致的心轴偏移或心脏移位，其腹主动脉与下腔静脉的关系不变。完全性内脏反位两条大血管则完全相反，呈镜影样反转（图8-13-1b）。如果主动脉与下腔静脉既失去正常关系，又非镜影样反转，就有可能是心脾综合征。无脾综合征的腹主动脉与下腔静脉位于脊柱的同侧或在中线之上，表现为腹主动脉在后，下腔静脉在前（图8-13-3c，图8-13-4c，图8-13-5c）。多脾综合征的腹主动脉位于脊柱正前方，下腔静脉在肝脏水平中断，其静脉血通过奇静脉或半奇静脉回流入心。奇静脉或半奇静脉位于脊柱的右侧或左侧（图8-13-7c、d）。作者还发现，无脾综合征胎儿的胃泡非常靠近脊柱，可能与双侧右叶肝有关（图8-13-3c，图8-13-4c，图8-13-5c）。

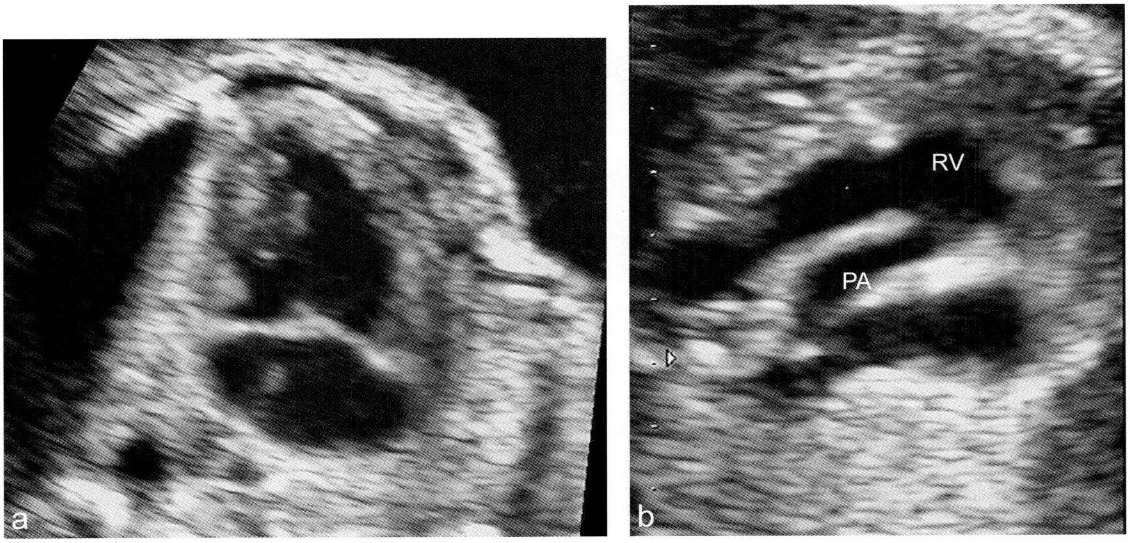

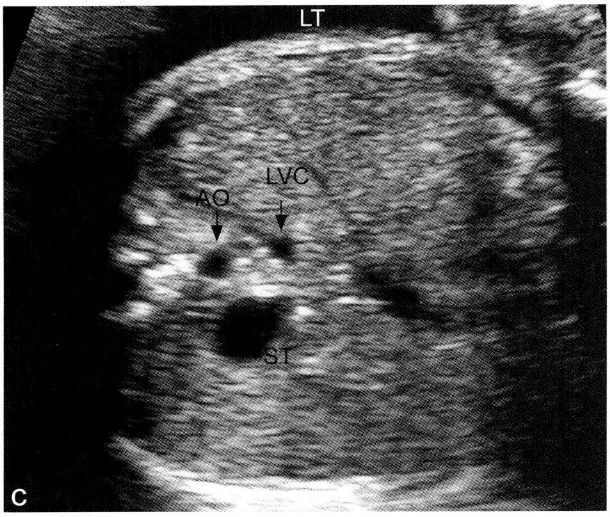

图8-13-3 心脾综合征

a. 妊娠26⁺周，心尖四腔心观，见左侧心腔狭小，心内膜垫缺损，未见正常肺静脉回流；b. 同一病例，流出道平面，主动脉及肺动脉均发自右心室（RV），呈平行状，伴肺动脉狭窄（PA）；c. 同一病例，腹围大血管平面，见胃泡位于腹腔右侧，且靠近脊柱，降主动脉（AO）及下腔静脉（IVC）均位于腹腔左侧。产后心超证实心内膜垫缺损、左心发育不良、右室双流出道、肺动脉狭窄、脾脏缺失，为心脾综合征右侧异构。染色体检查示正常核型，46, XX。产后1个月死亡

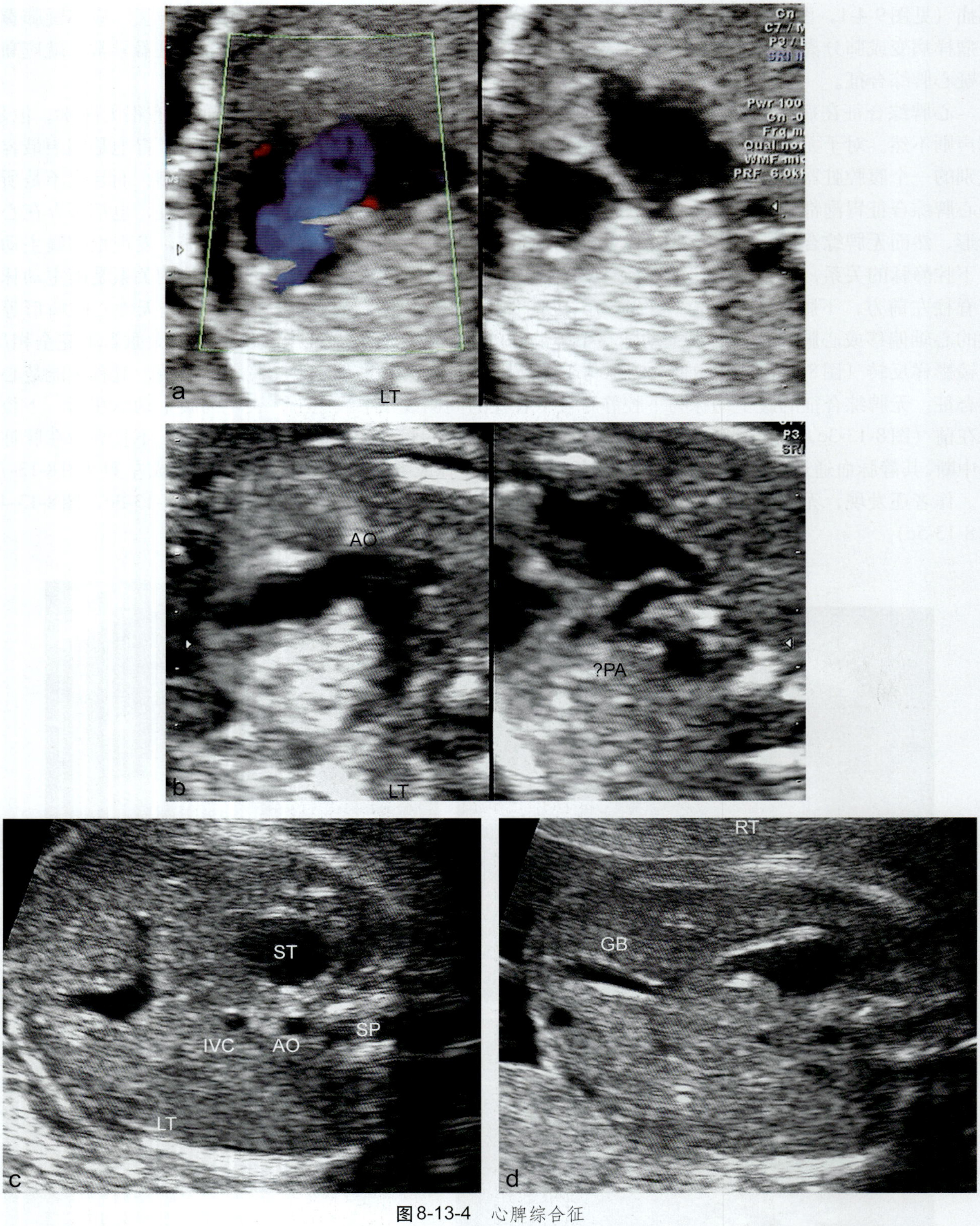

图8-13-4 心脾综合征

a. 妊娠21⁺周，心底四腔心观，右侧图像显示左心关闭，左心发育不良；左侧彩色超声图像显示仅存在右心房室瓣血流；b. 同一病例，左侧图像显示主动脉宽大（AO）；右侧图像显示肺动脉狭窄（PA）；c. 同一病例，腹围大血管平面，见胃泡（ST）位于腹腔右侧，较靠近脊柱，门静脉转向胎儿右侧，主动脉（AO）及下腔静脉（IVC）均位于脊柱（SP）左前方；d. 同一病例，显示胆囊位于中央（GB）。引产后尸解证实左心发育不良、右室双流入道、肺动脉狭窄、对称性肝脏、中央型胆囊、脾脏缺如，为心脾综合征右侧异构。染色体检查示正常核型，46, XX

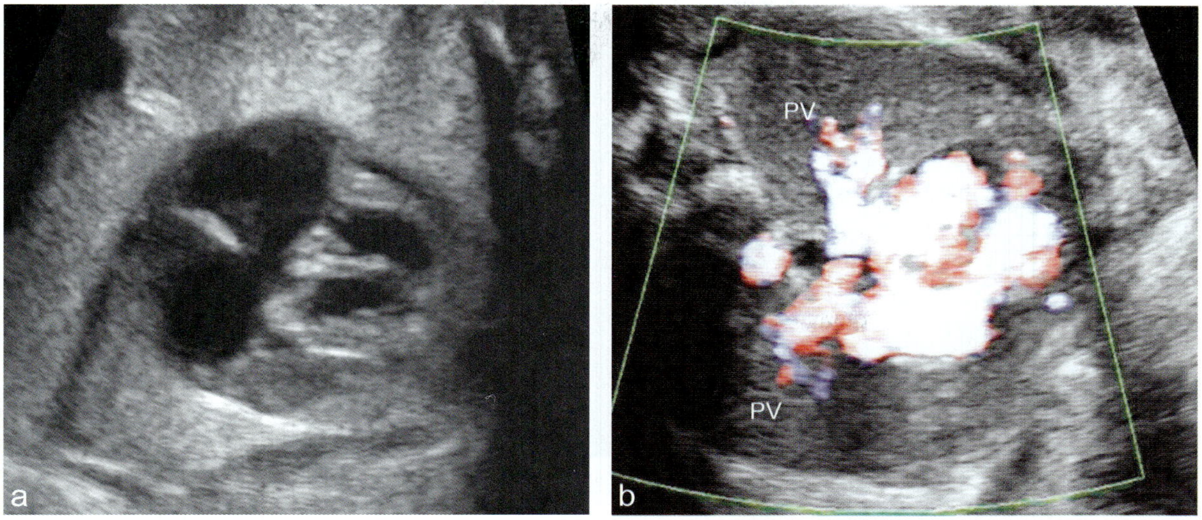

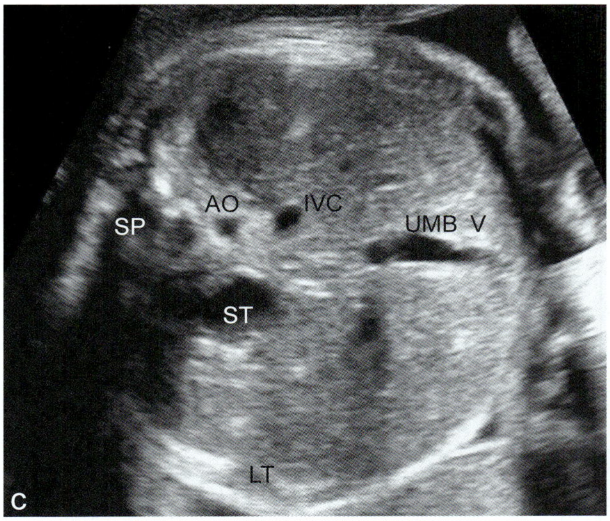

图8-13-5 心脾综合征

a. 妊娠32⁺周，心底偏侧面四腔心观，显示中位心及心内膜垫缺损，双侧心房均未见肺静脉回流；b. 同一病例，彩色超声显示双侧肺静脉（PV）均汇入心脏后方的静脉窦；c. 同一病例，腹围大血管平面，见胃泡（ST）位于腹腔左侧，非常靠近脊柱，门静脉（UMB V）转向胎儿左侧，主动脉（AO）及下腔静脉（IVC）均位于脊柱（SP）右前方

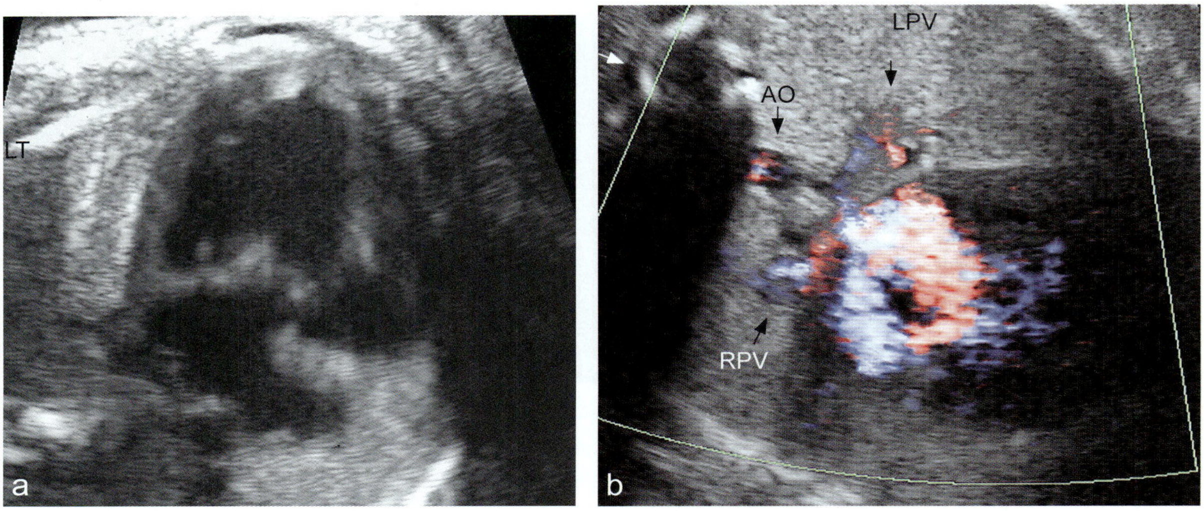

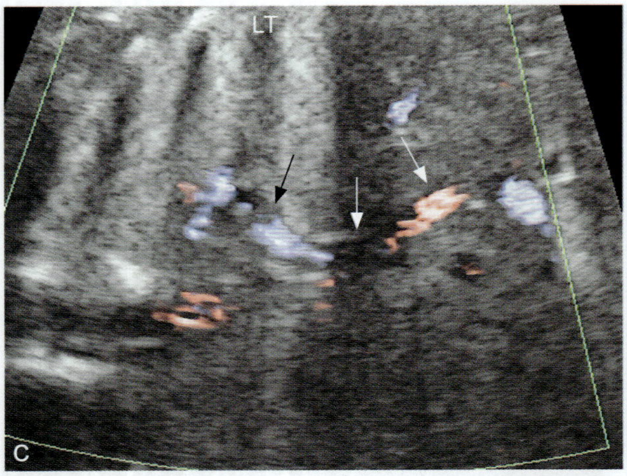

图8-13-6 心脾综合征

a. 妊娠30⁺周，心尖四腔心观，示不对称性心内膜垫缺损；b. 同一病例，彩色超声示左右肺静脉（LPV，RPV）均汇入心脏后方的静脉窦；c. 同一病例，胸腹腔冠状切面观，显示从心脏后方静脉窦发出的血管向下行走（箭头），穿过膈肌，汇入肝内门脉血管

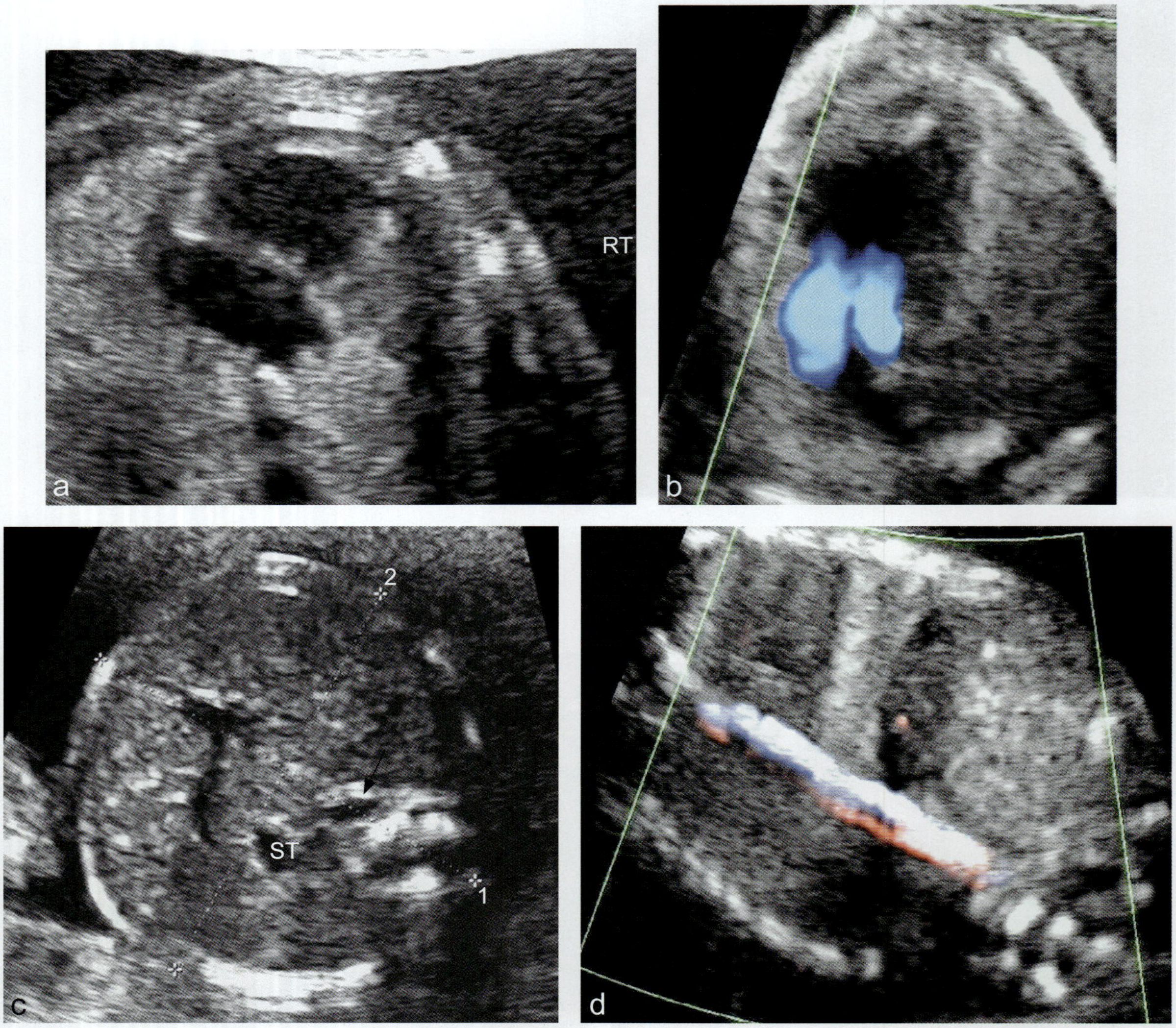

图8-13-7 心脾综合征

a. 妊娠20⁺周，心尖四腔心观，显示心脏位于胸腔右侧（RT），心尖指向右侧，单心室畸形；b. 同一病例，单心室双流出道（蓝色）；c. 同一病例，腹围平面，见胃泡（ST）位于左侧腹腔，门静脉转向胎儿左侧，腹腔内仅见降主动脉，位于脊柱右前方（箭头），未见下腔静脉；d. 同一病例，脊柱前冠状切面观，见两条血流相反的血管紧靠，蓝色为降主动脉，红色为紧贴降主动脉左侧的奇静脉。引产后尸解证实为心内膜垫缺损、单心室、下腔静脉中断、奇静脉扩张、脾脏缺如、中央型对称性肝、双侧四叶肺。染色体核型正常，46,XX

由于受检查切面的限制，心脏超声难以显示四条肺静脉与左心房的连接，在心脏四腔心观只能显示两条（见图8-1-4，图8-1-5）。因此，产前超声诊断肺静脉回流异常是较困难的。然而，全肺静脉回流异常胎儿的四腔心观则未能显示应该存在的两条肺静脉，仔细观察，可能会发现肺静脉“集合”于心房后方，造成心房与主动脉之间的距离增宽（图8-13-5b，图8-13-6b）。有经验的操作者结合彩超还能跟踪其回流途径（图8-13-6c）。这里特别要指出的是，由于右侧异构存在包括心脏在内的多发性畸形，这些畸形往往很明显，提示超声者考虑心脾综合征，因此也会刻意地去观察肺静脉回流是否正常。如果非心脾综合征的单纯肺静脉回流异常，心脏其余结构正常，即使是全肺静脉回流异常，产前超声的漏诊率也极高。这是因为有些肺静脉窦位于左心房的后下方，造成左房与脊柱的关系无明显改变，声像图上仍然显示肺静脉“连接于”左房的后方，但其实是肺静脉经过左房的后方。据文献报道，单纯性全肺静脉回流异常产前几乎均漏诊。

绝大部分的心脾综合征都合并有心脏畸形，有时还合并脊柱裂、泌尿生殖道畸形等。

【鉴别诊断】

鉴别诊断主要是针对所有可引起心脏位置改变、心轴角度改变的疾病进行鉴别。前面都已经讨论过，可以是心脏本身的畸形，也可以是心脏以外的畸形。

【预后】

各种先天性心脏畸形、膈疝、肺囊性腺瘤样病变、肺分离和胸腔积液的预后请参阅本章相关节段或其他相关章节。

约20%的完全性内脏反位是Kartagener综合征（完全性内脏反位、支气管扩张和鼻息肉），其余的完全性内脏反位不合并其他畸形者预后都较好。

心脾综合征的预后则比较差，约40%的患儿合并有严重畸形，绝大部分有心血管畸形而且是严重畸形。其中，无脾综合征因结构畸形更加严重如复杂性心脏畸形合并全肺静脉回流异常，造成死亡率高；而多脾综合征因房室传导阻滞心力衰竭发生率高而死亡。有报道称未经治疗的患儿中90% ~ 95%的无脾综合征一年内死亡，80%多脾综合征一年内死亡。手术治疗可提高生存率，但由于存在多发性复杂性畸形，手术死亡率为10% ~ 15%，而且肺静脉回流异常的病例可能发生肺静脉阻塞，预后仍较差。

有生机儿前诊断心脾综合征，应建议终止妊娠。虽然心脾综合征与染色体异常无明显关系，但为防止超声诊断错误，对继续妊娠者，仍应进行染色体检查。产科处理则主要根据心脏畸形情况及有无心衰。一旦发现心衰，需尽早分娩，然而预后也更差。

第十四节　心 脏 肿 瘤

胎儿心脏肿瘤（tumors of the heart）是相当少见的一种心脏病变，占活产的0.0017% ~ 0.027%，占所有尸解病理标本的1/10000。

【病因及病理】

病因不明。大部分心脏肿瘤为良性，包括横纹肌瘤（58% ~ 60%），其次是畸胎瘤（20%），少见的有纤维瘤（12%）、血管瘤（2.8%）、黏液瘤及间皮瘤等。

不同的肿瘤其大小和生长部位都各有特点。横纹肌瘤倾向于多发性，生长在室壁或室间隔上，呈结节状。畸胎瘤可以生长在心包内或心包外，包膜完整且以囊性为主，内含三个胚层的组织，常引起心包积液。纤维瘤可有蒂与心室壁或室间隔连接，并可发生钙化。黏液瘤能活动，多数起源于左心房。血管瘤则多数起源于右心房，常伴有心包积液。

超过50%的胎儿心脏横纹肌瘤（rhabdomyoma）病例合并结节样硬化（tuberous sclerosis），尤其是多发性横纹肌瘤。结节样硬化是一种家族性遗传性疾病，为常染色体显性遗传，多发生于西方人群，但也有些病例可能是基因突变。其异常改变有大脑皮质结节、室管膜下出血、多发性视网膜错构瘤、肾囊肿、肾脏肿瘤、癫痫和智能低下等。心脏横纹肌瘤也常常合并室上性心动过速，估计可能是肿瘤组织内存在传导副通道。

肿瘤在心腔内可阻塞流入道或流出道，出现一系列的病状及心律失常，两者都可能最终发展为充血性心力衰竭。

【诊断】

心脏肿瘤多见于晚孕期，心腔内显示肿块回声是超声诊断心脏肿瘤的基础。横纹肌瘤的声像图特点是心室内均匀强回声结节，可呈多发性。大部分横纹肌瘤起源于室间隔，少数可起源于心室壁。畸胎瘤可位于心包内或心包外，其包膜清晰，以囊实性肿块多见，极易出现心包积液。纤维瘤多为单个孤立的肿瘤，长在心室壁或室间隔上。血管瘤则多位于心底部近右心房处，肿瘤内部回声不均匀且无明显包膜，心包积液也较常见（图8-14-1，图8-14-2，图8-14-3）。

东方人少见结节样硬化，但并不是没有。因此若心腔内显示多发性肿瘤，应注意检查中枢神经系统、眼睛和肾脏等部位。

一旦肿瘤阻塞心脏流入道或流出道，或引起患儿心律失常，超声都能检测到相应改变。例如，心脏增大、心脏收缩乏力、心包积液、胸腔积液、腹水及胎儿水肿等等。

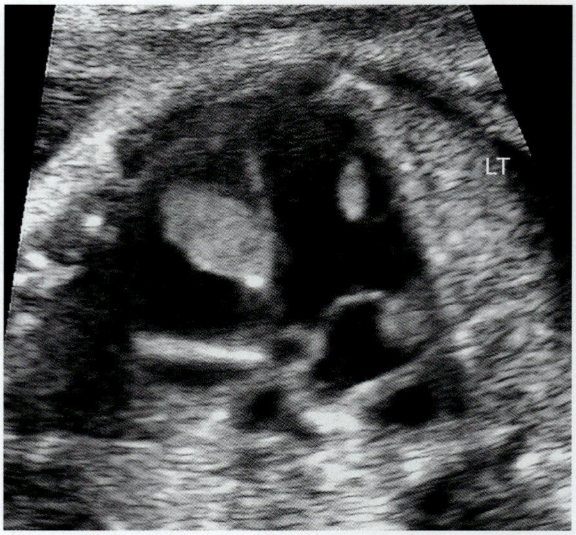

图8-14-1　心脏横纹肌瘤

妊娠32⁺周，心尖四腔心观，见左右心室内各一均匀强回声结节，右心室内结节明显大于左心室内结节

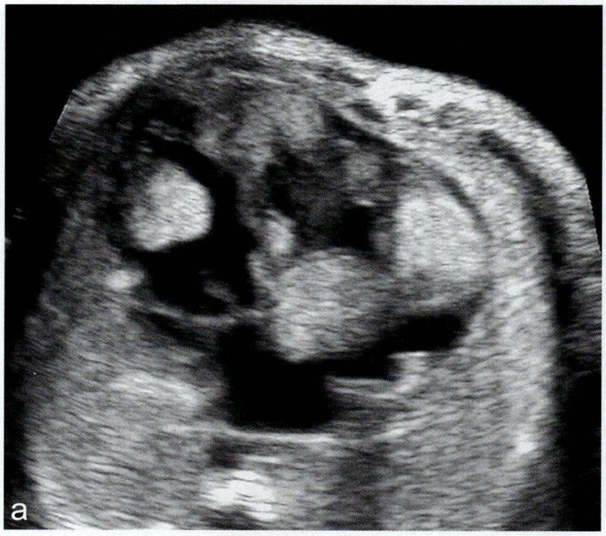

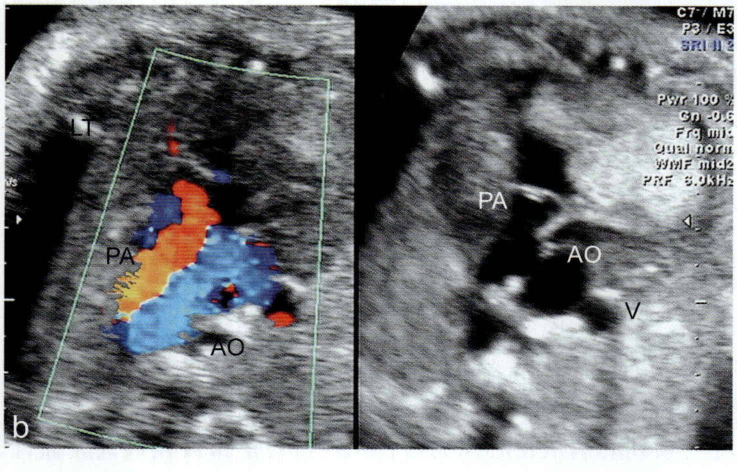

图8-14-2　心脏横纹肌瘤

a. 妊娠33⁺周，心尖四腔心观，见左心室内一个均匀强回声结节，右心室内多个均匀强回声结节，较大的两个位于三尖瓣部位；b. 同一病例，三血管平面，见肺动脉反流（PA），为右心梗阻所致。产后心超证实心腔多发性横纹肌瘤伴室上性心动过速、结节样硬化

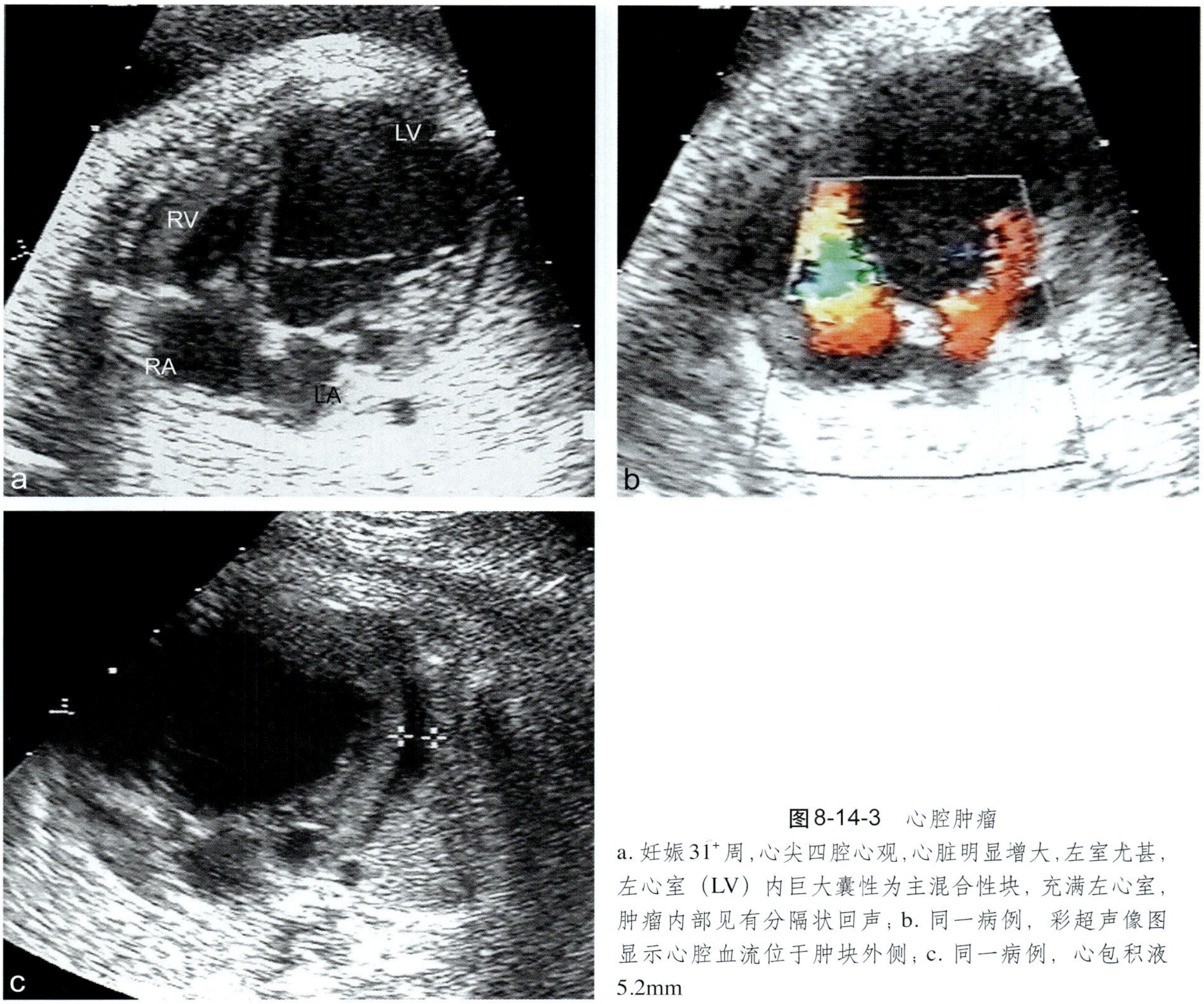

图8-14-3 心腔肿瘤

a. 妊娠31⁺周，心尖四腔心观，心脏明显增大，左室尤甚，左心室（LV）内巨大囊性为主混合性块，充满左心室，肿瘤内部见有分隔状回声；b. 同一病例，彩超声像图显示心腔血流位于肿块外侧；c. 同一病例，心包积液5.2mm

【鉴别诊断】

当心包内畸胎瘤向外生长时可与肺囊性腺瘤样病变、支气管囊肿、肺囊肿等肺内病变或纵隔内病变相混淆。肺内病变应完全出现在肺内、心包外，仔细观察可发现心包回声无异常改变；而心包内肿瘤声像图上可显示心包包于肿瘤外，且常有心包积液。

心室内强回声点（intraventricular echogenic focus，IEF）是非常常见的一种心脏声像图表现，有报道高达20%。也是心室内存在单个或数个小强回声结构，左心室更多见，但都位于腱索或乳头肌上，声像图上似悬空在心室中（图8-14-4，图8-14-5，图8-14-6）。强回声点面积很小，随孕周的增加可能消失或回声减弱。心室内强回声点不属于结构异常，在亚洲人群中的出现率相对较高。研究发现胎儿存在心室内强回声点，染色体异常似然比及合并畸形的概率略微升高，但也有研究发现在亚洲人群中无明显意义。有关染色体异常似然比详情请见第十五章第二节。

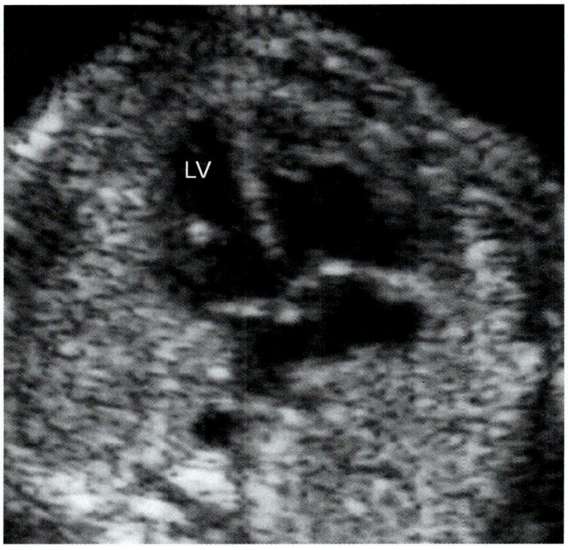

图8-14-4 心室内强回声点

妊娠21⁺周，心尖四腔心观，显示左心室（LV）内一个强回声点

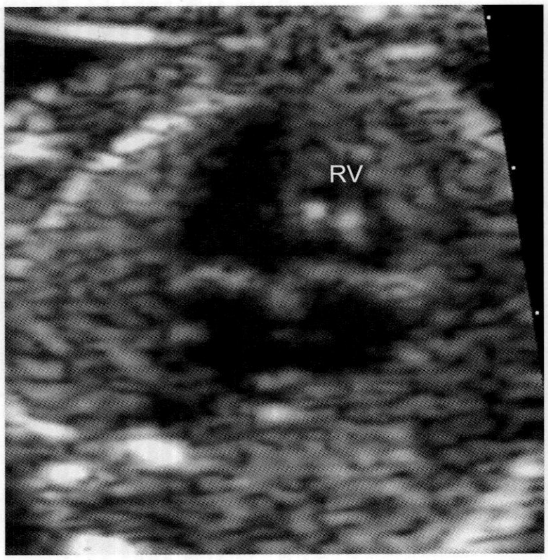

图8-14-5 心室内强回声点

妊娠20⁺周，心尖四腔心观，显示右心室（RV）内两个强回声点

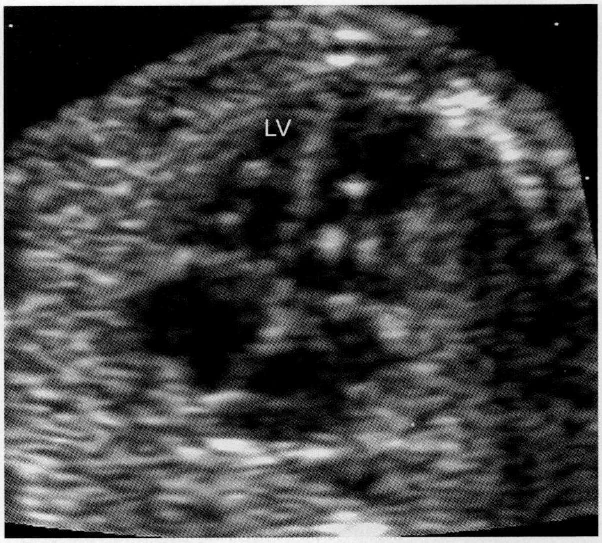

图8-14-6 心室内强回声点

妊娠20⁺周，心尖四腔心观，显示左心室（LV）内三个，右心室内两个强回声点

其他原因引起的心包积液一般不易与心包内肿瘤引起的心包积液混淆。但当肿瘤较小或在心底部时，可能首先观察到的是心包积液。如经仔细超声检查确实未见心包内肿瘤，应考虑为非肿瘤性心包积液，例如心脏畸形、心律失常和非免疫性胎儿水肿，甚至染色体异常。

【预后】

预后取决于肿瘤大小、所处部位、肿瘤类型。因此，有些患儿可无任何症状，有些则后果非常不好。如肿瘤阻塞心腔流入道或流出道，可并发急性心力衰竭或心律失常致死。对部分患儿手术切除肿瘤后，可降低死亡率。但若存在结节样硬化，则预后仍然很差。心包内畸胎瘤有时生长很快且迅速出现心包积液，胎儿宫内死亡率极高。

有生机儿前发现心脏肿瘤，应考虑终止妊娠。如果继续妊娠或中晚期妊娠才发现心脏肿瘤，应作密切超声随访观察。如无梗阻无心衰现象则可待其自然临产，但分娩时仍应有小儿心脏科医生在场。

第十五节 心律失常

胎儿心律失常（arrhythmia）包括心率过快（tachycardia）、心率过慢（bradycardia）及心律不规则（irregular rhythm）。心率超过160次/分为心率过快，最常见的病理情况是室上性心动过速（supraventricular tachycardia，SVT），心率在180～300次/分。少见的有心房扑动（atrial flutter），心房率300～400次/分；心房颤动（atrial fibrillation），心房率400～700次/分。心率过慢是指心率低于120次/分，最常见的病理情况是房室传导阻滞（heart block），心室率可慢达60～80次/分，甚至40～50次/分。心律不规则有房性期前收缩（premature atrial contraction），室性期前收缩（premature ventricular contraction），也包括房室传导阻滞。

【病因及病理】

室上性心动过速的原因有自发性及折返两种。自发性是指异位兴奋灶发生高频率的冲动，暂时取代了窦房结。折返是因为房室结存在双通道，兴奋信号在往心室传导的同时又从另一通道折返回原点又再传，又再折返，循环不止。室上性心动过速的特点是心房与心室的收缩保持1∶1，即每次心房的收缩都能传导到心室。临床上往往表现为突然发作突然终止。一旦发作，心率可达180次/分或更快。由于心室率过快，引起心室充盈不足，心输出量下降和右房负荷增加，最终导致充血性心力衰竭和胎儿水肿。

房室传导阻滞可能是传导系统发育不良、与房室结之间无连接或房室结解剖位置异常。在胎儿及新生儿完全性房室传导阻滞中，约50%的患儿存在心脏解剖结构的异常，包括单心室、完全性心内膜垫缺损、心脾综合征、心脏肿瘤和心肌病等。还有证据表明，有些胎儿房室传导阻滞是由于母体存在某种抗核抗体，通过胎盘进入胎儿引起其传导系统炎症继而发生传导阻滞，如孕妇患系统性红斑狼疮（SLE）。房室传导阻滞分三度：一度房室传导阻滞仅表现为房室传导延迟，每个心房冲动都能传到心室；二度房室传导阻滞中的莫氏Ⅰ型表现为房室传导逐渐延长直至心室搏动脱漏。莫氏Ⅱ型呈间歇性心室搏动脱漏，但房室间期恒定。恒定的房室间期可以是正常间期也可能是间期延长；三度房室传导阻滞也称完全性房室传导阻滞，是指心房冲动完全不能传达至心室，出现交界性逸搏心律或室性逸搏心律。心房率基本正常，但心室率慢。一度及二度传导阻滞一般不影响血流动力学，三度传导阻滞由于太慢的心室率可使心输出量下降而出现充血性心衰。

房性期前收缩及室性期前收缩的病因不明。但这两种现象都认为是良性病变，既不增加先天性心脏病的机会，也不影响血流动力学变化。而且，往往在宫内或产后不久就消失。但也有极少数房性期前收缩以后转化为室上性心动过速的病例。

在所有的心律失常中，房性期前收缩最为常见。

【诊断】

超声诊断胎儿心律失常有两条途径，一是心脏M超，取样线经过心房壁和心室壁或经过心房壁及大动脉瓣，所获得的M超曲线可反映心房及心室的收缩（图8-15-1）。二是超声多普勒，取样容积置于左心室内，同时获得二尖瓣流入的血流频谱及左室流出道的血流频谱（图8-15-2）。另外，取样容积也能置于肺脏表面的肺组织，获取肺内小动、静脉波形，或置于降主动脉及下腔静脉，获取两者的多普勒频谱，其中动脉频谱反映心室收缩，静脉频谱反映心房收缩（图8-15-3）。

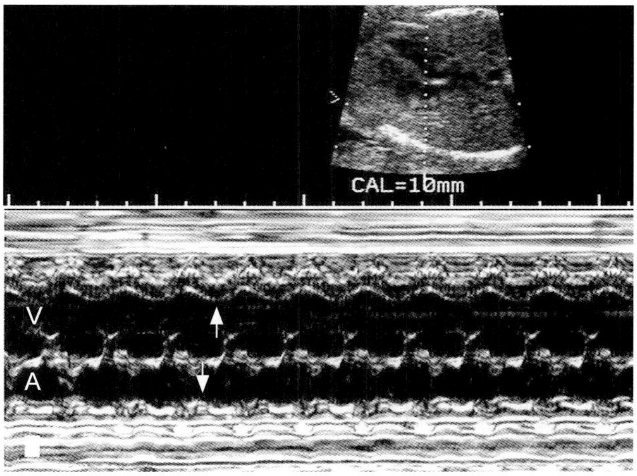

图8-15-1 正常心脏M超

妊娠21⁺周，侧面偏心尖四腔心观，取样线经过心室（上方）及心房（下方），获得心房收缩波（向下箭头）及心室收缩波（向上箭头），心室收缩紧跟在心房收缩之后，心房率与心室率相等

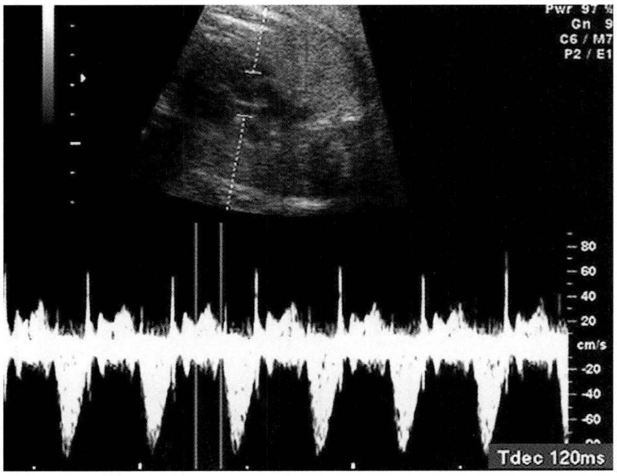

图8-15-2 二尖瓣及左室流出道频谱

妊娠34⁺周，侧面偏心尖四腔心观，取样容积置于左心室内近二尖瓣及左室流出道处，多普勒频谱基线上方的波形为二尖瓣血流波形，呈M形，下方波形为左室流出血流波形。M形波中央的切迹为心房收缩，而左室流出波的起点为心室收缩，测量两者间的距离可反映心房心室收缩的时间间隔

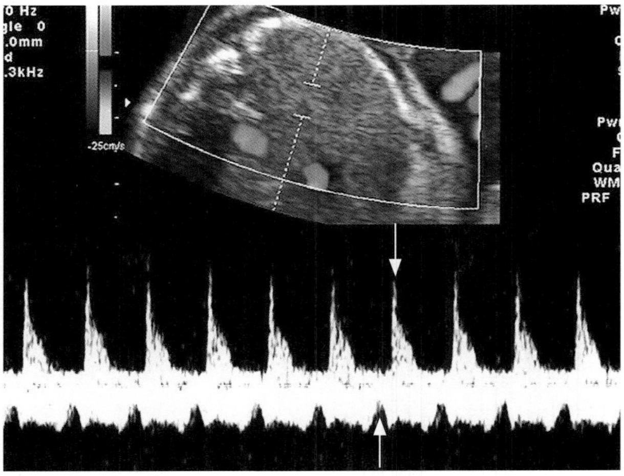

图8-15-3 正常肺小动脉及小静脉多普勒频谱

妊娠20⁺周，取样容积置于肺实质内并尽量靠近肺表面。频谱基线以下是肺小静脉血流，较深的切迹代表心房收缩（向上箭头）。基线以上是肺小动脉血流，波峰代表心室收缩（向下箭头），心室收缩紧跟在心房收缩之后，之间距离较短

左心室内多普勒取样所获得的频谱不仅能测量心率、观察心房搏动及心室搏动的关系，还能测量房室收缩的间隔时间。由于心脏在中央，肺内小动静脉呈放射状分布，无论胎儿为何种体位，肺内小动脉的走向总是从中央向外周，小静脉的走向总是从外周向中央。因此，获得的肺脏小动静脉多普勒频谱总是动脉波形在基线上方，静脉波形在基线下方（图8-15-3）。肺小静脉多普勒波形上的一个较深切迹代表心房收缩，肺小动脉多普勒波形的峰值代表心室收缩，有一次心房收缩就有一次心室收缩。因此，心房率等于心室率，每个心动周期间的距离也相等。

正常胎儿心率在5周时约110次/分，9周时176次/分，10周时170次/分，14周时150次/分。以后，心率渐渐减慢，中期妊娠后维持在120～160次/分，平均140次/分。

胎儿期间较常见的及相对较常见的心律失常有：房性期前收缩、室性期前收缩、房室传导阻滞及室上性心动过速。一旦实时超声显示胎儿心律不规则，就应作进一步的M超或多普勒超声检查。

1. *房性期前收缩* 心房搏动提前出现，后面可跟随或不跟随相应下传的心室收缩，这取决于房早出现的时间。过早的房早可能处在房室结的有效不应期中而被阻滞，称为被阻滞的房性期前收缩。房早进入窦房结并重新安排其节律，导致房早后不完全性代偿间歇。在肺内小血管多普勒频谱上，下传到心室的肺小动脉波形峰值低于正常，这是因为提前收缩的心室尚无足够充盈，心输出量减少。有时，房性期前收缩也能呈二联律或三联律（图8-15-4，图8-15-5，图8-15-6）。

2. *室性期前收缩* 心房节律正常，心室收缩提前出现。室早不影响窦房结节律，室早后的心律仍是以前的窦房结节律，故室早后出现完全性代偿间歇。多普勒频谱上室早峰值低于正常，也是心室充盈不足的缘故（图8-15-7）。

3. *房室传导阻滞* 一度房室传导阻滞一般不能发现，因为不表现出心律失常，也就不会进行房室搏动间期检查。但在怀疑有可能发生胎儿房室传导阻滞的病例，可检查房室搏动间隔时间（P-R interval）。一度房室传导阻滞表现为心房搏动与心室搏动之间的时间增加（图8-15-8）；二度房室传导阻滞表现为部分心房搏动不能下传至心室，在心房搏动后无心室搏动。心房搏动与心室搏动间的距离可正常也可延长，或表现为逐渐延长直至

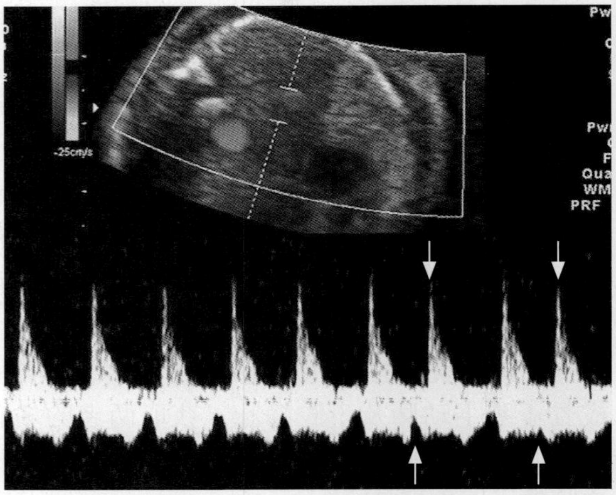

图8-15-4 房性期前收缩

妊娠20⁺周，肺内小动静脉多普勒频谱。有规律的心脏收缩过程中突然出现两个过早搏动（向上箭头），后面跟随心室搏动（向下箭头），为有下传的房性期前收缩

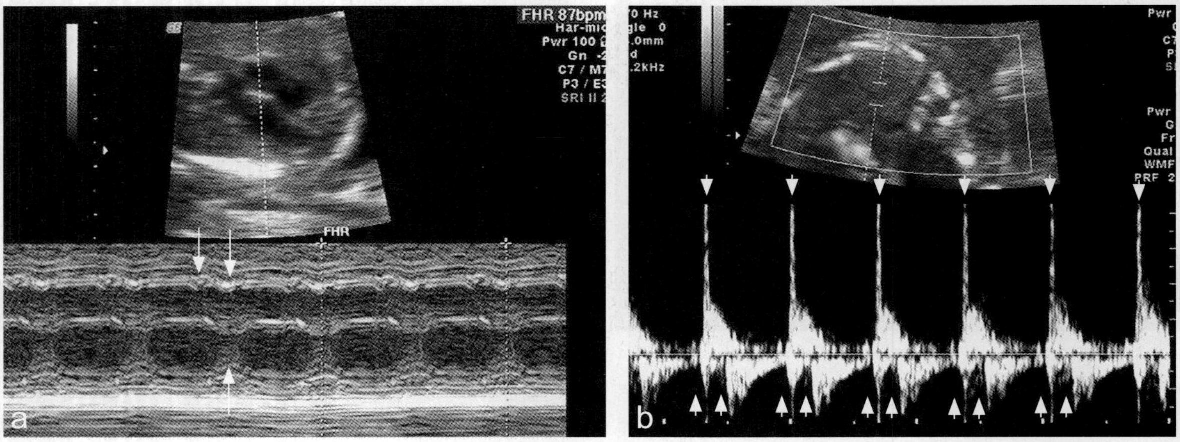

图8-15-5 房性期前收缩

a. 妊娠20⁺周，心脏M超，取样线上方经过心房壁，下方经过心室壁。显示每两次心房搏动紧靠（向下箭头），之后有不完全代偿间隙，而心室搏动仅一次（向上箭头）；b. 同一病例，肺内小动静脉多普勒频谱，示两个紧靠的心房搏动（向上箭头），第一个心房搏动后跟随心室搏动（向下箭头），但第二个心房搏动后无心室搏动。为房性期前收缩二联律，未下传至心室

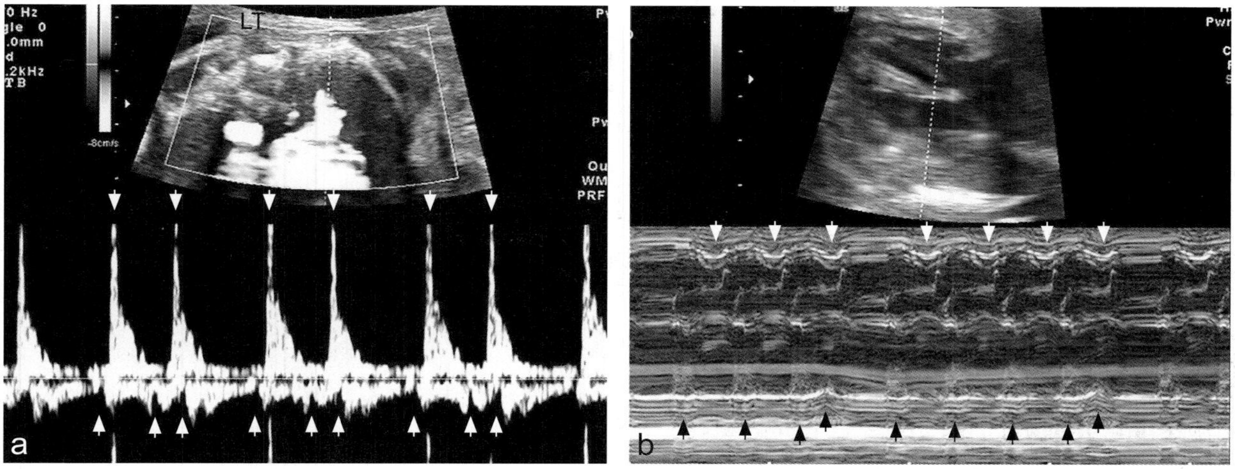

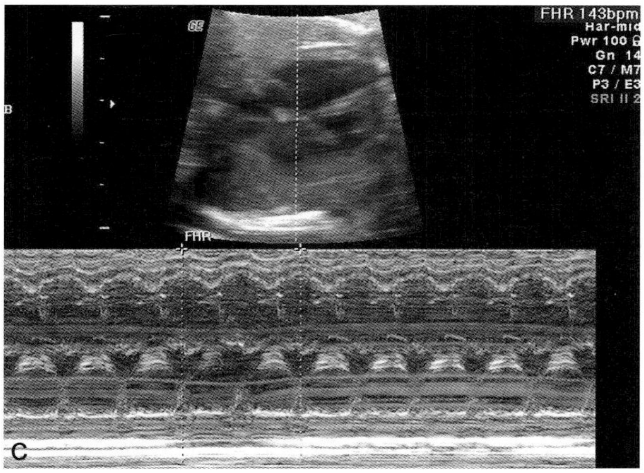

图8-15-6　房性期前收缩

a. 妊娠25⁺周，肺内小动静脉多普勒频谱，显示每两次正常心房搏动之后出现一个期前收缩（向上箭头），两次正常的心房搏动下传至心室（向下箭头），但房性期前收缩未下传；b. 同一病例，妊娠26⁺周，心脏M超，示有时三次正常心房收缩后出现一次期前收缩，有时四次正常心房收缩后出现一次期前收缩；c. 同一病例，妊娠28⁺周，正常心律，未见期前收缩

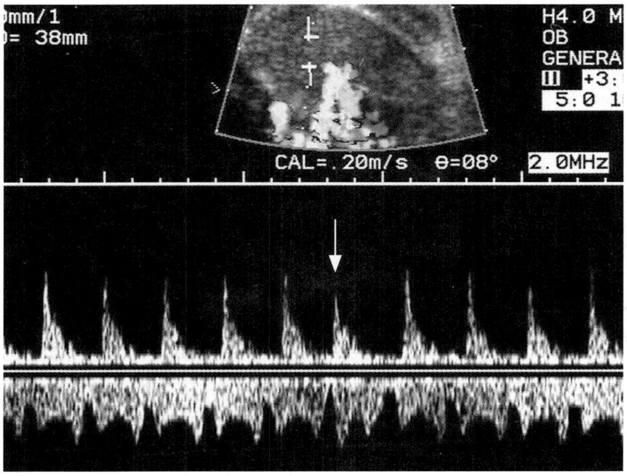

图8-15-7　室性期前收缩

妊娠34⁺周，肺内小动静脉多普勒频谱，显示心房收缩律齐，心室出现一个期前收缩（箭头）

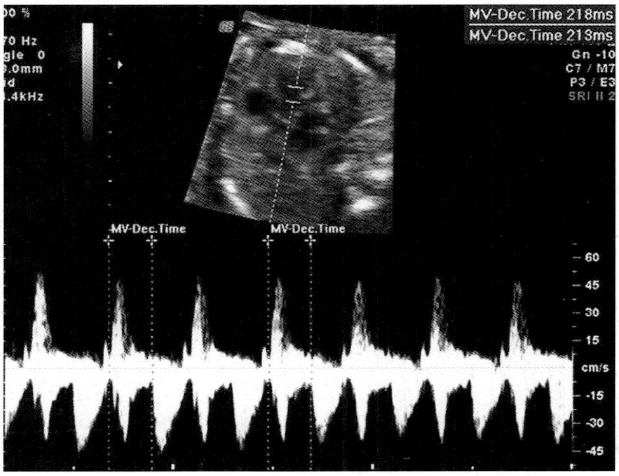

图8-15-8　一度房室传导阻滞

妊娠21⁺周，二尖瓣及左室流出道频谱，测得心房心室收缩时间间隔为213~218ms，明显长于正常。孕妇血清抗核抗体阳性

心房搏动受阻。受阻的心房搏动可多可少，常见的有3∶2及2∶1（图8-15-9）；三度完全性房室传导阻滞表现为心房搏动与心室搏动无任何关系，各自搏动，心房率基本正常，心室率极慢，＜80次/分（图8-15-10a）。

4. 室上性心动过速　一旦室上性心动过速发作，心率极快，达180～300次/分。心房率与心室率相等（图8-15-11，图8-15-12，图8-15-13a）。心房扑动或心房颤动的心率在300～400次/分或更高，常伴有房室传导阻滞，呈2∶1、3∶1或4∶1（图8-15-14）。发作停止房室传导可恢复正常也可仍然存在传导阻滞。

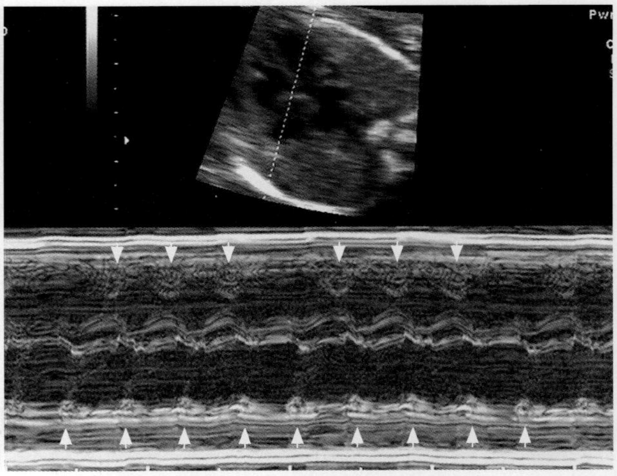

图8-15-9 二度房室传导阻滞

妊娠22⁺周，心脏M超，取样线上方经过心室壁，下方经过心房壁。显示心房搏动规律（向上箭头），四次心房搏动后心室搏动脱漏一次，为4:3房室传导阻滞。染色体检查为正常核型，46,XX

超声除了发现心律的失常外，有时声像图上还能见到其他异常。房室传导阻滞常合并心内畸形，如心脾综合征、单心室、心内膜垫缺损、右位心等。5%～10%室上性心动过速合并心脏异常，包括二尖瓣异常、心脏肿瘤、房间隔缺损等。一旦三度房室传导阻滞或室上性心动过速出现充血性心力衰竭，声像图可显示心脏增大、心包积液、三尖瓣反流和胎儿水肿、甚至胸腔积液、腹水（图8-15-10b，图8-15-13b、c）。若早孕期就已存在心律失常，声像图常能显示胎儿颈项透明层增厚及水肿。

【鉴别诊断】

要对各种不同类型的心律失常进行鉴别，因为产科处理有所不同。严重胎儿生长受限或其他原因引起的胎儿濒临死亡，超声也能发现心率过慢。

中孕中期有些胎儿会出现一过性心率过慢，但很快恢复正常心率，一般不超过30秒，属正常现象。原因不清楚，可能为传导系统尚未发育完善。

另外，还有一些少见的心律失常，如先天性交界性异位起搏点心动过速、交界性异位起搏点逸搏、Q-T延长综合征等，在此不作介绍。

【预后】

房性期前收缩和室性期前收缩为良性病变，一般不合并先天性心脏畸形。绝大部分患儿的期前收缩在产前或产后短时期内消失（见图8-15-6），仅极少数房性期前收缩可发展为室上性心动过速。因此，对房早病例应系列随访超声。

房室传导阻滞的预后取决于阻滞类型、孕妇是否存在自身免疫性疾病、有无合并心脏畸形，以及是否发生充血性心力衰竭。早孕期发现房室传导阻滞，胚胎死亡率极高，胎儿严重畸形发生率也很高。二度房室传导阻滞一般不需特别产科处理，但有些莫氏Ⅱ型会发生一过性的完全性房室传导阻滞，故应系列超声监测。完全性房室传导阻滞、心室率低于55次/分、又合并心脏畸形和胎儿水肿者，其预后极差。

有生机儿前诊断完全性房室传导阻滞合并心脏畸形，应终止妊娠。对继续妊娠者应检查染色体及自身免疫抗体，并系列超声以监测胎儿是否出现心力衰竭。自身免疫性疾病所致的胎儿房室传导阻滞可考虑用类固醇激素治疗，但对胎儿心功能的改善效果不一。通常，完全性房室传导阻滞不合并心脏畸形的患儿发生心衰的机会相对较低。但是，产前超声并不能发现所有的心脏畸形。因此，这类病人可考虑提前分娩，产后给予相应的治疗。一旦宫内出现心衰，治疗就会变得十分被动。

室上性心动过速可表现为阵发性，有报道在随访过程中胎儿室上性心动过速消失。反复发作、持续不停的室上性心动过速极易导致心衰。越迟出现室上性心动过速，预后就越好。未成熟儿的治疗可在用类固醇促肺成熟的同时，进行宫内抗心律失常治疗。其中最常用的药物是地高辛，对母体对胎儿都较为安全。常用量0.25～1mg/d，孕妇口服，但不同病例用量变化较大。口服地高辛治疗的原则是胎儿室上性心动过速得到有效控制，而母体又不能发生洋地黄中毒。因此，需密切注意胎心率变化和母体情况。

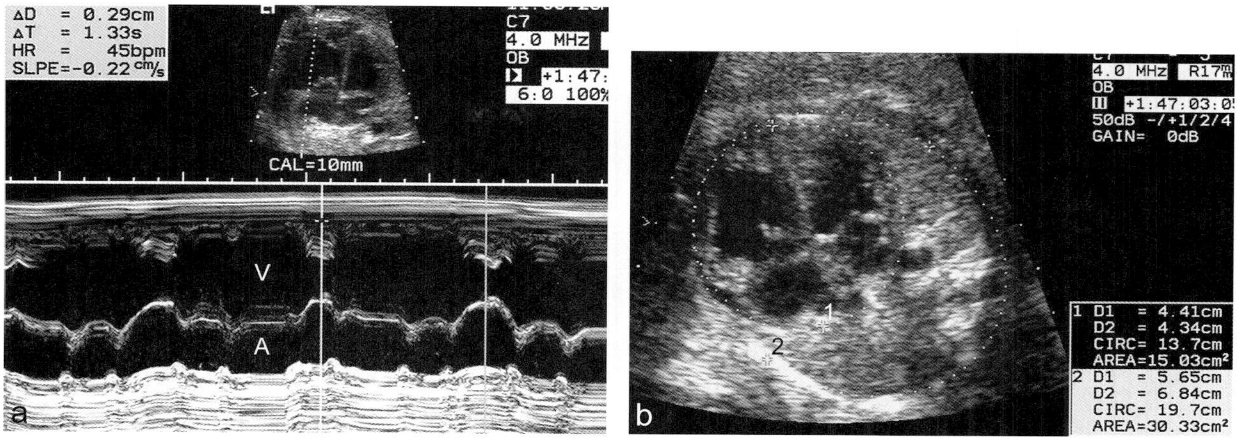

图8-15-10 三度房室传导阻滞

a. 妊娠30^+周，心脏M超，取样线上方经过心室壁，下方经过心房壁。见心房搏动规律，但心室搏动稀疏，测量心室率仅45次/分；b. 同一病例，心脏明显增大，心胸比例0.78。染色体检查显示正常核型，46, XY，产后证实完全性房室传导阻滞，放置起搏器

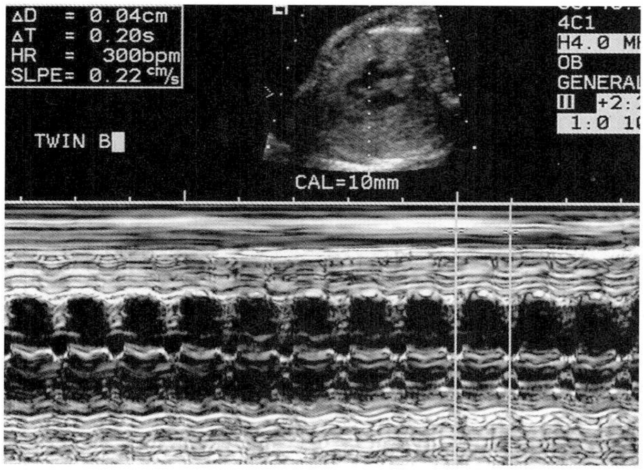

图8-15-11 室上性心动过速

妊娠25^+周，心脏M超，取样线上方经过心房壁，下方经过心室壁。测得心率300次/分

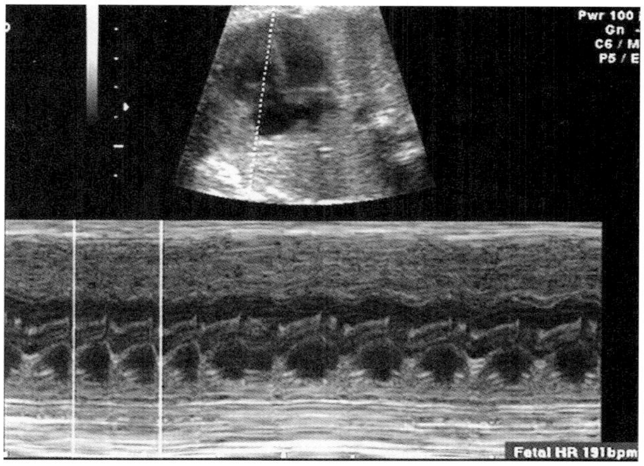

图8-15-12 阵发性室上性心动过速

妊娠32^+周，心脏M超，取样线上方经过心室壁，下方经过心房壁。见心房心室率一致，但M超波形前部分心率为191次/分（测量线），后部分心率突然恢复正常

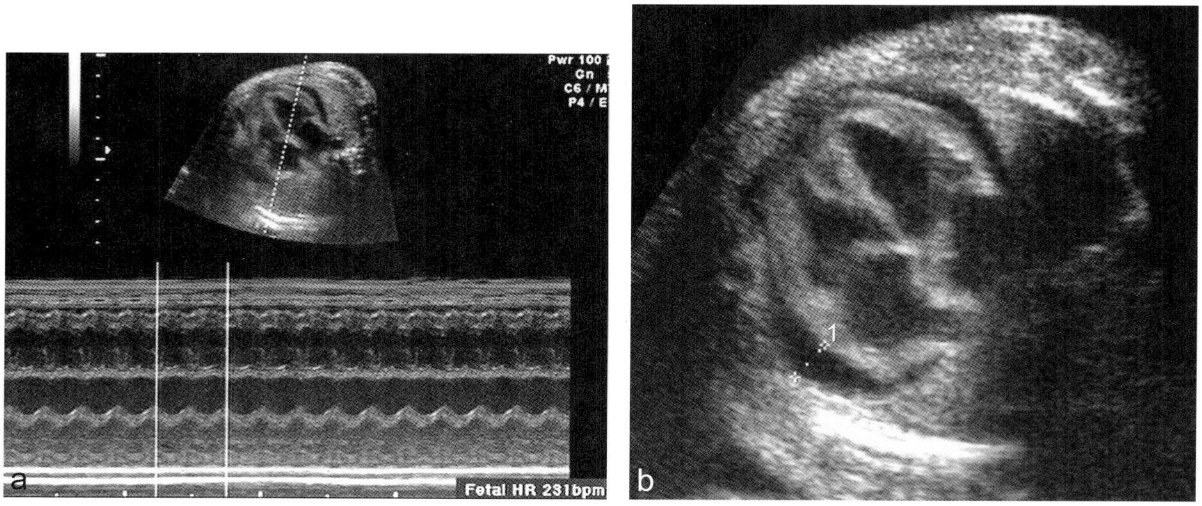

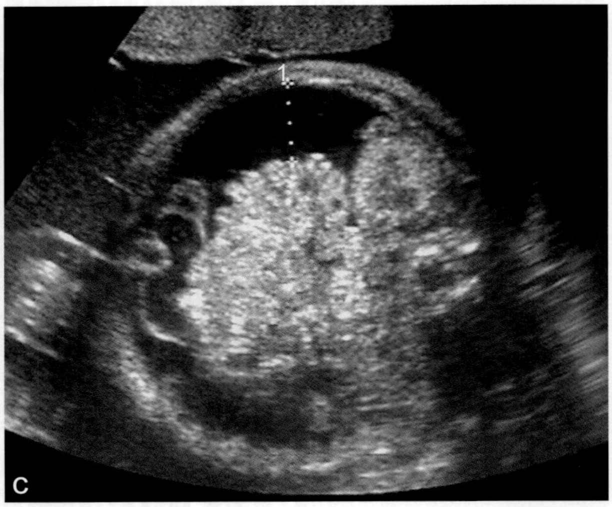

图8-15-13 室上性心动过速

a. 妊娠32⁺周，心脏M超，取样线上方经过心室壁，下方经过心房壁。心房心室率一致，但心率过快，231次/分；b. 同一病例，心脏增大，心包积液7.3mm；c. 同一病例，胎儿腹水

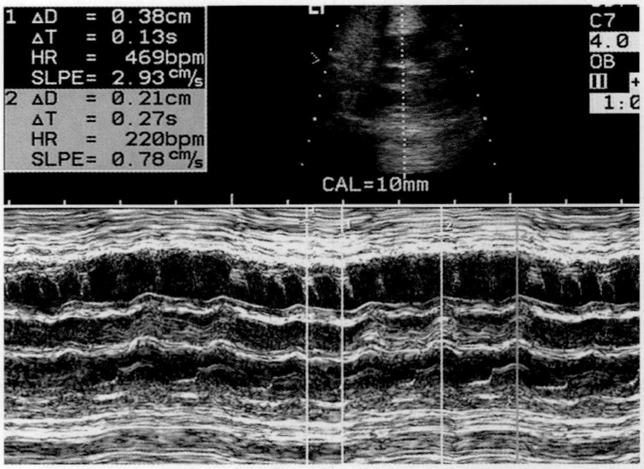

图8-15-14 心房扑动或颤动

妊娠36⁺周，心脏M超，取样线上方经过心房壁，中央经过主动脉，下方经过肺动脉。见心房率极快，469次/分，心室率220次/分，为心房扑动合并2:1房室传导阻滞

参考文献

1. Abe T，Komatsu S. Valve replacement for Ebstein's anomaly of the tricuspid valve. Early and long-term results of eight cases. Chest，1983，84：414-417

2. Allan L. Fetal cardiology. Ultrasound Obstet Gynecol，1994，4：441-444

3. Allan L，Benacerraf B，Copel JA，et al. Isolated congenital heart disease. Ultrasound Obstet Gynecol，2001，17：370-379

4. Allan LD，Chita SK，Anderson RH，et al. Coarctation of the aorta in prenatal life：an echocardiographic，anatomical，and functional study. Br Heart J，1988，59：356-360

5. Allan LD，Crawford DC，Tynan M. Evolution of coarctation of the aorta in intrauterine life. Br Heart J，1984，52：471-473

6. Allan LD，Sharland GK，Milburn A，et al. Prospective diagnosis of 1006 consecutive case of congenital heart disease in the fetus. J Am Coll Cardiol，1994，23：1452-1458

7. Allan LD，Lockhart S. Intrathoracic cardiac position in the fetus. Ultrasound Obstet Gynecol，1993，3：93-96

8. Axt-Fliedner R，Schwarze A，Smrcek J，et al. Isolated ventricular septal defects detected by color Doppler imaging：evolution during fetal and first year of postnatal life. Ultrasound Obstet Gynecol，2006，27：266-273

9. Baschat AA. The fetal circulation and essential organs – a new twist to an old tale. Ultrasound Obstet Gynecol，2006，27：349-354

10. Baschat AA，Gembruch U，Knopfle G，et al. First-trimester fetal heart block：a marker for cardiac anomaly. Ultrasound Obstet Gynecol，1999，14：311-314

11. Benacerraf BR，Pober BR，Sanders SP. Accuracy of fetal echocardiography. Radiology，1987，165：847-849

12. Berg C，Geipel A，Kohl T，et al. Atrioventricular block detected in fetal life：associated anomalies and potential

prognostic markers. Ultrasound Obstet Gynecol, 2005, 26:4-15

13. Berg C, Geipel A, Kohl T, et al. Fetal echocardiographic evaluation of atrial morphology and the prediction of laterality in cases of heterotaxy syndrome. Ultrasound Obstet Gynecol, 2005, 26: 538-545

14. Berg C, Geipel A, Smrcek J, et al. Prenatal diagnosis of cardiosplenic syndromes: a 10-year experience. Ultrasound Obstet Gynecol, 2003, 22: 451-459

15. Berg C, Knuppel M, Geipel A, et al. Prenatal diagnosis of persistent left SVC and its associated congenital anomalies. Ultrasound Obstet Gynecol, 2006, 27: 274-280

16. Berg C, Kremer C, Geipel A, et al. Ductus venosus blood flow alterations in fetuses with obstructive lesions of the right heart. Ultrasound Obstet Gynecol, 2006, 28: 137-142

17. Berger TJ, Blackstone EH, Kirklin JW, et al. Survival and probability of cure without and with operation in complete atrioventricular canal. Ann Thorac Surg, 1979, 27: 104-111

18. Bilardo CM, Pajkrt E, de Graaf I, et al. Outcome of fetuses with enlarged nuchal translucency and normal karyotype. Ultrasound Obstet Gynecol, 1998, 11: 401-406

19. Borgida AF, Odibo A, Egan JF, et al. Clinical and ultrasonographic features of dextroposition of the fetal heart. Am J Obstet Gynecol, 1998, 179: 982-984

20. Bronshtein M, Zimmer EZ. Prenatal ultrasound examinations: for whom, by whom, what, when and how many? Ultrasound Obstet Gynecol, 1997, 10: 1-4

21. Bronshtein M, Zimmer EZ. Sonographic diagnosis of fetal coarctation of the aorta at 14-16 weeks of gestation. Ultrasound Obstet Gynecol, 1998, 11: 254-257

22. Carvalho JS, Ho SY, Shinebourne EA. Sequential segmental analysis in complex fetal cardiac abnormalities: a logical approach to diagnosis. Ultrasound Obstet Gynecol, 2005, 26: 105-111

23. Catanzarite V, Mehalek K, Maida C, et al. Early sonographic diagnosis of intrapericardial teratoma. Ultrasound Obstet Gynecol, 1994, 4: 505-507

24. Chaoui R, Heling KS, Sarioglu N, et al. Aberrant right subclavian artery as a new cardiac sign in second- and third-trimester fetuses with Down syndrome. Am J Obstet Gynecol, 2005, 192: 257-263

25. Chaoui R, Rake A, Heling KS. Aortic arch with four vessels: aberrant right subclavian artery. Ultrasound Obstet Gynecol, 2008, 31: 115-117

26. Chin AJ, Keane JF, Norwood WI, et al. Repair of complete common atrioventricular canal in infancy. J Thorac Cardiovasc Surg, 1982, 84: 437-445

27. Crame JM, Ash K, Fink N, et al. Abnormal fetal cardiac axis in the detection of intrathoracic anomalies and congenital heart disease. Ultrasound Obstet Gynecol, 1997, 10: 90-93

28. Crawford DC, Chita SK, Allan LD. Prenatal detection of congenital heart disease: Factors affecting obstetric management and survival. Am J Obstet Gynecol, 1988, 159: 352-356

29. de Leval M, Bull C, Stark J, et al. Pulmonary atresia and intact ventricular septum: surgical management based on a revised classification. Circulation, 1982, 66: 272-280

30. DeVore GR. Color Doppler examination of the outflow tracts of the fetal heart: a technique for identification of cardiovascular malformations. Ultrasound Obstet Gynecol, 1994, 4: 463-471

31. DeVore GR, Horenstein J. Simultaneous Doppler recording of the pulmonary artery and vein: a new technique for the evaluation of a fetal arrhythmia. J Ultrasound Med, 1993, 12: 669-671

32. DeVore GR, McGahan JP. Cardiac Anatomy and Sonographic Approach. In: Nyberg DA, McGahan JP, Pretorius DH, et al. Diagnostic Imaging of Fetal Anomalies. Philadelphia: Lippincott Williams & Wilkins, 2003, 421-450

33. DeVore GR, Siassi B, Platt LD. Fetal echocardiography. VIII: Aortic root dilatation – A marker for tetralogy of Fallot. Am J Obstet gynecol, 1988, 159: 129-136

34. Di Salvo DN, Brown DL, Doubilet PM, et al. Clinical significance of isolated fetal pericardial effusion. J Ultrasound Med, 1994, 13; 291-293

35. Ebert PA, Turley K, Stanger P, et al. Surgical treatment of truncus arteriosus in the first 6 months of life. Ann Surg, 1984, 200: 451-456

36. Elliott LP, Adam SP Jr, Edwards JE. Pulmonary atresia with intact ventricular septum. Br Heart J, 1963, 25: 489-501

37. Fasouliotis SJ, Achiron R, Kivilevitch Z, et al. The human fetal venous system: normal embryologic, anatomic, and physiologic characteristics and developmental abnormalities. J Ultrasound Med, 2002, 21: 1145-1158

38. Ferencz C, Rubin JD, McCarter RJ, et al. Cardiac and non-cardiac malformation: Observations in a population-based study. Teratology, 1987, 35: 367-378

39. Fischer DR, Neches WH, Beerman LB, et al. Tetralogy of Fallot with absent pulmonic valve: analysis of 17 patients. Am J cardiol, 1984, 53: 1433-1437

40. Fouron JC. Fetal arrhythmias: the Saint-Justine hospital experience. Prenat Diagn, 2004, 24: 1068-1080

41. Fouron JC, Fournier A, Proulx F, et al. Management of fetal tachyarrhythmia based on superior vena cava/aorta Doppler flow recordings. Heart, 2003, 89: 1211-1216

42. Fouron JC, Proulx F, Miro J, et al. Doppler and M-mode ultrasonography to time fetal atrial and ventricular contractions. Obstet Gynecol, 2000, 96: 732-736

43. Friedman DM, Buyon JP. Complete atrioventricular block diagnosed prenatally: anything new on the block?

Ultrasound Obstet Gynecol, 2005, 26: 2-3

44. Friedman DM, Kim MY, Copel JA, et al. Prospective evaluation of fetuses with autoimmune associated congenital heart block followed in the PR interval and dexamethasone evaluation (PRIDE) study. Am J Cardiol, 2009, 103: 1102-1106

45. Garne E, Loane M, Dolk H, et al. Prenatal diagnosis of severe structural congenital malformations in Europe. Ultrasound Obstet Gynecol, 2005, 25: 6-11

46. Gembruch U. Prenatal diagnosis of congenital heart disease. Prenat Diagn, 1997, 17: 1283-1298

47. Gembruch U, Baschat AA, Knopfle G, et al. Results of chromosomal analysis in fetuses with cardiac anomalies as diagnosed by first- and second-trimester echocardiography. Ultrasound Obstet Gynecol, 1997, 10: 391-396

48. Gembruch U, Knopfle G, Bald R, et al. Early diagnosis of fetal congenital heart disease by transvaginal echocardiography. Ultrasound Obstet Gynecol, 1993, 3: 310-317

49. Gembruch U, Knopfle G, Chatterjee M, et al. Prenatal diagnosis of atrioventricular canal malformations with up-to-date echocardiographic technology: report of 14 cases. Am Heart J, 1991, 121: 1489-1497

50. Glickstein JS, Buyon J, Friedman D. Pulsed Doppler echocardiographic assessment of the fetal PR interval. Am J Cardiol, 2000, 86: 236-239

51. Greenwood RD, Rosenthal A, Parisi L, et al. Extracardiac abnormalities in infants with congenital heart disease. Pediatrics, 1975, 55: 485-492

52. Gushiken BJ, Callen PW, Silverman NH. Prenatal diagnosis of tuberous sclerosis in monozygotic twins with cardiac masses. J Ultrasound Med, 1999, 18: 165-168

53. Haak MC, van Vugt JM. Echocardiography in early pregnancy: review of literature. J Ultrasound Med, 2003, 22: 271-280

54. Haas F, Wottke M, Poppert H, et al. Long-term survival and functional follow-up in patients after the arterial switch operation. Ann Thorac Surg, 1999, 68: 1692-1697

55. Hobbins JC, Drose JA. Cardiosplenic syndromes. // Drose JA. Fetal Echocardiography. Philadelphia: W.B.Saunders, 1998, 253-262

56. Hoffman, Christianson R. Congenital heart disease in a cohort of 19, 502 births with long-term follow-up. Am J Cardial, 1978, 42: 641-647

57. Hoffman JIE, Rudolph AM. The natural history of ventricular septal defects in infancy. Am J Cardiol, 1965, 16: 634-653

58. Hoffman JIE, Rudolph AM. The natural history of isolated ventricular septal defect with special reference to selection of patients for surgery. Adv Pediatr, 1970, 17: 57-79

59. Holley DG, Martin GR, Brenner JI, et al. Diagnosis and management of fetal cardiac tumors: a multicenter experience and review of published reports. J Am Coll Cardiol, 1995, 26: 516-520

60. Hyett J, Perdu M, Sharland G, et al. Using fetal nuchal translucency to screen for major congenital cardiac defects at 10-14 weeks of gestation: population based cohort study. BMJ, 1999, 318: 81-85

61. Hyett JA, Moscoso G, Nicolaides KH. Abnormalities of the heart and great arteries in first trimester chromosomally abnormal fetuses. Am J Med Genet, 1997, 69: 207-216

62. Hyett JA, Perdu M, Sharland GK, et al. Increased nuchal translucency at 10-14 weeks of gestation as a marker for major cardiac defects. Ultrasound Obstet Gynecol, 1997, 10: 242-246

63. Indrani S, Vijayalakshmi R, Suresh S. Color Doppler flow pattern in antenatal diagnosis of unguarded tricuspid valve. Ultrasound Obstet Gynecol, 2005, 25: 514-516

64. Isaksen CV, Eik-Nes SH, Blass H-G, et al. Comparison of prenatal ultrasound and postmortem findings in fetuses and infants with congenital heart defects. Ultrasound Obstet Gynecol, 1999, 13: 117-126

65. ISUOG. Cardiac screening examination of the fetus: guidelines for performing the 'basic' and 'extended basic' cardiac scan. Ultrasound Obstet Gynecol, 2006, 27: 107-113

66. Jaeggi ET, Fouron JC, Silverman ED, et al. Transplacental fetal treatment improves the outcome of prenatally diagnosed complete atrioventricular block without structural heart disease. Circulation, 2004, 110: 1542-1548

67. Jaeggi ET, Hamilton RM, Silverman ED, et al. Outcome of children with fetal, neonatal or childhood diagnosis of isolated congenital atrioventricular block. A single institution's experience of 30 years. J Am Coll Cardiol, 2002, 39: 130-137

68. Jaeggi ET, Hornberger LK, Smallhorn JF, et al. Prenatal diagnosis of complete atrioventricular block associated with structural heart disease: combined experience of two tertiary care centers and review of the literature. Ultrasound Obstet Gynecol, 2005, 26: 16-21

69. Jaeggi ET, Nii M. Fetal brady- and tachyarrhythmias: new and accepted diagnostic and treatment methods. Semin Fetal Neonatal Med, 2005, 106: 504-14

70. Jaeggi ET, Silverman ED, Yoo SJ, et al. Is immune-mediated complete fetal atrioventricular block reversible by transplacental dexamethasone therapy? Ultrasound Obstet Gynecol, 2004, 23: 602-605

71. Jelliffe-Pawlowski LL, Walton-Haynes L, Currier RJ. Identification of second trimester screen positive pregnancies at increased risk for congenital heart defects. Prenat Diagn, 2009, 29: 570-577

72. Kohl T, Muller A, Tchatcheva K, et al. Fetal

transesophageal echocardiography: clinical introduction as a monitoring tool during cardiac intervention in a human fetus. Ultrasound Obstet Gynecol, 2005, 26: 780-785

73. Krapp M, Baschat AA, Gembruch U, et al. Flecainide in the intrauterine treatment of fetal supraventricular tachycardia. Ultrasound Obstet Gynecol, 2002, 19: 158-164

74. Krapp M, Baschat AA, Gembruch U, et al. Tuberous sclerosis with intracardiac rhabdomyoma in a fetus with trisomy 21: case report and review of literature. Prenat Diagn, 1999, 19: 610-613

75. Leithiser RE, Fyfe D, Weatherby E 3rd, et al. Prenatal diagnosis of atrial hemangioma. AJR Am J Roentgenol, 1986, 147: 1207-1208

76. Lewis AB, Wells W, Lindesmith GG. Evaluation and surgical treatment of pulmonary atresia and intact ventricular septum in infancy. Circulation, 1983, 67: 1318-1323

77. Machado MV, Crawford DC, Anderson RH, et al. Atrioventricular septal defect in prenatal life. Br Heart J, 1988, 59: 352-255

78. Machlitt A, Heling K-S, Chaoui R. Increased cardiac atrial-to-ventricular length ratio in the fetal four-chamber view: a new marker for atrioventricular septal defects. Ultrasound Obstet Gynecol, 2004, 24: 618-622

79. Matias A, Huggon I, Areias JC, et al. Cardiac defects in chromosomally normal fetuses with abnormal ductus venosus blood flow at 10-14 weeks. Ultrasound Obstet Gynecol, 1999, 14: 307-310

80. Mattila S, Harjula A, Kyllonen KE, et al. Surgical treatment in cases of Ebstein' s anomaly. Abnormal origin and structure of the tricuspid valve. Scand J Thorac Cardiovasc Surg, 1982, 16: 223-227

81. Maulik D. Methods for study of fetal echocardiography. // Arduini D, Rizzo G, Romanini C. Fetal Cardiac Function. Lancs: Parthenon Publishing, 1995: 13-32

82. Montenegro N, Ramos C, Matias A, et al. Variation of embryonic/fetal heart rate at 6-13 weeks' gestation. Ultrasound Obstet gynecol, 1998, 11: 274-276

83. Messing B, Porat S, Imbar T, et al. Mild tricuspid regurgitation: a benign fetal finding at various stages of pregnancy. Ultrasound Obstet Gynecol, 2005, 26: 606-601

84. Nora JJ, Nora AH. Maternal transmission of congenital heart disease: new recurrence risk figures and the questions of cytoplasmic inheritance and vulnerability to teratogens. Am J Cardiol, 1987, 59: 459-465

85. Nicolaides KH. Increased nuchal translucency with normal karyotype.//Nicolaides KH. The 11-13+6 weeks scan. Fetal Medicine Foundation, London, 2004, 71-94

86. Nicolaides KH. Screening for chromosomal defects. Ultrasound Obstet Gynecol, 2003, 21: 313-321

87. Nir A, Driscoll DJ, Edwards WD. Intrauterine closure of membranous ventricular septal defects: mechanism of closure in two autopsy specimens. Pediatr Cardiol, 1994, 15: 33-37

88. Nir A, Weintraub Z, Oliven A, et al. Anatomic evidence of spontaneous intrauterine closure of a ventricular septal defect. Pediatr Cardiol, 1990, 11: 208-210

89. Orie J, Flotta D, Sherman FS. To be or not to be a VSD. Am J Cardiol, 1994, 74: 1284-1285

90. Paladini D, Palmieri S, Lamberti A, et al. Characterization and natural history of ventricular septal defects in the fetus. Ultrasound Obstet Gynecol, 2000, 16: 118-122

91. Paladini D, Tartaglione A, Agangi A, et al. The association between congenital heart disease and Down syndrome in prenatal life. Ultrasound Obstet Gynecol, 2000, 15: 104-108

92. Paladini D, Volpe P, Marasini M, et al. Diagnosis, characterization and outcome of congenitally corrected TGA in the fetus: a multicenter series of 30 cases. Ultrasound Obstet Gynecol, 2006, 27: 281-285

93. Paladini D, Volpe P, Sglavo G, et al. Transposition of the great arteries in the fetus: assessment of the spatial relationships of the arterial trunks by four-dimensional echocardiography. Ultrasound Obstet Gynecol, 2008, 31: 271-276

94. Perolo A, Prandstraller D, Ghi T, et al. Diagnosis and management of fetal cardiac anomalies: 10 years of experience at a single institution. Ultrasound Obstet Gynecol, 2001, 18: 615-618

95. Raymond FL, Simpson JM, Sharland GK, et al. Fetal echocardiography as a predictor of chromosomal abnormality. Lancet, 1997, 350: 930

96. Rice MJ, McDonald RW, Pilu G, et al. Cardiac Malformations. In: Nyberg DA, McGahan JP, Pretorius DH, et al. Diagnostic Imaging of Fetal Anomalies. Philadelphia: Lippincott Williams & Wilkins, 2003, 451-506

97. Riskin-Mashiah S, Moise KJ Jr, Wilkins I, et al. In utero diagnosis of intrapericardial teratoma: a case for in utero open fetal surgery. Prenat Diagn, 1998, 18: 1328-1330

98. Romosan G, Henriksson E, Rylander A, et al. Diagnostic performance of routine ultrasound screening for fetal abnormalities in an unselected Swedish population in 2000-2005. Ultrasound Obstet Gynecol, 2009, 34: 526-533

99. Rustico MA, Benettoni A, Bussani R, et al. Fetal tricuspid valve dysplasia and pulmonary atresia at 14 weeks. J Ultrasound Med, 1995, 14: 623-625

100. Salomon LJ, Alfirevic Z, Berghella V, et al. Practice guidelines for performance of the routine mid-trimester fetal ultrasound scan. Ultrasound Obstet Gynecol, 2011, 37: 116-126

101. Shapiro I, Degani S, Leibovitz Z, et al. Fetal cardiac measurements derived by transvaginal and transabdominal cross-sectional echocardiography from 14

weeks of gestation to term. Ultrasound Obstet Gynecol，1998，12：404-418

102. Sharland GK，Chan KY，Allan LD. Coarctation of the aorta：difficulties in prenatal diagnosis. Br Heart J，1994，71：70-75

103. Sharland G，Lockhart S. Isolated pericardial effusion：an indication for fetal karyotyping? Ultrasound Obstet Gynecol，1995，6：29-32

104. Shipp TD，Bromley B，Hornberger LK，et al. Levorotation of the fetal cardiac axis：a clue for the presence of congenital heart disease. Obstet Gynecol，1995，85：97-102

105. Simpson JM. Hypoplastic left heart syndrome. Ultrasound Obstet Gynecol，2000，15：271-278

106. Simpson LL，Malone FK，Bianchi SE，et al. Nuchal Translucency and the risk of congenital heart disease. Obstet Gynecol，2007，109：376-383

107. Simpson LL，Marx GR，D' Alton ME. Supraventricular tachycardia in the fetus：conservation management in the absence of hemodynamic compromise. J Ultrasound Med，1997，16：459-464

108. Simth RS，Comstock CH，Kirk JS，et al. Double-outlet right ventricle：an antenatal diagnostic dilemma. Ultrasound Obstet gynecol，1999，14：315-319

109. Souka AP，von Kaisenberg CS，Hyett JA，et al. Increased nuchal translucency with normal karyotype. Am J Obstet Gynecol，2005，192：1005-1021

110. Souka AP，von Kaisenberg CS，Nicolaides KH. Increased nuchal translucency with normal karyotype. // Nicolaides KH. The 11-13+6 weeks scan. Fetal Medicine foundation. London，2004，71-94

111. Stoll C，Clementi M，The Euroscan study group. Prenatal diagnosis of dysmorphic syndromes by routine fetal ultrasound examination across Europe. Ultrasound Obstet Gynecol，2003，21：543–551

112. Tan KBL，Yeo GSH. Prenatal detection of major congenital heart malformations in Singapore：a comparison of public and private institutions from 1995–2004. Ultrasound Obstet Gynecol，2007，30：456

113. Tegnander E，Eik-Nes SH，Johansen OJ，et al. Prenatal detection of heart defects at the routine fetal examination at 18 weeks in a non-selected population. Ultrasound Obstet Gynecol，1995，5：372-380

114. Tegnander E，Williams W，Johansen OJ，et al. Prenatal detection of heart defects in a non-selected population of 30149 fetuses – detection rates and outcome. Ultrasound Obstet Gynecol，2006，27：252-265

115. Tongsong T，Sirichotiyakul S，Sittiwangkul R，et al. Prenatal sonographic diagnosis of cardiac hemangioma with postnatal spontaneous regression. Ultrasound Obstet Gynecol，2004，24：207-208

116. Trastour C，Bafghi A，Delotte J，et al. Early prenatal diagnosis of endocardial fibroelastosis. Ultrasound Obstet Gynecol，2005，26：303

117. Tseng JJ，Chou MM，Lee YH，et al. In utero diagnosis of cardiac hemangioma. Ultrasound Obstet Gynecol，1999，13：363-365

118. Tworetzky W，Wilkins-Haug L，Jennings RW，et al. Balloon dilation of severe aortic stenosis in the fetus：potential for prevention of hypoplastic left heart syndrome：candidate selection，technique，and results of successful intervention. Circulation，2004，110：2125-2131

119. Vaccaro H，Amor F，Leyton M，et al. Arrhythmia in early pregnancy：a predictor of first-trimester pregnancy loss. Ultrasound Obstet Gynecol，1998，12：248-251

120. Valsangiacomo ER，Hornberger LK，Barrea C，et al. Partial and total anomalous pulmonary venous connection in the fetus：two-dimensional and Doppler echocardiographic findings. Ultrasound Obstet Gynecol，2003，22：257-263

121. Vogel M，Freedom RM，Smallhorn JF，et al. Complete transposition of the great arteries and coarctation of the aorta. Am J Cardiol，1984，53：1627-1632

122. Volpe P，Paladini D，Marasini M，et al. Characteristics，associations and outcome of absent pulmonary valve syndrome in the fetus. Ultrasound Obstet Gynecol，2004，24：623-628

123. von Bernuth G. 25 years after the first arterial switch procedure：mid-term results. Thorac Cardiovasc Surg，2000，48：228-232

124. Westaby S，Karp RB，Kirklin JW，et al. Surgical treatment in Ebstein' s malformation. Ann Thorac Surg，1982，34：388-395

125. Wilkins-Haug LE，Benson CB，Tworetzky W，et al. In-utero intervention for hypoplastic left heart syndrome – a perinatologist' s perspective. Ultrasound Obstet Gynecol，2005，26：481-486

126. Wong SF，Chan FY，Cincotta RB，et al. Factors influencing the prenatal detection of structural congenital heart diseases. Ultrasound Obstet Gynecol，2003，21：19-25

127. Yagel S，Cohen SM，Achiron R. Examination of the fetal heart by five short-axis views：a proposed screening method for comprehensive cardiac evaluation. Ultrasound Obstet Gynecol，2001，17：367-369

128. Yan Yingliu，Tan KBL，Yeo GSH. Right atrial isomerism – preponderance in Asian fetuses. Using the stomach-distance ratio as a possible diagnostic tool for prediction of right atrial isomerism. Ann Acad Med Singapore，2008，37：906-912

129. Yates R. Fetal cardiac abnormalities and their association with aneuploidy. Prenat Diagn，1999，19：563-566

130. Yoo S-J. What does an increased atrial-to-ventricular length ratio mean in fetuses with atrioventricular septal defect?

Ultrasound Obstet Gynecol，2004，24：597-598

131. Yoo S-J，Lee Y-H，Kim ES，et al. Tetralogy of Fallot in the fetus：findings at targeted sonography. Ultrasound Obstet Gynecol，1999，14：29-37

132. Yoo S-J，Lee Y-H，Kim ES，et al. Three-vessel view of the fetal upper mediastinum：an easy means of detecting abnormalities of the ventricular outflow tracts and great arteries during obstetric screening. Ultrasound Obstet Gynecol，1997，9：173-182

133. Yoo S-J，Min JY，Lee Y-H，et al. Fetal sonographic diagnosis of aortic arch anomalies. Ultrasound Obstet Gynecol，2003，22：535

134. Yoo S-J，Young HL，Kyoung SC. Abnormal three-vessel view on sonography：a clue to the diagnosis of congenital heart disease in the fetus. AJR Am J Roentgenol，1999，172：825-830

135. 郭光文，王序主编. 人体解剖彩色图谱. 北京：人民卫生出版社，1986：116-124

第九章

胎儿胸腔异常

第一节　正常声像图

四腔心观是观察胸腔最重要的平面。在这一平面上，心脏位于胸腔内偏前偏左，心尖指向左前方，心尖靠近胸壁。心脏面积约占胸腔面积的1/3，晚期妊娠超过1/3，足月妊娠时近1/2。左心房后方、脊柱左前方显示胸主动脉横切面。

心脏两侧为肺。在四腔心观，右肺面积略大于左肺（图9-1-1）。作右胸纵切面观时，肺呈锥形，与胸壁紧贴，之间无腔隙。肺下方为膈肌，膈肌呈低回声带（图9-1-2a）。作左胸纵切面观时，心脏位于膈肌之上，心脏后上方为肺组织。当切面略斜向右侧，经过右心房时，显示下腔静脉穿过膈肌进入右心房（图9-1-2b）。

正常肺组织及胸腔径线随孕周的增加而增长。表9-1-1及表9-1-2显示了四腔心观平面上左右肺周长及肺面积。具体测量方法为：取四腔心观，清晰显示双肺与

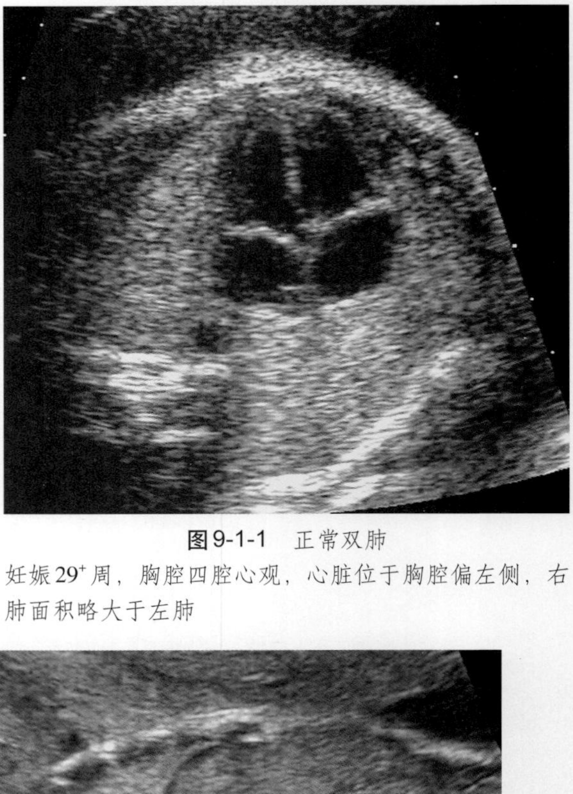

图9-1-1　正常双肺

妊娠29^+周，胸腔四腔心观，心脏位于胸腔偏左侧，右肺面积略大于左肺

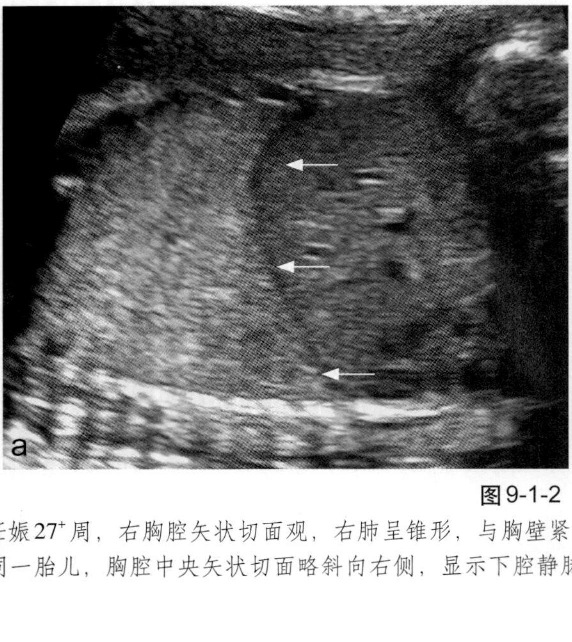

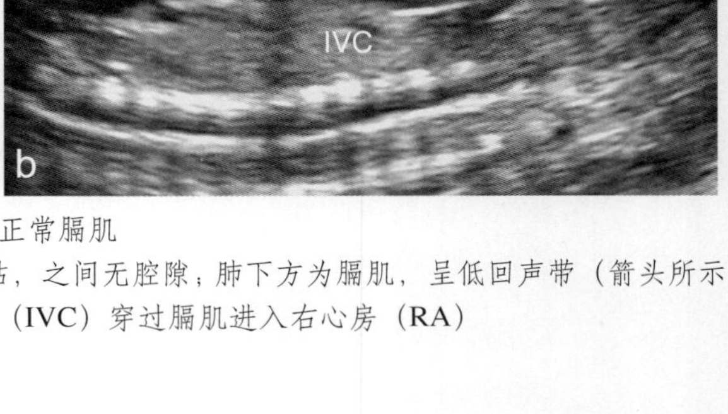

图9-1-2　正常膈肌

a. 妊娠27^+周，右胸腔矢状切面观，右肺呈锥形，与胸壁紧贴，之间无腔隙；肺下方为膈肌，呈低回声带（箭头所示）；b. 同一胎儿，胸腔中央矢状切面略斜向右侧，显示下腔静脉（IVC）穿过膈肌进入右心房（RA）

胸壁、心脏的交界面，再沿肺边缘描绘测得肺周长及肺面积。另一种估测肺发育的方法是测量肺径线，同样也是取四腔心观，沿心脏房间隔与室间隔向胎儿右后方画一延长线，在这条线上测量肺的长度（图9-1-3）。因此，若无胸水、无膈疝，肺径线即为心房后方至右后胸腔内壁之距离。若有胸水或其他胸腔内占位性病变时，则应注意先识别肺组织后再进行测量，其正常值见图9-1-4。如果肺径线小于第5百分位数，提示肺发育不良。近年来，三维超声的快速发展，该技术同样能用来测量肺体积。胸围的测量方法是取四腔心观，沿肋骨外缘测量胸围周长，为骨性胸围，注意测量时不包括皮肤及皮下脂肪层（见图8-1-3b），正常值见图9-1-5。也有人测量了胎儿外周肺动脉多普勒频谱，发现肺发育不良者肺动脉阻力增高。

使用高分辨率的超声仪仔细扫描观察可以显示纵隔内气管及其左、右支气管分叉（见图7-1-20）、食管（见图7-1-17）及胸骨后方的胸腺（图9-1-6）。

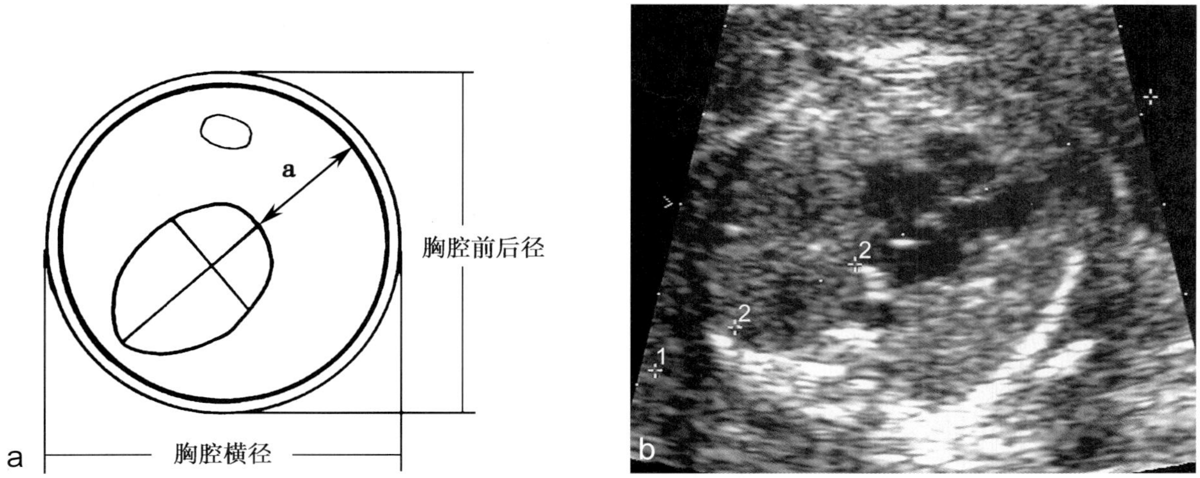

图9-1-3 肺径线的测量

a. 作心脏房室间隔向后的延长线，测得肺径线（a）；b. 在房室间隔向后的延线上测量肺径线（测量键2）

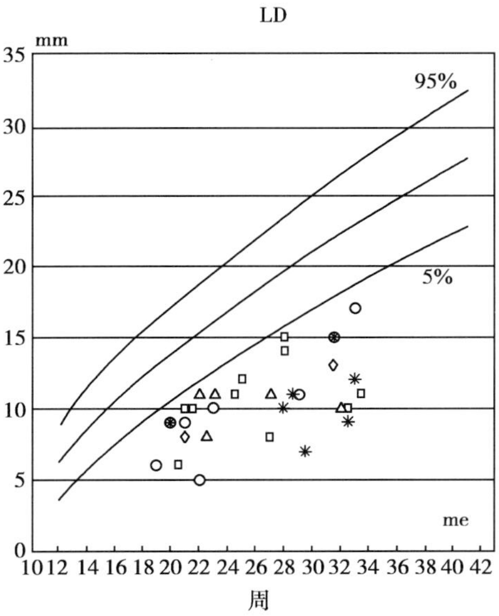

图9-1-4 肺径线参考值

第5百分位数至第95百分位数（Merz E，Miric-Tesanic D，Bahlmann F，et al. Prenatal sonographic chest and lung measurements for predicting severe pulmonary hypoplasia. Prenat Diagn，1999，19：614-619）

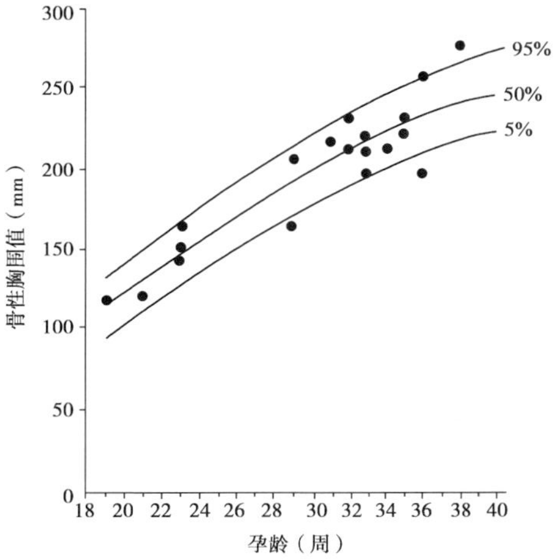

图9-1-5 骨性胸围参考值

（Bahlmann F，Merz E，Hallermann C，et al. Congenital diaphragmatic hernia：ultrasonic measurement of fetal lungs to predict pulmonary hypoplasia. Ultrasound Obstet Gynecol，1999，14：162-168）

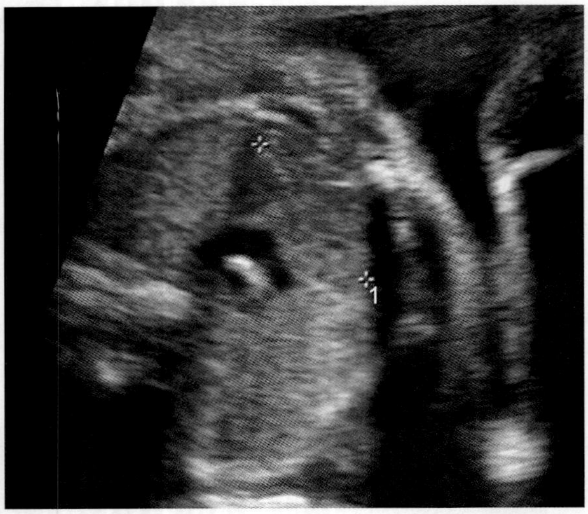

图9-1-6 胸腺

妊娠30⁺周，胸腔横切面观，于心脏三血管平面或略偏高平面上，胸腺呈中等均匀回声的结构（测量键）

第二节 先天性肺囊性腺瘤样病变

先天性肺囊性腺瘤样病变（congenital cystic adenomatoid malformation of the lung，CCAM）是肺错构瘤之一，其特点为末梢支气管过度生长，呈腺瘤样生长，并损害肺泡。所谓错构瘤是因为像良性肿瘤般，分化成熟的器官生长失控。发病率约为1∶4，000。

【病因及病理】

呼吸道由气道和气体交换场所组成。这两种器官来源于不同的胚胎组织。气道来源于前肠，呼吸功能的完成依赖于血管、淋巴、结缔组织和软骨、肌肉等，这些组织则来源于间充质。肺囊性腺瘤样病变可能是由于气道与间充质未能正常联系，腺体未分化成肺泡而是呈息肉样增生，形成了“腺瘤样”病理改变。本病大多数为单侧性病变，或仅累及一叶肺。病变肺的体积有时可以很大，造成纵隔移位，挤压正常肺组织。病理上，CCAM可分为三种类型：Ⅰ型为大囊肿型，囊肿直径2～10cm；Ⅱ型为多个小囊肿，囊肿直径小于2cm；Ⅲ型为“实质性”肿块，由极多个极小囊肿组成，囊肿直径小于0.5cm。

由于病灶的存在和膨胀，使纵隔移位、血管心脏受压，可导致胎儿非免疫性水肿的发生。如果食管受压患儿吞咽羊水量减少，可出现羊水过多。由于正常肺组织受压不能正常生长发育，产后可发生呼吸窘迫综合征。

左右肺周长正常值、面积正常值见表9-2-1与表9-2-2。

另外，25%的先天性肺囊性腺瘤样病变合并其他异常，包括呼吸道其他异常、心血管系统畸形（法洛四联症、永存动脉干）、泌尿系统异常（肾缺如、肾发育不良、巨膀胱）、消化系统异常（肠闭锁、膈疝）和中枢神经系统异常（脑积水、脊柱畸形）等。

【诊断】

在声像图上，先天性肺囊性腺瘤样病变Ⅰ型表现为大囊肿型，肺实质内见一个或数个圆形无回声区，边界清晰，囊肿大小不一；Ⅱ型显示为多个小囊肿；Ⅲ型病变由于极多个极小囊肿造成超声界面反射增加，声像图呈均匀一致的强回声区，无任何囊肿可见（图9-2-1，图9-2-2a，图9-2-3a，图9-2-4）。

病变常累及一侧肺或一叶肺，但偶尔也可累及双侧肺。对于Ⅰ型及Ⅱ型CCAM超声往往较难判断病变累及的确切范围，Ⅲ型病变则常能清晰显示病变范围（图9-2-4）。由于病变肺体积的膨胀和增大可造成患儿纵隔移位，心脏被推向对侧（图9-2-1，图9-2-2a），严重时心脏明显受压。

在纵隔严重移位病例中可出现羊水过多、胎儿水肿，甚至出现胎儿胸水腹水（图9-2-2）。出现这些异常改变表示患儿已出现心力衰竭。

CCAM若合并其他异常时，声像图可显示相应的异常改变。

此外，CCAM Ⅲ型羊水中甲胎蛋白可明显升高。

表9-2-1 左右肺周长正常值（20～40周）

孕龄（周）	左肺		右肺	
	均数（cm）	95%可信限（cm）	均数（cm）	95%可信限（cm）
20	6.48	4.37～8.56	8.69	5.95～11.44
21	7.00	4.96～9.06	9.37	6.70～12.08
22	7.52	5.52～9.55	10.04	7.42～12.71
23	8.03	6.06～10.04	10.69	8.12～13.33
24	8.52	6.59～10.52	11.33	8.79～13.94
25	9.01	7.10～10.98	11.95	9.44～14.54
26	9.48	7.59～11.44	12.56	10.07～15.13
27	9.95	8.06～11.90	13.15	10.68～15.71
28	10.40	8.51～12.34	13.73	11.25～16.28
29	10.84	8.95～12.78	14.29	11.81～16.84
30	11.27	9.37～13.21	14.84	12.34～17.39
31	11.70	9.76～13.64	15.37	12.85～17.92
32	12.10	10.15～14.05	15.89	13.33～18.45
33	12.50	10.51～14.46	16.39	13.79～18.97
34	12.89	10.85～14.86	16.87	14.23～19.48
35	13.27	11.18～15.25	17.34	14.64～19.98
36	13.64	11.49～15.63	17.80	15.03～20.46
37	13.99	11.78～16.01	2.24	15.40～20.94
38	14.34	12.05～16.38	18.67	15.74～21.41
39	14.67	12.31～16.74	19.08	16.06～21.86
40	15.00	12.54～17.09	19.47	16.35～22.31

Saddiqi TA，Meyer RA，Korfhagen J，et al. A longitudinal study describing confidence limits of normal fetal cardiac，thoracic，and pulmonary dimensions from 20 to 40 weeks' gestation. J Ultrasound Med，1993，12：731-736

表9-2-2 左右肺面积正常值

孕周	均数（95%可信限）	
	左肺（mm^2）	右肺（mm^2）
12	36（20，51）	58（44，71）
13	47（26，68）	69（42，96）
14	62（36，89）	88（48，129）
15	82（49，114）	115（61，169）
16	104（65，144）	148（80，215）
17	130（83，177）	186（105，267）
18	158（103，213）	229（134，323）
19	188（125，252）	275（168，383）
20	220（148，293）	325（204，447）
21	254（172，335）	378（243，512）
22	288（196，380）	432（283，580）
23	323（220，425）	486（325，648）
24	358（244，471）	541（366，716）
25	392（268，517）	595（406，783）
26	426（290，563）	647（445，849）
27	459（310，609）	697（482，913）
28	491（328，653）	744（515，973）
29	521（344，697）	787（545，1029）
30	548（358，738）	825（569，1081）
31	573（368，777）	858（589，1127）
32	594（374，814）	885（602，1167）

Peralta CFA，Cavoretto P，Csapo B，et al. Assessment of lung area in normal fetuses at 12–32 weeks. Ultrasound Obstet Gynecol，2005，26：718-724

【鉴别诊断】

1. 肺分离　肺分离最易与CCAM相混淆，尤其是与CCAM Ⅲ型。肺分离的声像图表现也常常呈均匀一致的强回声，累及一侧肺或一叶肺，有时内部可出现一些小囊肿，与CCAM Ⅲ型或Ⅱ型无差别，也可造成纵隔偏移。但是，肺分离的病变主要出现在下叶肺，鉴别关键是肺分离的血供来源于降胸主动脉分支（见图9-3-1b，图9-3-2b）。

2. 膈疝　当肠管疝入胸腔时，声像图与CCAM Ⅱ型很相似。但仔细观察，膈疝的肠管回声能出现蠕

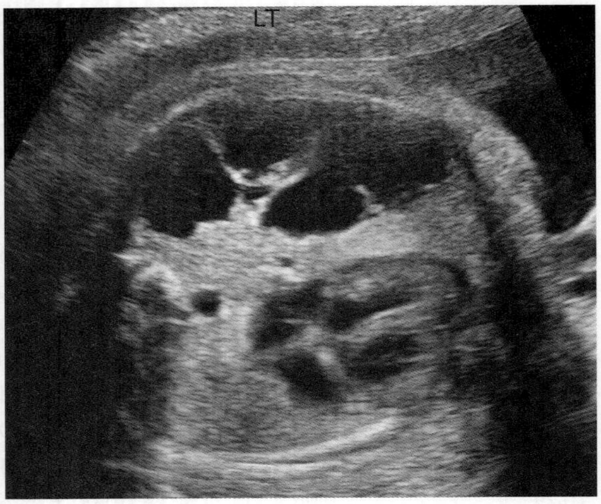

图9-2-1　先天性肺囊性腺瘤样病变Ⅰ型
妊娠36⁺周，胸腔横切面观，见左侧（LT）胸腔内数个较大无回声区，心脏被推向右侧胸腔。产后CT证实为CCAM Ⅰ型

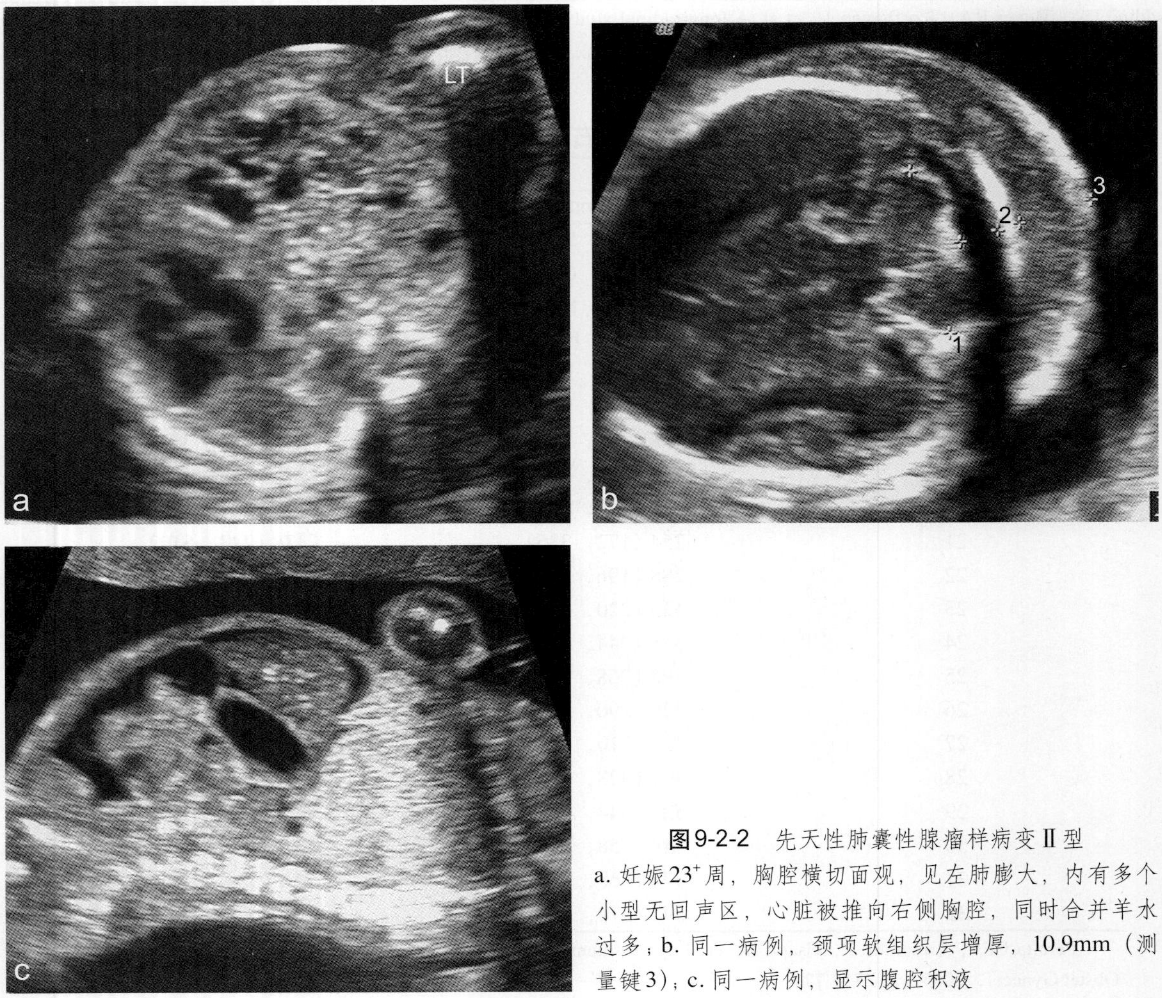

图9-2-2　先天性肺囊性腺瘤样病变Ⅱ型
a. 妊娠23^{+}周，胸腔横切面观，见左肺膨大，内有多个小型无回声区，心脏被推向右侧胸腔，同时合并羊水过多；b. 同一病例，颈项软组织层增厚，10.9mm（测量键3）；c. 同一病例，显示腹腔积液

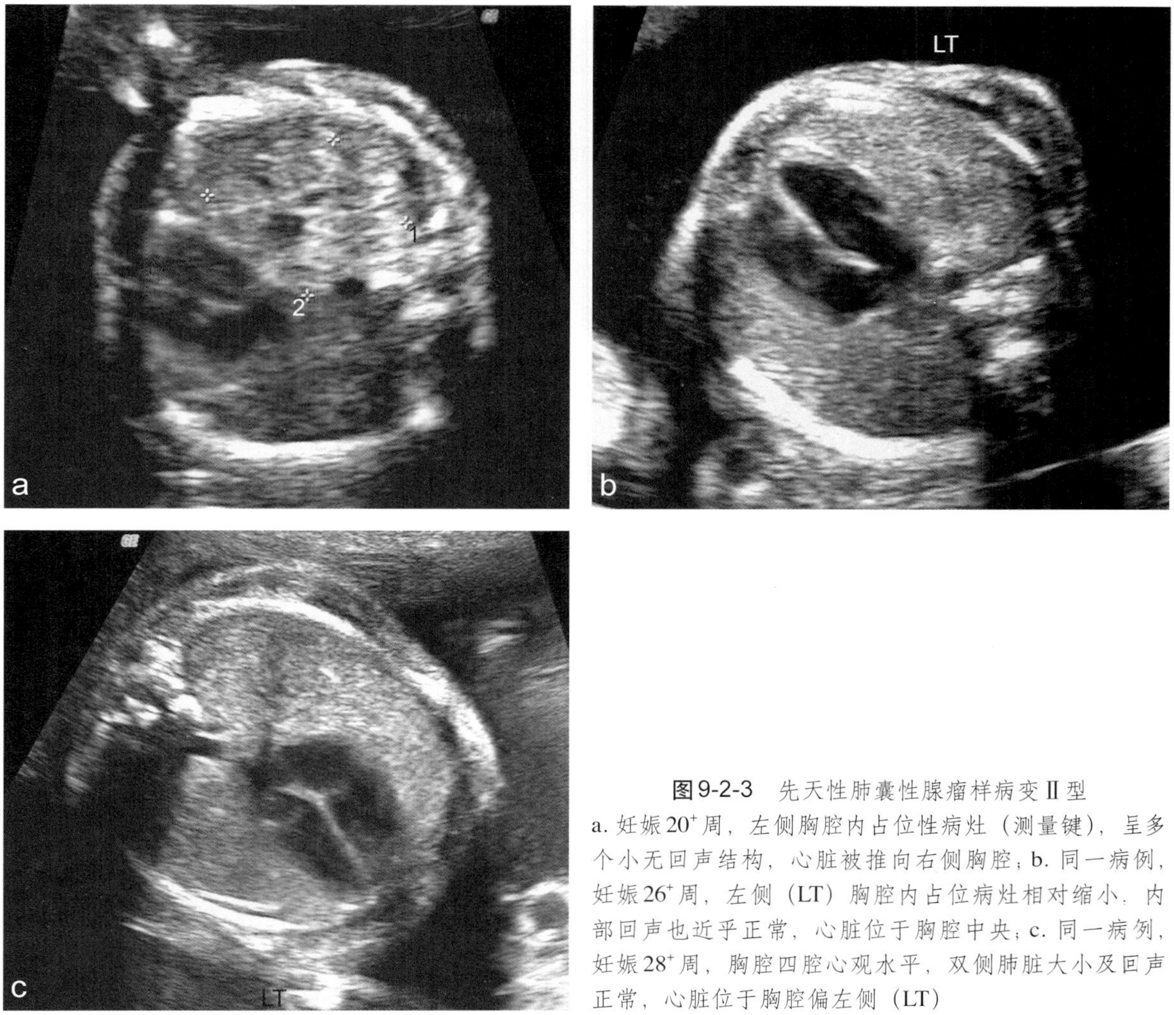

图9-2-3 先天性肺囊性腺瘤样病变Ⅱ型
a. 妊娠20⁺周，左侧胸腔内占位性病灶（测量键），呈多个小无回声结构，心脏被推向右侧胸腔；b. 同一病例，妊娠26⁺周，左侧（LT）胸腔内占位病灶相对缩小，内部回声也近乎正常，心脏位于胸腔中央；c. 同一病例，妊娠28⁺周，胸腔四腔心观水平，双侧肺脏大小及回声正常，心脏位于胸腔偏左侧（LT）

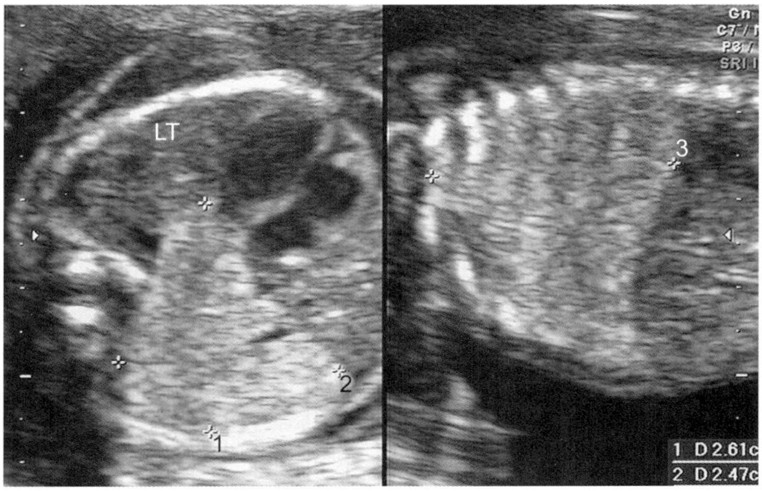

图9-2-4 先天性肺囊性腺瘤样病变Ⅲ型
妊娠21⁺周，胸腔四腔心观水平，显示右胸腔背侧较大强回声结构（测量键），边界清晰，内部回声均匀，心脏被推向前方

动现象（见图9-4-3a）。

3. 单侧肺缺如（unilateral pulmonary agenesis） 单侧肺缺如相当少见，常为右侧缺如。声像图上显示心脏明显偏移，对侧肺相对“增大”，可能误以为CCAM。仔细观察，心脏后方未见肺组织，心房与背部肋骨紧贴，该侧的肺动脉分支也缺如（图9-2-5）。

4. 支气管囊肿 CCAM Ⅰ型需与支气管囊肿相鉴别。一般来说，支气管囊肿多为单发性，体积相对较小

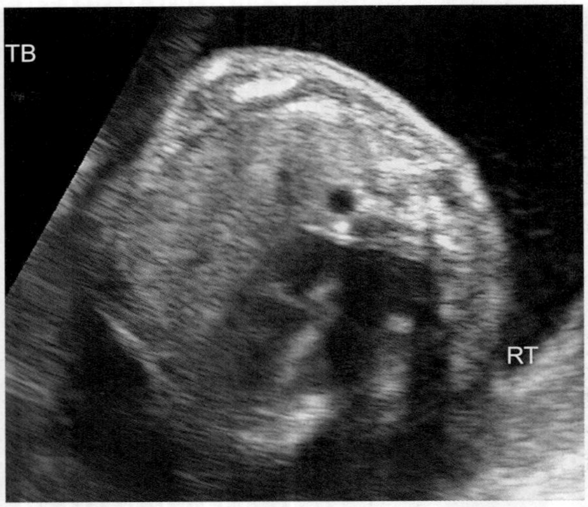

图9-2-5 单侧肺缺如
妊娠27⁺周，胸腔四腔心观水平，见心脏位于胸腔右侧（RT），未见明显右肺回声

且靠近中线。

5. 支气管狭窄或闭锁 原发性或继发性原因造成肺叶或段支气管狭窄，该支气管所支配的肺组织也会增大，声像图呈均匀强回声，与CCAM Ⅲ型表现相似（图9-2-6，图9-2-7）。声像图上除了出现肺部改变之外，有时还能看到引起支气管受压的囊肿或肿块。

纵隔囊肿或肿瘤、心包肿瘤甚至胸腺发育异常有时也会与CCAM混淆（图9-2-8，图9-2-9）。

另外，气管闭锁（tracheal atresia）、喉部闭锁也表现为肺均匀强回声，肺体积增大，易误诊为双侧CCAM Ⅲ型。但高位呼吸道闭锁往往为双肺对称性病变，心脏被挤压在中央、体积很小，且常伴有羊水过少及腹水（图9-2-10），多数胎儿有水肿表现。

【预后】

文献报道70%～80%的CCAM病例预后良好，预后与病变严重程度，如是否存在肺发育不良、是否存在纵隔移位、是否出现胎儿水肿和是否合并其他异常有关。凡单侧性、病变范围小、纵隔轻度移位、不合并其他异常者，其预后通常较好。一般从晚孕期起，CCAM就不会继续增大。在随访过程中，很多病例病变严重程度出现逐渐减轻，甚至消失的现象（见图9-2-3），这类病例预后就较好。反之，一旦胎儿水肿，死亡率极高。然而，产后严重CCAM造成的后果是进行性呼吸窘迫及心力衰竭。病灶较小者，症状可以较轻，仅表现为反复发作的肺部感染，或不出现症状。

有生机儿前诊断中型至大型先天性肺囊性腺瘤样病变或已出现胎儿水肿，可考虑终止妊娠。继续妊娠

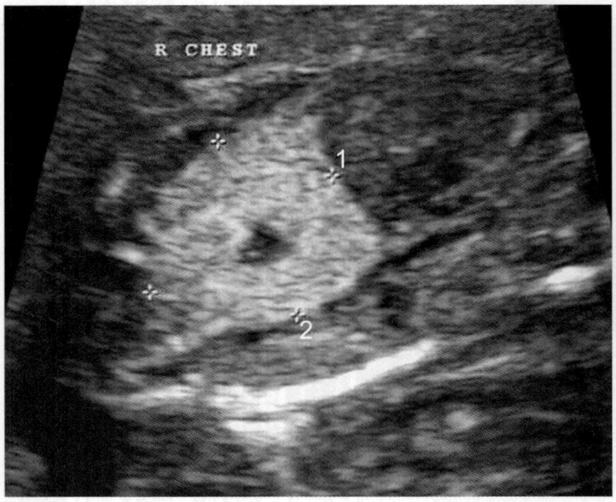

图9-2-6 支气管闭锁
妊娠15⁺周，右侧胸腔内见强回声实质性结构（测量键），拟诊CCAM。引产后病理检查证实为右支气管闭锁

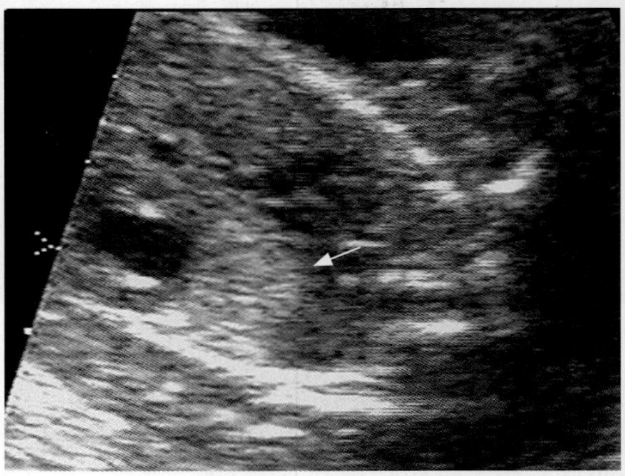

图9-2-7 小支气管阻塞
妊娠18⁺周，左肺下叶内见强回声结构（箭头所示），拟诊CCAM。产后CT检查诊断为小支气管阻塞

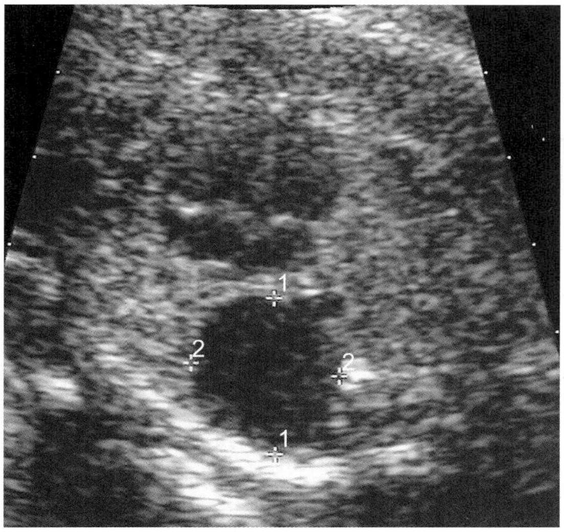

图9-2-8 纵隔囊肿

妊娠21⁺周，右胸腔背侧部大型囊肿样结构（测量键），且合并多发性畸形。引产后病理检查证实为胸腔肠重复囊肿

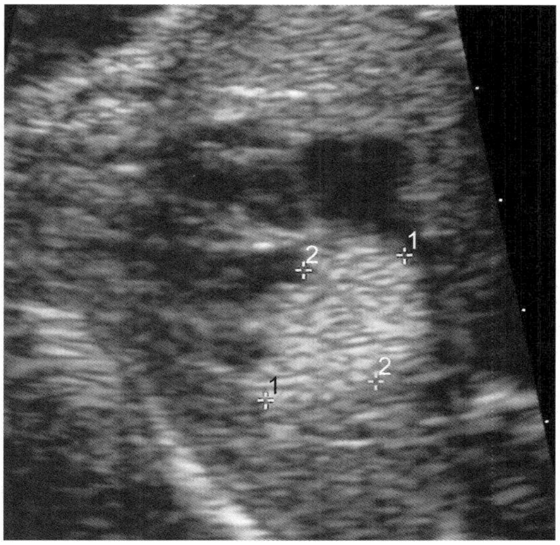

图9-2-9 胸腺变异

妊娠25⁺周，胸腔四腔心观水平，见一强回声结构（测量键）位于左心房与大血管之间。产后检查证实为变异的胸腺组织

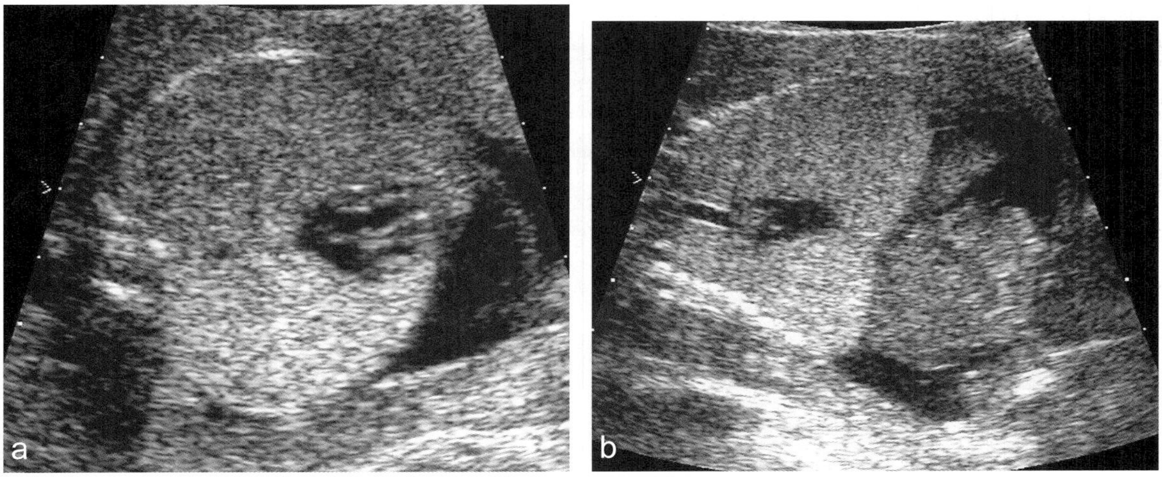

图9-2-10 喉部闭锁

a. 妊娠20⁺周，胸腔四腔心观水平，见双肺明显增大，心脏被挤压在中央，且体积小；b. 同一病例，胸腹腔冠状切面观，双肺明显膨大，横膈下压，腹腔积液。引产后病理检查证实为喉部闭锁，Fraser综合征

者，应定期超声随访，了解病灶大小、纵隔移位情况和有无胎儿水肿、腹水等。无胎儿水肿或病变缩小者可等其自然临产。产后部分病例需行病变肺叶切除术，其术后疗效一般均较好。目前也有学者对病灶较大者施行宫内手术或产时手术。

第三节 肺 分 离

肺分离（Lung sequestration）也称隔离肺或副肺（accessory lung），是一种先天性畸形，表现为肺的某一部分与正常肺分离。分离的肺组织除了不与气管相通外，其血供来源于体循环而不是肺循环。

【病因及病理】

正常气管、支气管树来源于前肠。肺分离是由于该部分肺起源于非正常的气管和支气管树，或者是该部分肺发育过程中未与其他支气管树相连。如果副肺萌芽发生在胸膜形成之前，胸膜形成时副肺与其他正常肺叶则共享同个胸膜腔，这种情况被称为肺内肺分离（intralobar）。如果副肺萌芽发生在胸膜形成之后，那么该部分肺就有自己独立的胸膜腔，称肺外肺分离（extralobar）。临床上，肺外肺分离多于肺内肺分离。

肺外肺分离最常见于下叶肺与膈肌之间，占70%～80%，且左侧多于右侧。发生在其他部位的还有如心脏旁、纵隔、心包下、膈下和腹腔内。肺分离的动脉来自体循环，静脉回流至下腔静脉或肺静脉。肺内肺分离最常见于肺下叶，占98%，其血供来源或是胸主动脉或是腹主动脉。

由于肺分离属于前肠发育畸形的一种，因此常可合并其他种类的前肠发育异常，如气管食管瘘、重复食管、神经管原肠囊肿、食管憩室、食管囊肿、支气管原囊肿。约10%的肺内肺分离患儿合并有肺外畸形，包括骨骼异常、膈疝、先天性心脏病（三尖瓣闭锁、大血管错位、主动脉狭窄）、肾脏和脑部异常（脑积水）。

【诊断】

在声像图上，肺分离多为单侧性病变，呈均匀强回声包块，位于胸腔内（图9-3-1a，图9-3-2a）。强回声包块靠近肺底部，彩色超声检查可见一条较粗的动脉来源于降主动脉（图9-3-1b，图9-3-2b）。偶尔肺分离病灶合并肺囊性腺瘤样病变，声像图显示CCAM的特征（图9-3-3）。包块较大可造成纵隔移位、心脏受压（图9-3-1a，图9-3-2a，图9-3-3a、b）。有细蒂的肺分离可能会发生扭转，使静脉及淋巴回流受阻出现同侧胸水，可进一步加重纵隔偏移（图9-3-4）。食管受压者可出现羊水过多（图9-3-3d），严重的纵隔偏移可导致胎儿水肿。

横膈下肺分离则在横膈下、腹腔内见到均匀强回声包块（图9-3-5）。此类病变若病灶较小，较易漏诊。

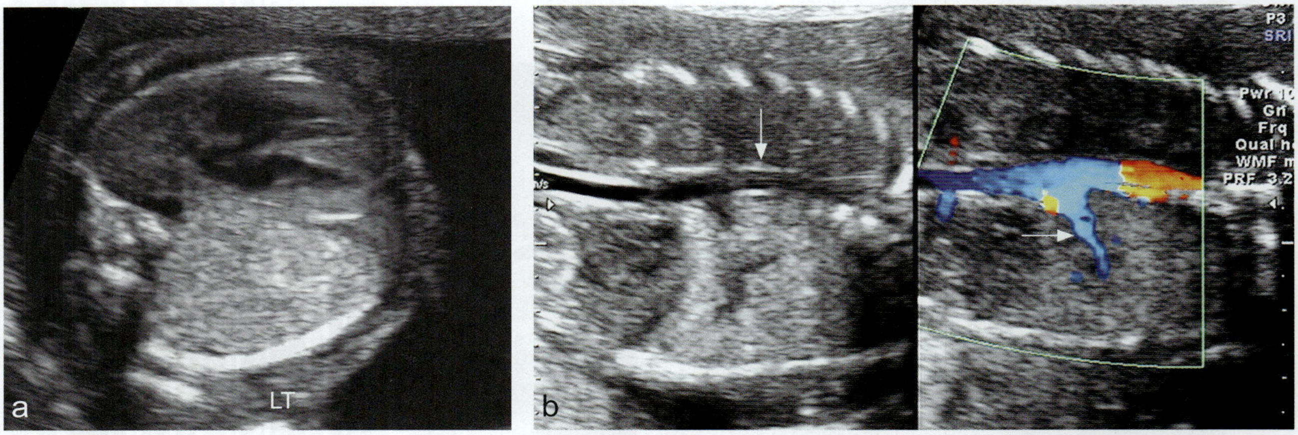

图9-3-1 肺分离

a. 妊娠21^{+}周，胸腔四腔心观水平，左肺明显增大，且回声增强，心脏被推向右侧胸腔；b. 同一病例，胸腔近背部冠状切面观，左侧图像显示降主动脉胸段受压向右侧偏移（向下箭头）；右侧图像显示胸主动脉上有粗大血管分支进入左肺病灶部位（横向箭头）

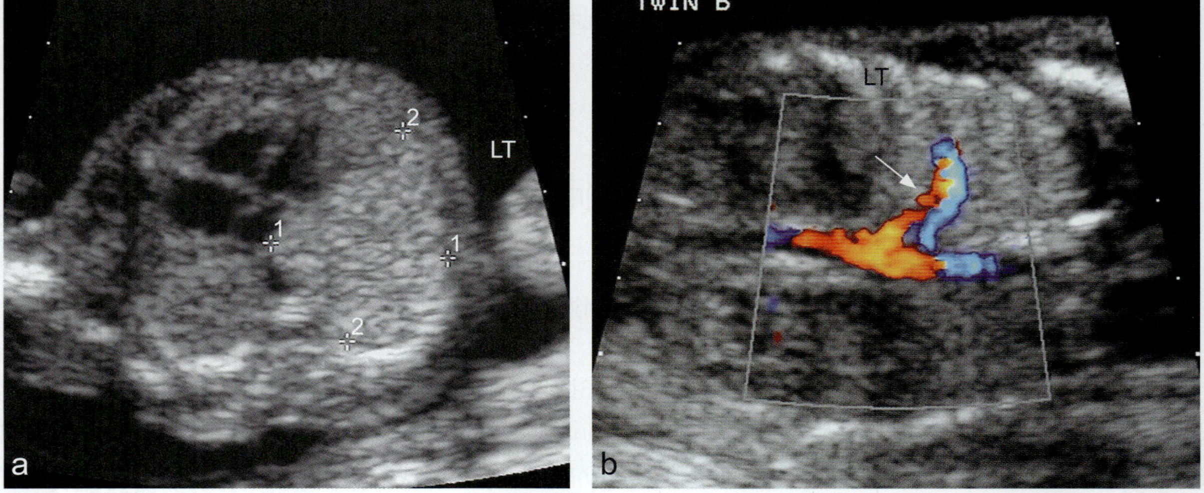

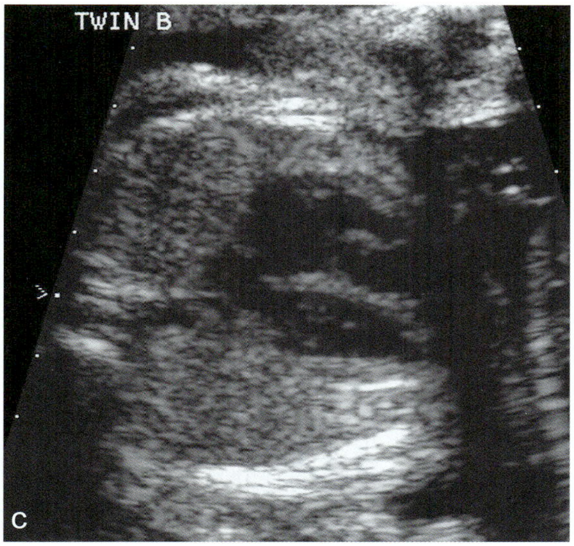

图9-3-2 肺分离

a. 妊娠22⁺周，双胎妊娠，胎儿B，胸腔四腔心观水平，左肺增大，回声增强（测量键），心脏被推向右侧胸腔；b. 同一病例，胸腔近背部冠状切面观，显示胸主动脉上有粗大血管分支进入左肺病灶部位（箭头）；c. 同一病例，妊娠29⁺周，左胸腔内病灶明显缩小，回声强度减弱，心脏位于胸腔中央。产后胸部X片未见明显异常病灶

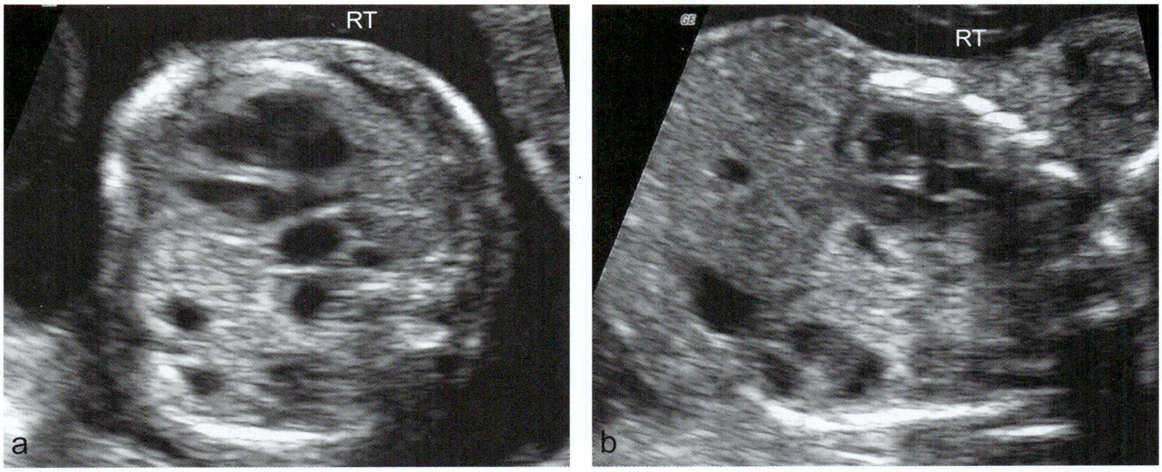

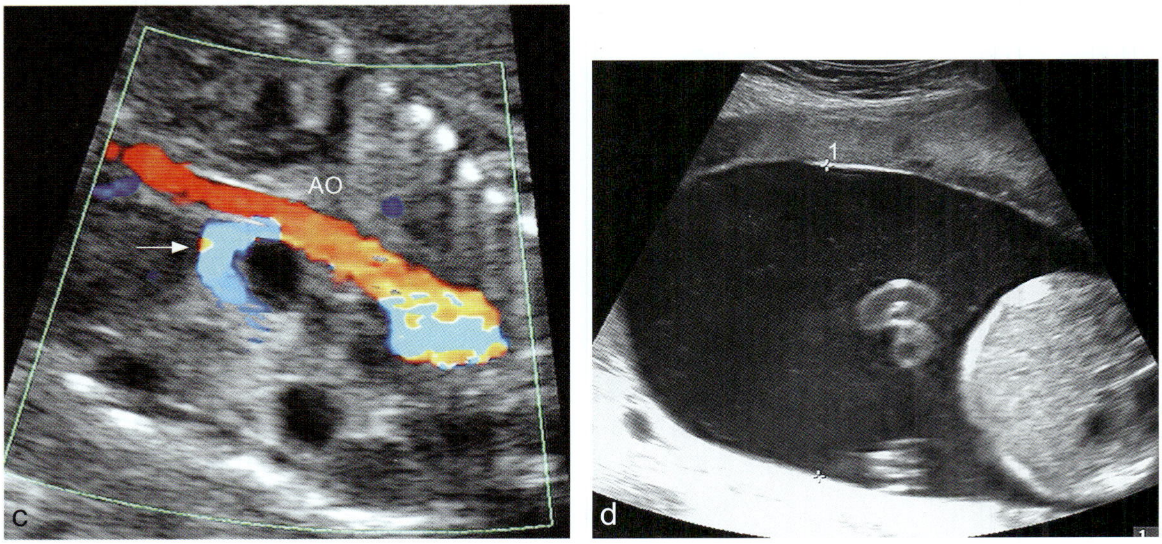

图9-3-3 肺分离合并肺囊性腺瘤样病变

a. 妊娠23⁺周，胸腔四腔心观水平，左胸腔内见强回声占位病灶，内部有多个小囊肿样结构，心脏被推向右侧胸腔（RT）b. 同一病例，胸腔冠状切面观，显示左肺内囊性结构，似CCAM Ⅱ型；c. 同一病例，彩色超声显示病灶内血供（箭头）来自胸主动脉（AO）；d. 同一病例，羊水过多

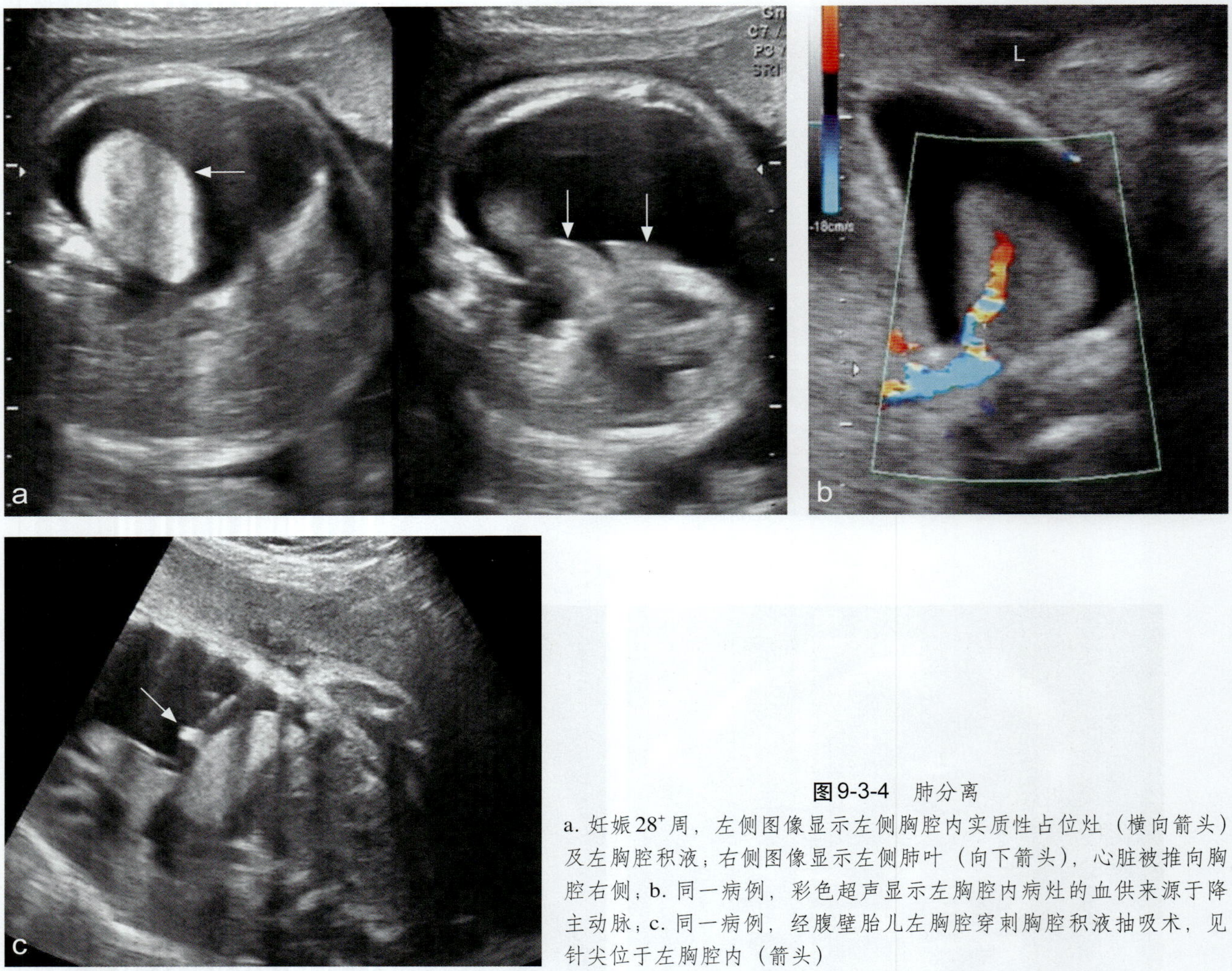

图9-3-4 肺分离

a. 妊娠28+周，左侧图像显示左侧胸腔内实质性占位灶（横向箭头）及左胸腔积液；右侧图像显示左侧肺叶（向下箭头），心脏被推向胸腔右侧；b. 同一病例，彩色超声显示左胸腔内病灶的血供来源于降主动脉；c. 同一病例，经腹壁胎儿左胸腔穿刺胸腔积液抽吸术，见针尖位于左胸腔内（箭头）

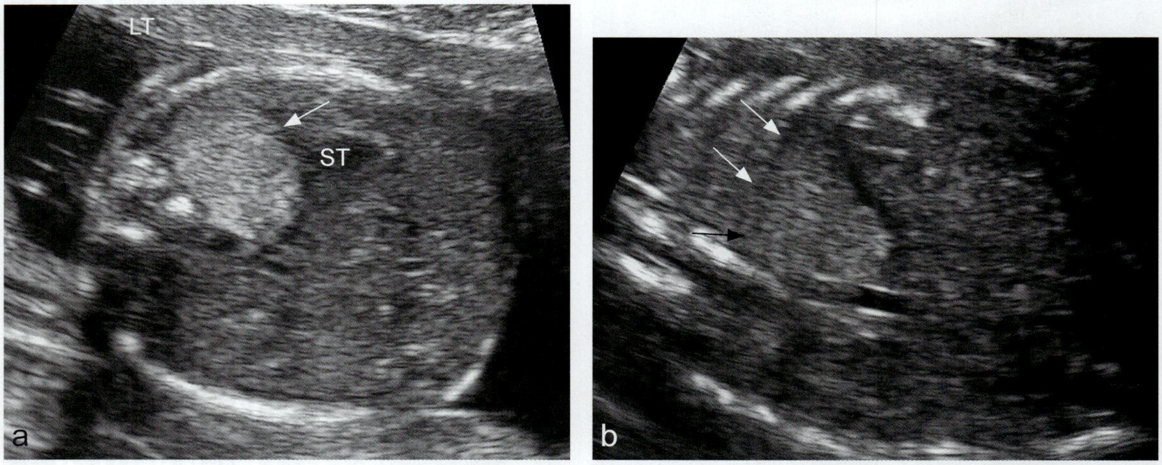

图9-3-5 腹腔肺分离

a. 妊娠21+周，膈下横切面观，见胃泡后方强回声结构（箭头）；b. 同一病例，胸腹部冠状切面观，见该病灶位于膈肌（三个箭头）下方。产后证实为腹腔内肺分离

【鉴别诊断】

最易与肺分离混淆的是CCAM Ⅲ型，偶有Ⅱ型。二维图像上二者几乎没有明显差别，唯一的鉴别要点是在彩超图像上，肺分离会显示其动脉血供来源于降主动脉而不是肺动脉。

其他需要与肺分离鉴别的胸腔内病变还有纵隔肿瘤、小支气管阻塞和纵隔内其他强回声包块（见图9-2-7）。绝大多数纵隔肿瘤多为畸胎瘤，畸胎瘤声像图上表现为包块内部回声紊乱，强回声后方多伴有声影。支气管阻塞除了显示局部肺叶回声增强改变外，有时还能见到造成阻塞的囊肿或肿瘤。

对于横膈下和腹腔内肺分离应注意与腹腔内实质性包块如中肾瘤等相鉴别。

【预后】

肺分离的预后通常较好，当然也与病变严重程度有关。病变较轻者可无任何症状，直到成年后因肺部感染或其他症状作检查时才被发现。若纵隔移位明显、出现胎儿胸水和水肿时，预后往往较差。若肺分离合并其他脏器异常，预后也常不佳。此外，部分病例随孕周的增加肺分离病灶强回声逐渐减弱、缩小甚至不能再被观察到（图9-3-2），腹水也可能消失。这些病例的预后均较好。

在产前，肺分离的处理原则与其他胸腔内占位性病变相似。有生机儿前发现大型病灶或见胎儿水肿，可建议终止妊娠。继续妊娠者，应作系列超声以观察肿块大小变化及有无出现胸腹水、胎儿水肿等。有报道对有胸水病例进行胸水穿刺抽吸（图9-3-4c），或放置胸腔-羊膜腔引流管；对病灶较大者行宫内手术；对于羊水过多者进行羊水减量，可能对延缓病程进展、预防早产、提高存活率有一定帮助。

第四节　先天性膈疝

先天性膈疝（congenital diaphragmatic hernia，CDH）是指腹腔内容物通过横膈上的裂孔或缺损进入胸腔。发病率约为新生儿的1：2, 000至1：3, 000。

【病因及病理】

先天性膈疝可以为散发性，也可有家族史。在有家族史的病例中，遗传形式不清，可能是多因素的隐性遗传。兄弟姐妹中的再发生率是2%，男性多于女性（男：女=2.1）。先天性膈疝也可合并其他部位畸形、染色体异常及多种综合征如Fryns综合征、Beekwith-Wiedemann综合征、Pierre Robin综合征和先天性后鼻孔闭锁等。

正常膈肌为一穹隆状隔膜，将胸腔与腹腔分隔开来，膈肌由以下四个部分融合而成：①原始横膈形成膈肌的腹侧部；②胸腹隔膜形成膈肌的背外侧部；③食管系膜形成膈肌的背正中部；④两侧体壁和背外侧体壁向内侧伸展形成膈肌的周缘部。膈肌的发育过程中如果某一组成部分发育停止或发育不全，就会造成相应的缺损。常见的几种膈肌缺损有：

1. 胸腹裂孔疝（Bochdalek hernia）　位于膈肌的背外方，是最多见的一种膈疝，约占新生儿先天性膈疝的85%～90%。左侧多于右侧，其中80%位于左侧。疝入胸腔的内脏有小肠、胃、脾、结肠，少见的有胰、肝、肾上腺、肾。

2. 胸骨后膈疝（retrosternal diaphragmatic hernia）　缺损位于胸骨后方的膈肌，疝孔常偏右，发生率占所有膈疝的2.6%。胸骨后膈疝可伴发其他畸形，如右位心、先天性心脏病等。疝入胸腔的内脏有肝、结肠、小肠、胃。

3. 食管裂孔疝（esophageal hiatal hernia）　由于膈脚和食管韧带发育障碍，形成了宽大的食管裂孔，也可能由于食管过短，造成胃的上部进入胸腔。如果食管裂孔疝的内容物（食管下段、贲门部、胃底部）随着腹压的升高降低而上下移动，称滑动性食管裂孔疝（sliding esophageal hiatal hernia），此类食管裂孔疝占所有食管裂孔疝的70%。

4. 膈膨升（eventration of diaphragm）　膈肌发育不良、肌层纤维层薄，呈半透明状、膈顶抬高，可达第4至第2肋间水平。右侧多于左侧，占所有膈疝的5%。

大部分膈疝腹腔脏器突入胸腔的时间是在妊娠10～12周，此时腹壁的生理性中肠疝消失，肠管回缩进腹腔，腹压升高。腹腔脏器进入胸腔，造成患侧胸腔内的肺受压，纵隔推向对侧，对侧肺也受压。腹腔脏器疝入越早越多，纵隔推移往往越明显，肺发育受损就越严重，产后呼吸衰竭发生率则越高。

另外，约15%～45%的病例可合并其他部位异常如中枢神经系统异常（无脑儿、脑膨出、脊柱裂）、唇裂和腭裂、脐膨出、心血管畸形（室间隔缺损、法洛四联症、大血管错位、主动脉缩窄）、泌尿系统异常（肾缺如、肾盂积水）和骨骼畸形等。染色体异常的发生率5%～15%，尤其是18-三体综合征。

【诊断】

通常，超声难以显示膈肌上的缺损，只有当腹腔内容物疝入胸腔，才能作出判断。因此，超声也较难判断膈疝的类型。本病超声诊断要点是：声像图显示胸腔内占位性病变，以左侧多见。病灶多为混合性。若是胃泡，声像图显示为一个较大的囊性结构（图9-4-1a，图9-4-2a，图9-4-4a）；若是小肠，可能显示为“肺脏回声不均匀”（图9-4-3a）、不规则的肠管断面内含有液体；肠梗阻时则有肠管扩张，仔细观察胃泡及肠管均可有变形或蠕动现象；心脏及纵隔可推向右侧。胃泡疝入胸腔时，腹腔内常无胃泡显示。

右侧膈疝主要是肝脏突入胸腔，纵隔左移。肝脏回声均匀一致，有时难以与肺组织回声相鉴别，高分辨率超声仪可显示肝内门静脉或细小的胆管回声（图9-4-5）。

若单纯肠管突入胸腔，突入的肠管量不多，产前超声可能会漏诊。

膈膨升者突入胸腔的腹腔脏器表面有膜包裹，但超声不能显示该层膜。只有存在胸水的情况下，超声才能显示腹腔脏器表面有膜限制（图9-4-6）。无胸水的膈膨升超声只能发现腹腔脏器被“抬高”。

大量腹腔脏器进入胸腔，胎儿腹围也可相应缩小。严重的纵隔移位可影响胎儿静脉回流和羊水的吞咽，出现胎儿水肿、胸水、腹水和羊水过多。另外，继发性肠梗阻也可引起羊水过多（图9-4-2c）。

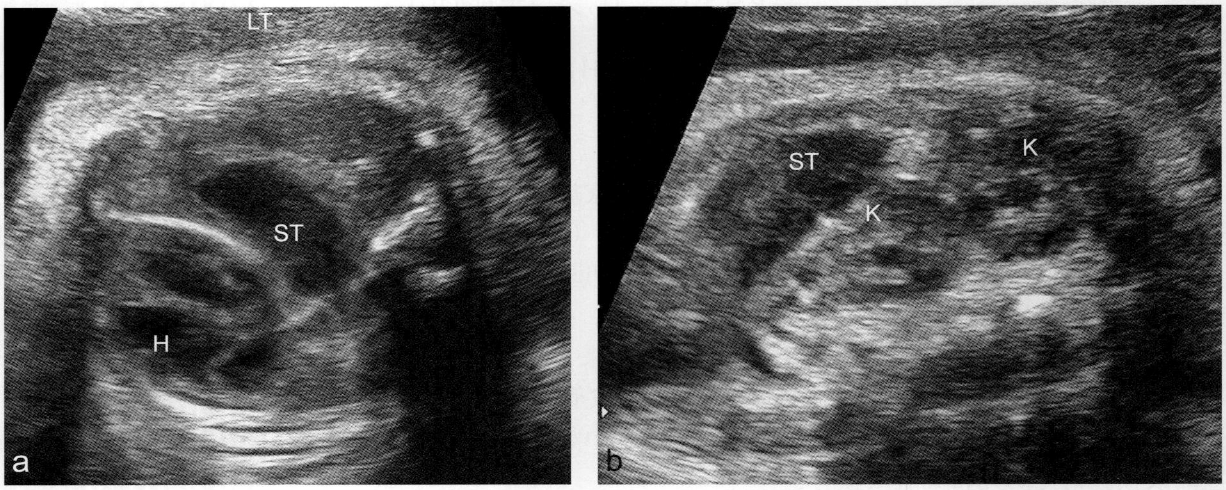

图9-4-1 左胸腔膈疝

a. 妊娠33^+周，胸腔四腔心观水平，见胃泡（ST）位于左胸腔内，心脏（H）被推向右侧；b. 同一病例，左侧胸腹腔矢状切面观，见“两个”肾脏均位于左侧（K），且一个肾脏的位置上移，似位于胃泡（ST）后方。染色体检查显示正常核型，46，XX。产后手术证实为左侧膈疝，胃泡、脾脏、小肠及结肠位于左胸腔内，合并马蹄肾

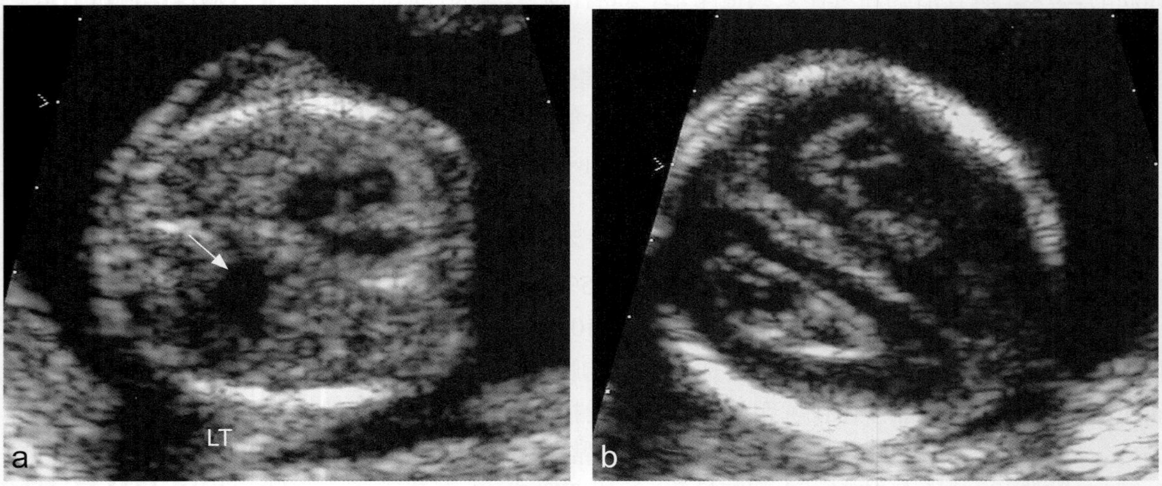

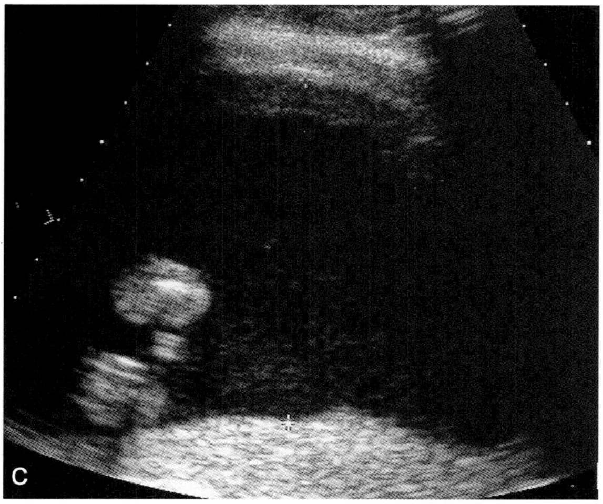

图9-4-2 左胸腔膈疝

a. 妊娠20⁺周，胸腔四腔心观水平，见胃泡（箭头）位于左胸腔内，心脏被推向右侧；b. 同一病例，双侧脉络丛囊肿；c. 同一病例，羊水过多。染色体检查证实为18-三体综合征

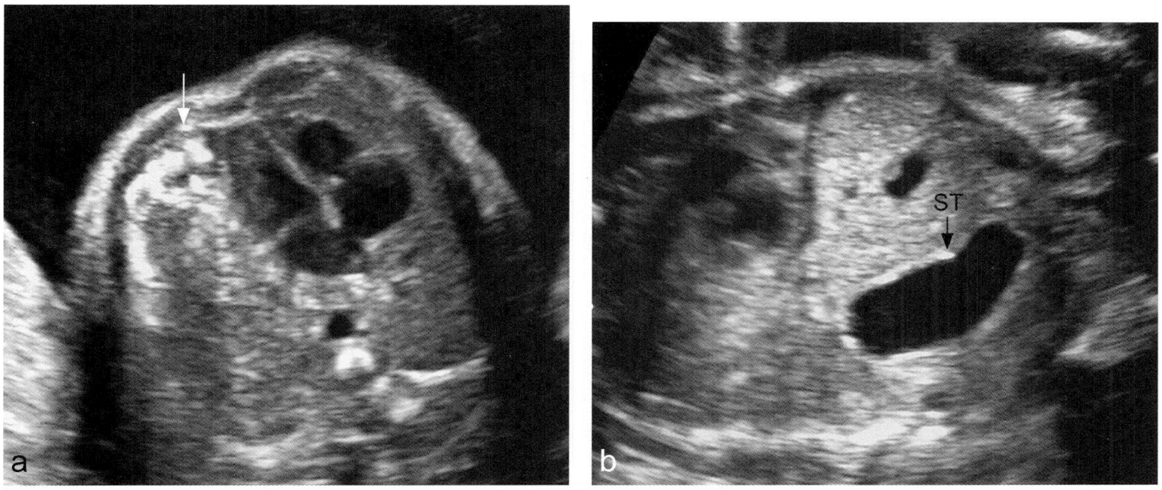

图9-4-3 左胸腔膈疝

a. 妊娠30⁺周，胸腔四腔心观水平，见心脏位于胸腔右侧，左胸腔内见不均匀强回声结构（箭头）；b. 同一病例，胎体左侧矢状切，显示胃泡位于腹腔内（箭头）。染色体检查示正常核型，46，XY。产后手术证实左侧膈疝，小肠及结肠疝入胸腔

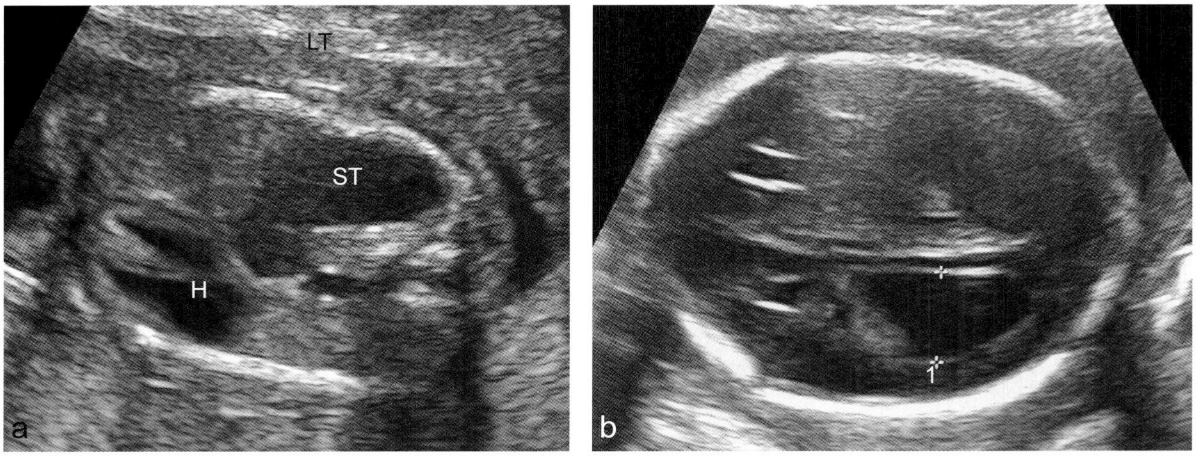

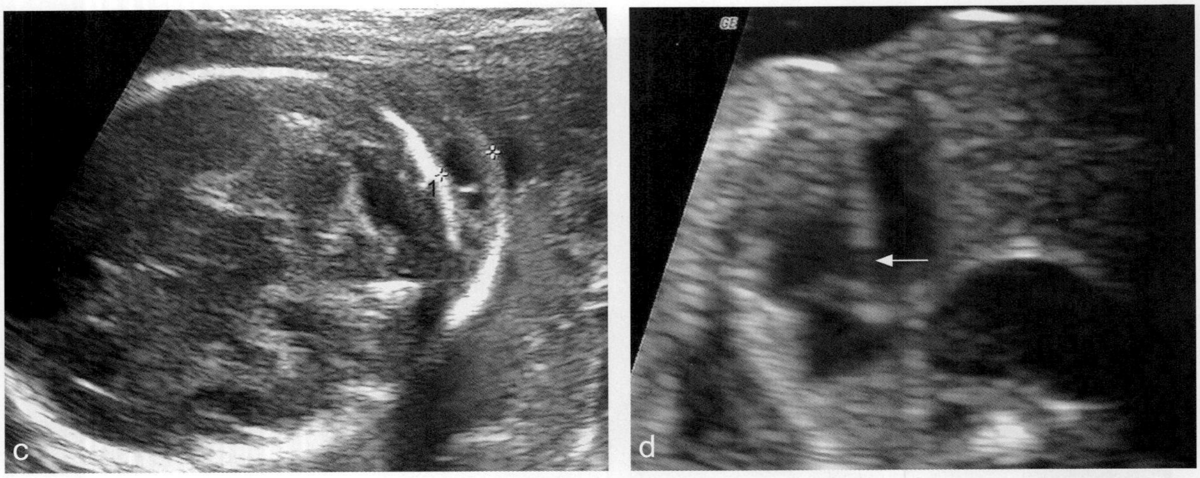

图9-4-4 左胸腔膈疝

a. 妊娠20⁺周，胸腔四腔心观水平，见胃泡（ST）位于左胸腔内（LT），心脏（H）被推向右侧；b. 同一病例，透明隔缺失，侧脑室后角扩张13mm（测量键）伴前角外展，为胼胝体缺失；c. 同一病例，颈项软组织层增厚，7.7mm（测量键）；d. 同一病例，心脏室间隔缺损（箭头）

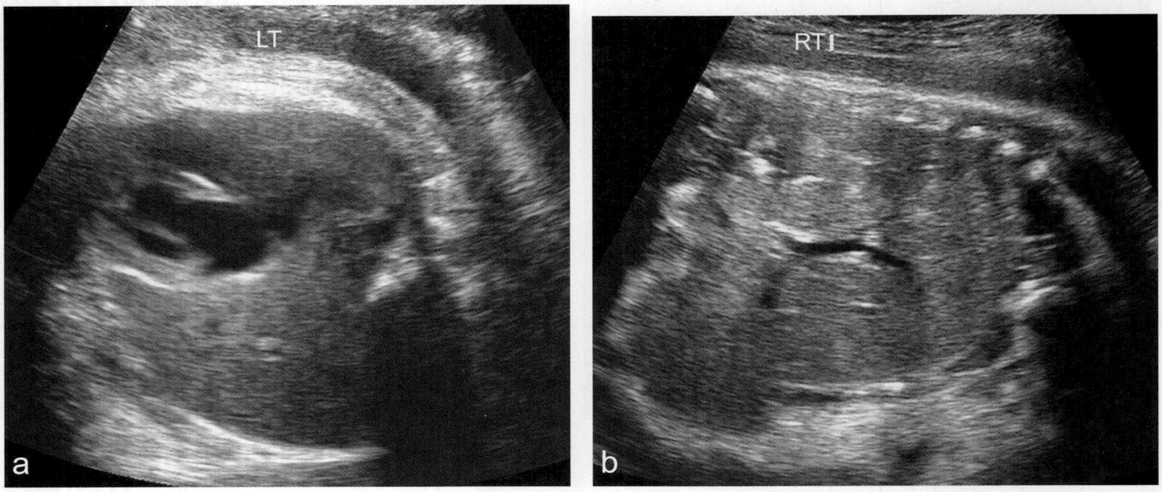

图9-4-5 右胸腔膈疝

a. 妊娠30⁺周，胸腔四腔心观水平，心脏向左侧（LT）偏移，“右肺”似增大；b. 同一病例，右胸腔（RT）矢状切面观，未见明显横膈回声，见右胸腔内的“肺脏”与腹腔相通，内见门静脉回声，为右胸腔膈疝，肝脏疝入胸腔

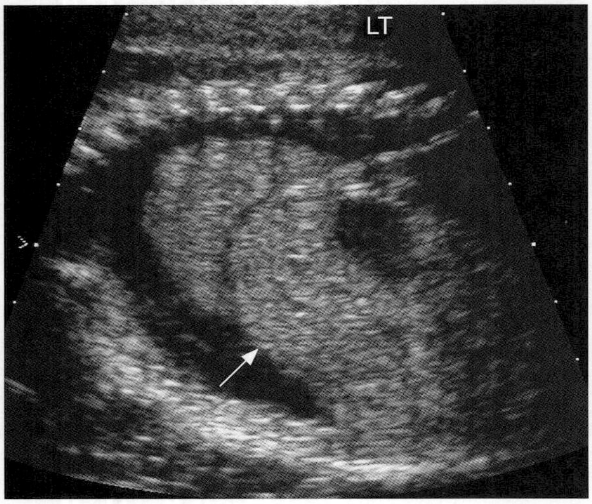

图9-4-6 膈膨升

妊娠27⁺周，左侧胎体（LT）矢状切面观，见左胸腔积液，横膈向上膨隆（箭头），横膈上方为左肺，下方为胃泡及肠管

早孕期出现膈疝，可表现为颈项透明层增厚（图9-4-7）。有人观察胎儿呼吸样运动时羊水流经鼻腔的多普勒波形，发现严重膈疝胎儿呼出时间明显长于吸入时间，有些甚至测不到波形。

对于发现膈疝的病例，超声应仔细检查胎儿是否还合并其他畸形（图9-4-1b，图9-4-2b，图9-4-4b）。

【鉴别诊断】

易与先天性膈疝混淆的疾病有胸部其他囊性病变，如肺囊性腺瘤样病变Ⅰ型及Ⅱ型（图9-4-8）、支气管囊肿、胸腔或纵隔囊性肿瘤等。鉴别要点是声像图上先天性膈疝的肠管可有蠕动现象，而其他病例则没有蠕动。此外，当胸腔内出现单个较大的囊性包块而腹腔内仍有胃泡显示时，则应考虑胸腔原发性病变可能较大。

肝脾等实质性结构疝入胸腔，需注意与肺囊性腺瘤样病变Ⅲ型及肺分离相鉴别。肺囊性腺瘤样病变及肺分离时病变区回声更强更亮，而肝脾回声强度则相对偏低。此外，肝实质内可显示细条状胆管回声。

【预后】

通常情况下，膈疝总的预后较差，围生期死亡率30%～90%。预后与以下几个因素有关：膈疝的部位、

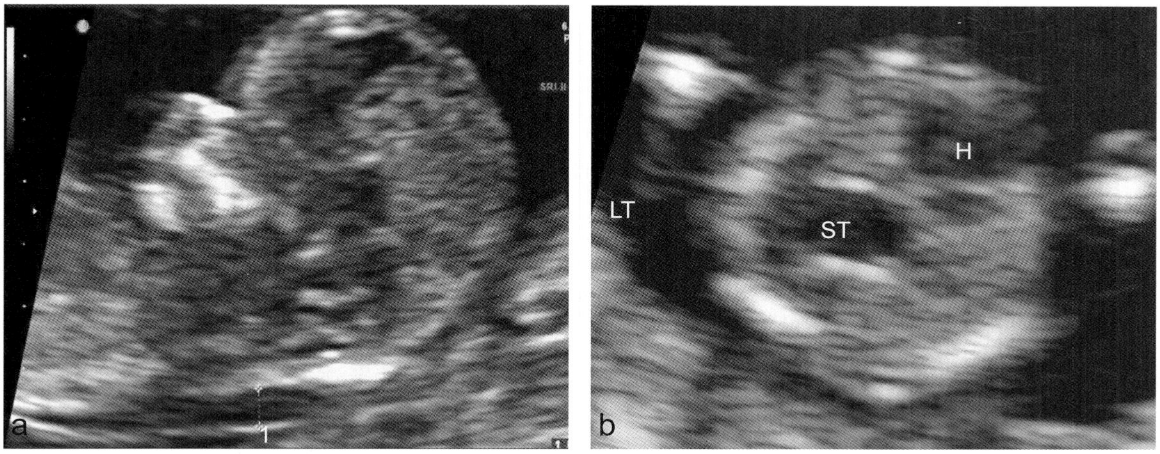

图9-4-7 早孕期膈疝

a. 妊娠12⁺周，颈项透明层增厚，2.9mm（测量键）；b. 同一病例，妊娠13⁺周，胸腔横切面观，显示胃泡（ST）位于左侧（LT）胸腔内

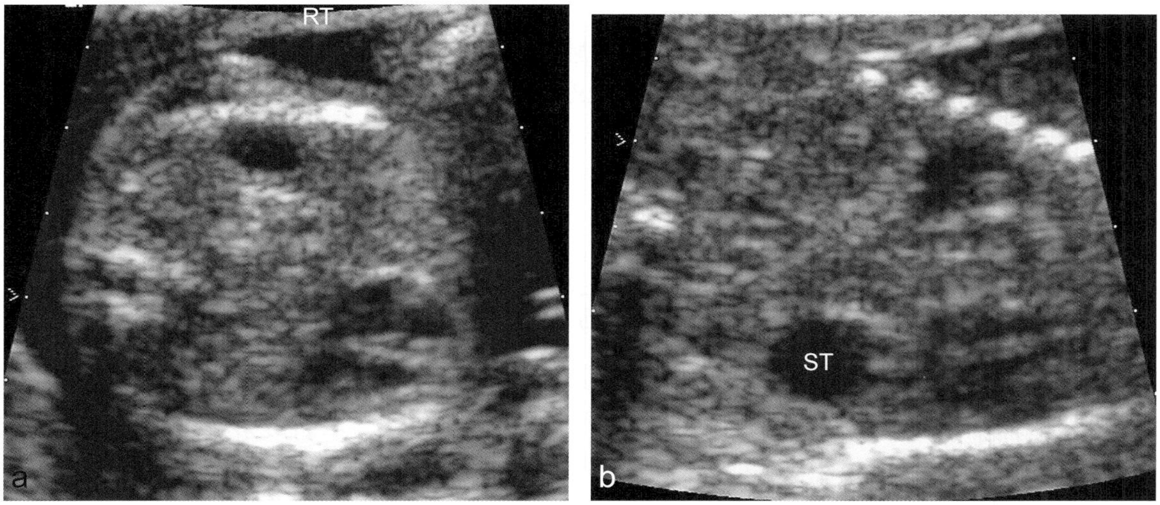

图9-4-8 右胸腔膈疝

a. 妊娠22⁺周，胸腔四腔心观水平，见心脏明显左移，"右肺"回声不均，并有囊性结构；b. 同一病例，胎体冠状切面观，显示胃泡（ST）位于腹腔内。产前拟诊右胸腔CCAM，染色体检查核型正常，46，XY。产后诊断右胸腔膈疝，严重肺发育不良，新生儿死亡

大小；腹腔脏器疝入胸腔的多少；膈疝出现的孕周；有无胎儿水肿和羊水的多少。所有这些因素都涉及一个主要问题，即肺的发育，疝入越早、疝入的腹腔内容物越多，肺发育受到的影响就越严重。若合并其他部位异常及染色体异常，则预后就更差，死胎率高达50%。活产者由于肺功能低于正常，仍然面对较大的手术风险。

早孕期发现膈疝或颈项透明层增厚，说明胸腔压力已经升高，肺发育受损可能大，以后的死亡率极高。如果中期妊娠末至晚期妊娠才发现膈疝，预后就相对较好。

对左侧胸腔膈疝，有研究发现肺径线小于第5百分位数或肺径线与胸围之比小于0.09者不能存活。目前较常用的判断肺发育的方法是测量肺-头围比率（lung-to-head ratio，LHR）。方法是在心脏四腔心观，显示心脏后方的右肺，测量右肺最长的径线及与之垂直的径线（图9-4-9，图9-4-10），两者乘积再除以头围：

LHR =（右肺长径 × 右肺短径）/ 头围

发现LHR小于0.6～0.8者死亡率极高；大于1.35～1.4者存活率很高；介于0.6～1.35者约60%的存活率。

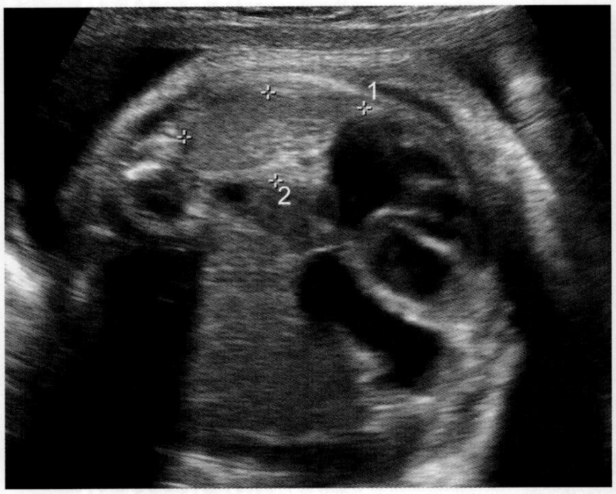

图9-4-9 肺-头围比率的测量
取心脏四腔心观，显示心脏后方的右肺，测量右肺最长的径线及与之垂直的径线，两者乘积再除以头围

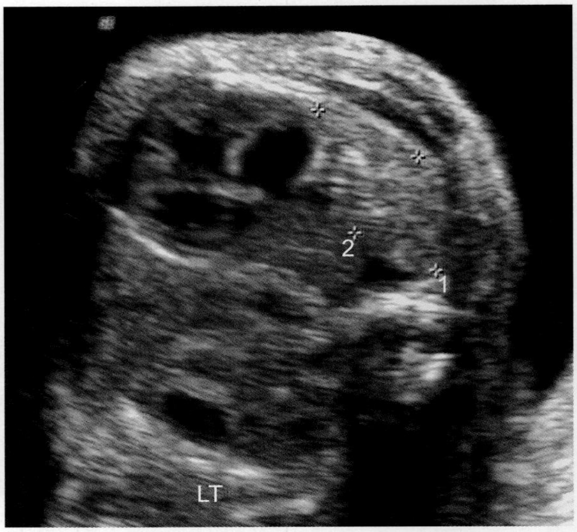

图9-4-10 肺-头围比率的测量
方法同图9-4-9

观察胎儿呼吸样运动羊水流经鼻腔的多普勒波形，如发现呼出时间长于吸入时间也提示预后不良。若超声检查发现羊水过多、胎儿水肿和胸、腹水，说明胎儿已有心衰，随时可能死亡。

有生机儿前诊断膈疝，可建议终止妊娠。诊断较迟或继续妊娠者，应进行染色体检查及详细超声检查了解有无合并畸形，详细咨询夫妇。超声随访观察羊水量和胎儿有无水肿及测量肺-头围比，有助于判断心功能及肺发育情况。若出现心衰征象，应考虑提前分娩，但大多预后极差。因此，分娩应在做好抢救准备的情况下进行。

第五节 胸 腔 积 液

胸腔积液（pleural effusion）也称胸水，是指液体异常积聚在胎儿胸膜腔内。其特点是积液多为乳糜液，大部分为单侧胸腔积液，右侧多于左侧。发生率为1∶10, 000活产，男性略高于女性。

【病因及病理】

胸腔积液可以是原发性液体积聚于胸腔或为全身疾病的一个表现。凡淋巴液产生过多，或回流受阻均可造成过多液体积聚在胎儿胸腔内。造成淋巴液产生过多或回流受阻的原因有乳糜胸、胎儿水肿（如严重贫血）、染色体异常（21-三体综合征、特纳综合征）、肺囊性腺瘤样病变、肺分离、膈疝、肺静脉闭锁、肺淋巴管扩张、胸腔内肿瘤、气管食管闭锁、宫内感染、特发性胸腔积液、心律失常和心力衰竭等等。

病理上，乳糜胸引起的胸腔积液多为右侧，偶尔也可双侧。一侧肺内病变如CCAM、肺分离、肿瘤等也多引起单侧胸水，其余情况则多引起双侧胸水。胸水的出现会影响肺的发育。严重时，纵隔向对侧移位，静脉回流受阻，进而出现充血性心衰、胎儿水肿和腹水。有时，对侧胸腔也出现胸水。纵隔的推移和食管的受压，将影响胎儿吞咽羊水，临床上可出现羊水过多。

【诊断】

声像图上，胸腔内单侧或双侧见无回声液体。双侧胸水者左、右侧胸腔的积液量可不一致。胸水量随孕周的增加而增加，少数则可能逐步减少或消失。多数胸水出现在妊娠19周之后，但少数染色体异常如特纳综合征胸水出现时间可能会更早。单侧大量积液可将纵隔推向对侧，肺脏漂浮在胸水之中，且径线明显小于正常（图9-5-1，图9-5-2a、b，图9-5-3，图9-5-4a）。

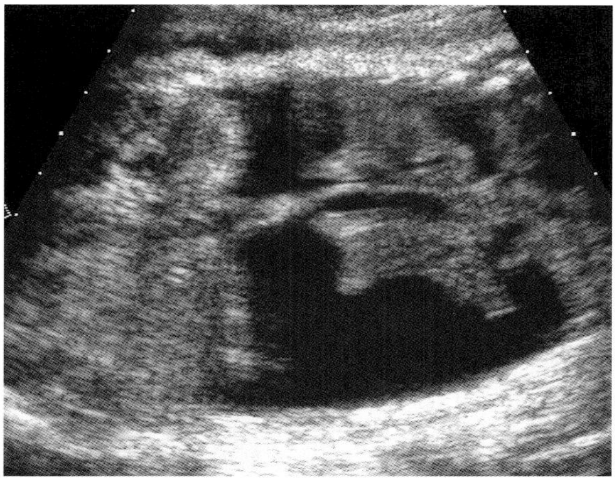

图9-5-1　双侧胸腔积液

妊娠33^{+}周，胸腔冠状切面观，显示双侧胸腔内大量积液，肺叶漂浮于其中。染色体检查证实为21-三体综合征

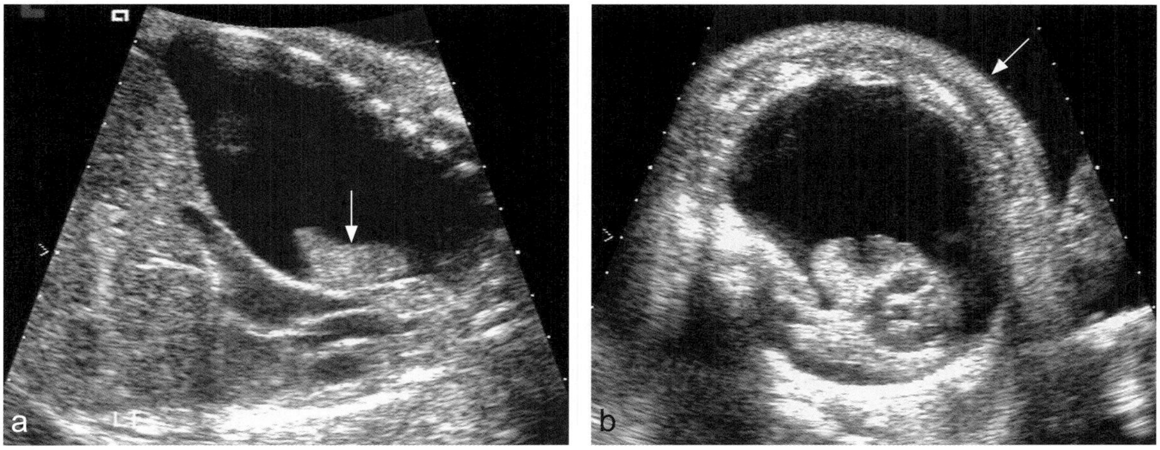

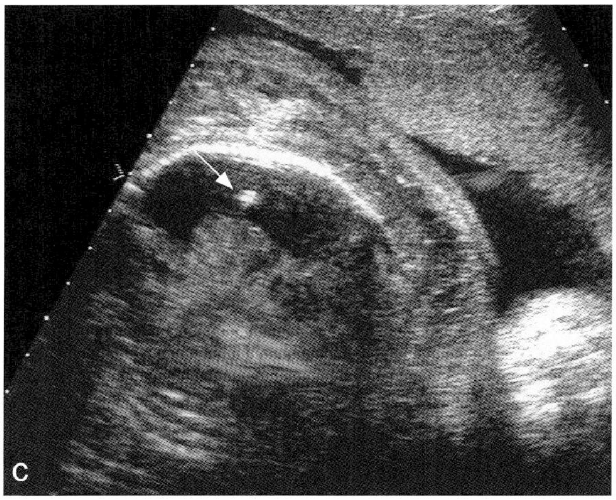

图9-5-2　单侧胸腔积液

a. 妊娠30^{+}周，一侧胸腔大量积液，肺脏严重受压（箭头），发育不良，心脏及纵隔被推向对侧；b. 同一病例，妊娠31^{+}周，胸腔四腔心观水平，显示一侧胸腔内大量积液，肺脏受压，纵隔明显移位，并伴有胸壁水肿（箭头）；c. 同一病例，行经腹壁胸腔穿刺积液抽吸术（箭头指示为针尖），抽去大量胸水后，见积液明显减少。产后因肺发育不良新生儿死亡

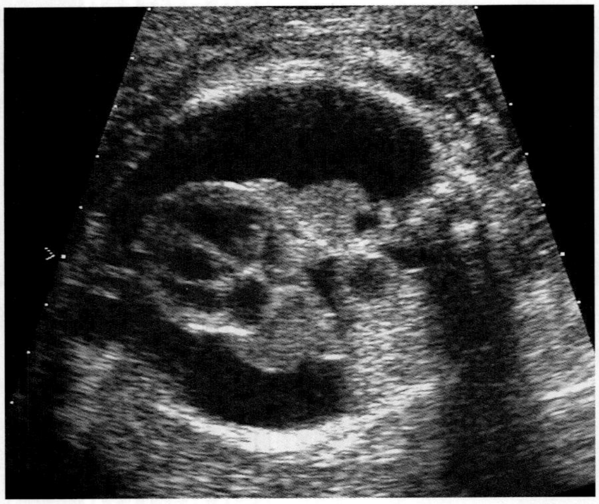

图9-5-3 双侧胸腔积液

妊娠32^{+}周，双侧大量胸腔积液，伴胎儿水肿（胸壁增厚）

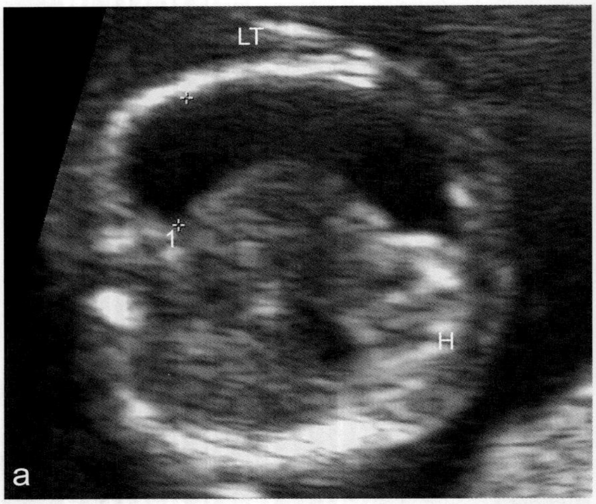

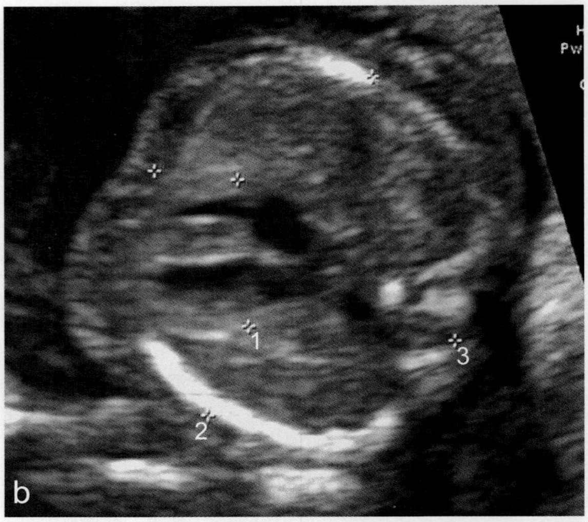

图9-5-4 单侧胸腔积液

a. 妊娠15^{+}周，见左侧（LT）胸腔积液，心脏（H）及纵隔右移；b. 同一病例，妊娠19^{+}周，胸腔积液消失，心脏及纵隔恢复正常位置

胸水若影响了胎儿的静脉回流或压迫了胎儿食管，声像图可表现出胎儿水肿、腹水（图9-5-2，图9-5-3）和羊水过多。若为肿瘤、肺分离或CCAM等引起的胸水，超声还能见到相应的异常改变（见图9-3-4）；若合并其他畸形或染色体畸形，则可能见到异常的声像图表现（见图9-3-4，图9-4-6，图9-5-1）。

免疫性胎儿水肿所见的胸水多为双侧性且积液量左右侧基本相等，同时还能见到胎儿皮下水肿，心包积液、腹水、羊水过多和胎盘增大（详见第十四章第一节）。

产前很难将乳糜胸与其他原因引起的胸水区别开来，即使是胎儿胸腔穿刺。因为胎儿尚未饮奶，故积液外观呈透明淡黄色而非牛奶样。

【鉴别诊断】

超声诊断胎儿胸腔积液比较敏感也较为准确。但有时少量胸腔积液需与心包积液鉴别。声像图上心包积液仅在心脏周围，肺叶不会出现在液体中。若少量胸腔积液时，仔细观察肺缘，可见到肺缘尖位于液体中。

【预后】

预后取决于积液量的多少及导致胸水的原因。胸腔积液总的围生期死亡率为50%，如果合并胎儿水肿或双侧胸腔积液，死亡率更高。死因多为并发肺发育不良或合并其他严重异常。若胸腔积液不合并胎儿水肿或晚期才出现胸腔积液，或随访过程中积液消失（图9-5-4b），则预后都较好。胸水若不合并染色体或其他解剖结构异常，患儿的预后也相对较好。

有生机儿前发现胸腔大量积液，可建议终止妊娠。如积液量少，孕妇选择继续妊娠，则应进行染色体检查及其他免疫性或非免疫性胎儿水肿原因的检查（参见第十四章第一节）。孕期中除了系列随访胸水量的增长、羊水的多少、有无出现胎儿水肿、腹水等外，对大量胸腔积液尤其是单侧积液者可考虑行穿刺抽吸术（见图9-3-4c，图9-5-2c）。抽去胸水可减轻对肺的压迫、减轻纵隔移位，分娩前抽去胸水可使产后肺泡的扩张变得更为容易。对于胸水产生很快的病例，有人尝试穿刺置管术造成胎儿胸腔-羊膜腔分流，并取得疗效。同时，抽出的胸水可进行染色体检查。

有报道抽出胸水后观察肺膨胀的情况可帮助评估胎儿的预后。若抽出胸水后出现肺膨胀，肺体积明显增大，说明肺的发育良好，预后相对较好；反之，抽出胸水后肺膨胀不明显，且肺组织呈团块状，则估计肺发育很差，预后不良。

参考文献

1. Anandakumar C，Biswas A，Chua TM，et al. Direct intrauterine fetal therapy in a case of bronchopulmonary sequestration associated with non-immune hydrops fetalis. Ultrasound Obstet Gynecol，1999，13：263-265

2. Badalian SS，Fox HE，Chao CR，et al. Fetal breathing characteristics and postnatal outcome in cases of congenital diaphragmatic hernia. Am J Obstet Gynecol，1994，171：970-976

3. Bahlmann F，Merz E，Hallermann C，et al. Congenital diaphragmatic hernia：ultrasonic measurement of fetal lungs to predict pulmonary hypoplasia. Ultrasound Obstet Gynecol，1999，14：162-168

4. Balci S，Altinok G，Ozaltin F，et al. Laryngeal atresia presenting as fetal ascites，olygohydramnios and lung appearance mimicking cystic adenomatoid malformation in a 25-week-old fetus with Fraser syndrome. Prenat Diagn，1999，19：856-858

5. Bromley B，Parad R，Estroff JA，et al. Fetal lung masses：prenatal course and outcome. J Ultrasound Med，1995，14：927-936

6. Bronshtein M，Lewit N，Sujov PO，et al. Prenatal diagnosis of congenital diaphragmatic hernia：timing of visceral herniation and outcome. Prenat Diagn，1995，15：695-698

7. Butler NR，claireaux AE. Congenital diaphragmatic hernia as a cause of prenatal mortality. Lancet，1962，1：659-630

8. Cass DL，Olutoye OO，Cassady CI，et al. Prenatal diagnosis and outcome of fetal lung masses. J Pediatr Surg，2011，46：292-298

9. De Miguel Campos E，Casanova A，Urbano J，et al. Congenital thymic cyst：prenatal sonographic and postnatal magnetic resonance findings. J Ultrasound Med，1997，16：365-367

10. Deprest J，Gratacos E，Nicolaides KH. Fetoscopic tracheal occlusion（FETO）for severe congenital diaphragmatic hernia：evolution of a technique and preliminary results. Ultrasound Obstet Gynecol，2004，24：121-126

11. Dommergues M，Louis-Sylvestre C，Mandelbrot L，et al. Congenital diaphragmatic hernia：can prenatal ultrasonography predict outcome? Am J Obstet Gynecol，1996，174：1377-1381

12. Glodstein RB. The Thorax. //Nyberg DA，McGahan JP，Pretorius DH，et al. Diagnostic Imaging of Fetal Anomalies. Lippincott Williams & Wilkins，2003，381-420

13. Hansen J，James S，Burrington J，et al. The decreasing incidence of pneumothorax and improving survival of infants with congenital diaphragmatic hernia. J Pediatr Surg，1984，19：385-388

14. Harrison MR，Adzick NS，Estes JM，et al. A prospective study of the outcome for fetuses with diaphragmatic hernia. JAMA，1994，271：382-384

15. Haugen G，Jenum PA，Scheie D，et al. Prenatal diagnosis of tracheal obstruction：possible association with maternal pertussis infection. Ultrasound Obstet Gynecol，2000，15：69-73

16. Heling KS，Wauer KS，Hammer H，et al. Reliability of the lung-to-head ratio in predicting outcome and neonatal ventilation parameters in fetuses with congenital diaphragmatic hernia. Ultrasound Obstet Gynecol，2005，25：112-118

17. Ierullo AM，Ganapathy R，Crowley S，et al. Neonatal outcome of antenatally diagnosed congenital cystic adenomatoid malformations. Ultrasound Obstet Gynecol，2005，26：150-153

18. Illanes S，Hunter A，Evans M，et al. Prenatal diagnosis of echogenic lung：evolution and outcome. Ultrasound Obstet Gynecol，2005，26：145-149

19. Jaffe R，Di Segni E，Altaras M，et al. Ultrasonic real-time diagnosis of transitory fetal pleural and pericardial effusion. Diagn Imaging Clin Med，1986，55：373-375

20. Kassanos D，Christodoulou CN，Agapitos E，et al. Prenatal ultrasonographic detection of the tracheal atresia sequence. Ultrasound Obstet Gynecol，1997，10：133-136

21. Khoo PC，et al. The management and outcome of two cases of antenatally diagnosed fetal chylothorax. Singapore Paediatric Journal，1999，41：69

22. Kohl T，Hering R，Bauriedel G，et al. Fetoscopic

and ultrasound-guided decompression of the fetal trachea in a human fetus with Fraser syndrome and congenital high airway obstruction syndrome (CHAOS) from laryngeal atresia. Ultrasound Obstet Gynecol, 2006, 27: 84-88

23. Lam YH, Eik-Nes SH, Tang MH, et al. Prenatal sonographic features of spondylocostal dysostosis and diaphragmatic hernia in the first trimester. Ultrasound Obstet Gynecol, 1999, 13: 213-215

24. Langer B, Donato L, Riethmuller C, et al. Spontaneous regression of fetal pulmonary sequestration. Ultrasound Obstet Gynecol, 1995, 60: 33-39

25. Liang R-I, Wang P, Chang F-M, et al. Prenatal sonographic characteristics and Doppler blood flow study in a case of a large fetal mediastinal teratoma. Ultrasound Obstet Gynecol, 1998, 11: 214-218

26. Lipshutz GS, Albanese CT, Feldstein VA, et al. Prospective analysis of lung-to-head ratio predicts survival for patients with prenatally diagnosed congenital diaphragmatic hernia. J Pediatr Surg, 1997, 32: 1634-1636

27. Maas KL, Feldstein VA, Goldstein RB, et al. Sonographic detection of bilateral fetal chest masses: report of three cases. J Ultrasound Med, 1997, 16: 647-652

28. Maymon R, Schneider D, Hegesh J, et al. Antenatal sonographic findings of right pulmonary agenesis with ipsilateral microtia: a possible new laterality association. Prenat Diagn, 2001, 21: 125-128

29. Merz E, Miric-Tesanic D, Bahlmann F, et al. Prenatal sonographic chest and lung measurements for predicting severe pulmonary hypoplasia. Prenat Diagn, 1999, 19: 614-619

30. Mitchell JM, Roberts AB, Lee A. Doppler waveforms from the pulmonary arterial system in normal fetuses and those with pulmonary hypoplasia. Ultrasound Obstet Gynecol, 1998, 11: 167-172

31. Mitchell SJ, Cole T, Redford DH. Congenital diaphragmatic hernia with probable autosomal recessive inheritance in an extended consanguineous Pakistani pedigree. J Med Genet, 1997, 34: 601-603

32. Moeglin D, Talmant C, Duyme M, et al. Fetal lung volumetry using two- and three-dimensional ultrasound. Ultrasound Obstet Gynecol, 2005, 25: 119-127

33. Norio R, Kaariainen H, Rapola J, et al. Familial congenital diaphragmatic defects: aspects of etiology, prenatal diagnosis, and treatment. Am J Med Cenet, 1984, 17: 471-483

34. Peralta CFA, Cavoretto P, Csapo B, et al. Assessment of lung area in normal fetuses at 12–32 weeks. Ultrasound Obstet Gynecol, 2005, 26: 718-724

35. Respondek-Liberska M, Kaczmarek P, Maroszynska I, et al. No increase in peak systolic velocity of the pulmonary veins over time: a potential marker for congenital lobar emphysema. Ultrasound Obstet Gynecol, 2005, 25: 627-628

36. Rodeck CH, Fisk NM, Fraser DI, et al. Long-term in utero drainage of fetal hydrothorax. N Engl J Med, 1988, 319: 11351138

37. Romero R, Pilu G, Jeanty P, et al. The Lung.// Romero R, Pilu G, Jeanty P, et al. Prenatal Diagnosis of Congenital Anomalies. Appleton & Lange, 1988, 195-207

38. Ruano R, Martinovic J, Dommergues M, et al. Accuracy of fetal lung volume assessed by three-dimensional sonography. Ultrasound Obstet Gynecol, 2005, 26: 725-730

39. Ruano R, Benachi A, Aubry M-C, et al. Prenatal diagnosis of pulmonary sequestration using three-dimensional power Doppler ultrasound. Ultrasound Obstet Gynecol, 2005, 25: 128-133

40. Sakala EP, Furness ME, Perrott WS, et al. Spontaneous, in utero regression of antenatally diagnosed solid fetal chest masses. J Reprod Med, 1994, 39: 531-536

41. Savic B, Birtel FJ, Tholen W, Funke HD, et al. Lung sequestration: report of seven cases and review of 540 published cases. Thorax, 1979, 34: 96-101

42. Schild RL, Plath H, Hofstaetter C, et al. Prenatal diagnosis of a fetal mediastinal teratoma. Ultrasound Obstet Gynecol, 1998, 12: 369-370

43. Schmidt W, Harms E, Wolf D. Successful prenatal treatment of non-immune hydrops fetalis due to congenital chylothorax. Br J Obstet Gynecol, 1985, 92: 685-687

44. Sepulveda W, Wong AE, Casasbuenas A, et al. Congenital diaphragmatic hernia in a first-trimester ultrasound aneuploidy screening program. Prenat Diagn, 2008, 28: 531-534

45. Sharland GK, Lockhart SM, Heward AJ, et al. Prognosis in fetal diaphragmatic hernia. Am J Obstet Gynecol, 1992, 166: 9-13

46. Siddiqi TA, Meyer RA, Korfhagen J, et al. A longitudinal study describing confidence limits of normal fetal cardiac, thoracic, and pulmonary dimensions from 20 to 40 weeks' gestation. J Ultrasound Med, 1993, 12: 731-736

47. Smith RP, Illanes S, Denbow ML, et al. Outcome of fetal pleural effusions treated by thoracoamniotic shunting. Ultrasound Obstet Gynecol, 2005, 26: 63-66

48. Teixeira J, Sepulveda W, Hassan J, et al. Abdominal circumference in fetuses with congenital diaphragmatic hernia: correlation with hernia content and pregnancy outcome. J Ultrasound Med, 1997, 16: 407-410

49. Thorpe-Beeston JC, Nicolaides KH. Cystic adenomatoid malformation of the lung: prenatal diagnosis and outcome. Prenat Diagn, 1994, 14: 677-688

50. Viora E, Sciarrone A, Bastonero S, et al. Prenatal diagnosis of isolated unilateral pulmonary agenesis in the second trimester. Ultrasound Obstet Gynecol, 2002, 19: 206-207

51. Weiner C, Varner M, Pringle K, et al. Antenatal diagnosis and palliative treatment of nonimmune hydrops

fetalis secondary to pulmonary extralobar sequestration. Obstet Gynecol，1986，68：275-280

52. Wilkinson CC，Albanese CT，Jennings RW，et al. Fetal neurenteric cyst causing hydrops：case report and review of the literature. Prenat Diagn，1999，19：118-121

53. York D，Swartz A，Johnson A，et al. Prenatal detection and evaluation of an extralobar pulmonary sequestration in the posterior mediastinum. Ultrasound Obstet Gynecol，2006，27：214-216

第十章

胎儿腹壁异常

第一节　正常声像图

腹壁的发育起始于胚盘头尾和双侧向腹侧包卷及外胚层向内胚层包卷。由于胚体的卷折和羊膜囊的迅速增长，胚胎由原来的盘状变为桶状，并逐渐被羊膜囊包绕。在胚盘的包卷过程中，内胚层也卷成管状，称原肠。根据原肠所在的不同部位，近头端的原肠叫前肠，近尾端的叫后肠，前、后肠之间叫中肠。中肠与卵黄囊相连，相连的蒂称卵黄蒂或卵黄管（图10-1-1）。卵黄蒂起初粗而短，随着胚体发育，逐渐变细变长，管腔越来越窄，最后完全闭锁。胚胎5～6周（妊娠7～8周），体蒂与卵黄蒂共同形成了脐带。胚胎6周（妊娠8周）后，迅速延长的中肠形成了中肠襻，且突入脐带根部，称生理性中肠疝（图10-1-2a）。突入脐根部的原因可能是腹腔内充满了相对较大的肝脏和肾脏，造成腹腔空间的不足。胚胎9周（妊娠11周）时肠管迅速回到腹腔内，少数胎儿可能稍延迟到12周之前。在这段时期，肠管旋转270度（图10-1-2b）。以后羊膜腔迅速增大，脐带延长，上皮细胞覆盖于脐带表面。

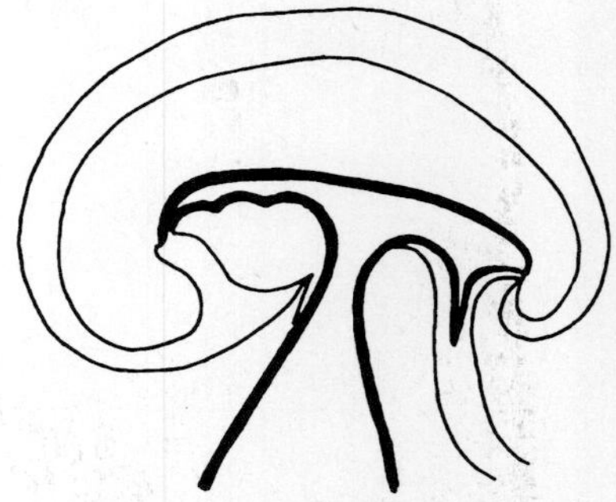

图10-1-1　腹壁形成模式图

胚胎头尾向腹侧包卷，外胚层向内胚层包卷，内胚层被包卷在内部，中肠与卵黄囊相连形成卵黄蒂

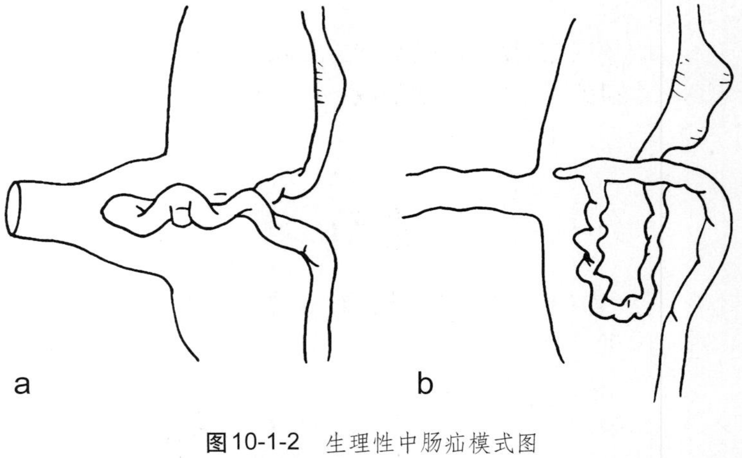

图10-1-2　生理性中肠疝模式图

a. 妊娠8周后，迅速增长的中肠疝形成了中肠襻，突入脐根部，形成生理性中肠疝；b. 妊娠12周后肠管回到腹腔内

在声像图上，妊娠8周前的腹壁不易被观察。8周后可显示生理性中肠疝，表现为增厚的强回声脐带，这一小部分脐带紧靠脐孔，在矢状切、横切和冠状切面上都能获得显示（见图1-3-6）。这部分包括中肠疝在内的脐带，径线约为其他部分脐带宽度的1.5倍。

中期妊娠起声像图可清晰显示脐带与腹壁的连接，局部无扩张或膨出，脐带内仅有脐血管（图10-1-3，图10-1-4）。晚期妊娠胎儿腹壁从外向内依次为皮肤、皮下组织及肌肉。声像图上肌肉层表现为低回声带（图10-1-5），勿误诊为胎儿腹水。

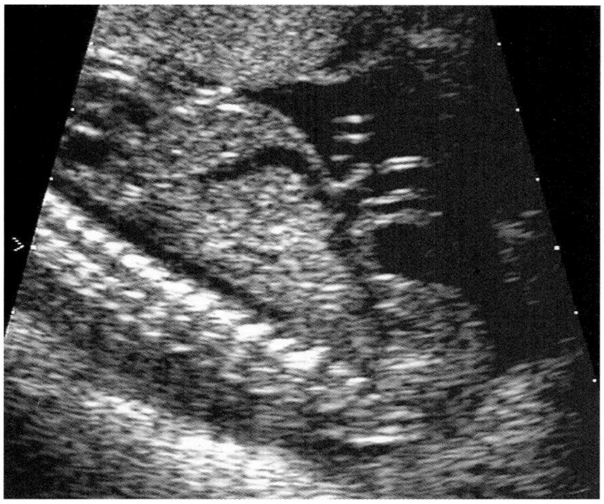

图10-1-3 正常腹壁脐带根部

妊娠18⁺周，腹壁矢状切面观，见脐动脉及脐静脉经过脐孔，无肠管膨出

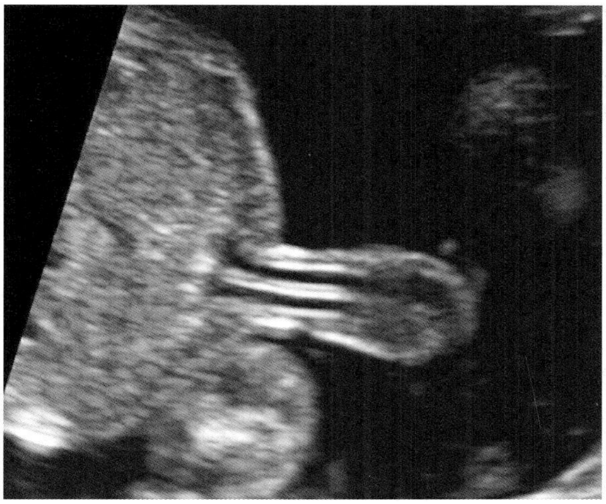

图10-1-4 正常腹壁脐带根部

妊娠19⁺周，腹壁脐带水平横切面观，无肠管膨出，仅见脐血管出入

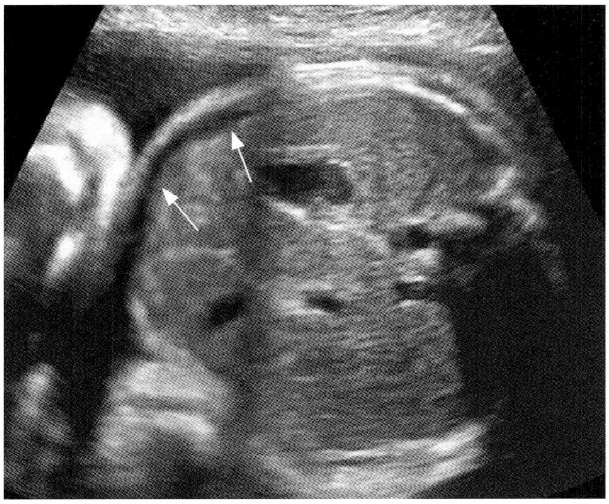

图10-1-5 晚期妊娠胎儿腹壁

妊娠32⁺周，腹围平面显示腹壁肌肉层呈无回声带（箭头所示）

第二节 脐 膨 出

脐膨出（omphalocele）为腹壁中线缺损，包括肌肉、筋膜和皮肤，腹腔内容物突入脐带内，表面覆盖以腹膜和羊膜。发生率为1∶4000～1∶5800活产。

【病因及病理】

多为散发性，常与染色体异常有关。有报道脐膨出中染色体异常占30%，最常见的染色体异常是18-三体综合征和13-三体综合征。其次为三倍体、特纳综合征及21-三体综合征。反之，22%的18-三体综合征、9%的13-三体综合征及12%的三倍体合并脐膨出。其他少见的遗传性脐膨出有性染色体或常染色体隐性遗传。脐膨出的复发率小于1%。

脐膨出的原因是胚胎时期外胚层皮肤向中线包卷失败，腹壁中线缺损，腹腔脏器通过脐根部突入脐带内。肠管、胃泡、肝脏是最常见的脐膨出内容物。膨出物表面覆盖有两层膜：内层为腹膜，外层为羊膜。脐带连接于膨出之上。脐膨出的大小差异很大，小的仅有少许肠管突入，大至含有腹腔内大部分脏器（图10-2-1）。

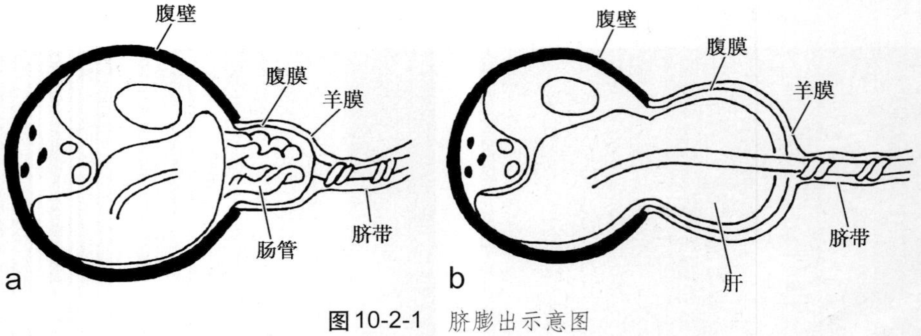

图10-2-1　脐膨出示意图

a. 肠管脐膨出；b. 肝脏脐膨出

【诊断】

妊娠12周后（妊娠12周前生理性中肠疝可能尚未消失），超声显示腹前壁包块，内含单纯肠管或单纯肝脏回声，或两者皆有之（图10-2-2a、b，图10-2-3a，图10-2-4a，图10-2-5）。有时脐膨出包块内还可见腹水无回声区（图10-2-4b）。声像图上肝脏回声均匀，内部显示细管道状结构。肠管回声不均，强弱不一，多数情况下回声偏强。脐带连接于脐膨出表面，较大的脐膨出有时不易发现其与脐带的确切连接部位。此时，可试在纵切或斜切面上反复观察，也可通过彩超跟踪脐静脉、肝内脐静脉的走向，来证实脐静脉经过膨出包块内（图10-2-4b）。膨出越大腹围越小（图10-2-4a）。脐膨出表面有膜覆盖，但有时不易观察到膜的存在。如发现膨出包块呈圆形，表面规则，则多提示有膜覆盖。当合并腹水时，则较易观察到膜的回声（图10-2-4b）。但是，大量腹水合并羊水过少时，因脐膨出包膜与宫壁相贴，有时会将漂浮在腹水中的肠管误认为肠管漂浮在羊水中。极少数情况下，膜也会破裂，此时并发症较多，如肠管浸泡在羊水中导致肠壁增厚及肠腔扩张。

有些脐膨出非常小，仅一小段肠管突入脐带，甚至连脐根部都未增宽，此类脐膨出较易漏诊（图10-2-6a）。

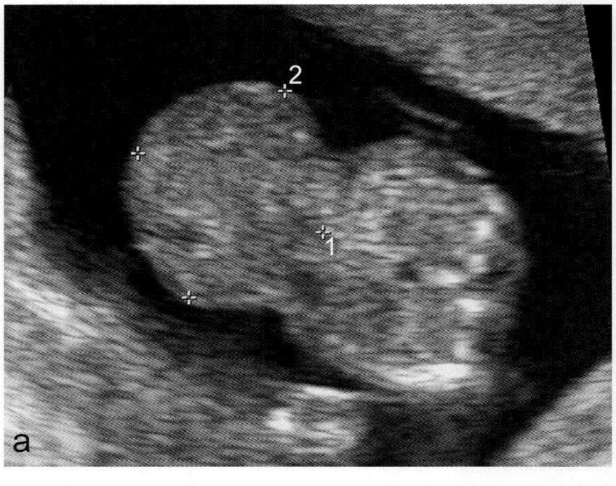

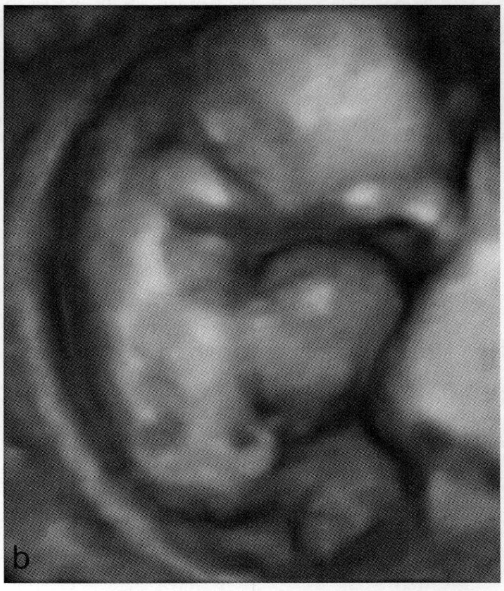

图10-2-2　大型脐膨出

a. 妊娠15^{+}周，肝脏膨出在外（测量键），表面有膜覆盖；b. 同一病例，三维超声表面成像显示脐膨出

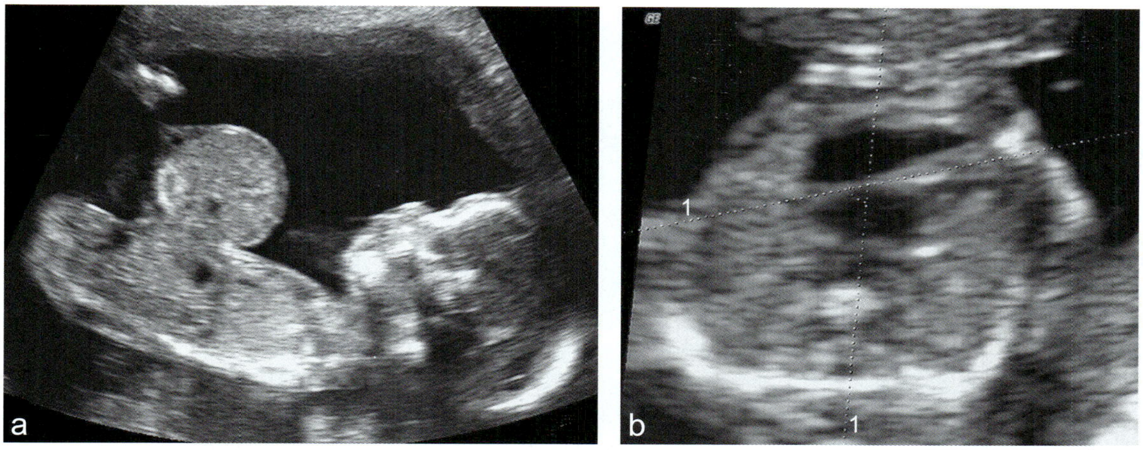

图10-2-3　脐膨出

a. 妊娠19⁺周，胎儿矢状切面观，肝脏脐膨出；b. 同一病例，心脏四腔心观平面，心轴明显左移，72.97°（测量线）

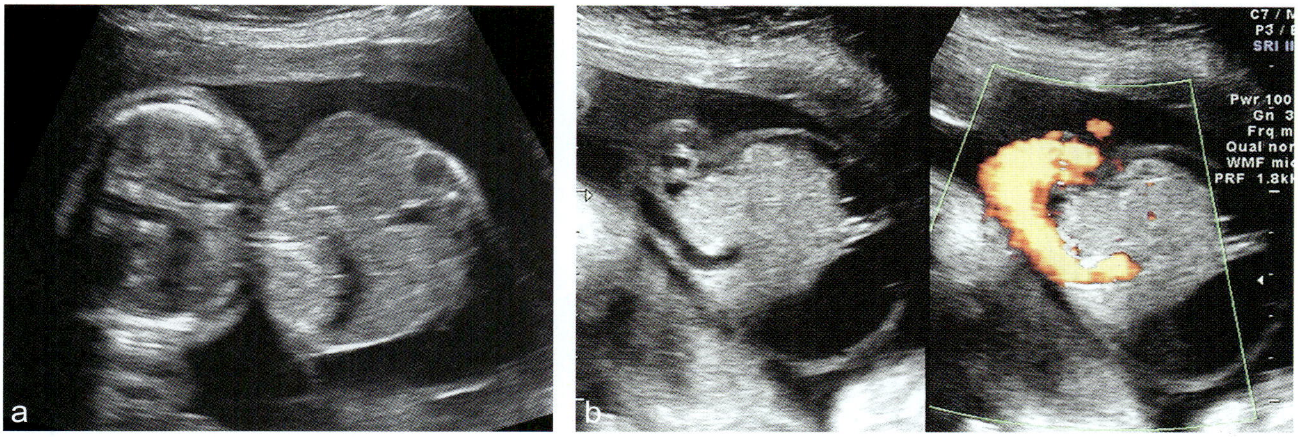

图10-2-4　大型脐膨出

a. 妊娠27⁺周，腹围平面，肝脏膨出，膨出包块与腹围等大；b. 同一病例，膨出包块内见游离无回声区，为腹水，脐带连接于膨出包块之上。染色体检查示核型正常，46，XX。产后手术证实肝脏、胃泡及肠管膨出

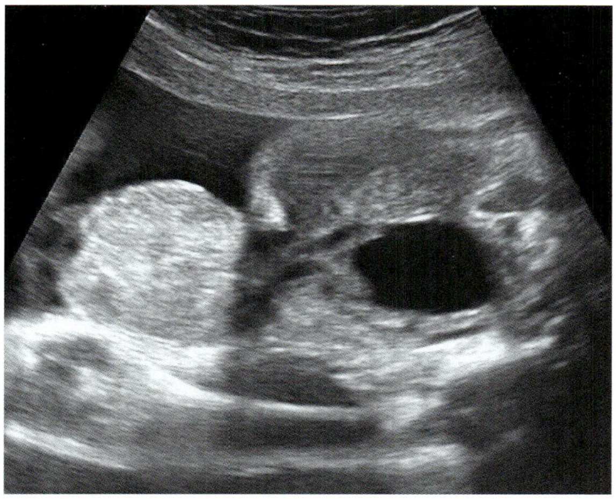

图10-2-5　脐膨出

妊娠31⁺周，膨出包块内为强回声的肠管。染色体检查示核型正常，46，XY。产后手术证实肠管膨出

脐膨出合并染色体异常的机会较高，尤其是小型脐膨出（图10-2-6）。染色体异常胎儿往往伴有多发性畸形包括先天性心脏畸形（室间隔缺损、法洛四联症等）、生殖泌尿系统异常、中枢神经系统异常、消化系统异常（原发性或继发性）等。而且，还常合并胎儿生长受限。另外，约1/3的病例存在羊水过多。由于内脏膨出，腹压降低，横膈下移，胸腔脏器的位置也会发生一些改变，最明显的是心轴偏移（图

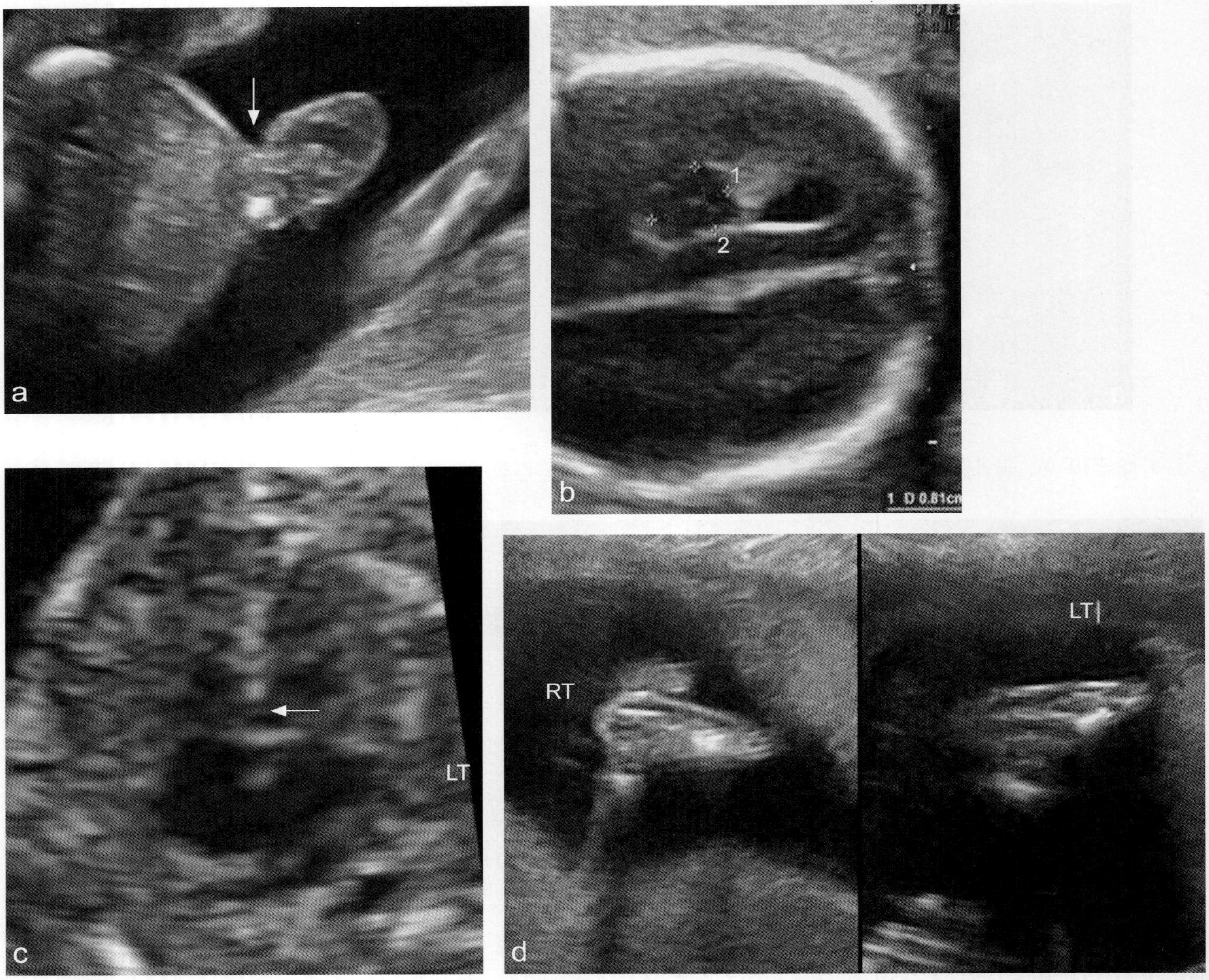

图10-2-6 极小型脐膨出

a. 妊娠20⁺周，腹壁脐带入口处（箭头）见极少量强回声肠管突出；b. 同一病例，左侧脉络丛囊肿；c. 同一病例，室间隔缺损（箭头）；d. 同一病例，双侧摇椅足。染色体检查证实为18-三体综合征

10-2-3b）。

腹壁缺损使胎儿甲胎蛋白（AFP）渗漏至羊水中，测量母体AFP可高于正常。有报道42%的脐膨出母体AFP升高，但升高程度不如腹裂。因为脐膨出表面覆盖的膜，在一定程度上限制了AFP的渗漏。

【鉴别诊断】

脐膨出主要是与腹裂相鉴别。腹裂也是一种较常见的腹壁缺损，但属于非中线缺损。多数腹裂缺损偏右侧；表面无膜状物覆盖；脐根部正常（即脐带连接于脐孔处）。另外，腹裂缺损相对较小，突出物多为肠管，少有肝脏突出。同时，较易发生肠梗阻和肠管扩张，母体AFP也都有明显升高。

小的脐膨出易与脐疝相混淆。脐疝内也含有肠管及大网膜，但脐疝预后极好，在绝大部分婴儿可自然回缩。二者之间鉴别要点为脐疝表面有皮肤及皮下脂肪覆盖，然而产前超声并不容易鉴别。

此外，需与脐膨出鉴别的还有体蒂异常和泄殖腔外翻。体蒂异常和泄殖腔外翻多为巨大的腹壁缺损，大部分内脏突出体外且有脐带异常如脐带过短、单脐动脉、甚至无脐带。胎儿腹腔内脏（多为肝脏）与胎盘相贴，胎体活动极度受限，所以胎儿脊柱异常弯曲也较常见。

偶尔，晚期妊娠胎儿腹部受挤压时，横切腹部声像图酷似巨大脐膨出，检查者对此应特别警惕（图10-2-7）。

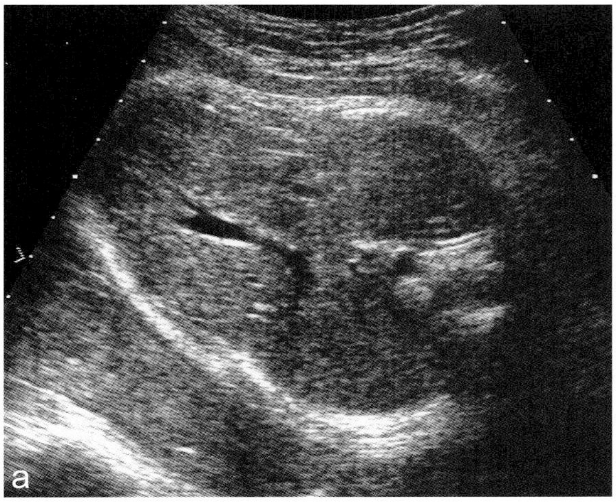

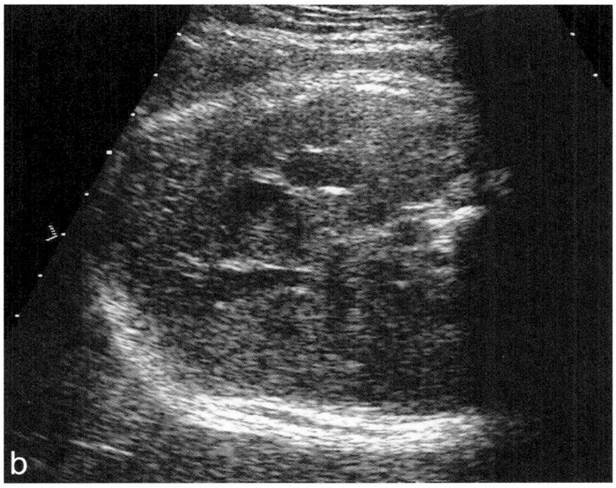

图10-2-7 脐膨出假象

a. 妊娠36⁺周，胎儿因腹部受压使腹围前后径变长，声像图酷似大型脐膨出；b. 同一胎儿，去除腹部压力并改变探头扫描角度。声像图显示正常腹壁，无脐膨出

【预后】

单纯脐膨出未合并其他畸形、无染色体异常者，预后相对较好。其中，仅肠管膨出者预后最好，其死亡率为10%，而肝脏膨出死亡率为50%～60%。脐膨出合并其他部位异常，围生期死亡率达80%。脐膨出合并染色体异常或严重心脏畸形，死亡率接近100%。临床已发现小的脐膨出，特别是仅含肠管的脐膨出与染色体异常关系密切，有报道合并脐膨出的染色体异常87%仅含肠管。反之，有肝脏膨出的大脐膨出，较少有染色体异常。

由于脐膨出极易合并多发性畸形及染色体异常，产前超声发现脐膨出，应详细检查其他部位，并建议进行胎儿染色体检查。不管染色体正常与否，如缺损巨大，大部分肝脏都膨出体外，或合并其他畸形，有生机儿前应建议终止妊娠。对继续妊娠者，应系列超声随访脐膨出大小变化、膜有无破裂，并监测胎儿生长发育等情况。产前应与儿外科医生一起会诊，安排分娩时间和分娩方式以及产后手术计划。

第三节 腹 裂

腹裂（gastroschisis）是指脐旁腹壁全层缺损，伴腹腔内脏突出。发病率约为1∶3000活产。

【病因及病理】

腹裂大部分为散发性，也有家族史报道，但少有染色体异常。目前，一般认为腹裂与脐静脉或脐肠系膜动脉受损有关。胚胎在第28～30天时，左右两条脐静脉应退化右侧这一条。如果退化过早，就可能导致局部缺血而损伤中胚层与外胚层。另外，右脐肠系膜动脉转变为肠系膜上动脉之后，其远端经过体蒂一直延伸到胚外体腔。如果远端部分受损，脐右侧也可能因缺血而导致缺损形成腹裂。

腹裂的特点为脐旁腹壁的全层缺损，而脐带与腹壁相连处为正常。通常，缺损主要见于脐右侧，缺损往往较小，大都在2～4cm之间，甚至小于2cm。突出的腹腔内脏主要是肠管（图10-3-1），极少有肝脏或泌尿道脏器的外突。由于肠管长期浸泡在羊水中，受化学刺激造成肠管表面炎性渗出。另一方面，羊水受到胎粪污染也并非少见。

肠系膜血管的受损也可以导致肠管狭窄、闭锁和旋转异常。由于裂口较小，加上突出在外肠管的炎症反应，可引起机械性肠梗阻。此时，腹腔内、外肠管均出现扩张，并产生羊水过多。严重时可造成坏死性肠穿孔，羊水过多还可诱发早产。

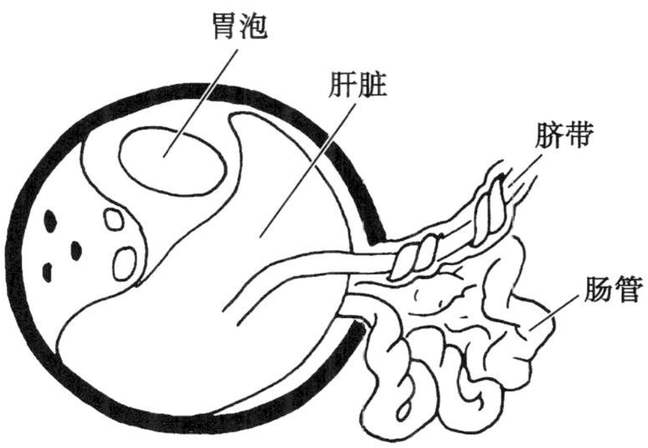

图10-3-1 腹裂示意图

【诊断】

在声像图上，腹壁缺损常常位于脐根部的右侧。缺口一般较小，而脐根部结构显示正常。由于腹壁全层缺损，突出的内脏表面无膜覆盖。突出的脏器多为肠管，可多可少。少有肝脏和泌尿器官的外突（图10-3-2）。突出的肠管漂浮浸泡在羊水中，导致肠管壁增厚，管腔有轻度扩张改变（图10-3-3）。若大量肠管外突，胎儿腹围将变小。彩色超声可观察腹腔外肠系膜血流（图10-3-4），一旦血管梗阻肠管坏死，则不能显示肠系膜血流。

当并发肠梗阻时，声像图显示腹腔内外的肠管均明显扩张。有时胃泡也显示扩张（图10-3-3，图10-3-4c，图10-3-5），羊水出现增多改变。当扩张的肠管突然消失时，提示有发生肠穿孔的可能。腹腔内肠管穿孔的声像图表现与胎粪性腹膜炎相似（见第十一章第五节）。

若无肠梗阻无肠管扩张，晚孕期由于宫腔空间相对变小，胎体卷曲，肢体遮挡腹壁，可能造成腹裂的漏诊。

腹壁缺损使胎儿甲胎蛋白（AFP）大量漏出，因此，77%母血AFP明显升高。这也是诊断腹裂的一个有用指标。

【鉴别诊断】

胎儿腹裂需与脐膨出相鉴别，脐膨出为腹壁中线的缺损，脐带附着在膨出包块之上，且脐根部有异常声像图表现。缺损的范围相对较大，肝脏、肠管、胃泡均是常见的突出物。同时，膨出包块表面有膜覆盖，

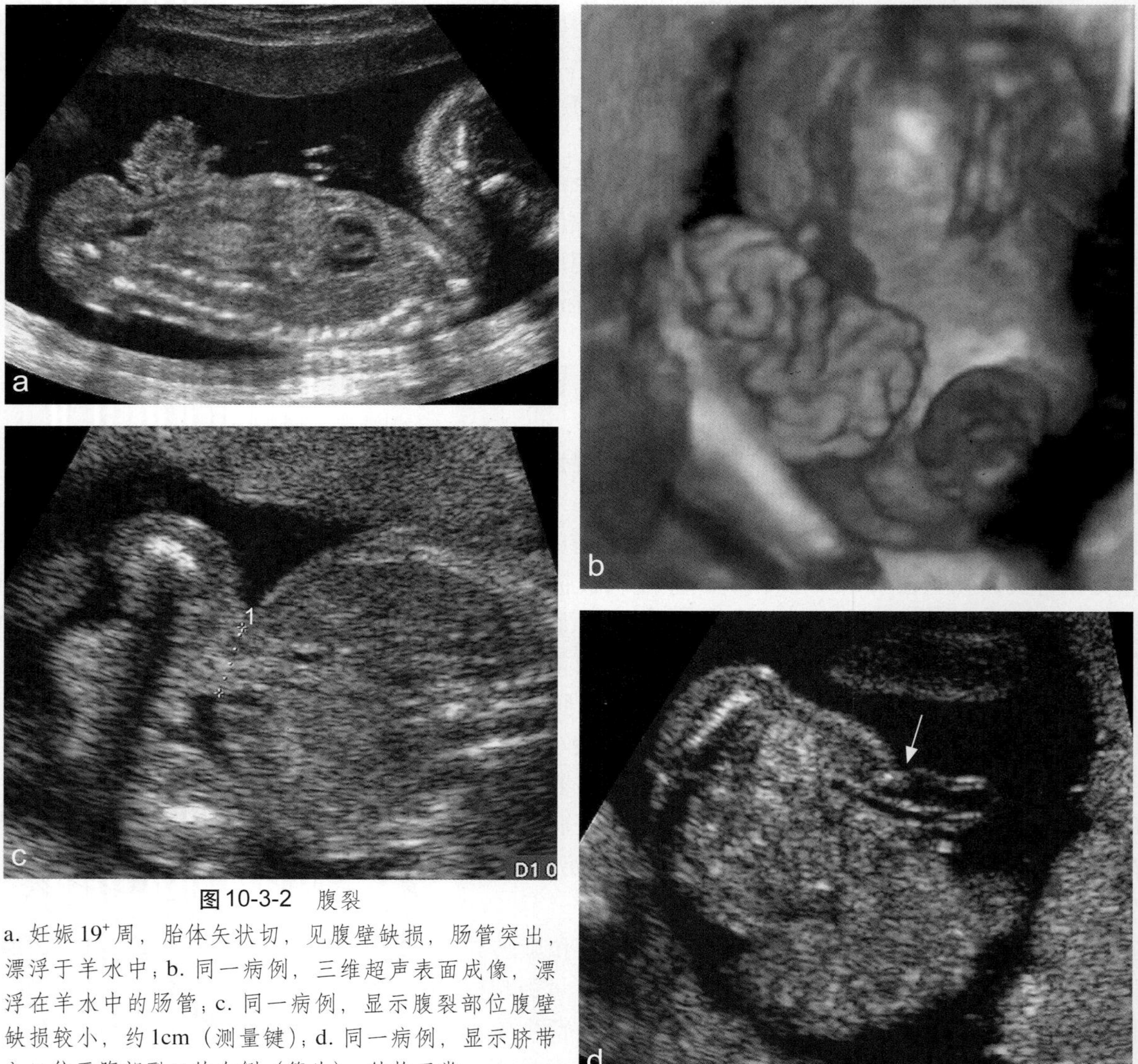

图10-3-2 腹裂

a. 妊娠19⁺周，胎体矢状切，见腹壁缺损，肠管突出，漂浮于羊水中；b. 同一病例，三维超声表面成像，漂浮在羊水中的肠管；c. 同一病例，显示腹裂部位腹壁缺损较小，约1cm（测量键）；d. 同一病例，显示脐带入口位于腹部裂口的左侧（箭头），结构正常

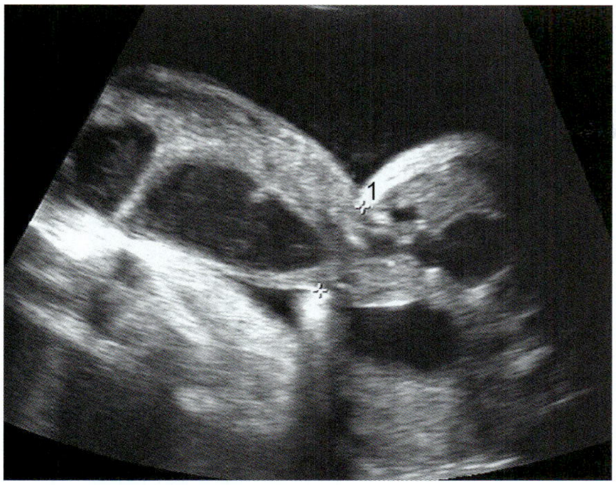

图10-3-3　腹裂合并肠梗阻

妊娠33⁺周，腹裂缺口2.26cm（测量键），位于羊水中的肠管明显扩张、水肿，腹腔内消化道也扩张（腹腔内无回声区）。产后手术证实肠道闭锁

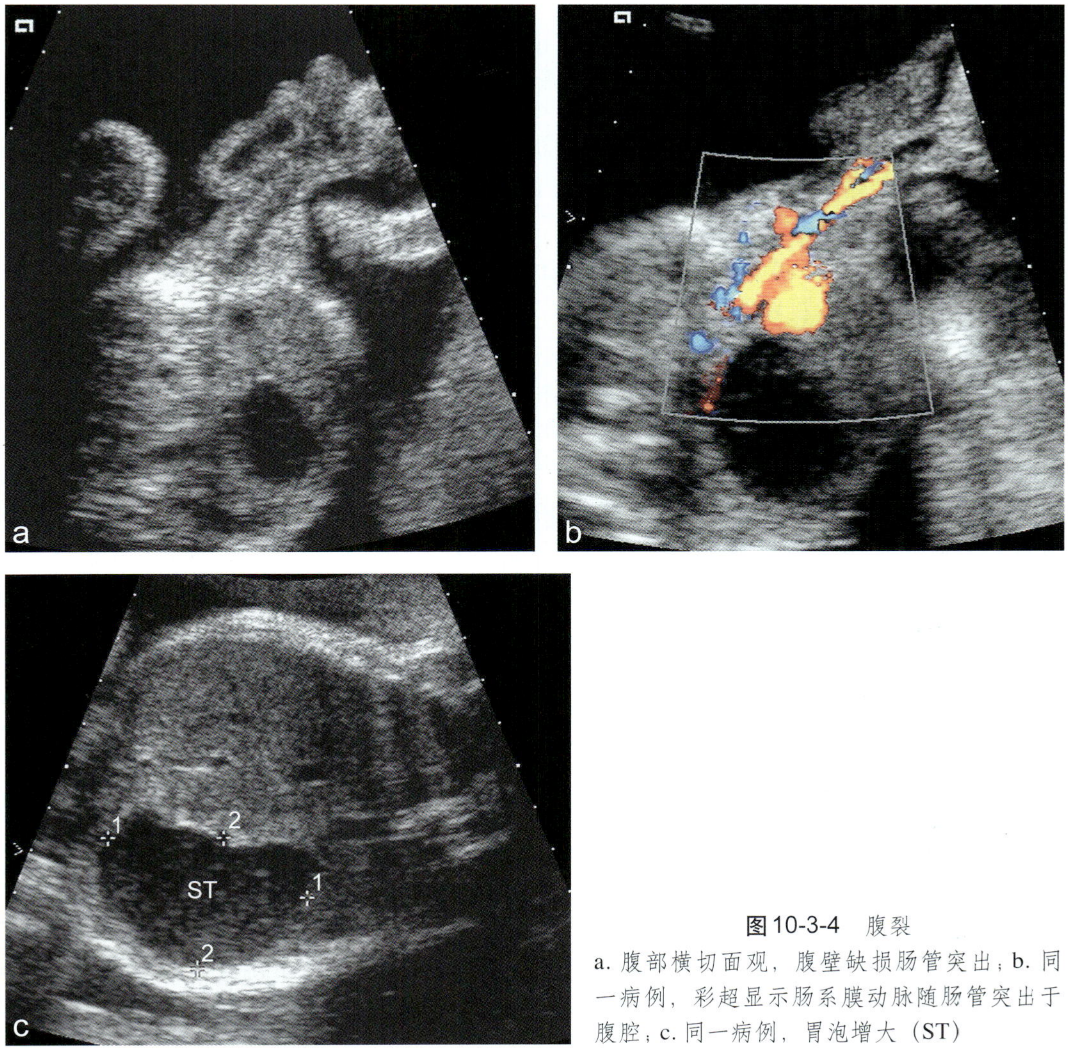

图10-3-4　腹裂

a. 腹部横切面观，腹壁缺损肠管突出；b. 同一病例，彩超显示肠系膜动脉随肠管突出于腹腔；c. 同一病例，胃泡增大（ST）

腹水也较为常见。

羊膜束带综合征所致的腹壁缺损也可造成肠管暴露在外，但腹壁缺损的部位并非固定在脐根部的右侧。同时，羊膜束带综合征形成的腹壁缺损往往较大，还可合并其他部位的畸形，例如头颅和面部破损、胎体固定不动、脊柱异常弯曲及四肢畸形，有时声像图上可见条索状羊膜带回声。

其他需要与之鉴别的有体蒂异常和泄殖腔外翻。通常，这两种都属于巨大腹壁缺损，有时几乎为整个

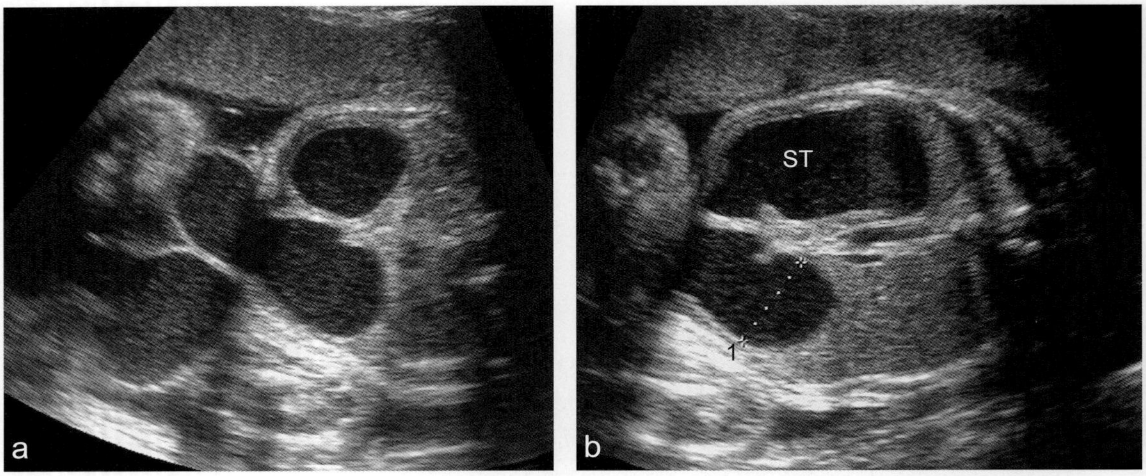

图10-3-5 腹裂合并肠梗阻

a. 妊娠31⁺周，腹部横切面观，见肠管突出于腹壁缺损处，并伴有明显肠管扩张；b. 同一病例，胃泡（ST）及腹腔内肠管扩张（测量键）。染色体检查示正常核型，46，XX，产后手术证实空肠闭锁，术后功能性肠梗阻，新生儿死亡

腹前壁缺如。大部分内脏如肝脏、肠管、泌尿器官均暴露在外，脐带极度异常或无脐带回声。翻出的内脏可与胎盘相贴，并常伴有脊柱异常弯曲（前凸、侧凸）、下肢和生殖器畸形。

【预后】

随着外科手术技术的提高，产后腹壁修补的成功率也大大提高，死亡率已小于10%。死亡原因主要是早产、脓毒症及术中并发症。腹裂伴肝脏突出，死亡率有所增加，合并肠闭锁、肠坏死穿孔者，以后可能出现短肠综合征。

产前超声发现腹裂，一般不建议检查胎儿染色体，但若超声诊断不肯定，或怀疑存在其他畸形，就仍应该检查。对于继续妊娠者，应密切超声随访，观察有无进行性肠管扩张，有无羊水过多，并了解胎儿生长发育等情况。有人发现肠管扩张18mm或以上，产后正常饮食时间明显延迟，肠坏死机会明显增加。故一旦有肠梗阻征象，应考虑提前分娩，以避免发生肠穿孔，但分娩过早未成熟胎儿手术耐受能力差，存活率降低。还有统计发现，合并羊水过多新生儿的预后明显差于羊水量正常者。高位消化道梗阻羊水过多，可通过羊水引流术来延长妊娠期。在分娩方式上部分学者发现阴道分娩与剖宫产对围生期预后无明显影响，也有部分学者认为剖宫产可能会降低阴道分娩带来的肠管损伤。

第四节 体蒂异常

体蒂异常（body stalk anomaly）又称肢体-腹壁复杂性畸形（limb-body wall complex，LBWC），是一种严重的腹壁缺损，其特点是体蒂形成失败而造成无脐部、无脐带，可合并头面部、胸腹腔、脊柱、四肢等多系统畸形。发生率约为1∶14000。

【病因及病理】

正常胚胎第3周（妊娠第5周）起，胚胎从一个扁平的盘状形成柱状的胎儿，其过程是头尾部及双侧连同羊膜腔向腹侧面（内胚层）包卷。包卷到最后，腹腔与胚外体腔分开，只剩下三条脐血管连接着胎儿与胎盘，表面覆盖羊膜，称为脐带。

体蒂异常的确切病因尚不清楚，然而有几种假设：

1. *早期羊膜破裂* 在胚外体腔消失之前羊膜破裂，造成胚胎及羊膜囊包卷中止。因此也有人认为体蒂异常可归为羊膜束带综合征。早期羊膜破裂则可能与血供破坏和机械压迫有关。

2. *胚胎包卷异常* 由于胚胎未能进行正常的头尾、双侧包卷，导致胚外体腔不能消失，羊膜腔形成异常。

3. *胚胎广泛血供受损* 血供受损影响了腹壁及胚外体腔的闭合。

病理上，体蒂异常胎儿的内脏均在腹腔之外，严重者胸腔脏器也可裸露在外，表面覆盖片状羊膜。内脏直接与胎盘相连，其间有脐血管，但是往往很短且只有一条脐动脉。羊膜与绒毛膜未融合。由于无脐带，导致胎儿腹侧与胎盘相贴，胎体强直，继发骨骼畸形如脊柱前凸、侧凸、下肢畸形等。合并的其他系统畸形有：露脑畸形、脑膨出、唇腭裂、心血管畸形、无横膈、消化道泌尿道畸形等。

一般情况下，体蒂异常不伴有染色体畸形。

【诊断】

在妊娠11周～13周6天时超声检查即能发现较大的腹壁缺损。尽管妊娠12周前生理性中肠疝可能还未消失，但体蒂异常的腹壁缺损与生理性中肠疝完全不同。肝脏和肠管都在腹腔之外，与胎盘相贴，没有正常脐带回声显示。胎儿体位不变，脊柱异常弯曲，表现为前凸、侧凸（图10-4-1，图10-4-2a、b，图10-4-3a）。早孕期声像图另一特点是，胎儿的上半身在羊膜腔内而下半身在羊膜腔外（即胚外体腔）（图10-4-3b）。大部分胎儿有颈项透明层增厚（71.4%）（图10-4-2c）。

在中期妊娠时，声像图上同样观察到胎儿腹壁与胎盘相贴。腹壁存在巨大缺损，肝脏、肠管、有时心脏、肺都暴露在外（图10-4-4，图10-4-5a）。暴露在外的内脏与胎盘之间无分界，彩超见脐血管行走在突出的内脏之间，往往只有一条脐动脉，无正常脐带回声。由于胎体固定在胎盘上，胎动极少，胎儿体位不变。胎儿脊柱出现异常弯曲，如前凸、侧凸（图10-4-5b）。

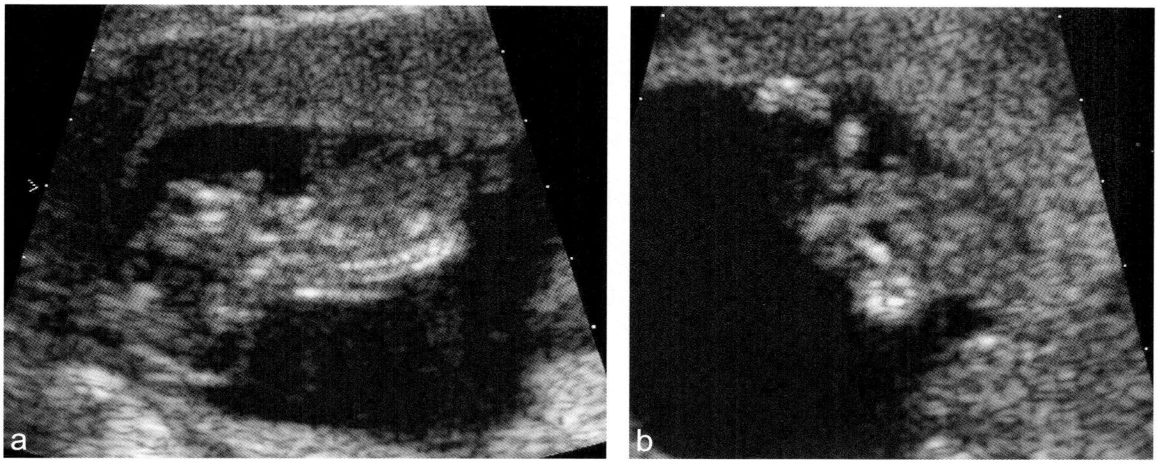

图10-4-1 体蒂异常

a. 妊娠12^+周，胎儿腹壁与胎盘粘连，体位固定无改变，合并露脑畸形；b. 同一病例，胎体横切面观，显示腹前壁与胎盘相连。引产后尸解证实体蒂异常合并露脑畸形，染色体核型正常，46，XX

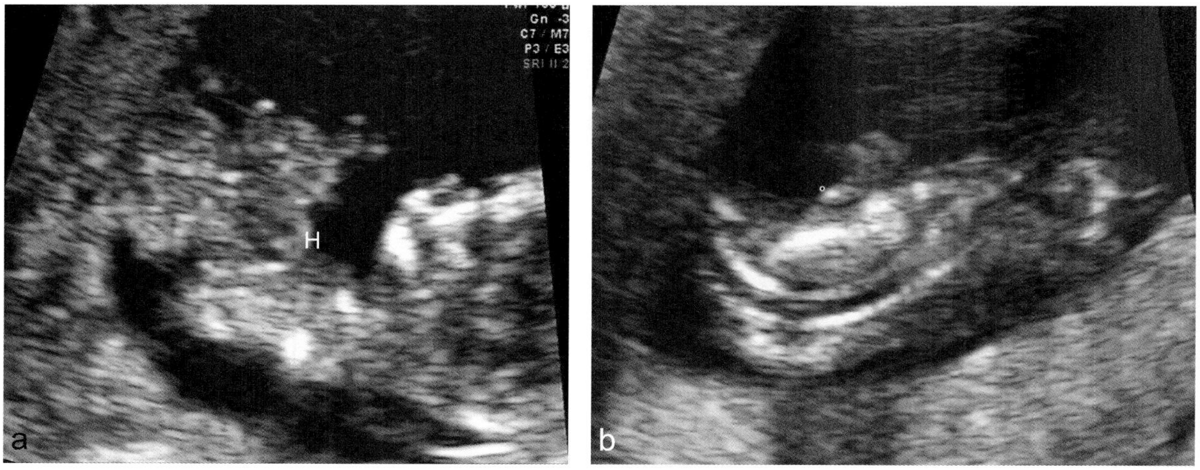

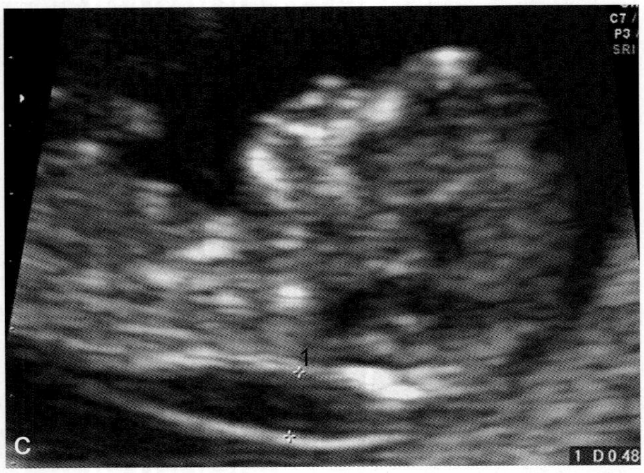

图10-4-2 体蒂异常

a. 妊娠12⁺周，严重腹壁缺损，内脏外翻，心脏外露（H），并与胎盘粘连；b. 同一病例，显示脊柱异常侧弯；c. 同一病例，颈项透明层增厚，4.8mm（测量键）

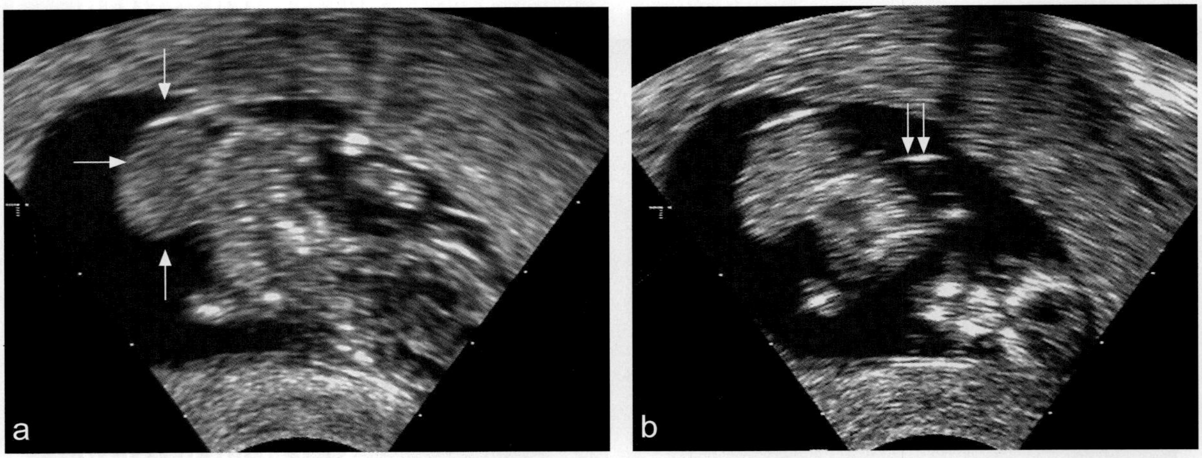

图10-4-3 体蒂异常

a. 妊娠13⁺周，严重腹壁缺损，内脏外翻（箭头），躯体异常侧弯；b. 同一病例，见外翻的内脏位于羊膜腔（箭头）以外

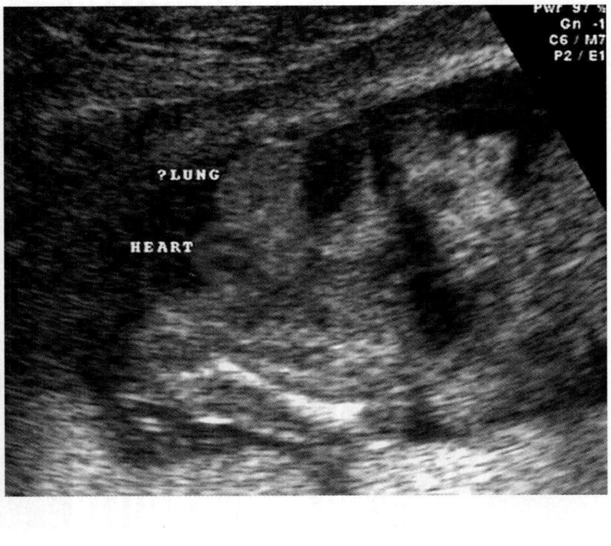

图10-4-4 体蒂异常伴心脏外露

妊娠17⁺周，严重胸壁及腹壁缺损，腹腔脏器及心脏、肺脏均外翻

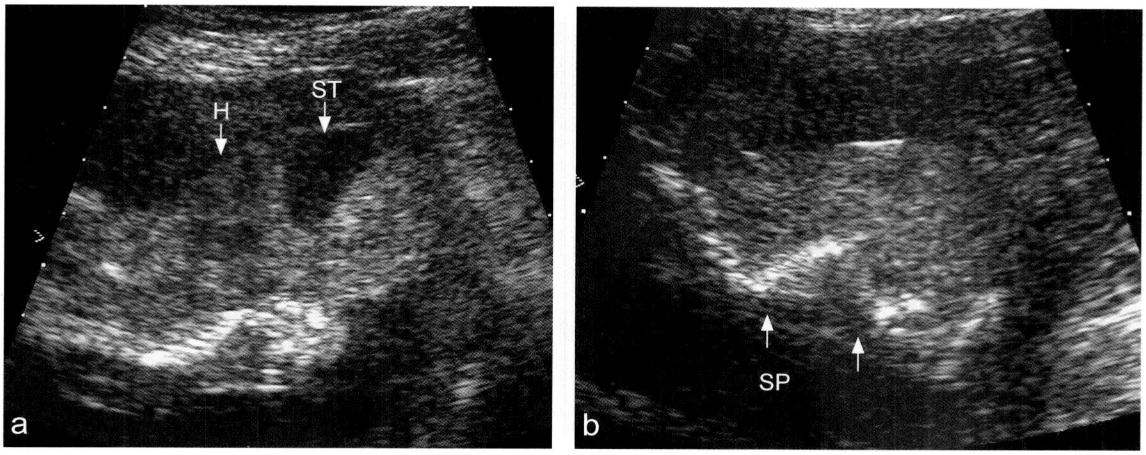

图10-4-5 体蒂异常伴心脏外露

a. 妊娠20⁺周，心脏（H）及胃泡（ST）突出，腹腔脏器与胎盘粘连；b. 同一病例，显示脊柱成角弯曲。引产后病理检查证实产前超声所见

体蒂异常多合并其他部位畸形，有肢体畸形如马蹄内翻足、肢体缺如或指趾缺如、关节异常弯曲；内脏畸形如心脏缺损、无横膈、肠道闭锁、泌尿道异常；头面部异常如唇裂、脑膨出、露脑畸形等也很常见（图10-4-1a）。

胎儿甲胎蛋白（AFP）大量漏出使母血AFP升高。

【鉴别诊断】

羊膜束带综合征也可合并巨大腹壁缺损，易与体蒂异常相混淆。但是，前者合并的多发性畸形有其特征，如颅裂、面裂，截肢或截指（趾）是羊膜束带综合征所特有的，脐带往往存在。而且，有时在畸形部位能见到细条状羊膜束带。严重者胎体也被固定，体位强直，故有时产前仍不易鉴别。

腹裂一般不会与体蒂异常混淆，但腹裂伴肝脏突出时，需作出鉴别诊断。仔细观察腹裂胎儿的脐根部结构无异常，脐带切面和长度均显示正常。而且，腹裂一般不合并其他部位的畸形。

巨大脐膨出表面覆盖膜破裂，也可能与体蒂异常相似。前者虽然肝脏肠管等均暴露在外，但不与胎盘相贴，且脐带显示正常。脐膨出染色体异常机会相对较高，有时可出现染色体异常的声像图表现。

泄殖腔外翻时，声像图表现也似体蒂异常。但泄殖腔外翻以下腹部腹壁缺损为主，缺损范围相对较小。脊柱畸形也多表现为脊柱裂而少有脊柱侧凸、前凸等改变。

胸骨裂合并心脏外露或Cantrell五联症，后者也存在腹壁缺损、腹腔脏器突出甚至心脏外露，与体蒂异常合并心脏外露不易区分。单纯心脏外露者仅见心脏位于胸腔外（图10-4-6）；Cantrell五联症的缺损部位相对较高，还合并胸骨裂、无横膈，脐带往往存在（图10-4-7）。

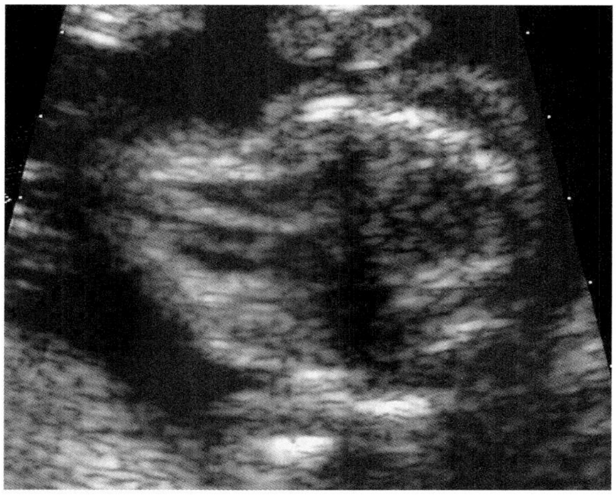

图10-4-6 心脏外露

妊娠21⁺周，胸骨缺损，心脏外露

【预后】

体蒂异常为致死型畸形。所以，不管孕龄多大，一旦作出诊断就应终止妊娠。

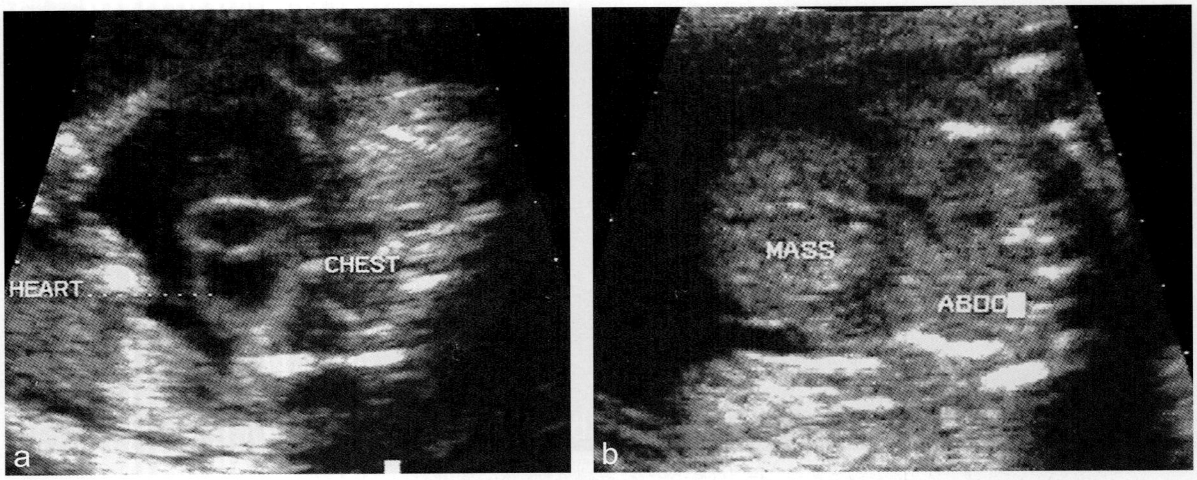

图10-4-7 Cantrell五联症

a. 妊娠21^{+}周，胸腔横切面观，见整个心脏位于胸腔外羊水中（HEART）；b. 同一病例，腹壁缺损，腹腔脏器膨出（MASS）

第五节 膀胱外翻或泄殖腔外翻

膀胱外翻（bladder exstrophy）和泄殖腔外翻（cloacal exstrophy）是由于胚胎时期下腹尾部包卷异常而形成的一组畸形。膀胱外翻是指膀胱前壁缺如，膀胱后壁暴露在外。泄殖腔外翻则更为复杂，由于尿直肠隔发育障碍，泄殖腔未能分隔成肛直肠管和尿生殖窦，累及泌尿道和肠道两个系统的异常。膀胱外翻发生率1∶30 000活产，男女比例为2∶1，泄殖腔外翻发生率约为1∶50 000活产。

【病因及病理】

膀胱外翻或泄殖器外翻均呈散发性，但膀胱外翻也有家族史的报道。复发率为1%。如果夫妇之一有膀胱外翻则胎儿风险率为1∶70，比一般人群高500倍。目前，尚不清楚染色体异常的发生情况，但有膀胱外翻合并21-三体综合征的个案报道。

在胚胎4～7周(妊娠6～9周)时,尿直肠隔逐步下降将泄殖腔分隔为肛直肠管和尿生殖窦。与此同时，位于前方的泄殖腔膜也渐渐退缩至会阴部，泄殖腔膜上方双侧的中胚层嵴在中线处融合成生殖结节，随泄殖腔膜下降。如果泄殖腔膜不向会阴部退缩，双侧的中胚层嵴就只能在其下方融合，泄殖腔膜就成了膀胱的前壁。在胚胎9周时泄殖腔膜消失，膀胱后壁暴露，最后膀胱外翻。如果泄殖腔膜在尿直肠隔分隔泄殖腔为肛直肠管和尿生殖窦之前消失，那么膀胱和直肠均暴露在外，造成泄殖腔外翻。

膀胱外翻除了膀胱后壁翻出外，还有耻骨联合分离、脐孔低、男性睾丸不完全下降、阴茎短小及尿道上裂。女性胎儿则有阴蒂裂。泄殖腔外翻时，外翻的组织中间为肠内壁而双侧为膀胱内壁，并各有一输尿管开口。泄殖腔外翻的病理远比膀胱外翻复杂，除了下泌尿道、下消化道、生殖器严重外翻畸形，还可合并椎体异常、脊柱裂、上泌尿道畸形、消化道畸形及下肢畸形。

【诊断】

膀胱外翻的声像图主要表现是下腹壁显示软组织包块，无正常膀胱显示。由于腹壁缺损不会很大，故易漏诊，或误认为翻出的膀胱是生殖器。本病其他表现还有耻骨分离、阴茎短小、睾丸不全下降，但这些表现均不易被超声所观察。有作者提出，凡经多次超声检查未见膀胱显示而羊水量又正常者，都应考虑到膀胱外翻的可能。

泄殖腔外翻的特征性表现为下腹壁缺损和下腹壁软组织包块、肠管外露、无膀胱无生殖器。下腹壁包块位置低范围广，累及会阴部，有时一直延伸到脊柱下段（图10-5-1，图10-5-2a，图10-5-3a）。

除下腹壁、膀胱、生殖器异常外，膀胱外翻者还可合并尿道上裂、腹股沟疝，泄殖腔外翻者往往合并其他多部位畸形，如肾缺如、肾盂积水、多囊泡肾、输尿管扩张、脊柱裂、心血管畸形和消化道畸形。同时，脐膨出也相当常见（图10-5-1c，图10-5-2b，图10-5-3b）。

【鉴别诊断】

大型泄殖腔外翻又有腹腔其他脏器如肝脏膨出、脊柱异常时，极易与体蒂异常相混淆。体蒂异常时胎儿腹侧往往与胎盘相贴，胎体位不改变。同时脊柱异常主要表现为前凸、侧凸而不是脊柱裂，且无脐带显示。此外，体蒂异常还可合并头面部畸形。然而尽管如此，在实际工作中，有时作出鉴别诊断仍有困难。

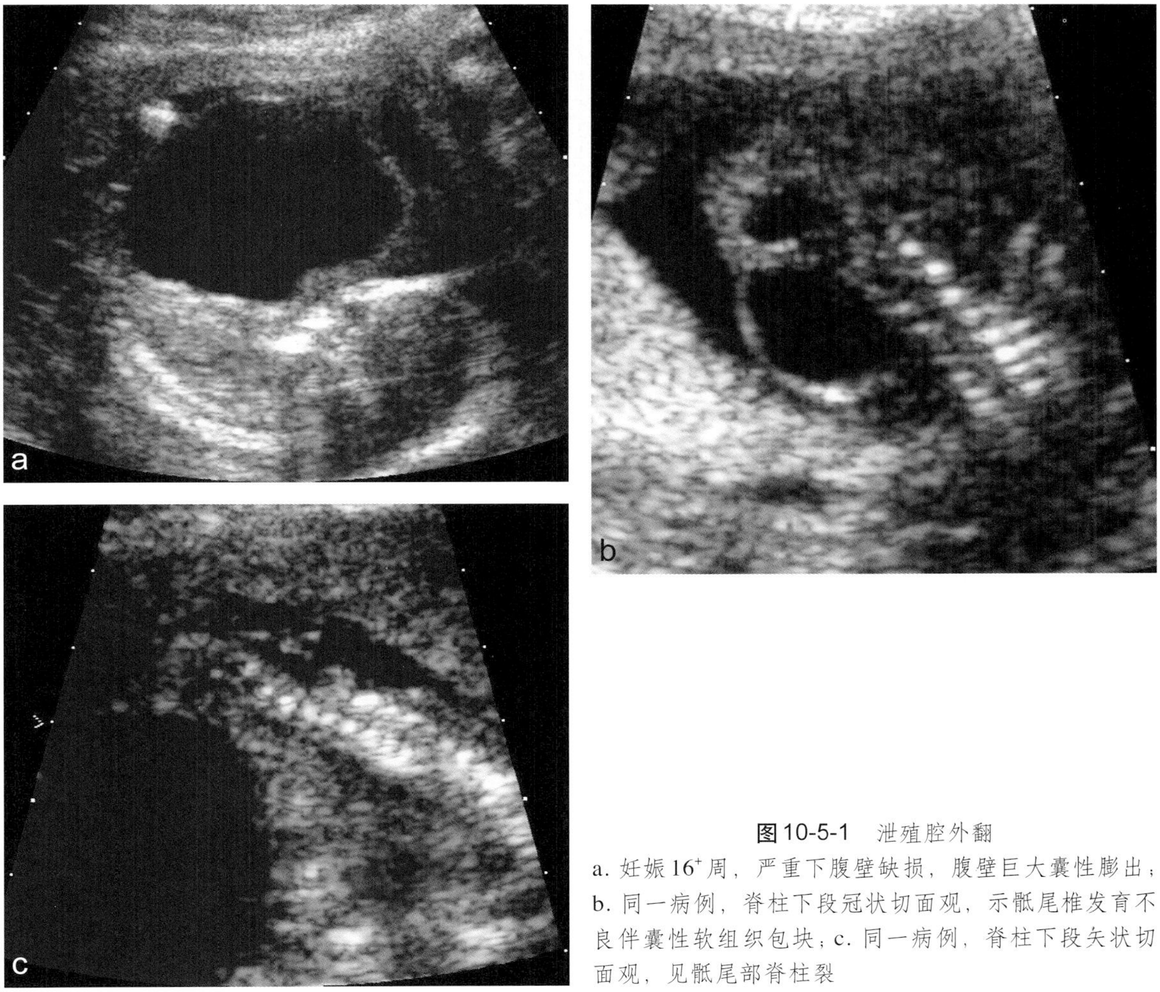

图10-5-1 泄殖腔外翻

a. 妊娠16⁺周，严重下腹壁缺损，腹壁巨大囊性膨出；b. 同一病例，脊柱下段冠状切面观，示骶尾椎发育不良伴囊性软组织包块；c. 同一病例，脊柱下段矢状切面观，见骶尾部脊柱裂

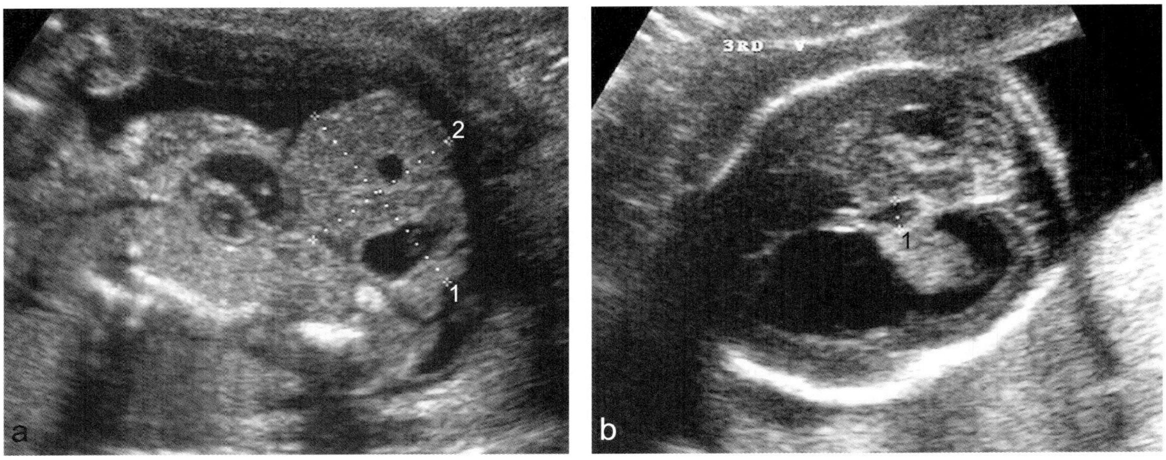

图10-5-2 泄殖腔外翻

a. 妊娠20^+周，腹壁缺损伴腹腔脏器膨出（测量键）；b. 同一病例，脑积水

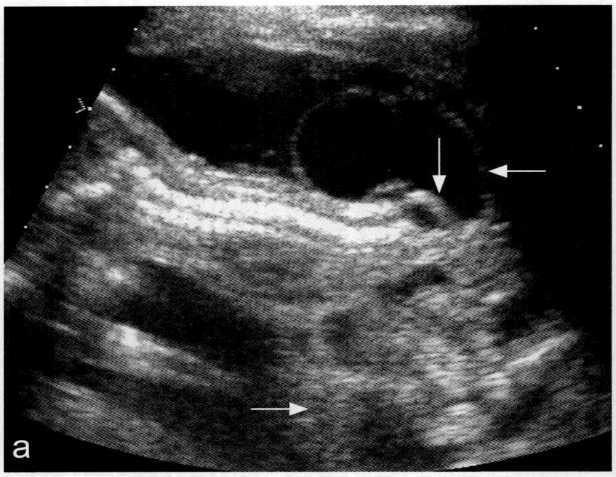

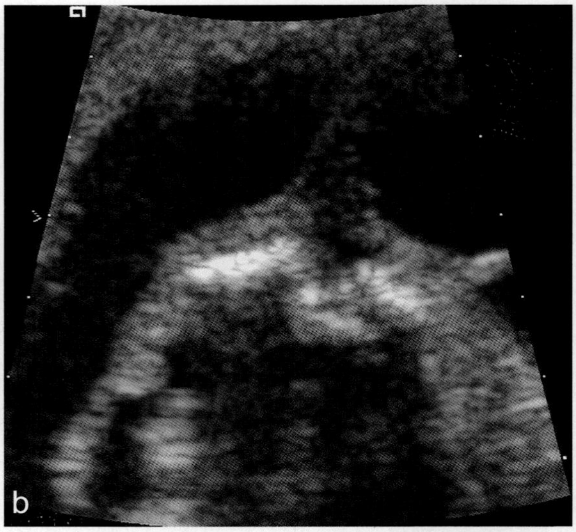

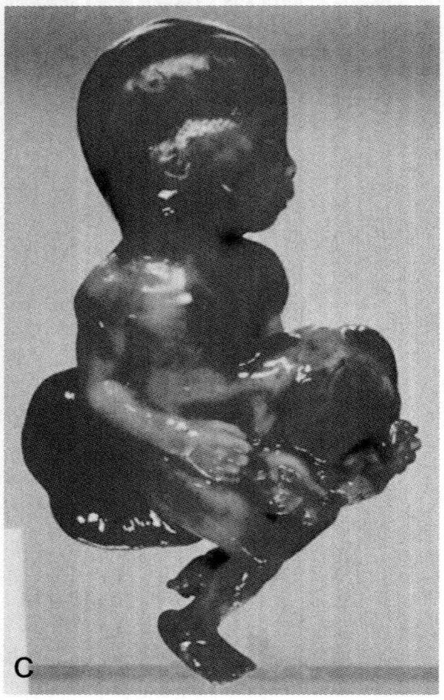

图10-5-3 泄殖腔外翻

a. 妊娠20^+周，胎体矢状切面观，脊柱骶尾部裂开伴脊膜膨出（向下箭头），背部囊性包块（向左箭头），腹壁缺损，腹腔脏器膨出（向右箭头）；b. 同一病例，脊柱骶尾部横切面观，显示椎弓呈V字形裂开，伴背侧部较大囊性包块；c. 同一病例，引产后标本，显示从腹壁经会阴部至背侧骶尾部严重缺损，以及软组织包块，病理证实为泄殖腔外翻

【预后】

多数膀胱外翻可进行手术修补，但以后不孕症的发生率很高，尤其是男性。女性多见的则为尿道脱垂。此外，本病膀胱癌的发生率也较高，约占膀胱外翻患者的4%。

泄殖腔外翻的预后都较差，死亡率达55%。致死原因为神经管缺陷、毒血症、短肠综合征和泌尿系统缺陷。存活者的手术过程也较为复杂，包括腹壁缺损的修补、再造膀胱、分离下泌尿道与下消化道，恢复膀胱功能等。女性患儿的阴道再造术则要等到青春期后再施行。而男性功能性阴茎再造术尚未获得最终成功，故患者不孕是相当普遍的。

早期超声诊断膀胱外翻或泄殖腔外翻，都可建议终止妊娠。

参考文献

1. Axt R，Quijano F，Boos R，et al. Omphalocele and gastroschisis：prenatal diagnosis and peripartal management. A case analysis of the years 1989-1997 at the Department of Obstetrics and Gynecology，University of Homburg/Saar. Eur J Obstet Gynecol Repros Biol，1999，87：47-54

2. Bair JH，Russ PD，Pretorius DH，et al. Fetal omphalocele and gastroschisis：A review of 24 cases. AJR，1986，147：1047-1051

3. Barisic I，Clementi M，Hausler M，et al. Evaluation of prenatal ultrasound diagnosis of fetal abdominal wall defects by 19 European registries. Ultrasound Obstet Gynecol，2001，18：309-316

4. Bartolucoi L，Wah RM. Obstetric management of the fetus with omphalocele or gastroschisis：A review and report of one hundred twelve cases. Am J Obstet Gynecol，1983，146：512-518

5. Beare JB, Tormey AR Jr, Wattenberg CA. Exstrophy of the urinary bladder complicated by adenocarcinoma. J Urol, 1956, 76: 583-594

6. Brown BS. The prenatal ultrasonographic features of omphalocele: A study of 10 patients. J Can Assoc Radiol, 1985, 36: 312-316

7. Brown DL, Emerson DS, Shulman LP, et al. Sonographic diagnosis of omphalocele during the 10th week of gestation. AJR Am J Roentgenol, 1989, 153: 825-826

8. Carpenter MW, Curci MR, Dibbins AW, et al. Perinatal management of ventral wall defects. Obstet Gynecol, 1984, 64: 646-651

9. Crawford DC, Champan MG, Allan LD. Echocardiography in the investigation of anterior abdominal wall defects in the fetus. Br J Obstet Gynecol, 1985, 92: 1034-1036

10. Csontai A, Merksz M, Pirot L, et al. Results of surgical treatment in children with bladder exstrophy. Br J Urol, 1992, 70: 683-685

11. Cyr DR, Mack LA, Schoenecker SA, et al. Bowel migration in the normal fetus. Radiology, 1986, 161: 119-121

12. Daskalakis G, Sebire NJ, Jurkovic D, et al. Body stalk anomaly at 10-14 weeks of gestation. Ultrasound Obstet Gynecol, 1997, 10: 416-418

13. Giacoia GP. Body stalk anomaly: congenital absence of the umbilical cord. Obstet Gynecol, 1992, 80: 527-529

14. Gilbert WM, Nicolaides KH. Fetal omphalocele: associated malformations and chromosomal defects. Obstet Gynecol, 1987, 70: 633-635

15. Ginsberg NE, Cadkin A, Strom C. Prenatal diagnosis of body stalk anomaly in the first trimester of pregnancy. Ultrasound Obstet Gynecol, 1997, 10: 419-421

16. Hauge M, Bugge M, Nielsen J. Early prenatal diagnosis of omphalocele constitutes indication for amniocentesis. Lancet, 1983, 2: 507

17. Havalad S, Noblett H, Speidel BD. Familial occurrence of omphalocele, suggesting sex-linked inheritance. Arch Dis Child, 1979, 54: 142-143

18. Hendren WH. Cloaca, the most severe degree of imperforate anus: experience with 195 cases. Ann Surg, 1998, 228: 331-346

19. Hertzherg BS, Nyberg DA, Neilsen IR. Ventral wall defects.//Nyberg DA, McGahan JP, Pretorius DH, et al. Diagnostic Imaging of Fetal Anomalies. Philadelphia: Lippincott Williams & Wilkins, 2003, 507-546

20. Heydanus R, Raats MA, Tibboel D, et al. Prenatal diagnosis of fetal abdominal wall defects: a retrospective analysis of 44 cases. Prenat diagn, 1996, 16: 411-417

21. Hiett AK, Devoe LD, Falls DG 3rd, et al. Ultrasound diagnosis of twin gestation with concordant body stalk anomaly. J Reprod Med, 1992, 37: 944-946

22. Ikhena SE, de Chazal RC, Konje JC. Gastroschisis associated with bladder evisceration complicated by hydronephrosis presenting antenatally. Ultrasound Obstet Gynecol, 1999, 13: 370-372

23. Japaraj RP, Hockey R, Chan FY. Gastroschisis: can prenatal sonography predict neonatal outcome? Ultrasound Obstet Gynecol, 2003, 21: 329-333

24. Kirk EP, Wah RM. Obstetric management of the fetus with omphalocele or gastroschisis: a review and report of one hundred twelve cases. Am J Obstet Gynecol, 1983, 146: 512-518

25. Knight PJ, Sommer A, Clatworthy HW Jr. Omphalocele: A prognostic classification. J Pediatr Surg, 1981, 16: 599-604

26. Kutzner DK, Wilson WG, Hogge WA. OEIS complex (cloacal exstrophy): prenatal diagnosis in the second trimester. Prenat Diagn, 1988, 8: 247-253

27. Lindham S. Omphalocele and gastroschisis in Sweden 1965-1976. Acta Paediatr Scand, 1981, 70: 55-60

28. Luck SR, Sherman JO, Raffensperger JG, et al. Gastroschisis in 106 consecutive newborn infants. Surgery, 1985, 98: 677-683

29. Mabogunje OA, Mahour GH. Omphalocele and gastroschisis: Trends in survival across two decades. Am J Surg, 1984, 148: 679-686

30. Mann L, Ferguson-Smith MA, Desai M, et al. Prenatal assessment of anterior abdominal wall defects and their prognosis. Prenat Diagn, 1984, 4: 427-435

31. Martin LW, Torres AM. Omphalocele and gastroschisis. Surg Clin North Am, 1985, 65: 1235-1244

32. Mayer T, Black R, Matlak ME, et al. Gastroschisis and omphalocele. An eight-year review. Ann Surg, 1980, 192: 783-787

33. Mirk P, Calisti A, Fileni A. Prenatal sonographic diagnosis of bladder extrophy. J Ultrasound Med, 1986, 5: 291-293

34. Nyberg DA, Fitzsimmons J, Mack LA, et al. Chromosomal abnormalities in fetuses with omphalocele: Significance of omphalocele contents. J Ultrasound Med, 1989, 8: 299-308

35. Ono K, Kiluchi A, Takagi K, et al. Prenatal sonographic features of complete covered cloacal exstrophy. Ultrasound Obstet Gynecol, 2009, 34: 481-482

36. Osuna a, Lindham S. Four cases of omphaloceke in two generations of the same family. Clin Genet, 1976, 9: 354-356

37. Palomaki GE, Hill LE, Knight GL, et al. Second-trimester maternal serum alpha-fetoprotein levels in pregnancies associated with gastroschisis and omphalocele. Obstet Gynecol, 1988, 71: 906-909

38. Pelizzo G, Maso G, Dell' Oste C, et al. Giant omphaloceles with a small abdominal defect: prenatal diagnosis and neonatal management. Ultrasound Obstet Gynecol, 2005,

26：786-788

39. Petrikovsky BM，Walzak MP Jr，D' Addario PE. Fetal cloacal anomalies：prenatal sonographic findings and differential diagnosis. Obstet Gynecol，1988，72：464-469

40. Redford DH，McNay MB，Whittle MJ. Gastroschisis and exomphalos. Precise diagnosis by midpregnancy ultrasound. Br J Obstet Gynecol，1985，92：54-59

41. Richards DS，Kays DW. Prenatal Ultrasonographic Diagnosis of a Simple Umbilical Hernia. J Ultrasound Med，1998，17：265-267

42. Ricketrs RR，Woodard JR，Zwiren GT. Modern treatment of cloacal exstrophy. J Pediatr Surg，1991，26：444-448

43. Rott HD，Truckenbrodt H. Familial occurrence of omphalocele. Humangenetik，1974，24：259-260

44. Salines CF，Bartoshesky L，Othersen HB Jr，et al. Familial occurrence of gastroschisis. Am J Dis Child，1979，133：514-517

45. Schmidt W，Yarkoni S，Crelin ES，et al. Sonographic visualization of physiologic anterior abdominal wall hernia in the first trimester. Obstet Gynecol，1987，69：911-915

46. Sermer M，Benzie RJ，Pitson L，et al：Prenatal diagnosis and management of congenital defects of the anterior abdominal wall. Am J Obstet Gynecol，1987，156：308-312

47. Shalev E，Eliyahu S，Battino S，et al. First trimester transvaginal sonographic diagnosis of body stalk anatomy. J Ultrasound Med，1995，14：641-642

48. Snijders RJ，Sebire NJ，Souka A，et al. Fetal exomphalos and chromosomal defects：relationship to maternal age and gestation. Ultrasound Obstet Gynecol，1995，6：250-255

49. Swartz KR，Harrison MW，Campbell JR，et al. Long-term follow up of patients with gastroschisis. Am J Surg，1986，151：546-549

50. Timor-Tritsch IE，Warren WB，Peisner DB，et al. First trimester midgut herniation：a high frequency transvaginal sonographic study. Am J Obstet Gynecol，1989，161：831-833

51. Torfs CP，Honore LH，Curry CJ. Is there an association of Down syndrome and omphalocele? Am J Med Genet，1997，73：400-403

52. van Zalen-Sprock RM，Vugt JM，van Geijn HP. First-trimester sonography of physiological midgut herniation and early diagnosis of omphalocele. Prenat Diagn，1997，17：511-518

53. Ventruto V，Stabile M，Lonardo F，et al. Gastroschisis in two sibs with abdominal hernia in maternal grandfather and great-grandfather. Am J Med Genet，1985，21：405-407

54. Warren WB，Timor-Tritsch I，Peisner DB，et al. Dating the early pregnancy by sequential appearance of embryonic structures. Am J Obstet Gynecol，1989，161：747-753

55. Witters I，Deprest J，Van Hole C，et al. Anogenital malformation with ambiguous genitalia as part of the OEIS complex. Ultrasound Obstet Gynecol，2004，24：797-798

56. Zimmer E，Bronshtein M. Early sonographic diagnosis of fetal midline disruption syndrome. Prenat Diagn，1996，16：65-69

第十一章

胎儿腹腔异常

胎儿腹腔内脏器包括消化道（胃、小肠、结肠、直肠）和泌尿道（肾脏、输尿管、膀胱）脏器、肾上腺、肝、脾、胰、胆囊、生殖道结构及腹膜腔。有关泌尿系统脏器的正常和异常声像图表现，将在第十二章中予以介绍和讨论。

第一节　正常声像图

在妊娠16周之前，正常胎儿腹腔声像图中最易观察到的是肝脏，它占据了上腹部的大部分区域，其位置在上腹部偏右侧。在腹围平面上，左侧的胃泡显而易见，脊柱旁长条状或新月状低回声结构为肾上腺（图11-1-1），脾脏位于胃泡的左后方（图11-1-2），一般不易观察到。在这一平面上，还能显示门静脉左支，进一步追踪可显示其向下与脐静脉相连，向上再分出两支。其中，一支转向右肝叶，为门静脉右支（图11-1-1），另一支向上向后行走为静脉导管，与肝静脉一同连接于下腔静脉，最后汇入右心房（图11-1-3，图11-1-4）。再稍向下移动探头，在右肝叶下方、门静脉左支的右侧见到胆囊回声。胆囊呈椭圆形，为无回声结构（图11-1-5）。胆囊径线可有变化，完全排空时则不能显示。

肠管声像图表现为回声稍增强的不规则区域，其边界不清。位于下腹部的肠管回声，主要是小肠（图11-1-6）。妊娠20周后可以鉴别小肠和结肠回声，而且随孕周的增加两者的鉴别就会变得越加容易，结肠的声像图特点是呈连续的管状结构，位于小肠外周，靠近腹壁且回声较低（图11-1-7），很少蠕动。越近

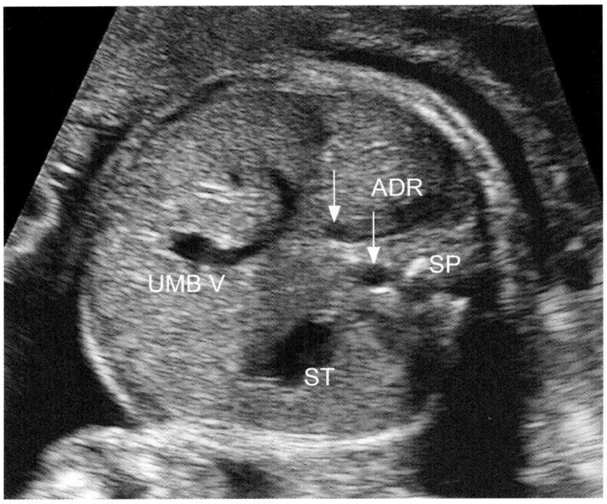

图11-1-1　正常腹围平面

妊娠26^+周，腹腔胃泡水平横切面观，脊柱（SP）位于背部，胃泡（ST）位于左侧，右肾上腺（ADR）清晰可见，肝内脐静脉（UMB V）与门静脉右支相连

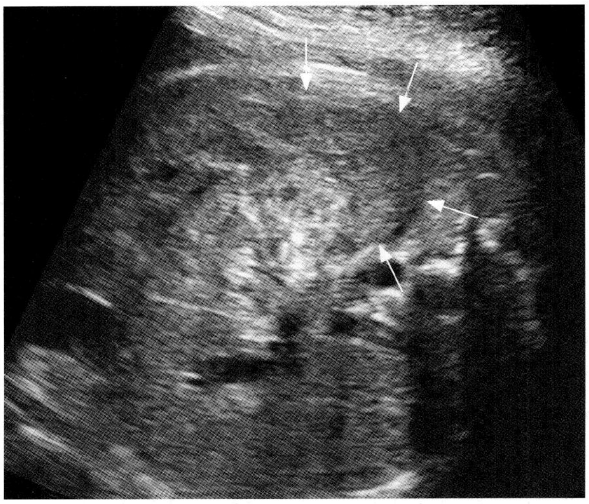

图11-1-2　脾脏

妊娠32^+周，隐约可见脾脏位于腹腔左后上方（箭头）

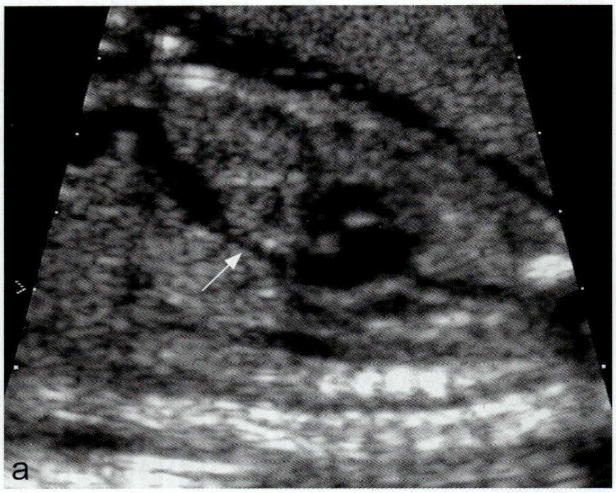

图 11-1-3 静脉导管

a. 胎体矢状切面观，显示肝内脐静脉的一条分支向上向后行走，为静脉导管（箭头所示），最后连接于下腔静脉后回流入右心房；b. 同一病例，彩色超声清晰显示出肝内脐静脉（向下箭头）及静脉导管（向上箭头）的走向，与肝静脉（向左箭头）一起连接于下腔静脉

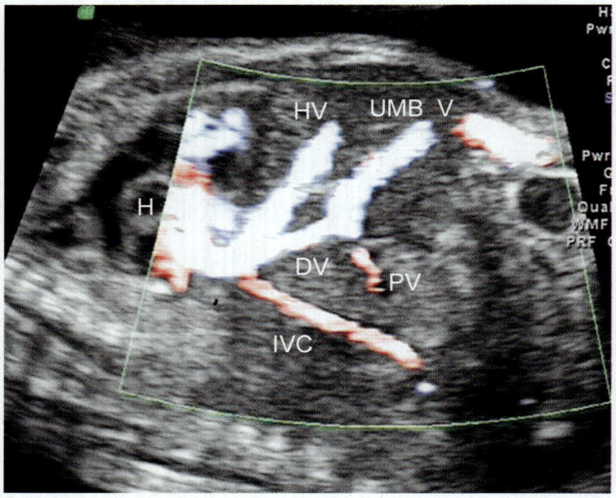

图 11-1-4 静脉导管

妊娠24⁺周，胎体矢状切面观，彩色血流分别显示了肝内脐静脉（UMB V）、门静脉（PV）、静脉导管（DV）、肝静脉（HV）、下腔静脉（IVC）的相互关系及走向

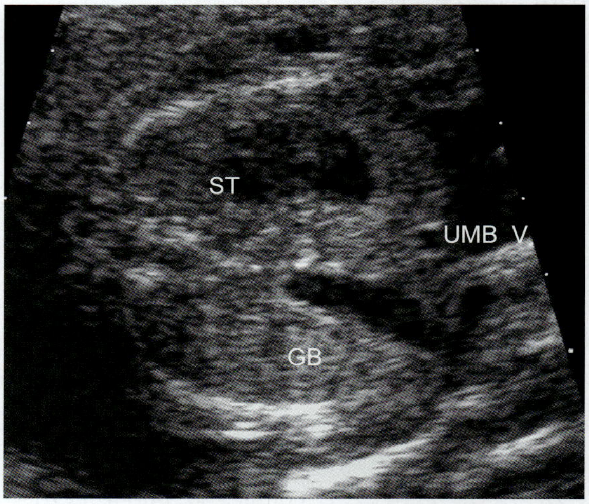

图 11-1-5 胆囊

妊娠20⁺周，腹围平面略偏低，见胆囊位于腹腔偏右侧（GB）

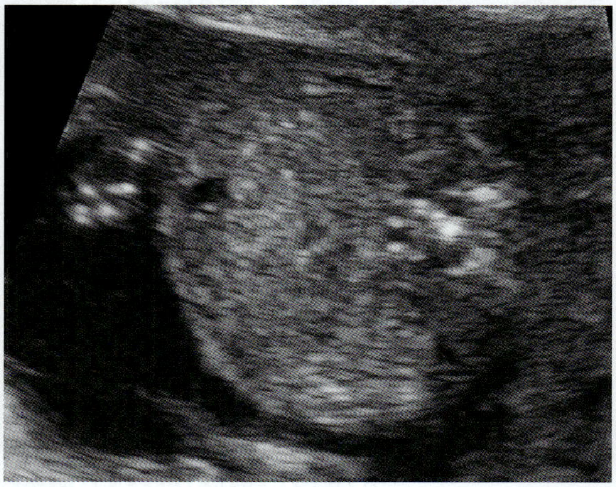

图 11-1-6 肠管

妊娠18⁺周，腹腔横切面观，小肠位于腹腔中央（箭头），回声略强，略不均匀

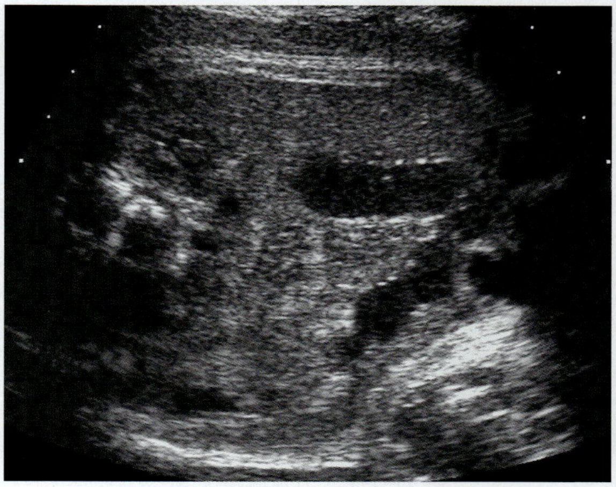

图 11-1-7 结肠

妊娠33⁺周，腹腔横切面观，结肠位于腹腔周边，管腔较宽大

表 11-1-1 不同孕周结肠横径正常值

孕周	百分位数（cm）		
	10th	50th	90th
26	0.1	0.5	0.9
27	0.2	0.5	0.9
28	0.3	0.6	1.0
29	0.4	0.7	1.1
30	0.4	0.8	1.1
31	0.5	0.8	1.2
32	0.6	0.9	1.3
33	0.6	1.0	1.3
34	0.7	1.1	1.4
35	0.8	1.1	1.5
36	0.9	1.2	1.6
37	1.0	1.3	1.7
38	1.1	1.4	1.8
39	1.2	1.5	1.9
40	1.3	1.6	2.0
41	1.4	1.7	2.1
42	1.5	1.9	2.2

Goldstein I，Lockwood C，Hobbins JC.Ultrasound assessment of fetal intestinal development in the evaluation of gestational age. Obstet Gynecol，1987，70：682-686

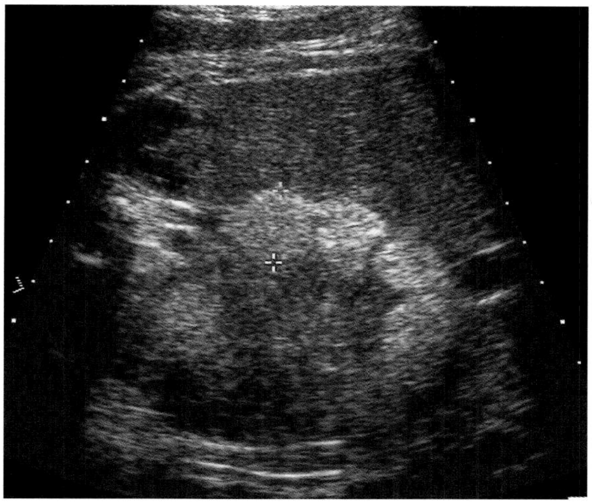

图 11-1-8 结肠强回声
妊娠 39^+ 周，结肠回声明显增强（测量键）

足月结肠的横径也越宽（表 11-1-1）。偶尔，足月妊娠或过期妊娠时，结肠开始表现为中强回声，可能与结肠内水分被吸收、胎粪积聚有关（图 11-1-8）。

另外，腹腔内还有大血管。在腹围平面上，腹主动脉的横切面位于脊柱左前方，下腔静脉位于脊柱右前方，且更靠近腹腔中央（图 11-1-1）。当扫描平面继续向下，脊柱两侧显示肾脏回声。于下腹部（盆腔）可见膀胱回声。正常情况下内生殖器不易被显示，但病理状态时可能出现异常声像图改变。

第二节 食管闭锁

食管闭锁（esophageal atresia）是指食管某段闭锁或缺如，大部分病例（90% 以上）都伴有消化道、呼吸道瘘。发病率约 1：800 ～ 1：5000 活产。

【病因及病理】

食管和气管均起源于原始咽腔的同一憩室，憩室内长出气管食管隔将其分为前方的气管和后方的食管。如果气管食管隔产生时偏向后方，或在食管发生早期上皮细胞迅速增殖，管腔一度阻塞而腔重建受阻，即可造成食管闭锁或气管食管瘘。

常见的食管闭锁和（或）气管食管瘘有以下几种类型：①单纯食管闭锁；②食管闭锁、气管与近端食管形成瘘管；③食管闭锁、气管与远端食管形成瘘管；④食管闭锁、食管近端与远端均与气管形成瘘管；⑤气管食管瘘而无食管闭锁（图 11-2-1）。其中，以第三种类型最为常见。

50% ～ 70% 的食管闭锁合并其他部位畸形，包括消化道其他部位畸形和心脏、泌尿道、肌肉骨骼系统、中枢神经系统和面部等的畸形。其中，最常见的是小肠系膜旋转异常、肛门直肠闭锁、十二指肠闭锁和麦克氏憩室。房间隔、室间隔缺损是最常见的心脏畸形。与食管闭锁合并肛门直肠闭锁相关的包括一组畸形，称 VACTERL 综合征，指椎体异常（vertebral anomalies）、肛门直肠闭锁（anorectal atresia）、心血管畸形（cardiovascular malformation）、气管食管瘘（tracheo-esophageal fistula）、肾脏异常（renal anomalies）及肢体畸形（limb abnormalities）。

食管闭锁也与染色体异常有关，如 21- 三体综合征和 18- 三体综合征。有统计显示在食管闭锁病例中染色体异常的发生率为 19%。

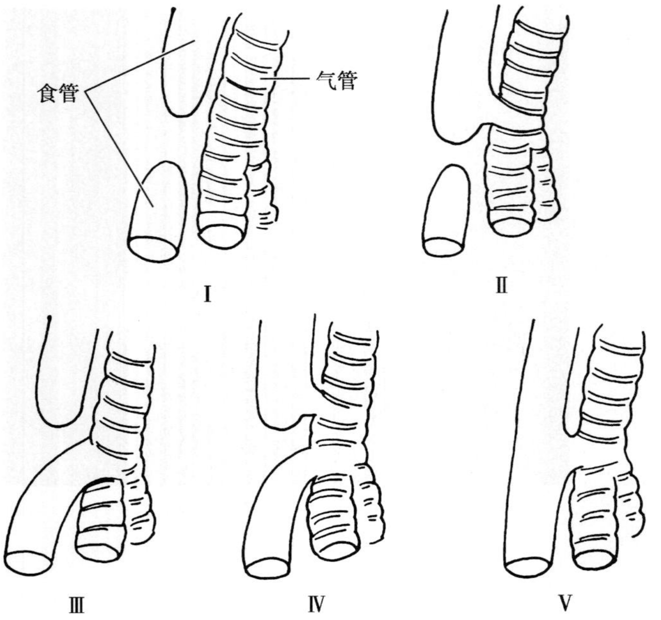

图11-2-1 食管闭锁和（或）气管食管瘘的类型
Ⅰ型：单纯食管闭锁；Ⅱ型：食管闭锁，气管与近端食管形成瘘管；Ⅲ型：食管闭锁，气管与远端食管形成瘘管；Ⅳ型：食管闭锁，食管近端与远端均与气管形成瘘管；Ⅴ型：气管食管瘘而无食管闭锁

【诊断】

由于超声不能直接显示食管闭锁的部位，故声像图上显示的为间接征象。Ⅰ型或Ⅱ型食管闭锁典型声像图表现为反复超声检查无胃泡显示和渐进性羊水过多（图11-2-2）。羊水过多是由于食管闭锁后胎儿不能吞咽羊水，羊水回流障碍所致。有时颈部或上纵隔内见到扩张的食管，其下方为盲端（图11-2-3a，图11-2-4a）。或者出现吞咽后反流，囊性扩张的食管可时显时无。然而，即使声像图上有胃泡显示，也不表示可以排除食管闭锁。因为相当大部分病例存在气管食管瘘，如前面提到的Ⅲ型。甚至Ⅰ型及Ⅱ型食管闭锁有时也能显示胃泡，这种情况被认为是胃及消化道内黏液积聚所致。但多数情况下气管食管瘘显示的胃泡都偏小（图11-2-3b，图11-2-4b）。狭窄的气管食管瘘也可表现为羊水过多或羊水过多合并胃泡不显示。羊水过多通常出现在中孕中期之后（图11-2-2b，图11-2-3c，图11-2-4c），可能24周前胎儿吞咽羊水的量只占羊水回流的极少部分，不足以形成羊水过多。因此，产前超声显示胃泡存在，即使存在羊水过多，也不能确诊食管闭锁，尤其是在24周前。

食管闭锁如合并其他畸形，声像图上能见到相应的异常改变。

有报道称气管食管瘘在早孕期可出现颈项透明层增厚，可能为扩张的食管压迫颈部淋巴或静脉回流，

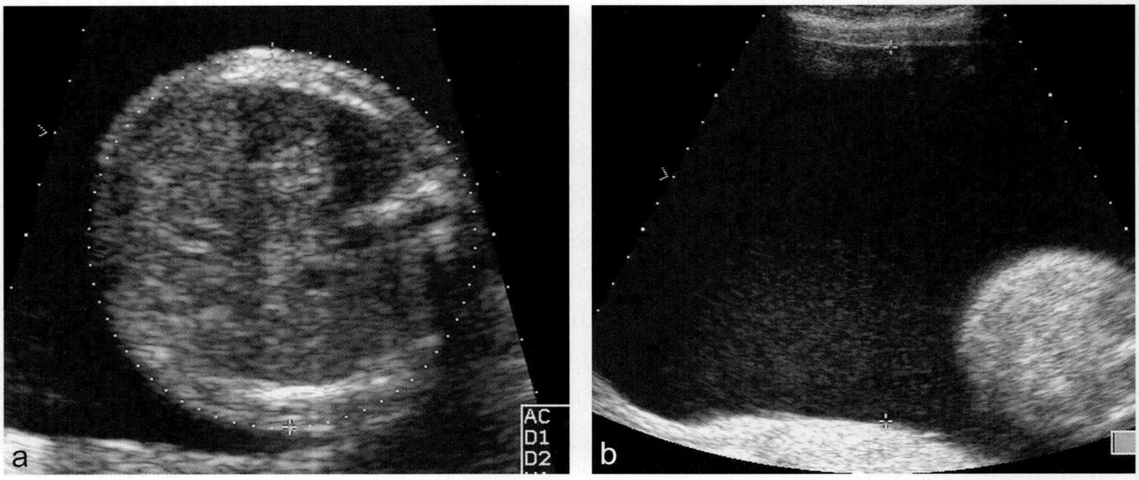

图11-2-2 食管闭锁
a. 妊娠35^{+}周，腹围平面，胃泡未显示；b. 同一病例，羊水过多（测量键），DVP：122mm。产后诊断食管闭锁合并气管食管瘘，18-三体综合征

造成透明层增厚。

【鉴别诊断】

由于食管闭锁声像图所显示的是一种间接表现，超声无法直接观察到闭锁的确切部位，因此，凡是可造成胃泡不显示或胃泡小，合并羊水过多的现象，都应予以鉴别。

可引起胃泡不显示或持续性小胃泡的情况诸如膈疝、面部畸形如唇裂、腭裂，口腔畸胎瘤、中枢神经系统功能紊乱和吞咽障碍、各种原因引起的羊水过少使胎儿无羊水可吞咽、胎儿窘迫胎儿停止吞咽羊水、正常胎儿胃排空时一过性胃泡不显示。其中有些疾病的产前鉴别非常困难，如中枢性吞咽障碍等。

【预后】

食管闭锁的预后与以下三个因素有关，即有无合并其他部位的先天性畸形、有无呼吸道并发症、分娩时的孕周及体重。足月分娩无其他异常及并发症、及时手术者几乎都能存活。早产低体重儿及合并畸形、并发症儿预后较差。根据其异常的类型及严重程度，存活率从0% ~ 58%不等。另外，产前是否作出诊断也与预后密切相关，因产后处理完全不同。

一旦产前怀疑食管闭锁，应详细作超声检查，以确定有无合并其他畸形。同时，还应作染色体检查。然而，产前出现典型的无胃泡或小胃泡伴羊水过多，往往是在孕24周以后甚至晚孕期，因此处理比较被动。有生机儿前可考虑终止妊娠，特别是那些合并有其他畸形的胎儿。对继续妊娠者应超声随访羊水量的变化，羊水过多会引起早产，必要时可进行羊水减量术。产后禁水禁奶以免窒息，首先予以明确诊断。

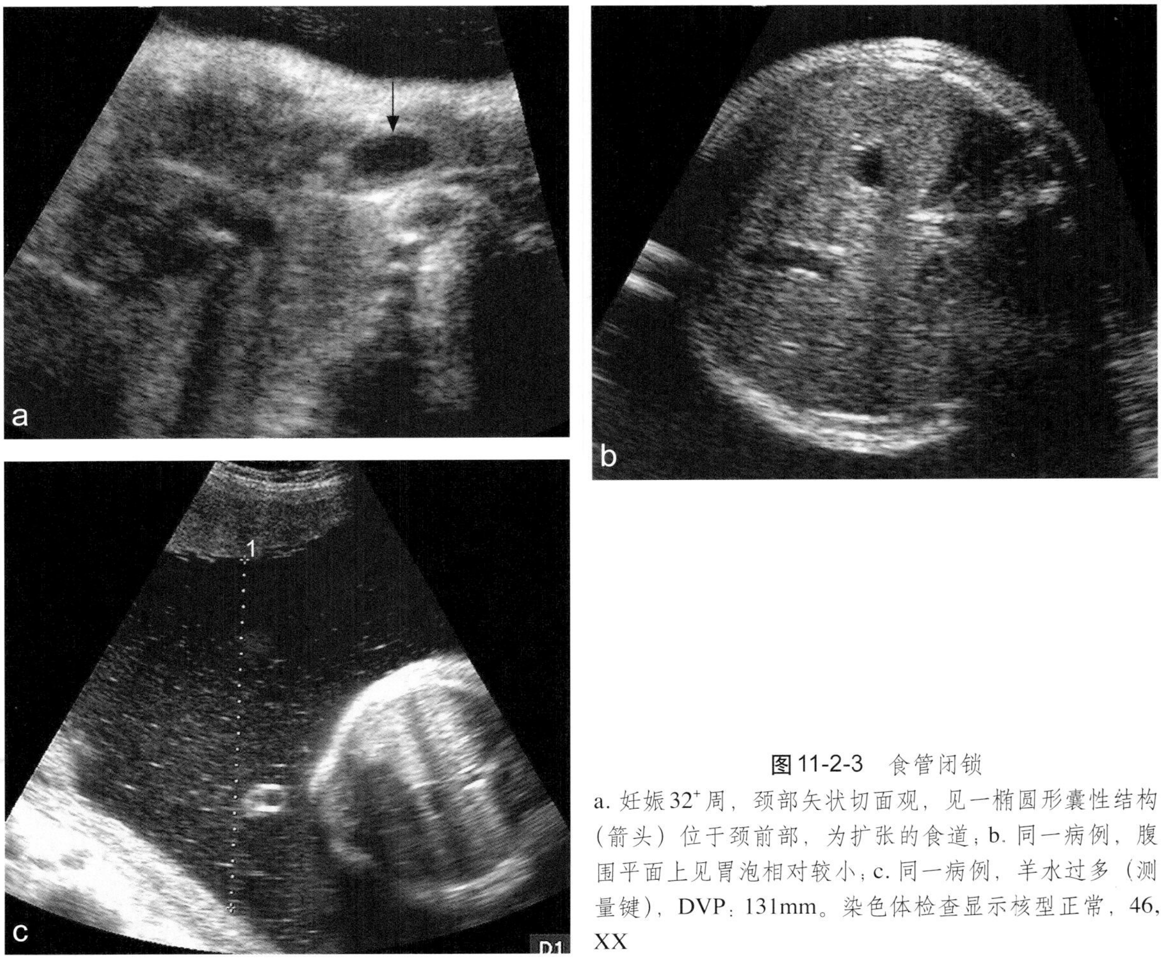

图11-2-3 食管闭锁

a. 妊娠32⁺周，颈部矢状切面观，见一椭圆形囊性结构（箭头）位于颈前部，为扩张的食道；b. 同一病例，腹围平面上见胃泡相对较小；c. 同一病例，羊水过多（测量键），DVP：131mm。染色体检查显示核型正常，46，XX

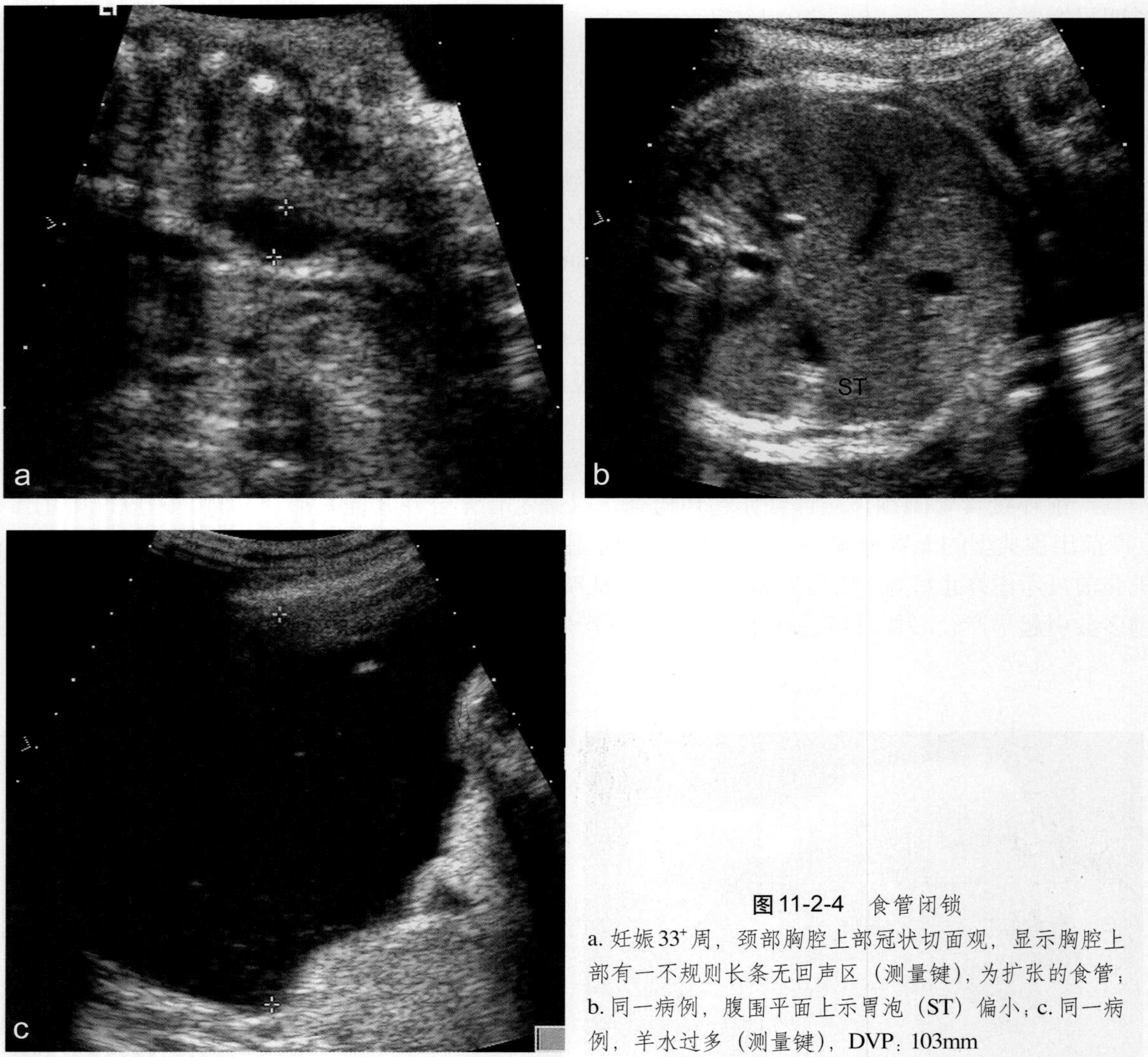

图11-2-4 食管闭锁

a. 妊娠33⁺周，颈部胸腔上部冠状切面观，显示胸腔上部有一不规则长条无回声区（测量键），为扩张的食管；b. 同一病例，腹围平面上示胃泡（ST）偏小；c. 同一病例，羊水过多（测量键），DVP：103mm

第三节　十二指肠狭窄或闭锁

十二指肠狭窄（duodenal stenosis）和十二指肠闭锁（duodenal atresia）是一种最常见的小肠梗阻。发生率约1 : 5000妊娠，1 : 10 000活产。

【病因及病理】

胚胎第五周时，原始十二指肠上皮细胞迅速增生，曾一度阻塞管腔。11周时肠腔重建，十二指肠再度通畅。多数十二指肠狭窄或闭锁发生在胚胎第11周，肠腔重建受障碍。少数可能是由于肠道血管梗死，造成肠道发育障碍。这类病例往往累及多段小肠，如十二指肠、空肠、回肠。环状胰腺的压迫或肠扭转也可导致继发性十二指肠狭窄。

发生十二指肠狭窄或闭锁的原因仍不清楚。目前，发现大部分病例为散发性，但有的病例则有常染色体隐性遗传的家族史。致畸药物如反应停可引起十二指肠闭锁。另外，此病与21-三体综合征关系密切，约30%的病例合并21-三体综合征。

病理上，肠道闭锁的类型有四种：①肠管腔内一个或多个隔；②肠管盲端远端为一纤维条索；③闭锁的近端及远端肠管完全脱离；④大段肠管腔闭锁。十二指肠闭锁的类型多为Ⅰ型，即管腔内产生横隔。约20%的病例为环状胰腺所致。如因肠系膜血供受损造成十二指肠狭窄或闭锁的，往往还合并小肠其他部位的狭窄或闭锁。

【诊断】

十二指肠狭窄或闭锁的产前超声诊断也是间接诊断。诊断要点是声像图显示狭窄或闭锁部位上方的十二指肠球状扩张及胃泡明显扩张（图11-3-1，图11-3-3a，图11-3-4a），为胎儿吞咽羊水后积聚在此。仔细观察，扩张的胃泡及十二指肠之间有一细条囊状结构相连，即幽门管扩张（图11-3-1，图11-3-3a，图11-3-4a）。几乎每例患儿中孕中期后都可出现羊水过多（图11-3-4d），除非同时还合并其他引起羊水过少的病症。几乎所有的典型的十二指肠闭锁声像图都出现在妊娠24周或26周以后，但也有少数在妊娠24周前出现异常表现（图11-3-2）。偶尔十二指肠极度扩张发生穿孔，继发化学性腹膜炎（图11-3-4）。

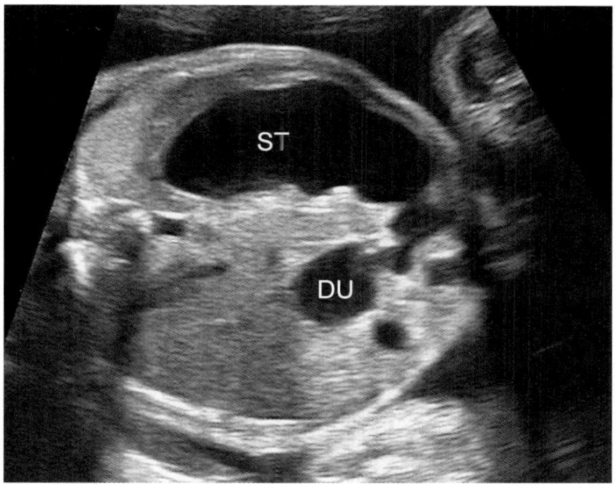

图11-3-1 十二指肠闭锁

妊娠30⁺周，腹围平面，胃泡（ST）明显扩张，十二指肠（DU）也扩张，并见两者相连

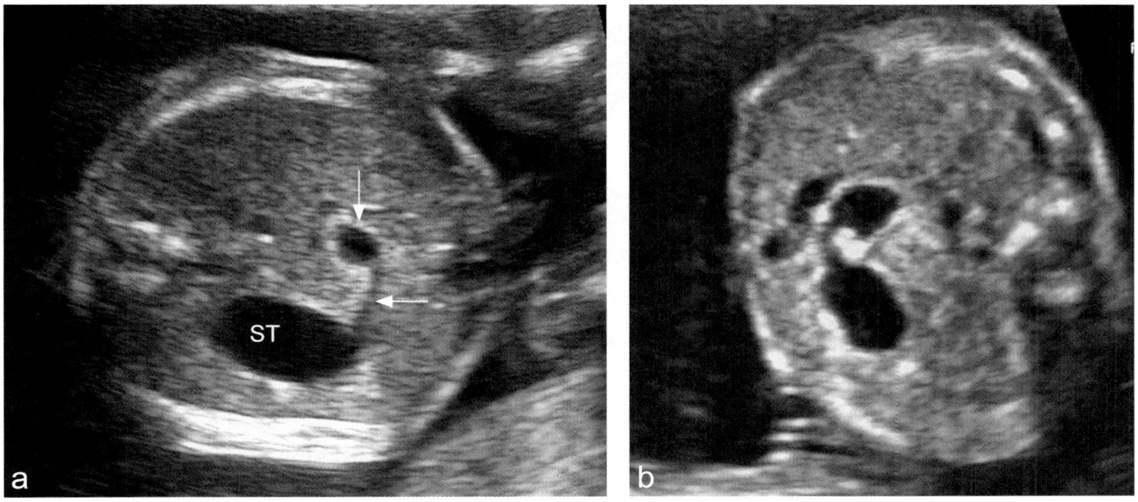

图11-3-2 十二指肠闭锁

a. 妊娠20⁺周，腹围平面，胃泡略膨大（ST），见一小囊性结构位于腹腔偏右侧（向下箭头），与胃泡之间有细条状结构相连（横向箭头）；b. 同一病例，妊娠21⁺周，腹围平面，见两个相连的囊状结构。此时尚未出现羊水过多

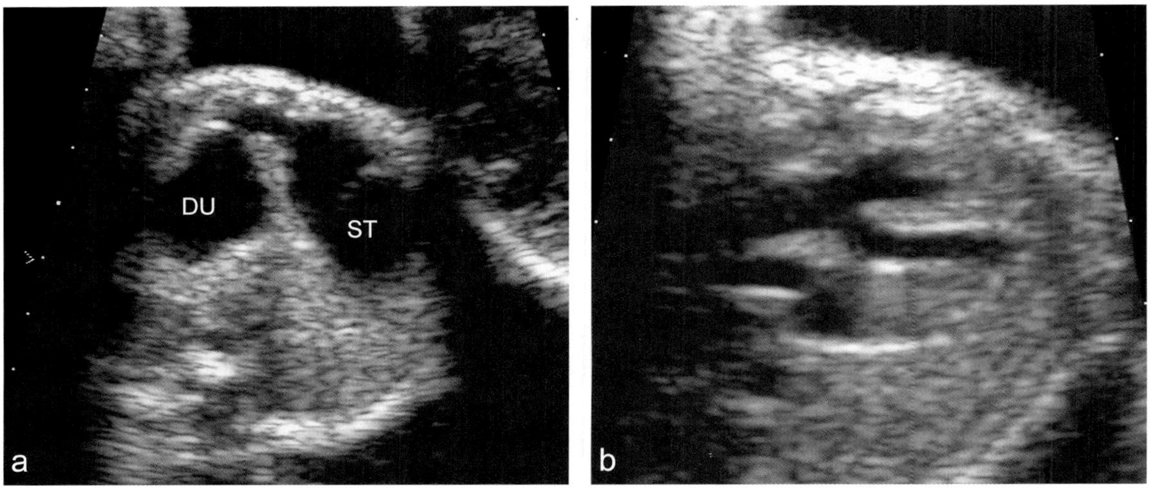

图11-3-3 十二指肠闭锁

a. 妊娠35⁺周，胃泡扩张（ST），十二指肠扩张（DU），两者相连；b. 同一病例，心脏左室流出道平面，显示室间隔缺损，大血管骑跨，永存动脉干可能

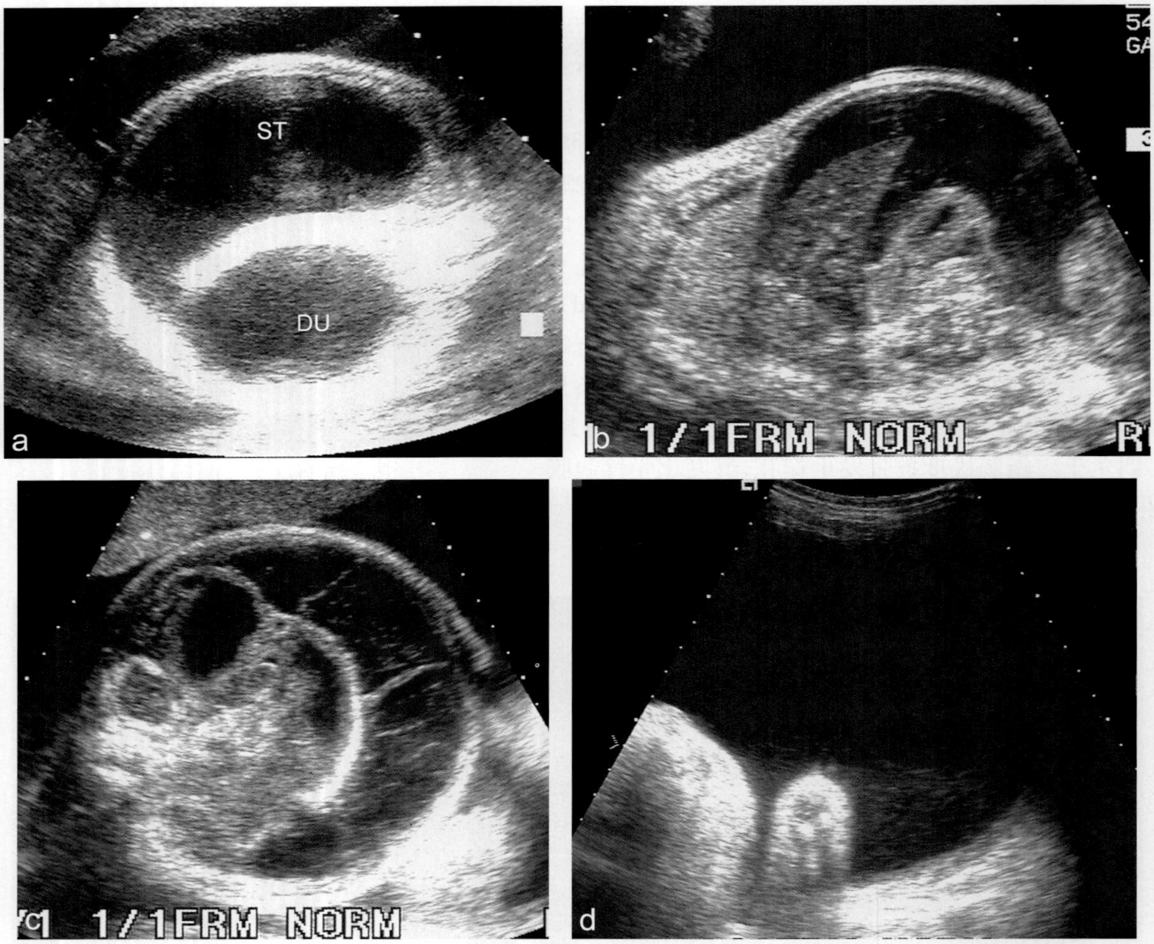

图11-3-4 十二指肠闭锁

a. 妊娠35⁺周，胃泡（ST）及十二指肠（DU）极度扩张，两者相连；b. 同一病例，妊娠36⁺周，扩张的胃泡及十二指肠消失，见腹腔内大量游离液体，为上消化道穿孔，继发腹膜炎；c. 同一病例，腹腔横切面观，腹腔液体中有多条粘连带；d. 同一病例，羊水过多，DVP：127mm。数天后胎儿宫内死亡

仅30%～52%的病例为单纯十二指肠狭窄或闭锁。多数病例可合并其他畸形包括骨骼系统畸形如半椎体，6个腰椎、骶骨发育不全、肋骨计数异常、拇指缺如、足畸形等；消化道其他部分异常如肠旋转异常、食管闭锁、肛门闭锁、回肠闭锁、麦克憩室等；心脏畸形有心内膜垫缺损和室间隔缺损等（图11-3-3）。此外，也可合并肾脏畸形。约30%的病例合并21-三体综合征。

【鉴别诊断】

胃小弯角切迹特别明显时，某些冠状切面的声像图会出现“双球”假象，但作连续横切面检查时便能纠正这个错误。有时，胃蠕动的收缩环也将胃泡分隔成两部分，声像图犹如相连的“双球”，但只要在实时超声下耐心观察，即可发现胃蠕动收缩环由上往下移动。所有上述这些“双球”假象，两个球均在中线的左侧，真正的十二指肠狭窄或闭锁第二个球总在中线的右侧。

胆道囊肿也会与扩张的十二指肠相混淆，检查者应仔细观察，认真作出鉴别诊断。

如果出现单纯胃泡极度扩张伴羊水过多而无“双球”征，很可能是先天性幽门梗阻。

【预后】

预后取决于分娩的孕周和合并的畸形以及作出诊断的时间。若因羊水过多胎儿早产或合并其他部位畸形或染色体异常，预后就较差。产后才作出诊断的十二指肠闭锁往往是因为出现了相应的病理症状，如呕吐、吸入性肺炎、电解质紊乱、脱水，甚至胃穿孔，预后也相对较差。即使单纯十二指肠狭窄或闭锁不合并其他畸形，也有40%的新生儿体重低于第10百分位数。

产前发现十二指肠狭窄或闭锁，应仔细检查其他部位有无合并畸形，并应作染色体检查。但由于大部分病例的典型声像图出现在26周以后，一旦作出诊断往往已经到了晚孕期。有生机儿前作出诊断，可考虑终止妊娠。有生机儿后作出诊断或孕妇选择继续妊娠，产前需注意的是预防羊水过多引起早产，如定期行羊水减量，并注意十二指肠及胃泡扩张情况，产后及时手术。

第四节 肠 梗 阻

肠梗阻（bowel obstruction）可以是原发性（肠闭锁或肠狭窄）也可以是继发性（肠扭转或肠套叠）。肠梗阻分小肠梗阻和结肠梗阻。小肠梗阻的发生率约为1∶5000活产，结肠梗阻的发生率约为1∶20000活产。小肠梗阻中梗阻部位在近端空肠占31%、远端空肠占20%、近端回肠占13%、远端回肠占36%，6%的病例为多段肠管病变。结肠闭锁或狭窄较少见，约占所有肠闭锁的5%～10%。肛门闭锁发生率1∶2500～1∶3300活产。先天性巨结肠（Hirschsprung's disease）发生率约1∶8000活产，男性明显多于女性。所有小肠以下的梗阻临床上都表现为低位肠梗阻。

【病因及病理】

小肠闭锁的原因多数是血管异常造成血供障碍、肠扭转和肠套叠。血供障碍很少是原发性胚胎发育异常，它可以是肠扭转、肠套叠所造成。肠扭转可以发生在胚胎早期妊娠7～12周时，此时中肠从脐孔处回缩到腹腔，再旋转270度，很容易造成肠扭转。扭转后引起血供障碍，局部肠管缺血发育不良，造成管腔狭窄、闭锁等。多发性肠闭锁有家族史的报道，为常染色体隐性遗传。过于黏稠干厚的胎粪积聚在肠道，可引起机械性肠梗阻，常见于西方人群相对发病率高的囊性纤维化（cystic fibrosis）。

结肠闭锁或狭窄的病因与小肠闭锁相似，主要是血管意外，如肠扭转等引起血管梗塞。本病可同时合并空肠回肠闭锁。

肛门闭锁可以是单纯性的，然而70%的病例肛门闭锁可以是一组复合畸形中的一个表现，如持续性泄殖腔和VACTERL综合征（见本章第二节）。肛门闭锁也可合并染色体异常如21-三体综合征、18-三体综合征。

先天性巨结肠为结肠内壁肌层中副交感神经节缺乏，一般累及乙状结肠及直肠，偶尔累及盲肠。本病可以散发，也可有家族史，为性链锁遗传或常染色体显性遗传。先天性巨结肠引起的肠梗阻是功能性肠梗阻，受累的肠段无神经节，也就无肠蠕动，造成肠管扩张。新生儿表现为胎粪延迟排出，继之便秘及腹部膨胀。有报道称先天性巨结肠合并21-三体综合征、结肠闭锁、肛门闭锁以及神经系统肿瘤如成神经细胞瘤。

病理上，小肠闭锁明显多于小肠狭窄，而且可以是多发性的。常见的类型有四种：①肠腔内一个或多个横隔；②肠管盲端之后连接一纤维条索；③病变肠管盲端与远端肠管完全脱离断开；④广泛小肠闭锁。其中，第四种被认为是肠系膜上动脉的分支闭塞，累及十二指肠远端、全部空肠及回肠近端。胎粪性肠梗阻则多发生于远端回肠。所有这些情况都会造成梗阻上方肠管扩张，甚至穿孔。继之，并发胎粪性腹膜炎。

肠梗阻合并消化道以外的畸形比较少见。但是近一半的病例可合并消化道其他部位的异常，如肠旋转异常、重复小肠、重复结肠、腹裂、食管闭锁、结肠闭锁和肛门闭锁等。VACTERL综合征则可存在椎体异常、肛门直肠闭锁、心血管畸形、气管食管瘘、肾脏异常及肢体畸形。

【诊断】

与其他消化道狭窄或闭锁一样，产前超声对肠梗阻的诊断为间接诊断。小肠梗阻声像图上只能显示梗阻上方扩张的肠管，呈多个扩张的无回声区（图11-4-2，图11-4-3），旋转探头，可见相邻的无回声区之间相通。梗阻部位越高声像图表现越早，反之就越迟。一般都在妊娠24周或26周后方能作出诊断，但也有少数24周前诊断的报道。有时，中孕中期超声仅发现肠管强回声（echogenic bowel），以后才出现肠管扩张（见图11-6-4）。肠管的扩张随孕周的增加而变得越来越明显，有些病例胃泡也扩张（图11-4-1）。羊水过多也是肠梗阻的表现之一，梗阻部位越高，羊水过多就出现越早，也越为明显（图11-4-1c）。低位肠梗阻者羊水量往往正常。

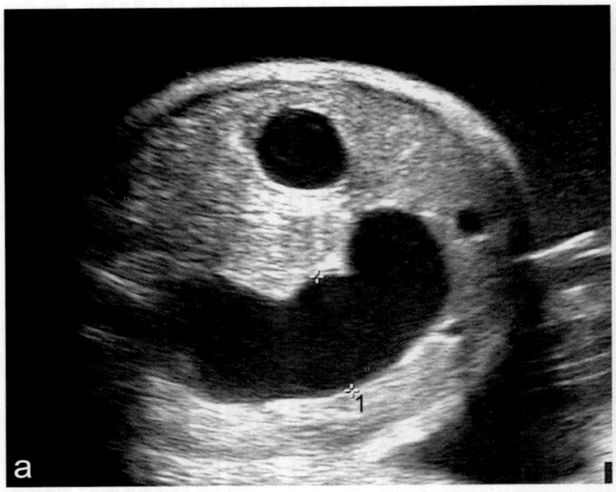

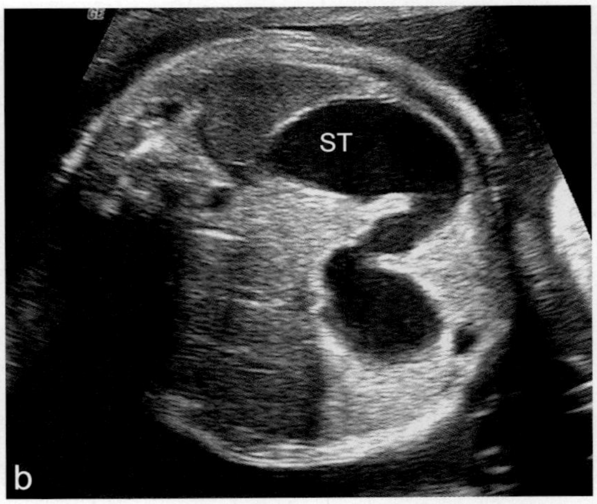

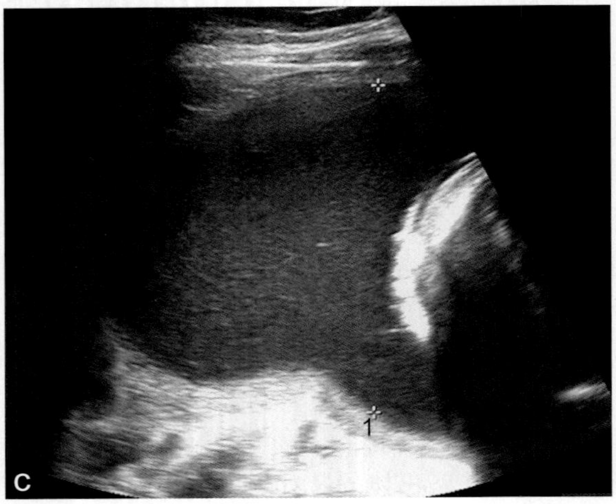

图 11-4-1　十二指肠梗阻

a. 妊娠 32⁺周，腹腔内见一段明显扩张的肠管（测量键）；b. 同一病例，跟踪该肠管，上端连接于胃泡（ST）；c. 同一病例，羊水过多，DVP：114mm（测量键）。产后手术证实为十二指肠狭窄及肠旋转异常

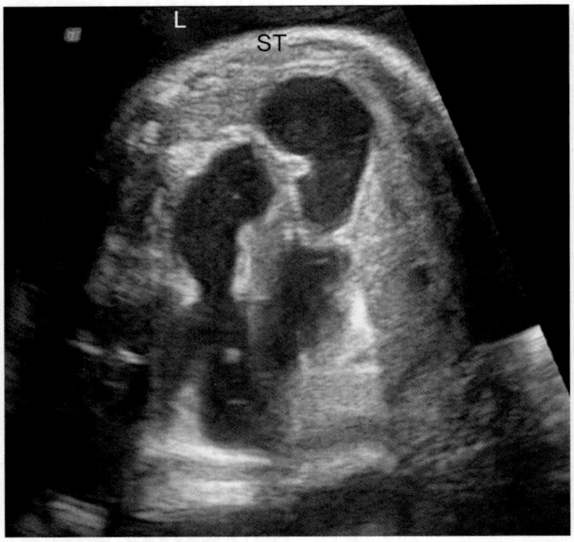

图 11-4-2　空肠闭锁

妊娠 36⁺周，腹腔内显示数段肠管扩张。染色体检查示正常核型，46, XX。产后证实空肠闭锁

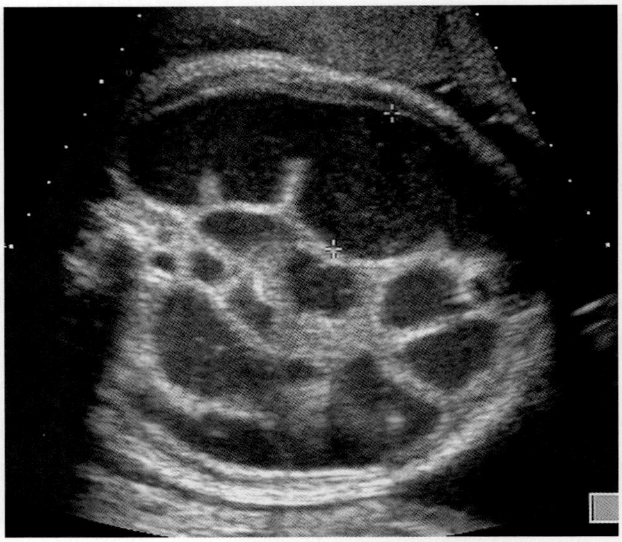

图 11-4-3　回肠闭锁

妊娠 35⁺周，小肠明显扩张（测量键），呈条状及圆形无回声结构。产后手术证实为回肠闭锁，染色体正常，46, XX

通常超声较难鉴别小肠梗阻的原因，如肠管狭窄、闭锁或扭转、套叠，也不能发现梗阻部位以下肠管的情况。但偶尔肠扭转时可有特殊的声像图表现，有人描述扩张的肠管声像图呈旋涡样或蜗牛样，附近能找到一段明显扩张的肠管回声。一旦肠管穿孔，扩张的肠管可突然消失，继之出现胎粪性腹膜炎的声像图

表现（见图11-5-3）。

然而，结肠闭锁与小肠闭锁完全不同。由于肠道内的羊水在小肠几乎被完全吸收，结肠内仅存有胎粪，胎粪在产后才排出体外，因此产前声像图通常无明显异常发现。偶尔结肠稍扩张，也难以与正常胎儿晚孕期结肠轻度扩张相鉴别，羊水量也可正常。单纯肛门闭锁声像图上也无明显异常改变，少数在下腹部见到扩张的结肠或胎粪回声增强回声，无特异性。若肛门闭锁合并其他畸形，超声则往往发现的是其他畸形，如泄殖腔畸形的直肠阴道积液、VACTERL综合征的心血管畸形、肾脏及肢体异常、椎体异常等。

先天性巨结肠有时也能在下腹部见到扩张的结肠回声，一般也不会出现羊水过多。因此，不易在产前作出诊断，更不易在有生机儿前获得诊断。

另外，测量羊水中胰脂酶、胆酸、胆红素的含量，可间接反映有无小肠梗阻。这是由于小肠梗阻时，胎儿有宫内呕吐现象，造成羊水中胰脂酶和胆酸含量升高。而与此同时，羊水中的小肠酶（双糖酶）活性则出现降低。

结肠或肛门闭锁胎儿羊水中肠微绒毛酶下降，可能是正常胎儿宫内期间肠道内某些物质会经过肛门排入羊水中，而结肠或肛门闭锁胎儿则无法排出。

【鉴别诊断】

小肠梗阻需与腹盆腔其他来源的囊性结构相鉴别，如多囊性肾发育不良、输尿管扩张等。大型多囊性肾发育不良内部的每个囊肿互不相通，而小肠梗阻的囊性扩张为扭曲迂回的扩张肠管，输尿管扩张往往合并肾盂肾盏扩张。偶尔，高位空肠梗阻也可表现为单个囊肿样声像图，则需要与肝内囊性包块、胆管囊肿、卵巢囊肿、肠系膜囊肿等相鉴别。

由于晚孕期常能见到结肠稍扩张的声像图，与结肠闭锁或肛门闭锁病例不易鉴别。

【预后】

所有的小肠梗阻产后数天内都会出现相应症状。预后主要与梗阻的部位、累及肠管的长度、有无肠穿孔、分娩原因、出生体重，以及有无合并其他先天性畸形有关。一般情况下，梗阻部位越低，预后相对越好。6%的空肠闭锁会发生宫内肠穿孔、胎粪性腹膜炎，其死亡率达35%～50%。广泛小肠闭锁的死亡率很高。先天性肠扭转的预后则很差，死亡率约为80%。若不手术，肠闭锁新生儿存活不超过6天。但是，如果经及时手术治疗可使死亡率降至12%。

单纯性结肠闭锁只要及时手术，预后良好。

肛门闭锁的预后则涉及有无合并其他畸形及畸形的严重程度。由于大部分肛门闭锁都合并多发性畸形，属于某些综合征，故预后往往较差。

先天性巨结肠的并发症有小肠结肠炎、盲肠穿孔、泌尿道受压梗阻、营养不良及肠扭转，本病死亡率为20%。手术治疗仅是切除无神经节的肠管。

由于小肠梗阻多在晚孕期出现典型声像图，也较少合并染色体异常，故无特殊产科处理，可以等到足月经阴道分娩。但对那些肠管极度扩张肠蠕动活跃的病例可考虑稍提前分娩，以免发生宫内肠穿孔。羊水过多也常可引起早产及胎位异常。分娩最好在监护室进行，以便新生儿科医生及时检查及时手术治疗。

第五节　胎粪性腹膜炎

胎粪性腹膜炎（meconium peritonitis）是指胎儿宫内肠穿孔造成的腹膜炎。发生率约为1：2，000妊娠。

【病因及病理】

任何原因引起的肠梗阻，一旦发生穿孔即可形成胎粪性腹膜炎。小肠闭锁、肠扭转、胎粪性肠梗阻（即囊性纤维化）等都可以是肠梗阻的原因。有时血管受损（如病毒感染）、肠系膜动脉血栓造成肠壁坏死穿孔。阴道子宫积水也可引起胎儿腹膜炎，但不是胎粪性的。也有些病例既没有肠穿孔也不存在肠梗阻，其病因不明。

肠穿孔后胎粪进入腹腔，肠道内的消化酶刺激腹膜引起化学性腹膜炎和腹水的渗出。数天后部分病例表现为纤维粘连，腹腔内形成一稠密的包块，内部钙化，最终封闭了穿孔处。另一部分病例则表现为腹腔内形成一包裹性积液，四周围绕肠曲。这种情况表明肠穿孔的部位往往没有被封闭，胎粪持续外流至包裹性积液内。宫内期间由于胎粪是无菌的，因此，腹膜炎属无细菌性感染。

【诊断】

如果胎粪性腹膜炎由肠闭锁穿孔引起，则穿孔前可显示典型的肠梗阻声像图表现，如肠管扩张、肠蠕动活跃等。一旦穿孔，则原先扩张的肠管消失或消退，腹腔内出现游离液体无回声区（图11-5-1）。非肠梗阻穿孔所致的胎粪性腹膜炎，有时也能出现腹水征。以后，游离的腹水可逐渐减少，或变得稠厚，腹水暗区内出现细小密集光点及条索状光带（粘连带）（图11-5-2）。腹水不明显时腹腔内肠管、大网膜粘连在一起形成一不规则强回声包块，内部可出现钙化灶回声（图11-5-3）。另一种情况是游离腹水逐步形成包裹性积液，声像图表现为一囊肿样结构，与周围的肠曲被固定在一起，称胎粪性腹膜炎假囊肿。同时，在盆腹腔内、肠曲表面、肝脏表面、甚至是膈肌表面都可有散在钙化斑点显示（图11-5-4）。

并不是在每个病例都能观察到胎粪性腹膜炎不同阶段的典型声像图表现，不典型的病例产前较难确诊，因为可与其他一些声像图相似的疾病混淆，甚至漏诊。

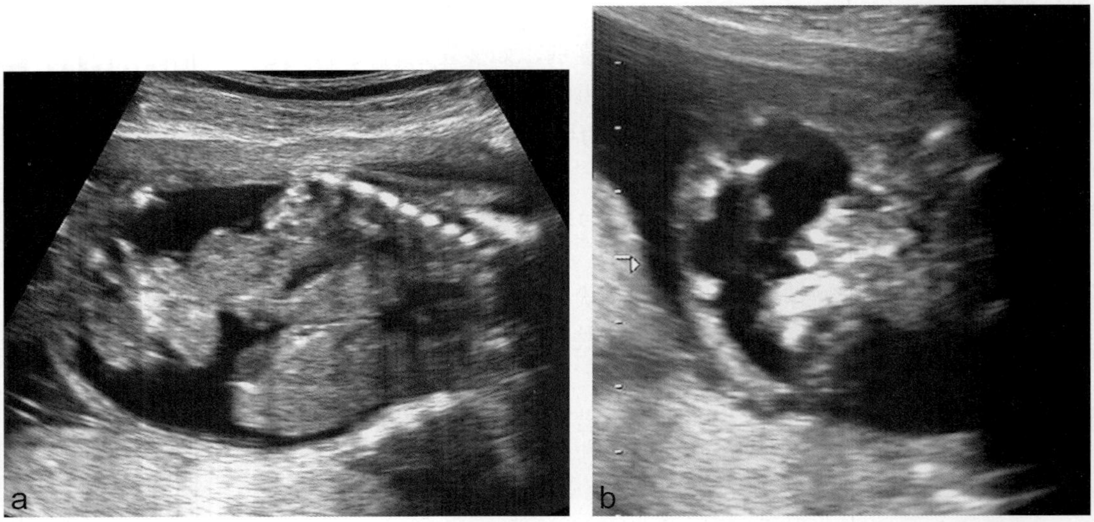

图11-5-1 胎粪性腹膜炎

a. 妊娠21^{+}周，腹腔内积液；b. 同一病例，肠管强回声，腹壁腹膜上见强回声斑。染色体检查为正常核型，46, XY。产后CT检查示腹腔内多发钙化，胎粪性腹膜炎

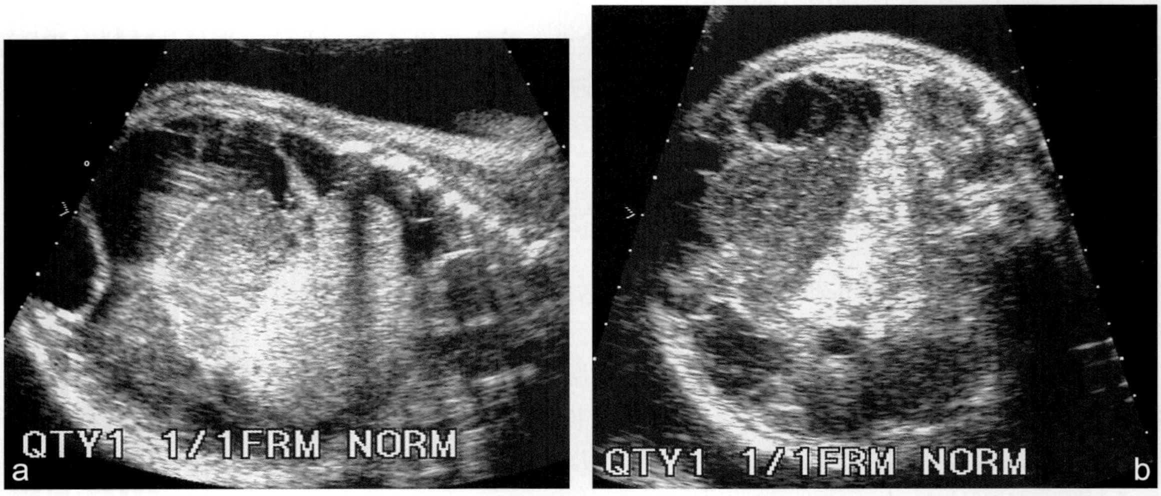

图11-5-2 胎粪性腹膜炎

a. 妊娠33^{+}周，腹腔内积液，脏器固定，表面模糊；b. 同一病例，妊娠34^{+}周，腹腔内液体稠厚，见光带分隔，肠管回声增强

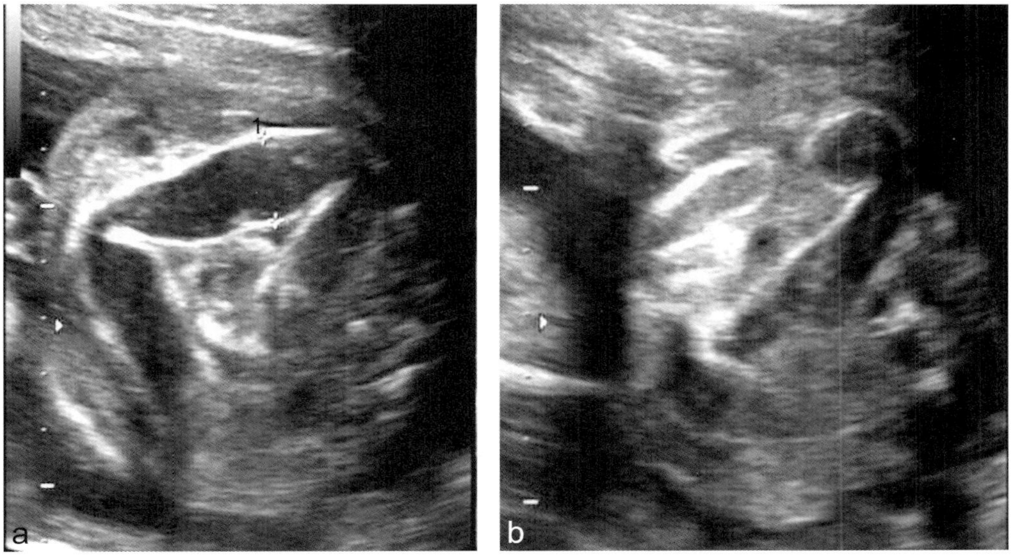

图11-5-3 胎粪性腹膜炎

a. 妊娠30$^+$周，肠管扩张（测量键），肠管壁强回声；b. 同一病例，肠管强回声。产后手术证实为回肠闭锁肠穿孔，胎粪性腹膜炎，产后86天亡

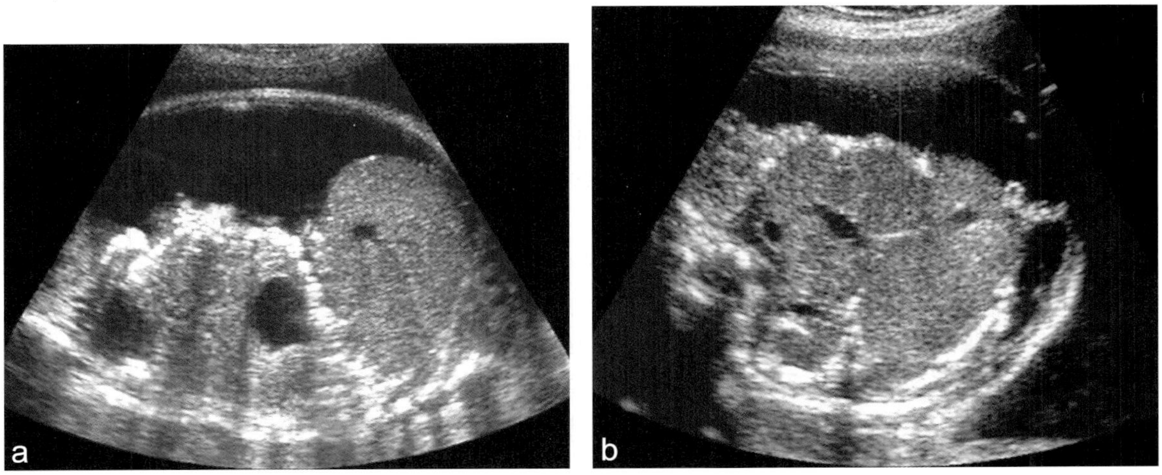

图11-5-4 胎粪性腹膜炎

a. 妊娠33$^+$周，大量腹水，肠管强回声；b. 同一病例，肝脏表面强回声斑，内脏固定。产后证实为胎粪性腹膜炎，染色体正常，46, XX

羊水过多并非胎粪性腹膜炎的特征性表现，但是，确实有很多病例可表现出羊水过多。

【鉴别诊断】

需与胎粪性腹膜炎鉴别的有以下几种情况。

1. *肠管强回声* 所谓肠管强回声，是指肠管内的胎粪或肠管壁回声增强，不存在肠穿孔情况。肠管强回声常见于中期妊娠胎儿的小肠及足月妊娠胎儿的结肠。小肠强回声有时是胎儿异常的一个信号，例如肠梗阻早期和染色体异常等。此外，肠管强回声一般不出现腹水，而胎粪性腹膜炎常能见到腹水无回声区（详见本章第六节）。

2. *腹腔内钙化* 除了胎粪性腹膜炎腹腔内可出现钙化点、钙化灶外，其他情况有时也能出现此类表现，如胎儿胆囊结石、胎儿宫内感染等。胆囊结石表现为胆囊内一个或数个强回声团块或光点，其下伴声影。胎儿宫内感染尤其是巨细胞病毒、弓形体感染的声像图表现也酷似胎粪性腹膜炎，如有腹水和腹腔内钙化点等。但是，通常其腹水量相对较少。有时宫内感染的病例还能见到颅内钙化点、脑室扩张等情况。

3. *腹腔内其他囊性包块* 胎粪性腹膜炎形成腹腔内包裹性积液、假性囊肿者，应注意与腹腔内其他囊块相鉴别。例如，胆管囊肿、肾脏或肾上腺来源的囊肿样病变、肠系膜囊肿、卵巢囊肿等。这些囊肿一般囊壁光滑清晰，形态呈圆形或椭圆形，内部透声性较好。而胎粪性腹膜炎形成的假性囊肿其边界不清、欠规则，内部见点状回声，说明囊液较稠厚。

4. 腹腔内实质性包块　如腹腔内畸胎瘤、血管瘤和肝胚细胞瘤等可呈回声增强包块，畸胎瘤内部可有钙化灶（见本章第七节）。但是，这些肿瘤一般无腹水，形态也相对较规则。

【预后】

胎粪性腹膜炎的预后是较差的，新生儿死亡率高达60%以上。产前作出诊断产后及时手术，切除穿孔处的肠管，则预后明显改善。有些穿孔处已封闭，声像图表现为腹腔内钙化的病例，也不一定需要手术。

胎粪性腹膜炎多数发生在有生机儿之后，如果病灶局限，随访过程中声像图无变化且无腹水，产科处理无特殊。如果病程发展迅速，腹水增加明显，应考虑提前分娩以防止肠管进一步的损伤。一般情况下，应尽量选择经阴道分娩，除非大量腹水腹围过大才考虑剖宫产。在分娩前，对有大量腹水或巨大包裹性积液的病例也可行经腹壁胎儿腹腔穿刺抽吸腹水术以缩小胎儿腹围。分娩应在监护室内进行，以使产后及时手术。

第六节　肠管强回声

肠管强回声（echogenic bowel）与侧脑室扩张一样，不是一种疾病而是一种声像图表现，是指肠管（尤其是小肠）回声增强，其强度与骨回声相似或更强。多数胎儿随访结果最终正常，但也有相当一部分胎儿被证实合并异常，例如染色体异常、宫内感染、腹水、肠梗阻、囊性纤维化等。

【病因及病理】

肠管强回声的病因病理还无法完全解释。有些可以作出解释的如肠梗阻早期，肠腔内容物积聚在梗阻上方，浓缩后密度增高；或因肠管内压力升高造成少量渗出性腹水，增加了肠管的界面反射，使肠管回声增强。同理，各种原因引起的腹水、肠管水肿，早期也可表现为肠管强回声。囊性纤维化的一个病理改变是回肠胎粪性肠梗阻，过于黏稠、浓缩和干厚的胎粪积聚于回肠远端，并有钙化，故声像图上出现肠管回声增强。但是，还有很多肠管强回声原因并不明了，如染色体异常者产后胃肠道检查并无明显异常。

除了大部分随访结果证实为正常胎儿外，肠管强回声者可合并的胎儿异常有：染色体异常，尤其是21-三体综合征；遗传综合征；宫内感染，如巨细胞病毒感染或弓形虫感染；小肠闭锁；α-地中海贫血纯合子；腹水早期；胎粪性肠梗阻；胎儿生长受限（FGR）等等。胎粪性肠梗阻多见于囊性纤维化（cystic fibrosis）病例，此病属常染色体隐性遗传病，亚洲人中少见，在欧美人群中发病率较高。另外，肠管强回声者合并的少见胎儿异常有腭裂、骨骼系统畸形、肾缺如、心血管系统异常、脑积水、腹裂、单脐动脉、胎儿水肿、胎盘水肿和羊水过少等。

【诊断】

无论采用横切或纵切面观声像图上胎儿肠管始终呈强回声反射。肠管强回声分为三级，Ⅰ级为肠管回声强于肝脏但低于骨骼；Ⅱ级为肠管回声与骨相同；Ⅲ级为肠管回声强于骨回声。目前国际上公认Ⅱ级及Ⅲ级才具有一定的临床意义。肠管强回声主要见于下腹部中央的小肠，为了确认其强度与骨骼相同，可降低增益后再作比较（图11-6-1～图11-6-5），若是结肠则位于腹腔周边部位且靠近腹壁（见图11-1-8）。小肠强回声者有时可伴有肠管扩张，但此时并非一定合并肠梗阻。多数肠管强回声于中期妊娠末或晚期妊娠消失。不过，也有不消失的病例，包括有些在妊娠中晚期才出现肠管强回声者。

若肠管强回声作为胎儿异常声像图表现之一，那么超声还可能见到其他异常。例如染色体异常病例有时可表现为心脏、中枢神经系统、腹壁和四肢等异常。但1/3～1/2的21-三体综合征可不表现出明显解剖结构畸形，有时仅表现为肠管强回声（见图15-3-12a），对于这一点应引起检查者重视。胎儿宫内感染除了表现为肠管强回声外，有时还能见到肝脏肿大、腹腔内钙化、腹水和颅内钙化灶等表现（图11-6-7）。肠梗阻病例则常伴有肠管扩张或随访中出现肠管扩张。胎儿水肿或α-地中海贫血纯合子早期也表现为肠管强回声，到中孕期末或晚孕期出现胎儿水肿、腹水等（图11-6-6，图11-6-8）。

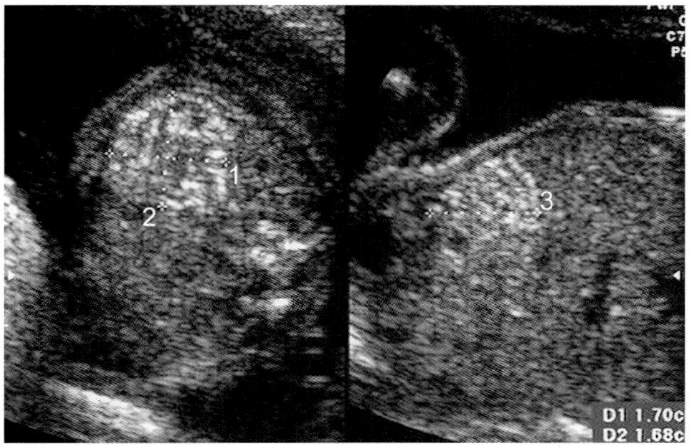

图11-6-1 肠管强回声

妊娠21⁺周，小肠回声增强（测量键）。染色体检查为正常核型，46，XY，产后检查正常

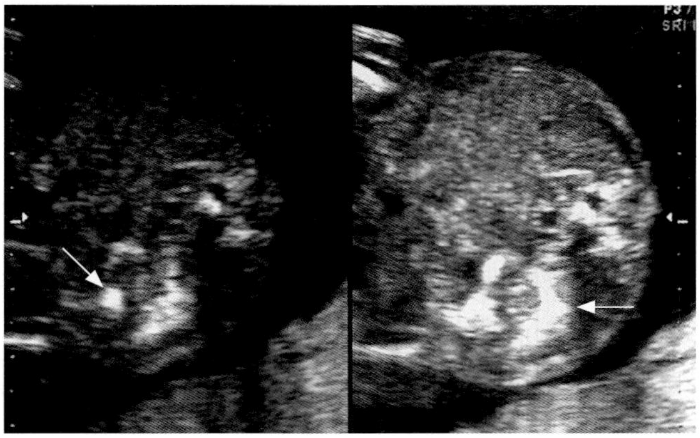

图11-6-2 肠管强回声

妊娠19⁺周，局部肠管回声明显增强（箭头），强于骨骼

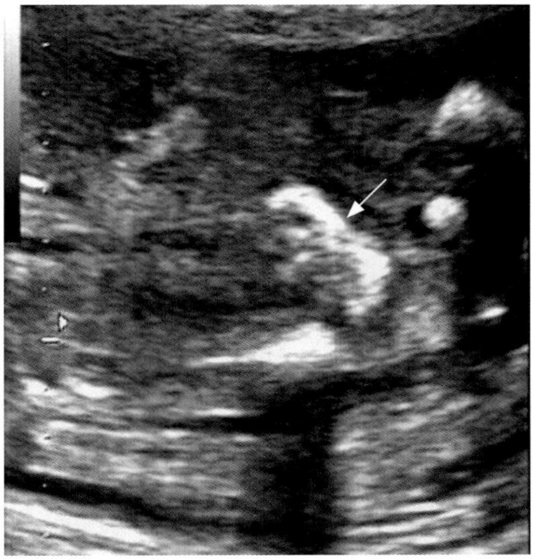

图11-6-3 肠管强回声

妊娠20⁺周，部分肠管回声明显增强（箭头）

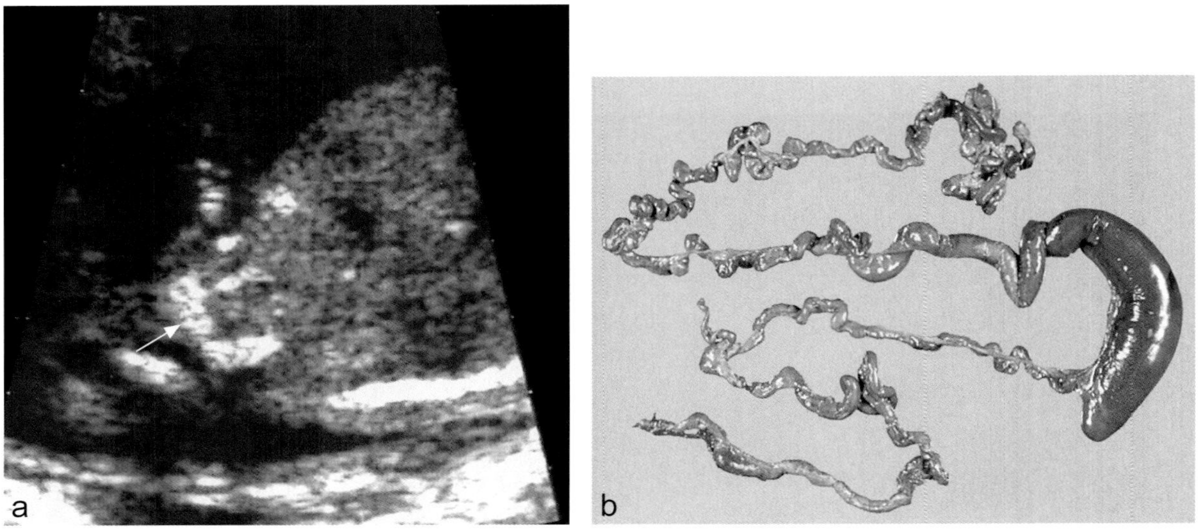

图11-6-4 肠管强回声合并肠闭锁

a. 妊娠20⁺周，肠管强回声（箭头），强度与骨骼相同；b. 同一病例，染色体检查为正常核型，46, XY；妊娠31⁺周宫内死亡，尸解示回肠闭锁

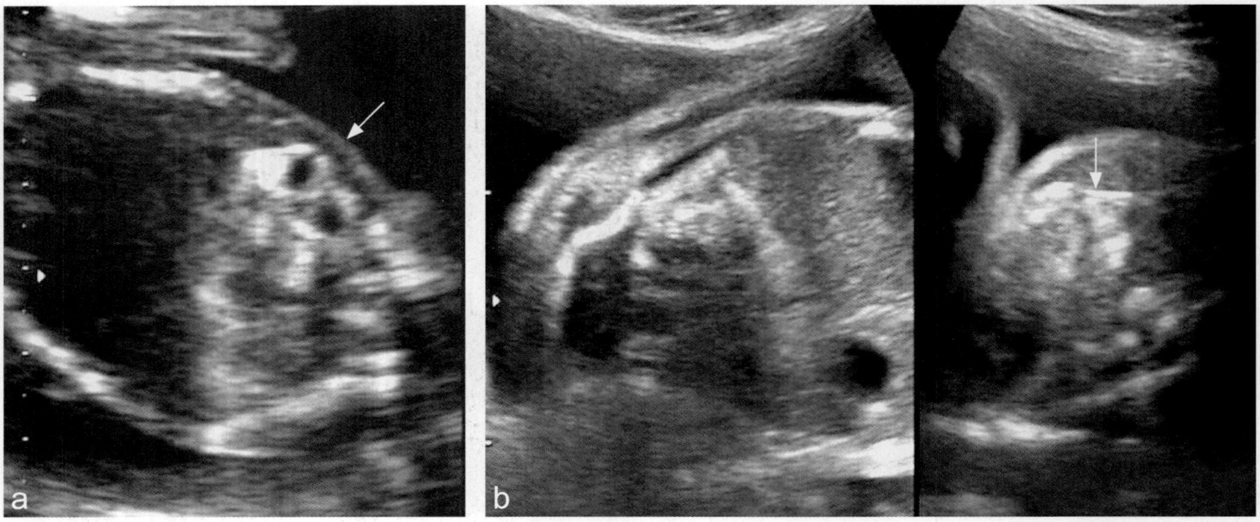

图11-6-5 肠管强回声合并胎粪栓塞

a. 妊娠20⁺周，肠管强回声伴小肠轻度扩张（箭头）；b. 同一病例，妊娠30⁺周，肠管回声仍然过强（箭头）。产后手术诊断为胎粪栓塞

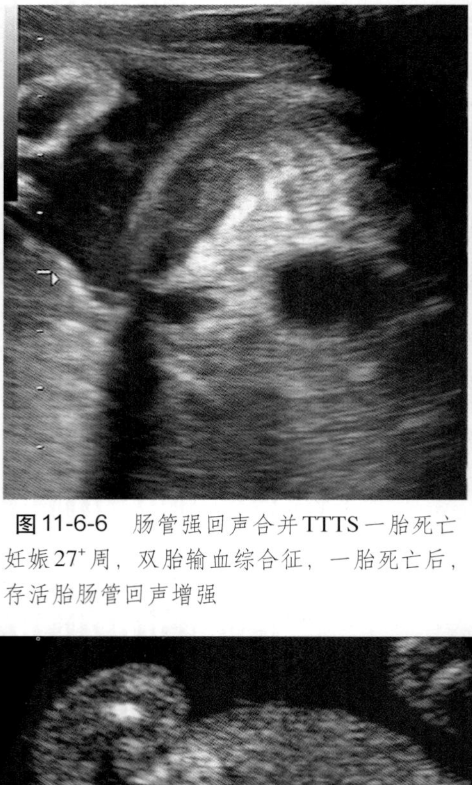

图11-6-6 肠管强回声合并TTTS一胎死亡

妊娠27⁺周，双胎输血综合征，一胎死亡后，存活胎肠管回声增强

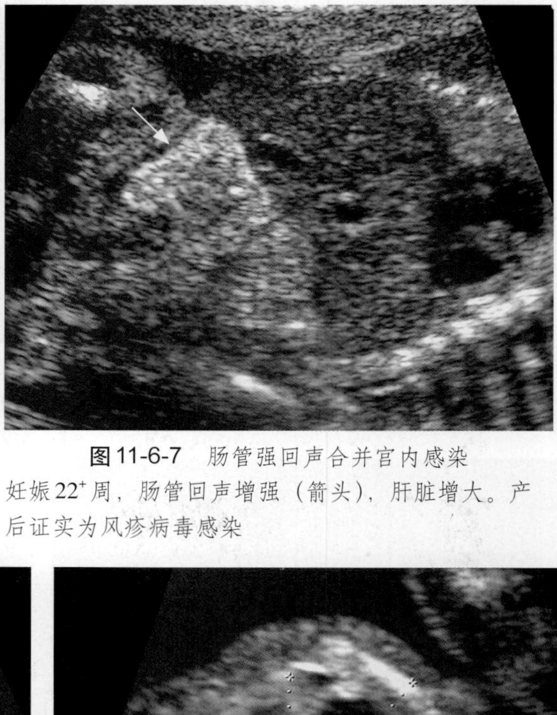

图11-6-7 肠管强回声合并宫内感染

妊娠22⁺周，肠管回声增强（箭头），肝脏增大。产后证实为风疹病毒感染

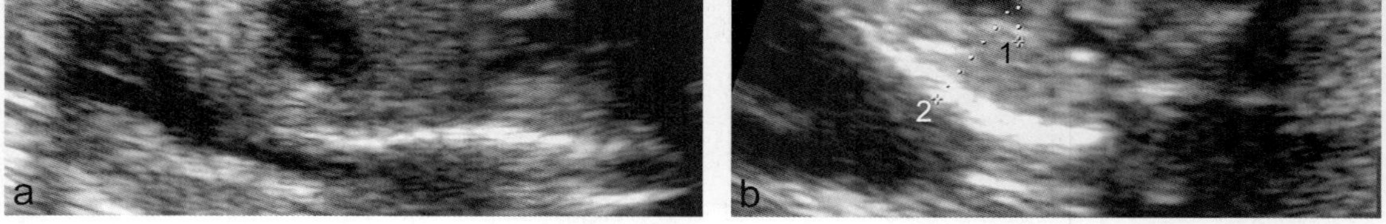

图11-6-8 肠管强回声合并α-地中海贫血纯合子

a. 妊娠19⁺周，肠管强回声；b. 同一病例，心脏明显增大，心胸比例0.64（测量键）。DNA检查证实为α-地中海贫血纯合子

怀疑染色体异常者可检查胎儿核型；怀疑宫内感染可检查母血或胎儿血TORCH（toxoplasmosis，rubella，cytomegalovirus，herpes simplex）；怀疑地中海贫血可检查胎儿DNA。

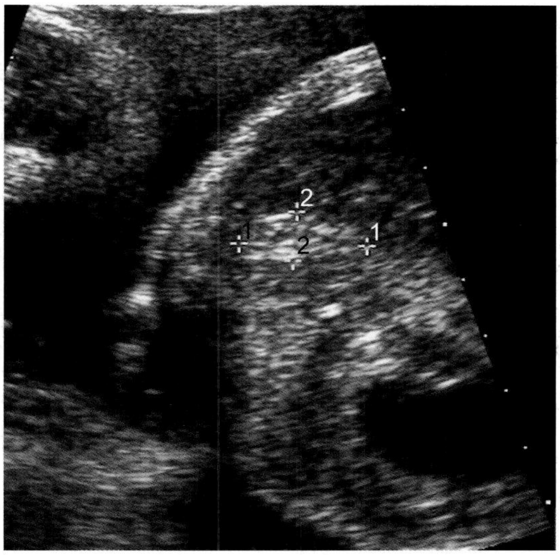

图11-6-9 胆囊强回声

腹围略低平面，见胆囊回声偏强（测量键）。染色体检查证实为21-三体综合征

【鉴别诊断】

其他原因导致的腹腔内强回声团如胎粪性腹膜炎、胆囊钙化（图11-6-9）、卵巢畸胎瘤、后腹膜肿瘤、肾脏肿瘤、肾上腺肿瘤等有时需与肠管强回声鉴别。其中，最不易鉴别的是胎粪性腹膜炎。胎粪性腹膜炎声像图变化较快，数天后随访复查其声像图表现就可有所不同。从游离腹水到形成稠厚局限性腹水、包裹性积液或形成不规则强回声包块，以后包块钙化程度逐渐变得越来越显著（见本章第五节）。但是，单纯肠管强回声一般无上述变化，且随着孕周的增加，肠管强回声会变得越来越不明显。

【临床意义及预后】

胎儿肠管强回声的发现率与很多因素有关，如探头频率、超声仪的分辨率、胎儿的体位、孕妇的体型及诊断标准的不同。探头频率越高、超声仪分辨率越高、胎儿面向探头、孕妇腹壁薄，发现肠管强回声的机会也高。有人统计，若以肠管回声强度与邻近骨回声强度相等或强于骨回声作为诊断标准，在同一仪器上，8MHz探头肠管强回声的发现率是31%，而5MHz探头的发现率为3%。由于受这些因素的影响，故目前较难统计肠管强回声的确切发生率是多少，也很难统计在强回声肠管胎儿中最终正常与异常所占的准确比例。

由于肠管强回声是一项染色体异常软指标（soft marker），有生机儿前超声发现肠管强回声，除了应仔细检查胎儿其他部位外，还应评估染色体异常的风险率，考虑是否需要进行染色体检查（详见第十五章第二节），目前认为肠管强回声相应的染色体异常似然比为3 ～ 7。

如果染色体核型正常，超声仍应随访肠管情况，观察有无出现肠管扩张、腹水等，并除外宫内感染、α-地中海贫血纯合子等。另外，胎儿生长受限也可表现为肠管强回声。

不过，绝大部分肠管强回声胎儿最终可以无任何异常发现。

第七节　腹盆腔包块

凡是腹盆腔内局部出现不应有的回声结构，均有可能是赘生性或非赘生性包块。

【病因及病理】

除了消化道、泌尿道来源的一些囊性或实质性结构之外，腹盆腔内还可能有非这两个系统来源的囊性或实质性包块，如卵巢肿瘤、子宫阴道积水、肠重复囊肿、肠系膜、大网膜及后腹膜肿块、胆总管囊肿、肝囊肿、肝内包块、肾上腺肿块、胰腺囊肿、膈下肺分离等。

【诊断】

凡腹盆腔内囊性或实质性结构，只要不像肠管，不像肠道来源，不像胎粪性腹膜炎包块，不像泌尿道来源，就应考虑上述盆腹腔肿块。有些不大的肿块根据其所处部位可初步判断其来源，例如卵巢囊肿（ovarian cyst），根据肿块位于盆腔内且邻近膀胱、多见于晚期妊娠、而且是女性胎儿（图11-7-1，图11-7-2），就可作出拟诊。此外，胆总管囊肿（choledochal cyst）多位于肝右叶偏下方（图11-7-3，图11-7-4）；肝内肿块则位于肝脏实质内（图11-7-5，图11-7-6）；肾上腺肿块多位于肾脏上方；膈下肺分离常见于上腹腔近膈肌处，呈中强回声团块，通常随孕周的增加而缩小（图11-7-7）。明显充盈的胆囊位于右侧腹部肝脏下缘，表现为长条状无回声区（见图11-1-5），在随访过程中其径线可有大小变化。然而，不幸的是还有很多时候产前超声难以明确肿块的确切来源及性质，尤其是较大的包块。

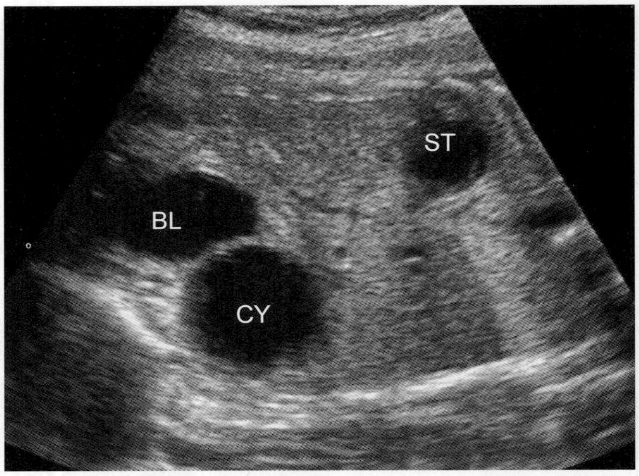

图 11-7-1　卵巢囊肿

妊娠30⁺周，囊肿（CY）位于左盆腔内膀胱（BL）上方。产后手术证实为卵巢囊肿并发囊肿内出血

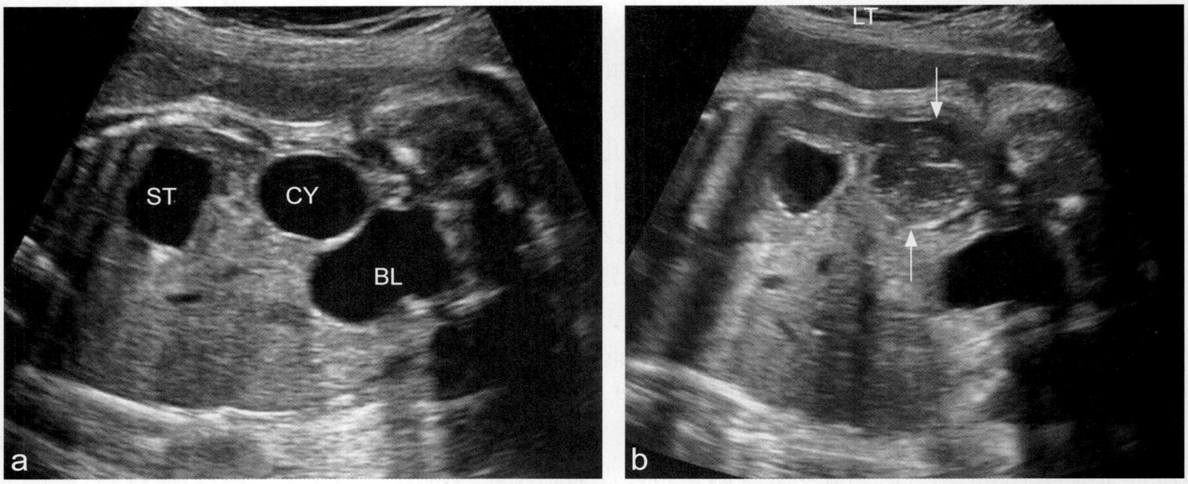

图 11-7-2　卵巢囊肿合并出血

a. 妊娠28⁺周，见一囊肿（CY）位于左盆腔内膀胱（BL）上方；b. 同一病例，妊娠34⁺周，囊肿内出现密集点状回声（箭头），出血可能

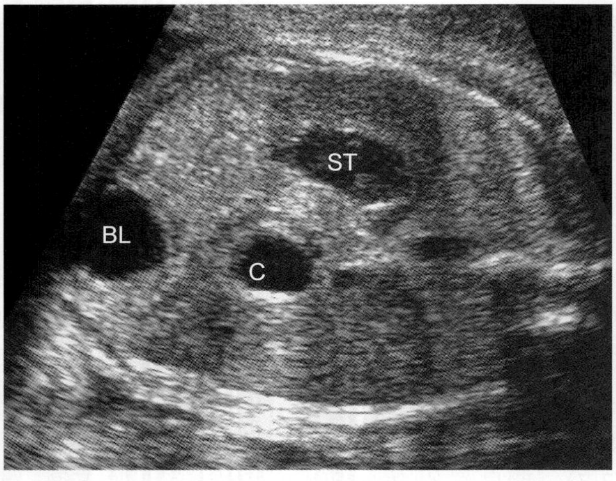

图 11-7-3　胆总管囊肿

妊娠28⁺周，肝脏右叶偏下缘处见一囊肿样结构（C）。产后证实为胆总管囊肿

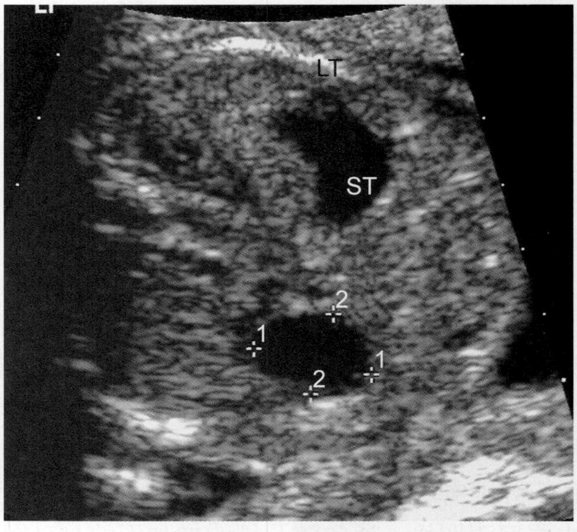

图 11-7-4　胆总管囊肿

妊娠25⁺周，腹腔右侧胃泡水平，见无回声结构（测量键）。产后证实为胆总管囊肿

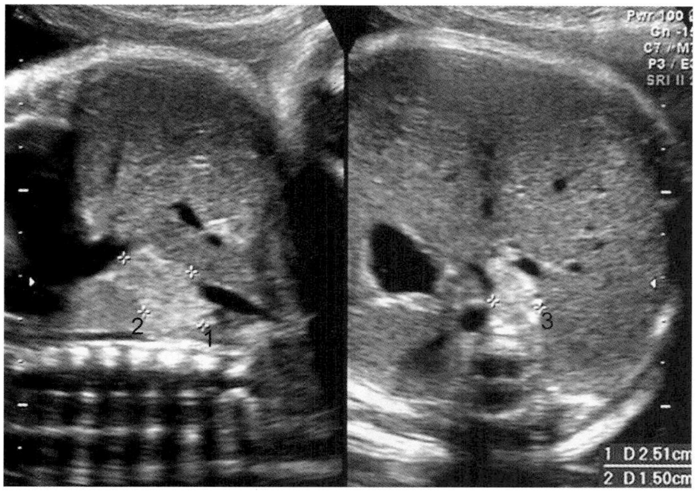

图 11-7-5 肝脏血管瘤

妊娠35⁺周，右上腹腔近膈肌处见强回声结构（测量键），肝脏来源可能。产后超声诊断为肝内血管瘤

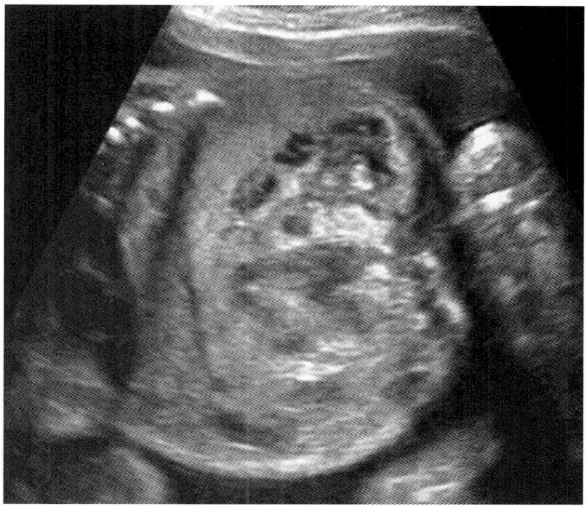

图 11-7-6 肝脏血管瘤

妊娠30⁺周，腹腔内巨大混合性包块，似肝脏来源。产后CT拟诊肝母细胞瘤，肝脏活检证实为血管瘤

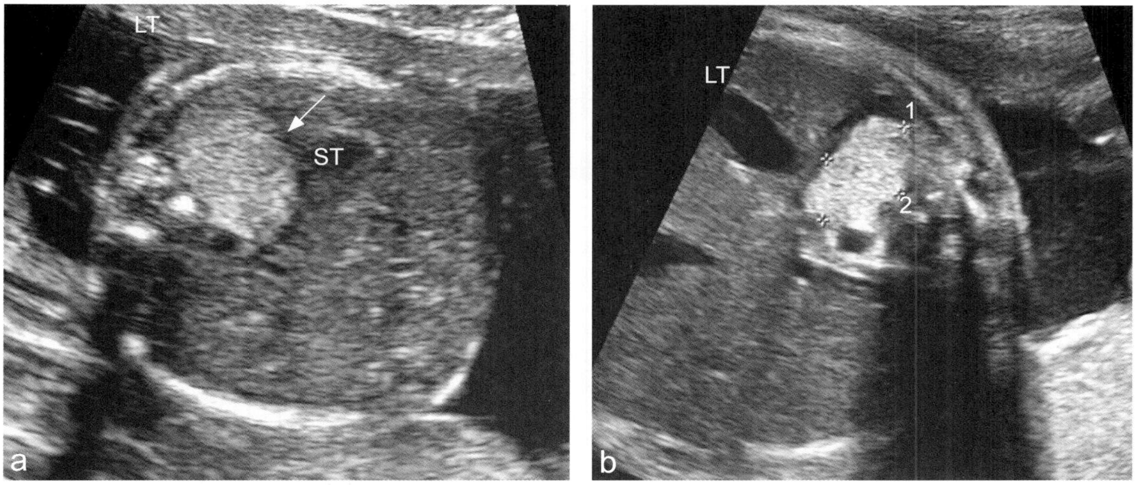

图 11-7-7 腹腔内肺分离

a. 妊娠21⁺周，左上腹腔胃泡（ST）后方，见均匀强回声包块（箭头）；b. 同一胎儿，妊娠33⁺周，左上腹腔包块依然可见，但相对缩小（测量键）。产后检查证实为肺分离

腹腔内肿块过大可造成横膈抬高，使胎儿肺发育受到影响，吞咽羊水出现困难。当肿块压迫泌尿系统时，则出现继发性泌尿道梗阻，而下腔静脉受压时可出现胎儿水肿。

由于相当一部分胎儿腹盆腔包块出现在晚期妊娠，加上有些包块径线的变化较快、胎儿体位不合适局部受遮挡，导致产前漏诊或误诊。

【鉴别诊断】

1. 肠梗阻　十二指肠梗阻声像图上常表现为“双球”征，空肠回肠梗阻表现为肠管扩张，声像图上显示多个异常“囊腔”，当转动探头时可发现各“囊腔”与其邻近的“囊腔”相通，有时还能见到肠蠕动。

2. 胎粪性腹膜炎　胎粪性腹膜炎的包块有时可呈强回声表现，边界极不清楚，周围的钙化随孕周的增加而增加。若早期声像图显示有肠管扩张，以后出现典型的胎粪性腹膜炎表现，再出现囊性包块，那么诊断胎粪性腹膜炎就较有把握。

3. 泌尿道来源的囊性包块　多囊性肾发育不良、肾盂严重积水、输尿管积水等都表现为囊性结构。若包块较大，也表现为腹盆腔肿块。肾脏异常或肾盂严重积水时，则不再有正常肾脏声像图显示。输尿管积水“囊腔”间也互相贯通，有时可见到输尿管蠕动。盆腔肾病例则在肾窝处不显示肾脏回声。

【预后】

预后由肿块的性质所决定。对多数盆腹腔肿块而言，产前常难以明确性质，临床处理则多以超声随访为主。如果肿块增长缓慢而胎儿生长正常、羊水正常，一般产科可不作特殊处理。如果肿块增长迅速，并有胎儿水肿、羊水过多，则应考虑提前分娩，预后也就可能不良。胎儿卵巢囊肿多为功能性囊肿，产后随母体激素作用的消失，囊肿也渐渐缩小消失（图11-7-8）。巨大盆腹腔肿块经阴道分娩时可造成产道梗阻，应考虑剖宫产。也有报道超声引导下穿刺巨大盆腹腔囊肿抽吸囊液，以缩小囊肿体积缓解子宫张力，预防早产。

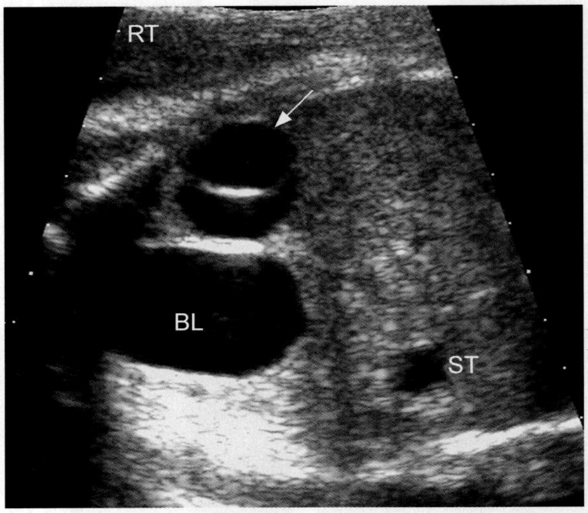

图11-7-8 卵巢囊肿

妊娠31⁺周，右盆腔内多房性囊性包块（箭头）。产后检查未见明显盆腔囊肿

第八节 腹腔脐静脉异常

腹腔脐静脉异常包括了一组腹腔内脐静脉结构、分支及走向的异常，常见的有持续性右脐静脉（persistent right umbilical vein）、腹腔内脐静脉曲张（intra-abdominal umbilical vein varix），少见的有静脉导管缺失（absence of the ductus venosus）等。持续性右脐静脉的发生率约为0.2%～1%，静脉导管缺失则非常少见。

【病因及病理】

胚胎4周末，脐静脉有左右两条，并直接与静脉窦相连。以后脐静脉与肝血窦吻合，便失去了与静脉窦的连接。胎儿肝脏的发育增长使右肝内的脐静脉纠缠、打结，最终退化。但是，左脐静脉并不退化，反而集中了所有从胎盘回流至胎儿的静脉血。当左脐静脉与门静脉左支相连进入肝脏后，一部分血液经门静脉右支进入右肝，另一部分血液经静脉导管直接回流入下腔静脉及右心房。

如果右脐静脉不退化，反而左脐静脉退化了，此时，右脐静脉进入肝脏后经吻合支再进入左肝叶。同时，它还直接与静脉导管相连，这样就形成了持续性右脐静脉。造成这一过程的原因尚不清楚，但多数情况下均为单纯性持续性右脐静脉，不合并其他异常，属于正常变异；少数情况下可合并染色体异常如18-三体综合征等。

极少数情况下脐静脉越过肝脏直接与下腔静脉或右心房相连，不存在静脉导管，称静脉导管缺失。静脉导管缺失的类型有三种：①脐静脉越过肝脏直接与右心房相连（50%）；②脐静脉越过肝脏直接与下腔静脉相连（30%）；③脐静脉与门静脉相连后无静脉导管分支（20%）。由于血管走向的异常，血流动力学也发生了改变。大量脐静脉血液直接回流至右心，可导致右心衰竭；全部的脐静脉血液都进入肝脏，可引起肝充血。同时还发现，静脉导管缺失的病例可合并染色体异常如21-三体、18-三体综合征、特纳综合征及心血管畸形等。

腹腔内脐静脉曲张的病理改变为局部静脉管腔膨大，形成静脉瘤样结构。有时合并其他部位的异常或染色体异常，有时为全身血液循环异常的一个表现，但相当一部分病例不存在任何异常。

【诊断】

持续性右脐静脉的诊断是在腹围平面上显示胃泡及脐静脉后，略微调整探头方向，显示脐静脉转向胎体左侧（图 11-8-1a，图 11-8-2a），而正常情况下脐静脉应转向胎体右侧。再稍向下移动探头，见胆囊位于脐静脉的左侧，而正常情况下胆囊应位于脐静脉的右侧（见图 11-1-1），利用彩超能更容易鉴别脐静脉及胆囊（图 11-8-1b，图 11-8-2b）。绝大部分持续性右脐静脉不合并胎儿畸形，仅少数可能会合并胎儿畸形，例如脑积水、单脐动脉、心脏畸形、食管闭锁、肾移位、内脏反位等（图 11-8-3）。

根据静脉导管缺失的不同类型，声像图表现也有不同。Ⅰ型及Ⅱ型病例在腹围平面上就不能显示正常的脐静脉走向，从脐带入口处跟踪脐静脉，发现脐静脉或从腹壁下或从肝下越过肝脏后直接回流入右心房或下腔静脉甚至髂静脉（图 11-8-4）。若不仔细追踪静脉导管，Ⅲ型病例较易漏诊，因为在腹围平面上可能无明显异常发现，彩超可协助诊断（图 11-8-5）。静脉导管缺失合并的异常有：心内膜垫缺损、室间隔缺

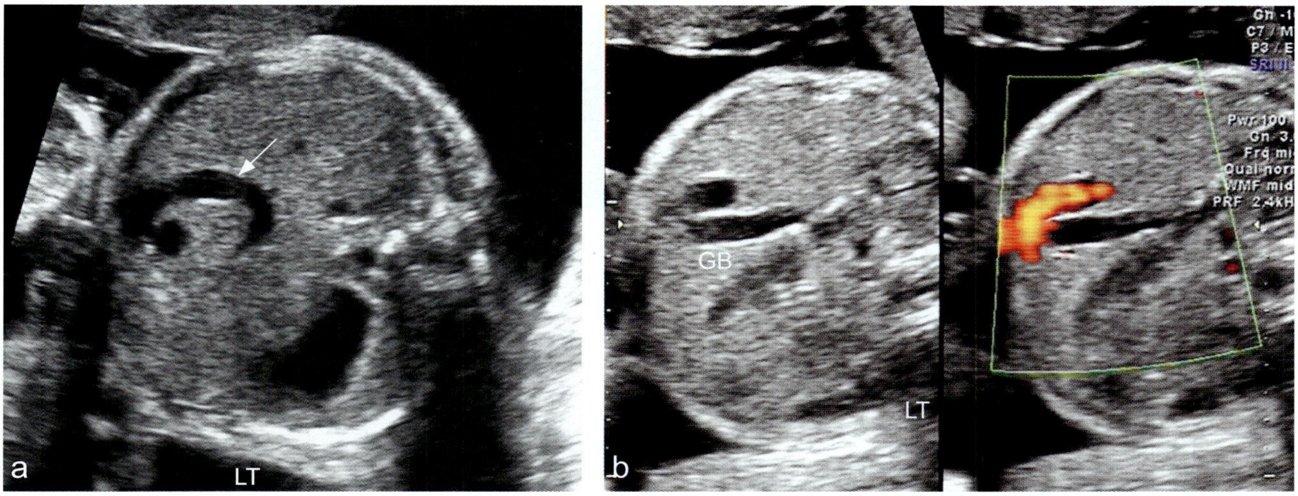

图 11-8-1　持续性右脐静脉

a. 妊娠 28⁺ 周，腹围平面，见肝内脐静脉（箭头）转向胎儿左侧（LT）；b. 同一病例，腹围平面偏低，见胆囊（GB）位于脐静脉（彩色血流）左侧

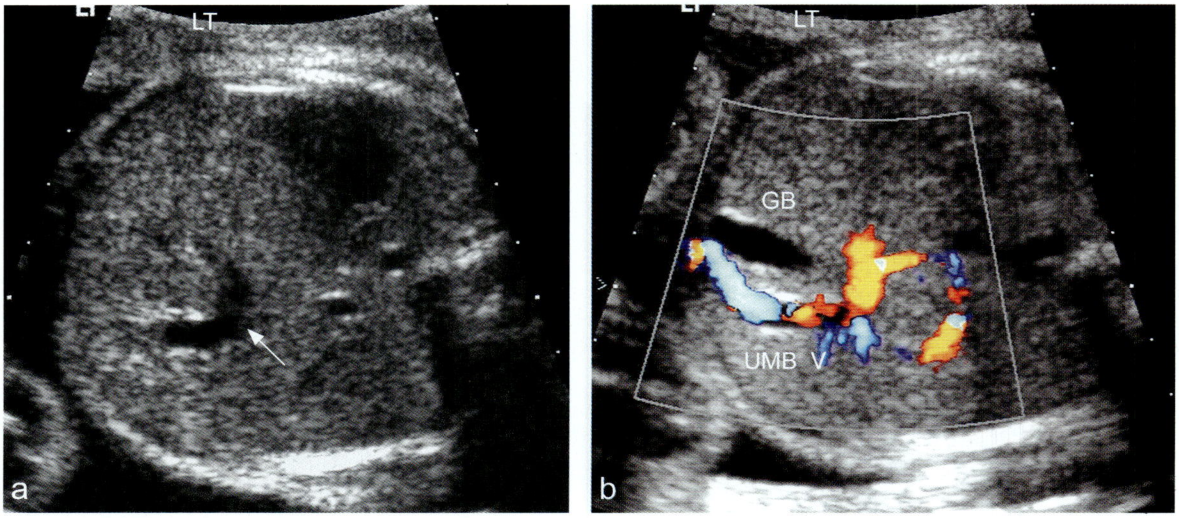

图 11-8-2　持续性右脐静脉

a. 妊娠 29⁺ 周，腹围平面，肝内脐静脉（箭头）转向胎儿左侧（LT）；b. 同一病例，腹围平面偏低，见胆囊（GB）位于脐静脉（UMB V，彩色血流）左侧

损、心律失常、单脐动脉、肾盂积水、肾缺如、半椎体等。一旦发生充血性心衰，就能发现心脏增大、心包积液、胸腹腔积液、胎儿水肿（图11-8-4）。

腹腔内脐静脉曲张的声像图表现为：在腹围平面上，脐静脉明显扩张，＞9mm或为正常值的两倍（图11-8-6）。若合并其他畸形或血液循环异常状况，超声也可见相应的表现（见图15-3-18）。

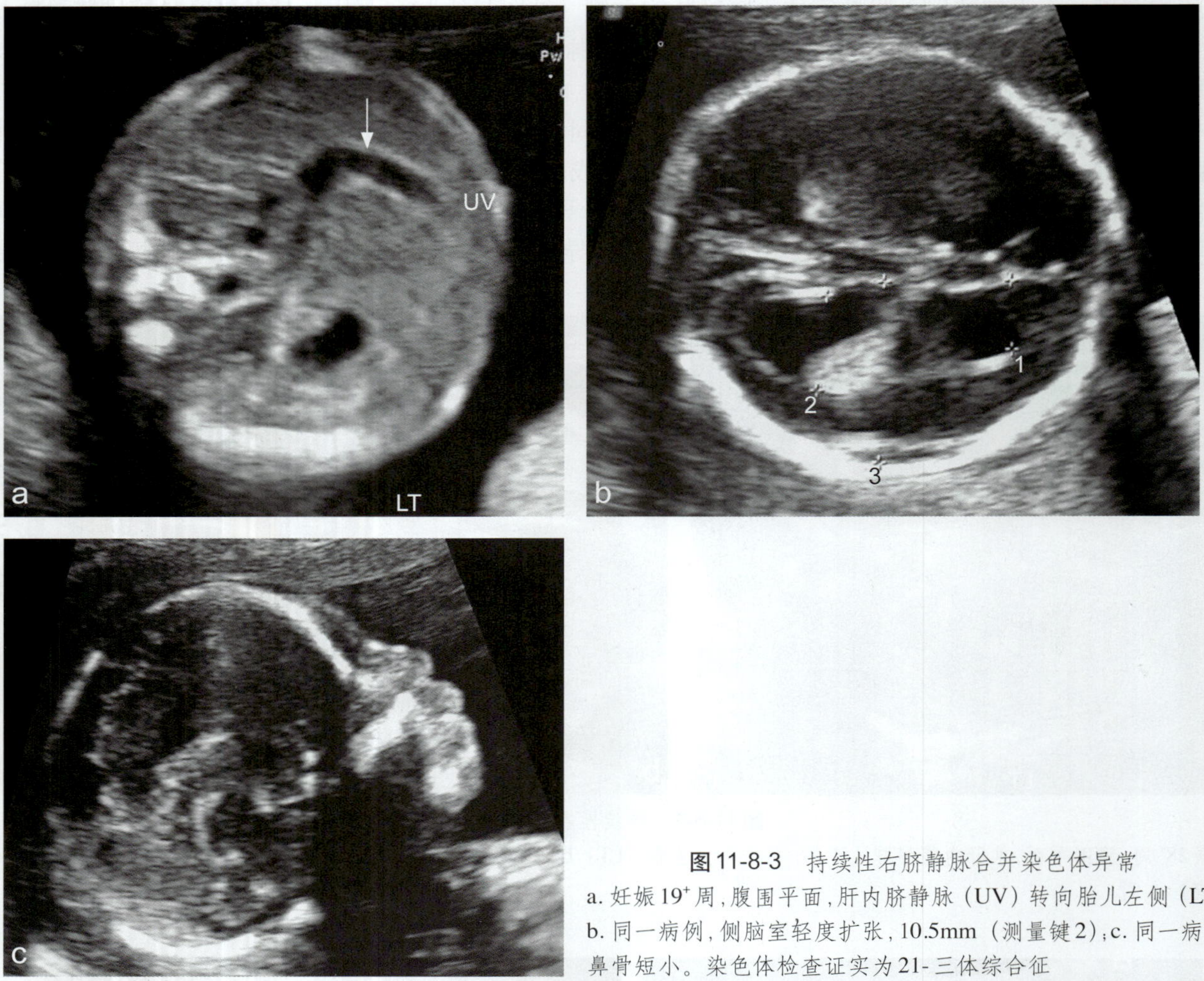

图11-8-3 持续性右脐静脉合并染色体异常
a. 妊娠19^+周，腹围平面，肝内脐静脉（UV）转向胎儿左侧（LT）；b. 同一病例，侧脑室轻度扩张，10.5mm（测量键2）；c. 同一病例，鼻骨短小。染色体检查证实为21-三体综合征

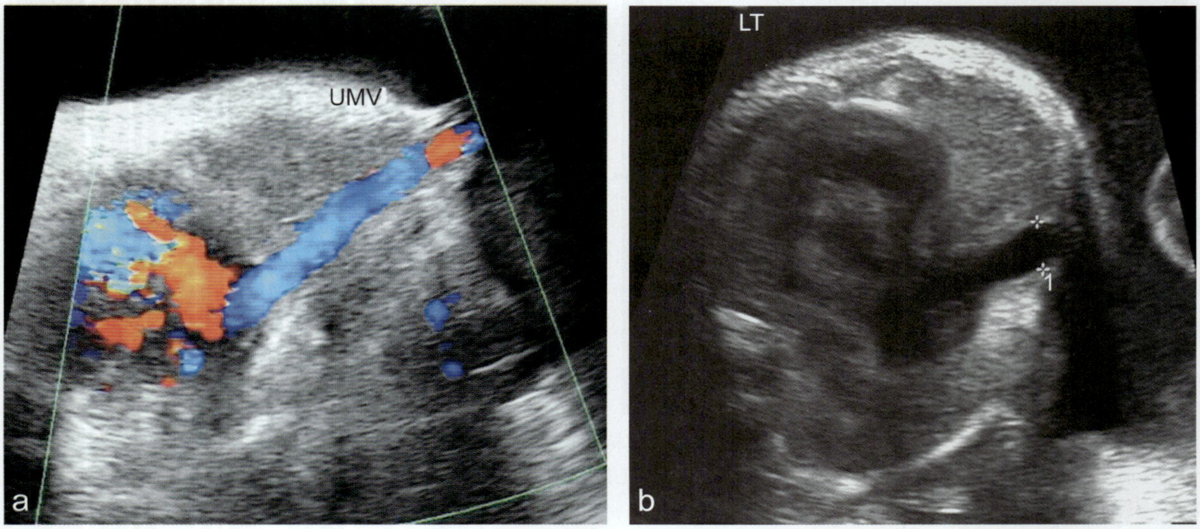

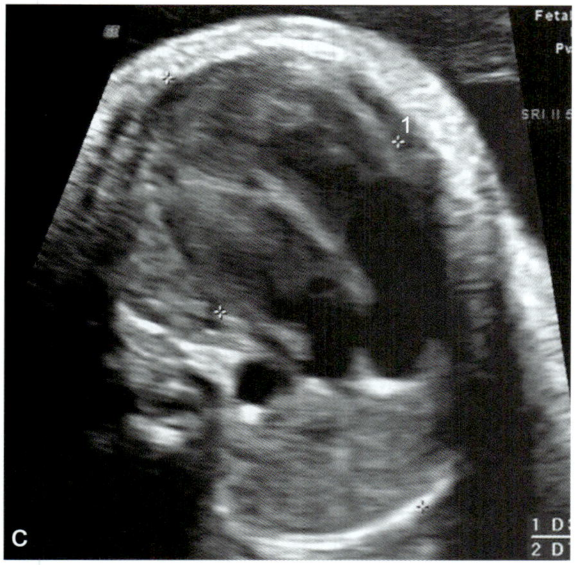

图11-8-4 静脉导管缺失继发早期心衰

a. 妊娠31⁺周，彩色超声显示腹腔内脐静脉（蓝色长条血管）直接回流至心脏，静脉导管缺失；b. 同一病例，回心的静脉血管明显扩张（测量键）；c. 同一病例，心脏增大

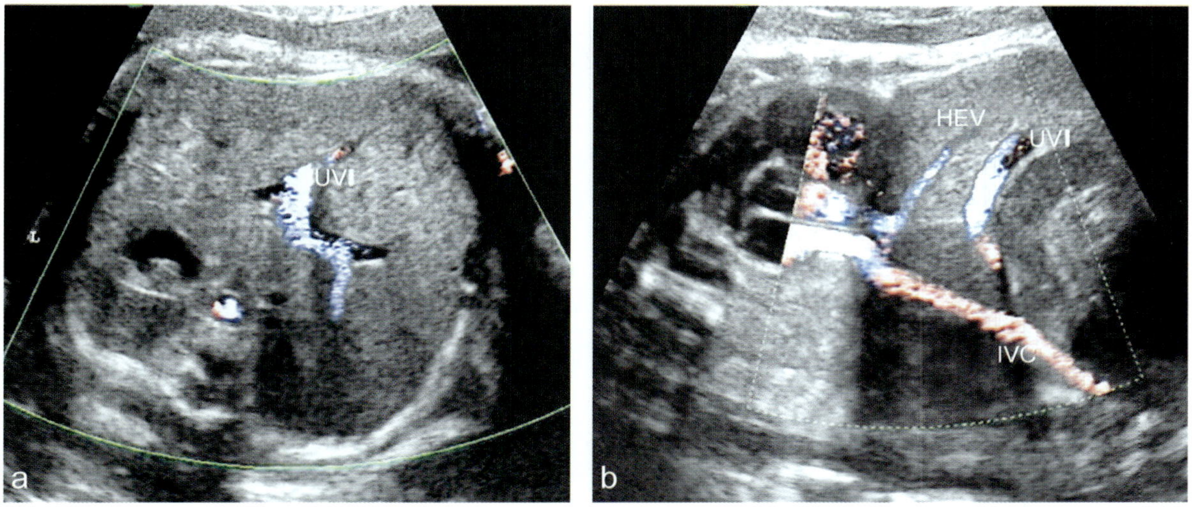

图11-8-5 静脉导管缺失

a. 妊娠36⁺周，腹围偏高平面，肝内脐静脉（UV）转向右肝叶，但未见静脉导管分支；b. 同一病例，胸腔及上腹部矢状切面观，未见静脉导管。UV：肝内脐静脉；HEV：肝静脉；IVC：下腔静脉

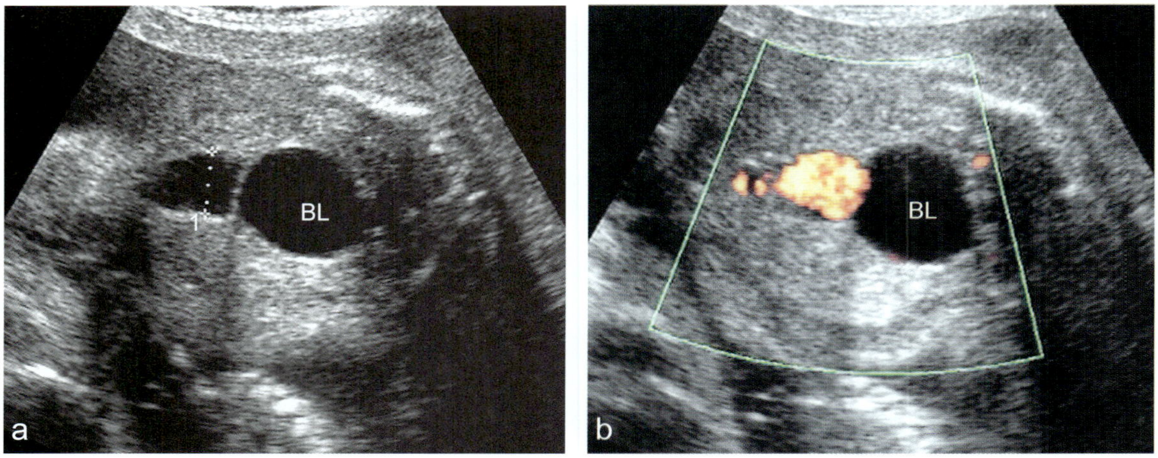

图11-8-6 腹腔内脐静脉扩张

a. 妊娠29⁺周，腹腔内脐静脉扩张（测量键）。BL：膀胱；b. 同一病例，彩超证实扩张之结构为血管。产后检查无异常

【鉴别诊断】

单纯持续性右脐静脉要与内脏反位、心脾综合征鉴别；腹腔内脐静脉曲张要与其他腹腔内囊性病变鉴别。

【预后】

单纯持续性右脐静脉，无其他部位异常，往往为良性变异，预后较好。一旦合并其他畸形，预后则视畸形情况而定。因此，超声发现持续性右脐静脉，就应仔细检查静脉导管，跟踪脐静脉及静脉导管的走向，了解其是否连接于下腔静脉。同时也应仔细检查其他各部位。有畸形者需检查染色体，若核型异常就应终止妊娠。

静脉导管缺失胎儿的预后既与是否合并其他异常有关，也与有无发生心衰有关。即使不合并其他畸形，产前无心衰，部分存活病例的长期随访也发现存在多种并发症，如充血性心衰、肺水肿、肝脏异常及门脉循环异常。

大部分腹腔内脐静脉曲张的病例预后都良好，但也有一部分合并染色体异常或胎儿水肿，或发生不明原因围生儿死亡。产前除了仔细检查其他部位，必要时应检查胎儿染色体，对继续妊娠的病例，还需要加强随访。

参考文献

1. Benson CD, Lotfi MW, Brogh AJ. Congenital atresia and stenosis of the colon. J Pediatr Surg, 1968, 3: 253-257

2. Bergmans MGM, Merkus JM, Baars AM. Obstetrical and neonatological aspects of a child with atresia of the small bowel. J Perinat Med, 1984, 12: 325-332

3. Boles ET Jr. Imperforate anus. Clin Perinatol, 1978, 5: 149-161

4. Bonin B, Gruslin A, Simpson NA, et al. Second trimester prenatal diagnosis of congenital gastric outlet obstruction. J Ultrasound Med, 1998, 17: 403-406

5. Bradley E, Kean L, Twining P, et al. Persistent right umbilical vein in a fetus with Noonan's syndrome: a case report. Ultrasound Obstet Gynecol, 2001, 17: 76-78

6. Brown RN, Nicolaides KH. Increased fetal nuchal translucency: possible association with esophageal atresia. Ultrasound Obstet Gynecol, 2000, 15: 531-532

7. Catte LD, Osmanagaoglu K, De Schrijver I. Persistent right umbilical vein in Trisomy 18: sonographic observation. J Ultrasound Med, 1998, 17: 775-779

8. Chuileannain FN, Rowlands S, Sampson A. Ultrasonographic appearances of fetal hepatic hemangioma. J Ultrasound Med, 1999, 18: 379-381

9. Contratti G, Banzi C, Ghi T, et al. Absence of the ductus venosus: report of 10 new cases and review of the literature. Ultrasound Obstet Gynecol, 2001, 18: 605-609

10. Coran AG, Eraklis AJ. Atresia of the colon. Surgery, 1969, 65: 828-831

11. Fasouliotis SJ, Achiron R, Kivilevitch Z, et al. The human fetal venous system: normal embryologic, anatomic, and physiologic characteristics and developmental abnormalities. J Ultrasound Med, 2002, 21: 1145-1158

12. Fonkalsrud EW, DeLorimier AA, Hays DM. et al. Congenital atresia and stenosis of the duodenum. A review compiled from the members of the Surgical Section of the American Academy of Pediatrics. Pediatrics, 1969, 43: 79-83

13. Font GE, Solari M. Prenatal diagnosis of bowel obstruction initially manifested as isolated hyperechoic bowel. J Ultrasound Med, 1998, 17: 721-723

14. Fung ASL, Wilson S, Toi A, et al. Echogenic colonic meconium in the third trimester: a normal sonographic finding. J Ultrasound Med, 1992, 11: 676-678

15. Goldstein I, Lockwood C, Hobbins JC. Ultrasound assessment of fetal intestinal development in the evaluation of gestational age. Obstet Gynecol, 1987, 70: 682-686

16. Grazioli L, Alberti D, Olivetti L, et al. Congenital absence of portal vein with nodular regenerative hyperplasia of the liver. Eur Radiol, 2000, 10: 820-825

17. Grignon A, Dubois J, Ouellet MC, et al. Echogenic dilated bowel loops before 21 weeks' gestation: a new enlity. AJR, 1997, 168: 833-837

18. Hertzberg BS, Kliewer MK. Fetal gallstones in a contracted gallbladder: potential to simulate hepatic or peritoneal calcification. J Ultrasound Med, 1998, 17: 667-70

19. Hinrichsen KV. Humanembryologie. Springer Verlag: Berlin, 1990, 251

20. Hofstaetter C, Blaas H-G, Isaksen C, et al. Abnormal umbilical-portal-hepatic venous system in two siblings: a sign for congenital cholangiodysplasia. Ultrasound Obstet Gynecol, 2005, 26: 571-573

21. Howard ER, Davenport M. Congenital extrahepatic portocaval shunts – the Abernethy malformation. J Pediatr Surg, 1997, 32: 494-497

22. Jaeggi ET, Fouron JC, Hornberger LK, et al. Agenesis of the ductus venosus that is associated with extrahepatic umbilical vein drainage: prenatal features and clinical outcome. Am J Obstet Gynecol, 2002, 187:

1031-1037

23. Kalache KD, Chaoui R, Mau H, et al. The upper neck pouch sign: a prenatal sonographic marker for esophageal atresia. Ultrasound Obstet Gynecol, 1998, 11: 138-140

24. Kesrouani A, Duchatel F, Seilanian M, et al. Prenatal diagnosis of adrenal neuroblastoma by ultrasound: a report of two case and review of the literature. Ultrasound Obstet Gynecol, 1999, 13: 446

25. Kirsch CF, Feldstein VA, Goldstein RB, et al. Persistent intrahepatic right umbilical vein: a prenatal sonographic series without significant anomalies. J Ultrasound Med, 1996, 15: 371-374

26. Lam YH, Tang MH, Lee CP, et al. Echogenic bowel in fetuses with homozygous a-thalassemia-1 in the first and second trimesters. Ultrasound Obstet Gynecol, 1999, 14: 180-182

27. Mahony BS, McGahan JP, Nyberg DA, et al. Varix of the fetal intra-abdominal umbilical vein: comparison with normal. J Ultrasound Med, 1992, 11: 73-76

28. Monaghan KG, Feldman GL. The risk of cystic fibrosis with prenatally detected echogenic bowel in an ethnically and racially diverse North American population. Prenat Diagn, 1999, 19: 604-609

29. Moore KL. The Developing Human. 4th Edition 1988

30. Moore L, Toi A, Chitayat D. Abnormalities of the intra-abdominal fetal umbilical vein: reports of four cases and a review of literature. Ultrasound Obstet Gynecol, 1996, 7: 21-25

31. Muller F, Frot JC, Aubry MC, et al. Meconium ileus in cystic fibrosis. Lancet, 1984, 2: 223

32. Nyberg DA, Neilsen IR. Abdomen and gastrointestinal tract.//Nyberg DA, McGahan JP, Pretorius DH, et al. Diagnostic Imaging of Fetal Anomalies. Philadelphia: Lippincott Williams & Wilkins, Philadelphia, 2003, 547-602

33. Moore L, Toi A, Chitayat D. Abnormalities of the intra-abdominal fetal umbilical vein: reports of four cases and a review of the literature. Ultrasound Obstet Gynecol, 1996, 7: 21

34. Pilu G, Nicolaides K, Ximenes R, et al. Features of chromosomal defects. In The 18-23 weeks scan. London: ISUOG & Fetal Medicine Foundation, 2002

35. Prefumo F, Thilaganathan B, Tekay A. Antenatal diagnosis of fetal intra-abdominal umbilical vein dilatation. Ultrasound Obstet Gynecol, 2001, 17: 82-85

36. Pretorius DH, Drose JA, Dennis MA, et al. Tracheoesophageal fistula in utero. Twenty-two cases. J Ultrasound Med, 1987, 6: 509-513

37. Rice MJ, McDonald RW, Pilu G, et al. Cardiac malformations. //Nyberg DA, McGahan JP, Pretorius DH, et al. Diagnostic Imaging of Fetal Anomalies. Lippincott Williams & Wilkins 2003, 451-506

38. Romero R, Pilu G, Jeanty P, et al. The gastrointestinal tract and intraabdominal organs. In: Romero R, Pilu G, Jeanty P, et al. Prenatal Diagnosis of Congenital Anomalies. Norwalk: Appleton & Lange, 1988: 233-254

39. Sase M, Tamura H, Ueda K, et al. Sonographic evaluation of antepartum development of fetal gastric motility. Ultrasound Obstet Gynecol, 1999, 13: 323-326

40. Sau A, Sharland G, Simpson J. Agenesis of the ductus venosus associated with direct umbilical venous return into the heart – case series and review of literature. Prenat Diagn, 2004, 24: 418-423

41. Schwarzler P, Bernard JP, Senat MV, et al. Prenatal diagnosis of fetal adrenal masses: differentiation between hemorrhage and solid tumor by color Doppler sonography. Ultrasound Obstet Gynecol, 1999, 13: 351-355

42. Sepulveda W, Carstens E, Sanchez J, et al. Prenatal diagnosis of congenital pancreatic cyst: case report and review of the literature. J Ultrasound Med, 2000, 19: 349-352

43. Sepulveda W, Mackenna A, Sanchez J, et al. Fetal prognosis in varix of the intrafetal umbilical vein. J Ultrasound Med, 1998, 17: 171-175

44. Shalev E, Weiner E, Zuckerman H. Prenatal ultrasound diagnosis of intestinal calcification with imperforate anus. Acta Obstet Gynecol Scand, 1983, 62: 95-96

45. Shen O, Tadmor OP, Yagel S. Prenatal diagnosis of persistent right umbilical vein. Ultrasound Obstet Gynecol, 1996, 8: 31-33

46. Sickler GK, Vang R, Maklad N. Echogenic fetal bowel and calcified meconium in a fetus with Trisomy 21. J Ultrasound Med, 1998, 17: 591-593

47. Soong JH, Hsieh CC, Chiu TH, et al. Meconium peritonitis – antenatal diagnosis by ultrasound. Chang Keng I Hsueh Tsa Chih, 1992, 15: 155-160

48. Suma V, Marini A, Bucci N, et al. Fetal gallstones: sonographic and clinical observations. Ultrasound Obstet Gynecol, 1998, 12: 439-441

49. Vincoff NS, Callen PW, Smith-Bindman R, et al. Effect of ultrasound transducer frequency on the appearance of the fetal bowel. J Ultrasound Med, 1999, 18: 799-803

50. Weiner Z. Congenital cytomegalovirus infection with oligohydramnios and echogenic bowel at 14 weeks' gestation. J Ultrasound Med, 1995, 14: 617-618

51. Yagel S, Sonigo P, Rousseau V, et al. Esophageal atresia diagnosed with 3-D ultrasonography. Ultrasound Obstet Gynecol, 2005, 26: 307-308

52. Yoo SJ, Park KW, Cho SY, et al. Definitive diagnosis of intestinal volvulus in utero. Ultrasound Obstet Gynecol, 1999, 13: 200-203

53. Zerbini M, Gentilomi GA, Gallinella G, et al. Intra-uterine parvovirus B19 infection and meconium peritonitis. Prenat Diagn, 1998; 18: 599-606

第十二章

胎儿泌尿系统异常

第一节　正常声像图

胎儿泌尿系统包括双侧肾脏、输尿管、膀胱和尿道。

经阴道超声最早可以在妊娠11周观察到胎儿肾脏，而经腹壁超声约在妊娠12周后才能显示肾脏回声。

胎儿肾脏位于背部脊柱两侧，稍低于腹围平面，左肾略高于右肾。早期肾脏回声较低（见图1-3-18）。在纵切面上，肾脏外形呈椭圆形，外缘为肾包膜及肾皮质。皮质之下为肾髓质肾锥体，呈回声略低的圆锥形结构。正常情况下肾盏不易观察到。肾盂位于中央，呈无回声长条状结构。横切面上脊柱位于背部中央，肾脏位于脊柱两侧，内部回声结构与纵切面相似，只是肾脏的横径小于纵径。正常肾盂在膀胱充盈时略有扩张，但前后径一般不超过5mm（图12-1-1a、b）。肾脏大小随孕周的增加而增大，表12-1-1为正常肾脏

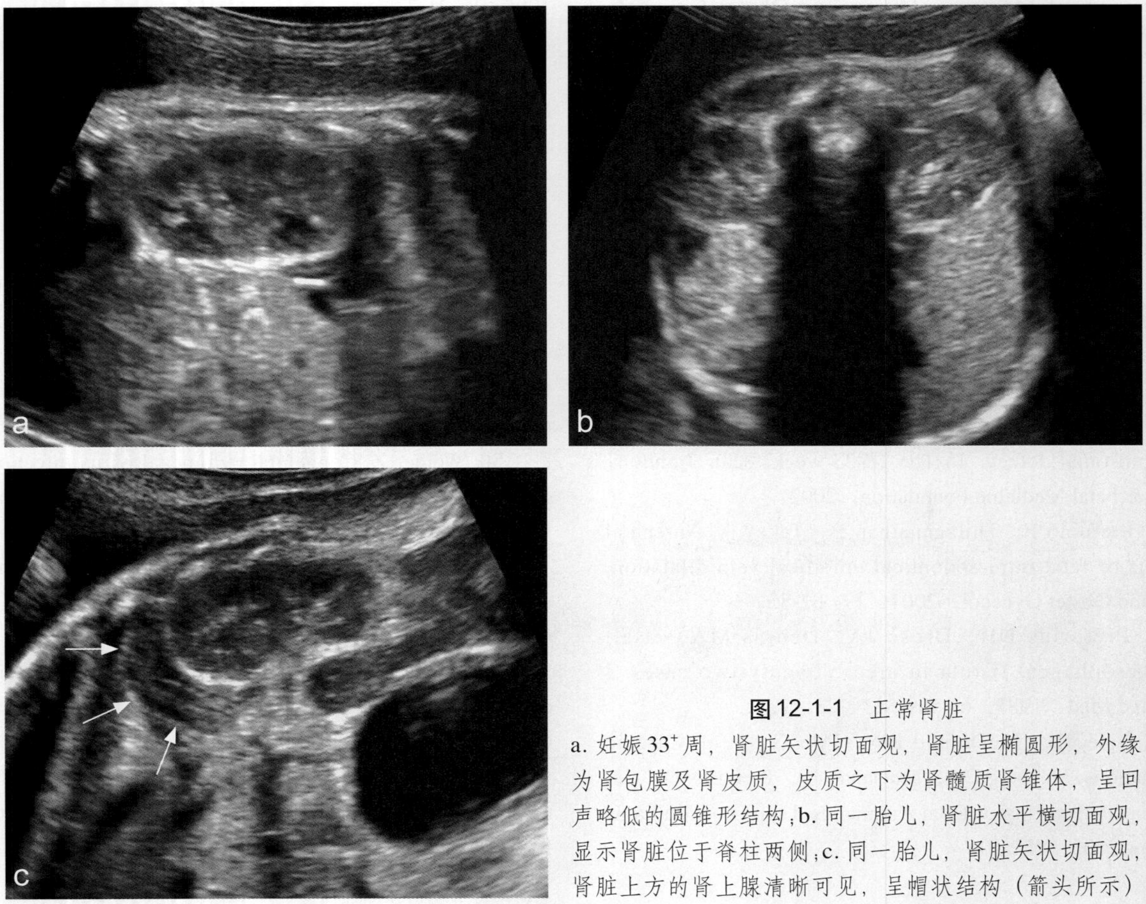

图12-1-1　正常肾脏

a. 妊娠33^+周，肾脏矢状切面观，肾脏呈椭圆形，外缘为肾包膜及肾皮质，皮质之下为肾髓质肾锥体，呈回声略低的圆锥形结构；b. 同一胎儿，肾脏水平横切面观，显示肾脏位于脊柱两侧；c. 同一胎儿，肾脏矢状切面观，肾脏上方的肾上腺清晰可见，呈帽状结构（箭头所示）

不同孕周的长、宽、厚径线及体积。足月妊娠的肾脏肾锥体更加清晰，呈中央低回声及周围中强回声（图12-1-2）。冠状平面上可见肾动脉发自降主动脉（图12-1-3）。

表12-1-1　正常肾脏各径线

孕周	前后径(mm)			横径(mm)			纵径(mm)			体积(cm^3)		
(周)	5th	50th	95th	5th	50th	95th	5th	50th	95th	5th	50th	95th
16	2	6	10	6	10	13	7	13	18	–	0.4	2.6
17	3	7	11	6	10	14	10	15	20	–	0.6	2.8
18	4	8	12	6	10	14	12	17	22	–	0.7	2.9
19	5	9	13	7	10	14	14	19	24	–	0.9	3.1
20	6	10	13	7	11	15	15	21	26	–	1.1	3.3
21	6	10	14	8	12	15	17	22	28	–	1.4	3.6
22	7	11	15	8	12	16	19	24	29	–	1.7	3.9
23	8	12	16	9	13	17	21	26	31	–	2.1	4.3
24	9	13	17	10	14	18	22	28	33	0.3	2.5	4.7
25	10	14	18	11	15	19	24	29	34	0.8	3.0	5.2
26	11	15	19	12	16	19	25	31	36	1.3	3.5	5.7
27	11	15	19	12	16	20	27	32	37	1.9	4.1	6.3
28	12	16	20	13	17	21	28	33	38	2.5	4.7	6.9
29	13	17	21	14	18	22	29	35	40	3.2	5.4	7.6
30	14	18	22	15	19	23	31	36	41	3.9	6.1	8.3
31	14	18	22	16	20	24	32	37	42	4.6	6.8	9.0
32	15	19	23	17	20	24	33	38	43	5.4	7.5	9.7
33	16	20	23	17	21	25	34	39	44	6.1	8.3	10.5
34	16	20	24	18	22	26	35	40	45	6.8	9.0	11.2
35	17	21	25	18	22	26	35	41	46	7.4	9.6	11.8
36	17	21	25	19	23	27	36	41	47	8.1	10.2	12.4
37	18	22	26	19	23	27	37	42	47	8.6	10.8	13.0
38	18	22	26	19	23	27	37	43	48	9.0	11.2	13.4
39	19	23	27	19	23	27	38	43	48	9.4	11.6	13.8
40	19	23	27	19	23	27	38	44	49	9.6	11.8	14.0

Romero R, Pilu G, Jeanty P, et al. The urinary tract and adrenal glands. In: Romero R, Pilu G, Jeanty P, et al. Prenatal Diagnosis of Congenital Anomalies. Appleton & Lange,1988：255-299

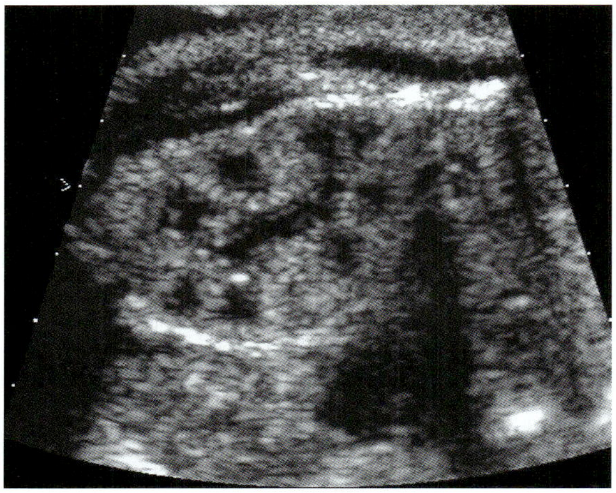

图12-1-2　正常肾脏

妊娠34⁺周，肾锥体清晰可见，呈低回声三角形结构，排列于肾皮质之下

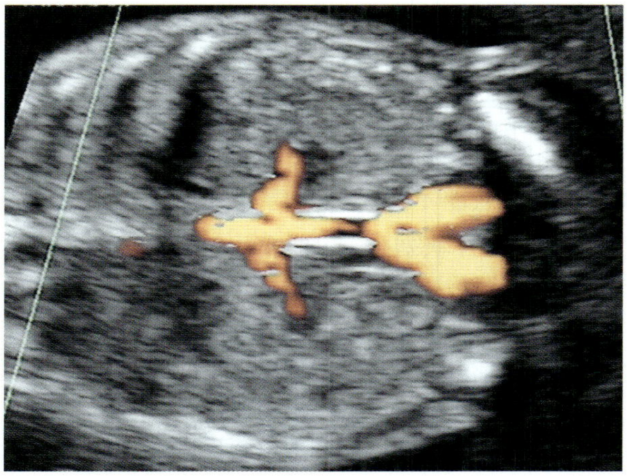

图12-1-3　正常肾动脉

妊娠21⁺周，胎体近背部冠状切面观，显示腹主动脉及双侧肾动脉

肾脏上方为肾上腺，最早观察到肾上腺的孕周与肾脏相同。肾上腺呈低回声帽状结构，覆盖在肾脏上极。晚期妊娠肾上腺回声越来越清晰，其外围为低回声的皮质，中央有线条状强回声髓质，且随孕周的增加中央强回声线可渐渐增厚（图12-1-1c，图12-1-4）。

正常情况下，声像图上输尿管不能被显示。膀胱最早在妊娠11周获得显示，说明此时肾脏已以开始产生尿液。膀胱位于下腹部盆腔内，随着充盈和排空，声像图上膀胱大小可有变化，有时呈完全空虚状态。因此，若超声见不到膀胱图像，应间隔一段时间后再作检查。尤其是无明显泌尿道异常改变且羊水量正常者，更不能轻易诊断泌尿道异常。脐动脉进入胎体后向下行走在膀胱两侧（图12-1-5）。

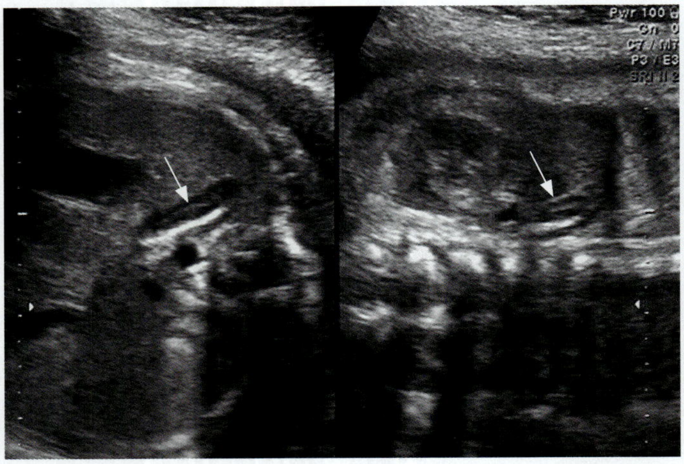

图12-1-4 肾上腺

妊娠32⁺周，左图为肾上腺横切面观，右图为冠状切面观，肾上腺（箭头）呈低回声结构，中央髓质呈线条状强回声

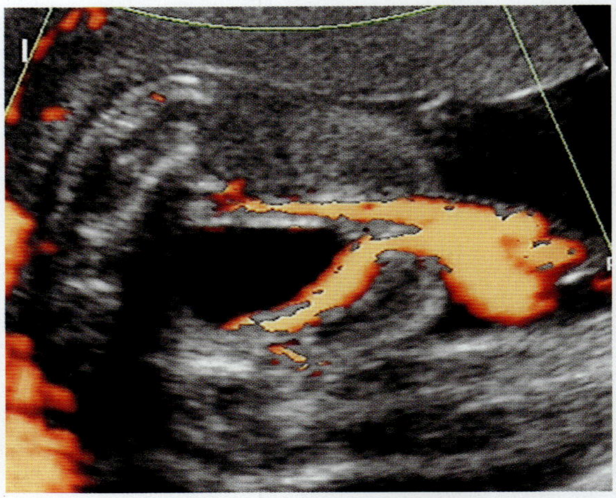

图12-1-5 腹腔内脐动脉

妊娠23⁺周，下腹部膀胱水平横切面观，见脐动脉位于膀胱两侧，经脐孔进入脐带

第二节 肾 缺 如

肾缺如（renal agenesis）有双侧肾缺如和单侧肾缺如。由于单侧肾缺如不影响胎儿生长发育，不影响泌尿道功能且羊水量正常，故产后也能正常生存。在此，我们重点介绍双侧肾缺如。双侧肾缺如的发生率约1：4000，复发率约为5%。

【病因及病理】

双侧肾缺如可以是单发性的病变，也可以是属于某些综合征中的一个病理改变，如X连锁遗传、常染色体隐性遗传或常染体显性遗传病。

胚胎时期，原始肾脏有前肾、中肾和后肾。发育过程中，前肾和中肾的大部分都相继退化，中肾小管与前肾管相连，形成Wolff管，长出输尿管芽，向后肾内生长，诱导后肾形成。肾缺如是由于中肾管未长出输尿管芽，从而不能诱导生后肾原基使其分化为后肾。

Potter认为肾缺如在病理上的定义应为双侧肾脏及双侧输尿管均缺如。如果只是缺少肾脏而输尿管存在，就应称为肾发育不全（renal aplasia）。

除了双侧肾脏及输尿管缺如外，肾上腺也失去了原来的形态。因为没有下方肾脏向上的推力，肾上腺由原来的三角形变成了长条形，并占据了肾脏位置。严重羊水过少甚至无羊水，造成肺发育不良，面部受挤压出现特殊面容称Potter面容（耳位置低、皮肤过多、双眼内眦间皮肤皱折、鹦鹉鼻和下巴退缩），肢体受挤压出现肢体畸形（手脚畸形、腿弯曲、髋关节脱位等）。

约50%的双肾缺如病例合并其他部位畸形，心血管畸形如法洛四联症、室间隔缺损、左心发育不良、主动脉缩窄、大血管错位、主动脉发育不良；肌肉骨骼系统异常包括并腿畸形、桡骨及腓骨缺如、脚趾畸形、骶骨发育不全、膈疝、腭裂；也可有VACTERL综合征；另外还有脑积水、脊膜膨出、脑膨出、全前脑、无脑儿、小头畸形、十二指肠闭锁、无肛、气管食管瘘、脐膨出等等。

【诊断】

双侧肾缺如在声像图上有三大特点，即：膀胱不显示、未见双侧肾脏及羊水过少。

已知最早在妊娠11周，多数13周超声就能观察到胎儿膀胱。但是，当声像图未见膀胱回声时，必须先考虑到膀胱排空的可能。所以，应间隔半小时后再重复超声检查。甚至可采取母体注射呋塞米后，再超声观察胎儿膀胱充盈情况。反复超声检查若仍不见膀胱图像，且存在羊水过少（自中孕中期起），方可提示双肾无功能或双肾缺如。严重羊水过少会影响超声检查，有时需要向羊膜腔内注入生理盐水后再作超声检查。声像图上双侧肾窝处无肾脏回声，肾上腺形态及位置出现改变，呈长条状且与脊柱平行，称为“肾上腺平躺”（lying down adrenal）（图12-2-1a）。有报道肾缺如早期声像图上多数病例在肾窝处仍见到“低回声包块”，最后病理证实其为增大的肾上腺。此外，在腹主动脉冠状平面上，彩超不显示双侧肾动脉血流图像（图12-2-1b）。

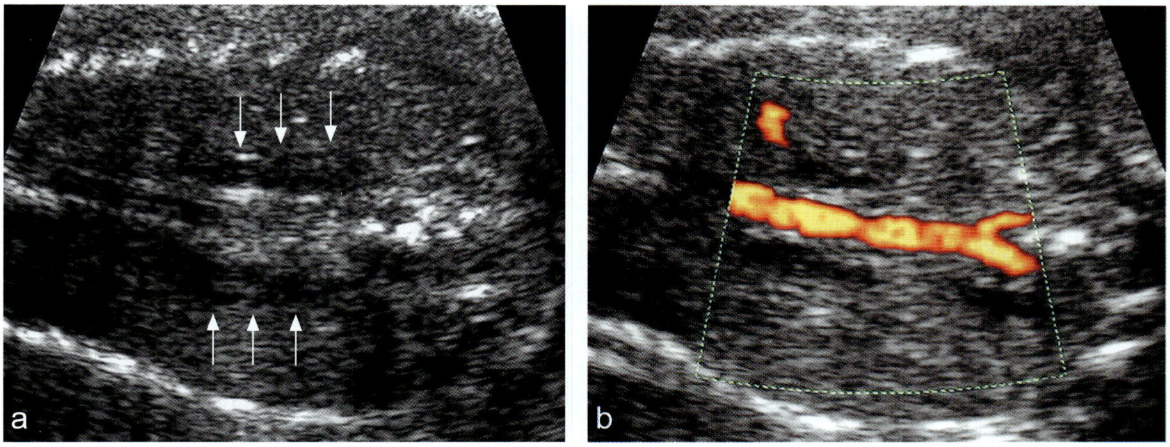

图12-2-1 双侧肾缺如

a. 妊娠23⁺周，肾区冠状切面观，未显示双侧肾脏，见双侧肾上腺平躺（箭头），严重羊水过少；b. 同一病例，彩色超声显示双侧肾动脉缺如

严重羊水过少时，表现为子宫紧紧包裹胎儿，胎体、肢体挤成一团，胎儿体位强直或异常扭曲且长期观察胎位无改变。严重的羊水过少一般发生在妊娠17周后，因为17周前大部分羊水的来源仍是羊膜渗出。如果双肾缺如合并上消化道闭锁时，羊水过少可能不很严重，因为上消化道闭锁会影响胎儿吞咽羊水。

上述三种声像图表现是诊断双肾缺如的要点，缺一不可。如果单侧肾缺如，情况就大不相同。声像图上仅在脊柱一侧见到肾脏而另一侧则缺如，膀胱正常充盈，羊水量也正常。彩超检查肾缺如侧的肾动脉缺失（图12-2-2）。

如果合并其他畸形，超声也能见到相应的改变。但由于严重羊水过少可影响超声观察，有时需要在羊膜腔内注入生理盐水后再检查。

【鉴别诊断】

1. 膀胱不显示　除了前面提到的膀胱有可能处于排空状态，其他可能的情况是婴儿型多囊肾和双侧多囊性肾发育不良等。这些病变与双肾缺如不同，但预后却相似，即产后都不能生存。这两种病变的特点请参见本章有关节段。膀胱外翻声像图上也不显示充盈的膀胱，但可显示腹壁缺损，肾脏和羊水量显示正常。

2. 异位肾　肾异位时正常肾窝处无肾脏显示，如盆腔肾。若孕周相对较早，盆腔内的肾脏被周围肠曲包绕，超声也不易发现。同时，肾上腺也可呈平躺状态。但功能正常的异位肾胎儿有正常充盈的膀胱，羊水量也正常。

3. 羊水过少　胎膜早破、严重胎儿生长受限（FGR）、双侧输尿管闭锁、尿道闭锁等也可造成羊水过少。但胎膜早破可显示肾脏及膀胱图像；严重FGR可显示肾脏；双侧输尿管闭锁可见输尿管扩张及肾盂扩张；

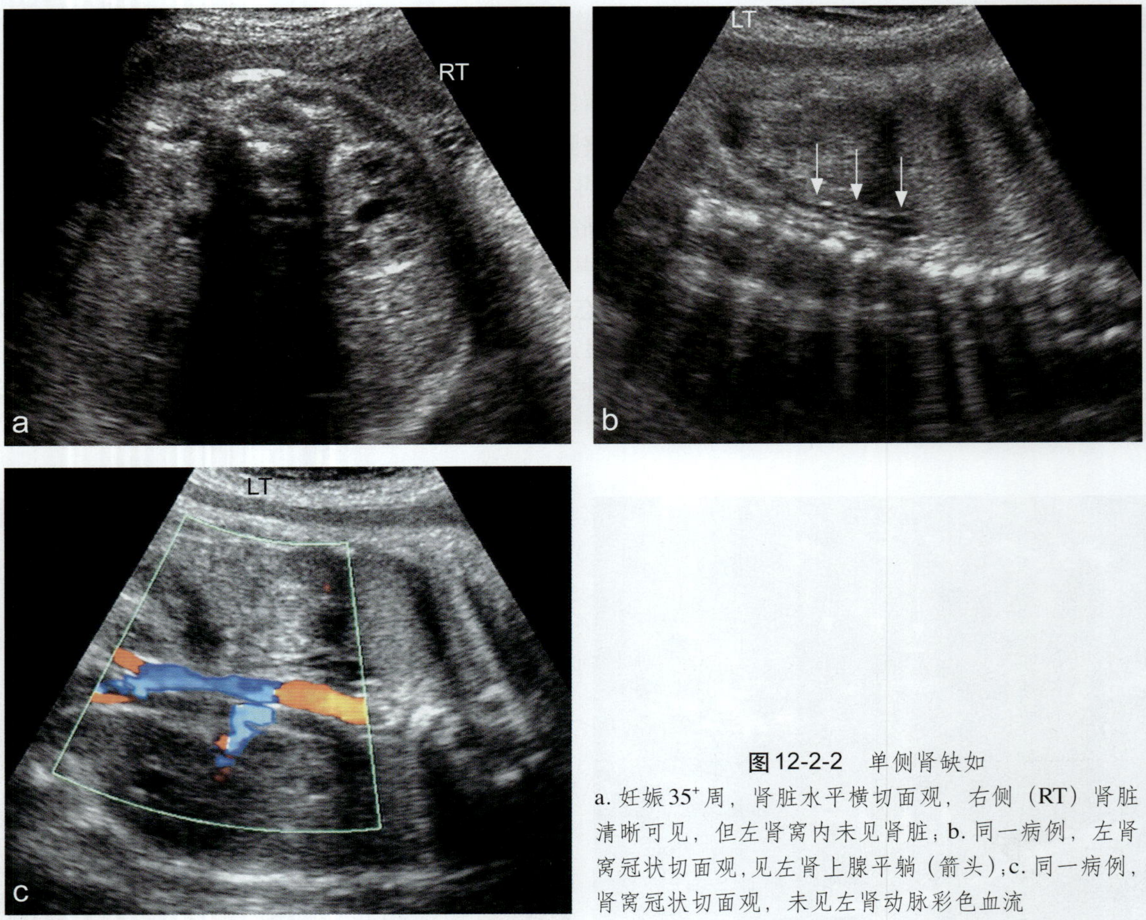

图12-2-2 单侧肾缺如

a. 妊娠35⁺周，肾脏水平横切面观，右侧（RT）肾脏清晰可见，但左肾窝内未见肾脏；b. 同一病例，左肾窝冠状切面观，见左肾上腺平躺（箭头）；c. 同一病例，肾窝冠状切面观，未见左肾动脉彩色血流

尿道闭锁则显示膀胱扩张。另外，其他肾脏疾患如多囊肾、双侧多囊性肾发育不良也因肾脏不能产生尿液而出现羊水过少。

【预后】

双侧肾缺如的胎儿宫内期间由于代谢产物经脐动脉至胎盘排出，因此，胎儿可以存活至足月。但是，产后无论是肺发育不良或是双肾缺如都能造成新生儿死亡，肺发育不良新生儿往往活不过24小时。因此，一旦明确诊断双侧肾缺如，任何孕周都应终止妊娠。

第三节 异 位 肾

肾脏不在正常位置称异位肾（ectopic kidney）。异位的肾脏可以下移至盆腔内，也可以位于对侧等其他部位。但大多数异位肾位于盆腔内，此被称为盆腔肾（pelvic kidney），发生率约1∶1200。

【病因及病理】

胚胎早期双肾均在盆腔内，以后上升至腰部。若一侧未上升，即可造成单侧盆腔肾。若双侧未上升，则为双侧盆腔肾。一侧两肾是由于一侧的输尿管芽异常地伸至对侧的生后肾组织的下端，这样在同一侧有两个输尿管芽，诱导出两个肾脏。并且，两肾上下互相融合，各有各的输尿管。而另一侧的生后肾组织由于缺少输尿管芽的诱导，则逐渐萎缩至消失。一侧两肾的两条输尿管常互相交叉，输尿管可因此而出现受压积水改变。

异位肾有时可合并其他部位异常，如心血管、消化管、骨骼系统，中枢神经系统等畸形。

【诊断】

超声检查在一侧或双侧肾窝内未见肾脏回声，并有肾上腺平躺改变（图12-3-1b，图12-3-4c）。通过仔细寻找可发现肾脏位置下移至腹腔其他部位或盆腔内（图12-3-1）。位于腹盆腔内的肾脏可被肠曲包绕，往往不易被发现，尤其是在妊娠较早时期。有时，在腹主动脉上可发现肾动脉分支水平较低，或肾动脉有向前下行走之改变（图12-3-2）。一侧两肾（crossed kidney）在声像图上表现为一侧肾窝未见肾脏回声，而对侧肾脏体积增大，可呈双叶状（图12-3-3a）。相当一部分的异位肾脏本身发育有异常，如囊性肾发育不良，造成产前超声难以识别；有时，还可见有输尿管扩张，单脐动脉则很常见（图12-3-4）。

若合并其他部位异常，声像图上还可出现相应的异常表现（图12-3-3）。

【鉴别诊断】

1. 单侧肾缺如　极易与单侧盆腔肾混淆。因为有时超声较难发现盆腹腔内的肾脏，常常将异位肾误以为肾缺如。有时需等到中孕期末、晚孕期初，甚至产后才能发现位于腹盆腔内的肾脏。

2. 马蹄肾　马蹄肾（horseshoe kidney）是指双侧肾脏下端相连，呈“U”形，横跨于脊柱前方。由于马蹄肾在上升时受到肠系膜下动脉的阻拦，肾脏多停留在腰部以下水平。声像图上显示双侧肾脏位置略低，双肾下极在脊柱前方相连。冠状平面上双肾失去正常平行状态，下端互相向中线靠拢（图12-3-5，图12-3-6b）。有作者在肾脏水平横切面上测量双侧肾盂夹角，发现所有马蹄肾双肾盂夹角均小于140°，而正常肾脏的双肾盂夹角均大于140°（图12-3-6a）。马蹄肾因输尿管受压，可出现输尿管扩张及肾盂扩张（图12-3-6），且本病与18-三体综合征关系密切（图12-3-7）。

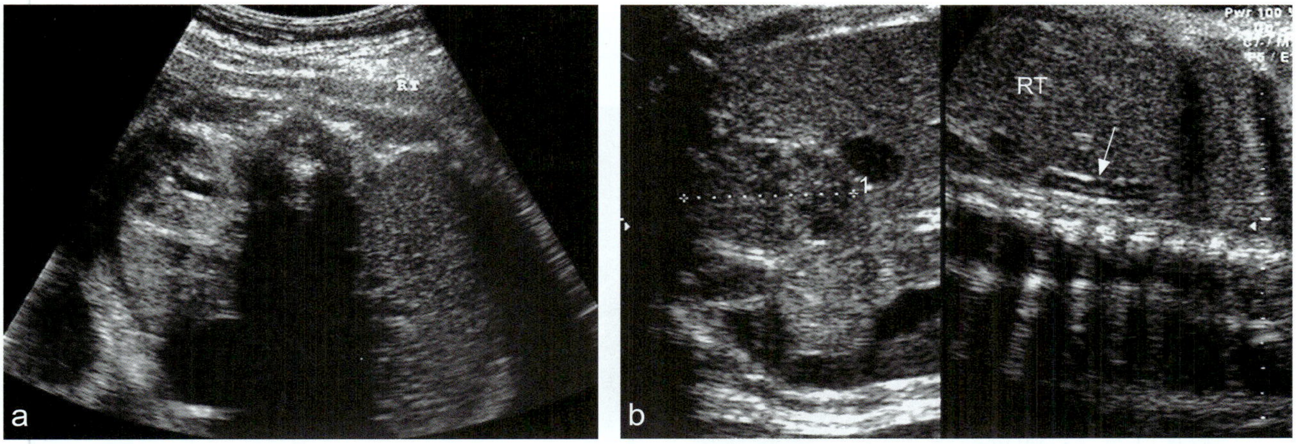

图12-3-1　盆腔肾

a. 妊娠35⁺周，肾脏水平横切面观，右肾窝内未见肾脏回声；b. 同一病例，左图显示右肾位于盆腔内（测量键）；右图显示右肾上腺平躺（箭头）。产后检查证实为右盆腔肾

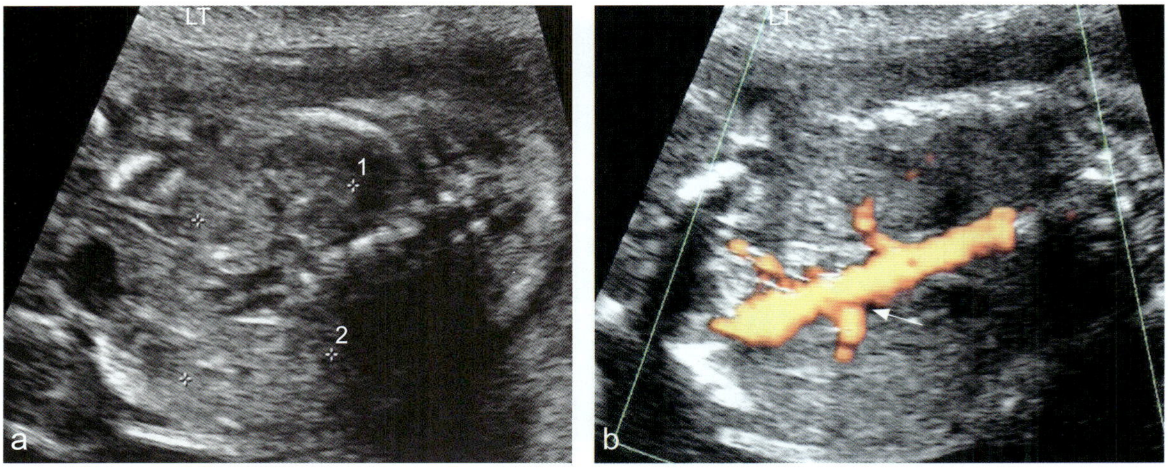

图12-3-2　盆腔肾

a. 妊娠21⁺周，肾区冠状切面观，显示双侧肾脏不在同一水平（测量键），右肾位置低；b. 同一病例，彩色超声显示右肾动脉位置低（箭头）

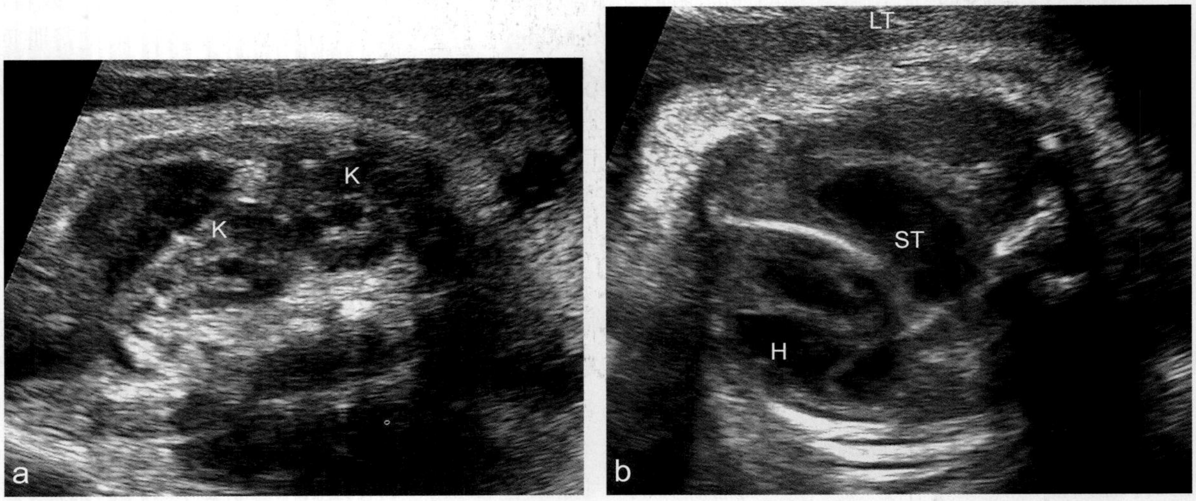

图12-3-3 一侧两肾

a. 妊娠34⁺周，腹腔冠状切面观显示两个紧靠的肾脏（K）位于腹腔左侧。产后诊断马蹄肾，位于左侧；b. 同一病例，合并左侧膈疝，见胃泡（ST）位于左胸腔内，心脏（H）被推向胸腔右前方。胎儿染色体检查正常，46, XX

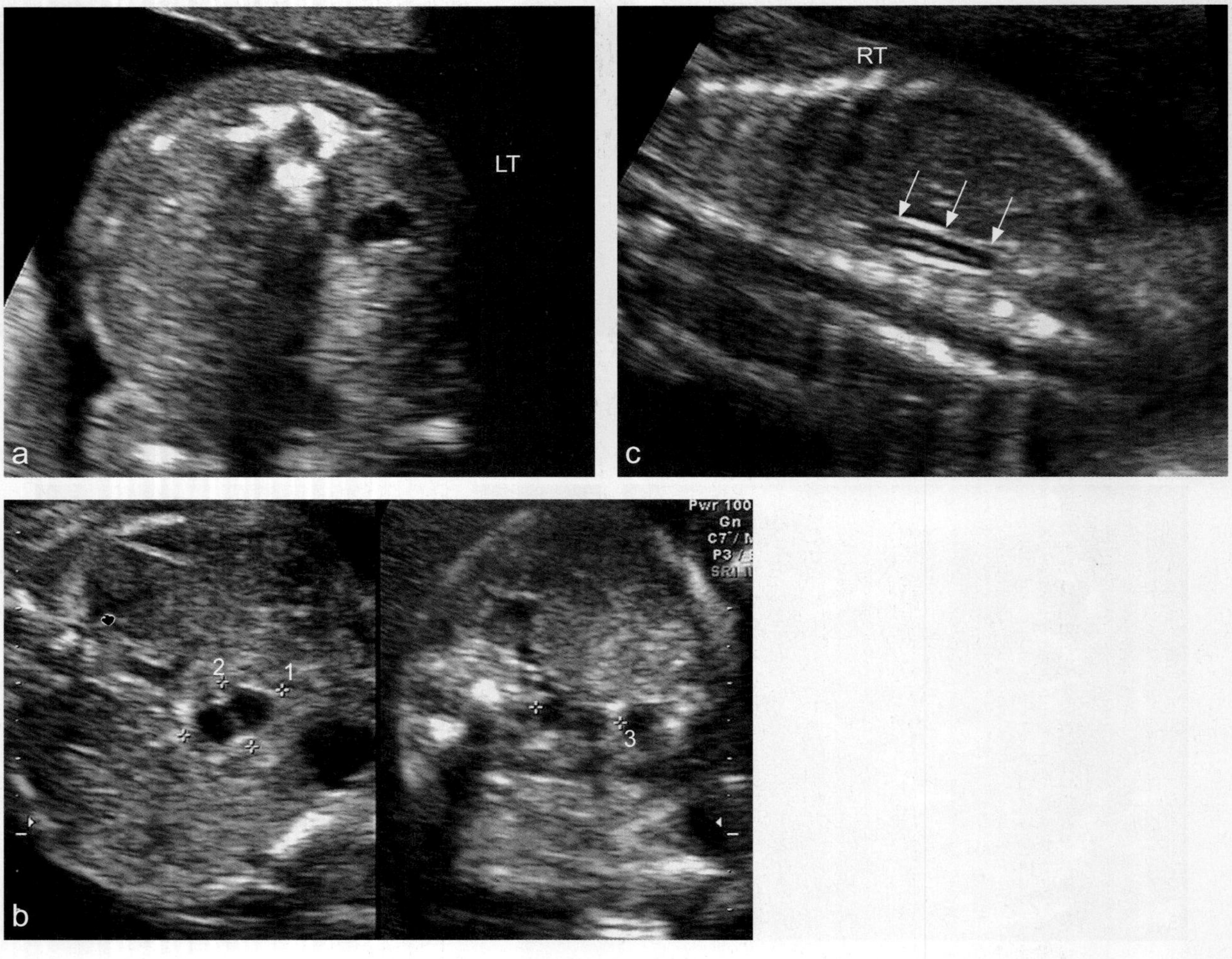

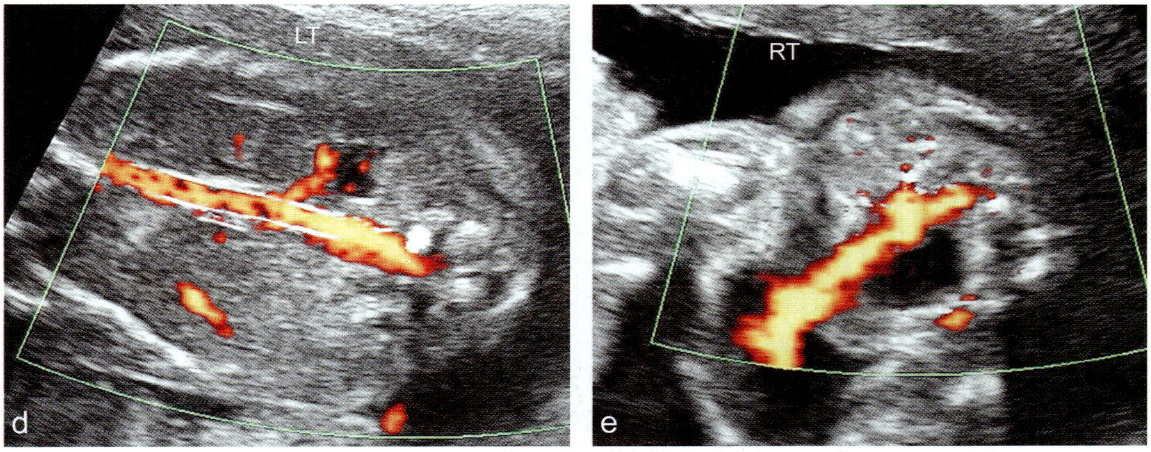

图12-3-4　盆腔囊性发育不良肾

a. 妊娠22⁺周，肾脏水平横切面观，右肾窝内未见肾脏回声，左肾盂清晰可见；b. 同一病例，盆腔内见一不均质中低回声结构（测量键），为发育不良的右侧盆腔肾；c. 同一病例，右肾上腺平躺（箭头）；d. 同一病例，彩色超声未显示右肾动脉；e. 同一病例，单脐动脉，左肾动脉缺如

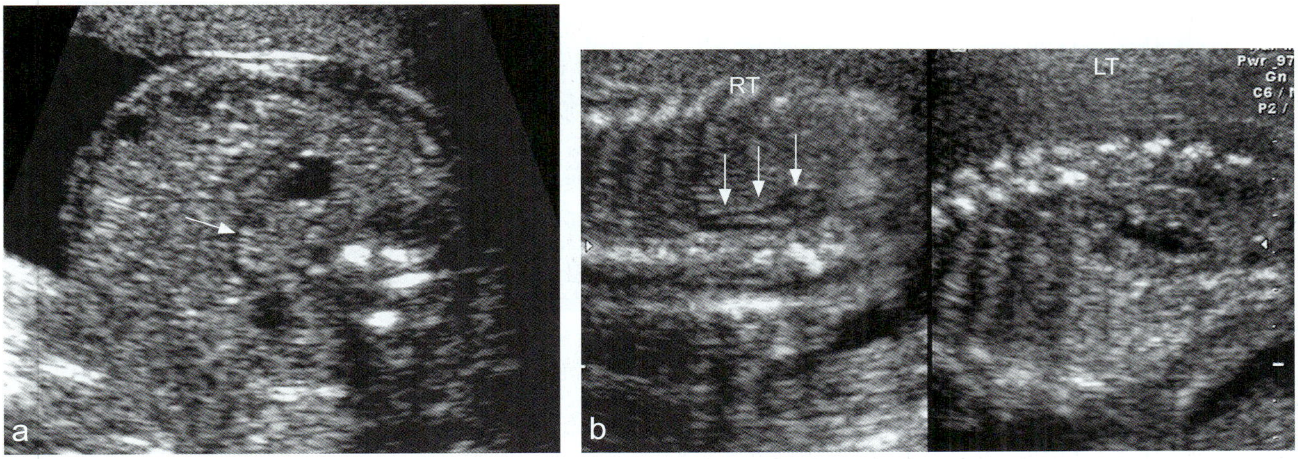

图12-3-5　马蹄肾

a. 妊娠21⁺周，肾脏水平横切面观，双肾前移，双肾在脊柱前方融合（箭头）；b. 同一病例，右图显示肾脏下移，左图显示肾窝处肾上腺平躺（箭头）

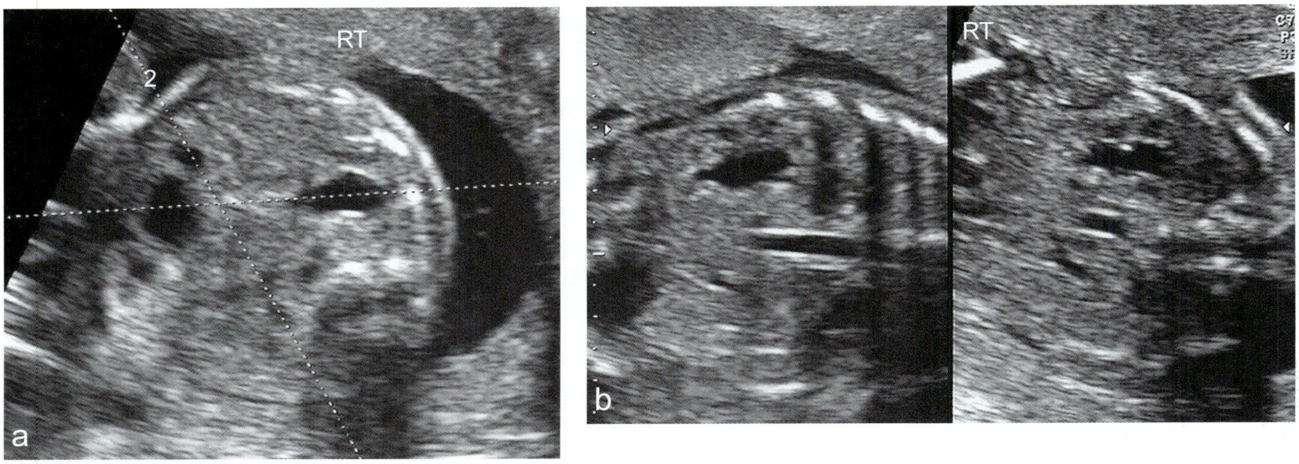

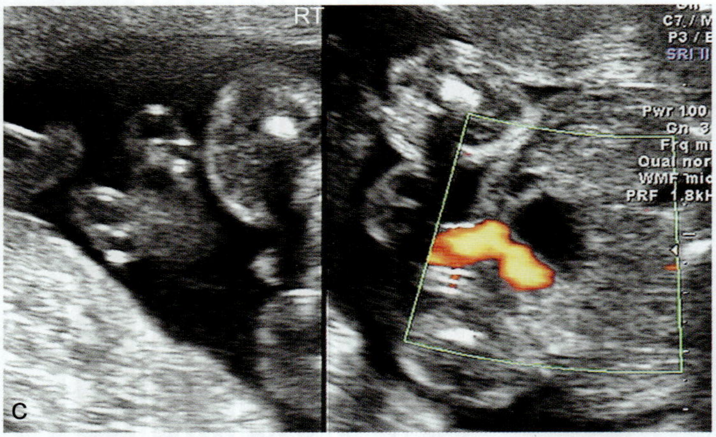

图12-3-6 马蹄肾

a. 妊娠21⁺周，双侧肾盂夹角小于90°。染色体检查示正常核型，46，XY；b. 同一病例，脊柱前冠状切面观，见双侧肾脏下端在脊柱前方相连；c. 同一病例，单脐动脉，左侧图像显示脐带横切面上仅有两个血管腔；右侧图像显示右脐动脉缺失

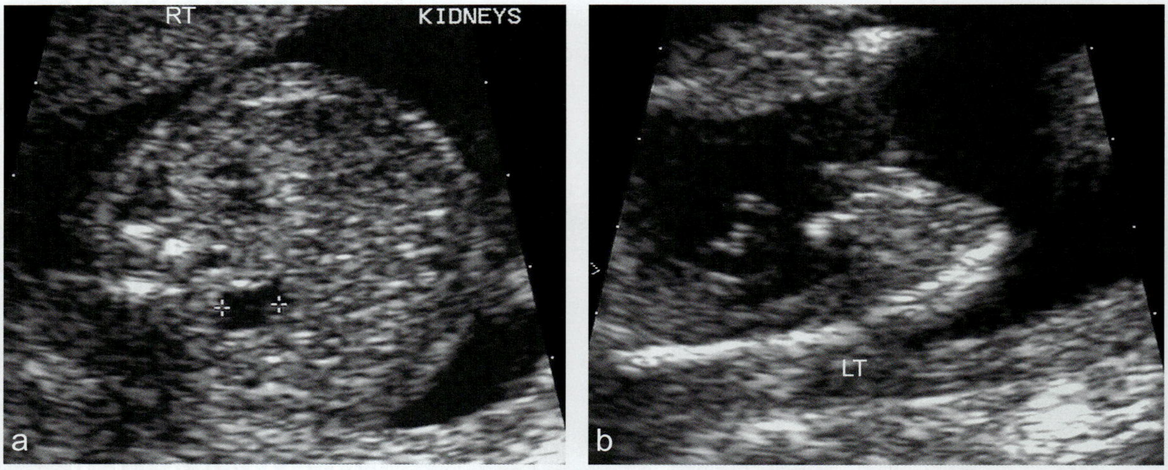

图12-3-7 马蹄肾

a. 妊娠19⁺周，肾脏水平横切面观，双肾前移，双肾在脊柱前方相连，伴左肾盂轻度扩张，5.8mm（测量键）；b. 同一病例，显示左桡骨缺失合并左腕左手畸形。染色体检查证实为18-三体综合征

【预后】

单纯异位肾预后良好。有些输尿管扩张者产后需手术治疗。若异位肾发育不良，则该肾脏的功能受影响。合并其他部位畸形时，其预后视畸形严重程度而定。单纯异位肾产科处理无特殊。

第四节 婴儿型多囊肾

婴儿型多囊肾（infantile polycystic kidney disease），也称Potter Ⅰ型，是一种常染色体隐性遗传病。其特点是双侧肾脏对称性增大，肾脏的实质内充满了扩张的集合管。发病率约1 : 40 000至1 : 60 000新生儿。由于为常染色体隐性遗传，故再发率为25%。

【病因及病理】

婴儿型多囊肾的病因是原发性集合管缺陷。肾盂肾盏及肾乳头均无异常，肾单位数量及发育、输尿管、膀胱、尿道也都正常。病变总是累及双侧肾脏，呈对称性。肾脏极度增大，但仍保持肾脏椭圆形态。集合管扩张成1～2mm的囊性结构，而无梗阻现象。镜下，肾实质内占满了大量的囊泡，受累肾实质的百分比可有所不同。这类病例有时还能有肝内胆管增生及肝脏纤维化改变，肾脏病变的严重程度与肝脏病变的严重程度成反比。

根据临床上出现症状的时间，婴儿型多囊肾又分为以下四组：

1. 胎儿期　最早可发生在妊娠48～50天，多数在晚孕期发病。病变表现为双肾极度增大，90%的肾实质受累，产后新生儿很快死亡。

2. 新生儿期　于产后第一个月内出现症状。这些病变的肾脏不是很大，病变累及60%的肾实质，患儿常在一年内死亡。

3. 婴儿期　产后3～6个月内发病，20%的肾实质受累，同时还会有中度肝脏纤维化及肝脾大。以后发展为慢性肾衰竭、高血压及门静脉高压。

4. 幼年期　于1～5岁内发病。肾脏病变较轻或无明显肾脏变化，但肝内胆管增生、肝脏纤维化非常明显。

【诊断】

典型的胎儿期婴儿型多囊肾声像图表现为双侧肾脏增大伴肾实质回声增强（大量的极小型囊性结构形成丰富的界面反射）。患儿肾脏可以巨大，占满整个腹腔，故腹围明显增大（图12-4-1）。羊水过少及膀胱不显示。

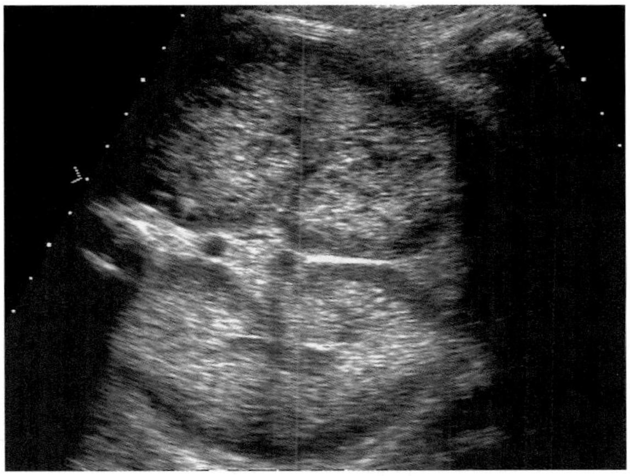

图12-4-1　婴儿型多囊肾

妊娠36^+周，双肾巨大，占满整个腹腔，肾脏回声增强，严重羊水过少

由于不同病例发病的时间很不同，因此产前声像图出现异常改变也存有很大差异，并非每个病例都能在宫内时期作出本病的诊断。即使是胎儿期发病者，也只有那些很严重的病例才能在24周前发现异常。多数病例则要到晚期妊娠才出现典型声像图；有些产前超声始终显示为正常声像图，羊水量也不少。若常规超声检查显示肾脏回声增强、肾脏径线大于正常，应高度警惕婴儿型多囊肾（图12-4-2，图12-4-3）。此外，在随访过程中若发现肾脏径线呈进行性增大，超过正常测值上限者，也应疑及本病。

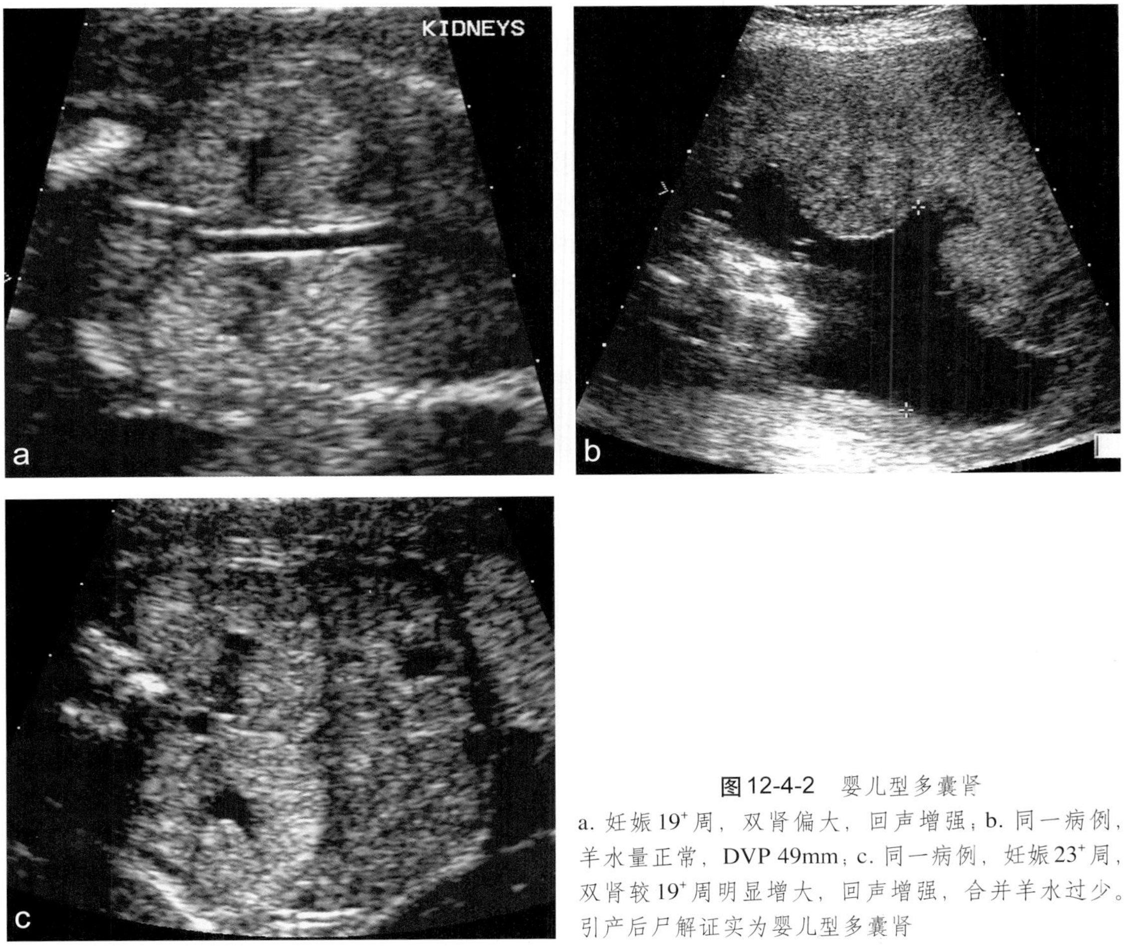

图12-4-2　婴儿型多囊肾

a. 妊娠19^+周，双肾偏大，回声增强；b. 同一病例，羊水量正常，DVP 49mm；c. 同一病例，妊娠23^+周，双肾较19^+周明显增大，回声增强，合并羊水过少。引产后尸解证实为婴儿型多囊肾

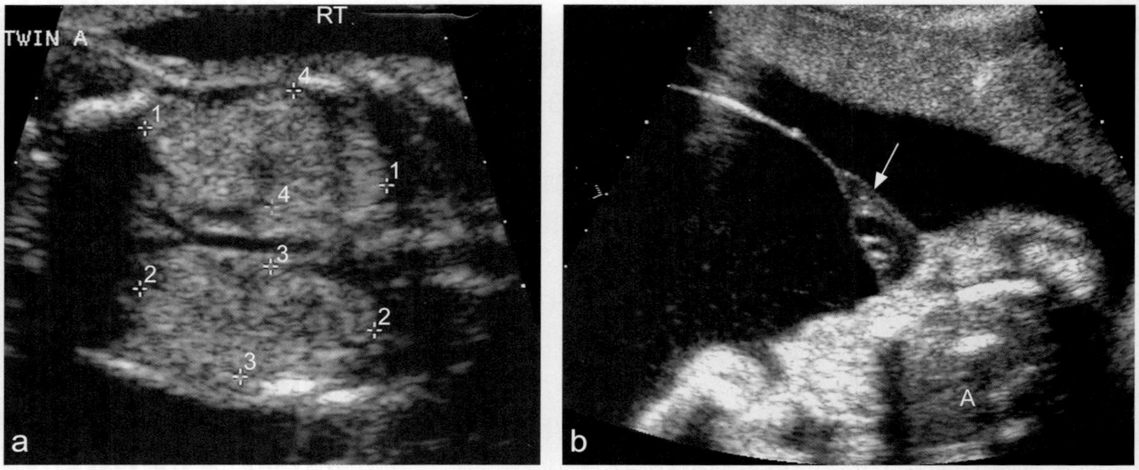

图12-4-3 婴儿型多囊肾

a. 妊娠26⁺周，单绒毛膜囊双羊膜囊双胎，胎儿A肾脏增大，回声增强（测量键）；b. 同一病例，胎儿A（A）羊水过少，羊膜（箭头）紧贴并包绕胎体及脐带

婴儿型多囊肾一般不合并其他部位的畸形。那些肾脏病变相对较轻的病例可能会出现肝脏内囊性结构。

【鉴别诊断】

本病主要需与成人型多囊肾相鉴别，后者可有家族史，也表现为肾脏体积增大、回声增强。但是，其严重程度不如婴儿型多囊肾，一般不出现巨肾。并且双侧肾脏大小可以稍不对称，且大多数病例的羊水量正常（见本章第五节）。

在超声检查中还可发现有些胎儿肾脏回声偏强，但肾脏大小正常，羊水正常。对于这类病例产前产后都应注意加强随访，根据我们的经验，其中有些可能存在肾脏问题（图12-4-4～图12-4-9）。

【预后】

预后视病变的严重程度而定。发病越早预后越差，胎儿期发病的预后极差，往往死胎死产或产后立即死亡。死因多是肺发育不良及严重肾衰竭。新生儿期发病及婴儿期发病者也往往出现严重肾衰竭，死于产后数月或数年。幼年期发病的患者由于肾脏本身病变较轻，常可存活至成年。

有生机儿前诊断婴儿型多囊肾，应终止妊娠。如果晚期妊娠作出诊断，同时伴有严重羊水过少，膀胱不显示，也可考虑及早终止妊娠。双侧巨肾因引起胎儿腹围过大可导致难产。

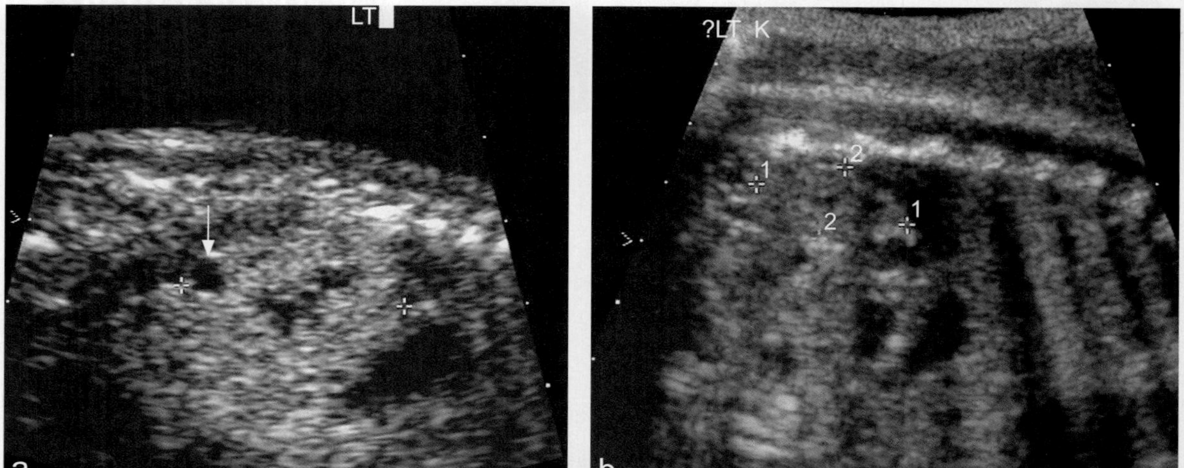

图12-4-4 肾脏强回声

a. 妊娠20⁺周，左肾偏大（测量键），回声增强，皮质见小囊肿（箭头）；b. 同一病例，妊娠37⁺周，左肾明显缩小（测量键），肾脏结构显示不清。产后超声左肾未显示

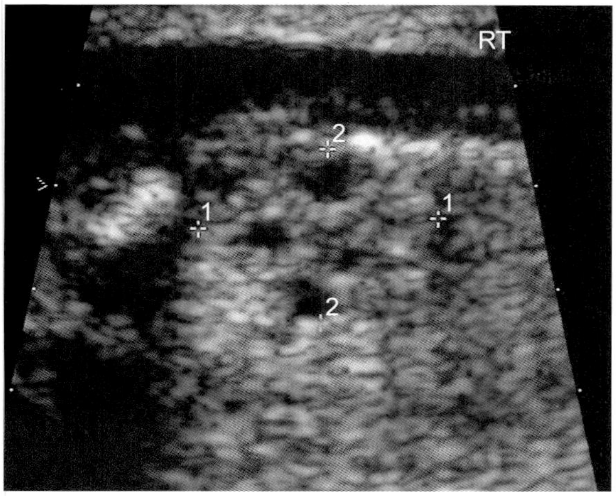

图12-4-5 肾脏强回声

妊娠18⁺周，右肾增大（测量键），回声增强，内见数个囊性结构。产后证实右肾上半部囊性发育不良

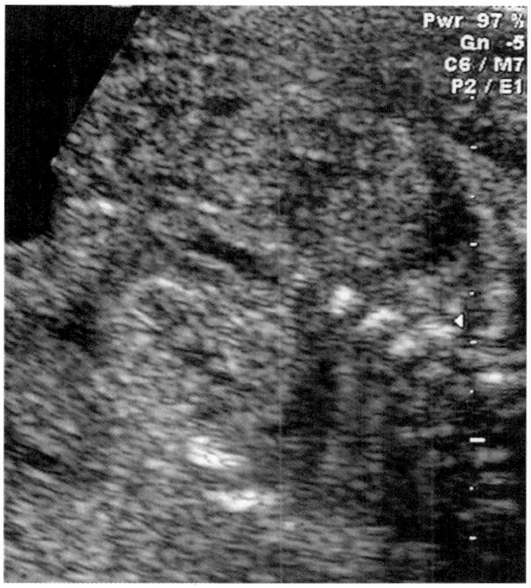

图12-4-6 肾脏强回声

妊娠19⁺周，双肾回声偏强。产后证实为21-三体综合征

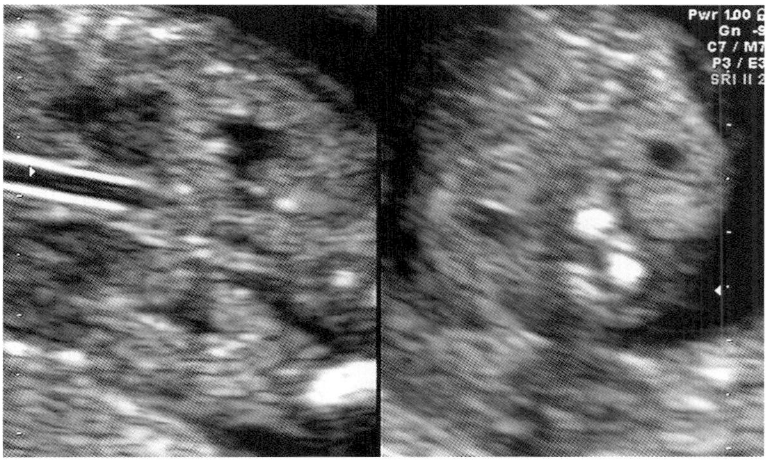

图12-4-7 肾脏强回声

妊娠17⁺周，双肾回声增强，染色体检查证实为13-三体综合征

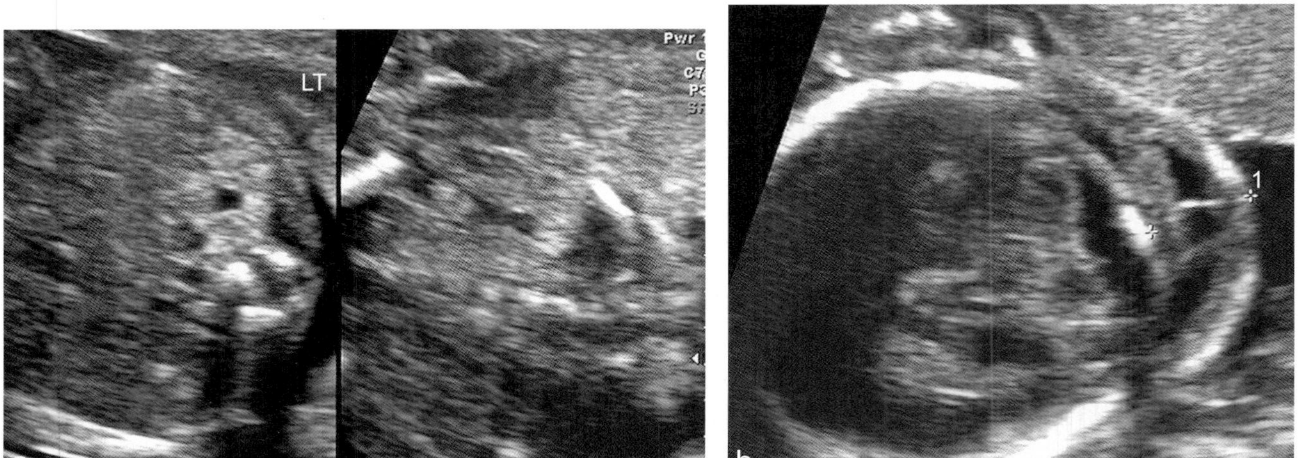

图12-4-8 肾脏强回声

a. 妊娠22⁺周，左肾强回声；b. 同一病例，颈项软组织层增厚，14mm（测量键），伴颈部小水囊瘤。染色体检查证实核型异常，46xy var13 ps+ks+k，产后检查左侧囊性发育不良肾

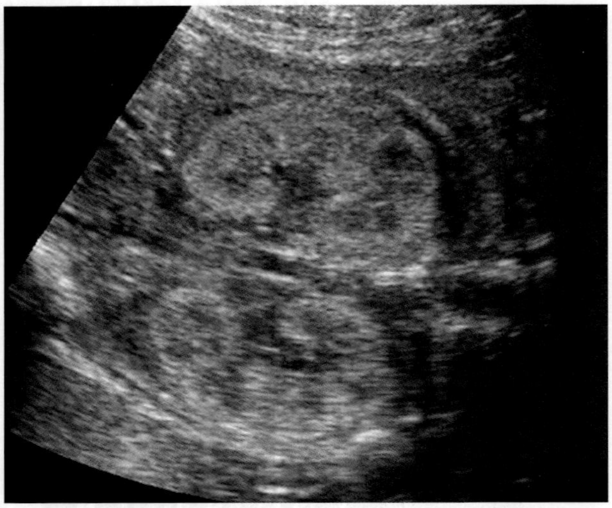

图12-4-9 肾脏强回声
妊娠29⁺周，双肾回声偏强。产后检查证实双肾正常

第五节 成人型多囊肾

成人型多囊肾（adult polycystic kidney disease），也称PotterⅢ型，是一种常染色体显性遗传病，表现为肾实质内多个大小不等的囊肿。这些囊肿可以是扩张的集合管，也可以是肾脏内其他管道系统的扩张。发病率1∶1000，再发率50%。

【病因及病理】

病变的基因定位于第16号染色体上，但不同病例表现度很不一样。本病严重者可导致新生儿死亡，轻型病例可无症状仅在死后尸解发现。多数病例在30岁之后才出现临床症状，但也有婴儿期或新生儿期发病的报道。

扩张的管道系统多位于壶腹部，但并未累及所有的集合管，肾脏内部既有病变结构也含正常组织。本病通常双侧肾脏受累，肾脏径线往往增大，但可不对称。若表现为单侧病变则多提示病情处在早期阶段。多囊肾囊肿径线大小不一。偶尔累及肝脏，但多不严重，表现为门脉周围纤维化。

除了肝脏，成人型多囊肾还可合并其他部位囊性病变，如胰腺、脾、肺、卵巢、睾丸和附睾囊肿。

【诊断】

胎儿期典型声像图表现为双侧肾脏偏大，肾实质回声增强，有时肾区见大小不等的囊性结构（图12-5-1）。羊水量可以正常或略有减少。据报道，最早作出本病诊断是在妊娠22周，但是大多数产前发现的病例均在晚期妊娠才出现异常声像图表现。双侧多囊肾的病变程度可以有所不同，即其中一侧出现的异常改变可表现得比较明显。

宫内诊断成人型多囊肾的同时，一定要检查夫妇双方，因为这是常染色体显性遗传病。诊断成人型多囊肾还可通过抽取绒毛对变异基因位点进行多形性DNA探针检查。

【鉴别诊断】

婴儿型多囊肾也表现为肾脏增大，回声增强。但是，婴儿型多囊肾病变常呈双侧对称且无明显可见的囊肿存在。严重者双肾巨大，膀胱空虚，羊水极少或无羊水显示。夫妇双方肾脏检查不存在多囊性改变。

【预后】

本病少有病例发生宫内死亡或新生儿死亡，多数新生儿肾功能和血压也都表现为正常。成人型多囊肾的病变过程较慢，出现症状的年龄也不完全一样，平均发病年龄在35岁左右。有些病人可以始终不出现症状。有的则表现为腰痛、肾脏增大、肾功能不全及尿毒症，超过半数的患者可有高血压。

产前诊断成人型多囊肾，应进行详细遗传学咨询。有生机儿前作出诊断并显示羊水少者，可选择终止妊娠。有生机儿后诊断或继续妊娠者，产科处理无特殊。同时，也应对家族人群进行肾脏超声筛选检查。本病的再发生率50%。

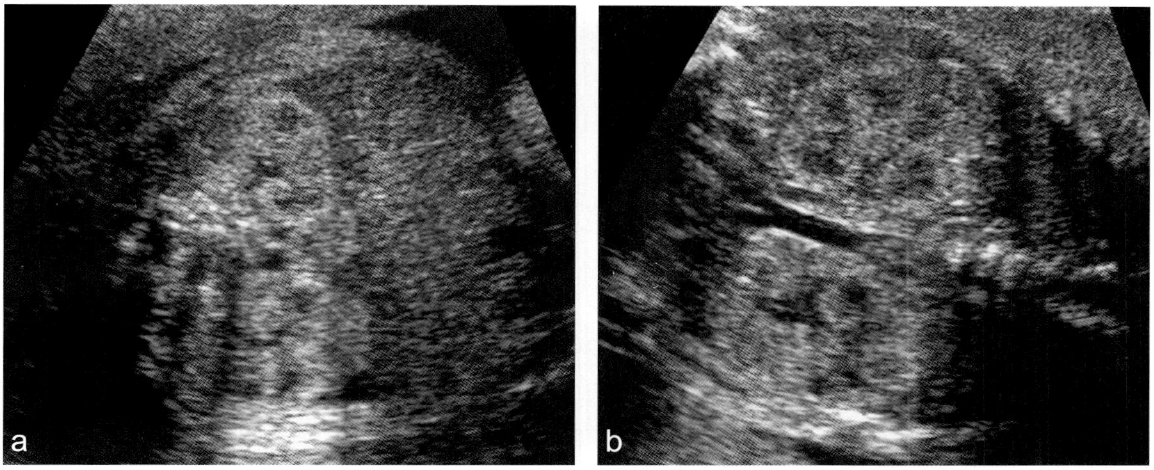

图12-5-1 成人型多囊肾

a. 妊娠28⁺周，肾脏水平横切面观，见双肾增大，回声增强。孕妇丈夫患成人型多囊肾；b. 同一病例，双肾冠状切面观，示双肾增大，回声增强。产后确诊为成人型多囊肾

第六节 多囊性肾发育不良

多囊性肾发育不良（multicystic kidney disease，MCKD，第一版中译为“多囊泡肾”）也称Potter Ⅱ型，是一种先天性肾脏疾患，表现为集合管囊样扩张。病变可以双侧性、单侧性或仅局限于肾脏的某一部分。双侧多囊性肾发育不良的发病率约1∶10 000。

【病因及病理】

多囊性肾发育不良常为散发性，少有家族史，很少再发，但可发生在一些综合征中。这些综合征包括常染色体隐性遗传病，如Meckel-Gruber综合征、Dandy-Walker、短肋多指综合征等和常染色体显性遗传综合征，如Apert综合征；或是发生在染色体缺损的病例中。

病理上，多囊性肾发育不良为复杂的异常，最终导致中肾芽基不能发育、闭锁或早期尿路梗阻。

多囊性肾发育不良可以是双侧性、单侧性或仅局限于一侧肾脏的某一部分。病变的肾脏增大且失去正常椭圆形，内含大小不等多个囊泡，少数病例表现为仅有数个囊泡。囊泡多终止于集合管，并位于肾脏的中央，其周围是结缔组织。双侧病变时左、右肾脏也可表现为大小不一，并出现羊水过少。

单侧多囊性肾发育不良可合并对侧肾脏发育异常，如膀胱输尿管反流、肾缺如及肾盂输尿管梗阻；也可合并心血管畸形及中枢神经系统畸形（无脑儿、脑积水、枕骨裂、露脑畸形、脊柱裂、枕部脑膨出）、膈疝、腭裂、十二指肠狭窄、气管食管瘘、无肛、桡骨拇指缺损和足畸形等。

【诊断】

在声像图上，多囊性肾发育不良很有特征。肾脏增大且失去正常的椭圆形，严重者肾脏占满整个腹腔。肾区内见多个大小不等的圆形囊泡，互不相通。病变可累及单侧或双侧肾脏，双侧受累时，左右肾脏的大小可以不等。如果两肾均明显增大时，两肾往往在中线处紧贴，分不出边界。如果双侧肾脏受累合并肾衰竭时可无尿液产生，膀胱因空虚而不显示，同时出现羊水过少。若出现典型的多囊性肾发育不良声像图而羊水又正常时，很有可能为单侧肾脏受累或为不完全受累（图12-6-1～图12-6-4）。

如果合并对侧肾脏异常、其他畸形或是某些综合征的表现之一，声像图上也多能发现相应的畸形表现。最常见的综合征是Meckel-Gruber综合征，为常染色体隐性遗传病，其表现为肾脏多囊性改变、小头畸形、枕部脑膨出、面部畸形、多指趾等。但由于双侧多囊性肾发育不良常导致严重羊水过少，胎儿枕部脑膨出及多指趾等异常改变不易被观察。

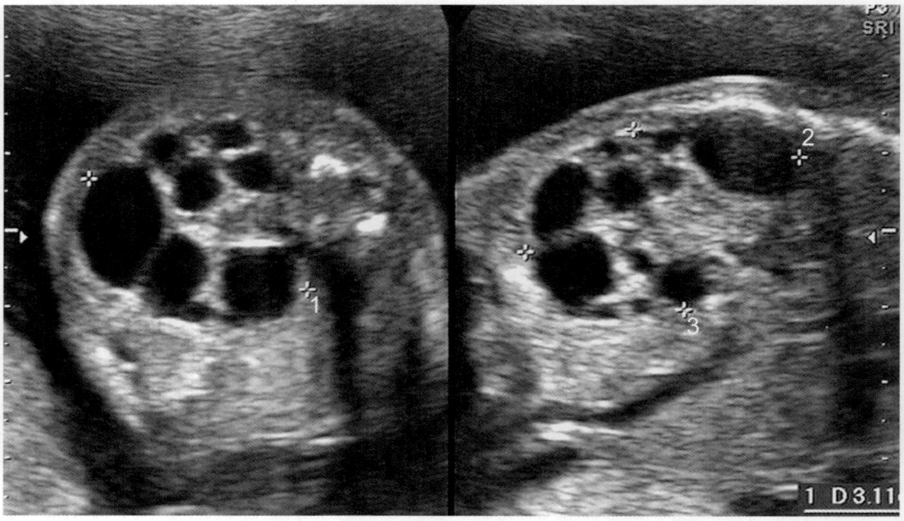

图12-6-1 单侧多囊性肾发育不良
妊娠20⁺周，一侧肾脏明显增大（测量键），内见多个大小不等无回声区。左图为横切面观，右图为矢状切面观。染色体检查示正常核型，46，XY，产后证实为单侧多囊性肾发育不良

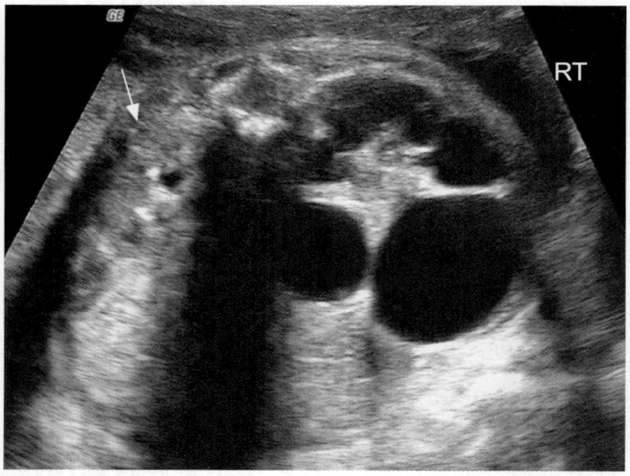

图12-6-2 单侧多囊性肾发育不良
妊娠31⁺周，肾脏水平横切面观，见右肾明显增大，内多个大小不等无回声区，左肾显示正常（箭头）

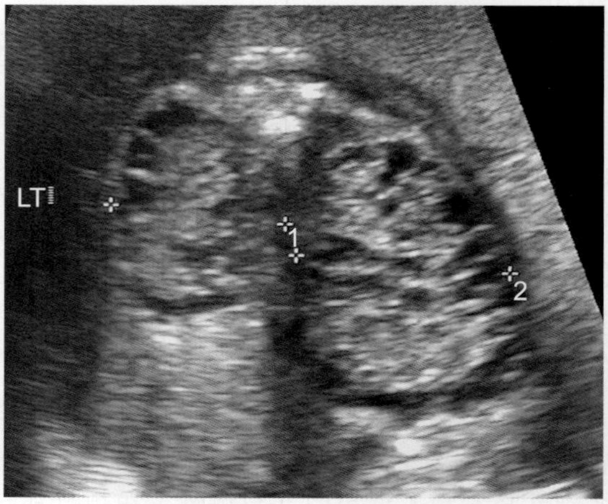

图12-6-3 双侧多囊性肾发育不良
妊娠22⁺周，肾脏水平横切面观，见双肾增大（测量键），内有极多个小囊性结构，伴严重羊水过少

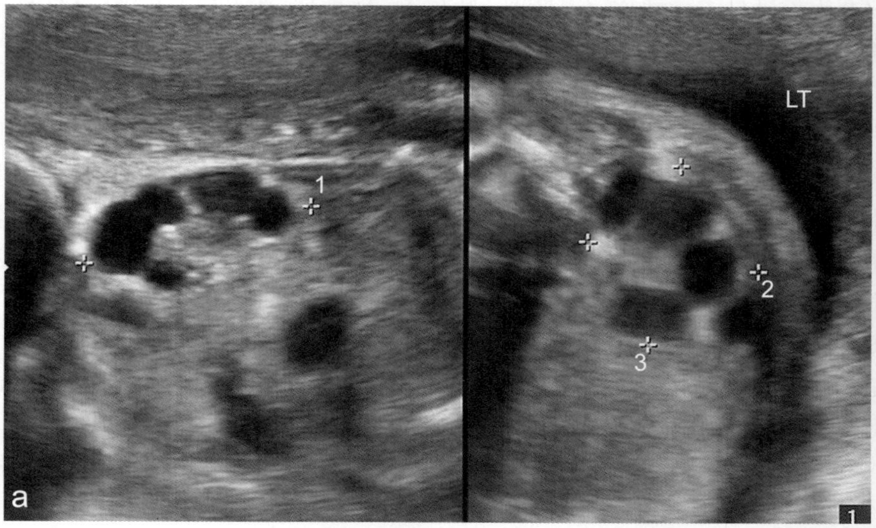

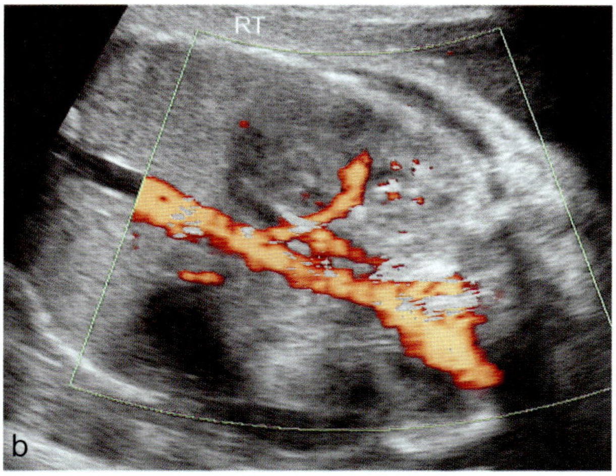

图12-6-4 单侧多囊性肾发育不良
a. 妊娠33⁺周，左肾增大（测量键），内部有多个囊性结构；b. 同一病例，脊柱前冠状切面观，彩色超声未显示左肾动脉

【鉴别诊断】

1. 肾盂肾盏积水　肾盂肾盏积水尤其是肾盏明显积水时，也表现为肾脏多个囊性无回声结构。但仔细观察，声像图可显示肾脏有皮质回声，囊泡暗区与扩张的肾盂相通。如果梗阻部位较低，还能见到输尿管扩张。

2. 肾囊肿　多囊性肾发育不良有时会与多发性肾囊肿相混淆，尤其是仅含数个囊泡的MCKD。鉴别要点是多囊性肾发育不良一般彩超不能显示肾动脉，但不完全性多囊性肾发育不良也可显示肾动脉。

3. 小肠梗阻　当巨大多囊性肾发育不良，肾脏占满整个腹腔且有多个囊腔显示时，声像图表现可与小肠梗阻肠管扩张相混淆。但移动或改变扫描方向时，小肠梗阻显示的囊腔相互贯通，而多囊性肾发育不良的囊腔互不相通。

【预后】

双侧多囊性肾发育不良产后不能存活。因此，一旦产前确诊双侧病变，羊水极少，任何孕周都应终止妊娠。单侧多囊性肾发育不良则不影响生存，但合并对侧肾脏异常或其他部位异常的机会较高，预后则根据其严重程度。另外，多囊性肾发育不良也有发展为高血压的可能。

第七节　梗阻性囊性发育不良肾

梗阻性囊性发育不良肾（obstructive cystic dysplasia）也称囊性发育不良肾（cystic dysplastic kidney）或Potter Ⅳ型，为妊娠早期发生的严重梗阻，导致肾脏未能正常发育。发生率约1∶8000活产，其中40%为双侧性。

【病因及病理】

早孕期或中孕早期严重肾盂输尿管狭窄或膀胱输尿管狭窄，甚至尿道闭锁，使泌尿道压力增高，肾盂肾盏压力也升高，影响了肾脏的正常发育。肾脏未分化间质大量增生、肾实质破坏、肾小球区出现囊性扩张和纤维化变，肾皮质萎缩，继之整个肾脏变小。病理上，肾脏小于正常，肾皮质内见多个小囊性结构及周围纤维化。单侧梗阻型囊性发育不良肾也可发生在异位肾。

合并的其他畸形有VACTERL综合征、肾盂扩张、泄殖腔畸形等。

【诊断】

典型的梗阻性囊性发育不良肾声像图表现为肾脏小于正常，随访过程中可能越来越小。肾脏回声增强，肾皮质薄或不能显示肾皮质，有时皮质内见一个或数个小囊性结构（图12-7-1，见图12-3-4）。少数病例早期超声可能发现肾脏偏大伴回声增强，以后才出现典型的固缩肾表现（见图12-4-4）。一些病例中孕期可能声像图上肾脏显示正常，到晚孕期才表现出异常。若病变为双侧性，则很可能由尿道闭锁引起，就可能见到双侧肾盂扩张及羊水过少。

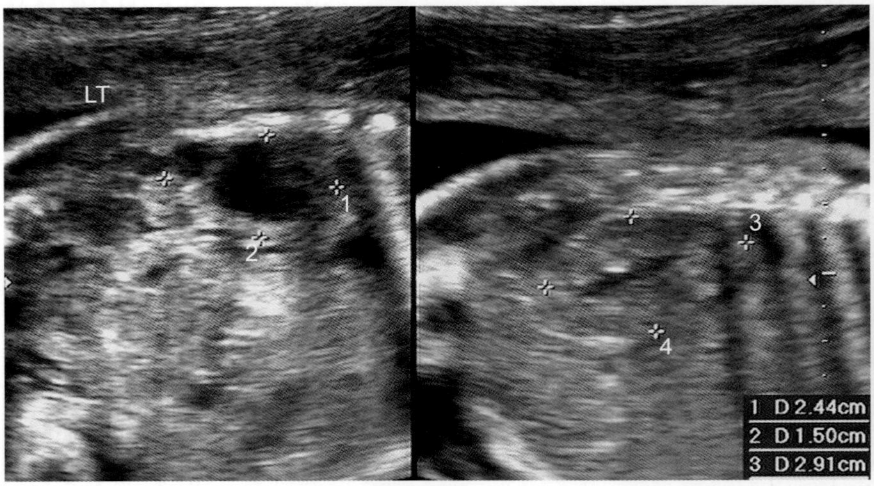

图12-7-1 梗阻性囊性发育不良肾

妊娠25⁺周，左图为左侧肾脏，径线偏小（测量键1及2），见内部有囊性结构，肾皮质显示不清；右图为右侧肾脏，形态大小正常（测量键3及4）

【鉴别诊断】

要注意与其他肾脏囊性结构的病变相鉴别，但一般不很困难，因为其他病变的肾脏径线通常增大。

【预后】

梗阻性囊性发育不良肾本身肾脏无功能，因此若双侧病变预后就很差。单侧病变的预后则根据有无合并其他畸形或异常。

有生机儿前诊断双侧梗阻性囊性发育不良肾应终止妊娠。单侧病变或继续妊娠者，超声随访肾脏情况及羊水量。

第八节 泌尿道扩张

泌尿道扩张可分为梗阻性及非梗阻性两种，梗阻性包括了：①肾盂输尿管连接部梗阻（pelviureteric junction obstruction，PUJO）造成肾盂肾盏扩张；②输尿管膀胱连接部梗阻（vesicoureteric junction obstruction，VUJO）或重复肾（duplex kidney）所致的输尿管梗阻继发扩张，有时也可累及肾盂肾盏；③尿道后瓣膜（posterior urethral valves）或尿道闭锁（urethral atresia），阻碍了尿液的排出引起膀胱扩张，严重时输尿管、肾盂均扩张。非梗阻性主要是膀胱输尿管反流（vesicoureteric reflux，VUR），导致输尿管及肾盂肾盏扩张。

【病因及病理】

肾盂输尿管连接部梗阻是新生儿肾盂扩张的最常见原因，发生率约1∶2000，占泌尿系统疾患的20%～50%。男胎多于女胎，单侧病变明显多于双侧。本病为散发性，但也有家族史的报道。解剖上，病变位于肾盂输尿管连接部，病变性质可以是纤维性粘连、带状结构、扭曲、输尿管瓣膜、异常的输尿管连接等。但是，也有相当一部分病例肾盂扩张仅表现为一过性，犹如功能性改变一样。其中大部分病例肾盂输尿管连接部是因为缺少纵向肌层。大约30%的肾盂输尿管连接部狭窄表现为双侧性，狭窄的程度可以两侧不对称。如果为单侧性狭窄，则左侧多于右侧。据统计，27%的患者可合并泌尿道其他异常，如膀胱输尿管反流、重复肾、输尿管扩张以及一侧肾脏无功能或肾缺如等。本病也可合并泌尿系统以外的畸形，如先天性巨结肠、心血管畸形、中枢神经系统缺陷、食管闭锁或气管食管瘘、无肛和多指趾畸形。同时，也发现轻微的肾盂扩张可能与21-三体综合征有关。

一般说来，引起输尿管扩张的原因主要有尿液排出受阻及膀胱输尿管反流。然而，有的病例并不存在这两种原因，但输尿管确实扩张。原发性输尿管扩张是指病变在输尿管本身如输尿管膀胱连接部狭窄或梗阻，究其原因可能是因为输尿管瓣膜狭窄、局部纤维化或缺乏纵向肌层等造成了局部梗阻，梗阻上方的输尿管扩张。继发性输尿管扩张是由输尿管受外界如血管、肿瘤等的压迫，或膀胱异常和尿道后瓣膜引起巨膀胱，压力增高所致。膀胱输尿管反流也是因为输尿管膀胱连接部异常，造成了输尿管防反流功能的丧失。

尿道后瓣膜见于男性胎儿，是由胚胎时期中肾管尾侧扩展，在被吸收入尿生殖窦时出现异常所致。瓣膜位于尿道前列腺部后壁、精阜下方，由黏膜皱褶构成一对瓣膜。瓣膜缘斜向上方，当尿液下流时，斜向上方的瓣膜折转向下关闭了尿道，因此尿液不能排出，造成膀胱积尿。继之，输尿管、肾盂、肾盏均出现扩张，形成巨输尿管和严重肾积水。同时，因肾实质长期受压，皮质变薄导致肾功能不全。

梅干腹综合征（prune belly syndrome）是尿道梗阻的一种极端状态，包括了三种异常：腹壁膨胀无张力、泌尿道梗阻及隐睾。绝大部分为男性胎儿。发生的原因有两种解释，一是胚胎早期中胚层缺损造成腹壁松弛，并影响到了泌尿道；二是尿道梗阻造成膀胱和输尿管极度扩张，由于腹壁长期过度受压，肌肉萎缩故腹壁极薄。膀胱过度膨胀使输尿管扩张及扭曲，引起肾发育不良，同时也影响了睾丸的下降。严重羊水过少继发胎儿肺发育不良。有时，巨大的膀胱压迫髂血管还可致下肢发育不良。

严重的尿路梗阻，使肾盂肾盏压力升高，影响了肾脏的发育，便可能发展为梗阻性囊性发育不良肾。虽然，病变的严重程度可因人而异，但却是不可逆的，而且肾功能常常明显受损。梗阻性囊性发育不良肾多继发于尿道后瓣膜，也可继发于肾盂输尿管连接部狭窄或膀胱输尿管反流。

中孕中期部分轻度肾盂扩张胎儿并不存在泌尿道器质性病变，有些随孕周的增加肾盂经线恢复正常，有些持续轻度扩张，这在男性胎儿更为常见。但也有少数为染色体异常，据报道，轻度肾盂肾盏扩张染色体异常的似然比为1.5。

部分早孕期就显示膀胱扩张的病例，有些存在尿道梗阻，有些合并染色体异常，但也有些可自然消退，结局正常。

【诊断】

在声像图上，肾盂输尿管连接部狭窄首先见到的是肾盂扩张，可以是单侧，也可以是双侧。肾盂扩张的判断方法是在肾脏横切面上测量肾盂前后径，凡中孕中期＜5mm/晚孕期＜7mm为正常；5～10mm/7～15mm为轻度扩张，需作超声随访；＞10mm/15mm为中度扩张（图12-8-1，图12-8-2a，图12-8-3a，图12-8-4）。肾盂输尿管连接部狭窄除了肾盂扩张，还常常引起肾盏扩张。扩张的肾盏呈一个个无回声区围绕在肾盂周边，与肾盂相通，声像图呈“花瓣状”（图12-8-5）。较严重的肾盂肾盏扩张者肾盏可变得较为平坦（图12-8-6）。一般来说，肾盂肾盏扩张者其声像图上仍能见到肾皮质回声。然而，严重狭窄者因肾盂肾盏极度扩张，整个肾脏可呈单个巨大囊腔，肾皮质极薄（图12-8-7，图12-8-8）。有报道个别轻中度肾盂肾盏扩张或单纯肾盂扩张的病例在随访超声过程中或产后检查时，发现其扩张现象自然消失。因此，有人认为胎儿肾盂等结构可有一过性扩张的可能，所以随访超声非常重要。凡单侧病变时往往膀胱正常充盈，且羊水量正常；双侧病变时羊水量视狭窄严重程度而定。如羊水量正常，则可能为不完全性梗阻或暂时性。若双侧严重狭窄而羊水量仍正常者，就应怀疑胎儿是否合并某些导致羊水过多的病变存在，如消化道梗阻、膈疝等。

正常输尿管往往不能在声像图上显示。当输尿管扩张时，则在胎儿下腹部盆腔内显示边界欠清的条索状无回声结构。由于扩张的输尿管走行迂回弯曲，超声切面上可呈一个个小囊腔。适当调整超声扫描方向时，发现邻近的囊腔相互贯通，并向上与一侧肾盂相连。多数输尿管扩张病例其同侧肾盂及肾盏也有扩张（图12-8-8～图12-8-10），其扩张程度视梗阻严重程度而定。有时，扩张的输尿管与膀胱的连接部位出现异常，多连接于膀胱后方并突向膀胱，形成“输尿管疝”（ureterocele），膀胱内壁上可见一小囊泡（图12-8-10b）。双侧输尿管扩张

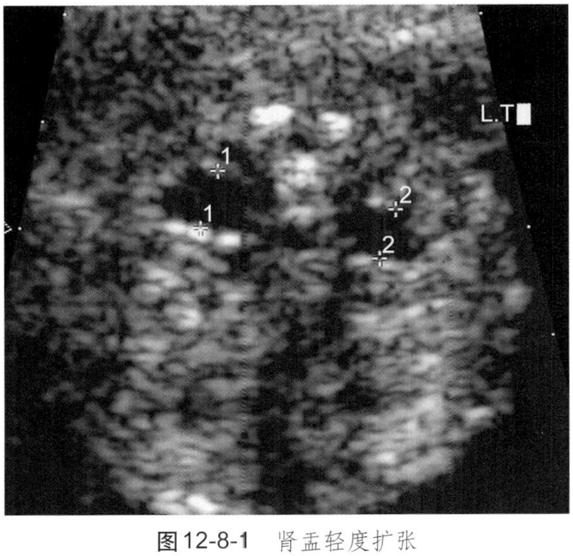

图12-8-1 肾盂轻度扩张

妊娠19^{+}周，肾脏水平横切面观，测量肾盂前后径，右肾盂轻度扩张，5.5mm（测量键1）

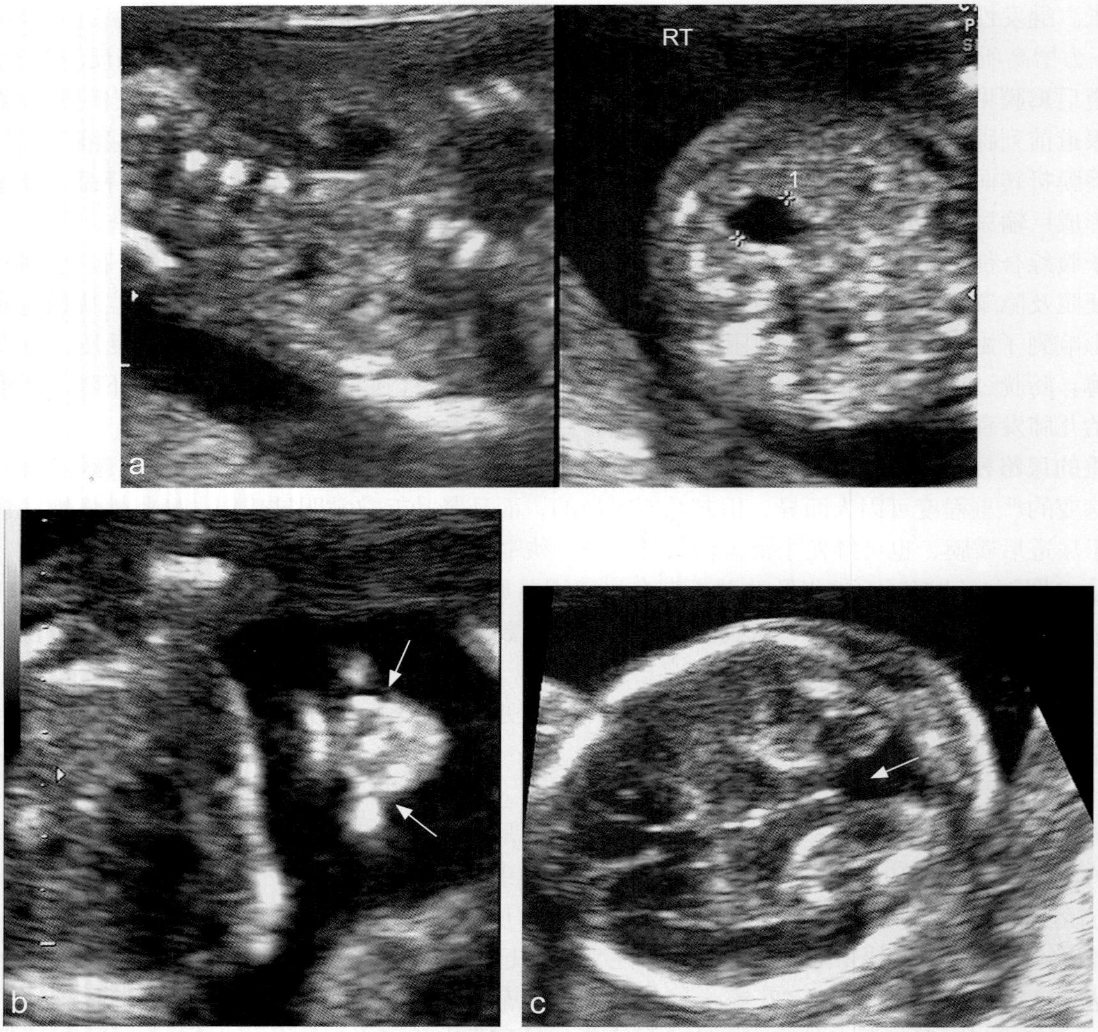

图12-8-2 肾盂轻度扩张

a. 妊娠20⁺周，右肾盂轻度扩张，6.2mm（测量键）。左图为冠状切面观，右图为横切面观；b. 同一病例，双侧唇腭裂（箭头）；c. 同一病例，小脑下蚓部缺失（箭头）。引产后尸解证实为Wolf-Hirschhorn综合征

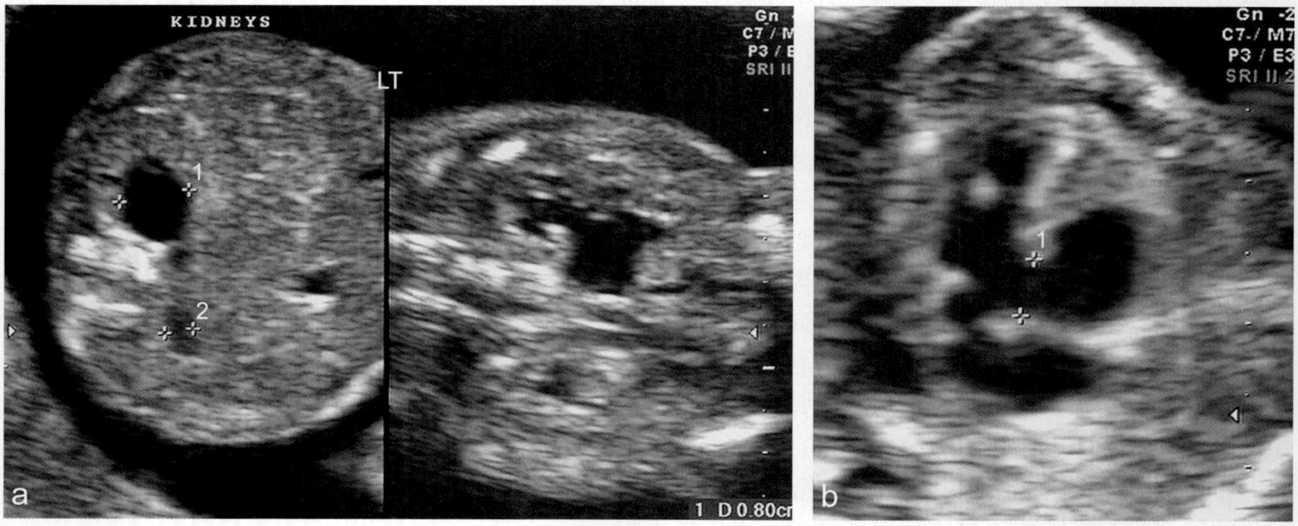

图12-8-3 肾盂扩张

a. 妊娠23⁺周，左侧图像显示左肾盂扩张8mm（测量键1）；右侧图像为冠状切面观，左肾盏轻度扩张；b. 同一病例，大型室间隔缺损（测量键）

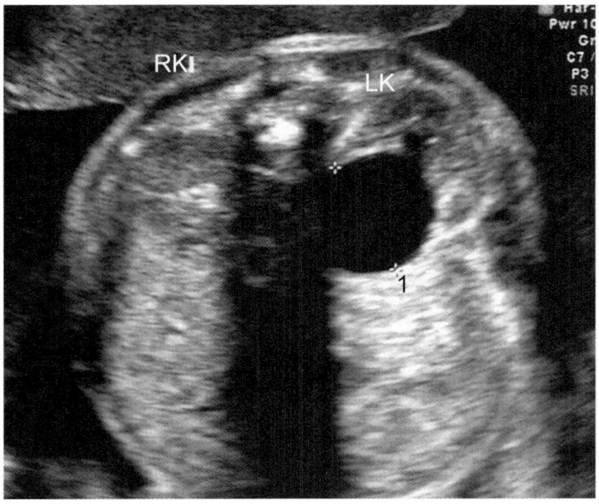

图12-8-4 肾盂扩张

妊娠29⁺周，左肾盂扩张，19.5mm（测量键）

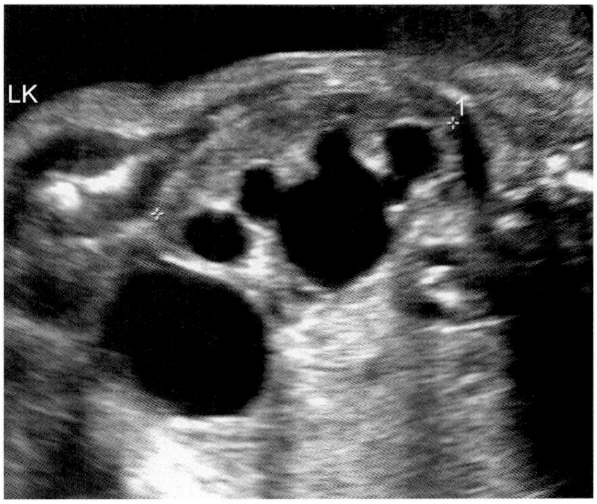

图12-8-5 肾盂肾盏扩张

妊娠29⁺周，左肾盂肾盏扩张，呈花瓣状

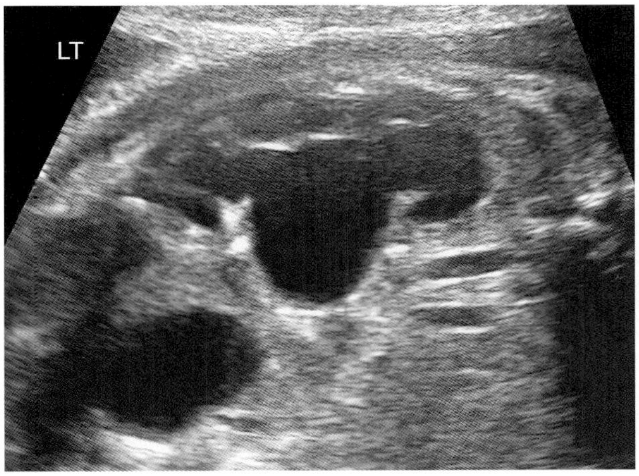

图12-8-6 肾盂肾盏扩张

妊娠28⁺周，左肾盂肾盏扩张，肾盏平坦

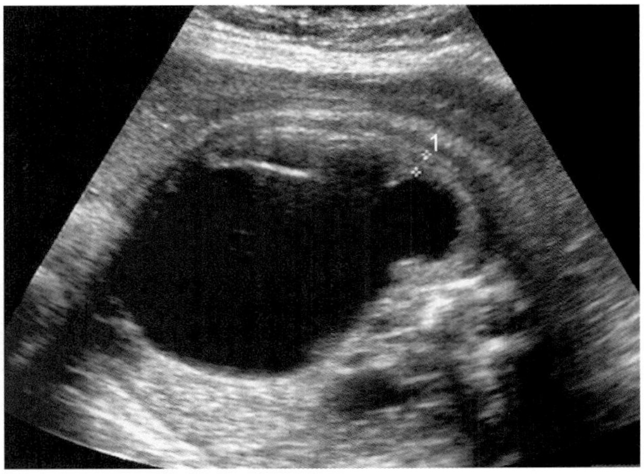

图12-8-7 肾盂肾盏极度扩张

妊娠32⁺周，肾脏极度增大，肾盂肾盏极度扩张，皮质薄（测量键）。产后诊断确诊为肾盂输尿管连接部位狭窄

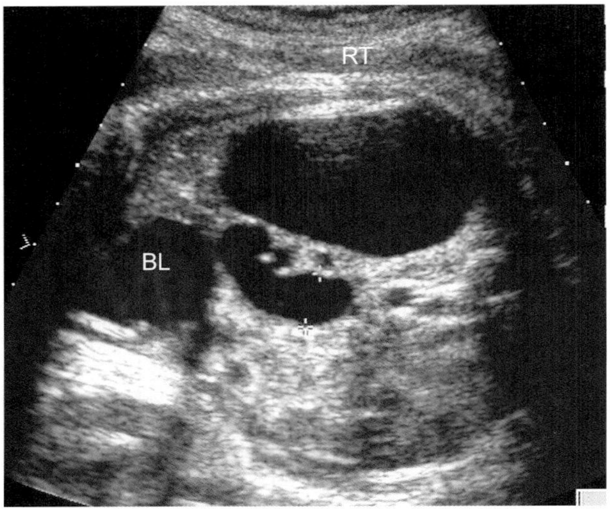

图12-8-8 肾盂及输尿管扩张

妊娠36⁺周，腹部冠状切面观，显示右肾盂严重扩张，合并输尿管扩张（测量键）

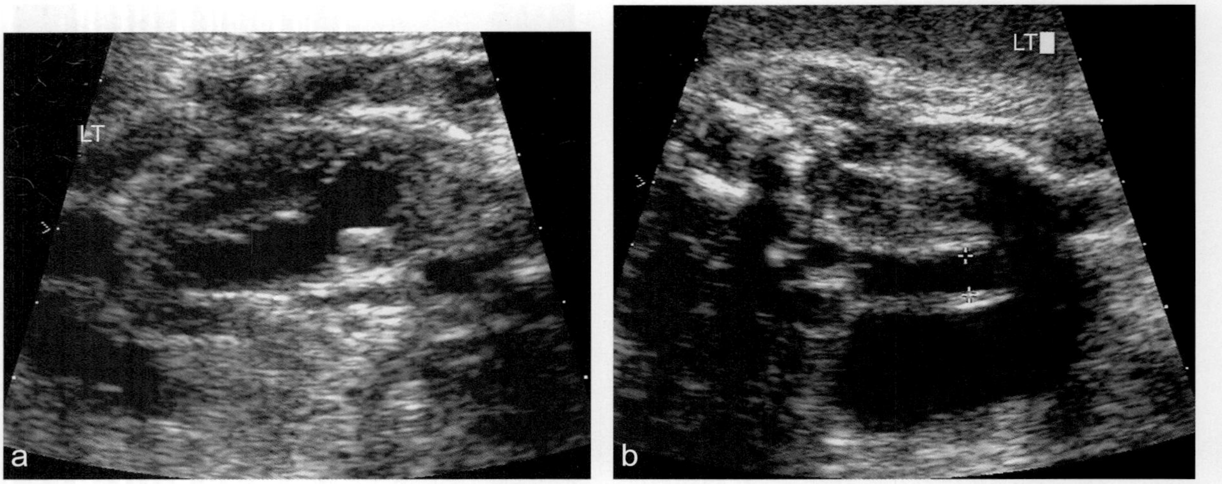

图12-8-9 肾盂及输尿管扩张

a. 妊娠34⁺周，左肾盂扩张；b. 同一病例，左输尿管扩张（测量键）。产后诊断左肾盂积水合并左输尿管扩张

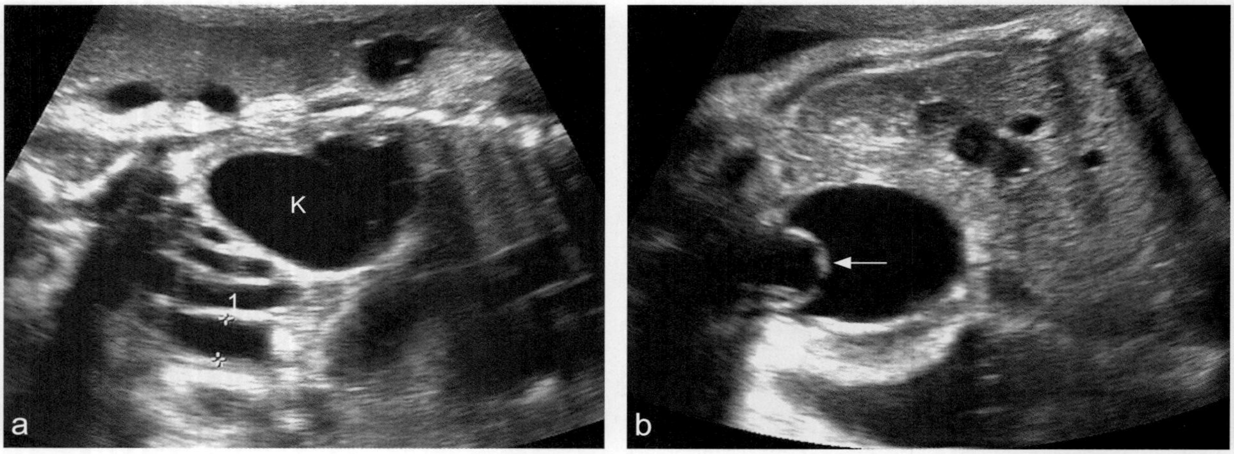

图12-8-10 肾盂及输尿管扩张

a. 妊娠32⁺周，一侧肾盂肾盏严重扩张（K），合并输尿管扩张（测量键）；b. 同一病例，膀胱内有一小囊性结构，为输尿管疝（箭头）。产后检查显示一侧输尿管极度扩张，疑重复肾

时，双侧肾盂肾盏也常扩张。若双侧输尿管扩张的原因是输尿管膀胱连接处严重狭窄，膀胱就有可能不被充盈，并出现羊水过少。反之，膀胱输尿管反流虽然有时输尿管扩张也很严重，但羊水量仍可正常。因此，输尿管扩张病例较难通过羊水量的多少来判断病情的严重程度。单凭超声难以鉴别输尿管膀胱连接部狭窄或膀胱输尿管反流。有作者报道在鉴别诊断时，先行胎儿膀胱穿刺术，以排空膀胱，然后再注入生理盐水充盈膀胱。与此同时，作超声检查观察肾盂及输尿管的变化。若为膀胱输尿管反流，则能显示输尿管反流及肾盂呈进行性扩张的动态声像图。

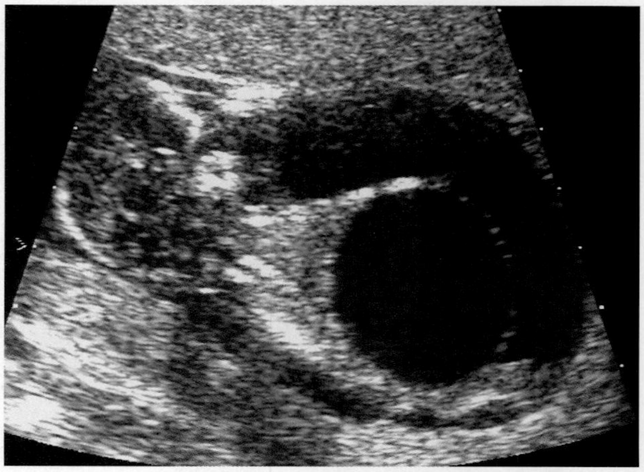

图12-8-11 巨膀胱

妊娠14⁺周，膀胱巨大，占满整个腹腔

有报道妊娠早期超声就能发现尿道后瓣膜或尿道狭窄，其声像图特点与下泌尿道梗阻的声像图特点相同，即三膀胱、输尿管扩张和肾盂积水（图12-8-11，图12-8-12）。本病儿乎均为男性胎儿，有时还能

见到瓣膜上方的尿道扩张和膀胱壁增厚（图12-8-12a，图12-8-13a）。严重者肾皮质受压，导致梗阻性囊性发育不良肾和肾衰竭，胎儿尿量减少（图12-8-13b）。此时，声像图上往往无明显肾盂扩张及巨膀胱，但有肾脏回声增强、肾区显示多个小囊结构、肾脏径线略大于正常或略小于正常和羊水过少等表现。当尿液外渗到腹腔内或发生膀胱破裂时，还可出现腹水征。

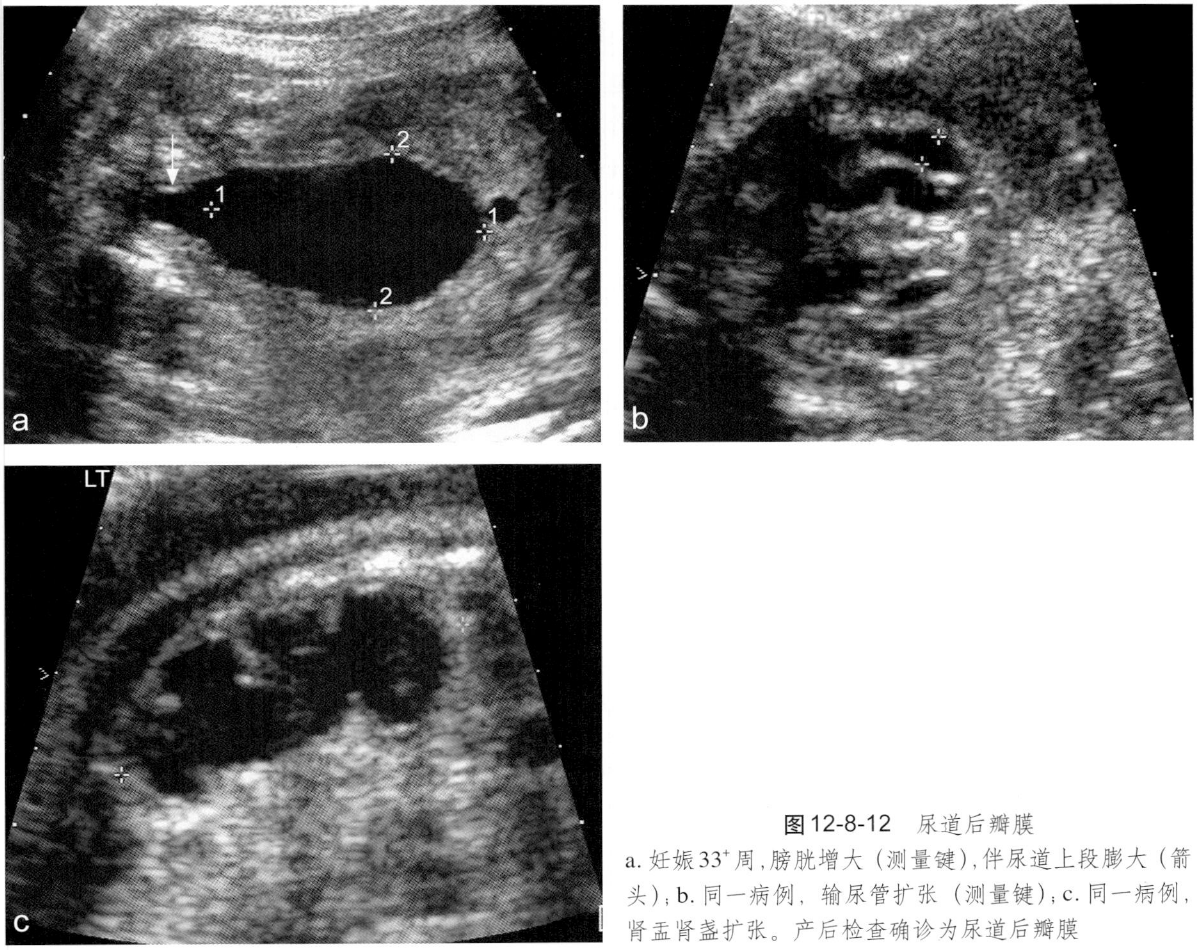

图12-8-12 尿道后瓣膜

a. 妊娠33⁺周，膀胱增大（测量键），伴尿道上段膨大（箭头）；b. 同一病例，输尿管扩张（测量键）；c. 同一病例，肾盂肾盏扩张。产后检查确诊为尿道后瓣膜

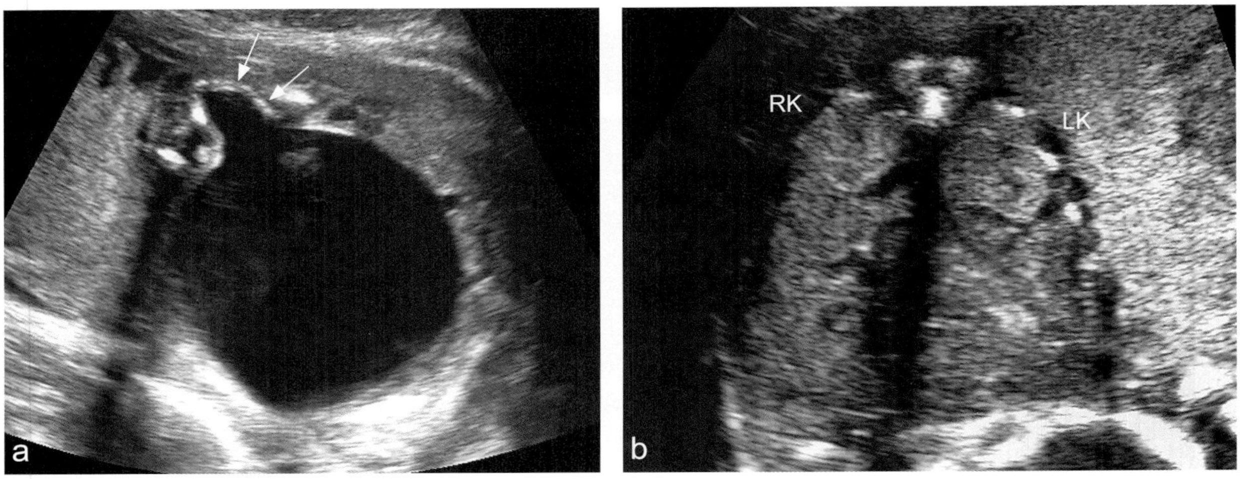

图12-8-13 尿道后瓣膜

a. 妊娠20⁺周，膀胱极度增大，尿道上段膨大（箭头）；b. 同一病例，双肾回声增强，严重羊水过少

梅干腹综合征则在早期妊娠末、中期妊娠初超声就能发现极度扩张的膀胱和扩张的肾盂，而且随妊娠的持续膀胱径线越来越大，羊水量越来越少。巨大的膀胱可以占满整个腹盆腔（图12-8-14），使腹腔极度膨胀，造成胸腔极度受压。然而，产前超声无法观察腹壁肌层是否存在。

有时，早孕期观察到的膀胱扩张并不一定很大。目前，国际上都采用早孕期膀胱长径7mm作为诊断标准，凡≥7mm认为是膀胱扩张。发现膀胱长径介于7～15mm之间，胎儿染色体异常的机会相对较高(23.6%)，如果染色体正常，以后泌尿道畸形的机会较低（10.1%）。反之，若早孕期膀胱长径>15mm，染色体异常的机会相对较低（11.4%），而以后发展为泌尿道梗阻的机会较高（100%）。

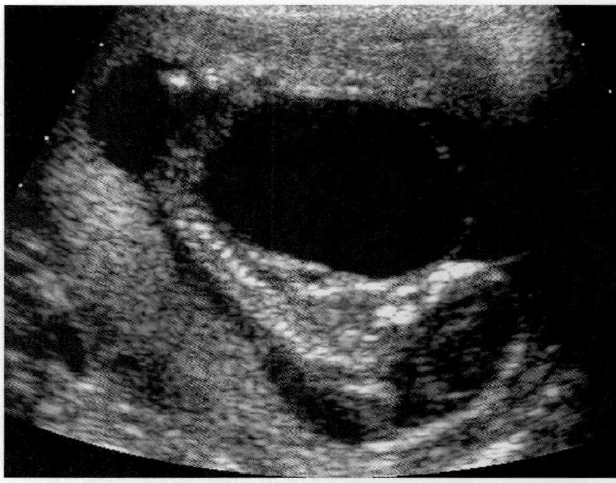

图12-8-14　梅干腹综合征

妊娠15⁺周，膀胱巨大，腹腔极度膨胀，腹壁菲薄，胸腔受压

泌尿系统扩张有时会合并一些其他异常，如肾盂输尿管连接部狭窄的病例中，约19%可合并泌尿系统以外的畸形。其中包括巨结肠综合征、心血管畸形、中枢神经系统缺陷、骨骼系统异常和无肛等。轻度肾盂扩张还与21-三体综合征有关（见图12-8-1～图12-8-3）。输尿管扩张者有时会存在对侧肾脏缺如、囊性发育不良肾或同侧重复肾、异位肾、马蹄肾或巨结肠综合征。尿道梗阻膀胱扩张的病例合并异常的机会很高，如气管发育不良、心血管畸形、脊柱侧凸、下肢畸形以及染色体异常包括18-三体综合征、13-三体综合征、21-三体综合征及三倍体等（图12-8-15）。

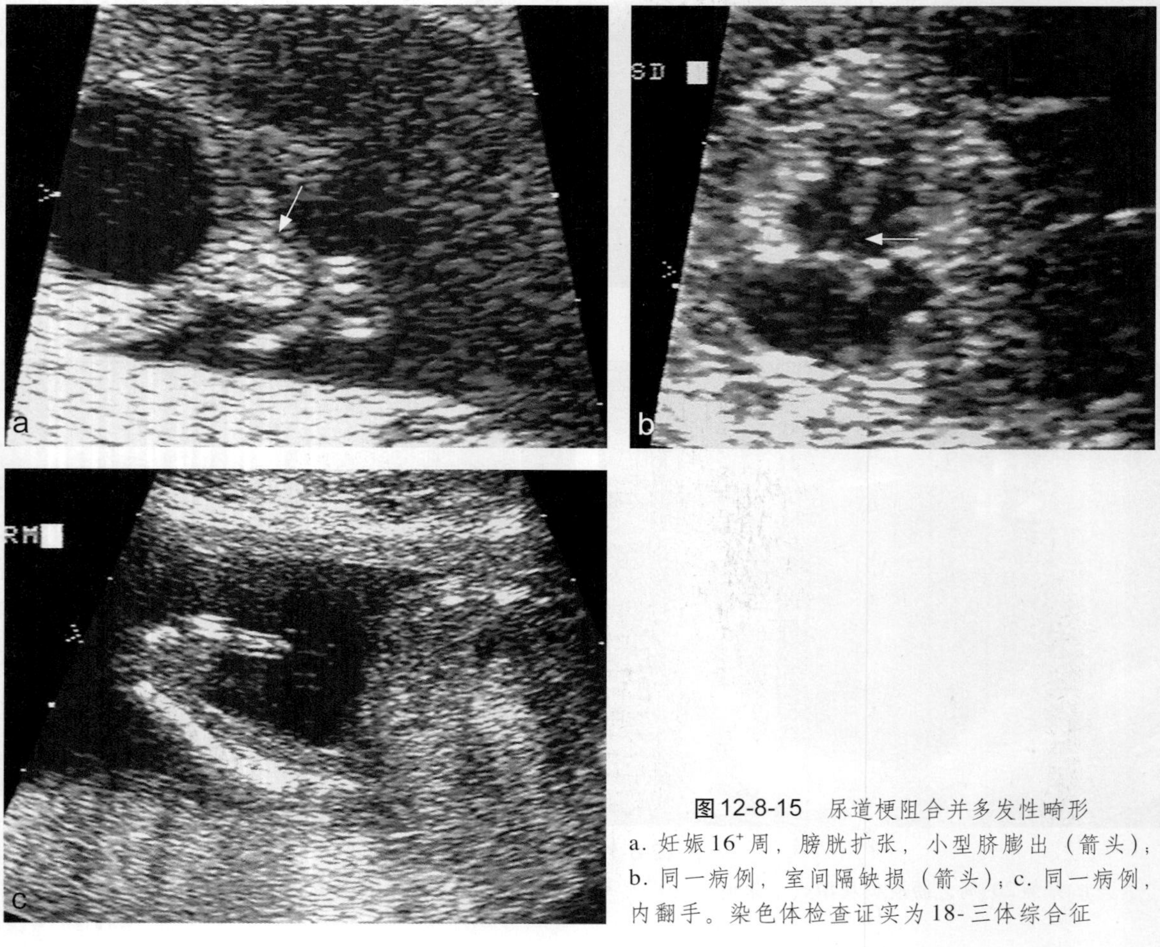

图12-8-15　尿道梗阻合并多发性畸形

a. 妊娠16⁺周，膀胱扩张，小型脐膨出（箭头）；b. 同一病例，室间隔缺损（箭头）；c. 同一病例，内翻手。染色体检查证实为18-三体综合征

【鉴别诊断】

首先应对上述几种泌尿道扩张情况加以鉴别。一般来说，只要仔细分析观察泌尿道扩张的部位，就能对其狭窄或梗阻部位作出初步的判断。如仅有肾盂积水，无输尿管扩张，就很有可能是肾盂输尿管连接部狭窄；如有输尿管和肾盂扩张，狭窄部位就应在输尿管下段或输尿管膀胱连接部；如巨膀胱加上双侧输尿管、肾盂扩张，那问题就出在尿道，如尿道后瓣膜、尿道闭锁，但这两种情况有时在声像图上较难作出准确鉴别。

肾盂肾盏扩张尤其是肾盏扩张，呈多个囊泡样声像图时，需与多囊性肾发育不良相鉴别。后者的声像图特点是肾脏体积往往较大，失去正常肾脏形态，且各囊泡间互不相通。肾盂肾盏极度扩张形成的大型囊肿，需与腹腔内其他囊肿相鉴别。腹腔其他囊肿者声像图上能显示正常肾脏，而积水性囊肿者则不见正常肾脏。

输尿管扭曲扩张时，有时与小肠扩张极为相似。但是，小肠梗阻所显示的扩张肠管其管径相对更为宽大，当并发肠梗阻时还往往伴有羊水过多，但不存在肾盂扩张改变。反之，输尿管明显扩张时常合并肾盂扩张，双侧存在病变时则出现羊水过少。

梗阻性囊性发育不良肾需与多囊肾、肾囊肿等相鉴别。婴儿型多囊肾声像图表现为双侧肾脏体积明显增大，肾脏回声增强，随访过程中肾脏越来越大。成人型多囊肾始终无泌尿道扩张的表现，而且是常染色体显性遗传病，多数能发现家族史。

另外，输尿管肾盂扩张还应与重复肾相鉴别。重复肾在声像图上有三大表现，即一个肾脏存在两个肾盂，上肾盂扩张而下肾盂正常、同侧输尿管扩张和输尿管疝（见本章第九节）。

【预后】

不同部位以及不同程度的泌尿道梗阻其预后差异悬殊。一般的肾盂输尿管连接部狭窄即使出现肾盏扩张，但只要肾脏大小基本正常，肾脏实质回声正常，预后仍然较好。极少数肾盂肾盏极度扩张皮质极薄，只要对侧肾脏正常，也能正常生存。轻度肾盂扩张应注意染色体异常的风险（见第十五章第二节）。有报道肾盂扩张4～10mm者，27%以后会发展为肾盂积水。

输尿管扩张的预后与输尿管内压力高低有关。压力高而未作手术治疗，其肾功能会渐渐恶化并丧失。压力不高者有时无需手术也不影响肾功能。

如果宫内期间就发现膀胱扩张，诊断为尿道后瓣膜者，预后就较差。约1/3～1/2的患儿在新生儿期死亡，死因多为肺发育不良、肾衰竭及合并其他先天性畸形。存活者也有可能在几年后发展为慢性肾衰竭。

产前发现胎儿泌尿系统扩张或梗阻，应仔细超声检查判断梗阻部位，并明确有无合并其他畸形，同时也应考虑到染色体异常的可能。泌尿道严重梗阻如双侧严重梗阻或严重尿道梗阻，已引起羊水过少者，有生机儿前可选择终止妊娠。梗阻不严重羊水量正常，则可超声随访，产科处理无特殊。梗阻严重者也可考虑行宫内肾盂穿刺或膀胱穿刺引流术，或放置引流管将尿液引流至羊膜腔内。有时，需适当提前分娩以尽早采取手术治疗解除泌尿道梗阻。

第九节 重 复 肾

重复肾（duplex kidney）也称重复肾脏系统（duplex renal system），是指一个肾脏有两个肾盂，分别连接两条输尿管，是一种较少能在宫内作出诊断的泌尿系统畸形。发生率约1：9000。

【病因及病理】

重复肾的形成是由于胚胎时期输尿管芽顶部分化即将完成时，其主干出现分裂所致。往往有家族史。重复肾包括一组泌尿系统异常，部分或完全肾脏集合系统重复、肾盂重复、肾实质重复以及输尿管重复。临床上，很多重复肾病例无任何症状，往往由于其他原因进行泌尿系统检查时才被发现。有症状的重复肾是因为存在泌尿系统梗阻如其中一条输尿管为盲端、狭窄或存在括约肌功能不全等，造成该条输尿管扩张，并引起同侧肾盂扩张。大多数情况下，重复肾下肾盂的输尿管与膀胱连接正常，而上肾盂的输尿管与膀胱连接部位很低，位于膀胱后下方，有些甚至与尿道相连。由于该输尿管常常存在狭窄或反流而引起输尿管扩张，并继发上肾盂扩张。异常的输尿管膀胱连接常导致该处的输尿管狭窄，上方的输尿管呈囊状扩张并向膀胱突起，称输尿管疝（ureterocele）。有资料显示，约83%～90%的病例为单侧性病变，85%的病例上肾盂扩张，24%～47%的病例存在输尿管疝。

【诊断】

在声像图上，典型的重复肾有三大特点：①双肾盂伴上肾盂扩张。仔细观察，病变侧肾脏有上下两个互不相通的肾盂，且多数是上肾盂扩张，而下肾盂大小正常。有时上肾盂严重扩张，下肾盂往往被推移到后下方。②输尿管扩张。下腹部盆腔内见扩张迂回的输尿管回声。③输尿管疝，表现为一球状囊泡，位于膀胱后方并突向膀胱。如果膀胱空虚或过度充盈则会影响输尿管疝的显示。但并非所有的重复肾胎儿都存在上述三大声像图特征，有作者认为存在双肾盂及输尿管疝可强烈提示为重复肾，其特异性很高（图12-9-1～图12-9-3）。有时对不典型的病例产前仅发现肾盂扩张或（和）输尿管扩张；不合并输尿管肾盂扩张或轻度扩张的重复肾产前极易漏诊。

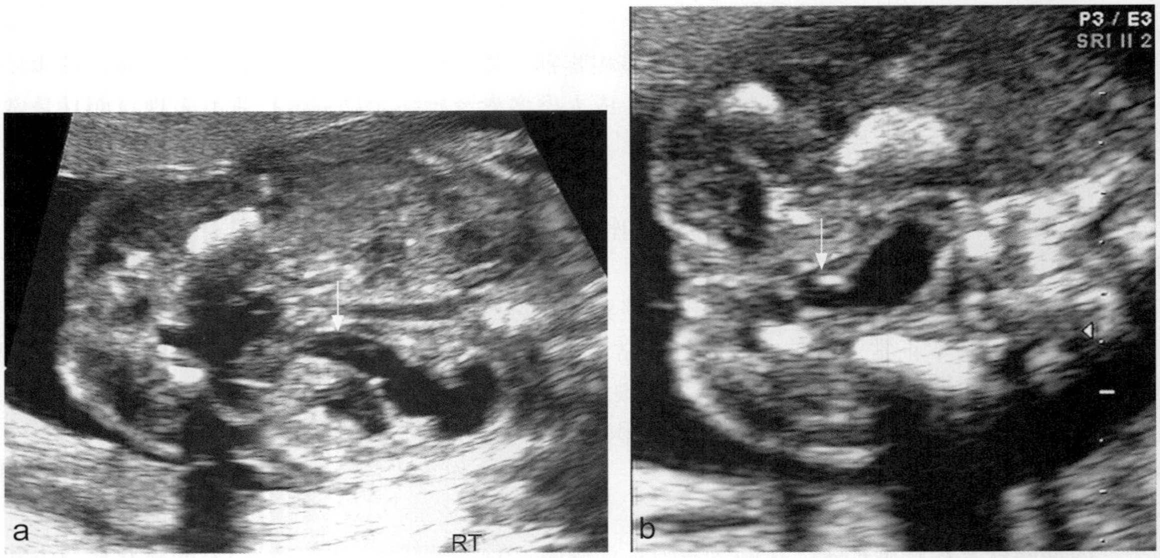

图12-9-1　重复肾

a. 妊娠22⁺周，肾脏冠状切面观，显示右侧上肾盂肾盏扩张，与肾盂相连的输尿管也扩张（箭头）；b. 同一病例，膀胱输尿管疝（箭头）。产后证实右重复肾，下输尿管反流，右上肾盂肾盏明显扩张

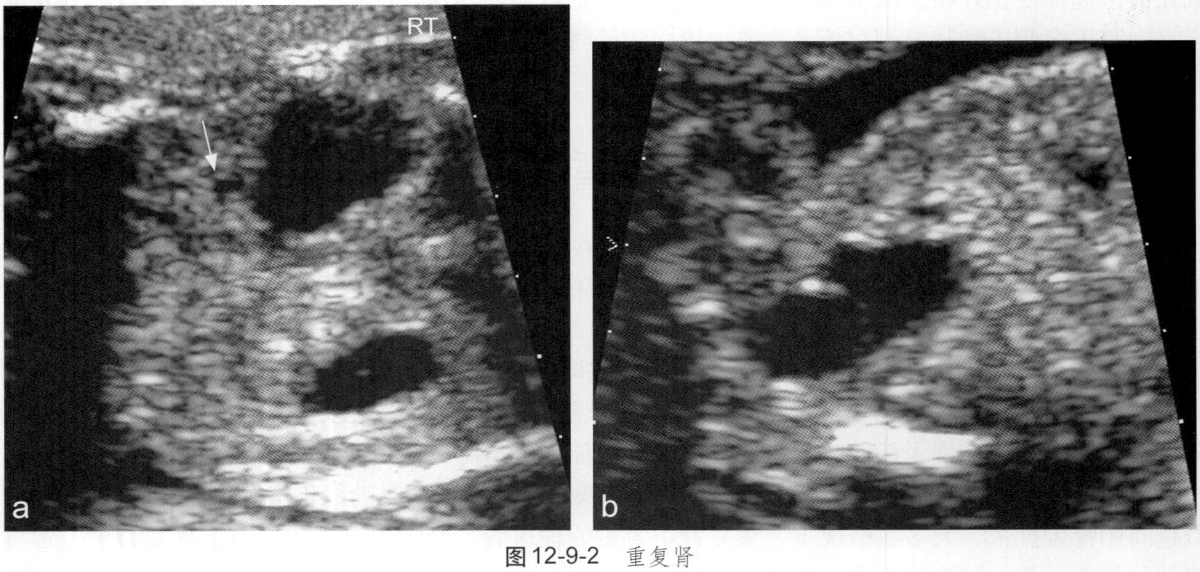

图12-9-2　重复肾

a. 妊娠21⁺周，右肾上肾盂扩张，下肾盂正常（箭头）；b. 同一病例，膀胱输尿管疝。产后证实为重复肾

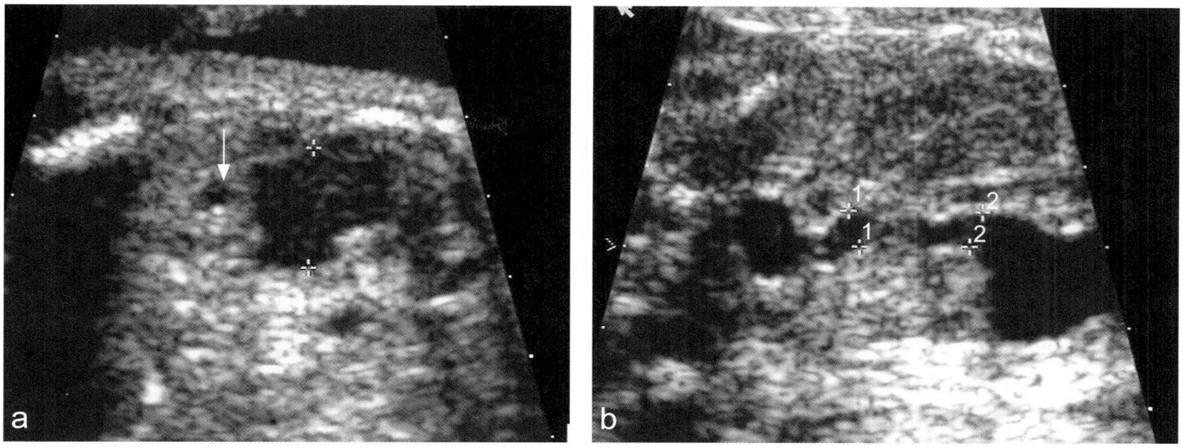

图12-9-3 重复肾

a. 妊娠23⁺周，一侧肾脏上肾盂扩张（测量键），下肾盂正常（箭头）；b. 同一病例，同侧输尿管扩张（测量键）

【鉴别诊断】

需要进行鉴别诊断的是非重复肾的肾盂扩张及输尿管扩张。鉴别要点在于明确肾内肾盂数目，一个还是两个。非重复肾的肾盂扩张仅显示为单个扩张的肾盂，且位于肾脏中央，而重复肾扩张的肾盂往往在肾脏上方，下方还见另一个正常大小的肾盂。如果膀胱内见小囊泡（输尿管疝），重复肾的可能性就更大。然而，也有极少数存在输尿管疝的病例不是重复肾。

【预后】

一般来说，如果无输尿管、肾盂扩张的重复肾不会对健康造成影响，也无任何症状。如有输尿管狭窄或反流者，即便是双侧性的，预后也往往较好，因为重复肾还存在另一条正常的输尿管。本病一般不合并其他部位异常，也不合并染色体畸形。对产前作出诊断者，产后应及时作出适当处理，如预防泌尿道感染等和详细检查明确重复肾输尿管扩张的严重程度，以便进行详细的分类，制订治疗方案。由于本病往往有家族史，因此对家族中的其他成员也应检查有无重复肾患者，以尽可能在症状出现之前作出诊断与必要的处理。

第十节 脐尿管未闭合并尿囊囊肿

脐尿管未闭合并尿囊囊肿（patent urachus with allantoic cyst）也称膀胱尿囊囊肿（vesicoallantoic cyst），顾名思义，是指脐尿管未关闭，膀胱与尿囊囊肿相通，发生率约0.25∶10 000。

【病因及病理】

尿囊是胚胎发育第3周时原始消化管尾段腹侧壁向体蒂内突出而形成的指状盲端，又称尿囊憩室（allantois diverticulum）。胚胎12周时（妊娠14周）尿囊退化，远端变成一细管伸入脐带，称脐尿管。尿囊的根部则衍化为膀胱的一部分，参与膀胱形成。以后脐尿管闭锁，形成脐正中韧带。如果脐尿管未闭锁，膀胱便与脐带内的尿囊远端相通，尿液可经脐尿管进入脐带内的尿囊中。

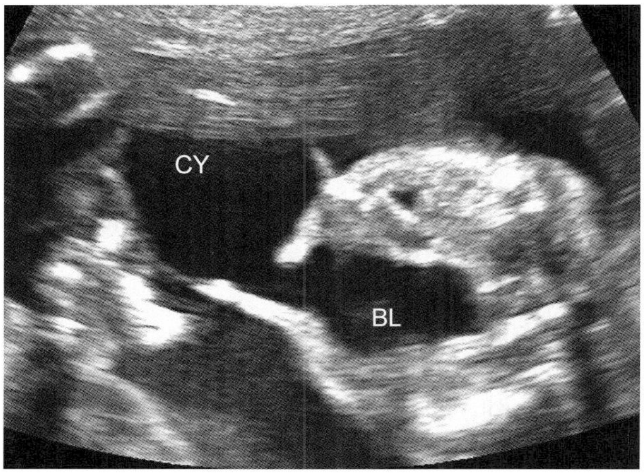

图12-10-1 脐尿管未闭

妊娠25⁺周，脐带根部囊性结构（CY），与膀胱（BL）相通，囊肿大小随膀胱充盈或排空而发生变化

【诊断】

在声像图上，脐带根部显示一囊肿，与膀胱相通。当膀胱充盈时，囊肿（即尿囊囊肿）也随之增大，并在膀胱与囊肿之间见一交通道，故图像呈"哑铃状"（图12-10-1）。当膀胱排空时，该囊肿也缩小，之间

的交通也关闭。彩超检查可显示左右脐动脉沿膀胱两侧行走，经脐孔沿囊肿继续走向脐带。偶尔较大的囊肿破裂，超声可显示囊肿突然消失。

【鉴别诊断】

单纯尿囊囊肿声像图也表现为脐带近根部囊肿，但它不与膀胱相通。膀胱充盈时之间也无交通道显示，因此膀胱的充盈或排空，不影响囊肿大小。

脐膨出属于腹壁缺损，膨出物多为肠管及肝脏，少有囊泡样结构，且不与膀胱相通。脐膨出较易合并其他部位异常及染色体异常。两者预后完全不同，因此仔细鉴别非常重要。

【预后】

膀胱尿囊囊肿预后较好，有报道产前自行闭锁消失的病例。产后有多种手术治疗方法，例如关闭脐尿管或彻底切除脐尿管。

参考文献

1. Antonakopoulos GN，Fuggle WJ，Newman J，et al. Idiopathic hydronephrosis. Arch Pathol Lab Med，1985，109：1097-1101

2. Baker ME，Rosenberg ER，Bowie JD，et al. Transient in utero hydronephrosis. J Ultrasound Med，1985，4：51-53

3. Benacerraf B，Peters C，Mandell J. The prenatal evolution of a nonfunctioning kidney in the setting of obstructive hydronephrosis. J Clin Ultrasound，1991，19：446-450

4. Bronshtein M，Amit A，Achiron R，et al. The early prenatal sonographic diagnosis of renal agenesis：techniques and possible pitfalls. Prenat Diagn，1994，14：291-297

5. Bronshtein M，Bar-Hava I，Blumenfeld Z，et al. Clues and pitfalls in the early prenatal diagnosis of "late onset" infantlie polycystic kidney. Prenat Diagn，1992，12：293-298

6. Bronshtein M，Bar-Hava I，Lightman A，et al. The significance of early second-trimester sonographic detection of minor fetal renal anomalies. Prenat Diagn，1995，15：627-632

7. Brun M，Maugey-Laulom B，Eurin D，et al. Prenatal sonographic patterns in autosomal dominant polycystic kidney disease，a multicenter study. Ultrasound Obstet Gynecol，2004，24：55-61

8. Cho JY，Lee Y-H，Toi A，et al. Prenatal diagnosis of horseshoe kidney by measurement of the renal pelvic angle. Ultrasound Obstet Gynecol，2005 25：554-558

9. Damen-Elias HAM，Stoutenbeek PH，Visser GHA，et al. Concomitant anomalies in 100 children with unilateral multicystic kidney. Ultrasound Obstet Gynecol，2005，25：384-388

10. D'ottavio G，Meir YJ，Rustico MA，et al. Screening for fetal anomalies by ultrasound at 14 and 21 weeks. Ultrasound Obstet Gynecol，1997，10：375-380

11. Favre R，Kohler M，Gasser B，et al. Early fetal megacystis between 11 and 15 weeks of gestation. Ultrasound Obstet Gynecol，1999，14；402-406

12. Hertzberg BS，Nyberg DA，Neilsen IR. Ventral wall defects. //Nyberg DA，McGahan JP，Pretorius DH，et al. Diagnostic Imaging of Fetal Anomalies. Lippincott Williams & Wilkins 2003，537-540

13. Hoffman CK，Filly RA，Callen PW. The "lying down" adrenal sign：a sonographic indicator of renal agenesis or ectopia in fetuses and neonates. J Ultrasound Med，1992，11：533-536

14. Hoshino T，Ihara Y，Shirane H，et al. Prenatal diagnosis of prune belly syndrome at 12 weeks of pregnancy：case report and review of the literature. Ultrasound Obstet Gynecol，1998，12：362-366

15. Ickowicz V，Eurin D，Maugey-Laulom B，et al. Meckel-Gruber syndrome：sonography and pathology. Ultrasound Obs Gyn，2006，27：296-300

16. Kim SK，Won HS，Shim YJ，et al. Successful vesicoamniotic shunting of posterior urethral valves in the first trimester of pregnancy. Ultrasound Obstet Gynecol，2005，26：666-668

17. Kleiner B，Callen PW，Filly RA. Sonographic analysis of the fetus with ureteropelvic junction obstruction. AJR，1987，148：359-363

18. Liao AW，Sebire NJ，Geerts L，et al. Megacystis at 10–14 weeks of gestation：chromosomal defects and outcome according to bladder length. Ultrasound Obstet Gynecol，2003，21：338-341

19. Mahony BS，Filly R，Callen PW，et al. Fetal renal dysplasia：sonographic evaluation. Radiology，1984，152：143-146

20. Persutte WH，Koyle M，Lenke RR，et al. Mild pyelectasis ascertained with prenatal ultrasonography is pediatrically significant. Ultrasound Obstet Gynecol，1997，10：12-18

21. Pilu G，Nicolaides K，Ximenes R，et al. Features of chromosomal defects. In The 18-23 weeks scan. London：ISUOG & Fetal Medicine Foundation，2002

22. Potter EL. Bilateral absence of ureters and kidneys：A

report of 50 cases. Obstet Gynecol, 1965, 25: 3-12

23. Quintero RA, Johnson MP, Arias F, et al. In utero sonographic diagnosis of vesicoureteral reflux by percutaneous vesicoinfusion. Ultrasound Obstet Gynecol, 1995, 6: 386-389

24. Rizzo N, Gabrielle S, Pilu G, et al. Prenatal diagnosis and obstetrical management of multicystic dysplastic kidney disease. Prenat Diagn, 1987, 7: 109-118

25. Romero R, Pilu G, Jeanty P, et al. The urinary tract and adrenal glands. In: Romero R, Pilu G, Jeanty P, et al. Prenatal Diagnosis of Congenital Anomalies. Appleton & Lange, 1988, 255-299

26. Rosati P, Guariglia L. Transvaginal sonographic assessment of the fetal urinary tract in early pregnancy. Ultrasound Obstet Gynecol, 1996, 7: 95-100

27. Rosenberg ER, Bowie JD. Failure of furosemide to induce diuresis in a growth-retarded fetus. AJR Am J Roentgenol, 1984, 142: 485-486

28. Shukunami K, Tsuji T, Kotsuji F, et al. Prenatal sonographic feature of vesicoallantoic cyst. Ultrasound Obstet Gynecol, 2000, 15: 545-546

29. Strauss S, Dushnitsky T, Peer A, et al. Sonographic feature of horseshoe kidney: review of 34 patients. J Ultrasound Med, 2000, 19: 27-31

30. Sanders RC, Nassbaum AR, Solez K. Renal dysplasia: sonographic findings. Radiology, 1988, 167: 623-626

31. Schmidt N, Kubli F. Early diagnosis of severe congenital malformation by ultrasonography. J Perinat Med, 1982, 10: 233-241

32. Tolaymat LL, Maher JE, Kleinman GE, et al. Persistent patent urachus with allantoic cyst: a case report. Ultrasound Obstet Gynecol, 1997, 10: 366-368

33. Twining P. Genitourinary malformations.//Nyberg DA, McGahan JP, Pretorius DH, et al. Diagnostic Imaging of Fetal Anomalies. Philadelphia: Lippincott Williams & Wilkins, 2003, 603-660

34. Van Savage JG, Mesrobian HG. The impact of prenatal sonography on the morbidity and outcome of patients with renal duplication anomalies. J Urol, 1995, 153: 768-770

35. Vergani P, Ceruti P, Locatelli A, et al. Accuracy of prenatal ultrasonographic diagnosis of duplex renal system. J Ultrasound Med, 1999, 18: 463-467

36. Vergani P, Locatelli A, Piccoli MG, et al. Best second trimester sonographic markers for the detection of trisomy 21. J Ultrasound Med, 1999, 18: 469-473

37. Wellesley D, Howe DT. Fetal renal anomalies and genetic syndrome. Prenat Diagn, 2001, 21: 992-1003

38. Whitlow BJ, Lazanakis ML, Kadir RA. et al. The significance of choroid plexus cysts, echogenic heart foci and renal pyelectasis in the first trimester. Ultrasound Obstet Gynecol, 1998, 12: 385-390

39. Whitten SM, McHoney M, Wilcox DT, et al. Accuracy of antenatal fetal ultrasound in the diagnosis of duplex kidneys. Ultrasound Obstet Gynecol, 2003, 21: 342-346

40. Winters WD, Lebowitz RL. Importance of prenatal detection of hydronephrosis of the upper pole. AJR, 1990, 155: 125-129

41. Wollenberg A, Neuhaus TJ, Willi UV, et al. Outcome of fetal renal pelvic dilatation diagnosed during the third trimester. Ultrasound Obstet Gynecol, 2005, 25: 483-488

第十三章

胎儿骨骼系统异常

第一节　正常声像图

一旦胎儿骨骼出现钙化，超声就能显示骨骼的回声。长骨的原发性骨化中心出现在骨干，继发性骨化中心出现在骨骺。原发性骨化中心约在胚胎11周时出现，而继发性骨化中心要等到妊娠末期及新生儿期才出现。声像图上，骨骺部分表现为低回声，如股骨头及肱骨头。胎儿长骨呈长条状强回声结构，两端略宽于中央。超声测量长骨长度是指测量骨干的长度，如股骨的测量是从股骨大转子至股骨干远端。观察胎儿长骨发育，不能仅观察股骨或肱骨，也不能仅观察一侧，应观察所有的长骨，包括胫、腓骨及尺、桡骨，必要时测量其长度（见图2-2-10，图2-2-12，图2-2-14，图2-2-15）。

各长骨的正常值见表13-1-1。

在声像图上，胫骨、腓骨的鉴别方法是胫骨位于内侧，腓骨位于外侧，两者基本等长或胫骨略长于腓骨。尺骨、桡骨的鉴别方法是尺骨位于小指侧，桡骨位于拇指侧，尺骨长于桡骨。腕骨的骨化中心要到产后才出现，掌骨及指骨的骨化中心出现在早期妊娠末及中期妊娠初（图13-1-1，图13-1-2）。踝骨约在妊娠22～24周才能被显示，蹠骨及趾骨约在中期妊娠才可获得显示（见图2-2-21，图13-1-3）。指骨、趾骨骨化中心的出现，不但能使超声显示其具体的结构特点如有无多指、趾或缺指、趾，还能帮助超声判断孕周。此外，足底长度与股骨长度基本相等。

正常脊柱声像图请参见第六章第一节。正常肋骨声像图呈强回声条状结构，后方伴声影。肋骨与肋骨平行排列，间距基本相等（图13-1-4a）。在胸腔横切面上肋骨呈弧形，起始于脊柱，向双侧前方弯曲，止于前胸壁，弧度自然（图13-1-4b），三维超声的应用能使脊柱及肋骨显示得更为清晰（见图6-1-31）。

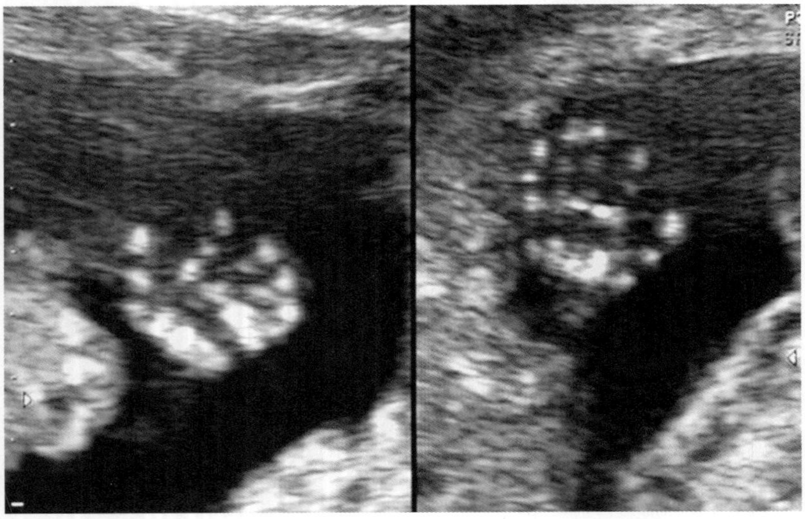

图13-1-1　正常掌骨及指骨
妊娠15⁺周，胎儿双侧掌骨及指骨

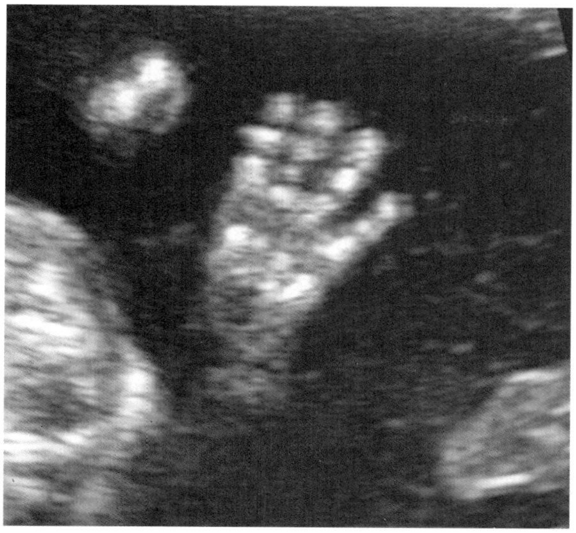

图13-1-2　正常指骨
妊娠19^{+}周，胎儿指骨

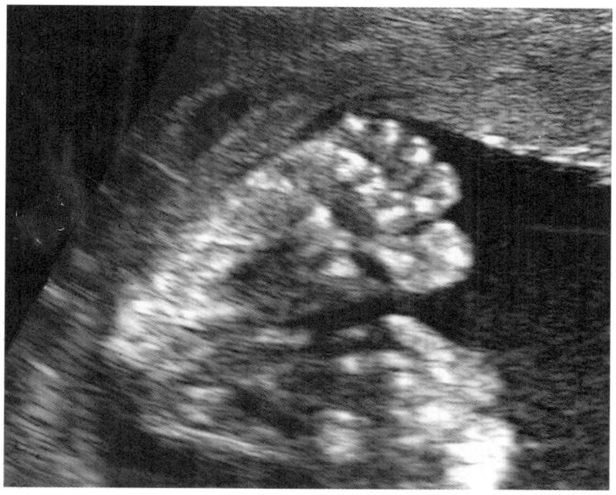

图13-1-3　胎足
妊娠25^{+}周，胎足

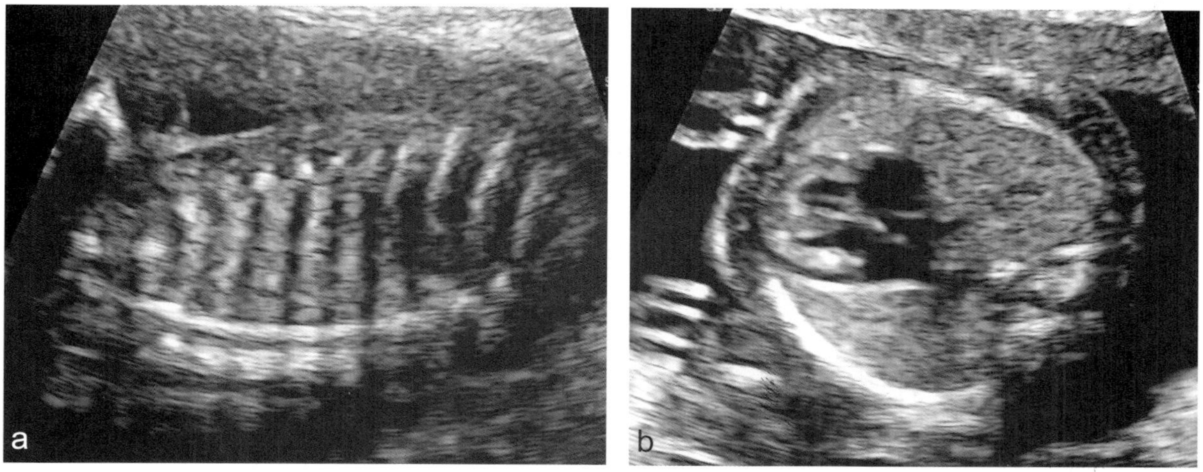

图13-1-4　胎儿肋骨
a.妊娠19^{+}周，胸廓一侧矢状切面观，见平行排列的肋骨；b.同一病例，胸腔横切面观，肋骨呈弧形

表13-1-1　各长骨的正常值（±2SD）

孕周	双顶径（cm）	长骨（cm）					
		股骨	胫骨	腓骨	肱骨	桡骨	尺骨
13	2.3（0.3）	1.1（0.2）	0.9（0.2）	0.8（0.2）	1.0（0.2）	0.6（0.2）	0.8（0.3）
14	2.7（0.3）	1.3（0.2）	1.0（0.2）	0.9（0.3）	1.2（0.2）	0.8（0.2）	1.0（0.2）
15	3.0（0.1）	1.5（0.2）	1.3（0.2）	1.2（0.2）	1.4（0.2）	1.1（0.1）	1.2（0.1）
16	3.3（0.2）	1.9（0.3）	1.6（0.3）	1.5（0.3）	1.7（0.2）	1.4（0.3）	1.6（0.3）
17	3.7（0.3）	2.2（0.3）	1.8（0.3）	1.7（0.2）	2.0（0.4）	1.5（0.3）	1.7（0.3）
18	4.2（0.5）	2.5（0.3）	2.2（0.3）	2.1（0.3）	2.3（0.3）	1.9（0.2）	2.2（0.3）
19	4.4（0.4）	2.8（0.3）	2.5（0.3）	2.3（0.3）	2.6（0.3）	2.1（0.3）	2.4（0.3）
20	4.7（0.4）	3.1（0.3）	2.7（0.2）	2.6（0.2）	2.9（0.3）	2.4（0.2）	2.7（0.3）
21	5.0（0.5）	3.5（0.4）	3.0（0.4）	2.9（0.4）	3.2（0.4）	2.7（0.4）	3.0（0.4）
22	5.5（0.5）	3.6（0.3）	3.2（0.3）	3.1（0.3）	3.3（0.3）	2.8（0.5）	3.1（0.4）
23	5.8（0.5）	4.0（0.4）	3.6（0.2）	3.4（0.2）	3.7（0.3）	3.1（0.4）	3.5（0.2）
24	6.1（0.5）	4.2（0.3）	3.7（0.3）	3.6（0.3）	3.8（0.4）	3.3（0.4）	3.6（0.4）
25	6.4（0.5）	4.6（0.3）	4.0（0.3）	3.9（0.4）	4.2（0.4）	3.5（0.3）	3.9（0.4）

续表

孕周	双顶径（cm）	长骨（cm）					
		股骨	胫骨	腓骨	肱骨	桡骨	尺骨
26	6.8（0.5）	4.8（0.4）	4.2（0.3）	4.0（0.3）	4.3（0.3）	3.6（0.4）	4.0（0.3）
27	7.0（0.3）	4.9（0.3）	4.4（0.3）	4.2（0.3）	4.5（0.2）	3.7（0.3）	4.1（0.2）
28	7.3（0.5）	5.3（0.5）	4.5（0.4）	4.4（0.3）	4.7（0.4）	3.9（0.4）	4.4（0.5）
29	7.6（0.5）	5.3（0.5）	4.6（0.3）	4.5（0.3）	4.8（0.4）	4.0（0.5）	4.5（0.4）
30	7.7（0.6）	5.6（0.3）	4.8（0.5）	4.7（0.3）	5.0（0.5）	4.1（0.6）	4.7（0.3）
31	8.2（0.7）	6.0（0.6）	5.1（0.3）	4.9（0.5）	5.3（0.4）	4.2（0.3）	4.9（0.4）
32	8.5（0.6）	6.1（0.6）	5.2（0.4）	5.1（0.4）	5.4（0.4）	4.4（0.6）	5.0（0.6）
33	8.6（0.4）	6.4（0.5）	5.4（0.5）	5.3（0.3）	5.6（0.5）	4.5（0.5）	5.2（0.3）
34	8.9（0.5）	6.6（0.6）	5.7（0.5）	5.5（0.4）	5.8（0.5）	4.7（0.5）	5.4（0.5）
35	8.9（0.7）	6.7（0.6）	5.8（0.4）	5.6（0.4）	5.9（0.6）	4.8（0.6）	5.4（0.4）
36	9.1（0.7）	7.0（0.7）	6.0（0.6）	5.6（0.5）	6.0（0.6）	4.9（0.5）	5.5（0.3）
37	9.3（0.9）	7.2（0.4）	6.1（0.4）	6.0（0.4）	6.1（0.4）	5.1（0.30	5.6（0.4）
38	9.5（0.6）	7.4（0.6）	6.2（0.3）	6.0（0.4）	6.4（0.3）	5.1（0.5）	5.8（0.6）
39	9.5（0.6）	7.6（0.8）	6.4（0.7）	6.1（0.6）	6.5（0.6）	5.3（0.5）	6.0（0.6）
40	9.9（0.8）	7.7（0.4）	6.5（0.3）	6.2（0.1）	6.6（0.4）	5.3（0.3）	6.0（0.5）
41	9.7（0.6）	7.7（0.4）	6.6（0.4）	6.3（0.5）	6.6（0.4）	5.6（0.4）	6.3（0.5）
42	10.0（0.5）	7.8（0.7）	6.8（0.5）	6.7（0.7）	6.8（0.7）	5.7（0.5）	6.5（0.5）

Merz E，Kim-Kern MS，Pehl S. Ultrasonic mensuration of fetal limb bones in the second and third trimesters. J Clin Ultrasound，1987，15：175-183

第二节　骨骼异常的诊断要点

一、家族史

骨骼系统异常的病例多数为常染色体显性（autosomal dominant，AD）或常染体隐性（autosomal recessive，AR）遗传。显性遗传可以是新的基因突变或有典型的家族史。即使是有家族史的显性遗传，每一个患者的临床表现也不一样，这取决于基因的不同表现度。隐性遗传所致的致死型骨骼畸形，乃因为夫妇双方均为杂合子，故不表现出症状。一旦胎儿为纯合子，即可表现出严重的畸形。因此，这种遗传方式的异常，再次妊娠胎儿为纯合子的风险率为25%。所幸的是，夫妇双方携带相同杂合子的机会很少，出生纯合子的异常胎儿机会也很少。除非近亲结婚，夫妇双方就可能携带相同的杂合子病变基因，胎儿发病的机会也就大大增加。

二、早孕期接触某些药物

早孕期服用某些药物可能导致胎儿骨骼畸形，如已明确反应停能引起胎儿短肢畸形。其他可引起胎儿骨骼发育障碍的药物有华法林（抗凝血药）、酒精及一些麻醉剂等。

三、孕妇糖尿病

胰岛素依赖型糖尿病，尤其是那些控制不良的糖尿病，也可能导致胎儿畸形，特别是先天性心脏病、肾脏病变以及骨骼异常如骶尾退化综合征等。

四、异常的声像图表现

有些异常声像图表现可提示胎儿存在骨骼系统畸形：

1. *长骨短小* 绝大部分骨骼系统畸形均存在不同程度的长骨短小。严重的长骨短小见于致死型骨骼畸形，如软骨发育不全、致死型侏儒、成骨发育不全Ⅱ型、Grebe综合征等。中度的长骨短小有Jeune胸廓营养不良、短肋多指综合征等。软骨发育不良往往在妊娠26周后才会表现出长骨短小。长骨短小又分：①肢根型（rhizomelic），指肢体近端长骨如股骨、肱骨，此类长骨短小有致死型侏儒等；②肢中型（mesomelic），指肢体中段长骨如胫腓骨、尺桡骨，此类长骨短小有Jeune胸廓营养不良或低磷酸酯酶症等；③肢端型（acromelic），指肢体远端如手、脚短小；④均匀型（micromelic），指全部长骨均短小。

2. *长骨弯曲* 有些是因宫内自发性骨折导致声像图显示长骨弯曲，如成骨发育不全的几种类型；有些是长骨本身弯曲如低磷酸酯酶症、致死型侏儒、屈骨症等。

3. *胸腔狭小* 致死型骨骼畸形一般都合并胸腔狭小，究其原因是肋骨发育不良，如软骨发育不全、致死型侏儒、季肋部发育不全、Jeune胸廓营养不良和屈骨症等。成骨发育不全Ⅱ型既有胸腔狭小，还合并肋骨弯曲（肋骨骨折）。

4. *颅骨异常* 软骨发育不全Ⅰ型及有些成骨发育不全Ⅱ型合并颅骨低矿化，致死型侏儒合并苜蓿叶状头颅，软发育不良可表现为大头。

5. *胎儿水肿* 相当一部分的致死型骨骼畸形胎儿的胎动可明显减少。胎动有助于淋巴液的回流，促使淋巴液回流至心脏。肋骨短小及胸腔狭窄造成胎儿呼吸样运动减少或消失，呼吸样运动可降低胸腔压力。同时，胎儿在宫内常取仰卧位，一旦胎动消失，胸腔压力升高，液体便积聚在胎儿的最低部位。故骨骼畸形的胎儿常有早孕期颈项透明层增厚或任何孕周发生水肿。

6. *手足畸形或多指趾* 足畸形可以是单纯性的，也可以是致死型骨骼畸形的表现之一，甚至可以发生在染色体异常的胎儿中（如18-三体综合征）。在声像图上，短肋多指综合征可见到轴后多指（小指侧），Grebe综合征表现为多指且指趾短小，Jeune胸廓营养不良也表现为轴后多指。

7. *羊水过多* 有些骨骼畸形合并羊水过多，如软骨发育不全Ⅰ型及Ⅱ型、致死型侏儒、成骨发育不全Ⅱ型等，可能与胎儿胸廓狭小、胸腔压力增加影响胎儿吞咽羊水有关。

8. *其他畸形* 软骨发育不全Ⅱ型可合并脊柱低矿化或无矿化；致死型侏儒及软骨发育不良常存在侧脑室扩张；致死型侏儒有时还有心血管及肾脏异常。另有一些少见的骨骼畸形可合并唇裂、腭裂等。

由于骨骼系统畸形涉及的异常声像图表现很多，有学者提出应按规范的顺序逐一检查，以免遗漏。检查的项目包括：①测量长骨长度；②比较各长骨的比例，如肢根型短肢或肢端型短肢；③观察长骨状况，包括弯曲、钙化程度、有无骨折等；④测量胸廓径线；⑤观察手脚，如多指或并指；⑥评估头颅，有无大头畸形、前额突出、苜蓿叶状头、眶间距；⑦有无唇裂腭裂；⑧检查脊柱状况；⑨其他器官有无异常，尤其是心脏；⑩胎动及羊水量。

超声无论是怀疑或是诊断骨骼畸形的过程，最常发现的是长骨短于正常。此时要注意与胎儿生长受限（fetal growth restriction，FGR）相鉴别。如果只是长骨明显短小，就有可能是骨骼系统异常；如果长骨短小但其他所有经线也都小，而且成比例，则可能是对称性FGR；非对称性FGR则表现为腹围及股骨比头围更小。一般来说，骨骼系统畸形的胎儿，长骨多短于正常但腹围大都正常。中孕中期长骨轻度短小也是染色体异常的一个软指标，应注意除外染色体异常（详见第十五章第二节第二点）。除了观察长骨之外，检查胸腔、脊柱等也都很重要，这将有助于作出疾病的诊断与鉴别诊断。

然而，绝大部分骨骼系统畸形产前超声仅能发现畸形而难以作出具体诊断，最终诊断仍依赖于产后的放射学检查。尽管如此，产前超声作出致死型或非致死型骨骼畸形的大致判断，对于产科处理仍是十分重要。

第三节 几种常见的骨骼发育障碍

骨骼畸形种类繁多，而且发现累及骨和结缔组织的遗传病日益增多，加之许多疾病的发病机制尚不明了，所以，不仅给疾病分类带来很大困难，也造成分类上的混乱。受超声局限性限制，产前超声对绝大部分骨骼畸形都无法作出明确诊断，只能观察到一些与此相关的征象，因而更难作出疾病分类。所以，在此仅介绍几种常见的、声像图上有特征性的胎儿骨骼系统畸形的诊断。

一、成骨发育不全

成骨发育不全（osteogenesis imperfecta，OI）是一组遗传性异种基因胶原蛋白紊乱，表现为骨折、蓝巩膜、牙本质生成不全。发生率约1∶28500，其中最严重的一种是致死型成骨发育不全Ⅱ型，其发生率约为1∶54000。

【病因及病理】

成骨发育不全的病因是胶原蛋白的形成、分泌或功能的紊乱，它可以分为四种类型。Ⅰ型：为常染色体显性遗传，病人有蓝巩膜、骨质脆弱及耳聋，也可有耳聋家族史。新生儿时体重及身高均正常，也无骨折。Ⅱ型：为致死型成骨发育不全，可能是常染色体隐性遗传，但某些病例可能是常染色体基因突变。患儿多是死胎、死产或是新生儿死亡，在宫内时就表现出长骨极短及多发性骨折，胸腔狭小，颅骨钙化差。也有蓝巩膜。Ⅲ型：为常染色体隐性或显性遗传，婴儿期有蓝巩膜，成年后巩膜颜色可能正常或为淡蓝色。长骨短而弯曲，多数病人产时就有多发性骨折，颅骨骨化较差。以后长骨和脊柱出现进行性变形。Ⅳ型：是相对最轻的一种，为常染色体显性遗传。出生时患儿有蓝巩膜，以后渐渐消失。长骨长度正常，但股骨稍有弯曲，有些有牙本质生成不全。

【诊断】

本病宫内能作出诊断的主要是成骨发育不全Ⅱ型。一般在中期妊娠初就能显示长骨极短、弯曲、成角弯曲（骨折）等声像图特点。如有骨痂形成则局部回声有增厚改变。通常，股骨短小最为明显，其次才为其他长骨。有时长骨极短无法进行长度测量。由于颅骨变薄，且钙化差，故颅内结构显示得异常清晰，脑室尤为明显，有时检查者会将此误以为是脑室扩张。若怀疑颅骨钙化差，可将探头稍用力地推压胎头，钙化极差或无钙化的胎头即会出现变形。多发性肋骨骨折表现为肋骨变形弯曲。胸腔狭窄时，胸廓回声呈“铃状”或“啤酒瓶状”（图13-3-1，图13-3-2）。胎动减少。本病偶见脊柱椎体回声降低。早孕期胎儿大畸形筛查的开展使本病的拟诊更为提前（图13-3-3）。

成骨发育不全Ⅰ型和Ⅲ型有时宫内也能作出拟诊，但时间比Ⅱ型迟。其主要的诊断依据也是长骨短而弯曲，或直接观察到骨折。有时长骨虽然很短，但没有Ⅱ型严重（图13-3-4，图13-3-5）。

【鉴别诊断】

成骨发育不全Ⅱ型需与软骨发育不全及致死型侏儒相鉴别。后两种异常也表现为长骨极其短小，但无长骨骨折。两者常表现为大头，致死型侏儒还可能出现苜蓿叶状头。但临床上有时鉴别仍然非常困难。

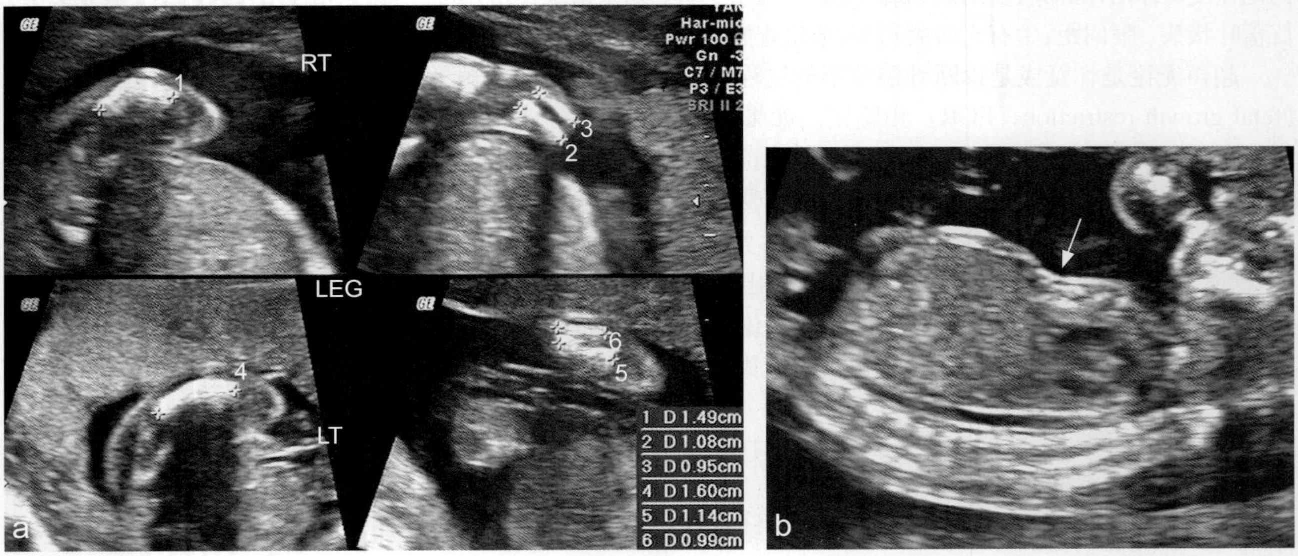

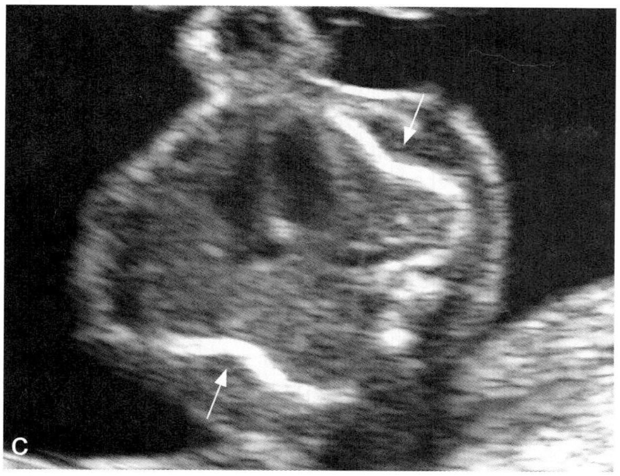

图13-3-1 成骨发育不全

a. 妊娠19⁺周，胎儿各长骨严重短小，成角弯曲；b. 同一病例，胎体矢状切面观，见胸廓狭窄凹陷（箭头），呈铃状或啤酒瓶状；c. 同一病例，胸腔横切面观，显示肋骨弯曲内陷（箭头），为肋骨骨折。引产后病理检查证实为成骨发育不全ⅡA型

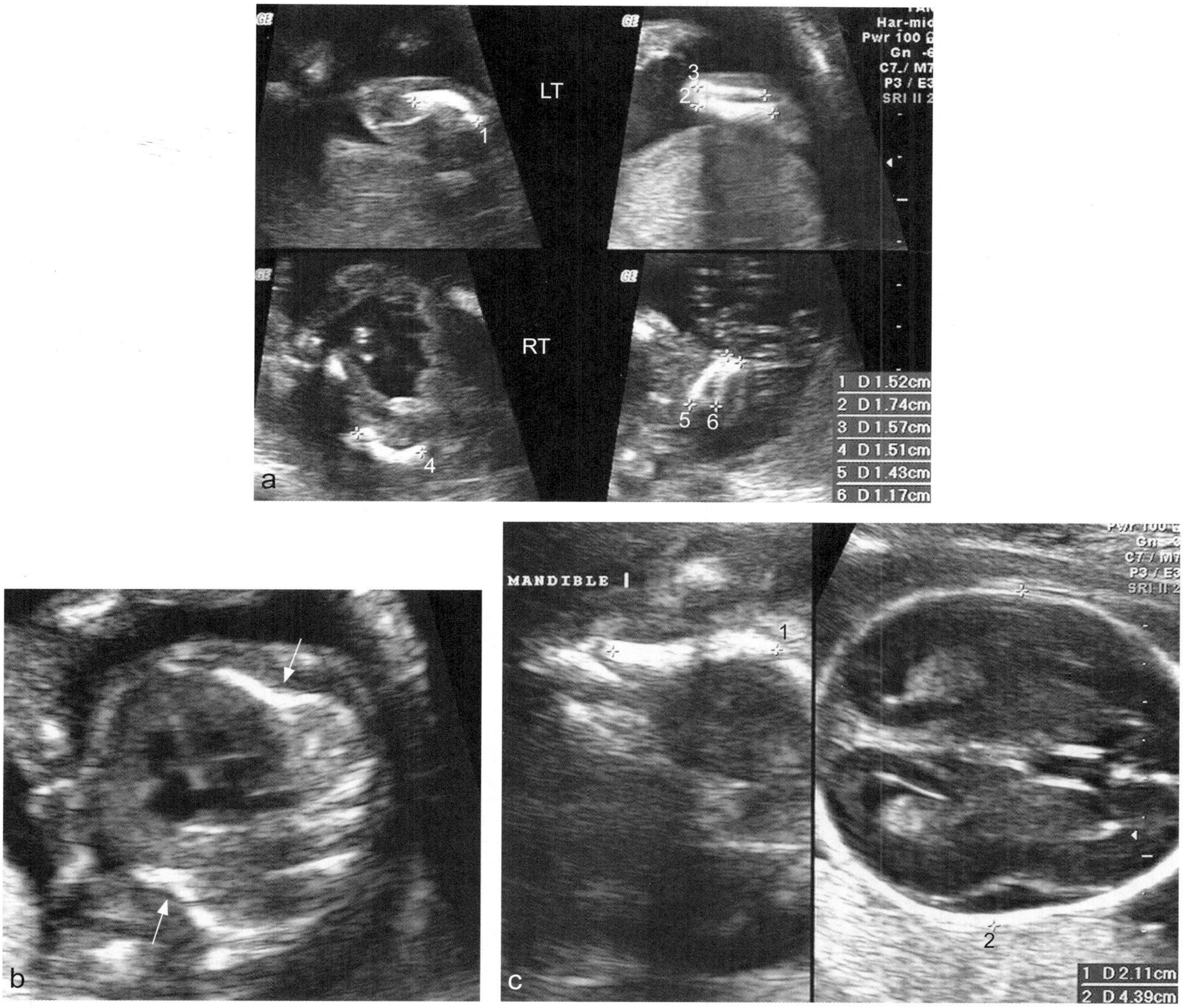

图13-3-2 成骨发育不全

a. 妊娠19⁺周，各条长骨严重短小伴弯曲；b. 同一病例，胸腔横切面观，见肋骨骨折内陷（箭头）；c. 同一病例，左图显示下颌骨长21mm（测量键1）；右图显示双顶径44mm（测量键2），为下颌骨短小。引产后病理检查证实为成骨发育不全Ⅱ型

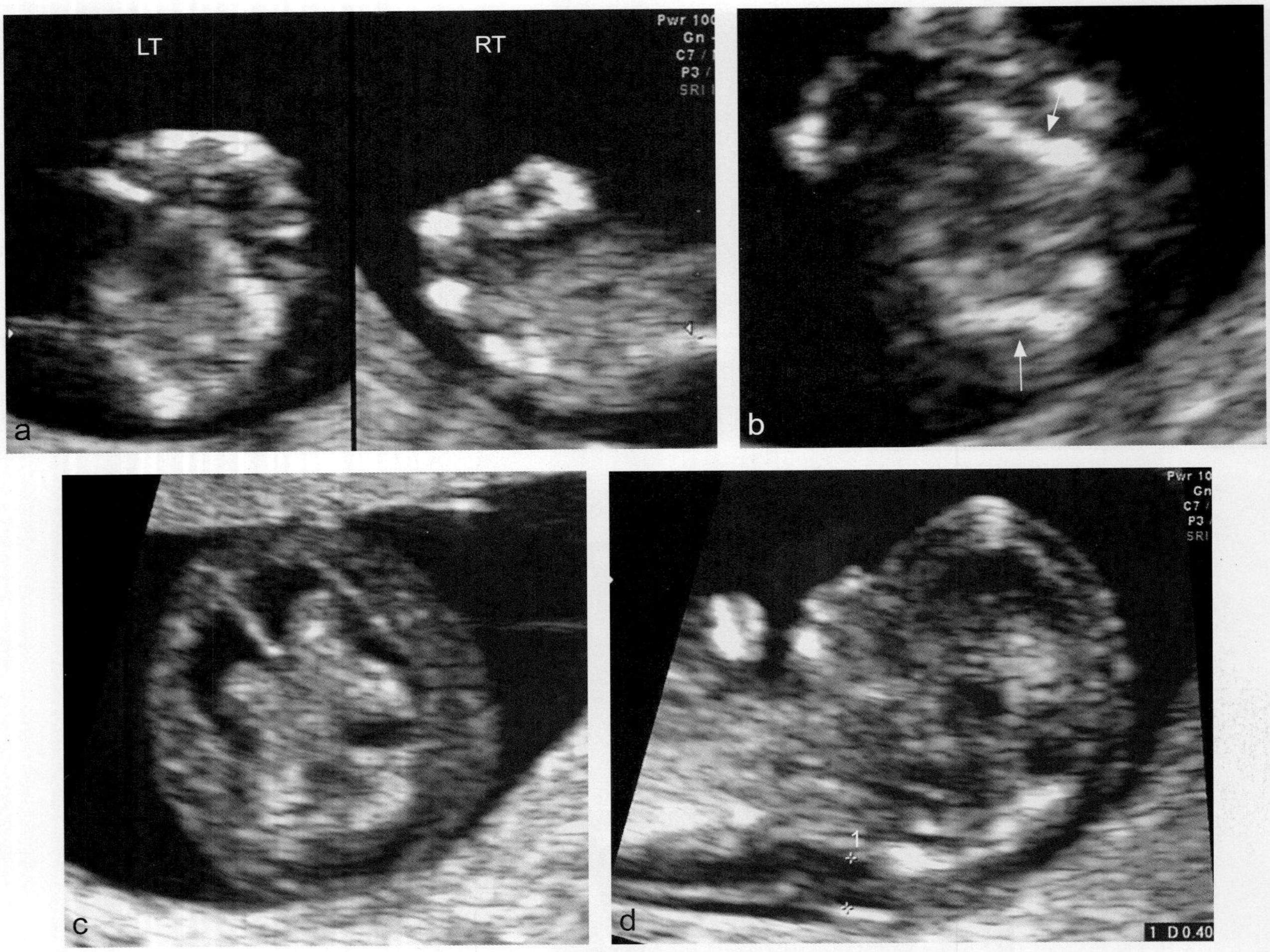

图13-3-3 成骨发育不全

a. 妊娠12⁺周,声像图显示胎儿双上肢明显短小;b. 同一病例,胸腔横切面观,见肋骨弯曲内陷(箭头),为肋骨骨折;c. 同一病例,胎头横切面观,显示头皮水肿,颅骨钙化差,颅内结构异常清晰透亮;d. 同一病例,颈项透明层增厚,4.0mm。引产后病理检查证实为成骨发育不全Ⅱ A型

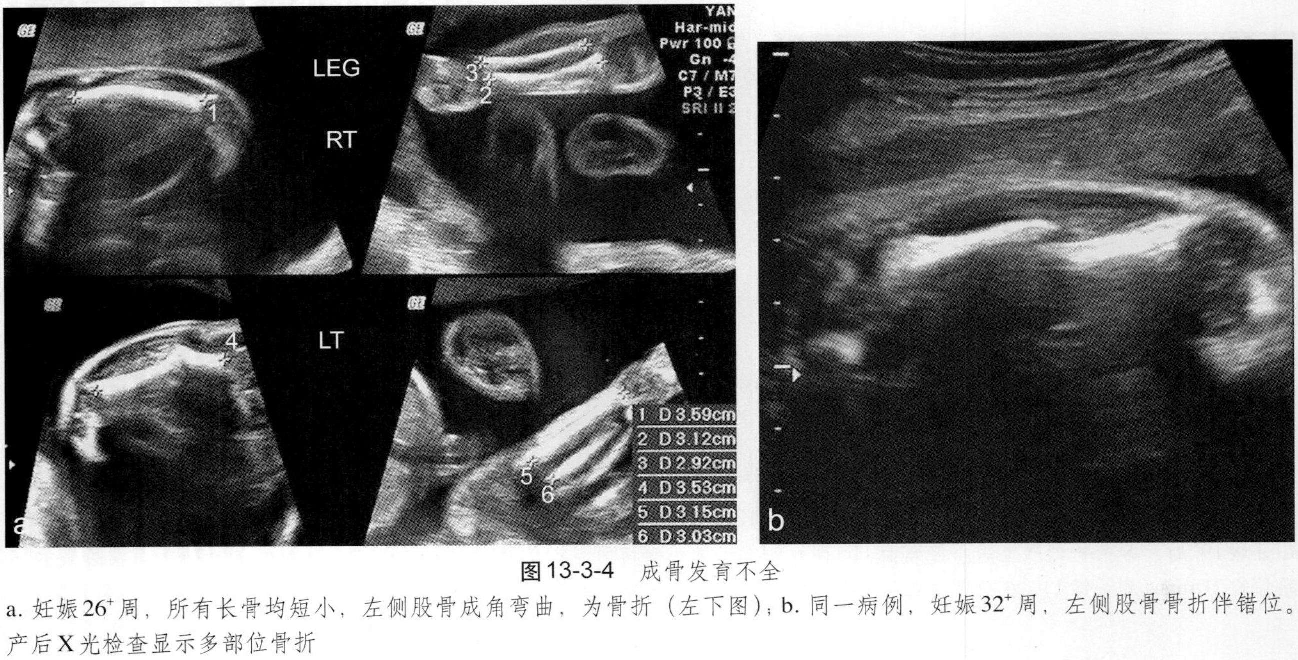

图13-3-4 成骨发育不全

a. 妊娠26⁺周,所有长骨均短小,左侧股骨成角弯曲,为骨折(左下图);b. 同一病例,妊娠32⁺周,左侧股骨骨折伴错位。产后X光检查显示多部位骨折

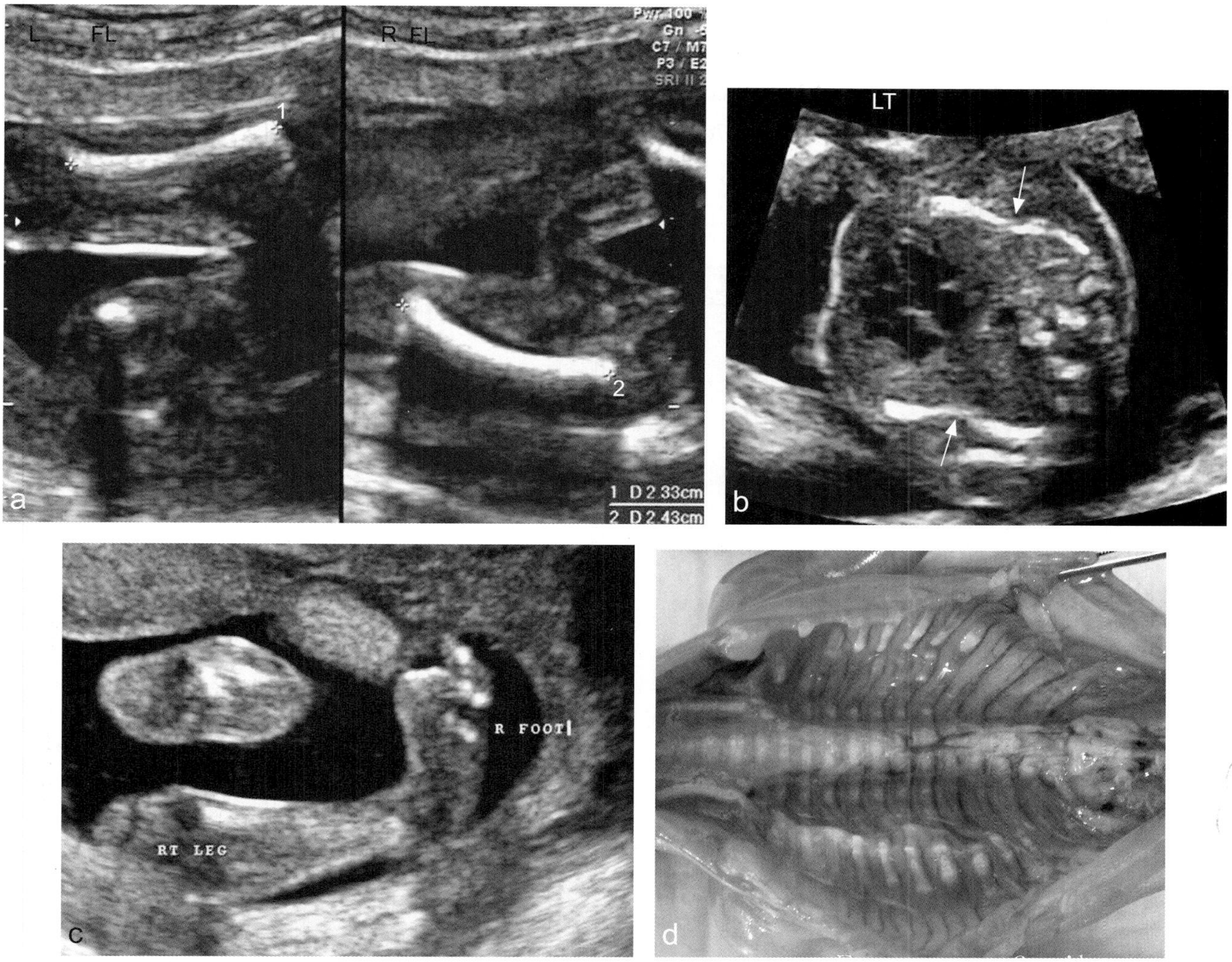

图13-3-5 成骨发育不全

a. 妊娠19⁺周，双侧股骨短小，23～24mm；b. 同一病例，胸腔横切面观，显示肋骨骨折（箭头）；c. 同一病例，右马蹄内翻足；d. 引产后尸解，见多条肋骨骨折，病理检查证实为成骨发育不全ⅢC型

【预后】

成骨发育不全Ⅱ型为致死型畸形，任何孕周作出诊断都应终止妊娠。Ⅰ型和Ⅲ型有时产前超声不能发现，有时在有生机儿后才能发现。骨折越多越严重，预后则越差。本病也有死胎、死产的报道。产时胎儿经过产道还可造成颅骨等更多骨折，因此，有人建议行剖宫产术。

二、软骨发育不全Ⅰ型和Ⅱ型

软骨发育不全（achondrogenesis）是致死型软骨营养障碍。表现为四肢极度短小，短躯干及一个很不相称的大头。发生率约0.23∶10 000。

【病因及病理】

软骨发育不全属于常染色体隐性遗传性疾病。

病理上，Ⅰ型为软骨内及表面骨化障碍，表现为部分或全部颅骨及脊柱无骨化，长骨极其短小，可有肋骨骨折。Ⅱ型与Ⅰ型病理相同，只是较Ⅰ型为轻，仅软骨内骨化障碍，表现为颅骨及脊柱钙化不等。长骨极短，但较Ⅰ型稍轻，且无肋骨骨折。

【诊断】

本病声像图特点是长骨极短，中期妊娠初超声就能测出长骨短于正常，随孕周的增长长骨短小越来越明显（图13-3-6a，图13-3-7a、b，图13-3-8a、b）。颅骨或椎体低钙化或无钙化，表现为颅内结构特别透亮清晰（图13-3-6b）及脊柱透明（图13-3-7d，图13-3-8c）。其他表现还有胸腔狭小（图13-3-7c，图13-3-8e）、胎儿水肿，甚至颈部出现水囊瘤和腹水（13-3-8），羊水过多。也有人指出极短的肢体造成多余的软组织堆积重叠，看上去像胎儿水肿。

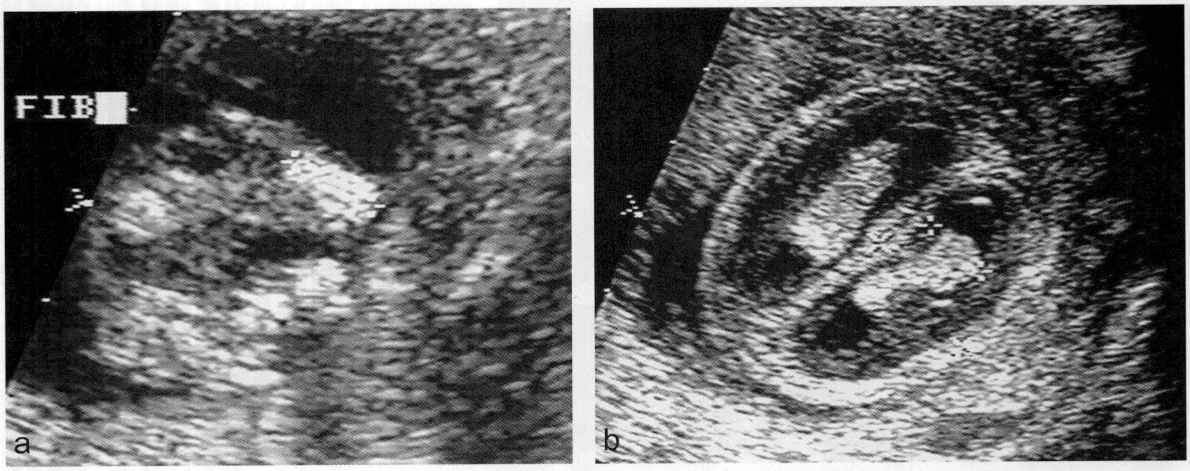

图13-3-6 软骨发育不全

a. 妊娠16⁺周，所有长骨极短；b. 同一病例，颅骨钙化差，颅内结构异常清晰透亮。引产后病理检查证实软骨发育不全Ⅰ型

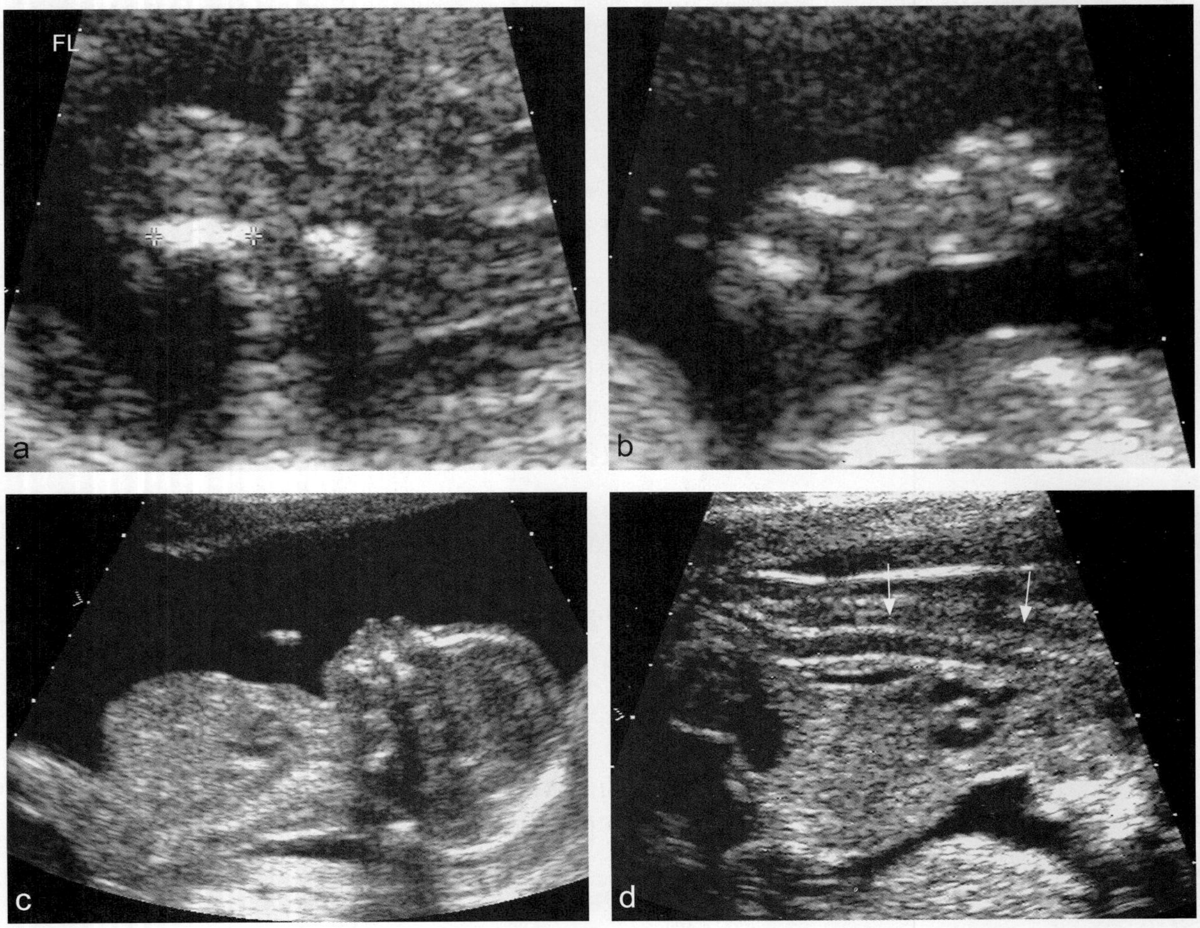

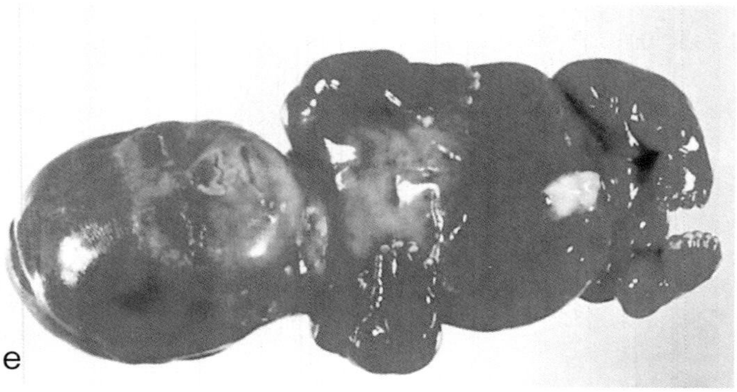

图13-3-7 软骨发育不全

a. 妊娠20⁺周，股骨（测量键）及所有长骨均极短小；b. 同一病例，上肢极其短小；c. 同一病例，脊柱躯干短小，胸腔狭小；d. 同一病例，脊柱钙化差，隐约见回声稍增强的椎体及椎弓回声，椎管透亮（箭头）；e. 同一病例，引产后标本，显示四肢极其短小、内翻足、大头、短躯干，病理证实为软骨发育不全Ⅱ型

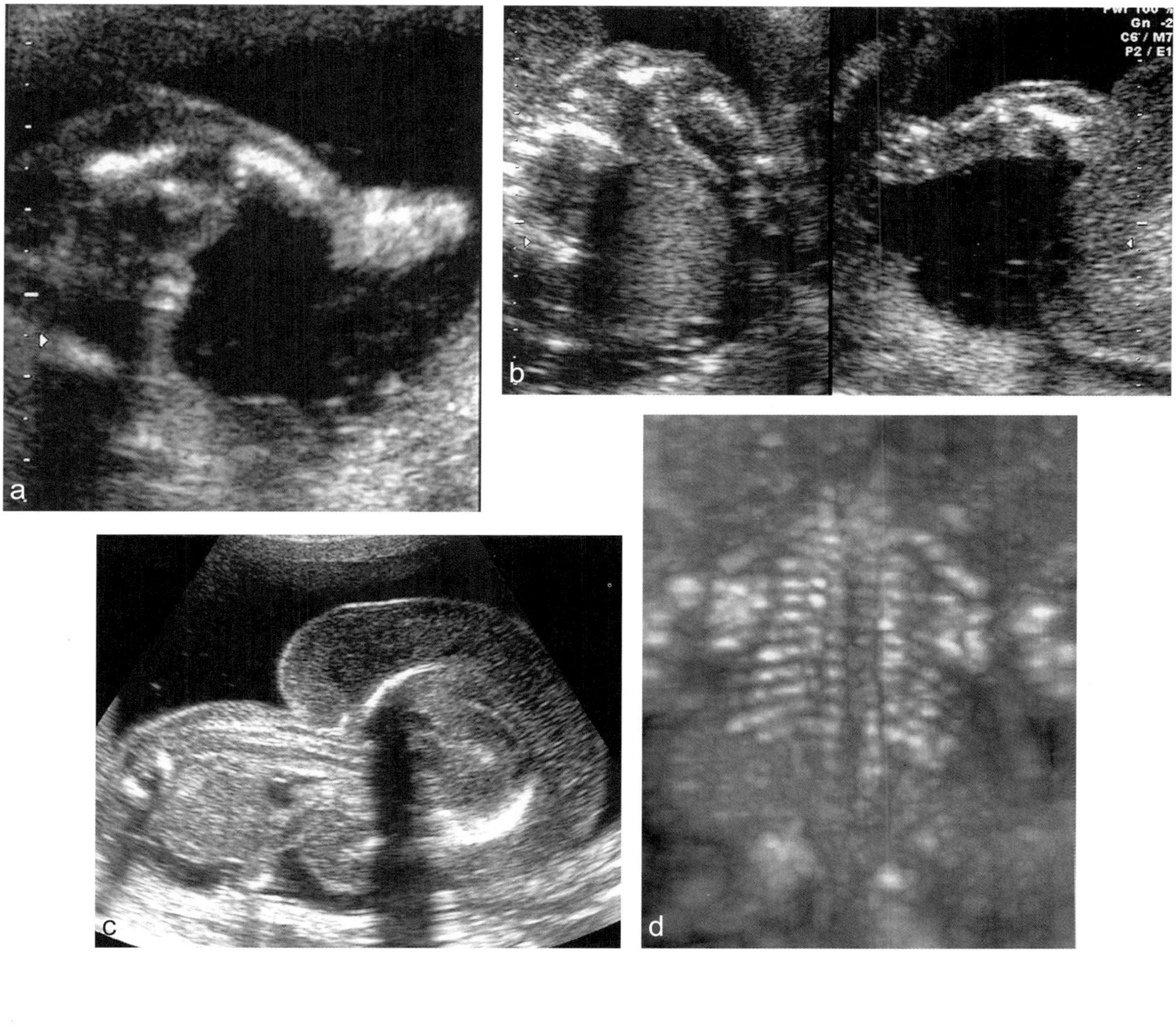

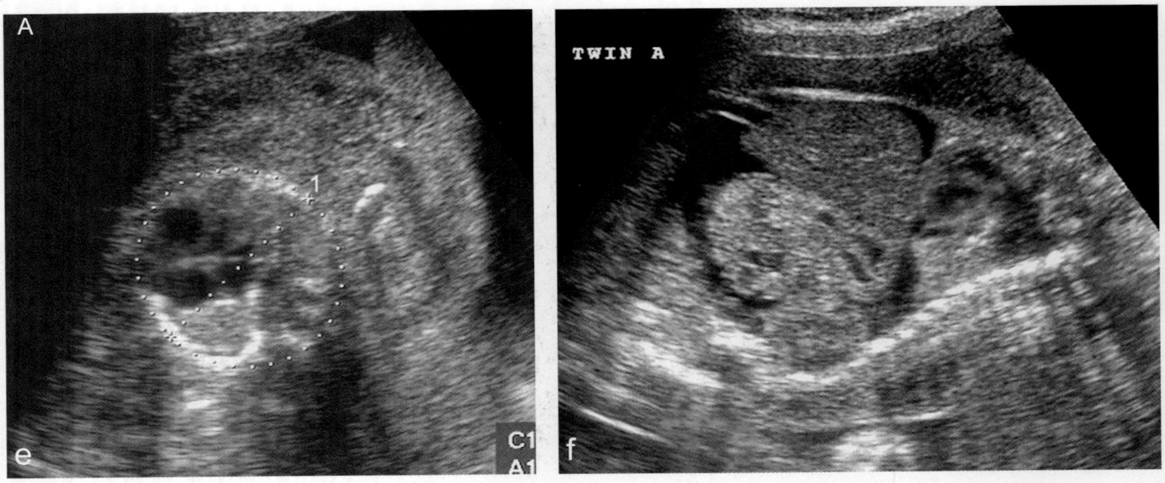

图13-3-8 软骨发育不全

a. 妊娠19⁺周，双绒毛膜囊双胎之一，下肢及所有长骨严重短小；b. 同一病例，显示双侧上肢严重短小；c. 同一病例，胎儿严重水肿；d. 同一病例，三维透明成像显示脊柱短小，椎骨及肋骨排列紧密；e. 同一病例，妊娠25⁺周，胸腔横切面观，示胸腔狭小（测量键1）；f. 同一病例，腹水。于妊娠27⁺周宫内死亡

【鉴别诊断】

应注意与其他长骨极短的致死性骨骼畸形鉴别，如致死型侏儒、成骨发育不全Ⅱ型。颅骨低钙化还要与低磷酸酯酶症相鉴别。但是，有时产前作出鉴别诊断很困难，需待产后作X线检查才能确诊。

【预后】

为致死型骨骼畸形，或是死胎、死产或是产后数天内死亡。任何孕周作出诊断都应终止妊娠。

三、致死型侏儒

致死型侏儒(thanatophoric)顾名思义，是一种致死型骨骼畸形。表现为长骨尤其是股骨和肱骨(肢根型)极短、长骨弯曲、胸腔狭小、头颅相对较大。发生率为0.69∶10 000。

【病因及病理】

病因不明。大部分病例为散发性，也有可能是常染色体隐性遗传。

病理上，长骨尤其是股骨及肱骨极短，并伴有弯曲，有人描述此声像图为“电话筒”样改变。胸腔狭窄、肋骨短，但躯干长度显示正常。本病脊柱椎体扁平，椎间隙增宽。前额突出，眼距增宽，并有鞍状鼻。患儿手脚正常，但指（趾）短，呈“腊肠状”。致死型侏儒还由于颅缝早闭，头颅表现为苜蓿叶状，有时还存在脑室扩张或脑积水。此外，在致死型侏儒中还可发生马蹄肾、肾盂积水、房间隔缺损、三尖瓣异常、无肛和尺桡骨融合。

【诊断】

在声像图上，最明显的异常发现是长骨极短、弯曲，呈“电话筒”状改变，并以股骨及肱骨更为明显。本病其他声像图改变还有胸腔狭小、苜蓿叶状头颅、前额突出和大头（不管有无脑室扩张）（图13-3-9）。有些病例还伴有脑室扩张和颈项软组织层增厚，至中期妊娠末及晚期妊娠时因软组织增多、长骨极短可造成软组织堆积。本病常有羊水过多以及胎动减少。

此外，有些病例还有上述的其他部位异常。

【鉴别诊断】

也要注意与其他几种致死型骨骼畸形鉴别，如成骨发育不全Ⅱ型、软骨发育不全等。但有时鉴别诊断十分困难。

【预后】

本病为致死型畸形。死因与胸腔极度狭窄导致呼吸窘迫、心肺衰竭有关。任何孕周作出诊断都应终止妊娠。晚期妊娠可因大头及脑积水而头盆不称，分娩时可行穿颅术。

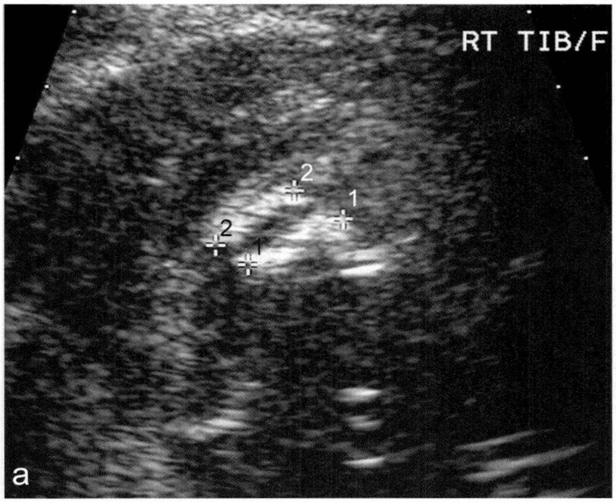

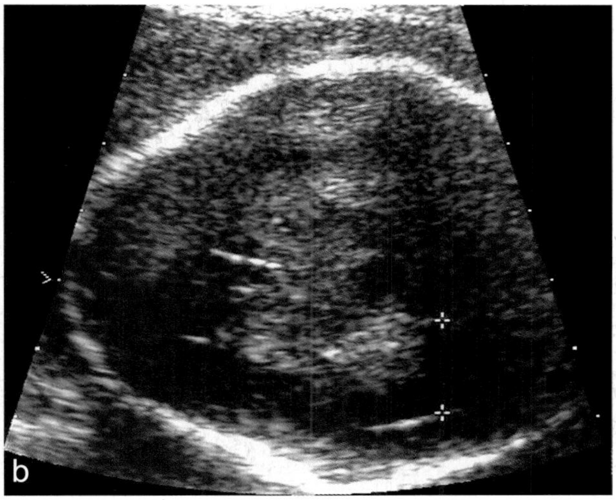

图13-3-9 致死型侏儒

a. 妊娠20⁺周，肢体长骨极其短小；b. 同一病例，大头，头型呈苜蓿叶状，伴脑室扩张（测量键）。引产后病理证实为致死型侏儒

四、软骨发育不良

这里的软骨发育不良是特指杂合子软骨发育不良（heterozygous achondroplasia），表现为肢根型肢体短小侏儒，肢体弯曲、脊柱前凸、大头、塌鼻。但患儿可以存活。发生率约为1∶10 000。

【病因及病理】

软骨发育不良是一种常染色体显性遗传，可有不同程度的表现型。然而，80%的患者其双亲并非软骨发育不全患者，提示可能也存在新的基因突变。纯合子软骨发育不良（homozygous achondroplasia）为致死型骨骼畸形。如果双亲正常，再次怀孕杂合子软骨发育不良胎儿的再发生率很低；如果双亲之一为软骨发育不良患者，其后代50%为杂合子软骨发育不良；如果双亲均为软骨发育不良患者，其后代25%为正常，50%为杂合子软骨发育不良，25%为纯合子软骨发育不良。

病理上，软骨发育不良为软骨内钙化异常。这种钙化异常不是质量上的异常，而是数量上的异常。受累的骨出现短小，多数长骨的两端粗大且弯曲，手脚部的骨骼也较为短小。手指往往向外张开，第三指与第四指不能靠拢，称"三叉手"（trident hand）。X线片上椎弓根间的距离也有可能变小。面部特征有塌鼻、前额突出、下颌骨宽。

有时软骨发育不良患者可合并脑积水，可能是枕骨大孔小于正常的缘故。

【诊断】

产前声像图上能观察到的异常表现主要是长骨短于正常，尤其是股骨。然而，股骨短于正常往往要到中期妊娠末或晚期妊娠初才表现出来（图13-3-10a，图13-3-11a、b）。除非是纯合子软骨发育不良，才有可能在妊娠20周左右作出诊断。本病长骨形态及回声均正常，也无胸腔狭小。产后X片所示的长骨改变及脊柱改变，产前声像图上都不能显示。头围大于相应孕周（图13-3-10b，图13-3-11c），如果胎儿体位合适，有时能见到前额突出（图13-3-11d）。

如合并脑室扩张或脑积水，或其他部位的异常，声像图上则能见到相应的表现（图13-3-11）。

【鉴别诊断】

由于软骨发育不良往往在晚期妊娠才表现出股骨短于正常，而胎儿生长受限绝大部分也是在晚期才出现声像图改变，表现为股骨短小。鉴别要点是胎儿生长受限还可同时存在腹围小于正常、羊水偏少或过少，以及脐动脉等血管异常多普勒血流改变的征象。

【预后】

软骨发育不良患者可以正常生存，智商大多也都正常。但可能多病如因舌骨发育异常造成咽鼓管狭窄，故耳部常常感染，听力下降。成年后一般身材都很矮小，男性平均1.3米，女性1.2米。一些患者可合并脑积水，但一般不很严重。

目前国际上少数产前诊断中心可通过分析胎儿DNA对此病作出诊断，但必须要有相应的指征才可能进行这项测定。然而事实上一旦超声怀疑软骨发育不良，就已经晚期妊娠或接近晚期妊娠。除非孕妇上一胎明确为软骨发育不良，再次妊娠就可在早孕期或中孕早期进行诊断性检查。在产科处理中，由于胎头较大，剖宫产率相对较高。

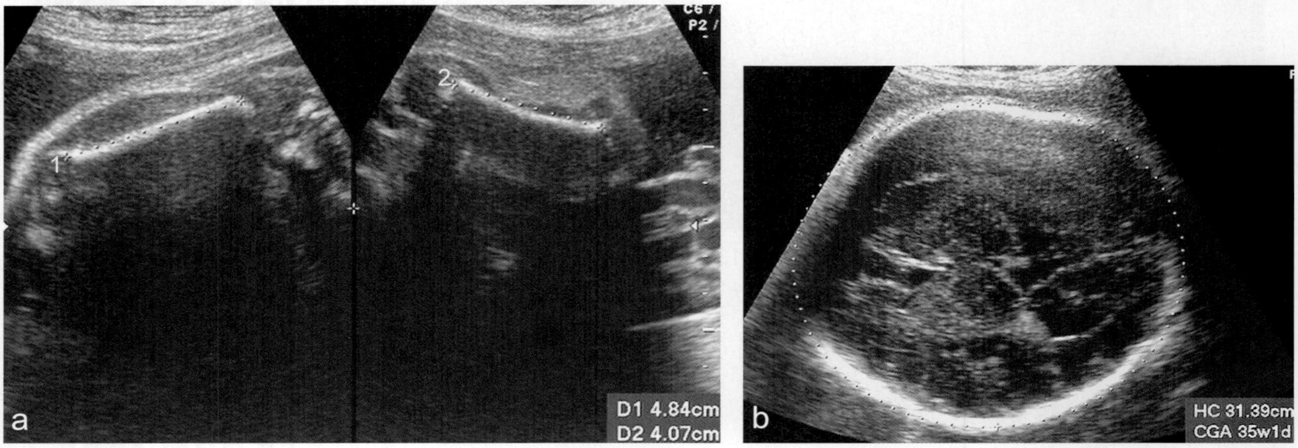

图13-3-10 软骨发育不良

a. 妊娠32⁺周，长骨明显小于孕周，相当于孕26周的长骨长度；b. 同一病例，头围增大，相当于孕35⁺周的头围径线。产后X线确诊为软骨发育不良伴脑室扩张

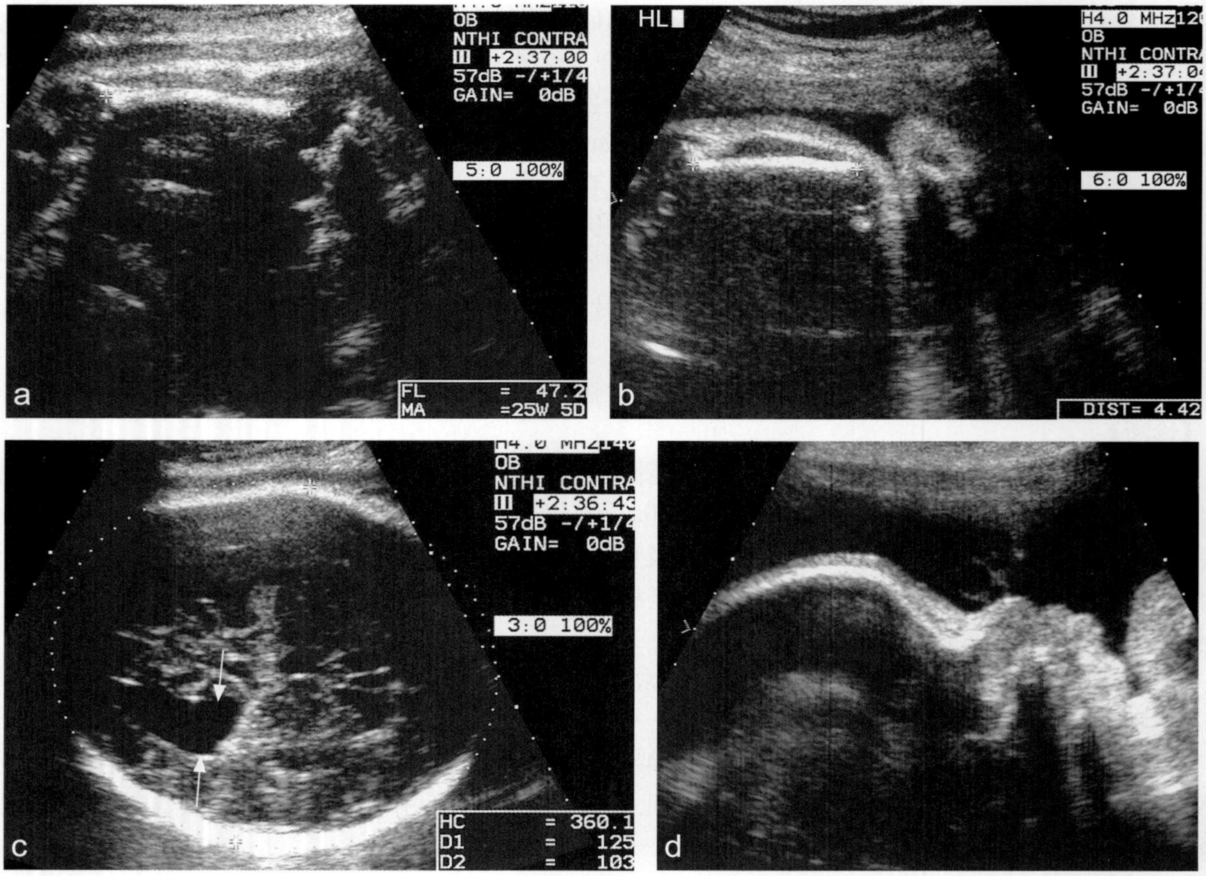

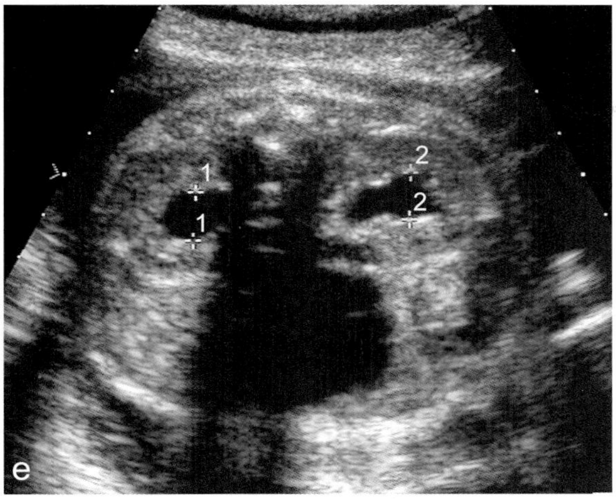

图 13-3-11 软骨发育不良

a. 妊娠 33⁺周，长股骨明显短小，相当于孕 25⁺周的股骨长度；b. 同一病例，肱骨相当于孕 26⁺周的长度；c. 同一病例，头围明显增大，大于足月胎儿的头围，见侧脑室扩张（箭头）；d. 同一病例，面部正中矢状切面观，显示前额前突；e. 同一病例，双侧肾盂轻度扩张（测量键）

五、骶尾退化综合征

骶尾退化综合征（caudal regression syndrome）也称骶骨发育不全（sacral agenesis），包括骶尾骨缺失及不同程度的腰椎缺失或发育不良。

【病因及病理】

骶尾退化综合征常发生在糖尿病的孕妇中，也有报道部分病例存在代谢异常或接触致畸物。认为是由于胚胎发育初期神经管分裂形成骶尾部的过程发生异常，导致包括腰骶以下的椎骨缺失或发育不良。

【诊断】

严重病例可以早至早孕期超声就能发现胎儿头臀长小于相应孕周，躯干短，脊柱下段不显示（图 13-3-12）。中孕中期声像图上双侧髂翼之间不见正常腰骶尾椎回声，下肢多有畸形，如短肢、屈曲畸形、大腿缺失或小腿缺失及马蹄内翻足等。

常合并其他部位的异常，如肾缺如或肾发育不良、消化道梗阻等。

【鉴别诊断】

需与骶尾退化综合征鉴别的有椎骨发育异常如半椎骨、VACTERL 综合征、并腿畸形（sirenomelia）等，后者为一组多发性致死型畸形综合征，是由于髂血管分裂异常，导致下肢融合、肾缺如、骶尾骨及直肠膀胱缺失（图 13-3-13），也有人认为此病是骶尾退化综合征的一种极端形式。

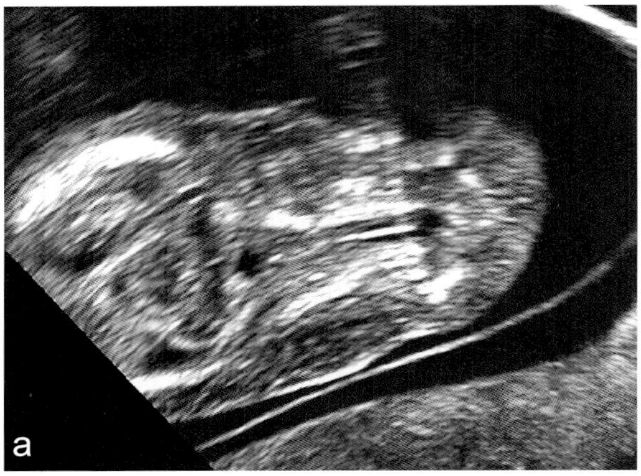

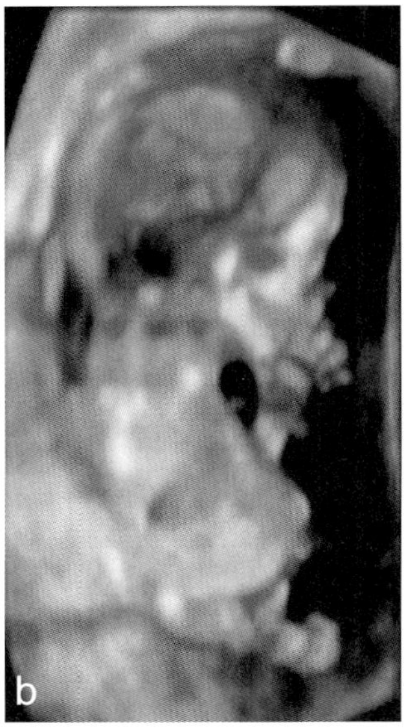

图 13-3-12 骶尾退化综合征

a. 妊娠 13⁺周，双绒毛膜囊双胎之一，脊柱冠状切面观，显示自腰椎起下部分脊柱缺失；b. 同一病例，三维表面成像示躯干短小，下肢短小伴畸形。行选择性杀胎术，另一胎妊娠至足月，分娩正常儿

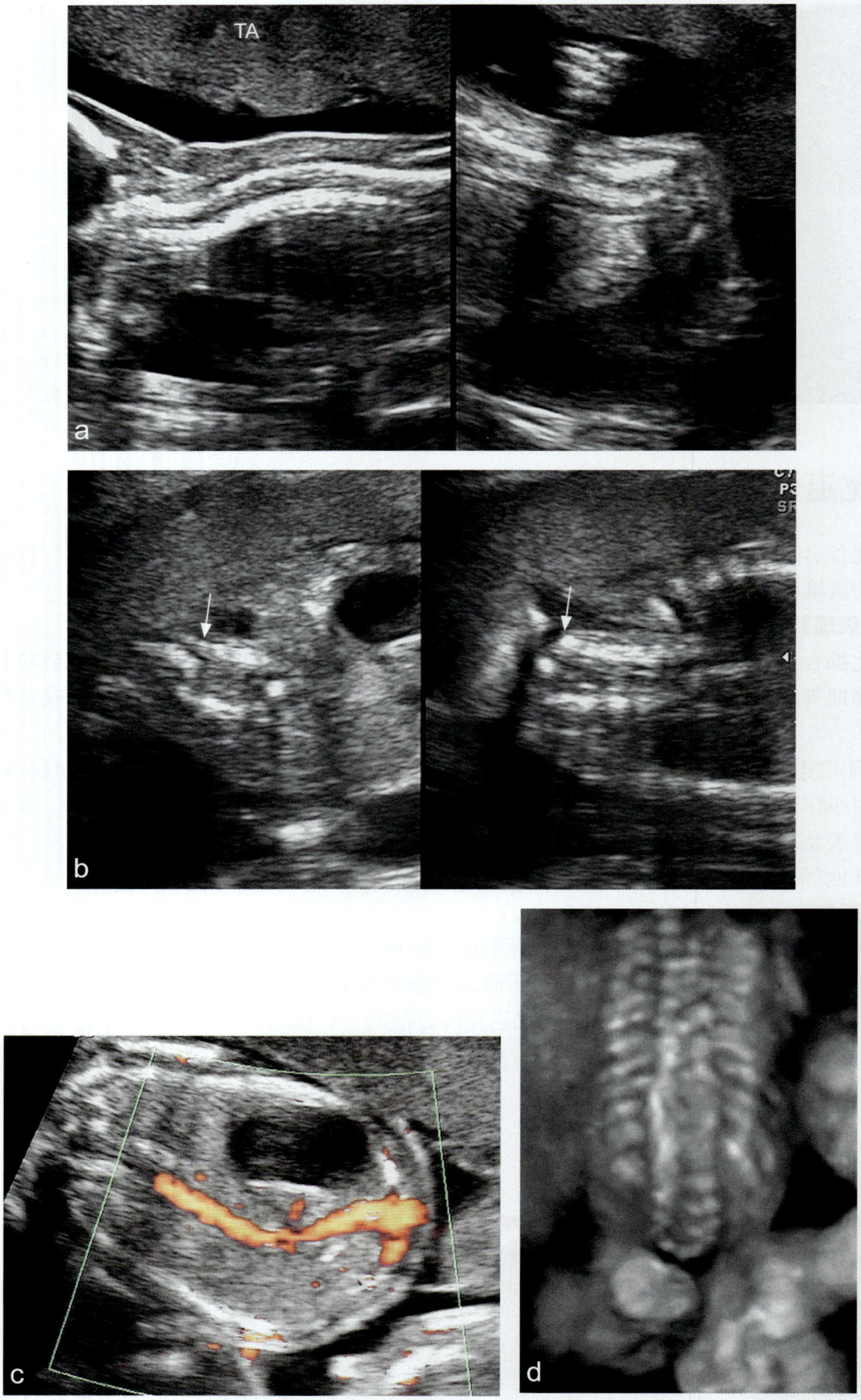

图13-3-13 并腿畸形

a. 妊娠21$^+$周，单绒毛膜囊双羊膜囊双胎之一，脊柱矢状切面观，见脊柱短小，骶尾椎缺失，严重羊水过少；b. 同一病例，骶尾部脊柱冠状切面观，未见正常双侧椎弓渐渐合拢声像图，表现为双侧椎弓在腰椎水平突然中断（箭头所示）；c. 同一病例，腹腔内大血管冠状切面观，未见正常左右髂总动脉分支；d. 同一病例，三维成像显示脊柱中止于腰椎下段，仅一块髂骨偏于左侧，及一条异常的下肢。产后死亡，尸解发现无肛、无外生殖器、单条畸形腿、双侧肾脏输尿管及膀胱缺如、心脏及消化道畸形

【预后】

预后取决于畸形的严重程度及合并其他异常的情况。若合并双肾缺如，则为致死型畸形；严重骶尾发育不良可导致下肢运动障碍或肠道膀胱功能失调。

第四节　脊柱异常弯曲

这里指的脊柱异常弯曲不包括开放性神经管缺陷的脊柱裂，而是指由于脊柱异常、畸形造成的脊柱异常弯曲，包括脊柱侧凸（scoliosis）、脊柱后凸（kyphosis）及脊柱前凸（lordosis）等。

【病因及病理】

脊柱异常弯曲可以是单纯性的如单纯性脊柱侧凸，不合并其他异常，也可以是某些综合征中的一个表现，如Robinow综合征、Jarcho-Levin综合征、VACTERL综合征、体蒂异常等。

一侧椎弓发育不良称为半椎骨（hemivertebra），表现为脊柱侧凸；前方的椎体发育不良被称为蝶状椎骨，表现为脊柱后凸；后方的椎弓发育不良表现为脊柱前凸；而椎骨分节障碍则可造成大块状椎骨；还有一些椎骨发育异常如排列紊乱、部分椎骨缺损甚至肋骨缺损或异常等。有时脊椎间的关节、韧带异常、关节炎症也可造成脊柱异常弯曲；而体蒂异常则是因为腹腔脏器与胎盘粘连造成体位强直，导致脊柱异常扭曲。

【诊断】

在声像图上，脊柱失去正常的自然生理弯曲弧度，或是呈前后方向弯曲或是侧位成角弯曲。半椎骨在脊柱的冠状切面上，可显示成角弯曲，仔细观察并数算配对每对椎弓的骨化中心，发现在成角弯曲部位一侧的骨化中心缺失。若有多处半椎骨就有多个骨化中心缺失（图13-4-1，图13-4-2）。蝶状椎骨在脊柱矢状切面上可见病变处椎体骨化中心缺失或者是骨化中心极小。其他椎骨异常有时也能见到相应的改变，如有些病例脊柱的部分椎骨排列紊乱，椎骨融合或大小不一，脊柱异常弯曲（图13-4-3），但多数病例单从声像图上较难作出明确诊断。有时，局部椎骨的异常较轻微、脊柱异常弯曲不很明显，产前超声则较易漏诊。

如果椎骨异常是某些综合征中的一个表现，那么超声还可能见到其他异常，如Klippel-Feil畸形存在颈项极短、颈椎融合及颈脊髓脊膜膨出；VACTERL综合征有心血管、肾脏及肢体畸形；Robinow综合征的面部及生殖器也有异常；Jarcho-Levin综合征除了有多发性椎骨、肋骨畸形外，还有胸腔异常、单脐动脉、膈疝等；体蒂异常者更是能见到腹壁巨大缺损。

【鉴别诊断】

脊柱异常弯曲应与脊柱裂相鉴别。脊柱裂除了脊柱异常弯曲、成角弯曲外，横切面上还可见到椎骨呈“V”形或“U”形开放，病变部位皮肤缺损，并常能见到囊性包块突出，为脊膜膨出或脊髓脊膜膨出。

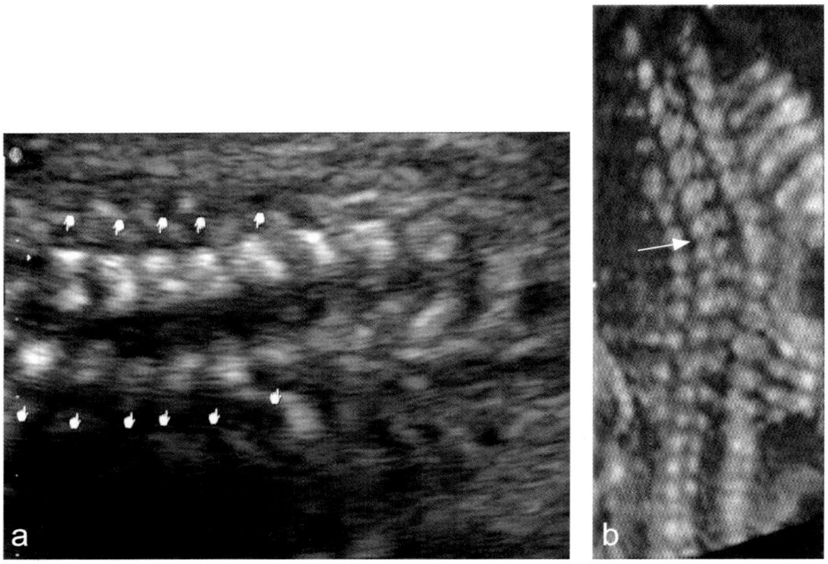

图13-4-1　半椎骨

a. 妊娠19^{+}周，胸椎冠状切面观，上排的椎弓骨化中心缺失一个；b. 同一病例，脊柱三维成像，见脊柱侧弯，一侧椎弓的骨化中心有缺失（箭头）

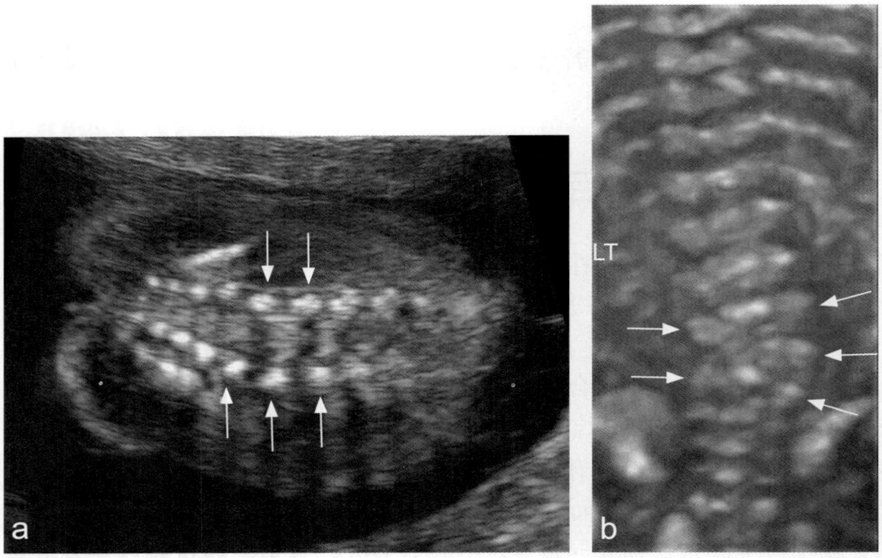

图13-4-2　半椎骨

a. 妊娠20^+周，腰椎冠状切面观，左右椎弓不对称（箭头）；b. 同一病例，脊柱三维成像，显示脊柱侧弯，左侧腰椎椎弓缺失一个（箭头）

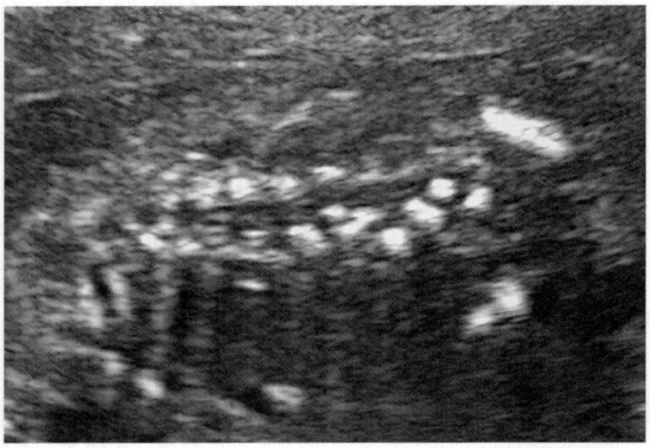

图13-4-3　脊椎异常

妊娠21^+周，脊柱冠状切面观，见胸椎下段、腰椎及骶尾椎排列紊乱，伴缺失或融合

【预后】

单纯椎骨畸形无脊髓神经受损者预后良好，只是外形上脊柱存在异常弯曲。如存在脊髓神经受损或属于某些综合征，预后视畸形受损的情况而定。相对来说，体蒂异常是预后最差的。

第五节　四 肢 畸 形

四肢畸形有多种多样，有些只是单纯肢体畸形，但很多情况下与遗传性疾病有关，属于染色体异常或某些综合征表现之一。这里仅介绍一些最常见的肢体畸形。

四肢畸形尤其是手足畸形，孕周越早反而越容易被超声所检出。因为越早相对羊水越多，胎儿漂浮在羊水中，胎动也相对较多，四肢展开、活动不受限，因而有利于超声的观察。一般认为，四肢畸形最佳超声诊断孕周为11～14周。反之，超过中孕中期，肢体的观察变得越来越困难。

一、马蹄内翻足

马蹄内翻足（club foot）是指脚掌从踝部起偏移中线，向内侧翻转，并固定在这个位置上。是最常见的一种足畸形，发生率约1∶250～1∶1000。虽然马蹄内翻足可以是单纯性的，但多见于一些综合征如18-三体综合征及运动障碍性胎儿畸形。本病声像图表现为小腿长轴切面上同时显示小腿和脚掌（图13-5-1，图13-5-2a、b），而正常情况下小腿长轴切面上是不能同时显示脚掌的。如果合并其他异常，声像图上也能有相应的异常改变（图13-5-2c），如常见的18-三体综合征往往合并多发性畸形（见图15-3-26）。

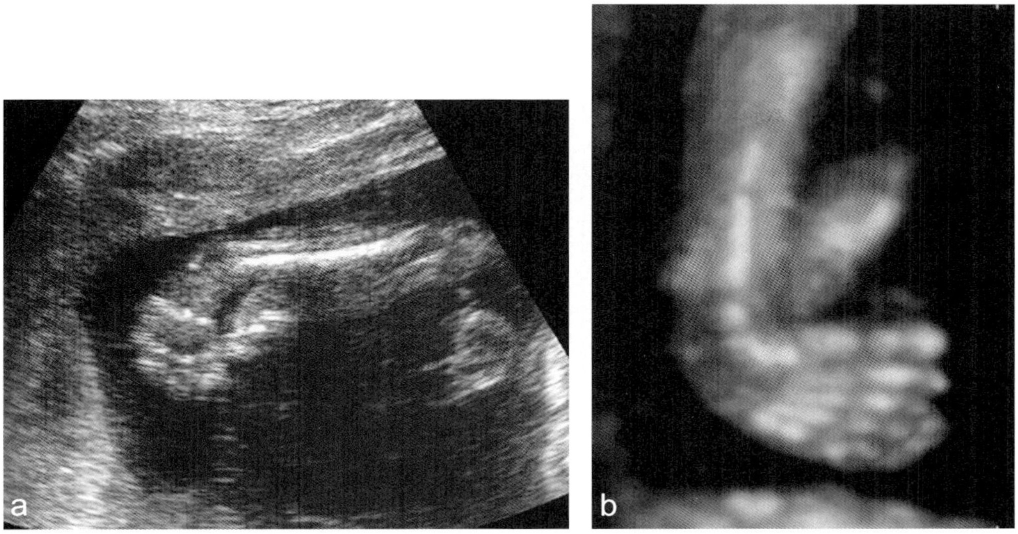

图13-5-1　马蹄内翻足

a. 妊娠19⁺周，声像图同时显示小腿长轴及脚掌；b. 同一病例，三维成像清晰显示马蹄内翻足

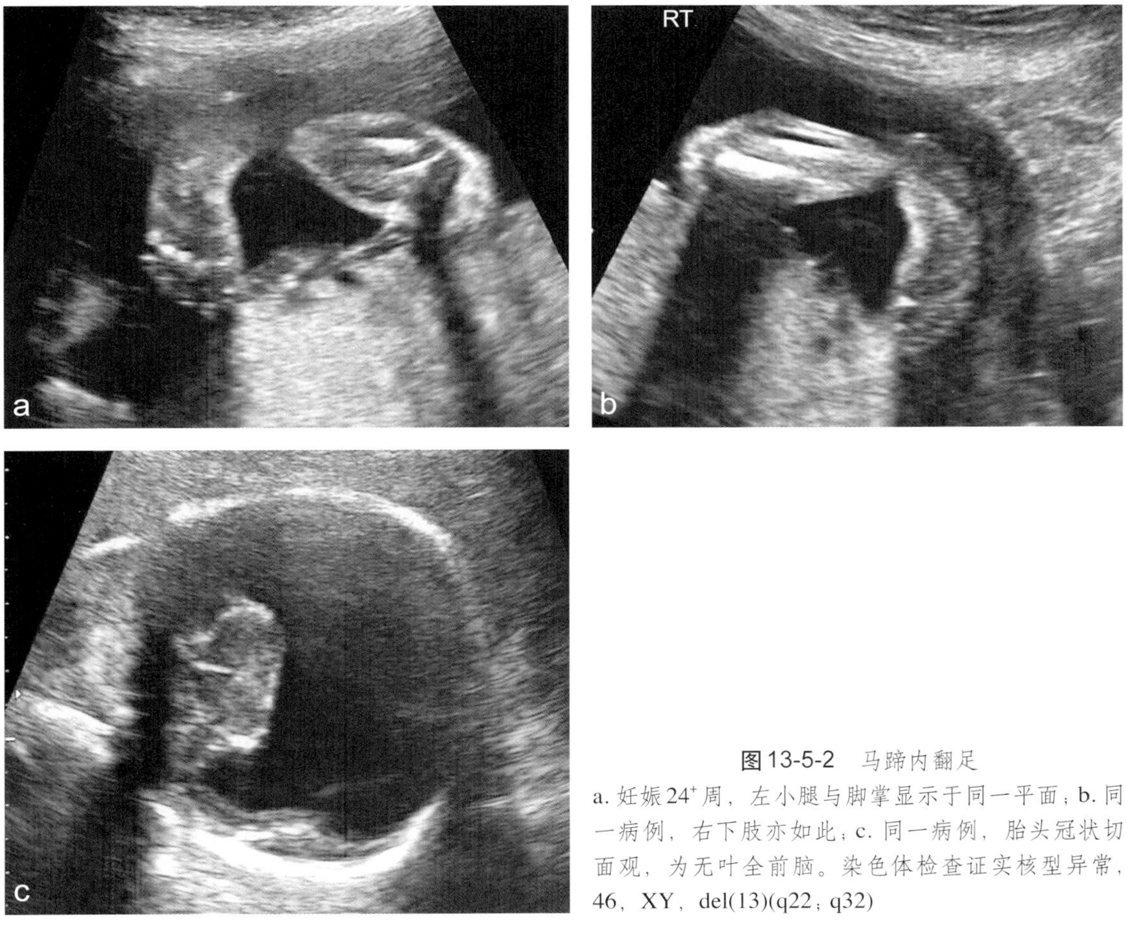

图13-5-2　马蹄内翻足

a. 妊娠24⁺周，左小腿与脚掌显示于同一平面；b. 同一病例，右下肢亦如此；c. 同一病例，胎头冠状切面观，为无叶全前脑。染色体检查证实核型异常，46，XY，del(13)(q22；q32)

二、手内翻畸形

手内翻畸形（club hand）的声像图显示手腕向内侧屈曲而不能伸直（图13-5-3，见图13-5-9b、c），多见于18-三体综合征。

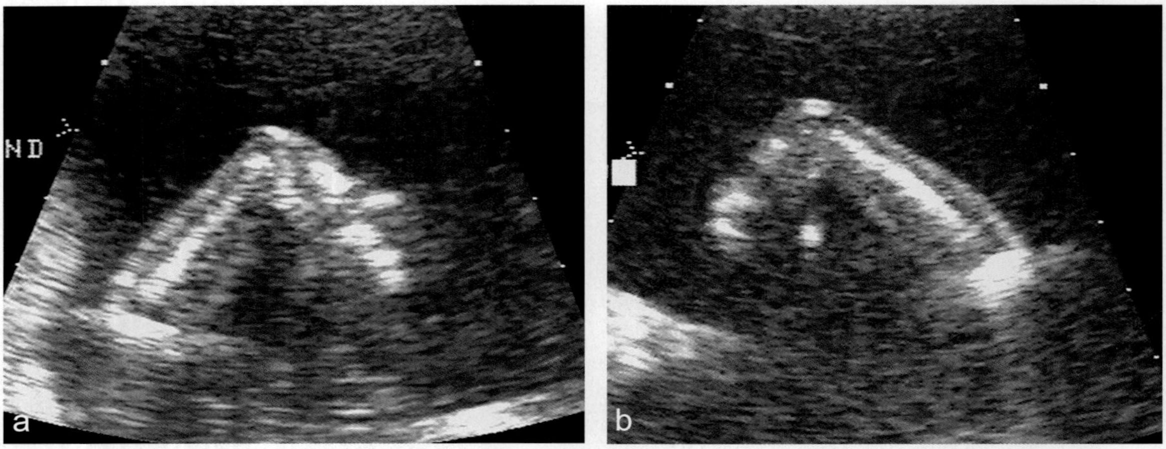

图 13-5-3 手内翻畸形

a. 手腕严重内侧屈曲；b. 另一手腕同样畸形。染色体检查证实为 18- 三体综合征

三、摇椅足

摇椅足（Rocker-Bottom foot）的畸形部位是在踝关节，表现为踝关节前移，足跟大而圆，足弓呈反弧形（图 13-5-4，图 13-5-5a）。也多见于染色体异常尤其是 18- 三体综合征或其他遗传综合征（图 13-5-5，见图 13-5-13c）。

四、指趾异常

多指趾（polydactyly）往往见于多发性畸形或有家族史的病例中。多发性畸形可以是染色体畸形或某些遗传综合征，如 13- 三体综合征、Meckel-Gruber 综合征、短肋多指综合征等骨骼系统畸形（图 13-5-6，图 13-5-7），往往是轴后多指趾。有多指趾家族遗传史的主要是常染色体显性遗传，且为轴前多指（图 13-5-8），一般预后良好。

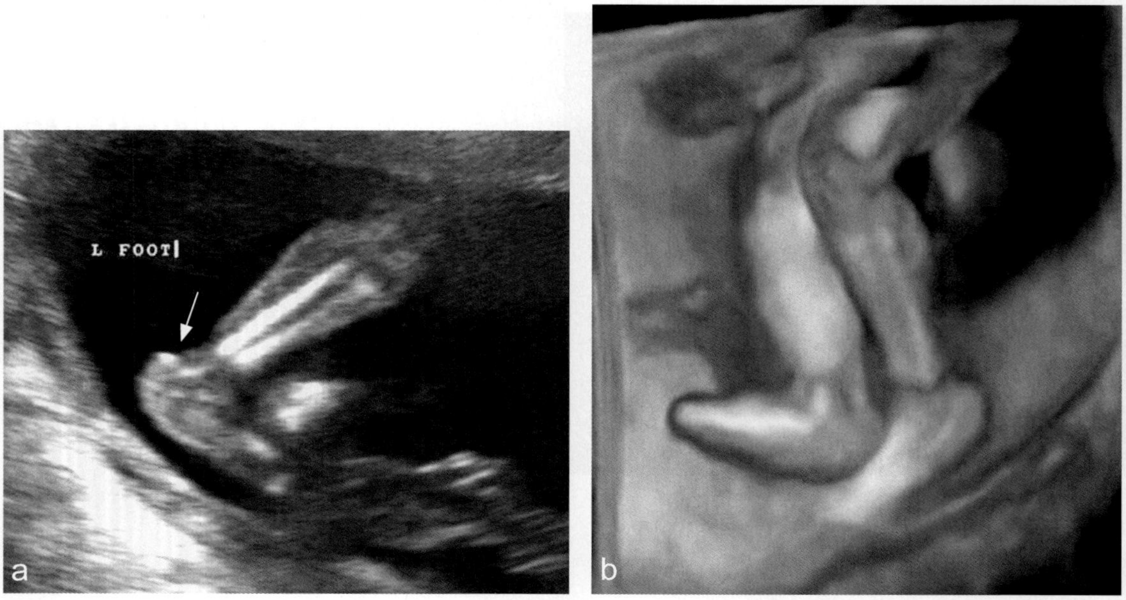

图 13-5-4 摇椅足

a. 妊娠 20^{+} 周，左足表现为足跟圆大，足底呈反弧形；b. 同一病例，三维成像显示双侧摇椅足。染色体检查证实为 18- 三体综合征

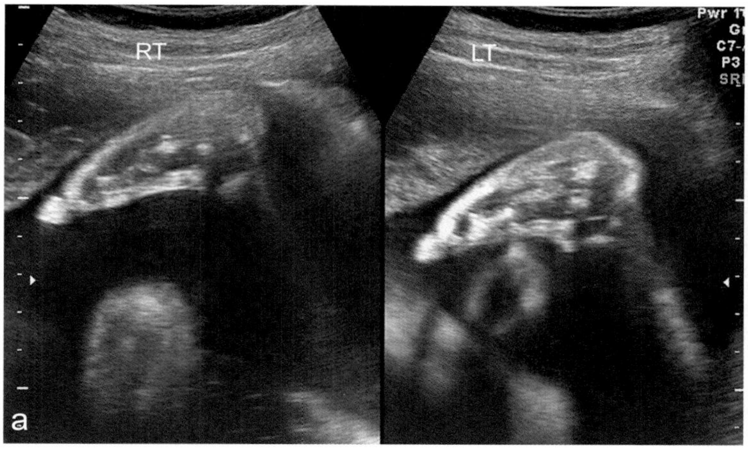

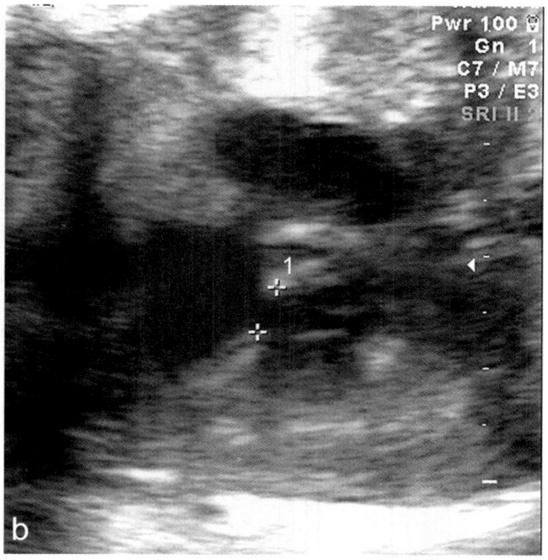

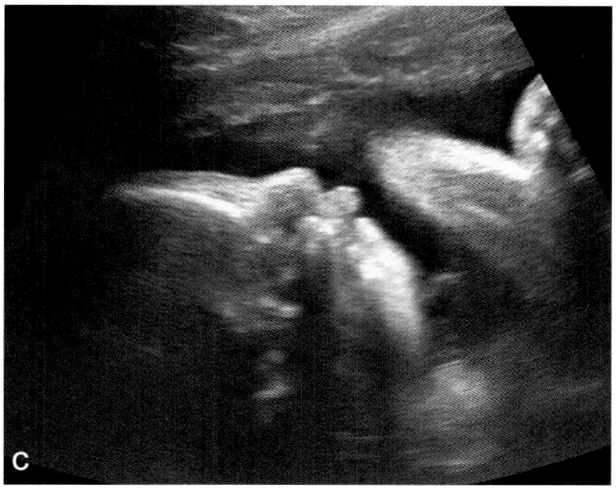

图13-5-5 摇椅足

a. 妊娠34^{+}周，双足足跟圆大，足底呈反弧形；b. 同一病例，心脏四腔心观，见室间隔缺损（测量键）；c. 同一病例，面部正中矢状切面观，鼻骨缺失，下颌骨短小。染色体检查证实为18-三体综合征

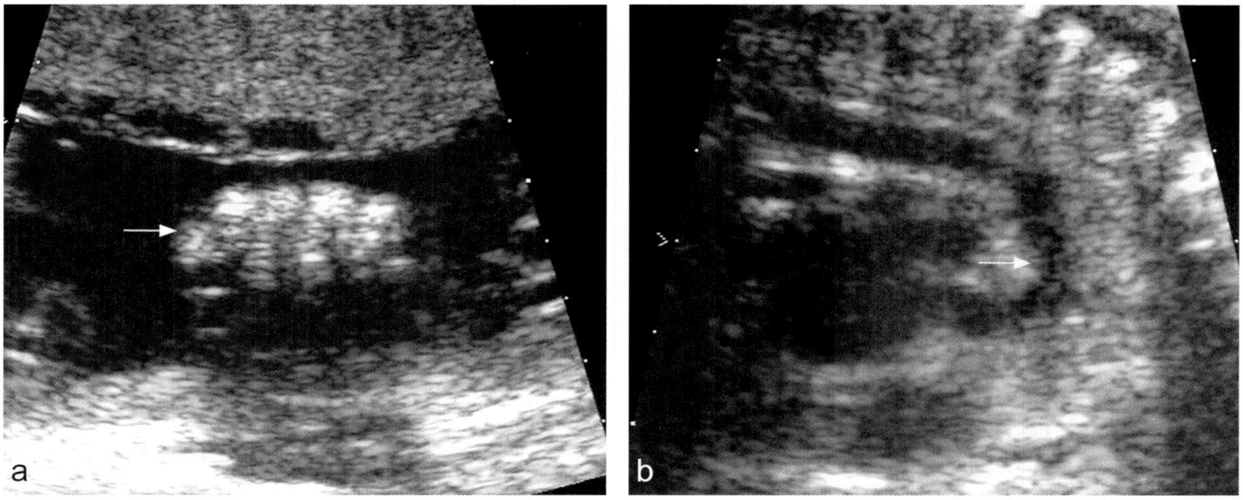

图13-5-6 多指畸形

a. 妊娠30^{+}周，轴后多指（箭头）；b. 同一病例，主动脉长轴平面，显示主动脉缩窄（箭头）。染色体检查证实为13-三体综合征

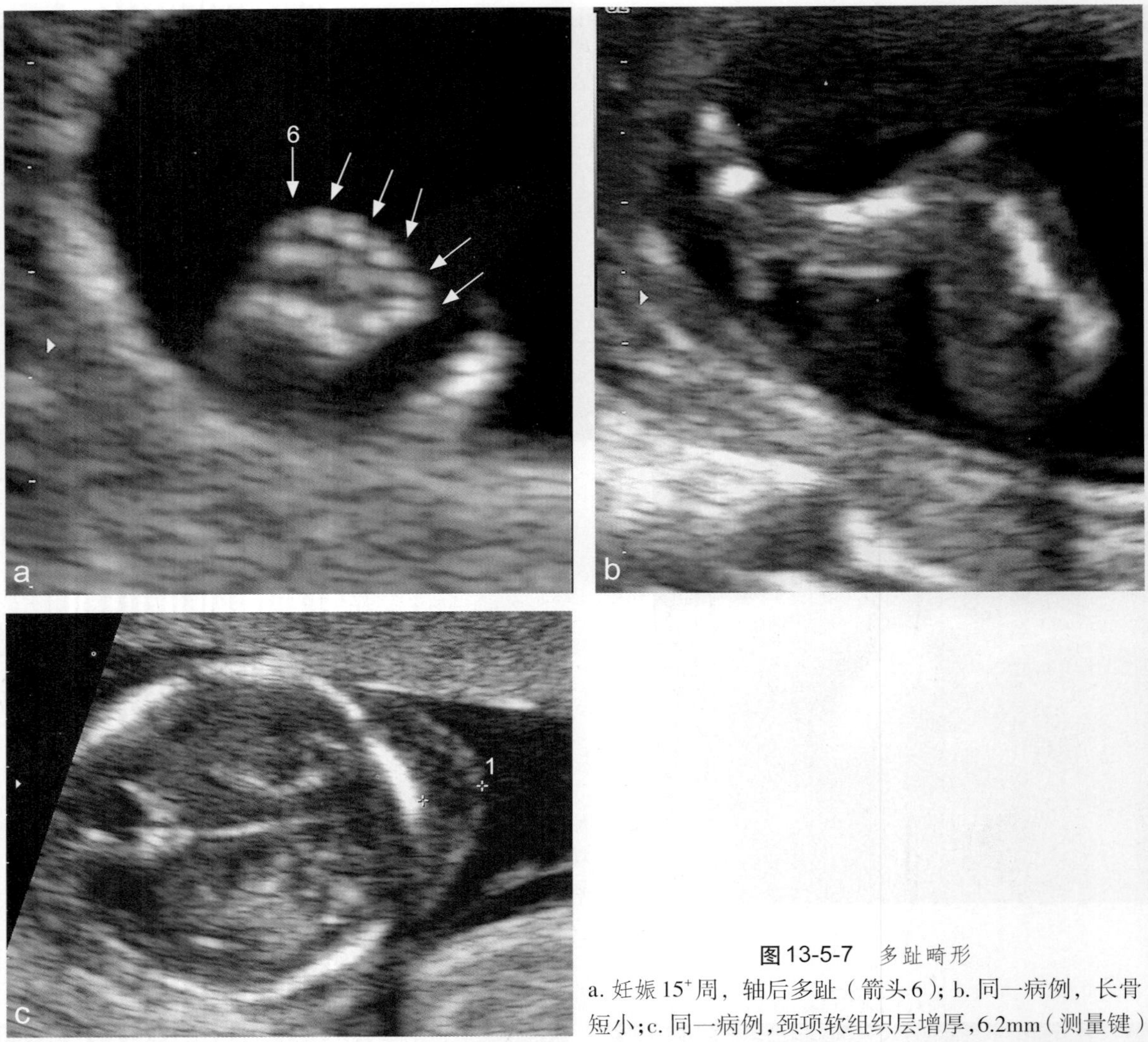

图 13-5-7 多趾畸形

a. 妊娠 15⁺ 周，轴后多趾（箭头 6）；b. 同一病例，长骨短小；c. 同一病例，颈项软组织层增厚，6.2mm（测量键）

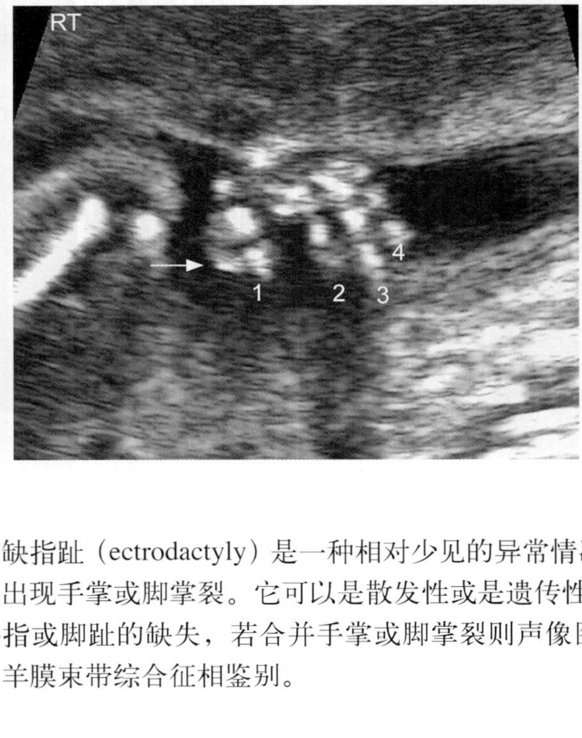

图 13-5-8 多指畸形

妊娠 21⁺ 周，轴前多指（箭头）。染色体检查显示正常核型，46，XY。宫内死亡，产后检查见轴前多指

缺指趾（ectrodactyly）是一种相对少见的异常情况。缺失范围从单个指或趾至大部分手指或脚趾缺失，甚至出现手掌或脚掌裂。它可以是散发性或是遗传性综合征，如常染色体显性缺指综合征。声像图上可显示手指或脚趾的缺失，若合并手掌或脚掌裂则声像图呈“龙虾爪”样改变（图 13-5-9）。缺指趾畸形要注意与羊膜束带综合征相鉴别。

指骨缺失或发育不良主要是指小指中节指骨缺失（absent middle phalanx of 5th finger）或发育不良（hypoplastic middle phalanx of 5th finger），又称弯指（clinodactyly）。常见于21-三体综合征（见图15-3-14），有时也见于18-三体综合征。绝大部分正常胎儿妊娠16周左右就能见到小指的中节指骨，但极少数正常胎儿18周后仍未显示（图13-5-10）。因此，单纯小指中节指骨未显示不能诊断21-三体综合征，必须检查染色体核型。

三体综合征手（trisomy hand）是指染色体异常特有的手异常，尤其是18-三体综合征，表现为手指重叠，中指在最低位（图13-5-11，见图15-3-23，图15-3-31）。这种病例往往合并多发性畸形。

并指畸形（syndactyly）是很不容易诊断的，需仔细观察并耐心等待胎动，在胎手展开时看清各手指能否分开，但有时超声仍不能作出诊断。并指畸形也有家族史或合并多发性畸形。

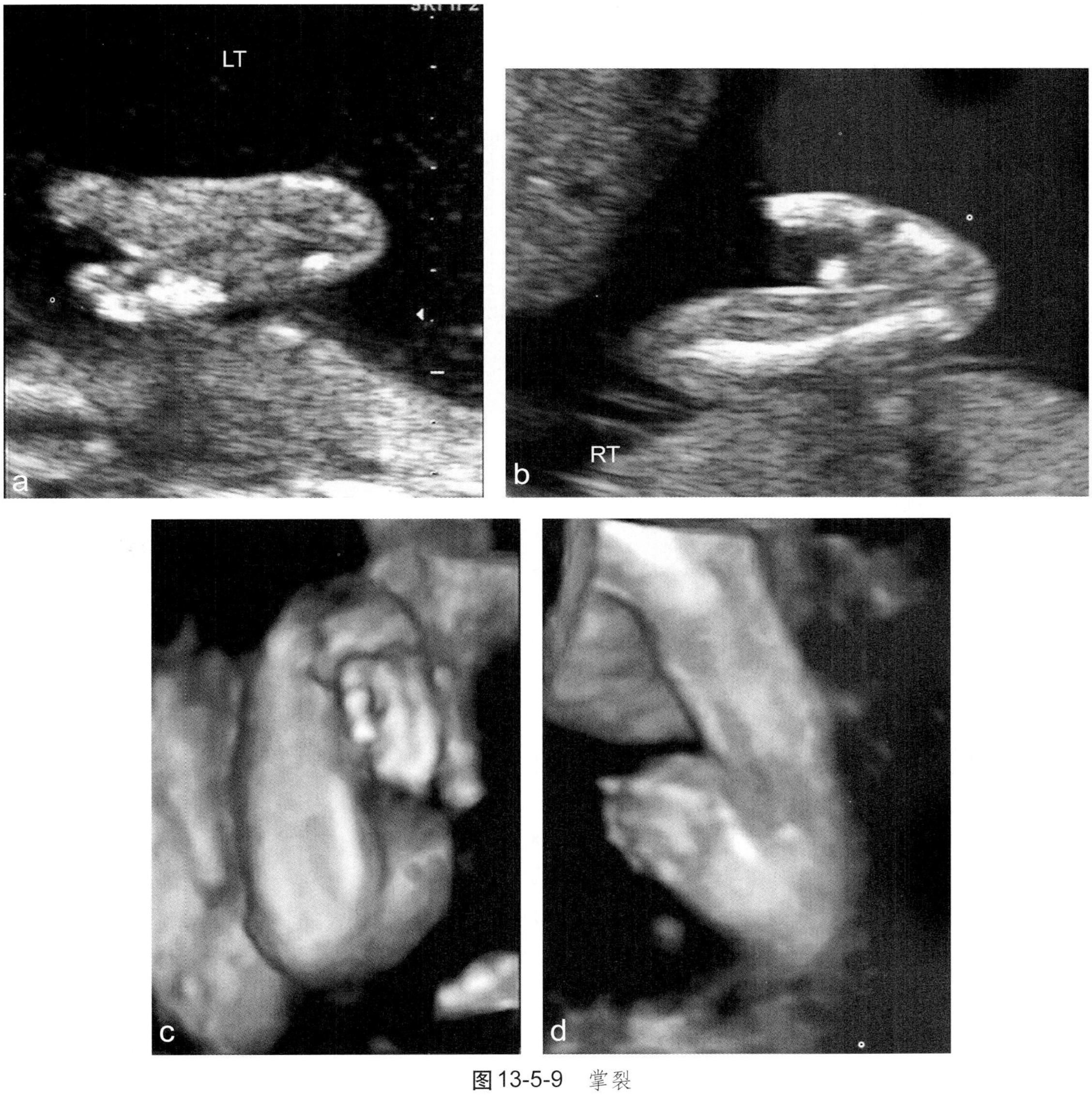

图13-5-9 掌裂

a. 妊娠21⁺周，左脚掌裂；b. 同一病例，右手内翻畸形；c. 同一病例，三维表面成像显示右手内翻畸形；d. 同一病例，三维表面成像显示左上肢桡骨缺失畸形

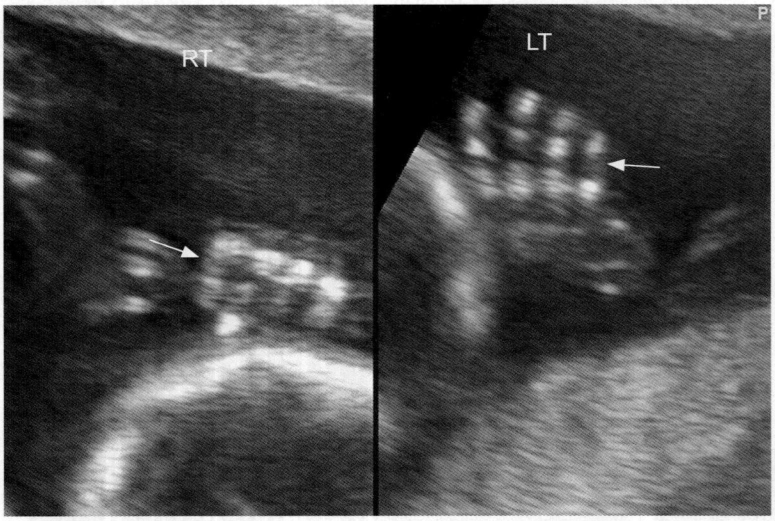

图13-5-10 小指中节指骨缺失

妊娠18^{+}周，左手（LT）小指中节指骨缺失（向左箭头），右手（RT）小指中节指骨发育不良（向右箭头）。染色体检查显示核型正常，46，XY

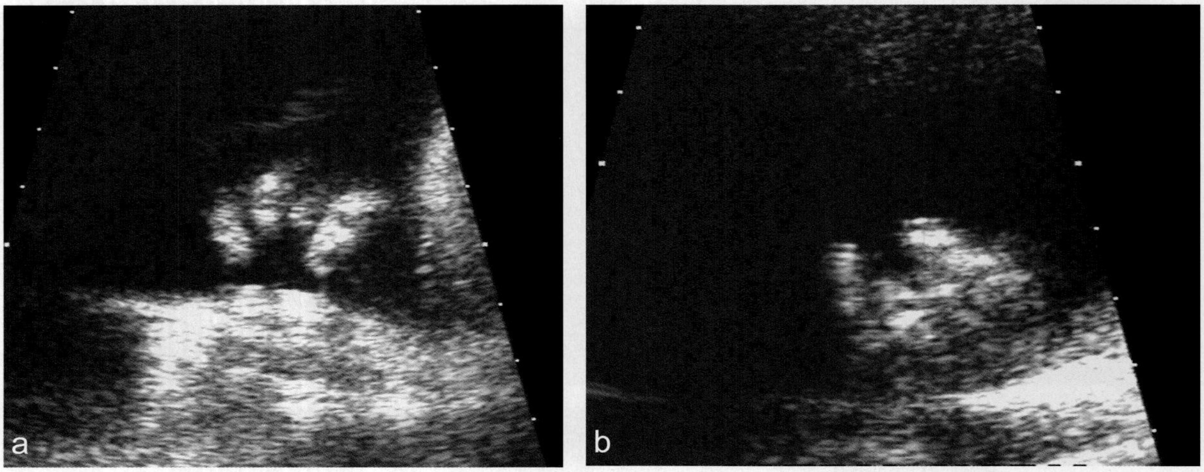

图13-5-11 三体综合征手

a. 妊娠35^{+}周，手指重叠；b. 同一病例，另一手也表现为手指重叠。染色体检查证实为18-三体综合征

五、桡骨缺失或发育不良

桡骨缺失（absent radius）或桡骨发育不良（hypoplastic radius）指桡骨或是缺失，或是发育不良。多伴有尺骨短小、弯曲及拇指缺失和手腕成角畸形。常见于染色体畸形及一些综合征，如18-三体综合征、13-三体综合征、Holt-Oram综合征、VACTERL综合征等。声像图表现为桡骨缺失或极短，有时尺骨也短小弯曲，腕部呈锐角弯曲，拇指贴近前臂内侧，或不见拇指显示（图13-5-12，图13-5-13，见图15-3-32）。

六、其他

还有一些其他相对少见的肢体畸形，超声检查有时也能获得显示（图13-5-14，图13-5-15）。

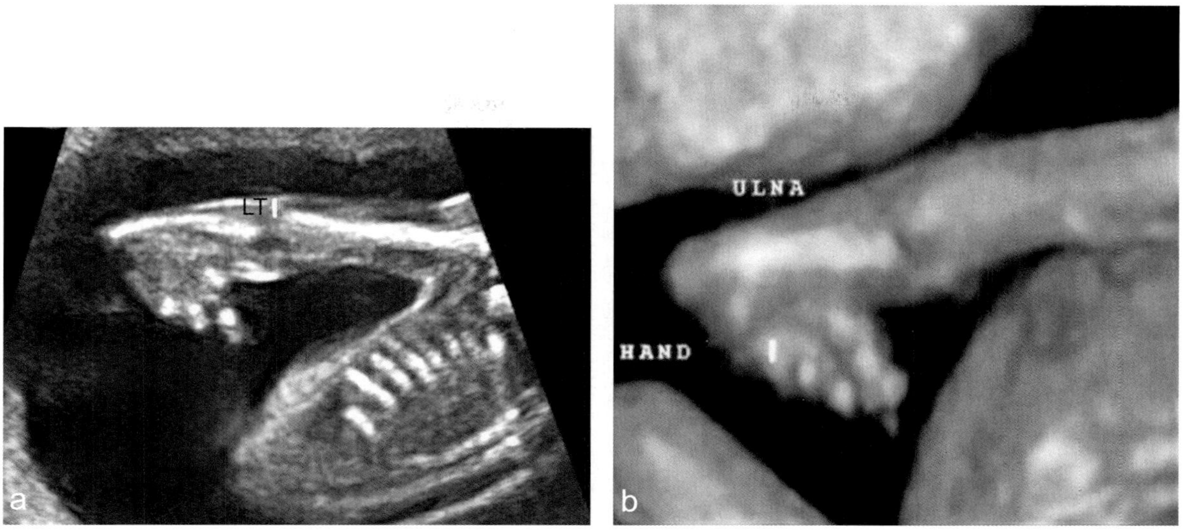

图 13-5-12　桡骨缺失

a. 妊娠 19^+ 周，左上肢长轴平面，肱骨显示正常，但尺骨短小，桡骨缺失，手位于前壁侧面，伴严重畸形；b. 同一病例，三维表面成像显示上肢畸形外观

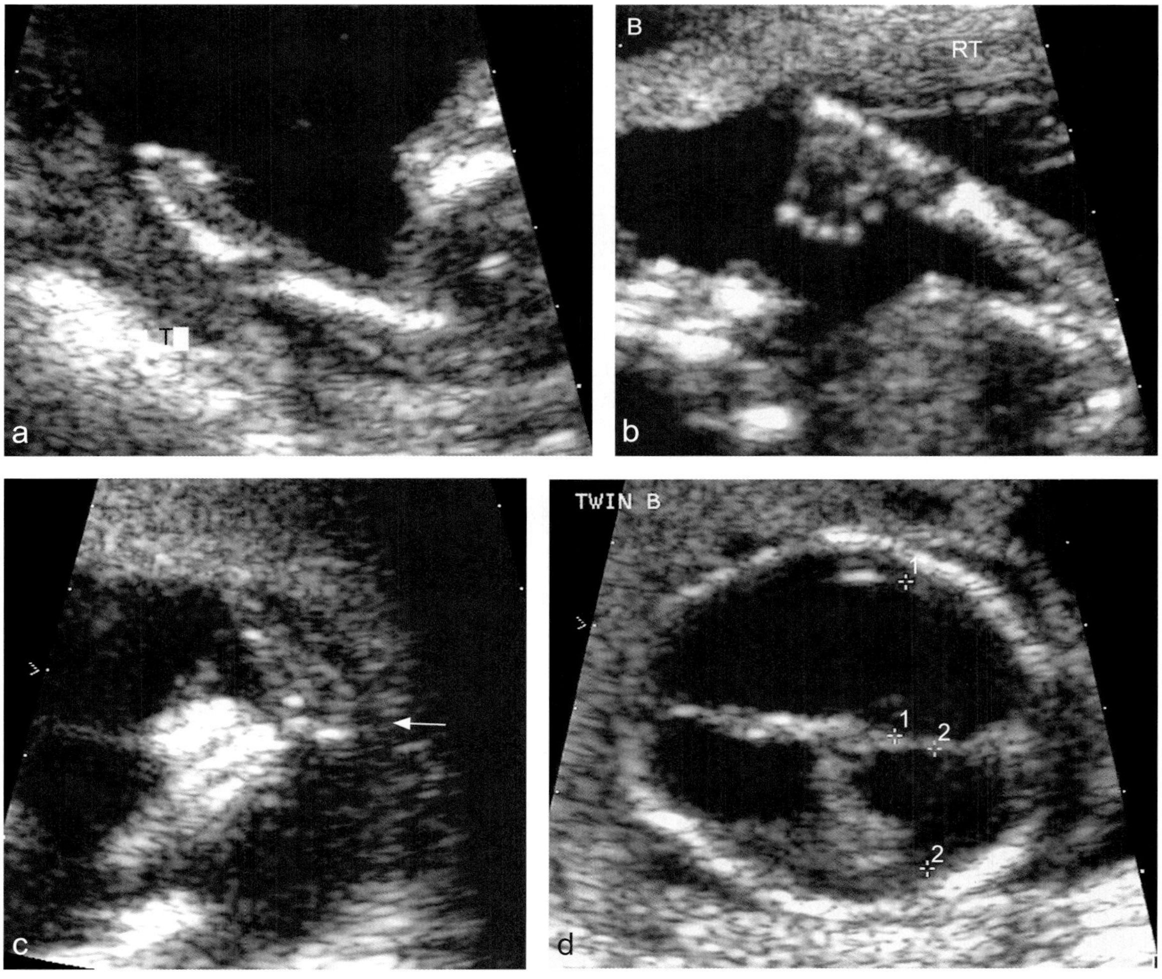

图 13-5-13　桡骨缺失

a. 妊娠 17^+ 周，双绒毛膜囊双胎之一，左侧桡骨缺失合并左手畸形；b. 同一病例，右侧同样；c. 同一病例，摇椅足；d. 同一病例，脑积水（测量键）。染色体检查证实为 18- 三体综合征，另一胎核型正常。产后证实上述畸形，新生儿死亡

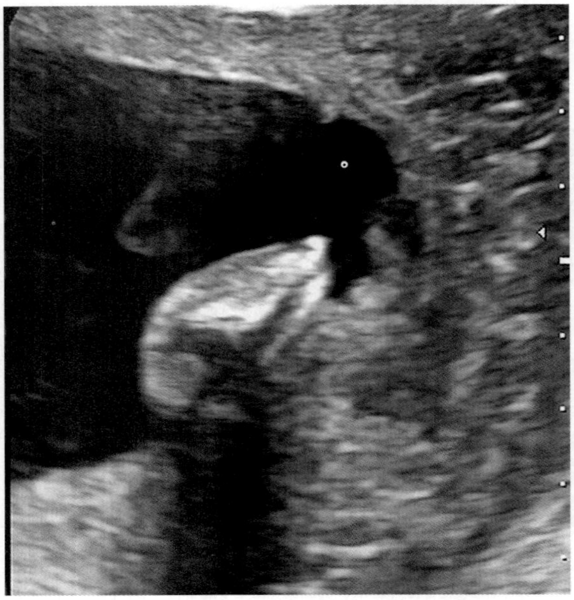

图13-5-14 手缺如
妊娠23⁺周，前臂短小，手缺如

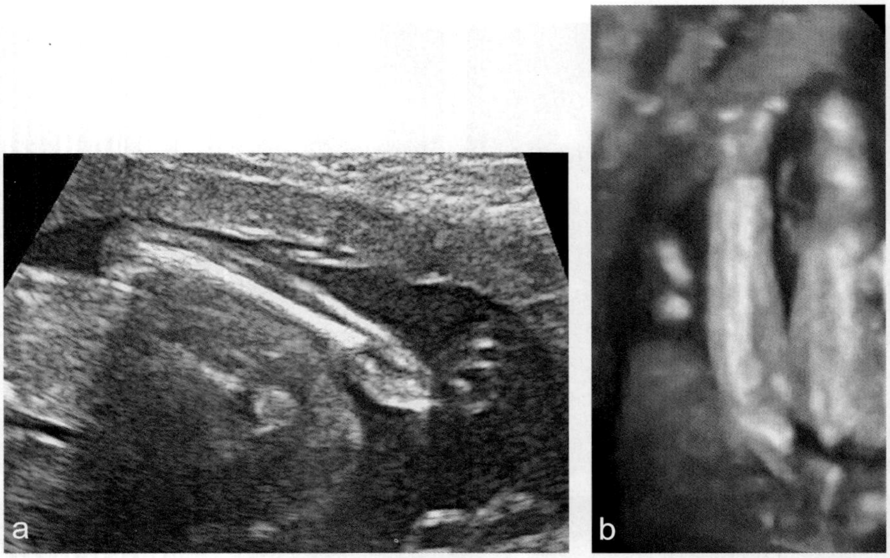

图13-5-15 手掌畸形伴缺指
a. 妊娠21⁺周，大部分手掌及多个手指缺如，手腕存在；b. 同一病例，三维表面成像显示畸形的手掌及残缺短小的手指

参考文献

1. Barry S，Mahony MD. The extremities. //Nyberg DA，Mahony BS，Pretorius DH，et al. Diagnostic Ultrasound of Fetal Anomalies. St. Louis：Mosby-Year Book，Inc，1990：492-562

2. Benacerraf BR. Caudal regression syndrome and sirenomelia. //Benacerraf BR. Ultrasound of fetal syndromes. 2nd Edit. Philadelphia：Churchill Livingstone，1998：370-374

3. Benacerraf BR. Osteogenesis imperfecta. //Benacerraf BR. Ultrasound of fetal syndromes. 2nd Edit. Philadelphia：Churchill Livingstone，1998：345-351

4. Bronshtein M，Gershoni-Baruch R. Prenatal transvaginal diagnosis of the ectrodactyly，ectodermal dysplasia，cleft palate（EEC）syndrome. Prenat Diagn，1993，13：519-522

5. Bronshtein M，Keret D，Deutsch M，et al. Transvaginal sonographic detection of skeletal anomalies in the first and early second trimesters. Prenat Diagn，1993，13：597-601

6. Bronshtein M, Stahl S, Zimmer EZ. Transvaginal sonographic diagnosis of fetal finger abnormalities in early gestation. J Ultrasound Med, 1995, 14: 591-595

7. Bronshtein M, Weiner Z. Anencephaly in a fetus with osteogenesis imperfecta: early diagnosis by transvaginal sonography. Prenat Diagn, 1992, 12: 831-834

8. Eliyahu S, Weiner E, Lahav D, et al. Early sonographic diagnosis of Jarcho-Levin syndrome: a prospective screening program in on family. Ultrasound Obstet Gynecol, 1997, 9: 314-318

9. Ferreira JC, Carter M, Bernstein PS, et al. Second-trimester molecular prenatal diagnosis of sporadic Apert syndrome following suspicious ultrasound findings. Ultrasound Obstet Gynecol, 1999, 14: 426-430

10. Gabrielli S, Falco P, Pilu G, et al. Can transvaginal fetal biometry be considered a useful tool for early detection of skeletal dysplasias in high-risk patients? Ultrasound Obstet Gynecol, 1999, 13: 107-111

11. Goncalves LF, Espinoza J, Mazor M, et al. Newer imaging modalities in the prenatal diagnosis of skeletal dysplasias. Ultrasound Obstet Gynecol, 2004, 24: 115-120

12. Hosli IM, Tercanli S, Rehder H, et al. Cystic hygroma as an early first-trimester ultrasound marker for recurrent Fryns' syndrome. Ultrasound Obstet Gynecol, 1997, 10: 422-424

13. Hyett J, Noble P, Sebire NJ, et al. Lethal congenital arthrogryposis presents with increased nuchal translucency at 10-14 weeks of gestation. Ultrasound Obstet Gynecol, 1997, 9: 310-313

14. Ibba RM, Corda A, Zoppi MA, et al. Cerebro-costo-mandibular syndrome: early sonographic prenatal diagnosis. Ultrasound Obstet Gynecol, 1997, 10: 142-144

15. Jeanty P, Valero G, Bircher AM, et al. Skeletal dysplasias. //Nyberg DA, McGahan JP, Pretorius DH, et al. Diagnostic Imaging of Fetal Anomalies. Philadelphia: Lippincott Williams & Wilkins, 2003, 661-712

16. Lam YH, Tang MHY. Sonographic features of trisomy 18 at 13 and 14 weeks: four case reports. Ultrasound Obstet Gynecol, 1999, 13: 366-369

17. Leung KY, MacLachlan NA, Sepulveda W. Prenatal diagnosis of ectrodactyly: the 'lobster claw' anomaly. Ultrasound Obstet Gynecol, 1995, 6: 443-446

18. McGahan JP, Pilu G, Nyherg DA. Neural tube defects and the spine. In: Nyberg DA, McGahan JP, Pretorius DH, et al. Diagnostic Imaging of Fetal Anomalies. Philadelphia: Lippincott Williams & Wilkins, 2003, 291-334

19. Meizner I. Fetal skeletal malformations revisited: steps in the diagnostic approach. Ultrasound Obstet Gynecol, 1997, 10: 303-306

20. Nadjari M, Fasouliotis SJ, Ariel I, et al. Ultrasonographic prenatal diagnosis of microcephalic osteodysplastic primordial dwarfism types I/II. Prenat Diagn, 2000, 20: 666-669

21. Ozeren S, Yuksel A, Tukel T. Prenatal sonographic diagnosis of type I achondrogenesis with a large cystic hygroma. Ultrasound Obstet Gynecol, 1999, 13: 75-76

22. Patel S, Suchet I. The role of color and power Doppler ultrasound in the prenatal diagnosis of sirenomelia. Ultrasound Obstet Gynecol, 2004, 24: 684-691

23. Romero R, Pilu G, Jeanty P, et al. Skeleton dysplasias. //Romero R, Pilu G, Jeanty P, et al. Prenatal Diagnosis of Congenital Anomalies. Norwalk: Appleton & Lange, 1998, 311-384

24. Salomon LJ, Alfirevic Z, Berghella V, et al. Practice guidelines for performance of the routine mid-trimester fetal ultrasound scan. Ultrasound Obstet Gynecol, 2011, 37: 116-126

25. Sepulveda W, Corral E, Sanchez J, et al. Sirenomelia sequence versus renal agenesis: prenatal differentiation with power Doppler ultrasound. Ultrasound Obstet Gynecol, 1998, 11: 445-449

26. Sherer DM, Sokolovski M, Dalloul M, et al. Fetal clavicle length throughout gestation: a nomogram. Ultrasound Obstet Gynecol, 2006, 27: 306-310

27. Shih JC, Peng SS, Hsiao SM, et al. Three-dimensional ultrasound diagnosis of Larsen syndrome with further characterization of neurological sequelae. Ultrasound Obstet Gynecol, 2004, 24: 89-93

28. Tongsong T, Wanapirak C, Pongsatha S. Prenatal diagnosis of campomelic dysplasia. Ultrasound Obstet Gynecol, 2000, 15: 428-430

29. Varkey JJ, Jones RAK. Perinatally lethal, short-limbed dwarfism with distinct features – Schneckenbecken dysplasia. Ultrasound Obstet Gynecol, 2004, 24: 575-577

30. Won HS, Yoo HK, Lee PR, et al. A case of achondrogenesis type II associated with huge cystic hygroma: prenatal diagnosis by ultrasonography. Ultrasound Obstet Gynecol, 1999, 14: 288-290

第十四章

胎儿其他异常

第一节 胎 儿 水 肿

胎儿水肿（fetal hydrops）是指胎儿体内水分过剩，通常积聚在组织器官细胞外及浆膜腔，有免疫性和非免疫性胎儿水肿两种情况。

一、免疫性胎儿水肿

【病因及病理】

免疫性胎儿水肿主要是指孕妇与胎儿的血型不合，如Rh血型不合（rhesus incompatibility），孕妇体内存在抗胎儿红细胞抗体，导致胎儿红细胞破坏而溶血贫血。为维持正常的血液氧气，胎体发生了以下一系列的改变：心脏输出量增加、脐静脉门静脉系统高压、胎儿低氧血症、肝细胞受损低蛋白血症、血管内皮细胞损伤蛋白质漏出、组织及体腔水分潴留积聚，最终发生胎儿水肿及胎盘水肿。Rh血型不合有很多不同亚型，最常见的是抗D型。ABO血型不合也可导致胎儿溶血，但症状远比Rh溶血要轻。

孕妇第一次接触到Rh血型阳性胎儿的红细胞后，体内的免疫系统被激活，开始产生IgM。由于这一过程缓慢而轻微，且大分子的IgM不易通过胎盘，因此不至于对胎儿造成损伤。但如果再次妊娠Rh血型阳性胎儿，便引起了IgG的反应，IgG则很容易通过胎盘进入胎儿血液循环，破坏胎儿红细胞发生溶血。并且，随着妊娠次数的增加，孕妇体内IgG可上升很高，造成的胎儿溶血一次比一次早而严重。

Rh溶血一旦发生，所导致的贫血往往是很严重的，血红蛋白＜5g并不少见。早期胎儿心输出量增加，以维持一定的氧需要。一旦心脏负荷过大失代偿，临床上表现为胎儿水肿、肝脾大、静脉高压、胸腹腔积液、心功能衰竭，最后宫内死亡。严重溶血症的胎儿即使存活，也可因溶血产生的大量胆红素渗入脑细胞引起核黄疸，造成新生儿死亡或神经系统严重受损。

【诊断】

在出现胎儿水肿之前，超声不能发现异常声像图。胎儿溶血贫血的声像图是非特异性的，出现异常声像图的孕周也因人而异。最早表现可能是心脏增大，随之出现体表水肿、心包积液、胸腔积液、腹水及肝脾大（图14-1-1）。严重者不但脐静脉扩张，下腔静脉及颈静脉也显示扩张。通常，出现水肿时胎儿血红蛋白水平＜5g，然而，也有少数很严重的贫血都不出现胎儿水肿。

羊水过多、胎盘水肿也很常见。

大脑中动脉峰值流速测定是判断胎儿贫血的一项有效指标。由于体内水分潴留血液稀释和心输出量的增加，使循环血液的流速增高（图14-1-1d）。由于大脑中动脉在解剖结构上呈直线行走，多普勒测量易获得准确流速。血液流速的增高可出现在胎儿水肿之前。大脑中动脉峰值流速的测量方法：从胎儿头围平面平行下移探头至颅底部，开启彩超，显示大脑动脉环，大脑中动脉发自大脑动脉环的两侧，向外略向前行

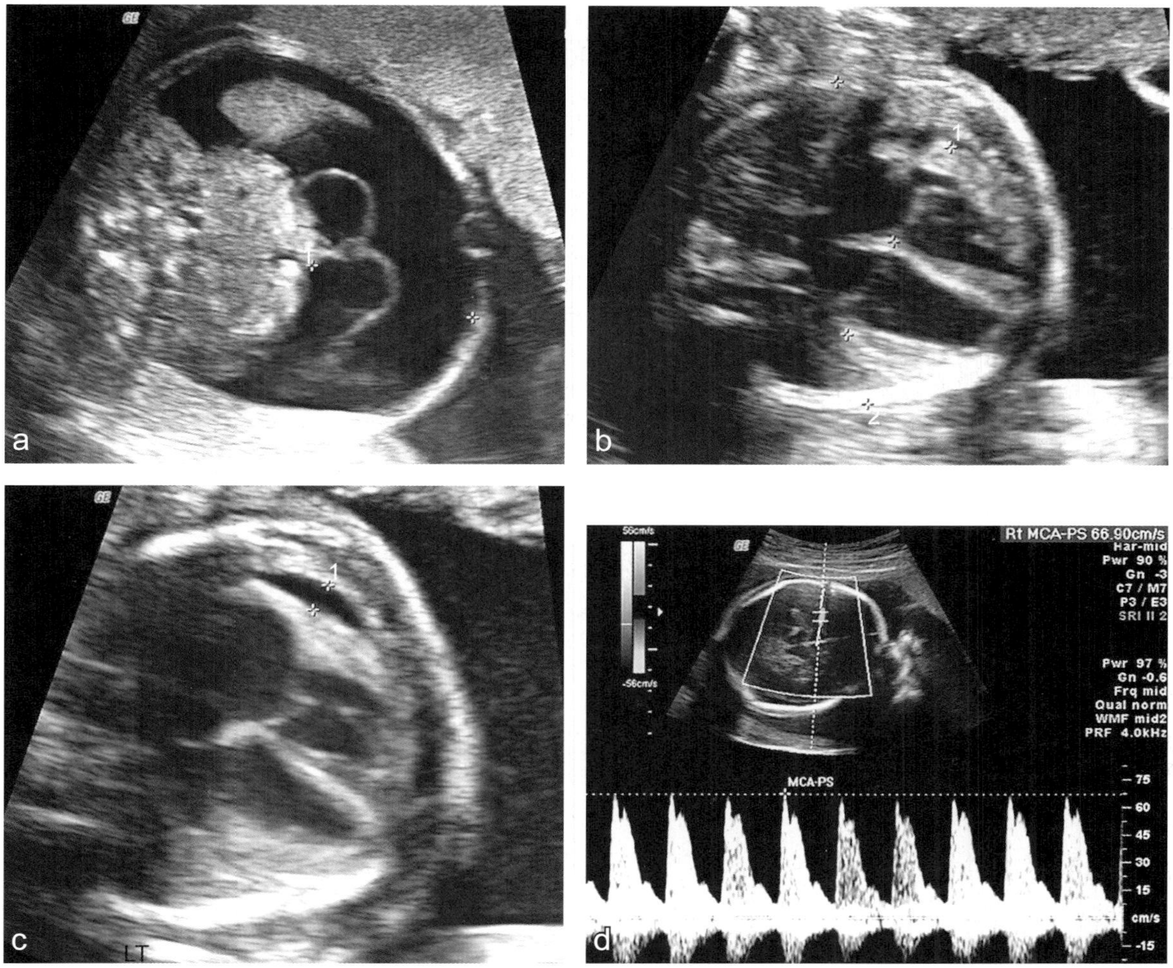

图14-1-1 免疫性胎儿水肿

a.妊娠25⁺周，孕妇Rh阴性，胎儿腹腔内大量积液（测量键）；b.同一病例，心胸比率增加，65.5%；c.同一病例，心包积液3.5mm（测量键）；d.同一病例，大脑中动脉峰值流速增加，66.90cm/s

走。显示大脑中动脉的全长，将取样容积置于中段，并纠正角度（角度越小测量越准确），测得峰值流速。大脑中动脉峰值流速的正常值见表14-1-1，流速的增加与贫血的严重程度基本成正比。

Rh溶血的确诊及胎儿贫血的诊断需要通过检查孕妇抗体及获得胎儿血液进行相关实验室检查。

【鉴别诊断】

由于超声所见的胎儿水肿等表现是非特异性的，因此需要与其他各种可引起胎儿水肿、胸腹腔积液、大脑中动脉峰值流速增高、胎盘水肿、羊水过多的病症相鉴别，详见本章本节第二点。

【预后】

预后取决于孕妇抗体效价的高低以及胎儿贫血的严重程度。出现胎儿水肿预示贫血严重，如不治疗，预后多不良，可发展为死胎或新生儿严重贫血症，后者也可导致新生儿死亡，或核黄疸引起中枢神经系统严重受损。

已知孕妇Rh阴性，尤其是以前有过胎儿水肿、死胎、死产、新生儿死亡或产后确诊Rh溶血伴严重贫血需要输血的新生儿，再次妊娠前就应该进行治疗，降低体内的抗体效价。妊娠后需密切随访抗体效价的变化，如抗D效价持续上升，大脑中动脉显示流速增高，就应及时脐血穿刺确定胎儿血型及贫血严重程度。

宫内胎儿输血是主要的治疗Rh溶血的方法，根据脐血穿刺所得的胎儿血液检验结果在超声引导下输入相应的O型、Rh阴性的浓缩血液（详见第十七章第五节）。恰当的定期的宫内输血可明显纠正胎儿贫血，延长妊娠期。一般安排在36周分娩，35周进行最后一次宫内输血的同时测定羊水卵磷脂/鞘磷脂比率，判断肺成熟情况。

表14-1-1 不同孕周大脑中动脉峰值流速正常值

孕龄（周）	MCA峰值流速（cm/s）				
	1（MoM）	1.3（MoM）	1.5（MoM）	1.7（MoM）	2（MoM）
15	20	26	30	34	40
16	21	27	32	36	42
17	22	29	33	37	44
18	23	30	35	39	46
19	24	31	36	41	48
20	25	33	38	43	50
21	26	34	39	44	52
22	28	36	42	48	56
23	29	38	44	49	58
24	30	39	45	51	60
25	32	42	48	54	64
26	33	43	50	56	66
27	35	46	53	60	70
28	37	48	56	63	74
29	38	49	57	65	76
30	40	52	60	68	80
31	42	55	63	71	84
32	44	57	66	75	88
33	46	60	69	78	92
34	48	62	72	82	96
35	50	65	75	85	100
36	53	69	80	90	106
37	55	72	83	94	110
38	58	75	87	99	116
39	61	79	92	104	122
40	63	82	95	107	126

Mari G，Deter RL，Carpenter RL，et al. Noninvasive diagnosis by Doppler ultrasonography of fetal anemia due to maternal red-cell alloimmunization. Collaborative Group for Doppler Assessment of the Blood Velocity in Anemic Fetuses. N Engl J Med，2000，342：9-14

二、非免疫性胎儿水肿

【病因及病理】

很多异常情况都可引起非免疫性胎儿水肿（nonimmune hydrops fetalis），常见的有：

1. 胎儿贫血　Rh溶血和ABO溶血所致的胎儿贫血为免疫性胎儿水肿，还有其他许多可引起非免疫性胎儿贫血的原因，如血红蛋白病、细小病毒感染性贫血、胎儿失血等都可造成胎儿贫血。能引起胎儿水肿的血红蛋白病是α-地中海贫血（α-thalassemia），α-地中海贫血是由于α-珠蛋白基因的缺失或缺陷，使α-珠蛋白链的合成受抑制而引起的溶血性贫血。在我国，此病多见于南方各省，如广西、广东等省。根据遗传情况，α-珠蛋白基因的缺失可从1个至4个，4个缺失则是完全缺失，称α-地中海贫血纯合子（Bart's disease）。病理上，α-地中海贫血纯合子的胎儿不能合成α-珠蛋白链，γ-珠蛋白链便自行聚合为四聚体γ4。该四聚体具有很高的氧亲和力，在氧分压低的组织中不易释放出氧，造成组织缺氧，胎儿死亡。如果夫妇双方均为α-地中海贫血杂合子，则胎儿为纯合子的机会是25%。细小病毒所致的贫血是由于病毒破坏了红细胞生成功能，干扰了红细胞的成熟，导致红细胞危象。引起胎儿失血的原因也有多种，如血小板减少性紫癜颅内出血、胎-母输血、胎儿肿瘤内出血、脐血管破裂出血等等。

2. 心脏异常　心脏原因引起的胎儿水肿多为两种情况，一是胎儿心律失常，二是心脏解剖结构异常。一旦发生胎儿宫内心力衰竭，便出现胎儿水肿。严重的胎儿生长受限（FGR），血流动力学异常改变引起右心失代偿，也会发生心力衰竭和胎儿水肿（见第十六章第一节）。心律失常中最易引起心衰的是心动过速（室上性心动过速）和心动过缓（完全性房室传导阻滞）。心脏解剖结构异常中能引起心衰的情况有心腔内肿瘤、瓣膜闭锁、瓣膜发育不良、三尖瓣下移、心内膜垫缺损、左心发育不良、静脉导管缺失等等。

3. 胸腔病变　肺囊性腺瘤样病变、肺分离、膈疝、胸腔内肿瘤、咽喉和气管狭窄或闭锁等都可因纵隔推移、静脉回流障碍而发生胎儿水肿。淋巴液循环异常可引起乳糜胸。

4. 宫内感染　孕妇感染有些病毒或细菌也可能引起胎儿宫内感染（intrauterine infection，IUI），进而引起胎儿水肿或局部体腔积液，如弓形体（toxoplasma）、细小病毒（parvovirus B19）、巨细胞病毒（cytomegalovirus）、柯萨奇病毒（Coxsackievirus）、风疹病毒（rubella）、梅毒（syphilis）和水痘（varicella）等已较明确可引起胎儿宫内感染。另一些尚不一定，但也有可能，如锥虫病（trypanosomiasis）、单纯疱疹（herpes simplex）、钩端螺旋体病（leptospirosis）等。宫内感染可因为胎儿肝脏受损低蛋白血症或贫血等引起水肿。

5. 骨骼肌肉系统畸形　多种致死型骨骼畸形可发生胎儿水肿，如软骨发育不全、成骨发育不全Ⅱ型、致死型侏儒、短肋多指综合征等。这是因为骨骼肌肉发育不良、胎动减少、淋巴回流减少和胸腔狭小胸腔压力增高、静脉压力升高血液回流障碍所致。

6. 消化道或泌尿道异常　消化道梗阻穿孔、胎粪性腹膜炎、泌尿道梗阻、先天性肾盂积水等都可能引起腹腔积液。然而，严格说来，肠穿孔或肾脏破裂导致的是胎儿腹水，但不是胎儿水肿。

7. 染色体异常　染色体异常中尤其是致死型特纳综合征，胎儿往往严重水肿，颈部水囊瘤、胸水、腹水。其他如13-三体综合征、18-三体综合征、21-三体综合征、三倍体等也都可引起胎儿水肿，但不如特纳综合征严重。

8. 胎儿生长受限　严重胎儿生长受限（FGR），晚期可发生心力衰竭，出现胎儿水肿和胸腹水，甚至心包积液。

9. 其他　双胎输血综合征中的受血儿，因接受了过多的血液，循环血量大大增加，可造成充血性心力衰竭。胎儿肿瘤如畸胎瘤、成神经细胞瘤等，这些肿瘤可引起类似动静脉瘘或静脉回流受阻的血流动力学改变，引起胎儿水肿。胎盘绒毛膜血管瘤是由于肿瘤内动静脉短路，心脏负荷增加继而导致心衰的发生。脐静脉-门脉系统发育异常、胎盘或脐静脉血栓可引起循环紊乱。另外，孕妇严重贫血、严重代谢性疾病、低蛋白血症等都可能导致胎儿水肿。

【诊断】

超声诊断胎儿水肿相对比较容易。声像图上显示皮肤增厚，头皮水肿、胸腔、心包腔及腹腔内出现液体回声（图14-1-2a、b，图14-1-3a、b、c），有些严重水肿病例合并颈部水囊瘤，表现为多房性囊性包块，有时包块可大于胎头（见图15-3-51a）。在水肿早期往往先有颈项透明层增厚或颈项软组织层增厚（图14-1-4a），然后才出现典型胎儿水肿声像图。腹水早期声像图可仅表现为肠管强回声，以后才出现腹水（图14-1-5a）。本病常有羊水过多和胎盘增厚改变（图14-1-3e，图14-1-6d）。然而，明确水肿原因并不容易。有时，不同的病理情况其胎儿水肿声像图表现可以有所不同，如肺部占位性病变和纵隔移位等，首先出现的可能是胸腔积液，然后才有皮下水肿、腹水（见图9-3-4）。宫内感染者腹水相对较多见，而胸腔积液及皮下水肿相对少见（见图14-1-10，图14-1-12a）。α-地中海贫血纯合子则同时可见到多处水分潴留。严重的胎儿腹水也可引起梅干腹综合征（prune belly syndrome）。

α-地中海贫血纯合子胎儿往往要到晚期妊娠才出现典型的胎儿水肿声像图，但也有少数病例中孕期就出现胎儿水肿（图14-1-7）。有文献报道，妊娠31^{+}周90%的病例可见肝脾大、心脏增大、三尖瓣反流、腹水和胎盘增大；75%有皮下水肿；63%有脐带水肿；62%有脐静脉扩张。同时，少数病例可表现为羊水过少。在早孕期及中孕中期也能见到一些其他异常声像图改变。例如11周～13周6天出现颈项透明层增厚（图14-1-4a），心脏横径与胸腔横径的比率增高，而正常情况下孕20周之前心胸比率＜0.5（见第八章第一节）（图14-1-4b）。有报道显示妊娠13～14周时，75%的α-地中海贫血纯合子心胸比率大于正常；妊娠17～18

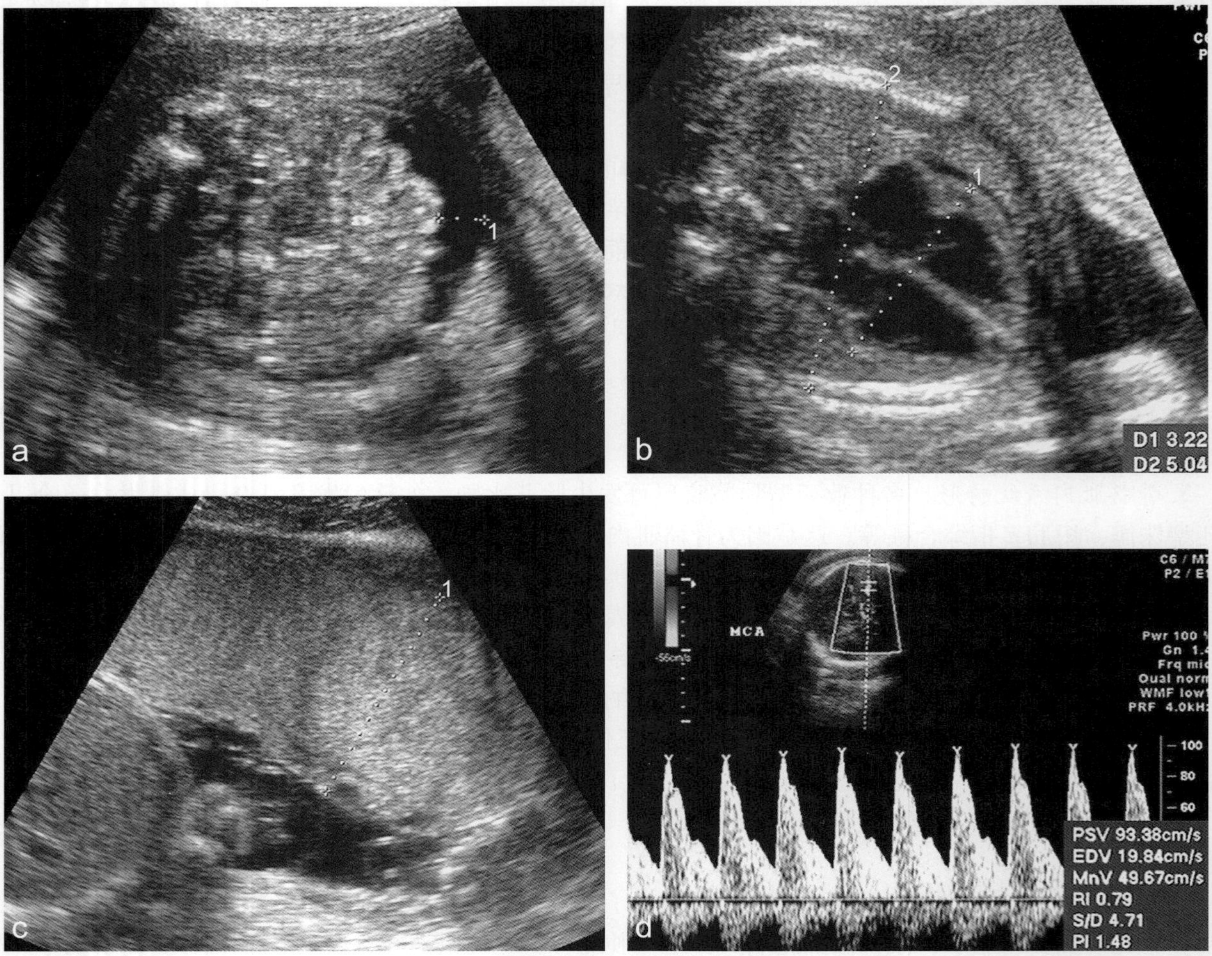

图14-1-2 非免疫性胎儿水肿

a. 妊娠30$^+$周，胎儿腹水（测量键）；b. 同一病例，心脏增大，心胸比率64%；c. 同一病例，胎盘增厚，60mm（测量键）；d. 同一病例，大脑中动脉峰值流速明显增加，93.38cm/s。胎心监护显示正弦波，紧急娩出胎儿，Apgar评分4～8分，证实胎母输血导致胎儿贫血，新生儿脑室内出血

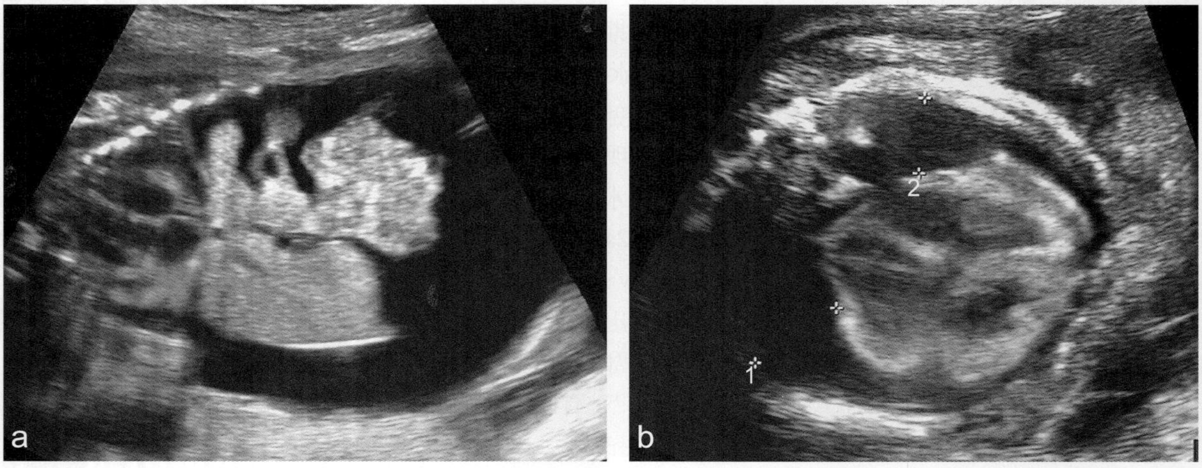

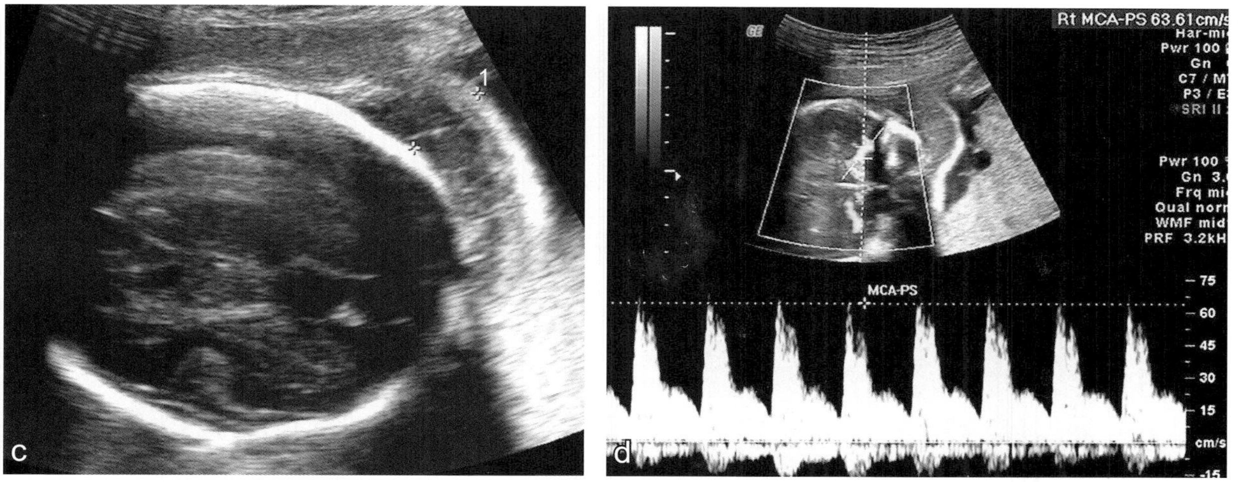

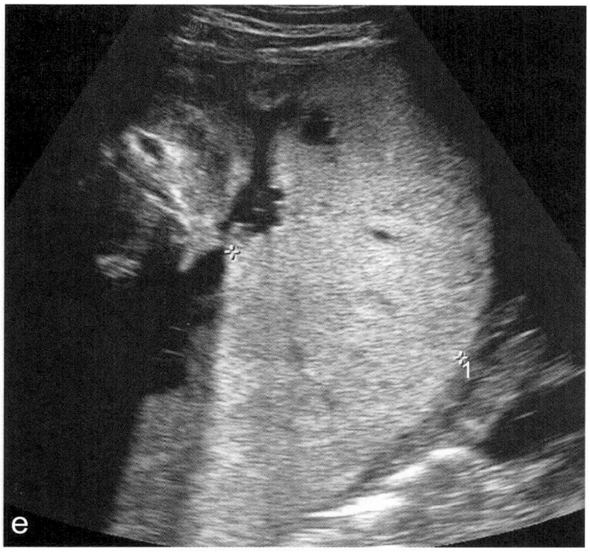

图 14-1-3　非免疫性胎儿水肿

a. 妊娠 25⁺周，大量胎儿腹水；b. 同一病例，双侧胸腔积液（测量键）及心脏增大；c. 同一病例，头皮水肿（测量键）；d. 同一病例，大脑中动脉峰值流速增加，63.61cm/s；e. 同一病例，胎盘水肿增厚，67mm（测量键）。脐血穿刺证实为α-地中海贫血纯合子

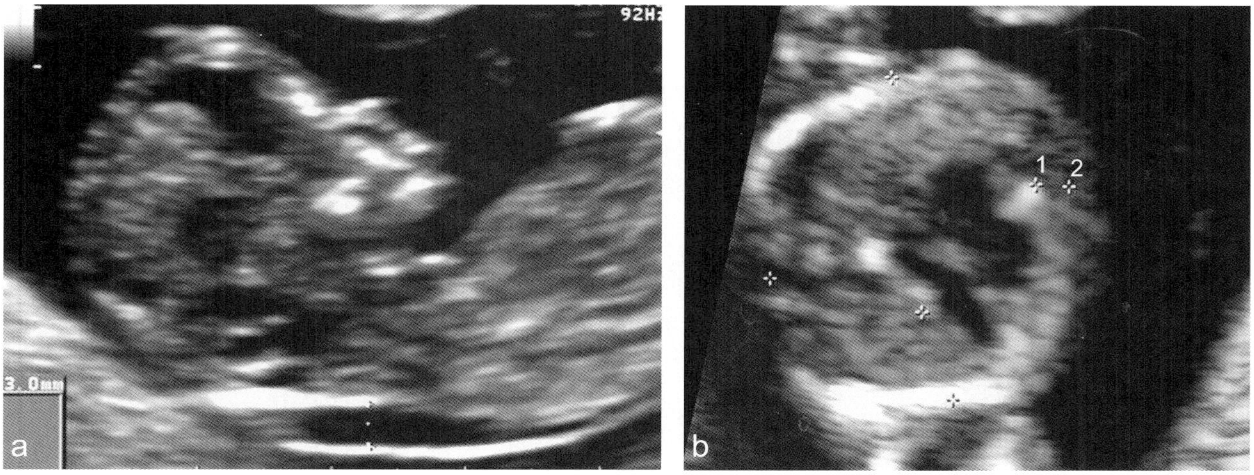

图 14-1-4　非免疫性胎儿水肿

a. 妊娠 12⁺周，颈项透明层增厚，3.0mm（测量键）；b. 同一病例，妊娠 15⁺周，心胸比率增大，54%。绒毛穿刺证实为α-地中海贫血纯合子，染色体核型正常，46,XX

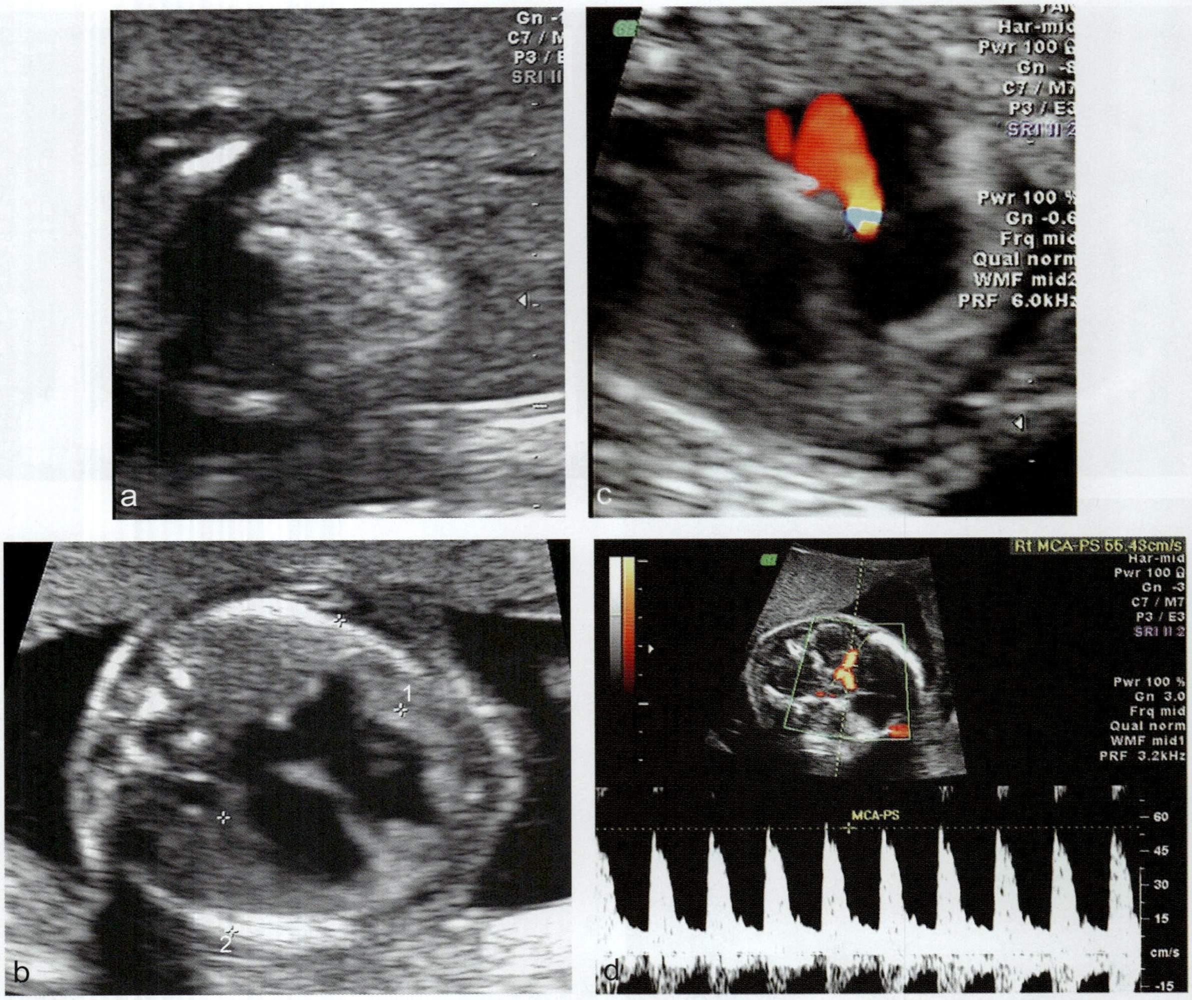

图14-1-5　非免疫性胎儿水肿

a. 妊娠21^{+}周，肠管强回声；b. 同一病例，心胸比率增大，62%（测量键）；c. 同一病例，三尖瓣反流；d. 同一病例，大脑中动脉峰值流速增加，55.43cm/s。脐血穿刺证实为α-地中海贫血纯合子

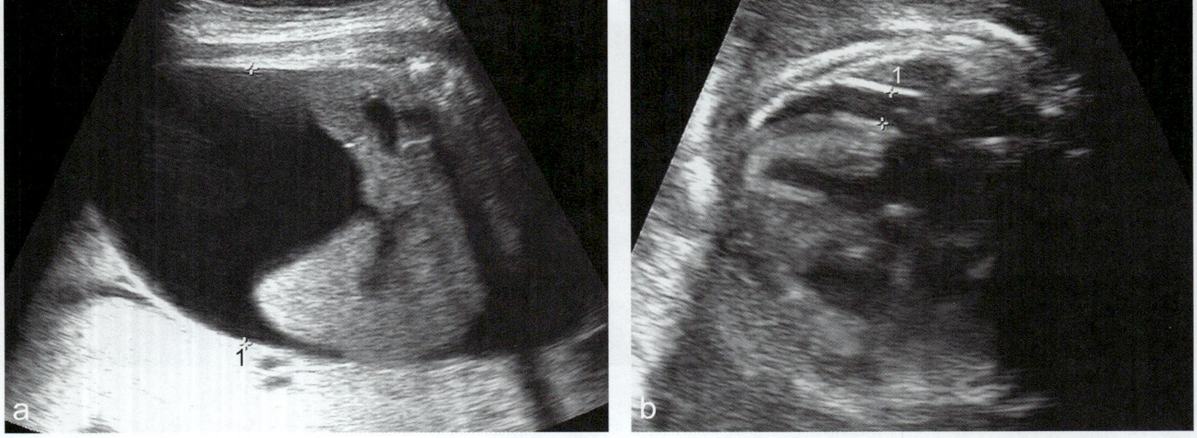

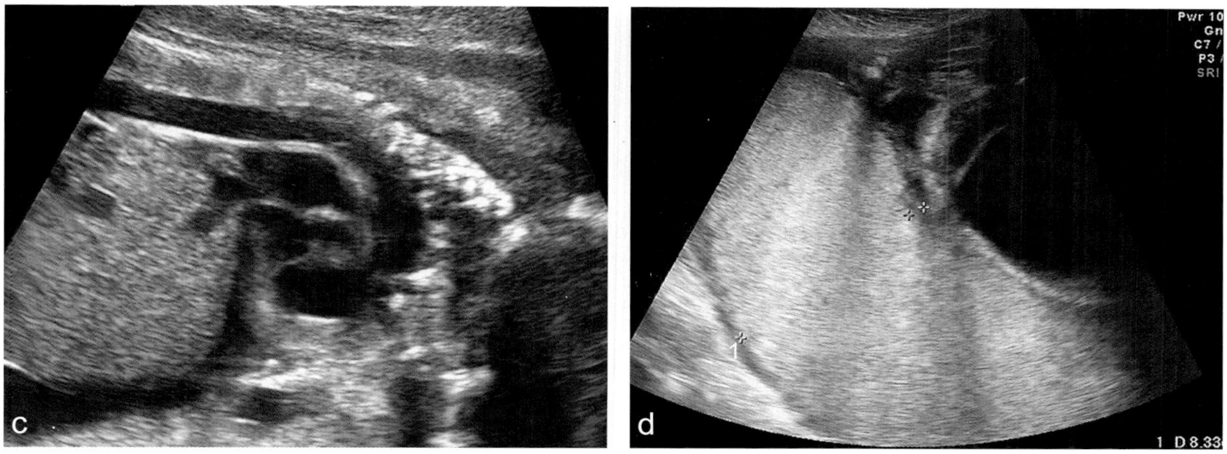

图14-1-6 非免疫性胎儿水肿

a. 妊娠28⁺周，大量腹水（测量键）合并羊水过少；b. 同一病例，心包积液4.7mm（测量键）；c. 同一病例，大血管扩张，声像图显示导管弓及降主动脉明显扩张；d. 同一病例，胎盘明显增厚，83mm（测量键）。脐血穿刺证实为α-地中海贫血纯合子，产后一小时新生儿死亡

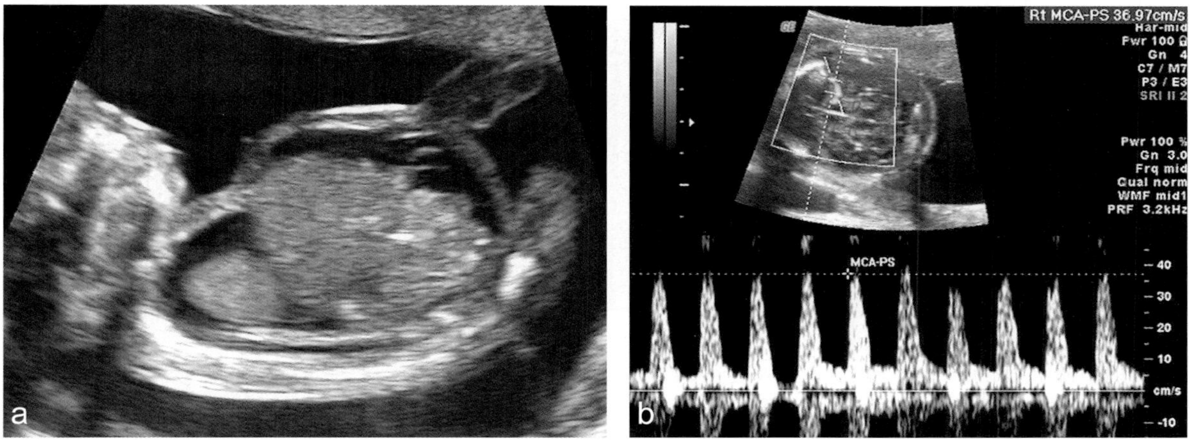

图14-1-7 非免疫性胎儿水肿

a. 妊娠17⁺周，胎儿胸水及腹水；b. 同一病例，大脑中动脉峰值流速增加，36.97cm/s。胎盘绒毛穿刺证实为α-地中海贫血纯合子

周时所有病例都大于正常。同时，胎盘厚度也有增加，若以厚度3cm为界线，诊断敏感性为88.57%，特异性90.18%。此外，还有肠管强回声和羊水偏多（图14-1-3～图14-1-9）。胎儿水肿和胎盘过大可诱发妊娠高血压综合征，胎儿严重缺氧濒临死亡时胎动减少或消失，胎心监护无反应、心率减慢或心律失常。对怀疑胎儿α-地中海贫血纯合子病例，应做进一步检查以明确诊断。如抽取绒毛或脐血进行DNA检查或血红蛋白电泳测定。在地中海贫血的好发地区，应在妊娠初期就检查夫妇双方是否为地中海贫血携带者。若双方均为杂合子，每次妊娠都应早期检查胎儿是否为纯合子，不要等到晚期妊娠所有症状都表现出来了才引产，因为并发症的出现对孕妇健康很不利。

不管哪种原因所致的胎儿贫血，大脑中动脉峰值流速可显示增高（图14-1-1d，图14-1-2d，图14-1-3d）。大脑中动脉峰值流速的测量方法见本章本节一，正常值见表14-1-1。

胎儿宫内感染不一定都有异常声像图表现。有些感染如巨细胞病毒、细小病毒、弓形虫，梅毒、水痘、单纯疱疹等可能出现胎儿水肿、体腔积液或肠管强回声、胎盘增厚、羊水过多（图14-1-10～图14-1-13），其中巨细胞病毒及弓形虫感染还可能出现腹腔颅腔内钙化或伴有脑室扩张（图14-1-10，图14-1-11d）。细小病毒感染可继发胎儿贫血性水肿，大脑中动脉峰值流速的测定可协助判断（图14-1-12e）（详见本章本节第一点）。合并水肿的感染胎儿也常被发现肝脾增大（图14-1-11c）、小头畸形、颅内异常或胎儿生长受

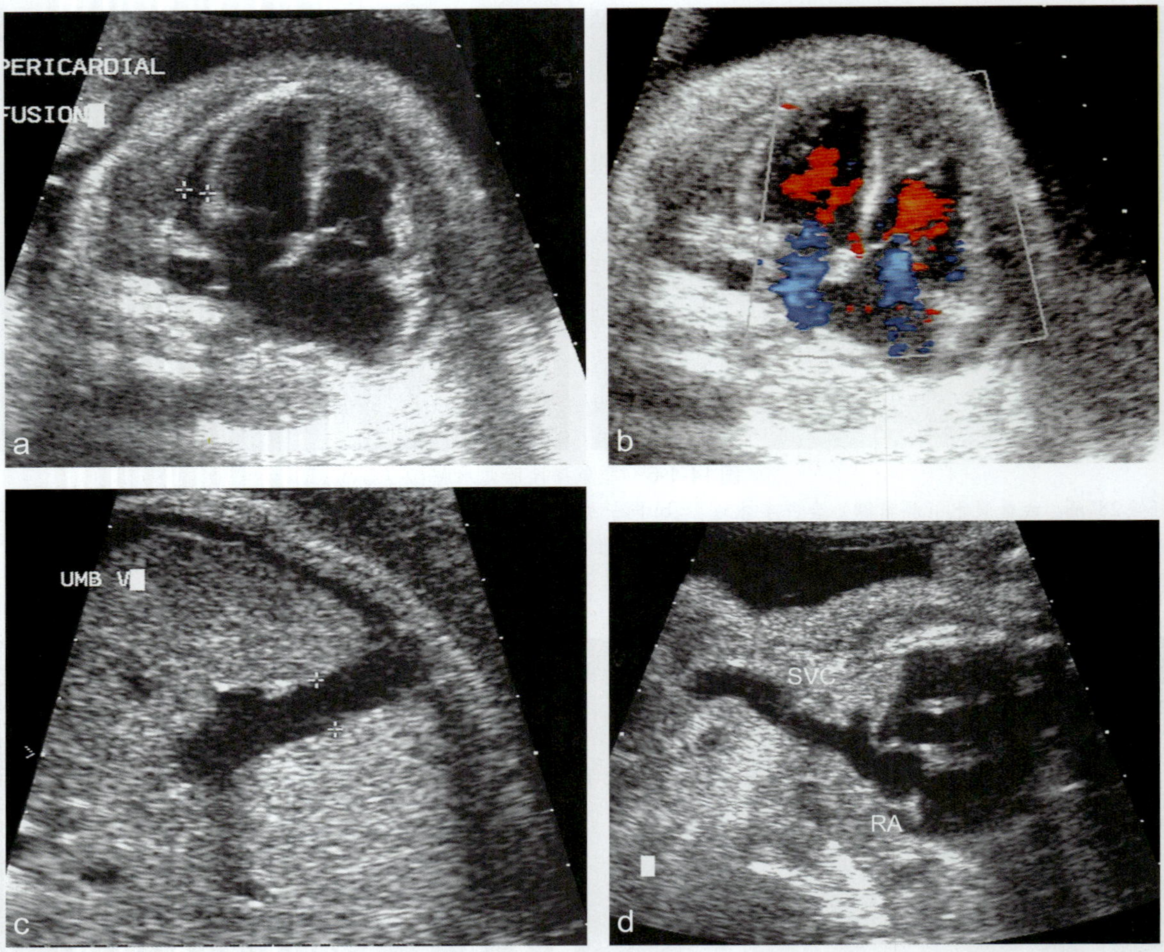

图14-1-8 非免疫性胎儿水肿

a. 妊娠30⁺周，心脏增大，心包积液4.3mm（测量键）；b. 同一病例，二尖瓣及三尖瓣明显反流（蓝色）；c. 同一病例，肝内脐静脉扩张8.9mm（测量键）；d. 同一病例，上腔静脉扩张（SVC）。脐血穿刺证实为α-地中海贫血纯合子

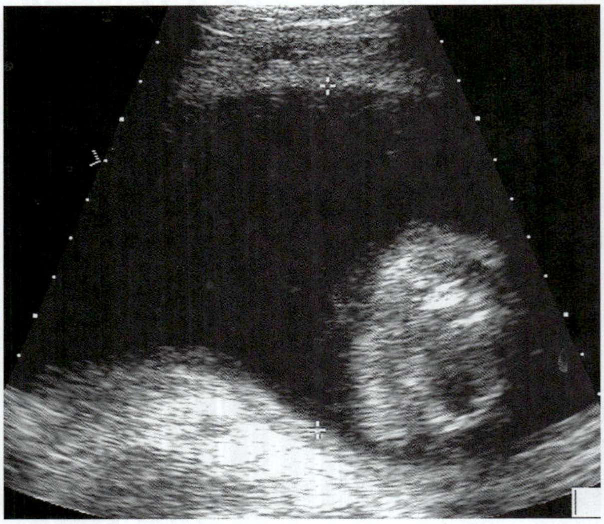

图14-1-9 非免疫性胎儿水肿

妊娠22⁺周，羊水过多，DVP 81mm（测量键）。脐血穿刺证实为α-地中海贫血纯合子

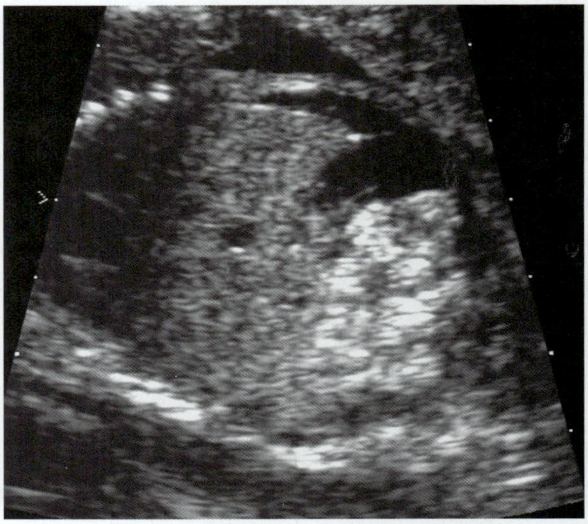

图14-1-10 非免疫性胎儿水肿

妊娠19⁺周，胎儿腹水合并肠管强回声。引产后尸解证实为巨细胞病毒感染

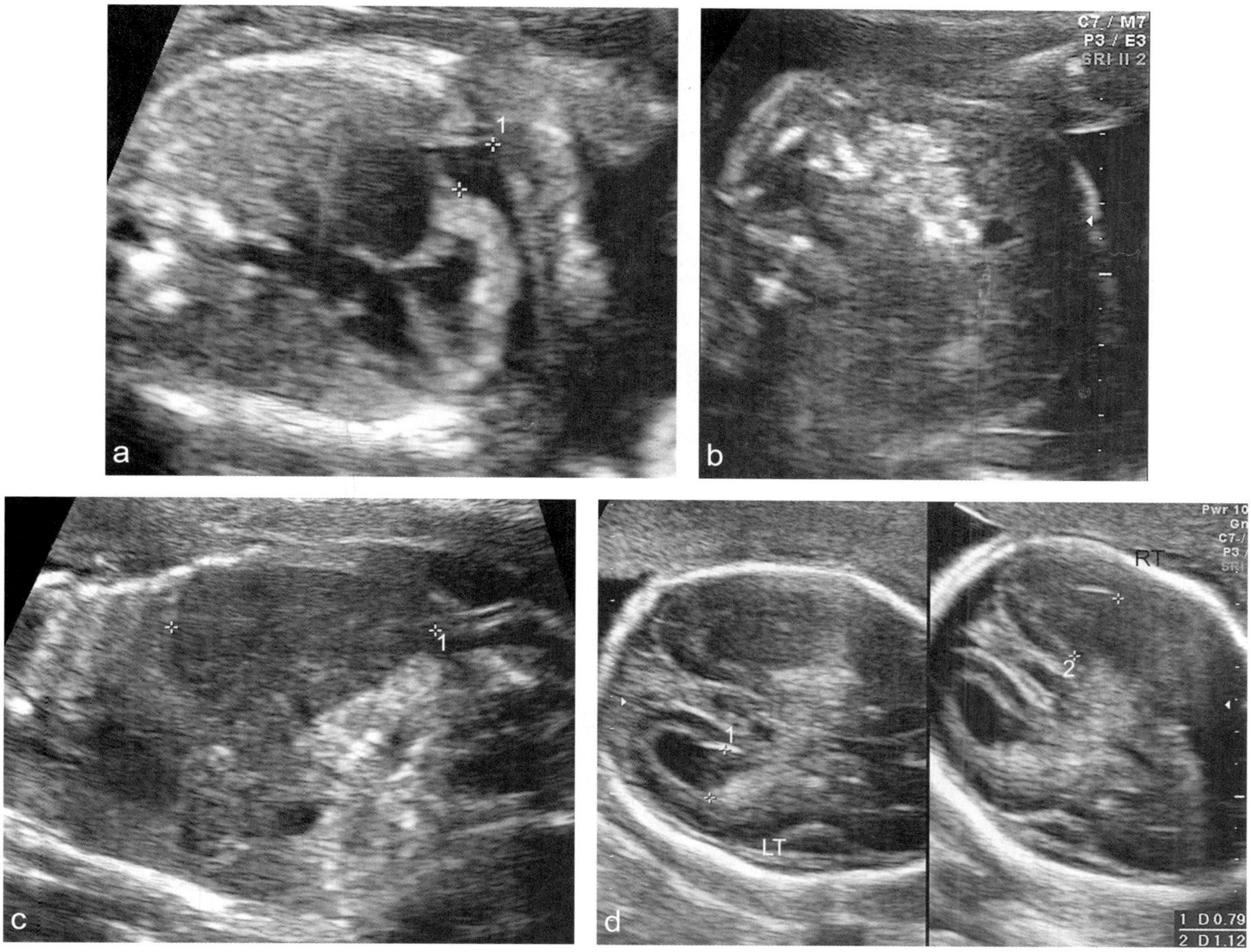

图14-1-11　非免疫性胎儿水肿

a. 妊娠22⁺周，心包积液5.7mm（测量键）；b. 同一病例，肠管强回声；c. 同一病例，肝脏增大（测量键）；d. 同一病例，右侧脑室扩张11.2mm。引产后尸解证实为巨细胞病毒感染，合并染色体异常，45,XO

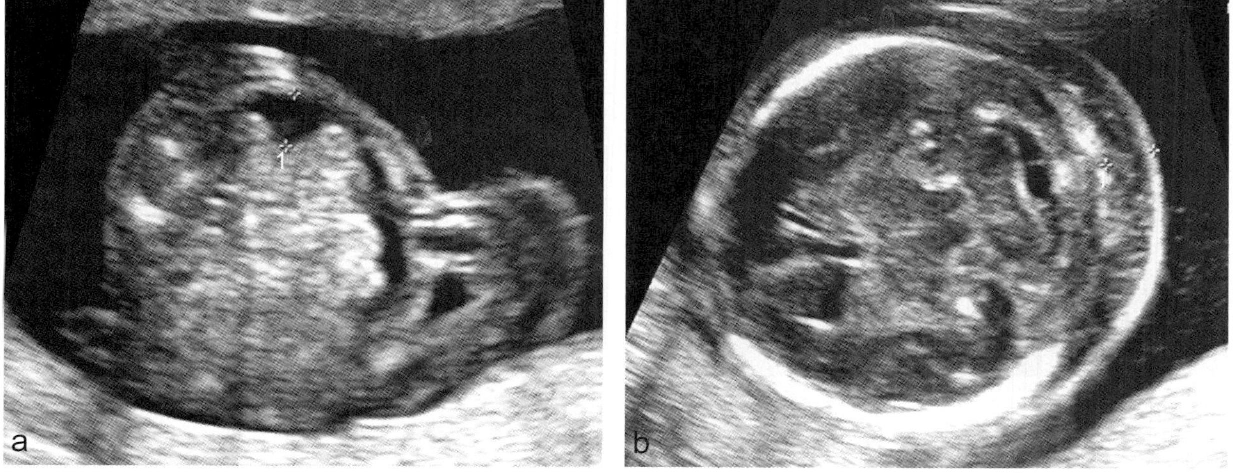

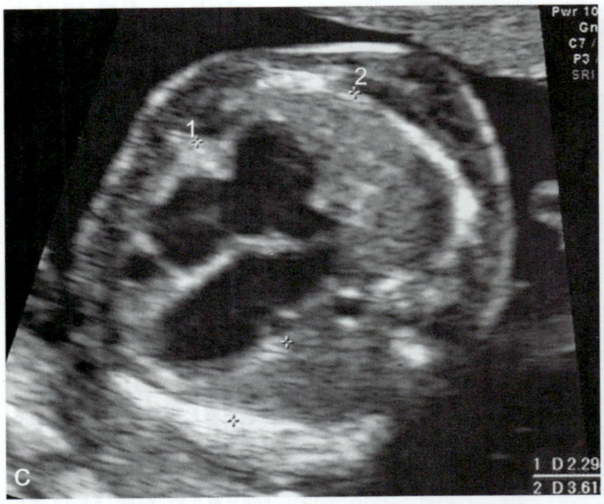

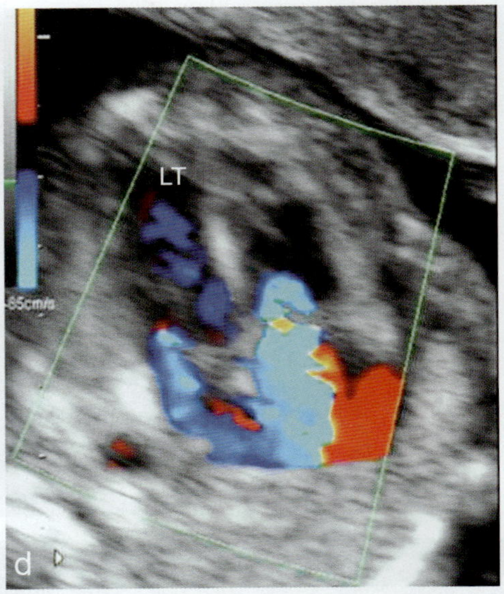

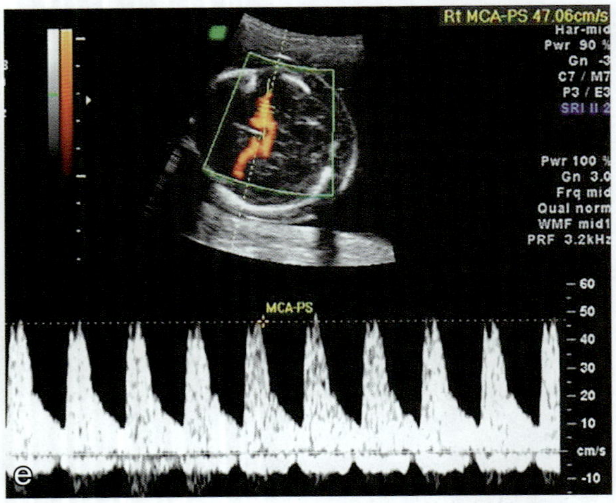

图14-1-12 非免疫性胎儿水肿

a. 妊娠18$^+$周，胎儿腹水（测量键）；b. 同一病例，颈项软组织层增厚，7.3mm（测量键）；c. 同一病例，心脏增大，心胸比率63.4%（测量键）；d. 同一病例，二尖瓣及三尖瓣反流（蓝色），三尖瓣更明显；e. 同一病例，大脑中动脉峰值流速增高，47.06cm/s。引产后尸解证实为细小病毒感染

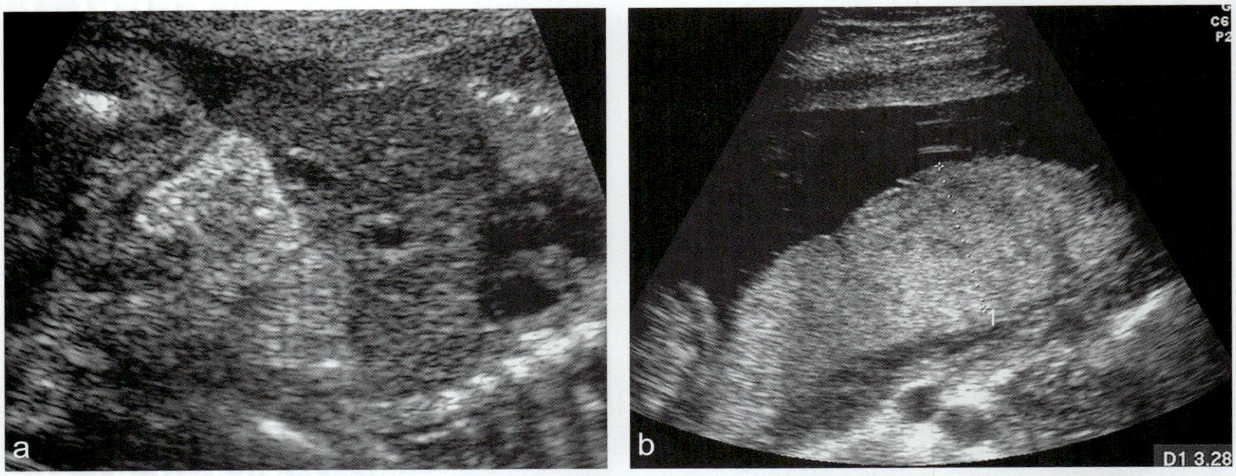

图14-1-13 非免疫性胎儿水肿

a. 妊娠22$^+$周，肠管强回声；b. 同一病例，胎盘轻度水肿，33mm。产后检查证实为风疹病毒感染，听力丧失

限等，严重的感染可致胎死宫内。在宫内感染者中，有些孕妇有感染的症状，但有些则没有。如果超声怀疑孕妇有宫内感染时，应详细追问病史，进一步测定母血或胎儿脐血中几种常见的感染抗体效价（TORCH等），有时还需系列随访抗体效价的变化趋势，IgM从高到低，IgG从低到高可能更说明问题。然而，即使TORCH测定结果为阴性也仍不能轻易除外感染。

在声像图上，各种原因引起的胎儿水肿除了有水肿表现外，有时还能见到胎儿畸形改变，如先天性心脏缺陷（图14-1-14，图14-1-15）、心律失常（见图8-15-13）、胸腔或肺部异常包块（见图9-2-2）、骨骼系统畸形（见图13-3-8）、消化道泌尿道异常（见图11-5-1）、胎儿肿瘤（图14-1-16，见图14-2-5）或胎盘肿块等（见图4-4-5）。而且，也可有染色体畸形的病例（图14-1-17，见图15-3-16，图15-3-17）。

总之，非免疫性胎儿水肿的原因很多。发现水肿应仔细检查全身器官，并选择相应的实验室检查，包括染色体检查等等。不过，相当一部分的病例产前难以发现病因。

【鉴别诊断】

胎儿水肿的病症繁多，应仔细超声并结合实验室检查尽量寻找水肿原因，进行各种胎儿水肿之间的鉴别。但有时仍然难以发现原因，难以作出准确的鉴别诊断。

另外，声像图上腹壁肌层表现为低回声带（见图10-1-5），勿误诊为胎儿少量腹水。

【预后】

不同原因所致的胎儿水肿其预后不同，相同原因但病变程度不同预后也不同。如α-地中海贫血纯合子是致死型胎儿异常，其结果为死胎死产或产后数小时死亡。轻度宫内感染新生儿仍能正常生存，严重感染尤其颅内感染者则预后往往很差。然而，在随访过程中有些不明原因的胎儿水肿宫内可自然消失，产后

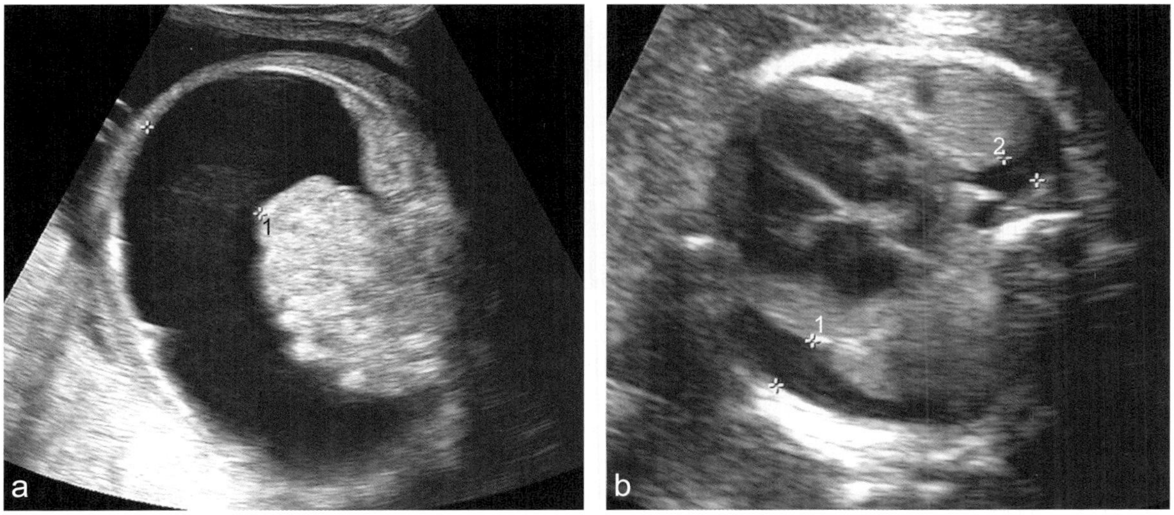

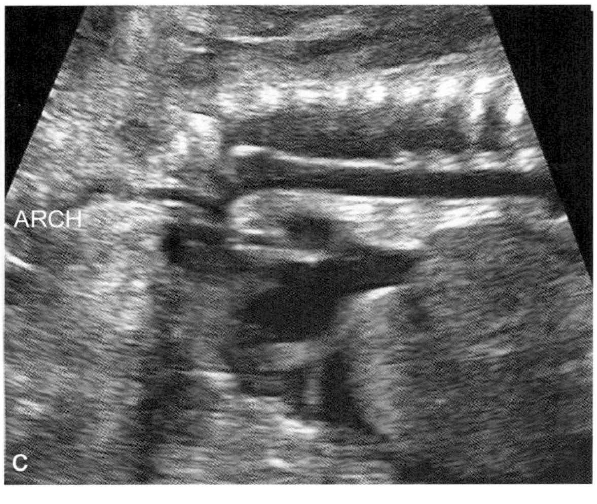

图14-1-14 非免疫性胎儿水肿

a. 妊娠32^+周，大量腹水（测量键）；b. 同一病例，双侧胸腔积液（测量键）；c. 同一病例，主动脉长轴平面，显示主动脉弓明显狭窄。于妊娠34^+周宫内死亡

也无异常发现（图14-1-18）；反之，有些严重水肿胎儿产后仍不能查明原因，最终新生儿死亡。总的说来，非免疫性胎儿水肿围生期死亡率很高，可达70%～90%。

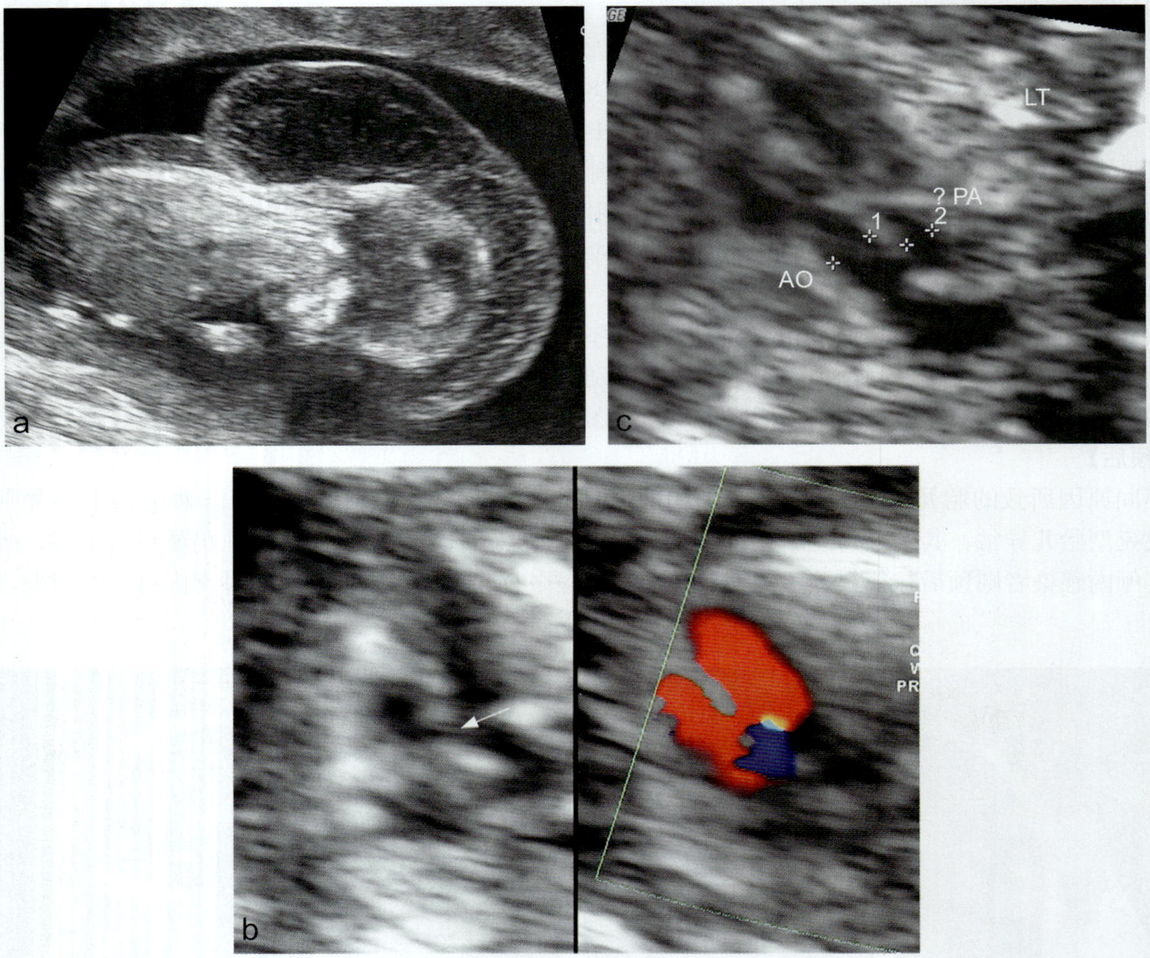

图14-1-15　非免疫性胎儿水肿

a. 妊娠14⁺周，胎儿严重水肿；b. 同一病例，四腔心观隐约显示室间隔缺损（箭头）及分流血液（红色）；c. 同一病例，肺动脉（PA，测量键2）小于主动脉（AO，测量键1）。引产后尸解证实为法洛四联症、门静脉发育不良，染色体核型正常，46,XY

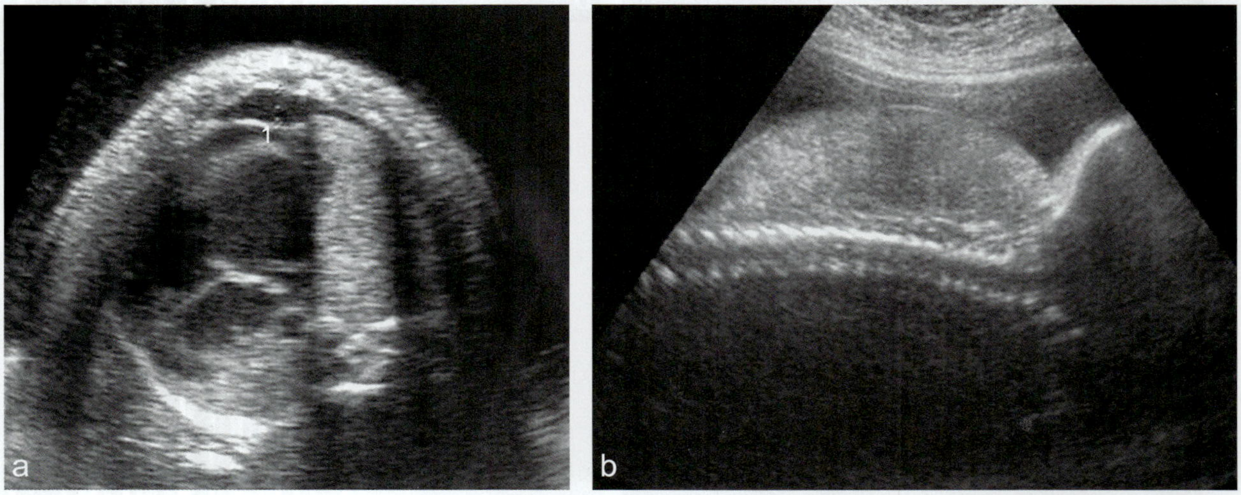

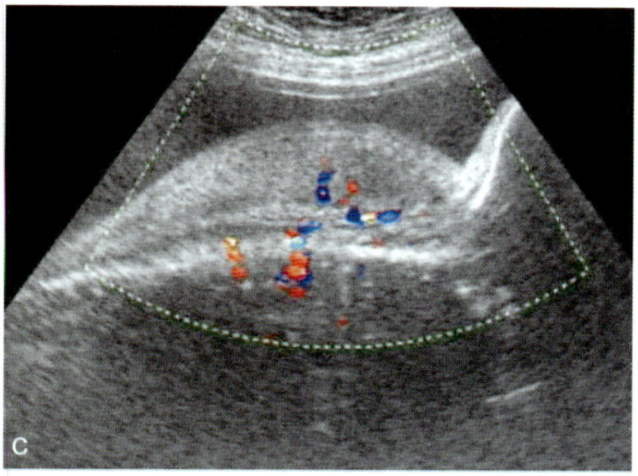

图14-1-16 非免疫性胎儿水肿

a. 妊娠33⁺周，胎儿水肿，心脏增大，右心房尤其明显，心轴左移，右侧胸腔积液（测量键）；b. 同一病例，背部大型软组织包块；c. 同一病例，背部软组织包块内见彩色血流。产后证实为背部巨大血管瘤，新生儿死亡

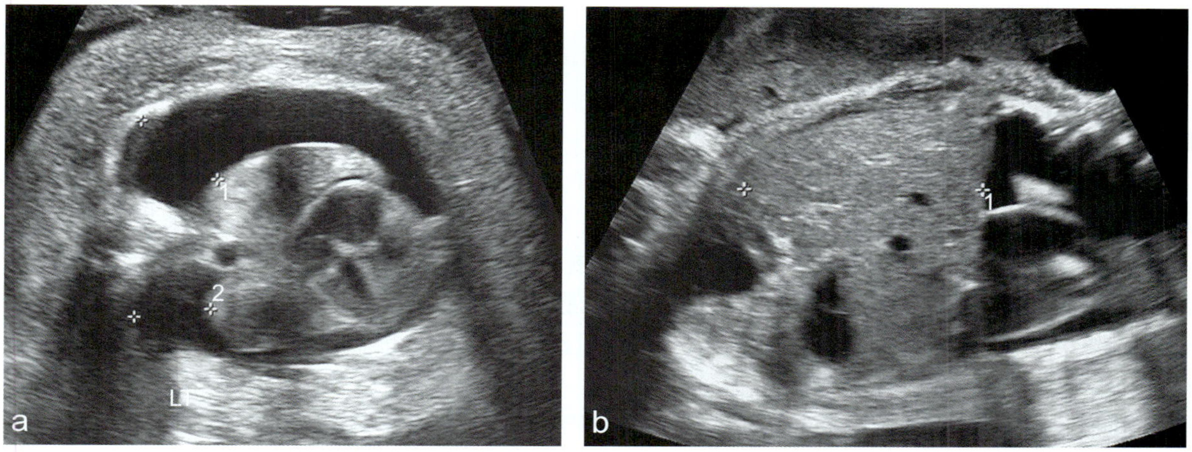

图14-1-17 非免疫性胎儿水肿

a. 妊娠36⁺周，严重胎儿水肿，双侧胸腔积液（测量键）；b. 同一病例，肝脏增大（测量键）。产后证实染色体异常，46,XX，de17，q34

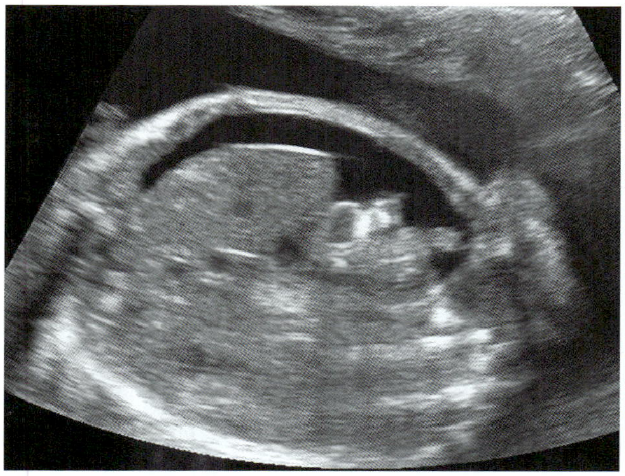

图14-1-18 非免疫性胎儿水肿

妊娠17⁺周，中等量胎儿腹腔积液。染色体检查显示正常核型，46,XY，TORCH阴性，妊娠过程中腹水消失，产后新生儿状况及医疗检查无异常

超声发现胎儿水肿，应尽量寻找并明确其原因。除了对胎儿进行详细超声观察有无畸形外，还应选择相应的实验室检查，包括染色体核型分析等。有生机儿前可选择终止妊娠，致死型畸形（如α-地中海贫血纯合子）者任何孕周都应终止妊娠。对继续妊娠者需超声定期随访，观察水肿变化情况，必要时进行相应的治疗，如羊水减量、药物纠正胎儿心衰、胎儿宫内输血等。由于大部分胎儿水肿的预后不良，故产科处理非常棘手。

第二节 骶尾部畸胎瘤

骶尾部畸胎瘤（sacrococcygeal teratoma）是指骶尾部附近的先天性胚芽细胞瘤。发生率约1∶40000活产，女性多于男性。

【病因及病理】

骶尾部畸胎瘤起源于胚胎时期的原发性结节。最初该结节位于胚胎背部，以后渐渐向尾部移行（约胚胎1周时），最后停留在尾部的前方。

病理上，骶尾部畸胎瘤有四种类型。Ⅰ型：肿瘤主要是外生性的，从会阴部长出，表面覆盖皮肤；Ⅱ型：主要是外生性，但也累及骶骨前方；Ⅲ型：主要在骶骨前方，小部分从会阴部长出；Ⅳ型：主要生长在骶骨前方而不向外生长。

另外，骶尾部畸胎瘤又有成熟性、非成熟性和恶性之分。一般情况下，肿瘤分化越成熟越表现为囊性；反之则不然，恶性肿瘤大部分为实质性肿块。

当肿瘤内出现动静脉瘘、静脉阻塞或肿瘤内出血均可引起胎儿贫血或胎儿水肿。这些原因加上肿瘤内液体的渗出，往往还有羊水过多的表现。

【诊断】

本病声像图上显示骶尾部包块回声，蒂位于会阴部。包块可以是囊性、实质性或混合性，约1/3的病例包块内见有钙化灶。其中，Ⅳ型畸胎瘤较难诊断，因为包块在腹盆腔内，极易漏诊。有报道Ⅳ型囊性畸胎瘤，妊娠18周声像图表现为骶骨前方囊性包块，膀胱因此而向腹前壁移位，随访发现囊块径线随孕周增加而增加。若是外生性畸胎瘤，则还应仔细检查胎儿腹腔，判断骶骨前方有无累及，此涉及畸胎瘤的分型及预后（图14-2-1～图14-2-5）。另外，通过超声来观察膀胱功能，也可帮助判断肿瘤类型，因有些内生性畸胎瘤可影响盆腔神经致使膀胱功能失调。

骶尾部畸胎瘤有时在妊娠20周左右的常规超声中就可被发现，但不少病例在晚期妊娠才得以发现。较小的肿瘤即使为外生性，产前漏诊的机会也很高，因为晚期妊娠宫腔空间有限导致会阴部显现率低。有些畸胎瘤生长缓慢，但有些则生长极快。肿瘤的大小可以很不一致，小的几厘米，大者超过胎儿本身长度。一旦肿瘤内出血等导致胎儿贫血，大脑中动脉流速测量可显示高流速（图14-2-5e），甚至出现胎儿水肿及羊水过多（图14-2-5d，图14-2-5g）。

约5%～25%的骶尾部畸胎瘤可合并其他部位异常。这些异常包括脊柱裂、泌尿道梗阻和腭裂等。

同时，部分病例羊水内的甲胎蛋白（α-FP）及乙酰胆碱酯酶含量升高。

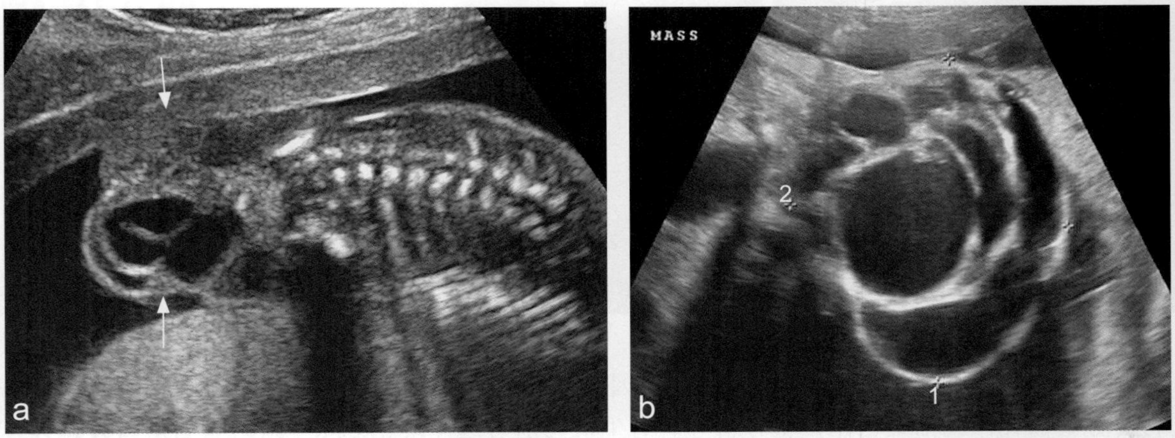

图14-2-1 骶尾部畸胎瘤

a. 妊娠18⁺周，见骶尾部囊性为主混合性块（箭头）。染色体检查显示正常核型，46，XX；b. 同一病例，妊娠28⁺周，骶尾部肿块明显增大，9cm左右（测量键）

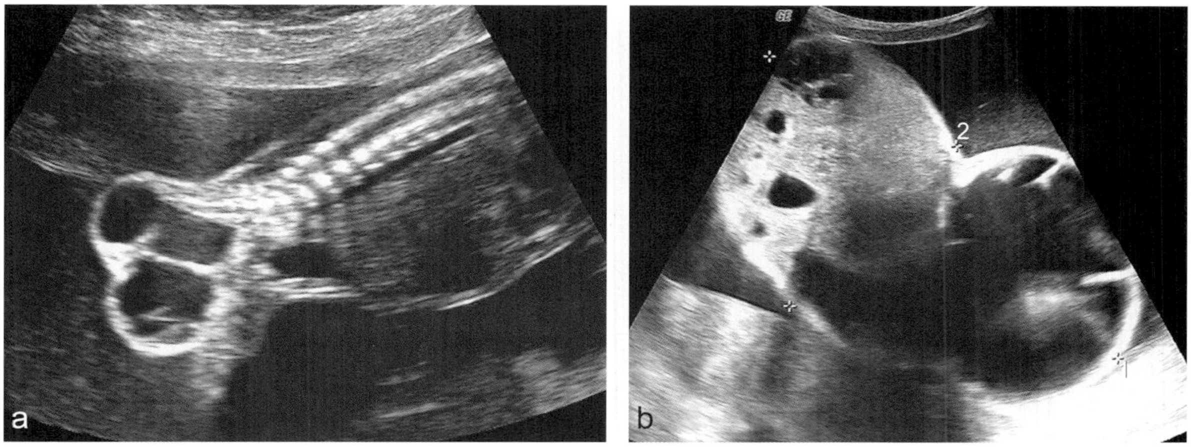

图14-2-2　骶尾部畸胎瘤

a. 妊娠20⁺周，骶尾部多房性囊性为主包块。染色体检查显示正常核型，46,XX；b. 同一病例，妊娠34⁺周，骶尾部大型混合性块（测量键）。产后手术切除，病理证实为良性神经细胞畸胎瘤

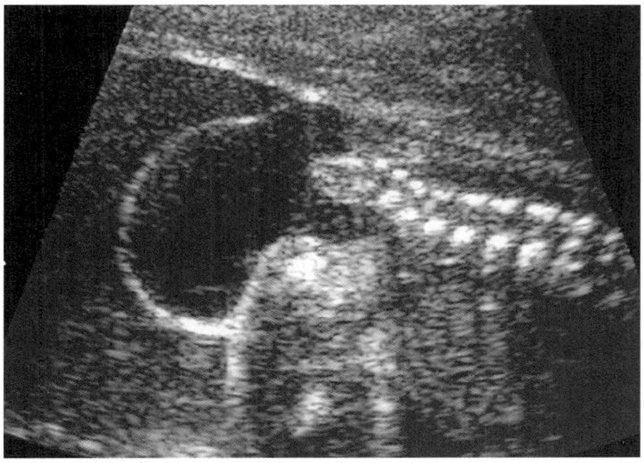

图14-2-3　骶尾部畸胎瘤

妊娠21⁺周，骶尾部囊性肿块。产后手术切除，病理证实为成熟畸胎瘤

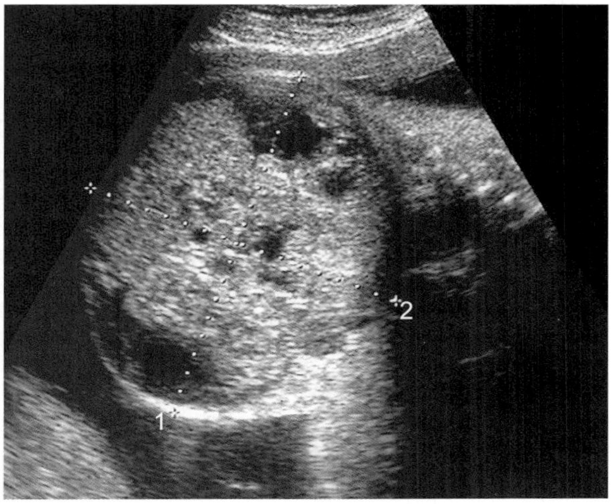

图14-2-4　骶尾部畸胎瘤

妊娠34⁺周，骶尾部大型实质为主肿块（测量键）。产后手术病理证实为未成熟畸胎瘤

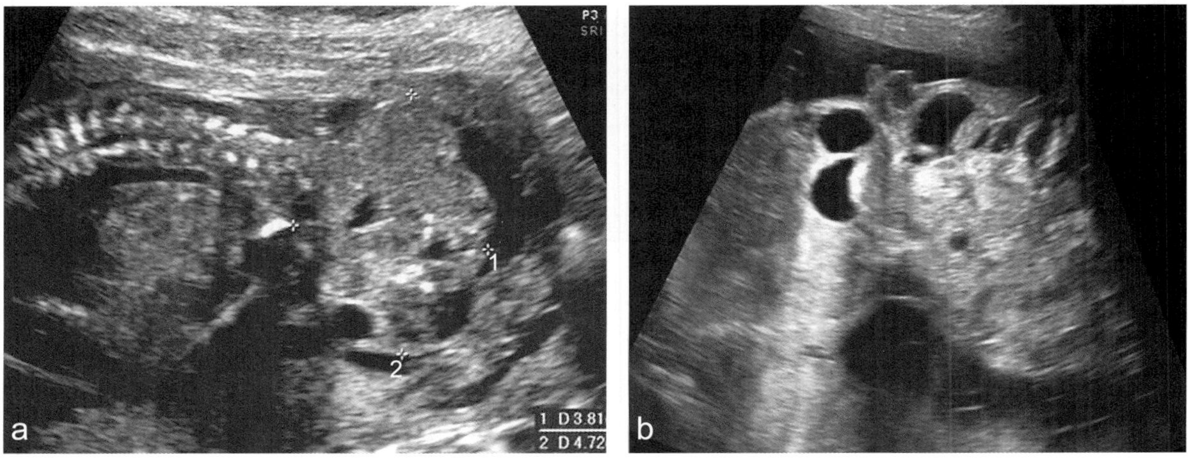

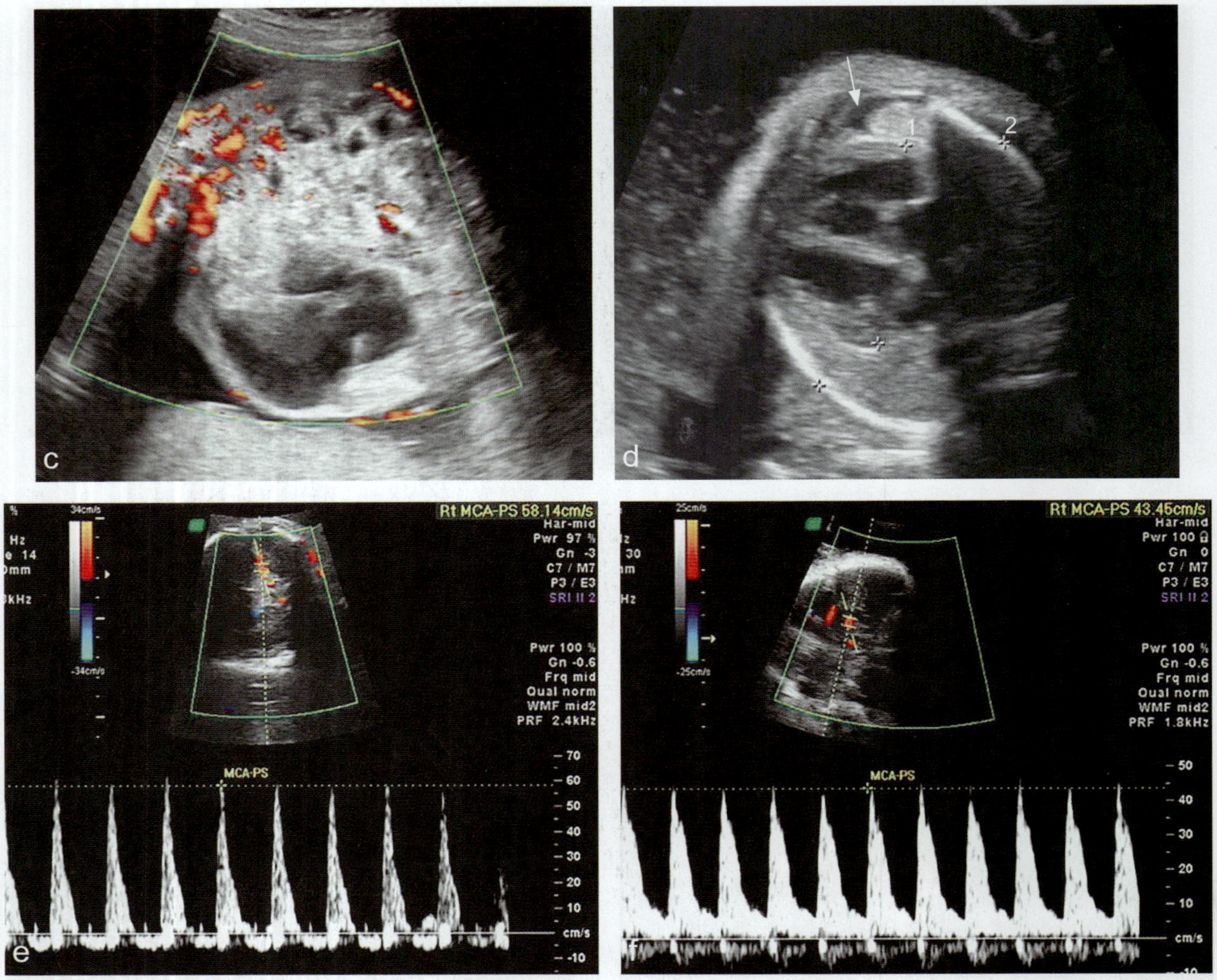

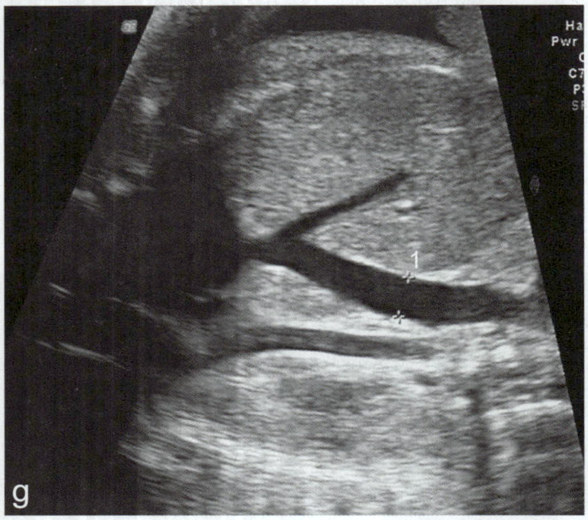

图14-2-5　骶尾部畸胎瘤

a. 妊娠19⁺周，骶尾部较大实质为主肿块（测量键）。染色体检查示正常核型，46,XY；b. 同一病例，妊娠26⁺周，肿块明显增大，伴羊水过多；c. 同一病例，妊娠27⁺周，彩超示肿块内血供较丰富；d. 同一病例，心脏增大，心胸比率63%，右胸腔少量积液（箭头）；e. 同一病例，大脑中动脉峰值流速增高，58.14cm/s；f. 同一病例，胎儿输血后，大脑中动脉流速有所降低，43.45cm/s；g. 同一病例，妊娠28⁺周，下腔静脉扩张（测量键）。产后因术中大量出血并发DIC死亡

【鉴别诊断】

本病要注意与骶尾部脊膜膨出相鉴别。骶尾部脊柱裂脊膜膨出的包块多位于脊柱后方，常能见到椎骨异常及双侧椎弓分离，横切面上呈“V”形或“U”形。另外，闭合性脊柱裂也表现为脊柱末端包块，且包膜较厚，仔细观察，闭合性脊柱裂脊柱末端椎管膨大（见图6-4-8），而骶尾部畸胎瘤病例的脊柱完好。若合并脊柱裂，畸胎瘤及脊柱裂分别为两个包块。

【预后】

本病总的围生期死亡率为62.5%。预后由肿瘤的病理类型和大小而定。Ⅰ型无转移，预后良好，而Ⅱ型、Ⅲ型及Ⅳ型的转移率分别为6%、20%和76%。恶性畸胎瘤预后很差，几乎均不能存活。肿瘤巨大或生长迅速、肿瘤内充血、动静脉瘘、静脉阻塞和肿瘤内出血，可引起心脏高输出量而出现心衰和胎儿水肿。贫血也可使血容量增加而发生胎儿水肿，其预后也较差。肿瘤径线太大，也可因术中出血过多而死亡。另外，肿瘤的生长速度似乎与良、恶性无关。发生较晚而生长迅速的肿瘤，可因产前常规超声未能发现，产时因肿瘤巨大而造成各种难产和新生儿夭折。有报道合并胎儿水肿者存活率仅7%；羊水过多而早产（34周前）者存活率为25%；无水肿、无羊水过多者存活率为70%；妊娠30周后才发现肿瘤，产时肿瘤径线小于10cm，且34周后分娩者，存活率超过80%。

有生机儿前诊断骶尾部畸胎瘤，可建议终止妊娠。诊断较迟或继续妊娠，应仔细检查并判断肿瘤类型以及有无合并其他畸形，并随访肿瘤的生长情况及胎儿全身状况。羊水过多可定期羊水减量避免早产；巨大的囊性肿瘤可考虑产前囊肿穿刺抽吸以缩小肿瘤体积；存在胎儿贫血时可行宫内输血。

第三节 羊膜束带综合征

羊膜束带综合征（amniotic band syndrome）是一组不复发的、由羊膜粘连带缠绕胎体不同部位而形成的一组畸形。发生率约1：1200～1：15 000活产，相当一部分病例在早孕期就发生流产。

【病因及病理】

由于早期羊膜破损，羊膜绒毛膜面的中胚层纤维带漏出，渗入并缠绕胎体，导致胎儿畸形。活体状态下的纤维带非常坚韧且富有弹性，一旦附着胎儿，很容易造成胎儿畸形如肢体狭窄环、截肢，以及将胎体固定在某种姿势。羊膜破损越早，所致的畸形就越重，如胚胎1周时羊膜破损，可造成头面部及躯干、内脏畸形；中期妊娠羊膜破损，可以形成肢体及指趾狭窄环或截肢。造成唇裂及面裂的原因可能是胎儿吞咽羊水时一并吞入了纤维带，由于纤维带的另一端附着在体表或胎盘上，结果造成了面部的切割。另外，也可因羊膜腔穿刺或其他羊膜腔内操作后，发生羊膜束带综合征（见图5-6-13）。

病理上，羊膜束带综合征造成的畸形有三大类：肢体畸形、颅裂面裂及腹裂。它们包括肢体及指趾的狭窄环或截断、马蹄内翻足畸形、双侧肢体不对称和不定形的脑膨出、面部破损、鼻异常、唇裂以及腹裂等。由于纤维带的缠绕是随意性的，故文献所报道的病例中，无一例为完全相同的畸形。其中，77%为多发性畸形，严重时胎儿被羊膜带紧紧缠绕，固定在某种姿势，体位强直，出现脊柱异常弯曲、足畸形等等。

【诊断】

本病超声首先发现的异常改变是胎儿畸形，尤其是脑膨出和腹裂最易被观察到。脑膨出可发生在任何部位，为非典型的枕部或顶部脑膨出，而且可有多个包块膨出（图14-3-1，图14-3-2a，图14-3-3a）。胎儿唇裂往往较宽大（图14-3-2b）。在面部畸形者中，有一侧眼眶缺失的报道。有腹裂者肠管等腹腔器官多位于腹腔外(图14-3-4)。在肢体畸形者中，仔细观察能发现双侧肢体不对称或存在狭窄环或截肢、截指(趾)(图14-3-3b，图14-3-5，图14-3-6）等异常改变。通常，肢体狭窄环的远端先表现为水肿，因为此时仍有动脉血流，而静脉回流已受阻，以后再发生动脉血流阻断、远端肢体坏死、截断。一旦声像图上显示条状羊膜带附着在畸形部位（图14-3-1b，图14-3-3b，图14-3-4a，图14-3-5），羊膜束带综合征的诊断便可成立。然而有时超声不易观察到羊膜带回声，其中有的是因为羊水过少，影响了超声对指趾及羊膜束带的观察。

【鉴别诊断】

本病易与非羊膜束带综合征的露脑畸形、脑膨出、唇裂、腹裂、体蒂异常、肢体畸形等相混淆（图14-3-7）。鉴别要点是仔细超声检查以明确哪些畸形部位无羊膜束带附着，但有时羊膜束带综合征合并腹裂与体蒂异常仍不易鉴别。

另外，羊膜绒毛膜未融合（见图4-4-8，图4-4-9）、宫腔粘连皱折（见图1-4-10，图1-4-11）、畸形子宫宫腔内带状隔膜（见图3-3-12，图3-3-13）、双胎妊娠的羊膜隔（见图5-5-10b，图5-6-2），尤其是一侧羊膜腔内胚胎未发育等，都可能被误认为羊膜束带。然而，这些带状结构都不与胎体相连。

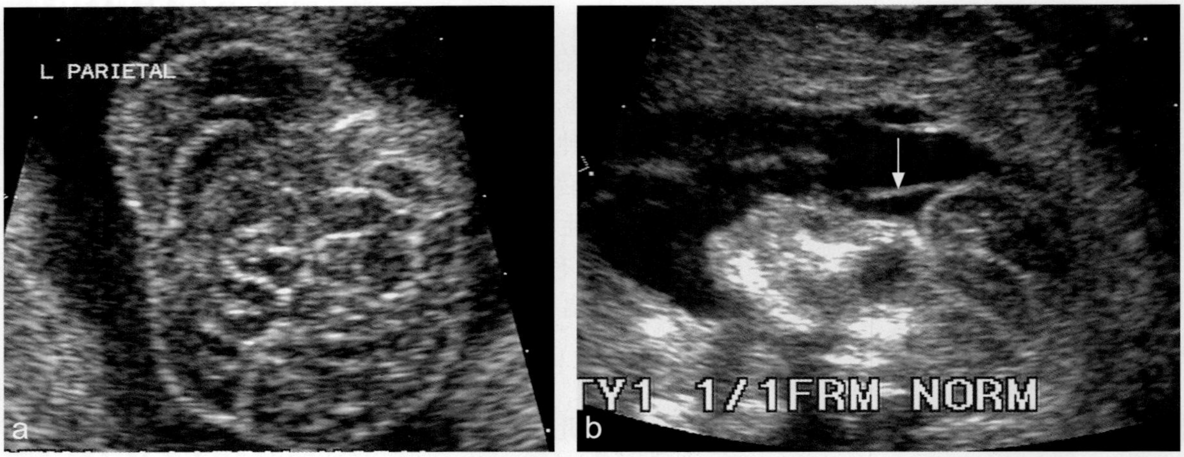

图 14-3-1　羊膜束带综合征

a. 妊娠 20⁺周，胎儿头颅光环消失，颅内结构紊乱；b. 同一病例，面部矢状切面观，未见正常前额回声，见脑组织膨出，表面膜状结构（箭头）

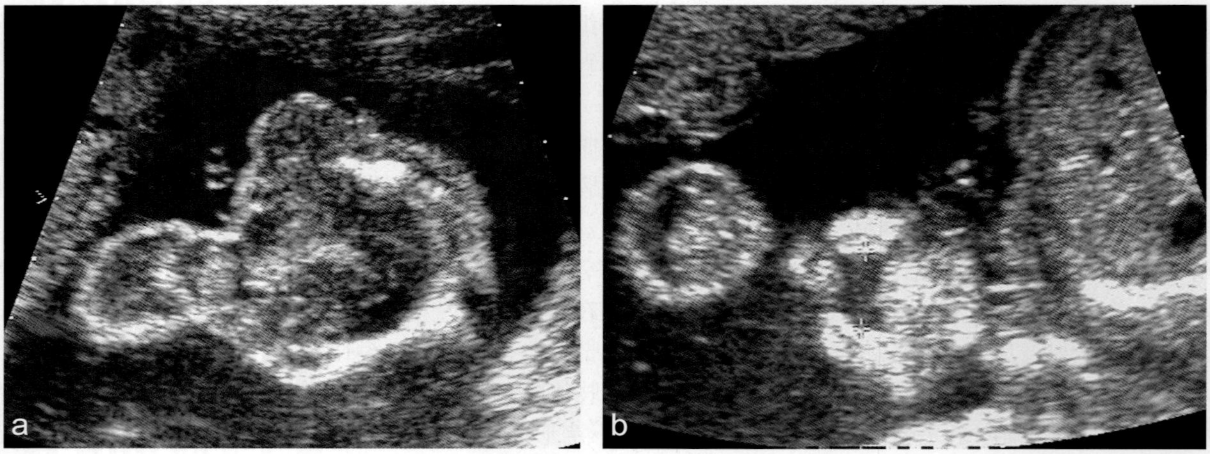

图 14-3-2　羊膜束带综合征

a. 妊娠 20⁺周，头颅形态及不规则，表面异常突起，颅内结构失去正常回声；b. 同一病例，大型唇裂（测量键）

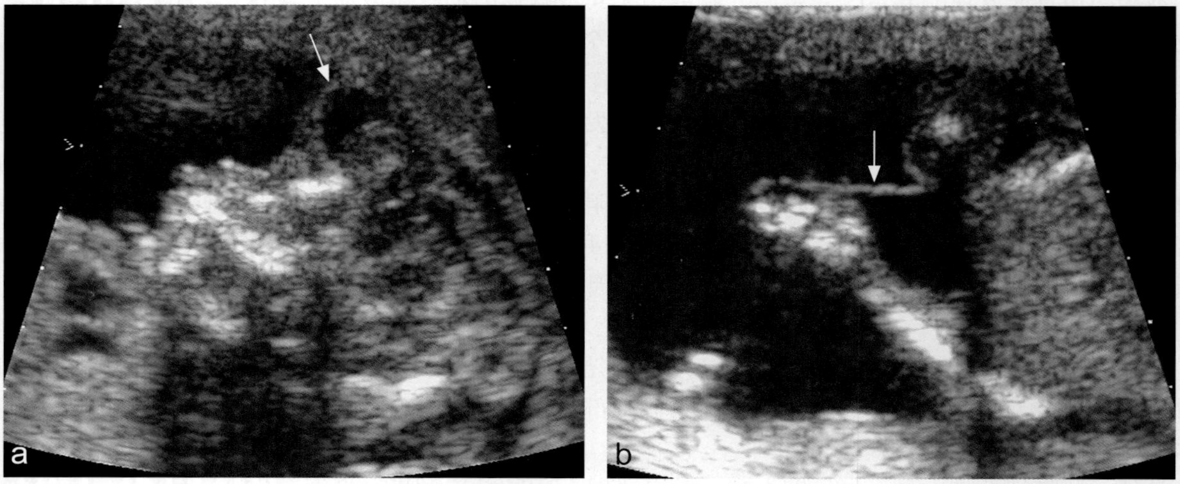

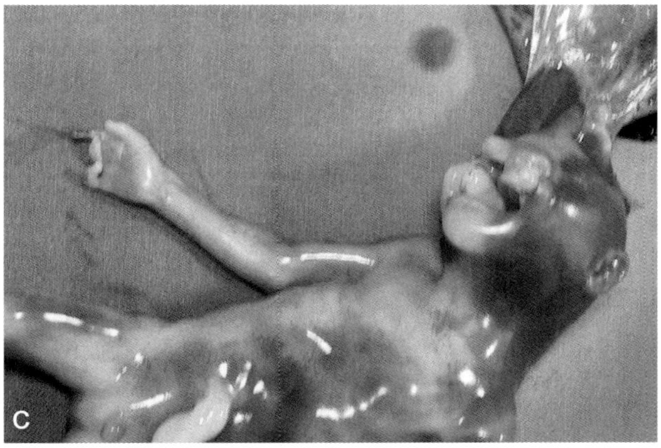

图14-3-3 羊膜束带综合征

a. 妊娠18^{+}周，胎儿面部矢状切面观，头颅形态异常，颅骨缺失，见表面不规则突起（箭头）；b. 同一病例，显示羊膜带缠绕胎儿手指（箭头）；c. 同一病例，引产后标本示羊膜束带综合征，严重露脑畸形，严重唇腭裂，截指

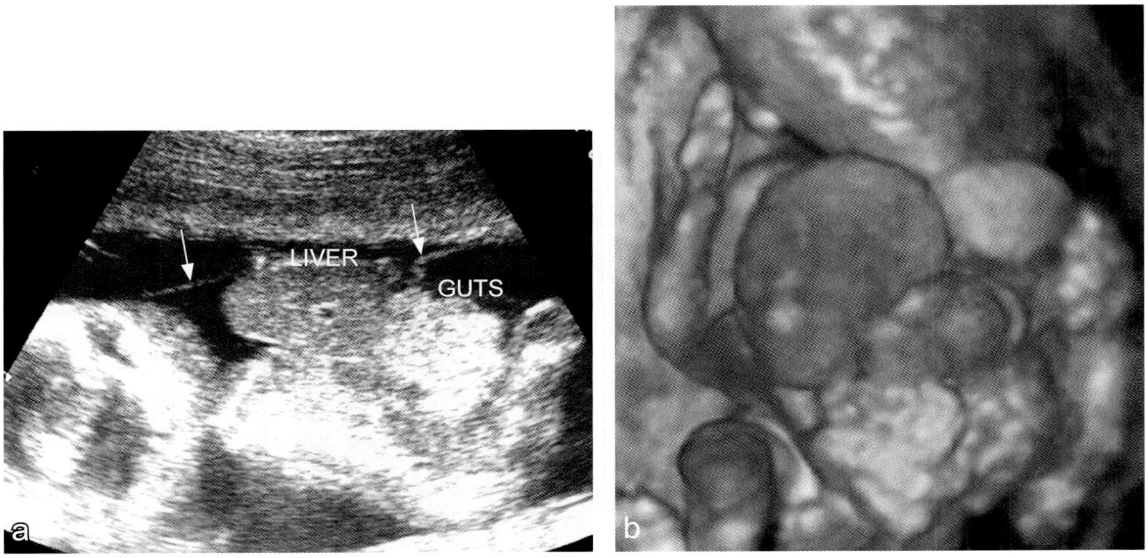

图14-3-4 羊膜束带综合征

a. 妊娠17^{+}周，严重腹壁缺损，肝脏（LIVER）及肠管（GUTS）膨出于外，表面见条状膜样结构（箭头）；b. 同一病例，三维表面成像，示内脏外翻

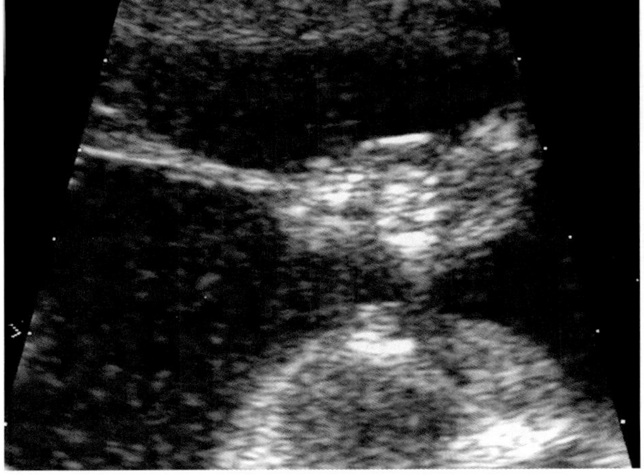

图14-3-5 羊膜束带综合征

妊娠21^{+}周，羊膜带缠绕胎儿手指，手指残缺不全。引产后证实右手多个手指截断

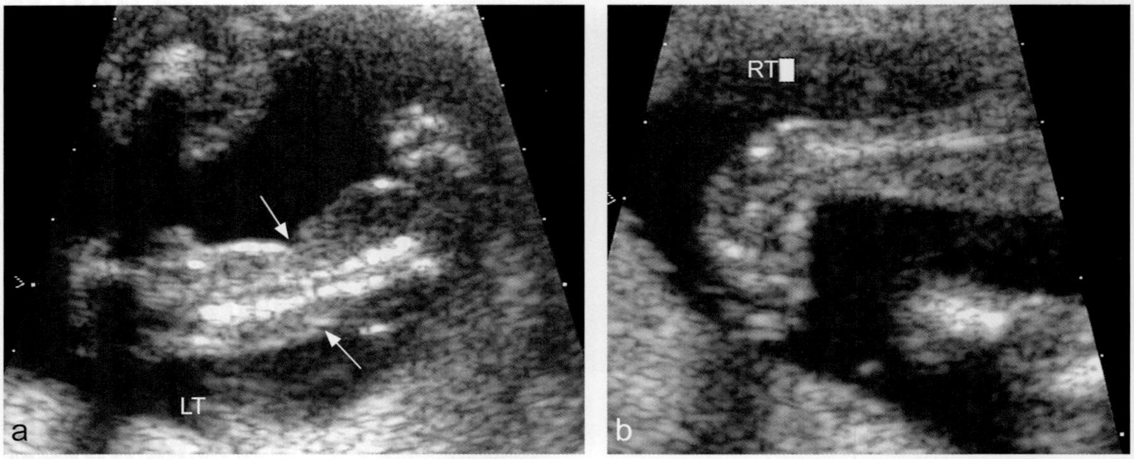

图14-3-6 羊膜束带综合征

a. 妊娠20⁺周，胎儿左下肢见狭窄环（箭头），狭窄环远端肢体水肿，似见足内翻；b. 同一病例，右足内翻

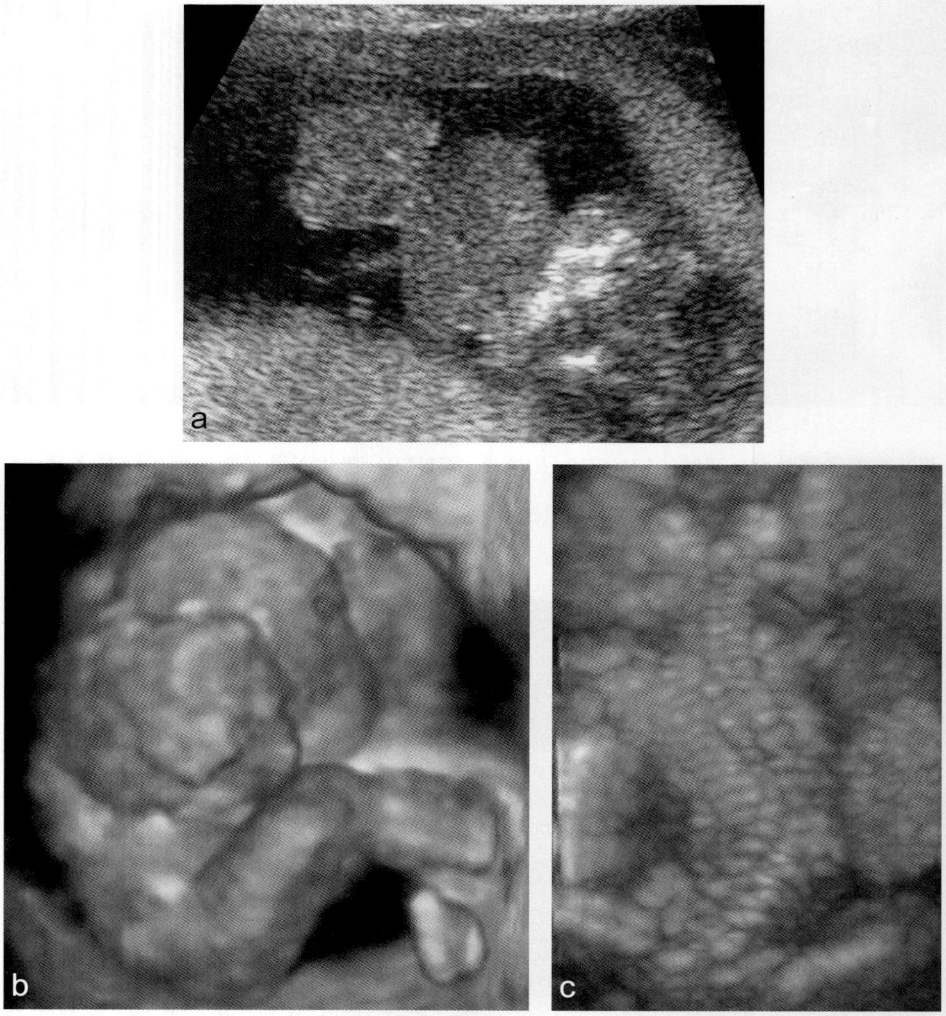

图14-3-7 体蒂异常

a. 妊娠13⁺周，严重腹壁缺损，腹腔脏器突出，未见正常脐带；b. 同一病例，三维表面成像显示突出于外的腹腔脏器；c. 同一病例，三维超声显示脊柱严重侧突。引产后尸解证实为体蒂异常

【预后】

只是手指脚趾截断的羊膜束带综合征不影响胎儿生存，但截断不同的手指可能会影响手的功能，给日后的生活带来不便。严重的胎儿畸形如颅裂、多发性脑膨出、巨大腹裂则预后很差。若有脐带血流受阻则可导致胎死宫内。

有生机儿前发现羊膜束带综合征尤其是造成多发性畸形、严重畸形的病例，应建议终止妊娠。有生机儿后作出诊断，产科处理无特殊，除非对那些存在致死型畸形（如严重脑膨出或严重腹裂）的病例可考虑终止妊娠。有报道胎儿镜下手术成功地解除肢体狭窄环，从而避免了截肢的发生。

参考文献

1. Allan LD，Crawford DC，Sheridan R，et al. Aetiology of non-immune hydrops：the value of echocardiography. Br J Obstet Gynecol，1986，93：223-225

2. Ashkenazy M，Borenstein R，Katz Z，et al. Constriction of the umbilical cord by an amniotic band after midtrimester amniocentesis. Acta Obstet Gynecol Scand，1982，61：89-91

3. Brace V，Grant SR，Brackley KJ，et al. Prenatal diagnosis and outcome in sacrococcygeal teratomes：a review of cases between 1992 and 1998. Prenat Diagn，2000，20：51-55

4. Brown R，Nicolaides K. Constriction band of the arm following insertion of a pleuro-amniotic shunt. Ultrasound Obstet Gynecol，2000，15：439-440

5. Burgess I，Hines B，Stevenson P. Cystic type Ⅳ sacrococcygeal teratoma detected at 18-week prenatal ultrasound. Ultrasound Obstet Gynecol，1998，11：305

6. Cass DL，Olutoye OO，Cassady CI，et al. Prenatal diagnosis and outcome of fetal lung masses. J Pediatr Surg，2011，46：292-298

7. Craparo FJ，Bonati F，Gementi P，et al. The effects of serial intravascular transfusion in ascitic/hydropic RhD-alloimmunised fetuses. Ultrasound Obstet Gynecol，2005，25：144-148

8. Di Salvo DN，Brown DL，Doubilet PM，et al. Clinical significance of isolated fetal pericardial effusion. J Ultrasound Med，1994，13：291-293

9. Evans MI. Amniotic bands. Ultrasound Obstet Gynecol，1997，10：307-308

10. Ghi T，Brondelli L，Simonazzi G，et al. Sonographic demonstration of brain injury in fetuses with severe red blood cell alloimmunization undergoing intrauterine transfusions. Ultrasound Obstet Gynecol，2004，23：428-431

11. Hernandez-Andrade E，Scheier M，Dezerega V，et al. Fetal middle cerebral artery systolic velocity in the investigation of non-immune hydrops. Ultrasound Obstet Gynecol，2004，23：442-445

12. Hofstaetter C，Blaas H-G，Isaksen C，et al. Abnormal umbilical-portal-hepatic venous system in two siblings：a sign for congenital cholangiodysplasia. Ultrasound Obstet Gynecol，2005，26：571-573

13. Jauniaux E. Diagnosis and management of early non-immune hydrops fetalis. Prenat Diagn，1997，17：1261-1268

14. Lam YH，Ghosh A，Tang MH，et al. Early ultrasound prediction of pregnancies affected by homozygous alpha-thalassaemia-1. Prenat Diagn，1997，17：327-332

15. Lam YH，Ghosh A，Tang MH，et al. Second-trimester hydrops fetalis in pregnancies affected by homozygous alpha-thalassaemia-1. Prenat Diagn，1997，13：267-269

16. Lam YH，Tang MH. Sonographic diagnosis of limb reduction defects in a fetus with haemoglobin Bart' s disease at 12 weeks of gestation. Prenat Diagn，1999，19：983-985

17. Lam YH，Tang MH，Lee CP，et al. Echogenic bowel in fetuses with homozygous alpha-thalassemia-1 in the first and second trimesters. Ultrasound Obstet Gynecol，1999，14：180-182

18. Lam YH，Tang MH，Lee CP，et al. Nuchal translucency in fetuses affected by homozygous alpha-thalassemia-1 at 12-13 weeks of gestation. Ultrasound Obstet Gynecol，1999，13：238-240

19. Mari G，Deter RL，Carpenter RL，et al. Noninvasive diagnosis by Doppler ultrasonography of fetal anemia due to maternal red-cell alloimmunization. Collaborative Group for Doppler Assessment of the Blood Velocity in Anemic Fetuses. N Engl J Med，2000，342：9-14

20. McGahan JP，Pilu G，Nyberg DA. Neural tube defects and the spine // Nyberg DA，McGahan JP，Pretorius DH，et al. Diagnostic Imaging of Fetal Anomalies. Lippincott Williams & Wilkins 2003，323-329

21. Moessinger AC，Blanc WA，Byrne J，et al. Amniotic band syndrome associated with amniocentesis. Am J Obstet Gynecol，1981，141：588-591

22. Nicolaides KH，Fontanatosa FD，Gabbe SG，et al. Failure os ultrasonographic parameters to predict the severity of fetal anemia in rhesus isoimmunization. Am J Obstet Gynecol，1988，158：920-926

23. Nyberg DA，Jeanty P，Glass I. Syndromes and multiple anomaly conditions // Nyberg DA，McGahan JP，Pretorius DH，et al. Diagnostic Imaging of Fetal Anomalies. Lippincott Williams & Wilkins，2003：133-220

24. Quintero RA, Morales WJ, Phillips J, et al. In utero lysis of amniotic band. Ultrasound Obstet Gynecol, 1997, 10: 316-320

25. Romero R, Pilu G, Jeanty P, et al. Amniotic band syndrome. //Romero R, Pilu G, Jeanty P, et al. Prenatal Diagnosis of Congenital Anomalies. Norwalk: Appleton & Lange, 1988: 411-414

26. O'Boyle MK, Pretorius DH. Fetal infections // Nyberg DA, McGahan JP, Pretorius DH, et al. Diagnostic Imaging of Fetal Anomalies. Philadelphia: Lippincott Williams & Wilkins, 2003: 745-776

27. Ruano R, Ramalho AS, Cardoso Ak, et al. Prenatal diagnosis and natural history of fetuses presenting with pleural effusion. Prenat Diagn, 2011, 31: 496-499

28. Scheier M, Hernandez-Andrade E, Carmo A, et al. Prediction of fetal anemia in rhesus disease by measurement of fetal middle cerebral artery peak systolic velocity. Ultrasound Obstet Gynecol, 2004, 23: 432-436

29. Sharland G, Lockhart S. Isolated pericardial effusion: an indication for fetal karyotyping? Ultrasound Obstet Gynecol, 1995, 6: 29-32

30. Tadmor OP, Kreisberg GA, Achiron R, et al. Limb amputation in amniotic band syndrome: serial ultrasonographic and Doppler observation. Ultrasound Obstet Gynecol, 1997, 10: 312-315

31. Tongsong T, Wanapirak C, Sirichotiyakul S. Placental thickness at mid-pregnancy as a predictor of Hb Bart' s disease. Prenat Diagn, 1999, 19: 1027-1030

32. Tongsong T, Wanapirak C, Sirichotiyakul S, et al. Fetal sonographic cardiothoracic ratio as mid pregnancy as a predictor of Hb Bart disease. J Ultrasound Med, 1999, 18: 807-811

33. Tongsong T, Wanapirak C, Srisomboon J, et al. Antenatal sonographic feature of 100 alpha-thalassemia hydrops fetalis fetuses. J Clin Ultrasound, 1996, 24: 73-77

34. Ulreich S, Gruslin A, Nodell CG, et al. Fetal hydrops and ascites // Nyberg DA, McGahan JP, Pretorius DH, et al. Diagnostic Imaging of Fetal Anomalies. Philadelphia: Lippincott Williams & Wilkins, 2003: 713-744

35. Van Dongen H, Klumper FJCM, Sikkel E, et al. Non-invasive tests to predict fetal anemia in Kell-alloimmunized pregnancies. Ultrasound Obstet Gynecol, 2005, 25: 341-345

36. Von Kaisenberg CS, Jonat W. Fetal parvovirus B19 infection. Ultrasound Obstet Gynecol, 2001, 18: 280-288

37. Zelop C, Benacerraf BR. The causes and natural history of fetal ascites. Prenat Diagn, 1994, 14: 941-946

38. 刘斌，高英茂. 人体胚胎学. 北京：人民卫生出版社，1996：104

39. 仇效坤，曾溢滔，冷志勤. 地中海贫血 // 叶文虎，赵寿元，李璞主编. 现代临床遗传学. 合肥：安徽科学技术出版社，1996：428-437

第十五章

胎儿染色体异常

这里所指的染色体异常是染色体有明显的缺陷及异常，明显到可以通过常规染色体核型检查发现。由于大段的基因组缺失或受影响，染色体异常的胎儿往往伴有先天性畸形，死亡率和病态婴儿率很高，预后很差。

胎儿染色体异常的发生率约为1∶180活产。其中约1/3为常染色体异常，1/3为性染色体异常，另1/3为染色体易位畸形及其他少见的异常。严重染色体异常的种类，以21-三体综合征最为常见，继之为18-三体综合征、13-三体综合征、特纳综合征、三倍体等。除特纳综合征外，其他常见的性染色体异常还有超雌综合征（47，XXX）、精小管发育不良综合征（Klinefelter syndrome，47，XXY）、XYY综合征（47，XYY），该三种性染色体异常主要影响性功能和性格，有些智商稍低下，一般不影响寿命。除三倍体外，其余都称为染色体非整倍体（aneuploidy）。

染色体异常引起的胎儿死亡最多的是早孕期流产。非整倍体所致的早孕期流产约占了所有早孕期流产的60%。1/3的21-三体综合征及70%的18-三体综合征可发生流产或宫内死亡。由于50%的21-三体综合征及极个别的18-三体综合征、13-三体综合征婴儿可存活数月或数年，故产后死亡率仍然很高。如果产前未能发现染色体异常，未能发现胎儿畸形，这类胎儿在产时极易发生“胎儿窘迫”。有报道在20世纪70年代时，约56%的18-三体综合征接受了剖宫产，其中约40%的剖宫产指征是“胎儿窘迫”，远远高出了非染色体异常因胎儿窘迫而剖宫产的人群。

染色体明显异常的存活者除了合并解剖生理上的先天性缺陷，智力也明显低下。如21-三体综合征的儿童25%智商低于50，生活不能自理，不能与双亲及家人进行精神上和感情上的交流，给家庭带来了极大的痛苦。如果存活数年后死亡，又给双亲带来了巨大的悲伤。故有生机儿前作出诊断，选择终止妊娠，对社会、家庭都是有益的。对那些明确的严重的染色体畸形胎儿，即使孕妇不愿意终止妊娠，分娩方式一般也不予剖宫产，这是因为没必要为了婴儿而使孕妇受到更多的创伤。

胎儿染色体异常的声像图表现我们将在下面不同节段中予以介绍。这里强调，超声只能发现胎儿异常或可疑异常，只能作为一种筛查手段，而不能诊断染色体异常，唯有胎儿细胞核型分析才能确定染色体是否异常。

虽然在高龄孕妇及有家族染色体病孕妇中胎儿染色体异常的发生率较高，但无任何高危因素的孕妇也会怀上染色体异常胎儿。调查发现，人群中≥35岁的孕妇从20世纪70年代的5%上升到目前的15%，21-三体胎儿中高龄孕妇的比率也从30%上升到50%。如果对所有≥35岁的孕妇进行侵入性诊断检查（如抽羊水或抽绒毛），将累及15%的人群，而且只能检出约50%的21-三体胎儿。

近20多年来经过国际上各产前诊断中心大量的研究，已发现可通过非侵入性的筛查手段，先确定胎儿染色体异常的高危人群，再对这些高危孕妇进行诊断性检查。如此程序能大大缩小接受侵入性检查孕妇的范围，同时更是大大提高了染色体异常胎儿的检出率。英国胎儿医学基金会（Fetal Medicine Foundation，FMF）已制定了一套严格的筛查规范，包括利用孕妇年龄、早孕期超声测量胎儿颈项透明层厚度、胎心率、观察鼻骨、静脉导管血流及三尖瓣血流、中孕期超声观察胎儿解剖结构及染色体异常软指标、孕妇血清胎盘产物生化测定等，综合评估胎儿染色体异常的风险率。并且开设了免费课程，凡参加课程后通过了理论考试及操作考试者，可获得计算胎儿染色体异常风险率的软件。具体过程可上网站http：// www.fetalmedicine.com查询。

经过筛查后得出的胎儿染色体异常风险率用1/n来表示。考虑到侵入性诊断检查可能导致的流产率，目前被广泛接受的高风险标准为≥1/250～1/300，对高风险的孕妇应建议行胎儿染色体检查。

产前进行核型检查的方法有抽羊水、抽胎盘绒毛及抽胎儿脐血三种，操作方法将在第十七章中予以介绍。

第一节　早孕期染色体异常的筛查

一、孕妇年龄

年龄35岁或35岁以上的孕妇，胎儿染色体异常的机会比年轻孕妇明显增加。这是由于卵细胞老化，分裂不均等，异常卵子受孕所致。其中，最常见的是21-三体综合征，继之为18-三体和13-三体综合征。表15-1-1和图15-1-1显示了孕妇年龄、孕周与染色体异常胎儿发生的关系。年龄越大，风险率越高，超过35岁，曲线陡直上升。相同年龄不同孕周风险率的不同，是因为染色体异常的胎儿较易流产或胎死宫内，越能存活长久者相对风险率也就越低。因此，每个孕妇在每个孕周都有一个相应的风险率，这也是基础风险率。

然而，特纳综合征、三倍体及性染色体三体综合征的发生与孕妇年龄无明显关系。

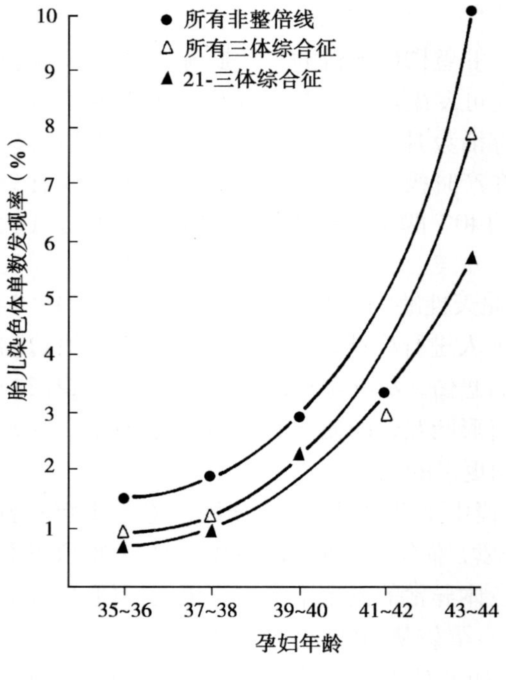

图15-1-1　孕妇年龄与胎儿染色体异常的关系（Simpson JL, Golbus MS, Martin AO, et al. Genetics in Obstetrics and Gynecology. Philadelphia：Grune & Stratton, 1982）

二、以往胎儿染色体异常妊娠史或夫妇本身染色体异常

以前曾怀过染色体异常的胎儿或分娩过染色体异常的婴儿，再次妊娠胎儿染色体异常的机会是在基础风险率上增加0.75%。例如35岁孕16周的21-三体基础风险率为1/280；若以往有过21-三体妊娠史，纠正后风险率为1/87。

表 15-1-1 孕妇年龄及孕周所相应的21、18、13-三体综合征风险率

年龄	T21				T18				T13			
	12周	16周	20周	40周	12周	16周	20周	40周	12周	16周	20周	40周
20	1068	1200	1295	1527	2484	3590	4897	18013	7826	11042	14656	42423
25	946	1062	1147	1352	2200	3179	4336	15951	6930	9778	12978	37567
30	626	703	759	895	1456	2103	2869	10554	4585	6470	8587	24856
31	543	610	658	776	1263	1825	2490	9160	3980	5615	7453	21573
32	461	518	559	659	1072	1549	2114	7775	3378	4766	6326	18311
33	383	430	464	547	891	1287	1755	6458	2806	3959	5254	15209
34	312	350	378	446	725	1047	1429	5256	2284	3222	4277	12380
35	249	280	302	356	580	837	1142	4202	1826	2576	3419	9876
36	196	220	238	280	456	659	899	3307	1437	2027	2691	7788
37	152	171	185	218	354	512	698	2569	1116	1575	2090	6050
38	117	131	142	167	272	393	537	1974	858	1210	1606	4650
39	89	100	108	128	208	300	409	1505	654	922	1224	3544
40	68	76	82	97	157	227	310	1139	495	698	927	2683
41	51	57	62	73	118	171	233	858	373	526	698	2020
42	38	43	46	55	89	128	175	644	280	395	524	1516

表中的数据表示风险率1/n，如35岁孕16周21-三体综合征的风险率为1/280。

T21、T18、T13分别表示21-三体综合征、18-三体综合征和13-三体综合征。

Nicolaides KH. The 11-13+6 weeks scan. London:Fetal Medicine Foundation,2004

若夫妇之一为染色体平衡易位，对其本人而言，所有基因都正常，不多不少。但在遗传给后代时，就可能将有缺失或多余片断的染色体遗传给了胎儿，成了不平衡易位。这类染色体排列异常包括Robertsonian易位、Reciprocal易位及染色体反转，胎儿发生染色体异常的机会为5.5%～11.6%。

三、孕妇血清胎盘产物生化测定

孕妇血清中胎盘产物生化测定已成为重要的胎儿染色体异常筛查手段。目前，早孕期常用的胎盘产物测定项目包括游离β-绒毛膜促性腺激素（β-hCG）及妊娠相关蛋白A（PAPP-A）。由于人种不同和实验室条件不同，这些生化指标都用相同条件下中位数测值的倍数（MoM）来表示。怀有21-三体综合征胎儿的孕妇血清β-hCG浓度较正常胎儿升高约一倍，PAPP-A则较正常降低一半；怀有18-三体或13-三体综合征胎儿的孕妇，血β-hCG及PAPP-A都明显降低；怀有特纳综合征胎儿的孕妇，β-hCG略升高，PAPP-A则下降。发现在正常胎儿及21-三体胎儿之间，β-hCG的差别在13周比11周大；而PAPP-A的差别在11周比13周更大。因此，血清学筛查在11周优于13周。

这些生化测值往往不用单一项目来判断，必须加以综合分析计算，并结合孕妇年龄、胎儿颈项透明层厚度等，得出一个综合风险率。目前已有精密的血清生化测量仪，能自动综合各项指标的测值计算出风险率。

四、胎儿超声检查

（一）颈项透明层厚度

英国胎儿医学基金会（FMF）已经严格规定了在妊娠11周～13周6天测量胎儿颈项透明层（nuchal translucency，NT）厚度的方法。在这个时期，胎儿的颈背部会出现一层无回声带，为皮下组织内液体的积聚。测量该无回声带的厚度，可用来估计胎儿染色体异常的风险率。

颈项透明层厚度测量的要求很高很严格。具体规范为：①胎儿头臀长范围在45～84mm之间，该范围的头臀长相应的孕周为11周～13周6天。②胎儿面部正中矢状切，希望胎儿面向探头，背向探头也可以，

但仍必须获取正中矢状切面。③胎体呈自然俯屈位，即头臀长平面，不过度俯曲或仰伸。④放大图像使胎儿面积占屏幕的3/4，使测量键移动的最小测距为0.1mm。目的是尽量减小测量误差。⑤识别胎儿皮肤层及羊膜层，勿将羊膜当颈背部皮肤进行测量。胎动时能清楚识别两者。⑥测量透明层最厚处的厚度，不管是在枕部、颈后部或背部。⑦脐带绕颈时测量脐带上方及下方的透明层厚度，获取平均值（图15-1-2，图15-1-3）。

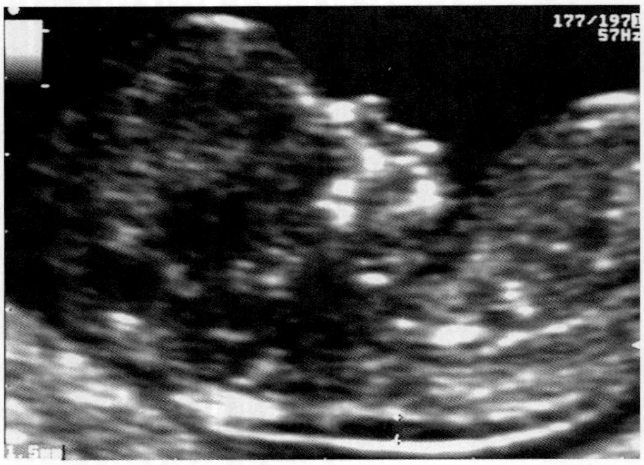

图15-1-2 颈项透明层厚度的测量

妊娠12⁺周，测量键显示颈项透明层厚度的测量

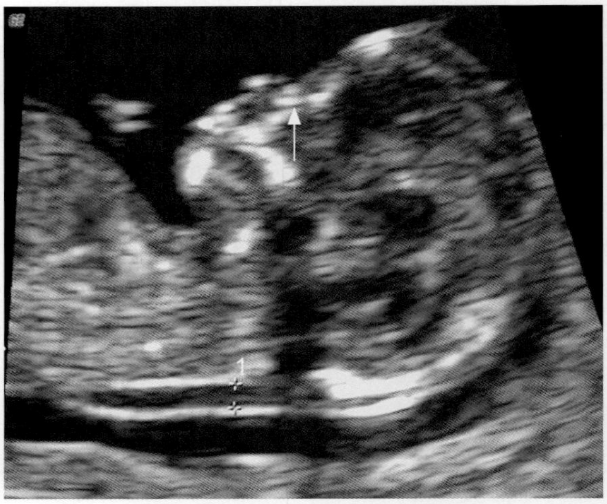

图15-1-3 颈项透明层及鼻骨

妊娠13⁺周，测量键显示颈项透明层厚度的测量；向上箭头指示胎儿鼻骨

正常妊娠11周～13周6天颈项透明层厚度随孕周略微上升，11周时NT的第95百分位数约为2.0mm，13周6天时NT的第95百分位数约为2.7mm。透明层增厚表现为颈背部均匀的无回声区增厚（图15-1-4，图15-1-5），在有些极度增厚的病例也可以表现为颈部水囊瘤（cystic hygroma），声像图上显示内有分隔光带（图15-1-6）。妊娠11周～13周6天颈项透明层增厚的发生率约5%，透明层≥3.5mm的发生率约1%，其中半数最终发现或是染色体异常或是发生宫内死亡。妊娠能维持到18周后的多数是透明层＜3.5mm及染色体正常者。75%～80%的21-三体综合征胎儿表现为透明层增厚，其他染色体异常如18-三体、13-三体综合征的透明层也可增厚，并且，透明层越厚，染色体异常的风险率越高。NT位于正常范围时染色体异常的发生率为0.2%，NT≥6.5mm时染色体异常的发生率为65%。

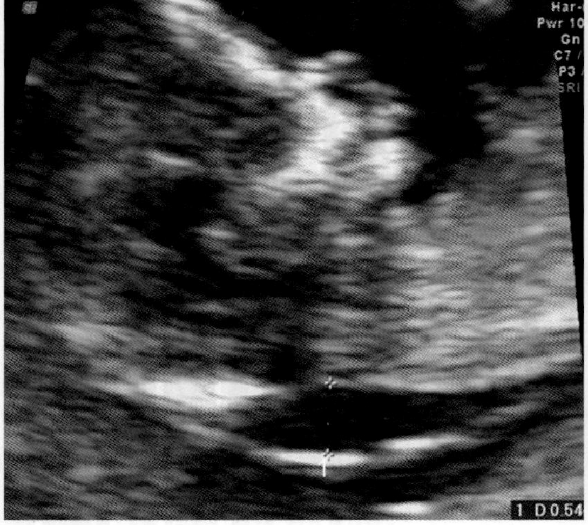

图15-1-4 颈项透明层增厚

妊娠13⁺周，颈项透明层厚度5.4mm

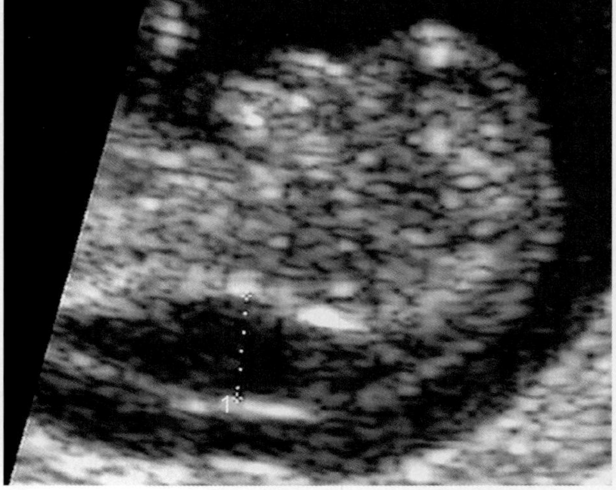

图15-1-5 颈项透明层增厚

颈项透明层厚度6.4mm，胎儿染色检查证实为18-三体综合征

除了染色体异常的风险率增加，透明层增厚及颈部水囊瘤还与以下多种胎儿病理情况有关：①心脏畸形或心功能失调，早孕期轻微心衰（见图8-0-1，图8-0-2）；②胸腔占位胸腔内压力增高静脉回流障碍（见图9-4-7）；③淋巴系统发育异常；④细胞外基质成分改变；⑤骨骼肌肉系统畸形胸腔狭小及肢体运动减少，静脉及淋巴回流障碍（见图13-3-3）；⑥胎儿贫血（见图14-1-4）；⑦宫内感染或胎儿低蛋白血症；⑧双胎输血综合征受血儿（见图5-6-1）；⑨羊水过少胎体受束；⑩部分遗传综合征（图15-1-7）。

孕14周后，颈项透明层通常消失，但小部分病例可能不消退，甚至发展为颈部水囊瘤或胎儿水肿。在颈项透明层增厚的病例中，大部分妊娠结局仍然良好。

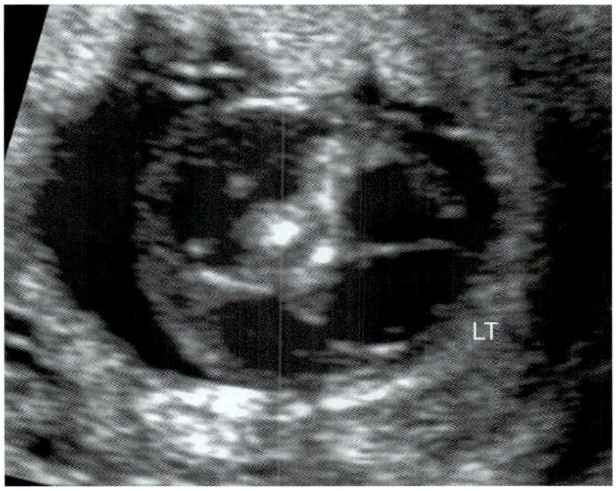

图15-1-6　颈部水囊瘤

妊娠 12^+ 周，胎儿颈部横切面观，中央强回声斑为颈椎横切面，见颈椎周围环绕多房性囊性为主包块，为颈部水囊瘤，胎儿染色检查证实为21-三体综合征

（二）胎儿心率

正常胎儿的心率从孕5周的110次/分上升到孕10周的170次/分，随后又下降到孕14周的150次/分。21-三体胎儿的心率轻微增加，18-三体胎儿心率轻微降低，而13-三体胎儿的心率明显增加。

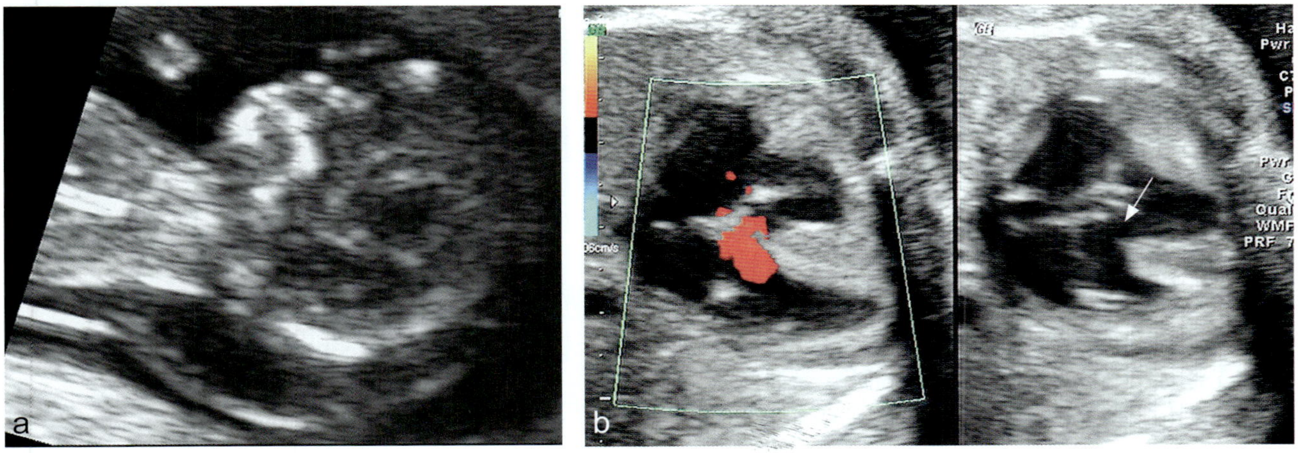

图15-1-7　颈项透明层增厚

a. 妊娠 12^+ 周，颈项透明层厚度8.0mm，鼻骨显示正常；b. 同一病例，妊娠 27^+ 周，心脏室间隔缺损，右侧图像显示室间隔膜周连续性中断（箭头）；左侧图像显示经室缺部位的左向右分流（红色）。胎儿染色检查显示正常，46，XY。产后检查诊断Noonan综合征

（三）胎儿鼻骨

相对NT而言，鼻骨（nasal bone，NB）的应用较迟，属于新的标记物。观察鼻骨的孕周也是11周～13周6天，要求也很严格，与NT一样，需获取标准的胎儿面部正中矢状切平面并放大图像。在这个平面上，能显示胎儿面部轮廓，鼻尖清晰，颅脑中部见低回声的间脑，后方显示颈项透明层。正常胎儿的鼻部可显示三条强回声短线，上方近额骨强回声线为鼻梁皮肤回声；下方表面为鼻尖回声；在鼻梁皮肤深部略偏高处见另一强回声线即鼻骨回声（见图15-1-3）。通常鼻骨回声强于鼻梁皮肤回声，如果不见鼻骨回声或鼻骨回声低于鼻梁回声，可认为鼻骨缺失或发育不良（图15-1-8，图15-1-9）。

鼻骨缺失见于60%的21-三体、50%的18-三体及40%的13-三体综合征胎儿，但也有1%～3%的正常染色体胎儿早孕期表现为鼻骨缺失。

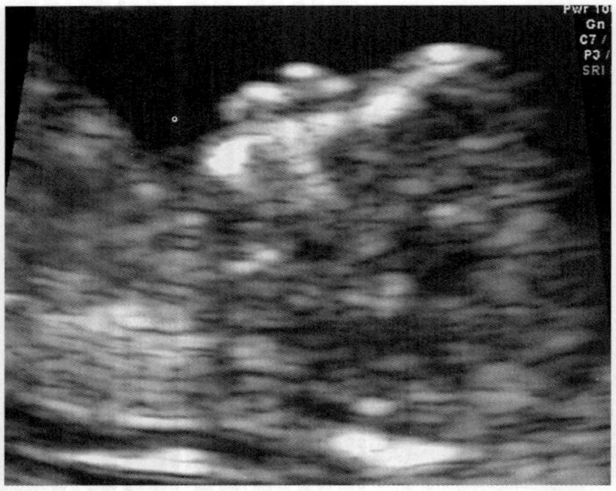

图15-1-8 鼻骨缺失

妊娠13^+周，面部正中矢状切平面，可见鼻梁皮肤回声及鼻尖回声，但鼻骨回声未显示

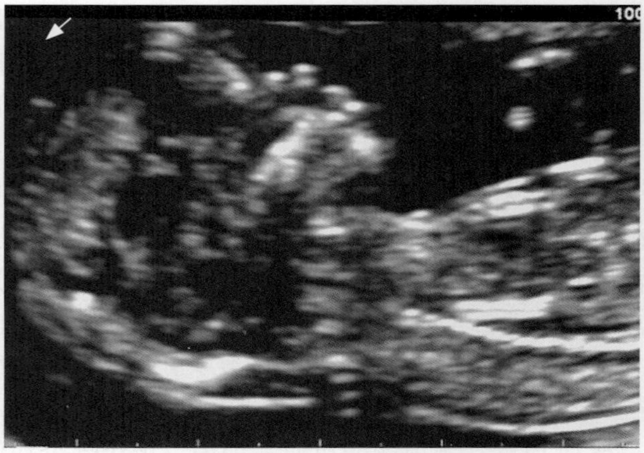

图15-1-9 鼻骨缺失

妊娠12^+周，面部正中矢状切平面，可见鼻梁皮肤回声及鼻尖回声，但鼻骨回声未显示

（四）颌面角度

颌面角度（facial angle）也属于新的标记物。观察平面与鼻骨相同，先沿上颌骨上缘画第一条线，再以上颌骨前上方为支点沿前额外缘画第二条线，两线的夹角为颌面角度。正常染色体胎儿在11周时颌面角度为84°，在13周6天时为76°（图15-1-10）。

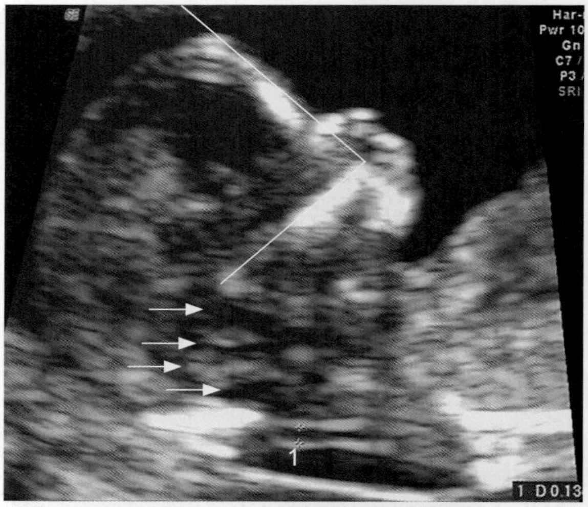

图15-1-10 颌面角度及颅后窝结构

妊娠13^+周，面部正中矢状切平面，两线的夹角为颌面角度。横向箭头从上至下依次为：脑干、第四脑室、第四脑室脉络丛、颅后窝池

发现45%的21-三体、55%的18-三体及45%的13-三体综合征胎儿颌面角度＞第95百分位数，但也有5%的正常染色体胎儿颌面角度＞第95百分位数。

另外，也有研究发现21-三体综合征的胎儿在早孕期上颌骨长度小于正常。

（五）静脉导管血流

静脉导管（ductus venosus，DV）为肝内脐静脉的一个分支，直接连接于下腔静脉。静脉导管血流（Doppler in the ductus venosus）的测量方法为：取胎儿腹部正中矢状切，彩超发现肝内脐静脉后向上跟踪，近膈肌处可见一较短较细的血管，彩色鲜亮，连接下腔静脉，即静脉导管。放大图像，在胎儿安静状态时，将多普勒取样容积至于静脉导管中段，即可获得多普勒频谱。取样容积不要开得太大，约为0.5mm左右，否则会出现邻近静脉波形的干扰。由于静脉导管的走向与胎体纵轴一致，故取样时尽量使胎儿呈头低臀高位，血管与声束夹角＜30°，能使彩色血流及多普勒频谱更清晰。正常早孕期静脉导管血流波形有两峰一谷，称S波、D波和a谷（图15-1-11）。正常胎儿a谷或正向血流或无血流，异常a谷表现为反流（图15-1-12）。

65%的21-三体、55%的18-三体及55%的13-三体综合征胎儿静脉导管a谷反流，但也有3%的正常染色体胎儿静脉导管a谷反流。另外，胎儿心脏畸形或以后发生宫内死亡的病例，早孕期也可能出现a谷反流。

（六）三尖瓣血流

获取心脏三尖瓣血流（Doppler in the tricuspid）时，先作胎儿胸腔横向扫查，于心尖或心底四腔心平面放大图像至胸腔占满整个屏幕，清晰显示三尖瓣，置多普勒取样容积于三尖瓣瓣口。取样窗口开大至2～3mm，骑跨心房与心室。心室舒张期，血液经三尖瓣流入心室，正常三尖瓣多普勒波形呈M形，第一个峰称E波，第二个峰称A波（图15-1-13）。若心室收缩期出现血液反流入心房，并且反流时相达到收缩期的一半，流速超过60cm/s，称三尖瓣反流（tricuspid regurgitation，TR）（图15-1-14）。

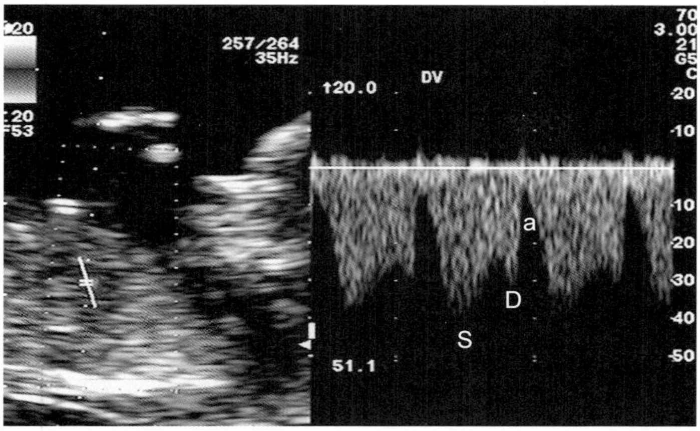

图15-1-11 正常早孕期静脉导管血流频谱
S波、D波及a谷

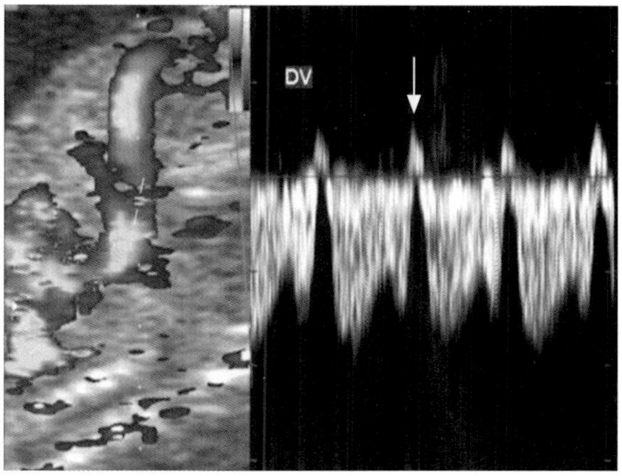

图15-1-12 静脉导管血液反流
基线上方的小波形（箭头）为静脉导管反流波a

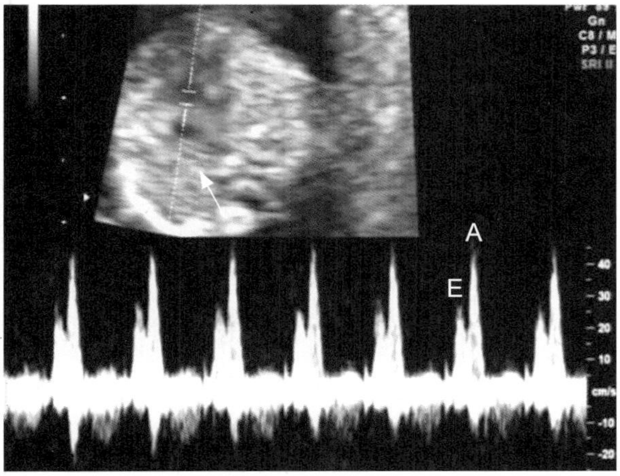

图15-1-13 三尖瓣血流频谱
正常三尖瓣血流频谱的E波及A波

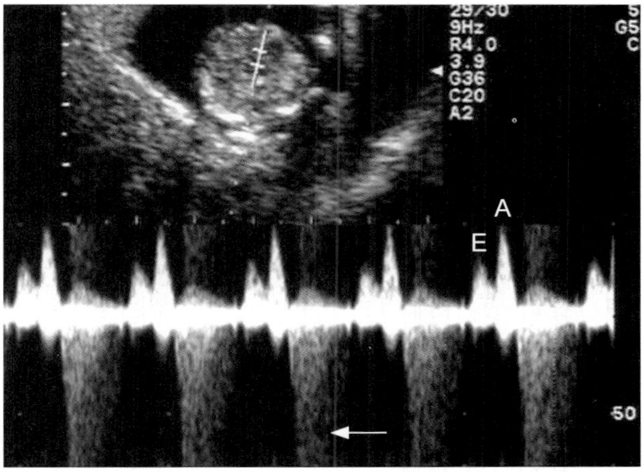

图15-1-14 三尖瓣反流
心室收缩期见大量反流波，位于基线下方（箭头），与E波及A波血流方向相反

约55%的21-三体、30%的18-三体及30%的13-三体综合征胎儿存在三尖瓣反流，但也有近1%的正常染色体胎儿存在三尖瓣反流。另外，严重胎儿心脏畸形也可能出现三尖瓣反流。

表15-1-2显示了早孕期不同项目联合筛查21-三体胎儿的检出率及假阳性率，可以看出，联合的项目越多，筛查敏感性越高，假阳性率越低。同时，早孕期超声的优点还有：更准确地判断孕周纠正预产期（见

表15-1-2 早孕期联合筛查21-三体综合征的敏感性与假阳性率

筛查项目	敏感性/假阳性率（≥5%）	敏感性/假阳性率（<5%）
孕妇年龄≥35岁	30/5或50/15	
孕妇年龄+NT	70～80/5	
孕妇年龄+NT+NB	90/5	
孕妇年龄+β-hCG+PAPP-A+NT	85～90/5	
孕妇年龄+β-hCG+PAPP-A+NT+胎心率		90/3
孕妇年龄+β-hCG+PAPP-A+NT+NB	95/5	
孕妇年龄+β-hCG+PAPP-A+NT+NB+胎心率		93/2.5
孕妇年龄+β-hCG+PAPP-A+NT+胎心率+颌面角度		94/2.5
孕妇年龄+β-hCG+PAPP-A+NT+DV+胎心率		95/2.5
孕妇年龄+β-hCG+PAPP-A+NT+TR+胎心率		95/2.5

Nicolaides KH. The 11-13+6 weeks scan. London：Fetal Medicine Foundation，2004

第二章第一节）、早期发现相当一部分的严重结构畸形、准确判断多胎妊娠的类型（见第五章第二节）。

（七）早孕期严重结构畸形筛查

11周～13周6天超声筛查染色体异常的同时，也可观察胎儿大体结构，发现部分严重的畸形。其中，相当一部分的结构畸形胎儿合并染色体异常。

检查平面除了观察颅后窝采用正中矢状切，余均采用横切面。观察颈项透明层、鼻骨及颅后窝等结构后，探头旋转90°，得到头部的横切面，从头部向下肢方向移动探头逐个平面观察。早孕期观察的结构包括：

1. *颅后窝* 胎头正中矢状平面，与颈项透明层及鼻骨相同平面。此时颅脑中央回声偏低的结构为中脑，向后向下为脑干及菱脑。脑干后方低回声带是第四脑室，外侧条状强回声结构为第四脑室的脉络丛，脉络丛外侧的无回声区即为将来形成颅后窝池的部位，最后才是强回声的枕骨（见图15-1-10）。第四脑室的前后径称颅内透明层（intracranial translucency，IT），11周～13周6天正常IT厚度为1.5～2.5mm。

2. *颅脑横切平面* 探头旋转90°，显示胎头呈椭圆形，大脑镰居中，双侧较大的侧脑室内几乎被强回声的脉络丛充满。双侧脉络丛在近第三脑室处略靠拢，呈现"蝴蝶征"（见图1-3-23a，图15-1-15）。

3. *双侧眼眶* 双侧眼眶清晰可见，有时晶状体也能显示（图15-1-16）。

4. *胸腔* 胸腔横切面上见心脏位于胸腔左侧，心尖指向左侧（见图1-3-14，图15-1-17）。

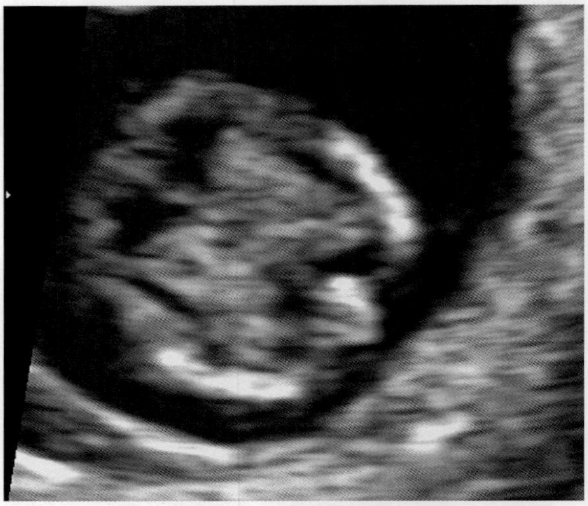

图15-1-15 早孕期颅脑
妊娠12^+周，大脑镰居中，双侧脉络丛呈现"蝴蝶征"

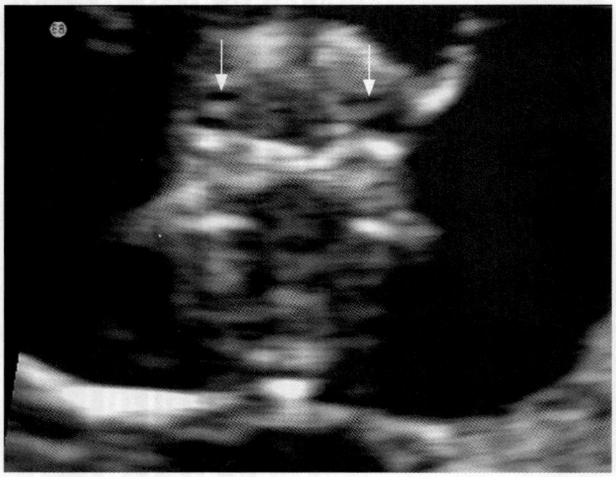

图15-1-16 早孕期眼眶
妊娠12^+周，箭头指示双侧眼眶，内隐约见晶状体

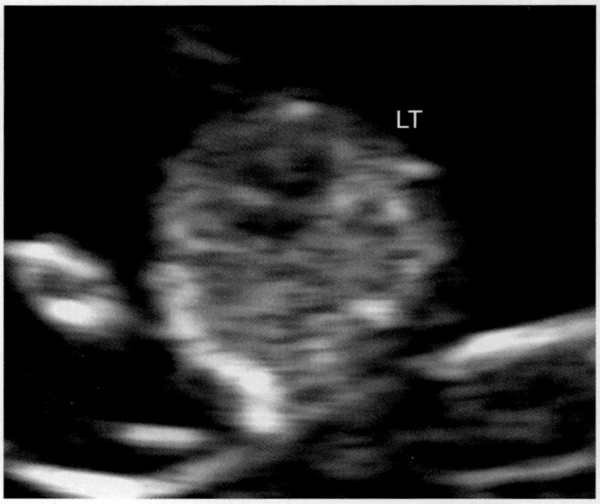

图15-1-17 早孕期胸腔
妊娠12^+周，胸腔横切面上见心脏位于胸腔左侧，心尖指向左侧（LT）

5. *四腔心* 在相当一部分胎儿已能显示四腔心，甚至流出道（见图1-3-25，图1-3-30a，图15-1-18）。

6. *胃泡* 胃泡位于腹腔左侧（图15-1-19）。

7. *腹壁* 腹前壁完整，脐带入口位于腹前壁正中，生理性中肠疝已经消失（见图1-3-16，图15-1-20）。

8. *膀胱及脐血管* 下腹部盆腔内见膀胱，开启彩超，见膀胱两侧脐动脉的彩色回声（图15-1-21）。

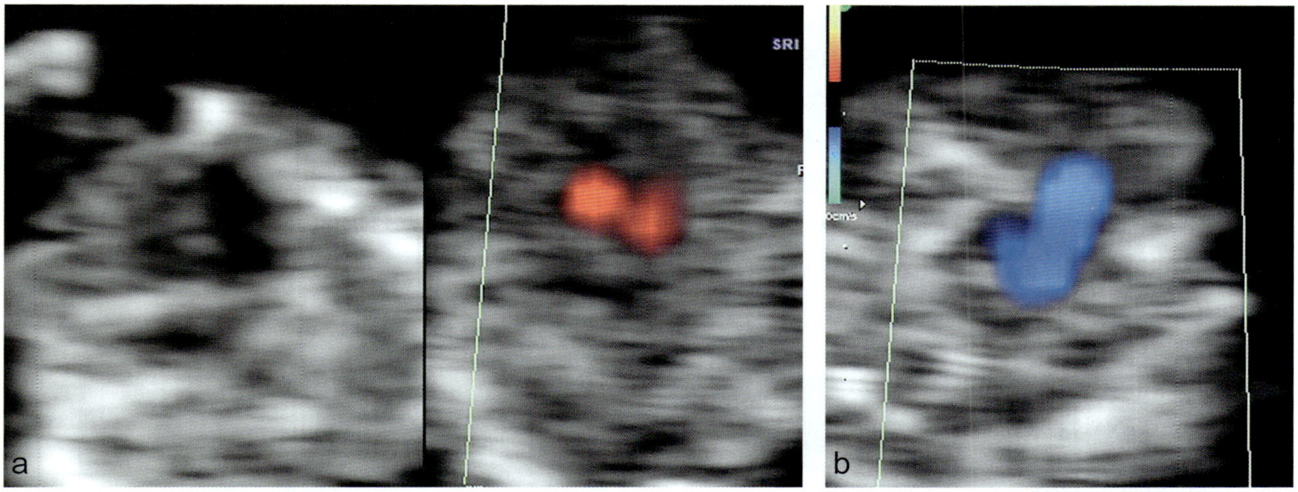

图15-1-18 早孕期四腔心观

a. 妊娠12⁺周，左侧图像上隐约见心脏四腔心结构；右侧图像上彩超示左右房室瓣血流；b. 同一胎儿，心脏三血管平面，显示主动脉及肺动脉血液均流向降主动脉（蓝色），两者呈30°夹角

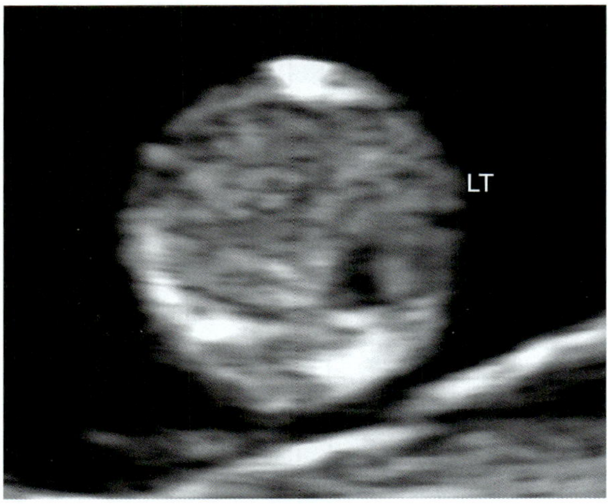

图15-1-19 早孕期胃泡

妊娠12⁺周，见胃泡位于腹腔左侧（LT）

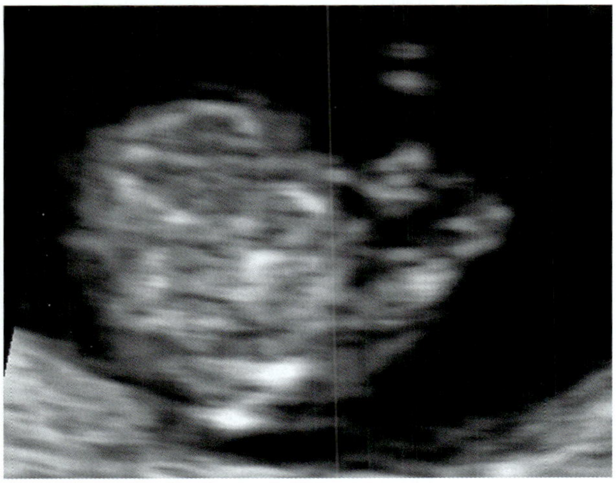

图15-1-20 早孕期腹壁

妊娠12⁺周，腹前壁完整，脐带入口位于腹前壁正中

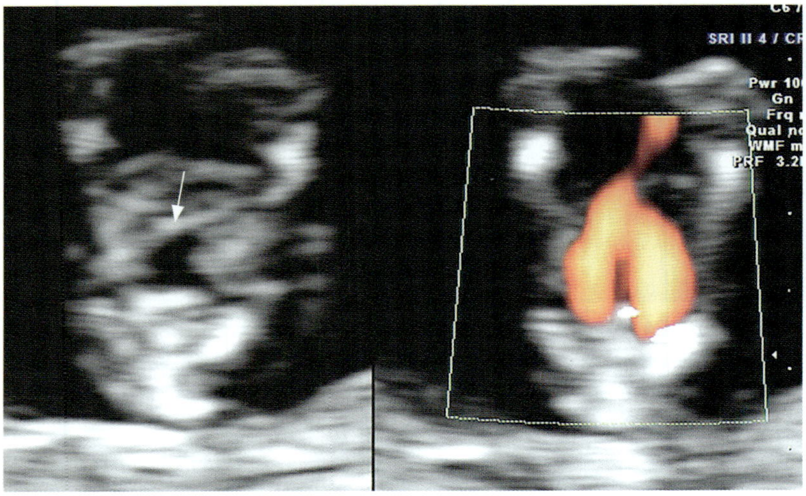

图15-1-21 早孕期膀胱及脐血管

妊娠12⁺周，下腹部盆腔内见膀胱（箭头）（左侧图像），见脐动脉位于膀胱两侧（右侧图像）

早孕期可能发现的严重结构畸形有：露脑畸形（见图6-6-1～图6-6-3，图15-1-22）、无叶全前脑（见图6-7-11，图15-1-23）、严重脊柱裂（图15-1-24）、开放性脊柱裂所致的颅内结构改变（Arnold-Chiari Ⅱ）或柠檬头（图15-1-25，见图6-4-7）（见第六章第四节）、心脏位置异常或明显的胸腔内占位病变（见图9-4-7b）、单心腔或某些心脏畸形（图15-1-26）、中-大型腹壁缺损（图15-1-27）、偶尔小型腹壁缺损（图15-1-28）、严重泌尿道畸形（见图12-8-11）、致死型骨骼系统畸形（图15-1-29）、严重胎儿水肿（图15-1-28，图15-1-30，见图14-1-15）及其他有些畸形（图15-1-31）。发现早孕期筛查对严重畸形的敏感性高达70%以上，早期检出可早期处理，最大程度的减轻对孕妇的创伤。

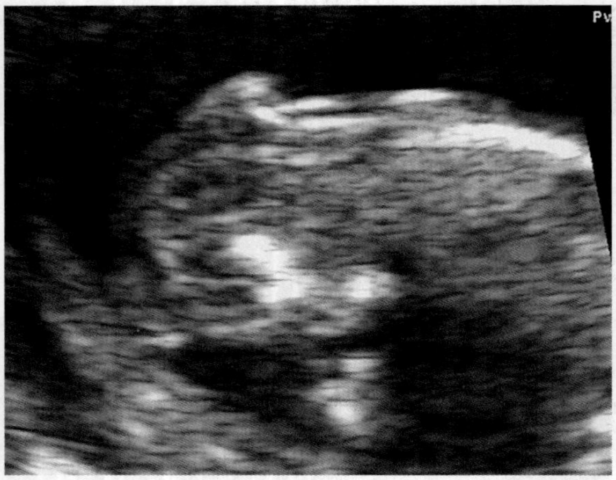

图15-1-22 露脑畸形

妊娠12^+周，颅骨光环缺失，胎头小，表面不规则，颅内结构失去正常回声

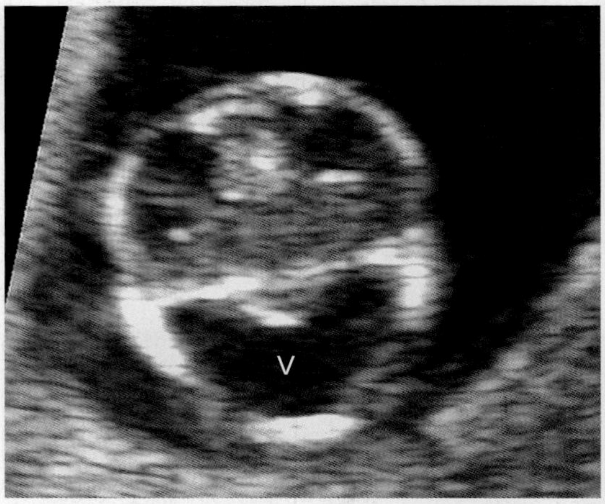

图15-1-23 无叶全前脑

妊娠12^+周，胎头横切面观，未见脑中线回声，脑室左右相通（V），丘脑融合。染色体检查显示正常核型，46，XY

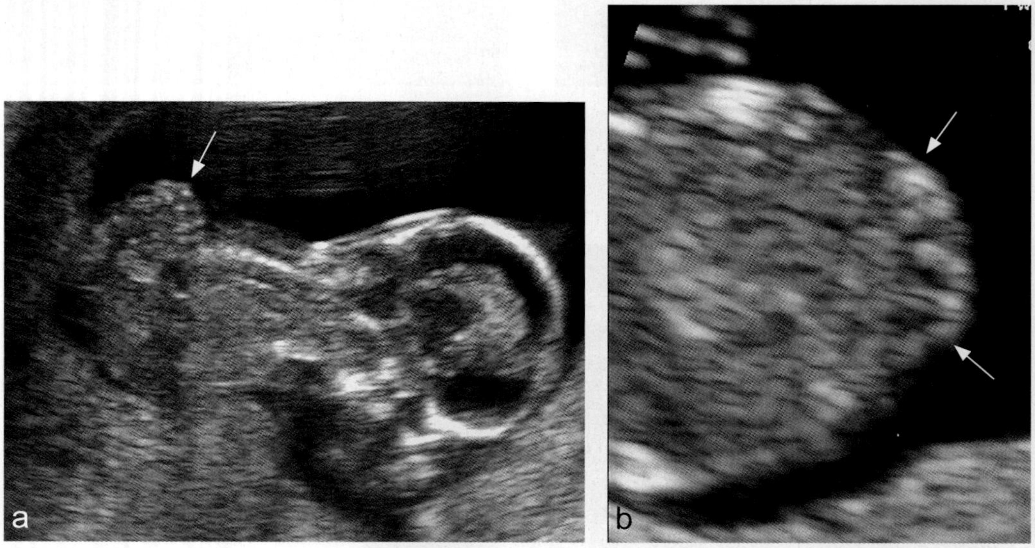

图15-1-24 脊柱裂

a. 妊娠13^+周，脊柱矢状切面观，显示脊柱下段严重后突畸形（箭头）；b. 同一病例，脊柱横切面观，示椎弓呈V形展开，并向背侧突起（箭头）

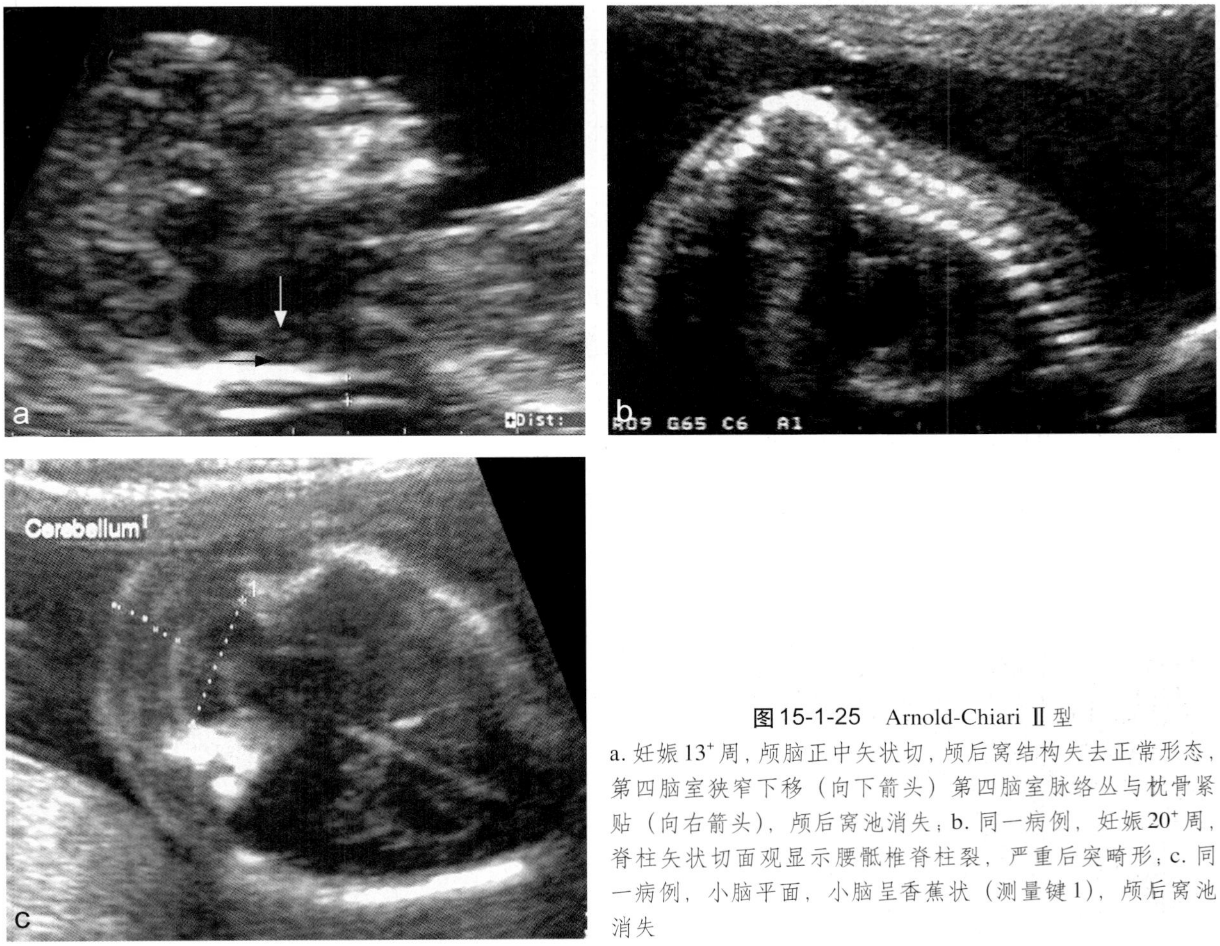

图15-1-25 Arnold-Chiari Ⅱ型

a. 妊娠13⁺周，颅脑正中矢状切，颅后窝结构失去正常形态，第四脑室狭窄下移（向下箭头）第四脑室脉络丛与枕骨紧贴（向右箭头），颅后窝池消失；b. 同一病例，妊娠20⁺周，脊柱矢状切面观显示腰骶椎脊柱裂，严重后突畸形；c. 同一病例，小脑平面，小脑呈香蕉状（测量键1），颅后窝池消失

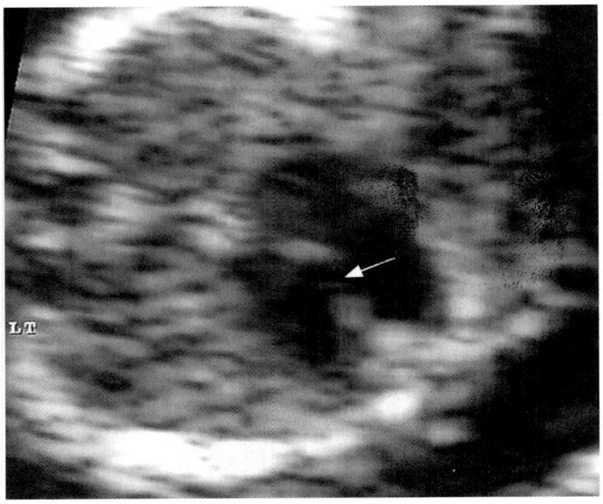

图15-1-26 室间隔缺损

妊娠13⁺周，心脏四腔心观，见大型室间隔缺损（箭头）

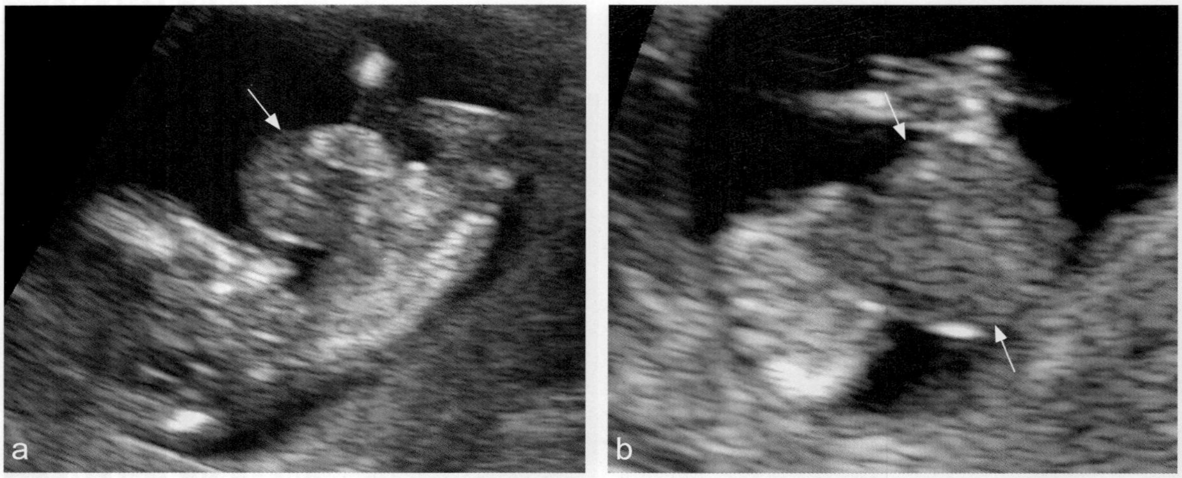

图15-1-27 脐膨出

a. 妊娠12⁺周，胎儿矢状切面观，见腹壁球形膨出（箭头）；b. 同一病例，腹部横切面观，显示脐膨出包块（箭头）与腹围基本等大

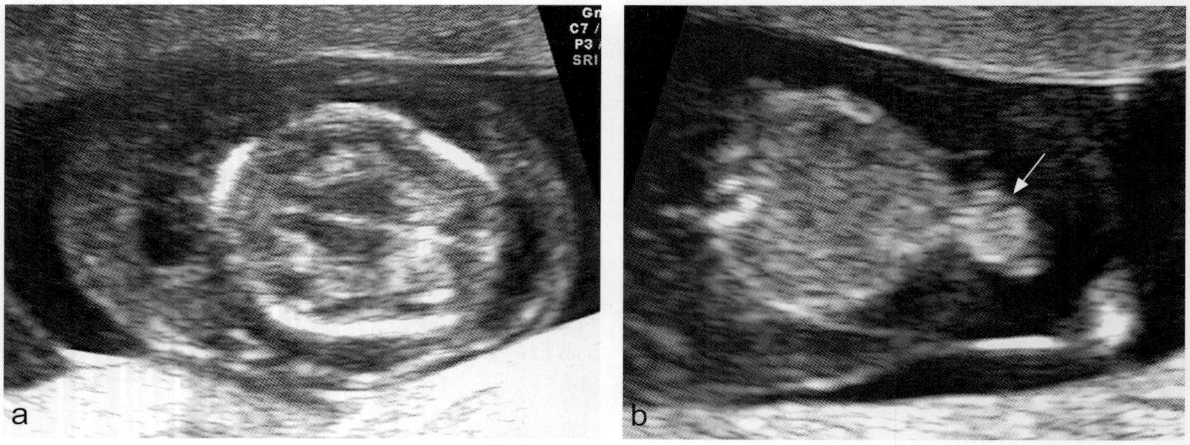

图15-1-28 小型脐膨出

a. 妊娠13⁺周，胎头横切面观，见头颅明显水肿，枕部见水囊瘤；b. 同一病例，腹部横切面观，见少量肠管突入脐带内（箭头），为小型脐膨出

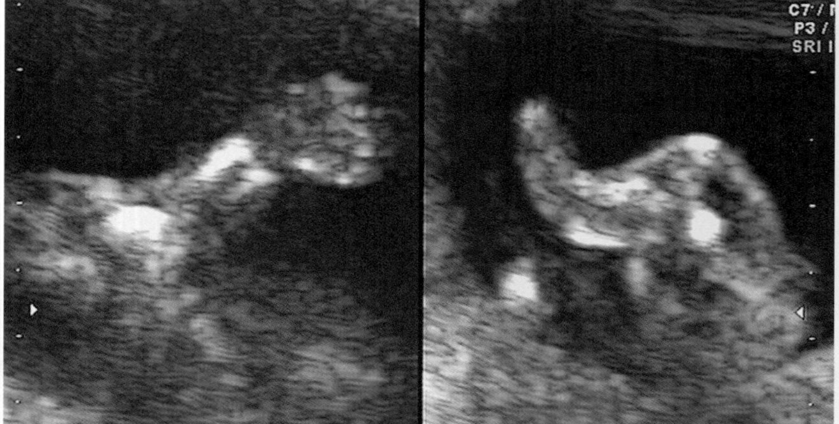

图15-1-29 致死型骨骼系统畸形

妊娠13⁺周，肢体严重短小，左图显示上肢，右图显示下肢。引产后尸解证实为短肋多指综合征

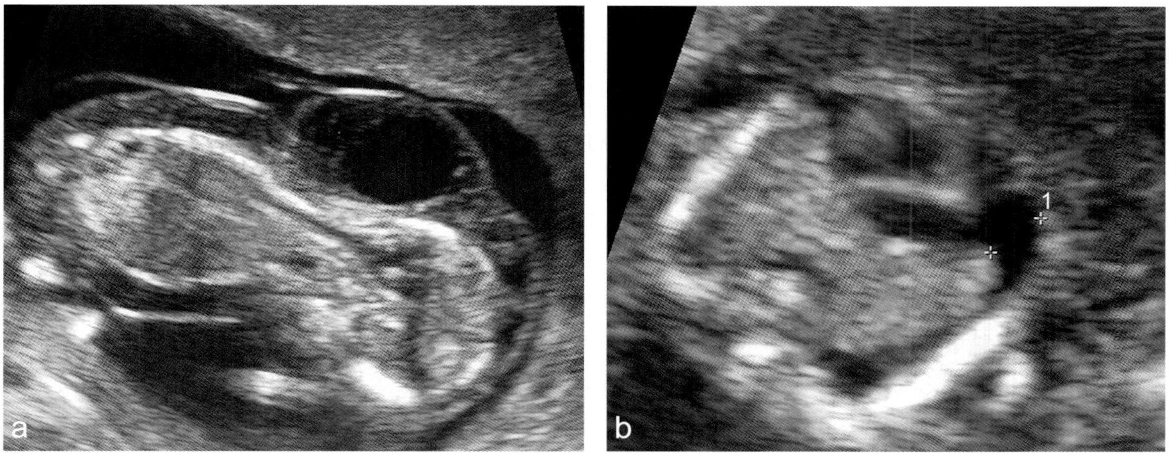

图15-1-30 胎儿水肿

a. 妊娠13⁺周，胎儿严重水肿，颈部水囊瘤；b. 同一病例，胸腔积液（测量键）

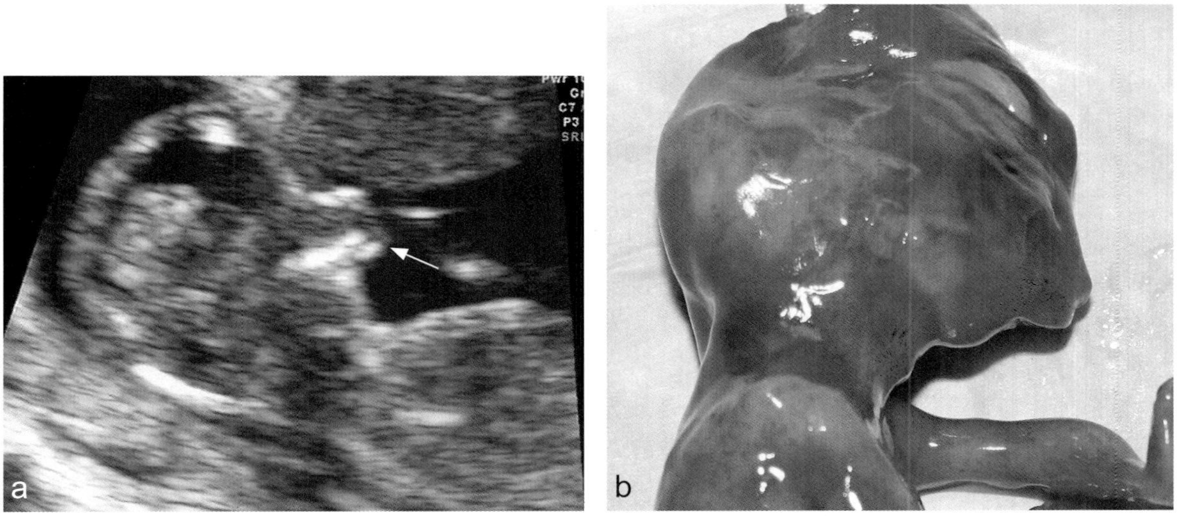

图15-1-31 下颌骨缺失

a. 妊娠12⁺周，面部正中矢状切面，未见下颌骨（箭头）；b. 同一胎儿，引产后标本，尸解证实下颌骨缺失

第二节 中孕期染色体异常的筛查

中孕期胎儿染色体异常的筛查项目与早孕期相似，即也是利用孕妇年龄、以往染色体异常胎儿妊娠史、血清学生化测定及超声。由于后两项的具体内容不同，在此专作介绍。

一、孕妇血清胎盘产物生化测定

中孕期孕妇血清生化测定一般在妊娠15～19周进行，包括游离β-绒毛膜促性腺激素（β-hCG）、甲胎蛋白（AFP）、雌三醇（uE3）及抑制素A（inhibin A）。21-三体综合征的胎儿，孕妇血清β-hCG及抑制素A增高、AFP及雌三醇降低。结合孕妇年龄，在接受侵入性检查的人群为5%左右时，21-三体胎儿的检出率为56%～71%。

二、胎儿超声检查

大部分染色体异常胎儿或多或少都存在解剖结构畸形，如先天性心脏病、全前脑等，但有些染色体异常胎儿出现的声像图改变为非特异性，称染色体异常标记或软指标，如颈项软组织层增厚、肠管强回声等。绝大部分的18-三体及13-三体综合征都有严重的多发性畸形，而约1/3的21-三体综合征可无明显异常表现。那些无早孕期筛查的染色体畸形胎儿孕妇，中孕期超声很可能就是发现异常的重要环节。国际妇产科超声学会（ISUOG）建议中孕中期胎儿畸形筛选超声的孕周介于18～22周。

（一）明显的严重畸形

严重畸形（major anomaly）是指那些畸形可能导致胎儿或新生儿死亡、或需要进行手术等治疗予以纠正、或即使存活，尚无办法治愈的畸形。同时，存在严重畸形的胎儿合并染色体异常的机会也较高。因此，不管该严重畸形是否致死，也不管出生后的治疗效果如何，为了明确原因及对本次妊娠处理或今后妊娠的咨询，进行染色体检查是十分必要的。

中枢神经系统畸形多见于13-三体综合征、18-三体综合征、三倍体，而21-三体综合征及特纳综合征相对少见。这些畸形包括全前脑（13-三体综合征、18-三体综合征、三倍体等）、Dandy-Walker畸形（18-三体综合征、13-三体综合征）、胼胝体缺失（13-三体综合征、18-三体综合征、8-三体综合征、三倍体、不平衡易位）、脑积水及脊柱裂（可能与13-三体综合征、18-三体综合征、三倍体有关，但绝大部分脊柱裂胎儿核型正常，故对单纯神经管缺陷胎儿可以不考虑染色体检查）。

面部严重畸形多见于13-三体综合征及18-三体综合征，如中央唇裂、眶间距过窄是典型的全前脑的面部表现，其他还有下颌骨短小等。

颈部水囊瘤伴有胎儿水肿者，75%合并染色体异常。其中以特纳综合征为最多，占80%。其他的染色体异常有18-三体、21-三体综合征等。非免疫性胎儿水肿，包括皮下水肿、腹水、胸腔积液、心包积液，部分病例也可以是染色体异常（占14%～18%），例如21-三体综合征、三倍体、不平衡易位等。

心血管畸形是染色体异常胎儿最常见的表现，90%的18-三体综合征和13-三体综合征、4%～50%的21-三体综合征、15%～20%的特纳综合征可合并先天性心脏畸形。因此，凡存在心脏畸形，都有染色体异常的潜在危险（表15-2-1）。心脏畸形的种类与染色体异常的类型也有一定相关性，如心内膜垫缺损多见于21-三体综合征，法洛四联症多见于21-三体综合征及18-三体综合征，主动脉缩窄则多见于特纳综合征（表15-2-2）。

膈疝可发生在多种染色体异常的胎儿中，如18-三体综合征、13-三体综合征、21-三体综合征、特纳综合征及某些少见的染色体异常。

在腹壁缺损中，脐膨出尤其是小型、单纯肠管膨出，其染色体异常的发生率较高（18-三体综合征、13-三体综合征），而腹裂与染色体异常关系不大。

表15-2-1 不同的心脏畸形染色体异常的发生率

诊断	染色体异常（%）	诊断	染色体异常（%）
心内膜垫缺损	35	右室双流出道	12
左心发育不良	4	法洛四联症	27
主动脉缩窄	29	大血管错位	0
三尖瓣发育不良，Ebstein畸形	5	心室双流入道	0
室间隔缺损	48	肺动脉闭锁伴室间隔缺损	13
二尖瓣闭锁	18	永存动脉干	14
肺动脉闭锁、肺动脉狭窄	5	肺动脉瓣缺如综合征	20
三尖瓣闭锁	2	全肺静脉回流异常	30
主动脉狭窄	0	矫正性大血管错位	0

表15-2-2 染色体异常胎儿中心脏畸形的发生情况

染色体异常种类	先心发病率（%）	先心种类
21-三体综合征	50	AVSD，VSD，ASD，TOF
18-三体综合征	90	VSD，ASD，PDA，TOF，DORV
13-三体综合征	＞80	VSD，ASD，PDA
22-三体综合征	60	ASD，PDA
特纳综合征	25	CoA，AS
缺失		
4p-	40	VSD，ASD，PDA
5P-	25	VSD，ASD，PDA
13q-	50	VSD
14q-	50	VSD，PDA，TOF
18q-	50	VSD
22q11	80	TOF，DORV

注：心内膜垫缺损（AVSD），室间隔缺损（VSD），房间隔缺损（ASD），法洛四联症（TOF），动脉导管未闭（PDA），右室双流出道（DORV），主动脉缩窄（CoA），主动脉狭窄（AS）

消化道畸形中的十二指肠闭锁与21-三体综合征关系密切。

泌尿系统畸形中，尿道梗阻、巨膀胱与染色体异常有关。其中，最常见的是18-三体综合征或13-三体综合征。少数输尿管梗阻胎儿可合并18-三体综合征，少数肾脏多囊性改变胎儿可合并13-三体综合征等。

马蹄内翻足与多种染色体异常有关，最常见的是18-三体和13-三体综合征以及某些染色体片断缺失或多余。但是，单纯马蹄内翻足合并染色体异常的机会相对较小。因此，当马蹄内翻足合并其他部位畸形时，应建议检查染色体。肢体畸形中，肢体发育不良、短小也可能与染色体畸形有关，尤其是18-三体综合征。有报道，桡骨拇指发育不良中，5%～10%的病例为18-三体综合征。80%的13-三体综合征合并多指趾畸形，而三倍体胎儿常有并指趾畸形。但并指趾畸形产前诊断相当困难。18-三体综合征胎儿有手指重叠现象，食指及无名指重叠在中指上面，而拇指及小指再重叠于上。21-三体综合征者小指的中节指骨可能发育不良或是缺失，导致小指弯曲。

几乎所有的18-三体及13-三体综合征均存在严重的解剖结构异常。如果产前超声未见胎儿畸形，该两种综合征的风险率是原有基础的1/5。有作者报道，20周左右超声筛查18-三体综合征的敏感性为100%。

（二）微小畸形

微小畸形（minor anomaly）是指那些不严重的结构畸形，畸形本身基本不影响健康，不影响患者正常生活，不需要进行特别的治疗。这类畸形包括单纯中小型室间隔缺损、房间隔缺损、轻度肺动脉狭窄、轻度主动脉狭窄、单纯耳畸形、轻度泌尿道扩张、单纯性轴前多指趾等等。但若合并染色体异常，预后就可能很差。与染色体异常有关的微小结构畸形有室间隔或房间隔缺损、轻度主动脉狭窄或主动脉缩窄、轻度肾盂扩张等。对于超声发现的微小畸形，目前多数学者仍主张检查胎儿染色体。

（三）染色体异常标记

超声染色体异常标记或称软指标（chromosomal abnormal soft marker），是指那些在正常胎儿中常能见到，且无大碍的一些非特异性声像图表现，多为一过性，但在染色体异常胎儿中更为常见。超声染色体异常标记有：鼻骨缺失或短小、颈项软组织层增厚、肠管强回声、轻度脑室扩张、前额短小、轻度长骨短小、轻度肾盂扩张、小指中段指骨发育不良、脉络丛囊肿、骨盆角度增大、草鞋脚、心室内强回声点等。

不同的超声染色体异常标记与胎儿染色体异常的发生率有不同的相关性，有些标记相关性很“强”，有些则较“弱”，临床上用似然比（likelihood ratio，LR，第一版译为“相关系数”）来计算胎儿染色体异常的风险率。如果中孕期筛选超声存在染色体异常标记，将该标记的似然比乘以基础风险率，即得到新的风险率。

下面介绍目前常用的几种染色体异常标记

1. 鼻骨缺失或短小（absent nasal bone，shortened nasal bone） 鼻骨长度的测量是在面部正中矢状切面上。中孕中期的鼻骨很容易观察，声像图上表现为鼻部软组织下一短强回声光条。测量鼻骨长度即测量该光条的长度（图15-2-1），正常值见表15-2-3。鼻骨缺失表现为鼻部软组织下无强回声光条（图15-2-2）；鼻骨短小表现为鼻骨光条长度小于正常值的下限（图15-2-3）。鼻骨缺失或短小与染色体异常关系密切，尤其是21-三体综合征，似然比为20 ～ 30。鼻骨长度可能因人种的不同而有所差别。

表15-2-3 鼻骨长度正常值（mm）

孕周	百分位数					孕周	百分位数				
	2.5	5	50	95	97.5		2.5	5	50	95	97.5
11	1.3	1.4	2.3	3.3	3.4	26	6.8	7.4	8.9	10.9	11.3
12	1.7	1.8	2.8	4.2	4.3	27	7	7.5	9.2	11.3	11.6
13	2.2	2.3	3.1	4.6	4.8	28	7.2	7.6	9.8	12.1	13.4
14	2.2	2.5	3.8	5.3	5.7	29	7.2	7.7	9.8	11.8	12.3
15	2.8	3	4.3	5.7	6	30	7.3	7.9	10	12.6	13.2
16	3.2	3.4	4.7	6.2	6.2	31	7.9	8.2	10.4	12.6	13.2
17	3.7	4	5.3	6.6	6.9	32	8.1	8.6	10.5	13.6	13.7
18	4	4.3	5.7	7	7.3	33	8.6	8.7	10.8	12.8	13
19	4.6	5	6.3	7.9	8.2	34	9	9.1	10.9	12.8	13.5
20	5	5.2	6.7	8.3	8.6	35	7.5	8.5	11	14.1	15
21	5.1	5.6	7.1	9	9.3	36	7.3	7.8	10.8	12.8	13.6
22	5.6	5.8	7.5	9.3	10.2	37	8.4	8.7	11.4	14.5	15
23	6	6.4	7.9	9.6	9.9	38	9.2	9.3	11.7	15.7	16.6
24	6.6	6.8	8.3	10	10.3	39	9.1	9.2	10.9	14	14.8
25	6.3	6.5	8.5	10.7	10.8	40	10.3	10.4	12.1	14.5	14.7

Sonek JD，McKenna D，Webb D，et al. Nasal bone length throughout gestation：normal ranges based on 3537 fetal ultrasound measurements. Ultrasound Obstet Gynecol，2003，21：152-155

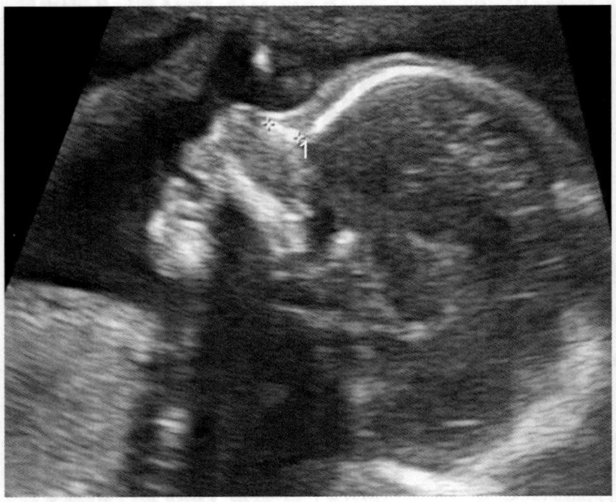

图15-2-1 正常鼻骨

妊娠20⁺周，面部正中矢状切面观，胎儿鼻骨呈短强回声光条（测量键）

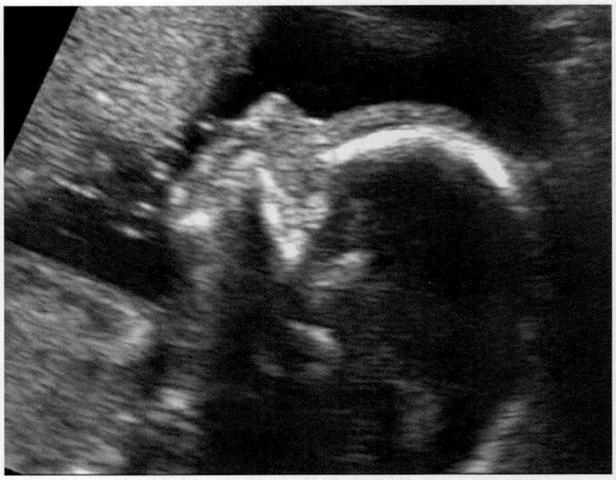

图15-2-2 鼻骨缺失

妊娠20⁺周，面部正中之状切面观，未能显示胎儿鼻骨

2. 颈项软组织层增厚（thickened nuchal fold） 中孕中期胎儿颈项软组织层厚度的测量方法为：作胎头横切，声像图显示大脑镰居中，前方经过侧脑室前角、透明隔，中间经过丘脑及大脑脚，后方经过小脑及颅后窝池。在此平面上，测量枕骨后的皮肤及皮下组织厚度，测量时应注意从枕骨外缘测量至皮肤外缘（图15-2-4）。妊娠18～22周正常颈项软组织层厚度＜6.0mm，≥6.0mm为颈项软组织层增厚（图15-2-5，图15-2-6）。颈项软组织层越厚，染色体异常的机会越高。中孕中期颈项软组织层增厚的意义与早孕期相似，除了染色体异常，还可能存在其他异常，如心脏畸形（见图8-10-3）、宫内感染、胎儿贫血（见图14-1-12）、某些遗传综合征、骨骼肌肉系统异常（见图13-5-7）、胸腔压力升高（见图9-2-2）等。如果单纯颈项软组织层增厚，未见其他明显畸形，21-三体综合征的风险率为原有基础的10倍，即似然比10。

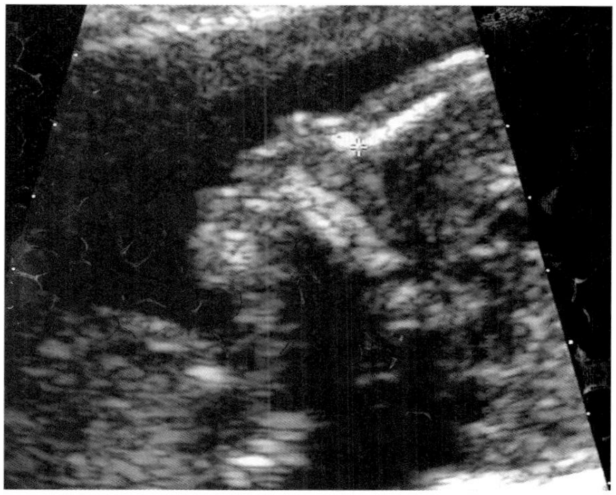

图15-2-3 鼻骨短小
鼻骨长度3.5mm（测量键）

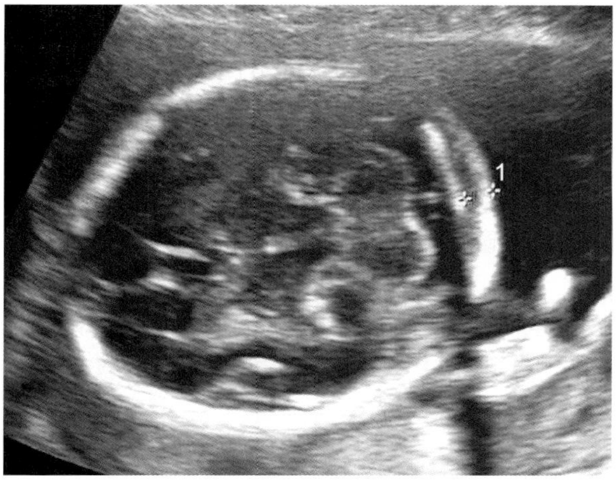

图15-2-4 颈项软组织层厚度测量
妊娠21⁺周，横切胎头，小脑平面，清晰显示枕骨及枕部皮肤，沿大脑镰的延线从枕骨外缘测量至皮肤外缘（测量键）

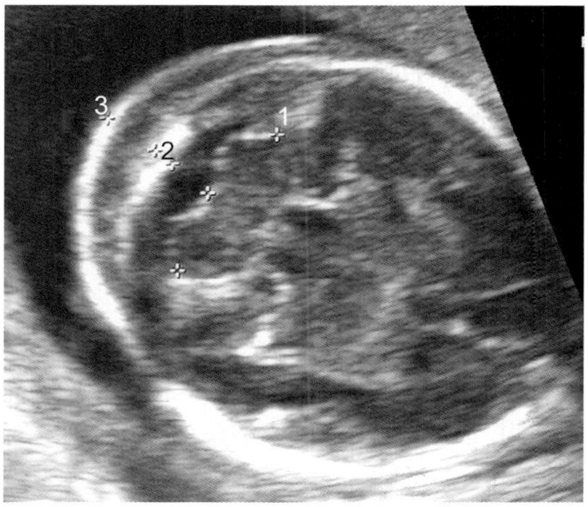

图15-2-5 颈项软组织层增厚
妊娠19⁺周，颈项软组织层厚度6.6mm（测量键）。染色体检查证实为21-三体综合征

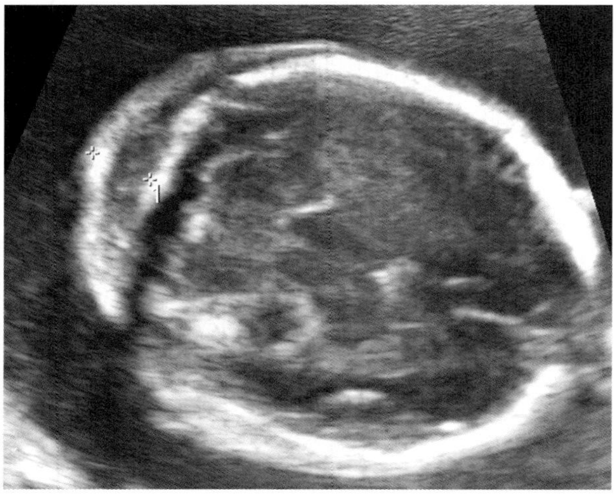

图15-2-6 颈项软组织层增厚
妊娠20周，颈项软组织层厚底8.0mm（测量键）

3. 肠管强回声（echogenic bowel） 肠管强回声是指在声像图上小肠回声增强。肠管强回声按其强弱的不同分为三级，Ⅰ级是指小肠回声强于肝脏但弱于骨骼；Ⅱ级是指小肠回声与胎儿骨骼回声强度相似；Ⅲ级是指小肠回声强于骨骼回声。目前国际上公认用于胎儿染色体异常软指标的肠管强回声为Ⅱ级及Ⅲ级（见图15-3-12a）。肠管强回声的原因很多，有染色体异常，尤其是21-三体综合征、遗传综合征、宫内感染，如巨细胞病毒感染（见图14-1-10，图14-1-11b）、小肠闭锁（见图11-6-4）、胎儿贫血和腹水早期、胎粪性肠梗阻或胎粪性腹膜炎（见图11-6-5，图11-5-1）、胎儿生长受限（FGR）等等，也可以是正常胎儿（详见第十一章第六节）。肠管强回声染色体异常的似然比为3～7。

4. 轻度脑室扩张（mild ventriculomegaly） 侧脑室宽度介于10～12mm或10～15mm之间（见图15-3-14a），测量方法见第六章第二节。侧脑室扩张的原因有很多，多数21-三体综合征胎儿并不存在脑脊液循环障碍，不会严重扩张。有人认为可能是由于大脑皮层发育稍差，才导致脑室相对扩张。脑室扩张在不同的胎儿预后有很大的不同，除了染色体异常或遗传综合征，还可能是中枢神经系统畸形、颅内出血或感染、颅内肿瘤、脑血管畸形等，有些原因不明，也有相当一部分妊娠结局正常。由于侧脑室扩张与染色体异常及严重结构畸形的关系密切，中孕中期超声发现侧脑室扩张，一般都建议染色体检查。

5. 轻度长骨短小（shortened femur，short humerus） 轻度长骨短小是指股骨或肱骨位于5th百分位数或略低于5th百分位数。大部分中孕期轻度长骨短小的胎儿产后无异常，但也有少数为染色体异常、骨骼系统畸形或胎儿生长受限。其染色体异常的似然比为3～5。

6. 轻度肾盂扩张（mild hydronephrosis） 是指中孕中期超声显示肾盂前后径5～10mm，不伴有肾盏扩张（见图15-3-15a），发生率为1%～2%。轻度肾盂扩张有可能是染色体异常，尤其是21-三体综合征，也可能是泌尿道梗阻或泌尿道异常的一个表现。单纯肾盂轻度扩张，染色体异常的似然比1.5。

7. 脉络丛囊肿（choroid plexus cyst，CPC） 中孕中期脉络丛囊肿的发生率为1%～2%，可以单个，也可以多个；可以一侧，也可以双侧。随着孕周的增加，脉络丛囊肿渐渐缩小，多于28周前消失。CPC本身无明显病理意义（见图15-3-15b），除非很大的囊肿造成脑脊液循环障碍，可出现脑室扩张。但脉络丛囊肿合并其他结构畸形，染色体异常的机会就很高，尤其是18-三体综合征。单纯脉络丛囊肿染色体异常的似然比为1～2。

8. 心室内强回声点（intracardiac echogenic focus，IEF） 心室内强回声点的发生率约为4%～20%，本身不属于结构畸形(见图15-3-12c),无病理意义,但发现心室内存在强回声点的胎儿染色体异常机会略升高，21-三体综合征的似然比为1～3。

9. 小指中节指骨缺失或发育不良、小指弯曲（clinodactyly） 是21-三体综合征的特征性软指标（见图15-3-14b），正常情况下妊娠16周后小指的三节指骨都能清晰显示。然而，极少数的正常胎儿20周左右小指第二节骨未能显示，要到更迟些孕周才会显现。

10. 髂翼角度增大 有作者发现21-三体综合征胎儿的髂骨角度大于正常。超声检查方法为：取胎体横切面，下移探头至胎儿盆腔水平，先显示双侧髂翼，再测量其角度。21-三体综合征中36.8%的病例髂骨角度≥90°，平均为80.1°，而染色体正常胎儿中仅12.8%≥90°，平均为63.1°。

（四）其他

染色体异常胎儿有时合并单脐动脉（见图15-3-35b）、胎儿生长受限、羊水过多或过少，常见于18-三体综合征、13-三体综合征、三倍体、特纳综合征等胎儿。也有报道染色体异常的妊娠羊膜绒毛膜融合延迟（见图15-3-6b，图4-4-9a），而正常情况下妊娠14周该两层膜即已融合。

通过中孕中期超声观察胎儿结构畸形及染色体异常标记，21-三体综合征的筛查敏感性为70%～75%，假阳性率为10%～17%。随着超声仪分辨率的不断提高，很多以前观察不到的胎儿畸形现在逐步能观察到了；而且，早孕期筛查及绒毛活检的开展，相当一部分染色体异常胎儿在中孕期筛选超声之前已经终止妊娠，中孕期进行超声检查的孕妇已是筛查后的“低危人群”，因此，上述与染色体异常有关的胎儿畸形或异常标记不是绝对的，尤其是似然比，更不是一成不变的。

第三节 几种常见的染色体病

在本节中，主要介绍21-三体综合征、18-三体综合征、13-三体综合征、特纳综合征及三倍体的产前声像图表现。

一、21-三体综合征

21-三体综合征（trisomy 21）也称Down’s综合征、唐氏综合征、先天性愚型、蒙古症，是染色体异常中最常见的一种，为多了一条21号染色体。发生率为1.5‰新生儿。

【病因及病理】

第21号染色体多了一条。第三条21号染色体载有相同基因，故破坏了遗传物质间的平衡，导致胎儿发育异常。其原因多由于卵子或精子减数分裂时出现不分离，形成多一条21号染色体的配子，而另一配子染色体有缺失，导致三体型或单体型异常子代。妊娠初期受精卵卵裂时出现染色体不分离，就构成嵌合体。高龄孕妇常常由于卵子老化，配子分裂不均等而造成一配子多一条21号染色体。另外，还有原因是夫妇之一为21-三体综合征，其配子分裂时一半含有额外的21号染色体，受精后一半的合子是21-三体型。此外，还有易位型、嵌合型21-三体综合征。

21-三体综合征的胎儿约50%有先天性心脏病，常见的有心内膜垫缺损、室间隔缺损、房间隔缺损、法洛四联症、主动脉缩窄等，胃肠道畸形包括气管食管瘘、幽门狭窄、食管闭锁、十二指肠狭窄、小肠闭锁或狭窄。

【诊断】

并非所有的21-三体综合征胎儿都有异常声像图表现，相当一部分病例仅有染色体异常软指标甚至连软指标也没有。据统计，中孕中期仅16%～17%的唐氏综合征胎儿声像图上表现出解剖结构畸形。结合超声染色体异常标记，筛查敏感性约70%～75%，但假阳性率约为10%～17%。

21-三体综合征常见的解剖结构畸形，主要是心内膜垫缺损、十二指肠狭窄或闭锁、水肿或体腔积液，但其他畸形也可能发生，如法洛四联症、室间隔缺损、三尖瓣下移、主动脉缩窄、食管闭锁、小肠狭窄或闭锁、脐膨出、颈部水囊瘤、唇腭裂、马蹄内翻足等。染色体异常标记有：鼻骨缺失或短小、颈项透明层或颈项软组织层增厚、轻度脑室扩张、肠管强回声、轻度长骨短小、轻度肾盂扩张、小指中节指骨缺失或发育不良、前额短小、草鞋脚、脉络丛囊肿、骨盆角度增大、心室内强回声点（图15-3-1～图15-3-18）。超声软指标相应的染色体异常似然比见本章第二节第二点。

早孕及中孕期孕妇血清胎盘产物生化测定，怀21-三体综合征胎儿孕妇的血清绒毛膜促性腺激素（β-hCG）及抑制素A升高，甲胎蛋白（AFP）、妊娠相关蛋白（PAPP-A）及雌三醇（E3）均降低。利用这些血生化测定结果，结合孕妇年龄、孕周及超声结果，可估算胎儿21-三体综合征的风险率。

由于结构畸形相对少见，对于21-三体的产前筛查，超声软指标及血清生化测定就显得非常重要，尤其是胎儿颈项透明层厚度及鼻骨的观察。所有的超声异常发现及血液生化测定异常结果，均只能提示21-三体综合征的可能性及推算出风险率，最后确诊必须进行胎儿核型分析。抽取羊水、胎盘绒毛和脐血都可进行核型分析。

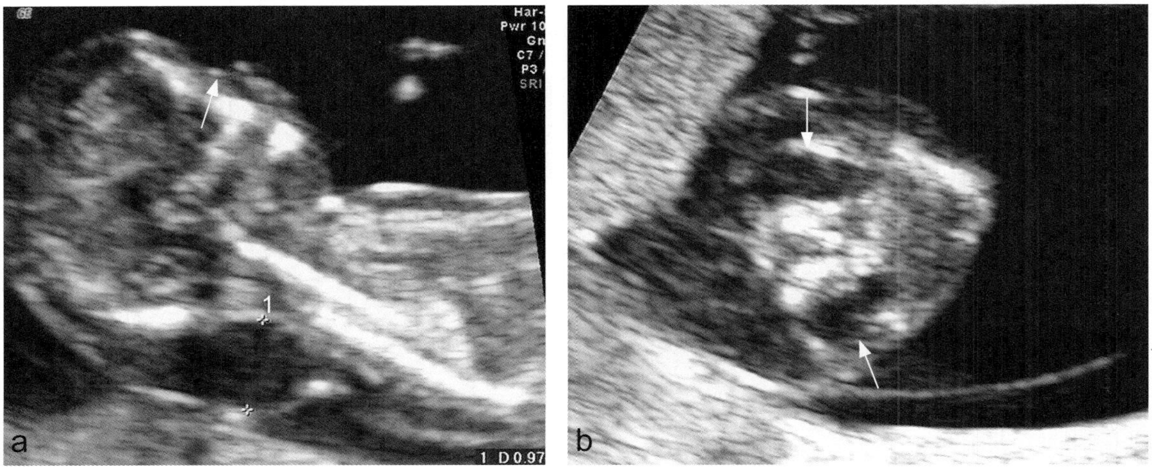

图15-3-1 21-三体综合征合并颈部水囊瘤

a. 妊娠 13^+ 周，颈项透明层明显增厚，9.7mm（测量键），鼻骨缺失（箭头）；b. 同一病例，双侧颈部水囊瘤（箭头）。引产后显示胎儿水肿

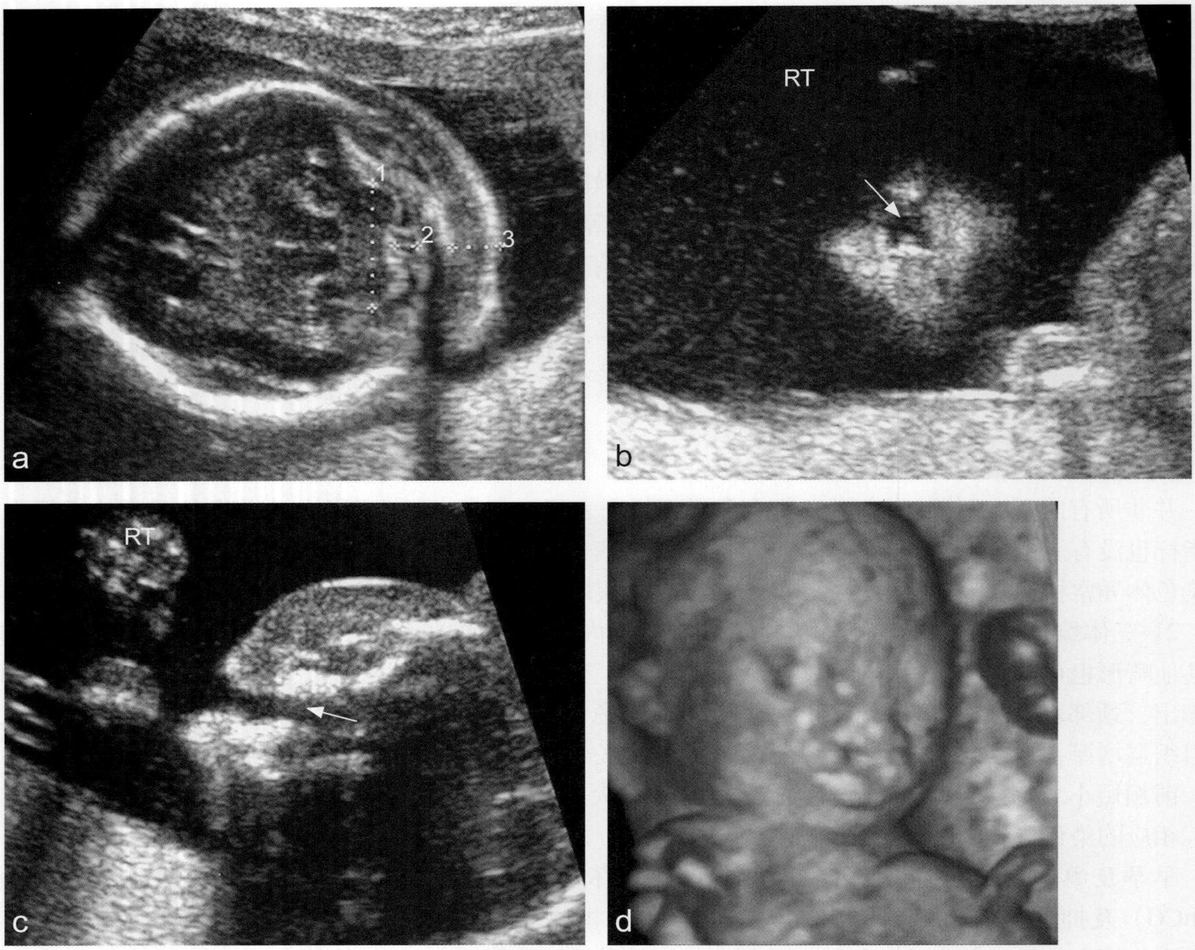

图15-3-2 21-三体综合征合并唇腭裂

a. 妊娠19⁺周，颈项软组织层增厚，6.7mm（测量键3）；b. 同一病例，右侧唇裂（箭头）；c. 同一病例，右侧腭裂（箭头）；d. 同一病例，三维超声表面成像模式，显示右侧唇裂

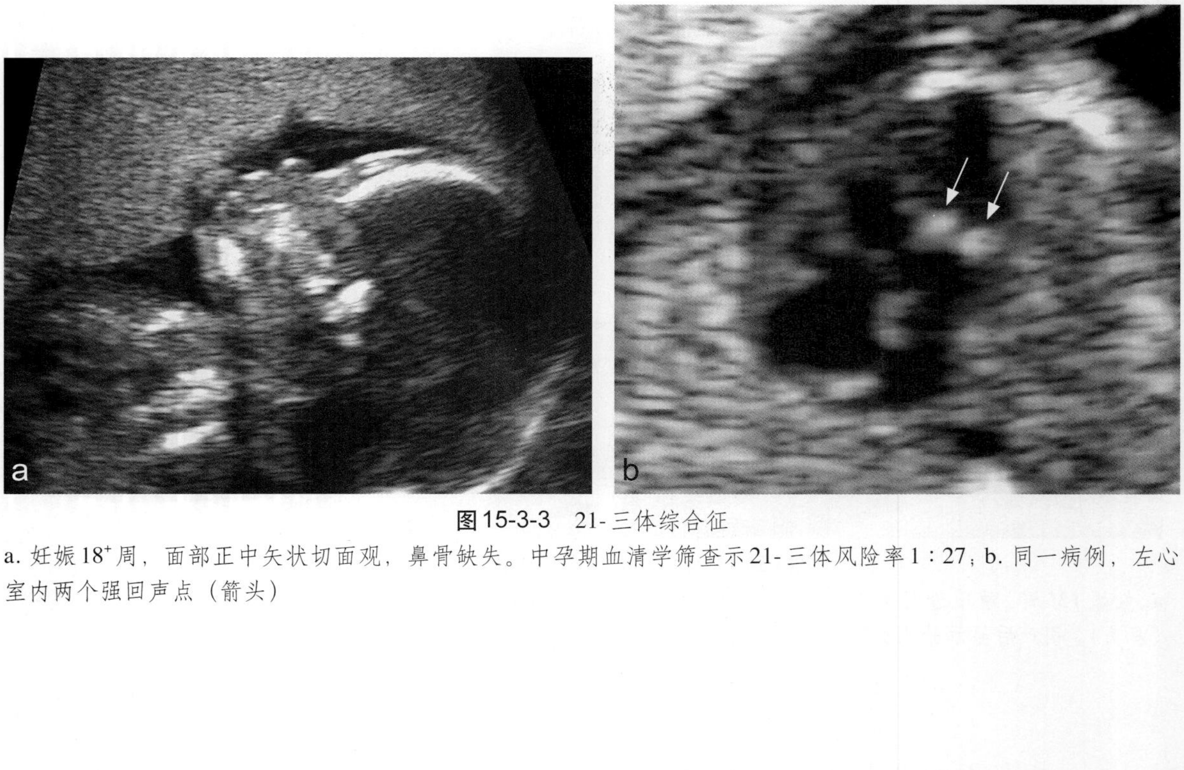

图15-3-3 21-三体综合征

a. 妊娠18⁺周，面部正中矢状切面观，鼻骨缺失。中孕期血清学筛查示21-三体风险率1∶27；b. 同一病例，左心室内两个强回声点（箭头）

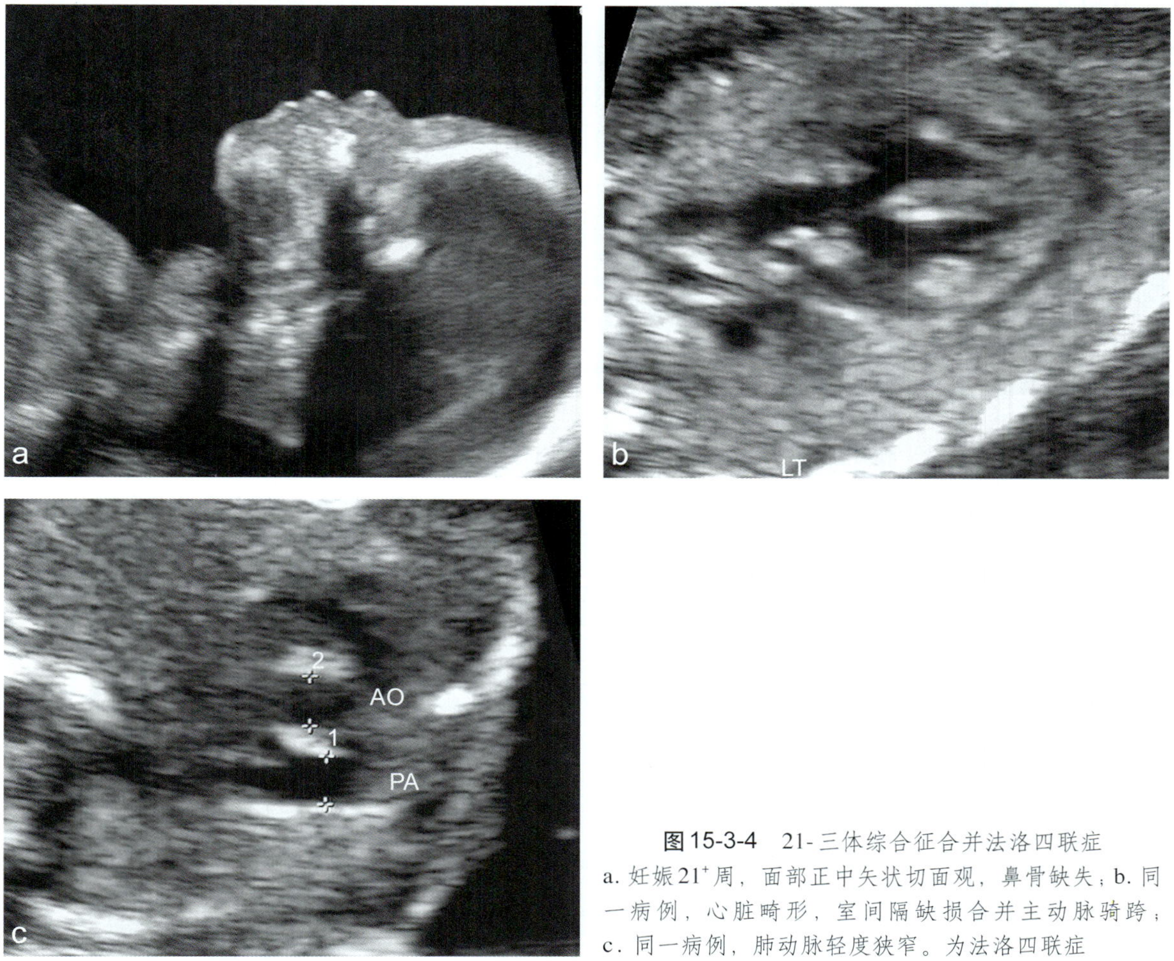

图15-3-4　21-三体综合征合并法洛四联症

a. 妊娠21⁺周，面部正中矢状切面观，鼻骨缺失；b. 同一病例，心脏畸形，室间隔缺损合并主动脉骑跨；c. 同一病例，肺动脉轻度狭窄。为法洛四联症

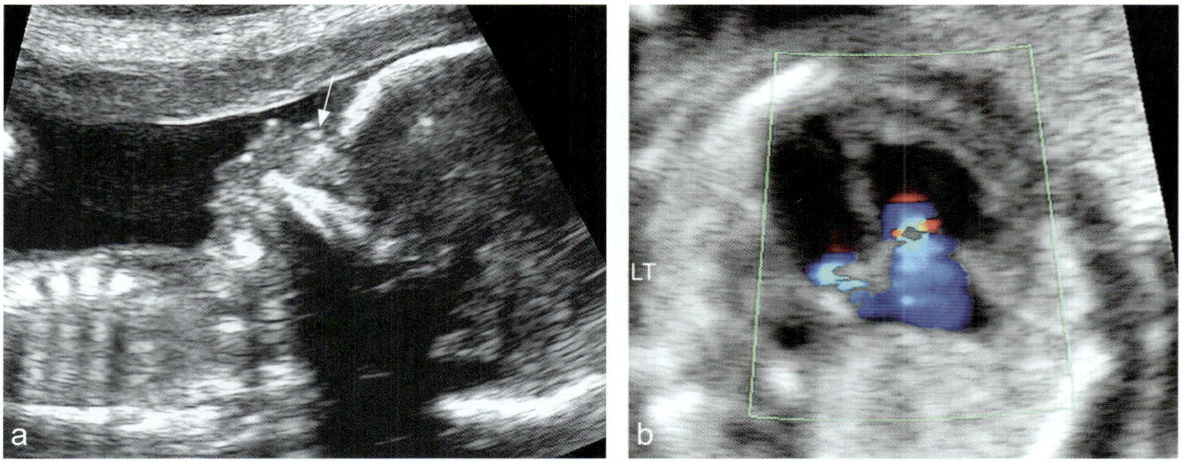

图15-3-5　21-三体综合征

a. 妊娠19⁺周，面部正中矢状切面观，鼻骨明显短小（箭头）。中孕期血清学筛查示21-三体综合征风险率1∶56；b. 同一病例，心脏四腔心观，彩超显示三尖瓣明显反流

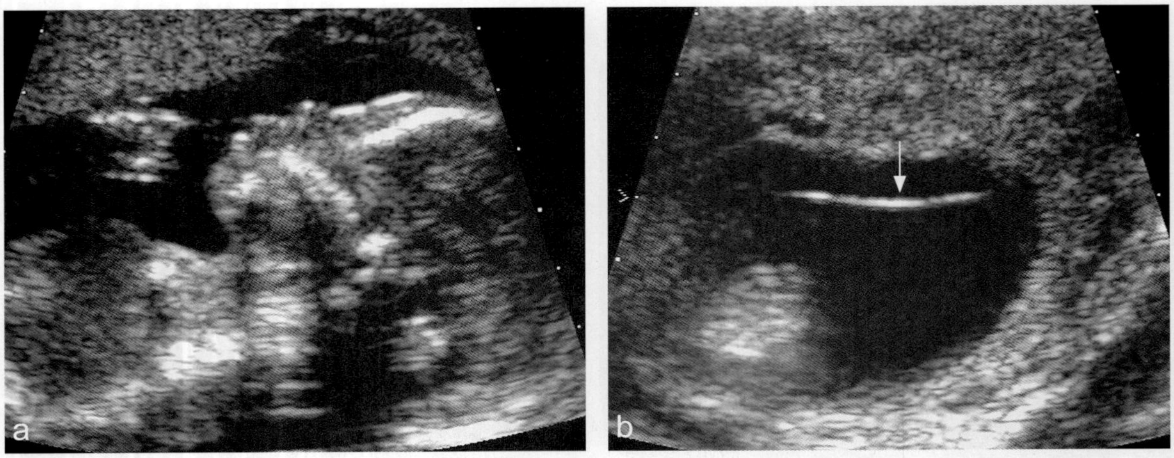

图15-3-6 21-三体综合征

a. 妊娠19⁺周，面部正中矢状切面观，鼻骨缺失；b. 同一病例，羊膜绒毛膜未融合（箭头）

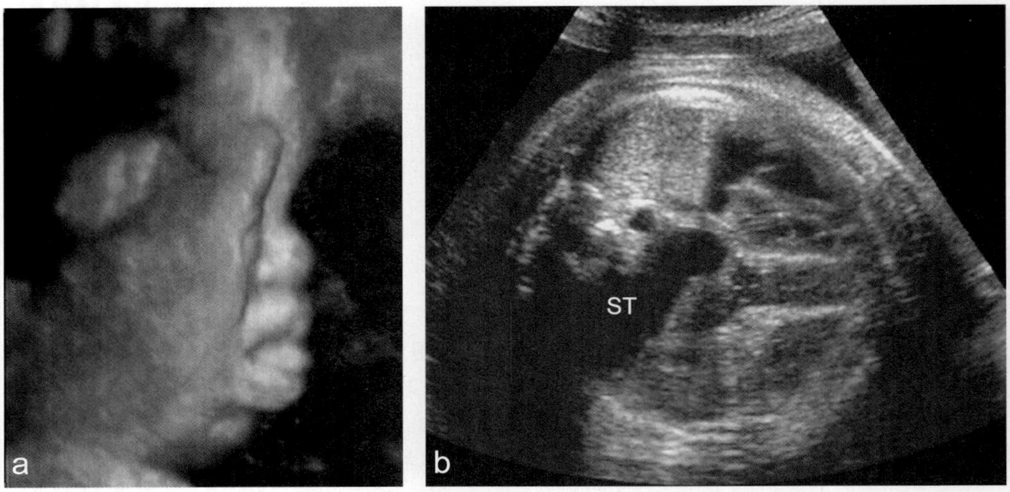

图15-3-7 21-三体综合征合并膈疝

a. 妊娠36⁺周，三维超声表面成像模式，面部侧面观，呈典型唐氏综合征面容：鼻梁塌陷、小鼻、口开、舌外露；b. 同一病例，胸部横切面观，显示胃泡（ST）及肠管位于左侧胸腔内，心脏被推向胸腔右侧。产后检查证实左侧膈疝，胃泡及肠管位于左侧胸腔

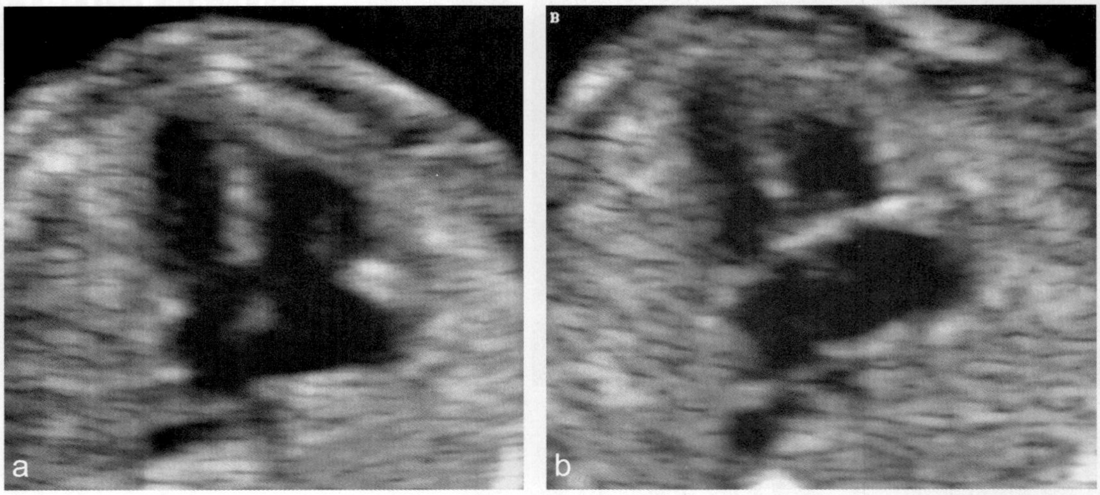

图15-3-8 21-三体综合征合并心内膜垫缺损

a. 妊娠19⁺周，心脏心尖四腔心观，心内膜垫十字交叉消失；b. 同一病例，心室收缩期，心内膜垫显示异常，为心内膜垫缺损

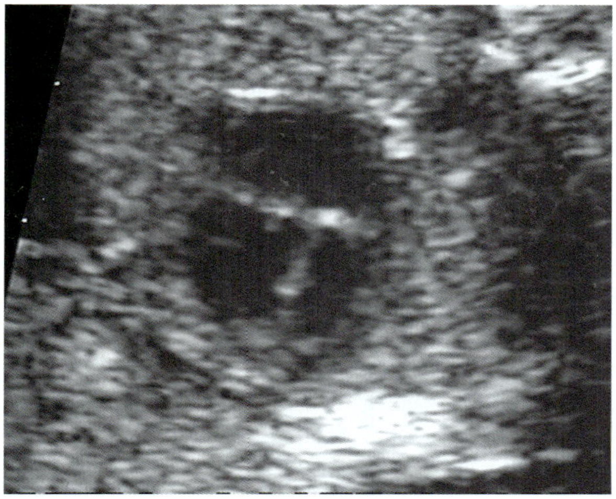

图15-3-9 21-三体综合征合并心内膜垫缺损

妊娠22⁺周，心脏心底四腔心观，二尖瓣及三尖瓣位于同一水平，原发房间隔缺损（即部分性心内膜垫缺损）

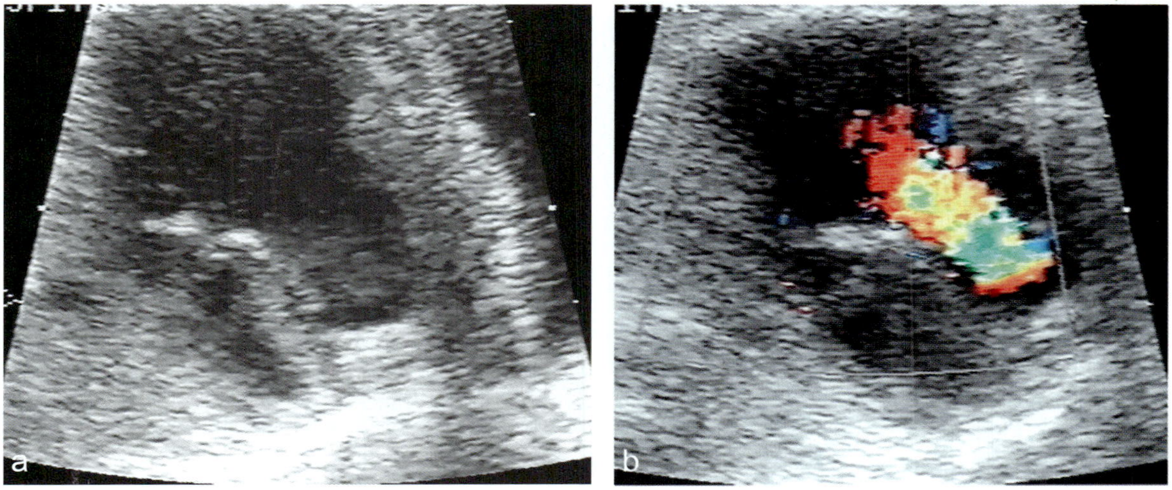

图15-3-10 21-三体综合征合并三尖瓣下移

a.妊娠25⁺周，心脏四腔心观，右心增大，右房明显增大；b.同一病例，三尖瓣明显反流

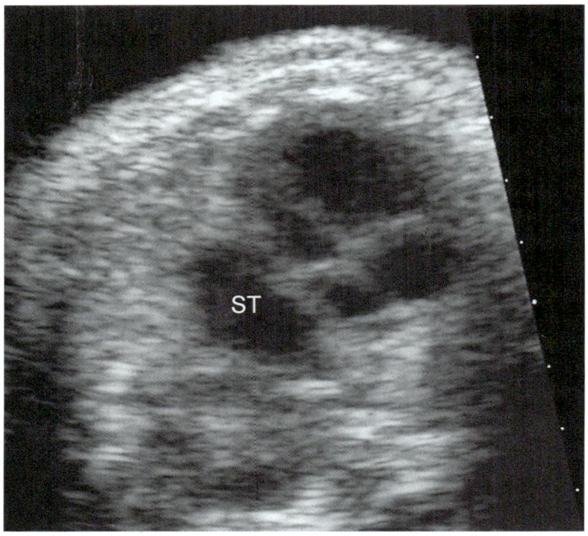

图15-3-11 21-三体综合征合并膈疝

妊娠34⁺周，胸腔横切面观，见胃泡（ST）位于胸腔左侧，心脏被推向胸腔右侧。妊娠37⁺周宫内死亡

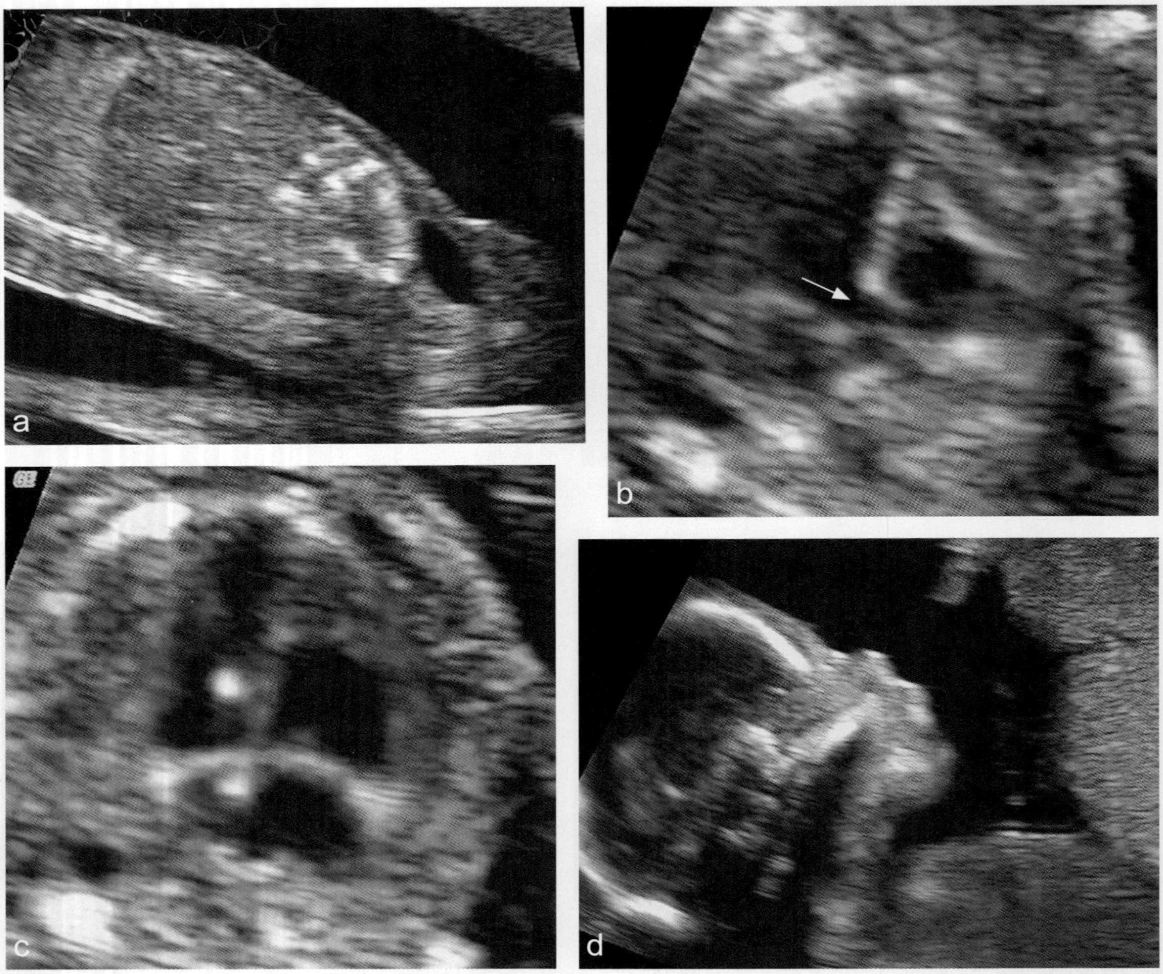

图15-3-12 21-三体综合征合并室间隔缺损

a. 妊娠20⁺周，肠管强回声。中孕期血清学筛查示21-三体综合征风险率1∶23；b. 同一病例，室间隔缺损（箭头）；c. 同一病例，左心室内强回声点；d. 同一病例，鼻骨缺失。产后检查证实大型室间隔缺损、草鞋脚

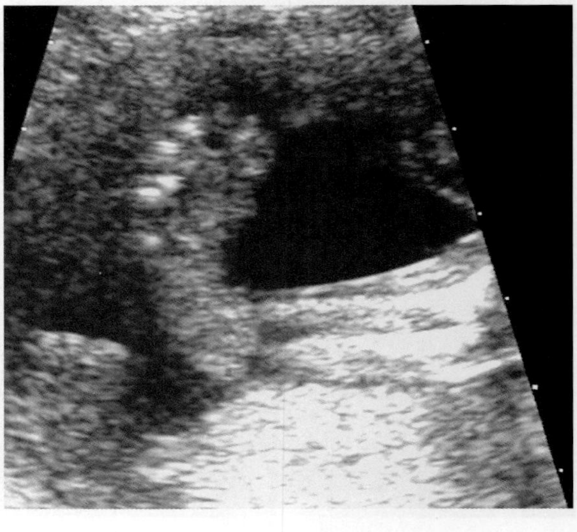

图15-3-13 21-三体综合征合并马蹄内翻足

妊娠20⁺周，马蹄内翻足

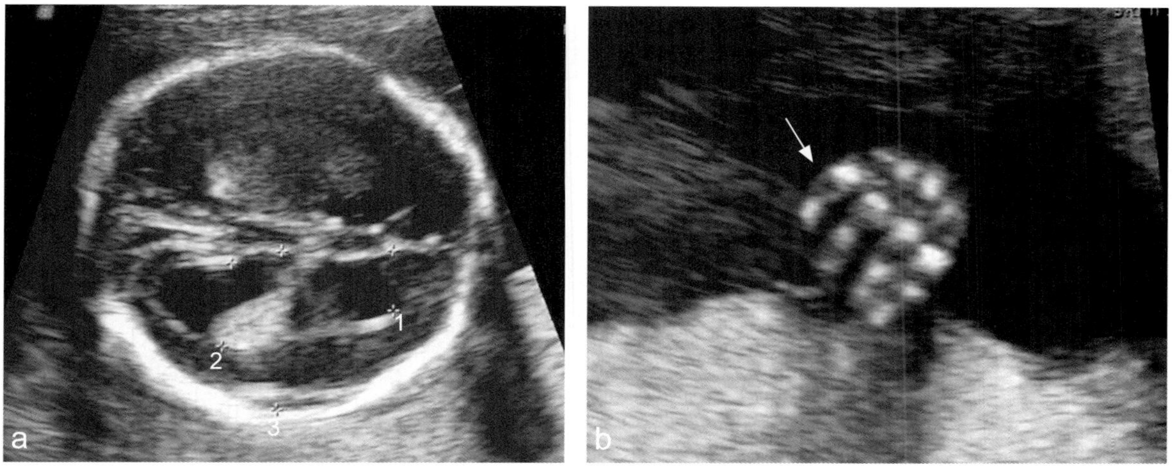

图15-3-14 21-三体综合征

a. 妊娠19^{+}周，脑室扩张10.5mm（测量键2）；b. 同一病例，小指中段指骨缺失（箭头）

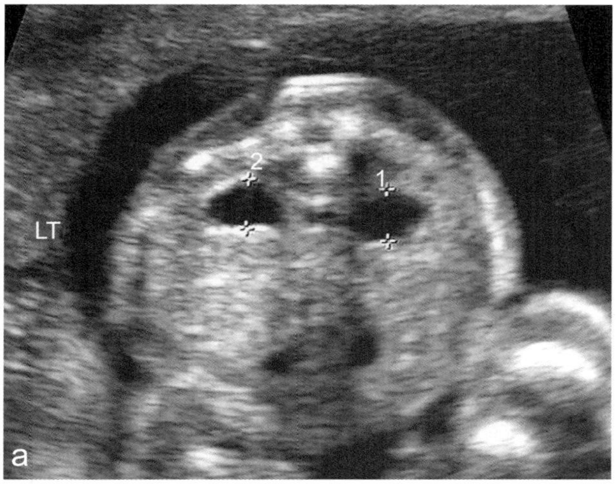

图15-3-15 21-三体综合征

a. 妊娠20^{+}周，双侧肾盂轻度扩张；b. 同一病例，双侧脉络丛囊肿；c. 同一病例，草鞋脚

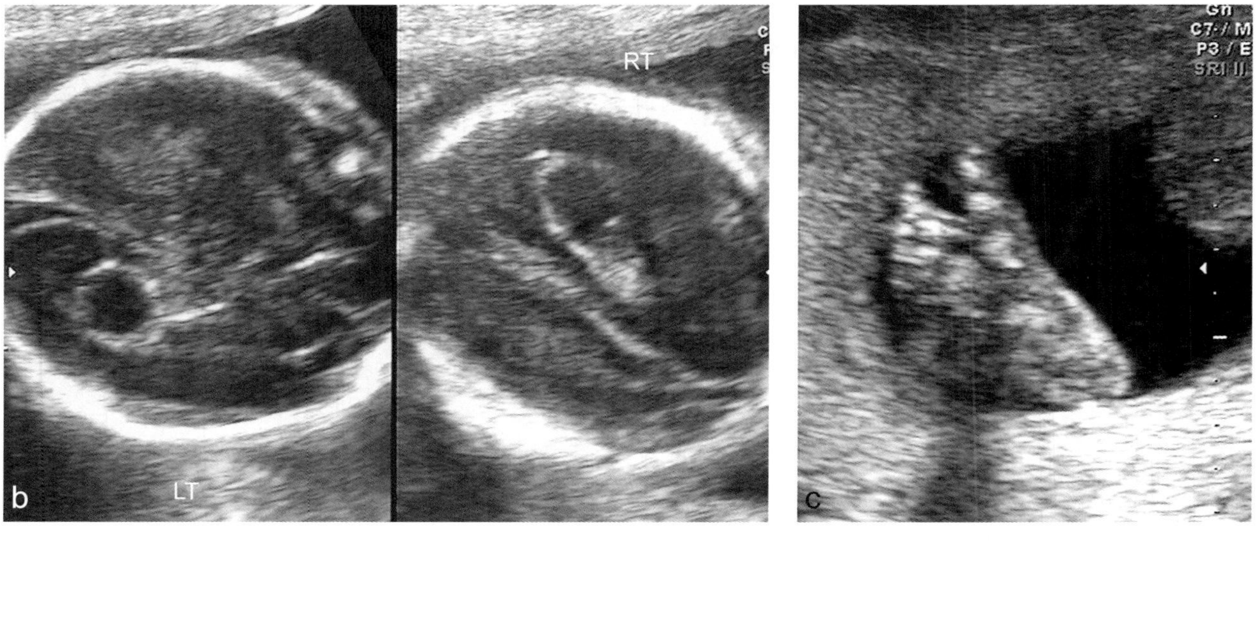

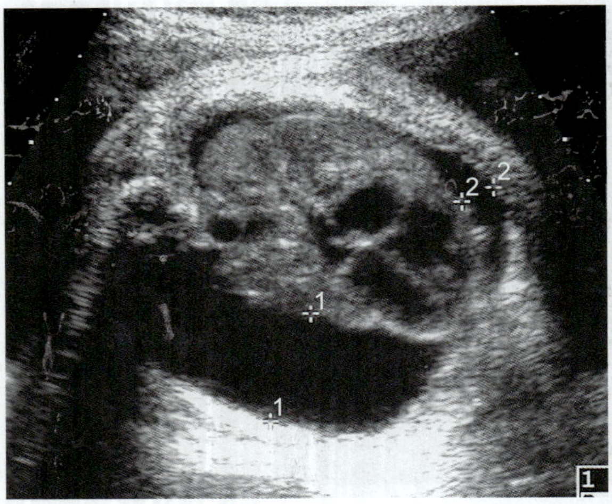

图15-3-16 21-三体综合征合并胸腔积液

妊娠33⁺周，双侧胸腔积液，左侧（测量键1）多于右侧（测量键2）

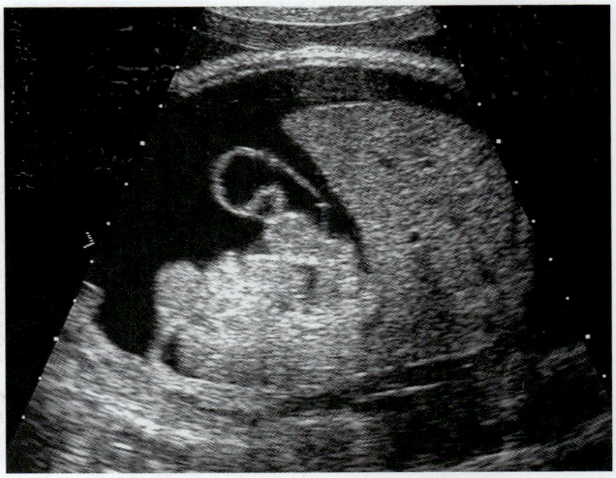

图15-3-17 21-三体综合征合并腹腔积液

妊娠32⁺周，腹腔积液

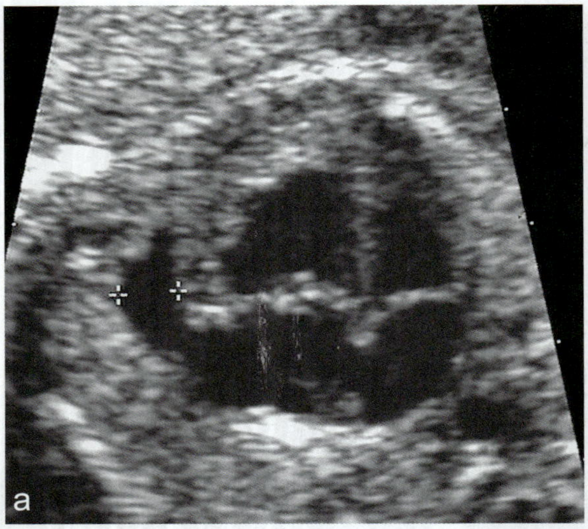

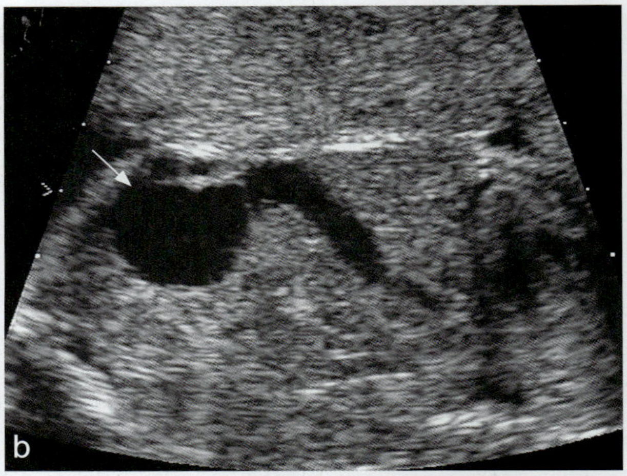

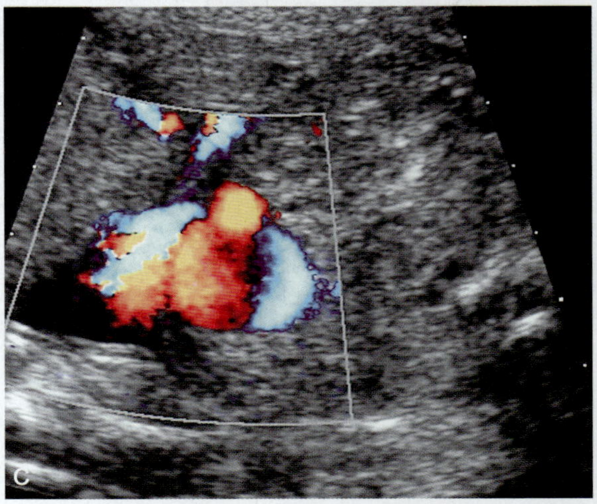

图15-3-18 21-三体综合征

a. 妊娠27⁺周，心包积液（测量键）；b. 同一病例，腹腔内脐静脉瘤样扩张（箭头）；c. 同一病例，彩超显示扩张脐静脉内血流

【鉴别诊断】

轻度脑室扩张应注意与其他可引起脑室扩张的颅内异常相鉴别，详见第六章第二节；肠管强回声需与其他可引起肠管回声增强的疾病相鉴别，详见第十一章第六节；轻度肾盂扩张要与泌尿道异常相鉴别，详见第十二章第八节；长骨轻度短小需与非致死型骨骼系统畸形及胎儿生长受限相鉴别，详见第十三章第三节与第十六章第一节。

【预后】

合并严重畸形的21-三体综合征胎儿预后不良，多为死胎死产或新生儿死亡。存活的患儿也因身体疾病，反复手术而较早去世，平均寿命在20岁左右。患儿智商明显低于正常（IQ50～60），生活不能自理。而且，急性白血病的发病率是正常人群的20倍。

自规范化的染色体异常筛查工作开展以来，目前已不主张对所有35岁以上的孕妇直接行侵入性染色体检查，而是通过无创性筛查，只对那些胎儿染色体异常高危的孕妇才进行抽绒毛或抽羊水。筛查的范围也不局限在高龄孕妇，而是所有人群。这样可大大减少接受侵入性检查的孕妇，同时更是大大提高了染色体异常胎儿的检出率。

有生机儿前作出诊断，可选择终止妊娠。有生机儿后作出诊断，可超声随访胎儿生长发育及畸形变化情况。

二、18-三体综合征

18-三体综合征（trisomy 18），又称Edward综合征，为多了一条18号染色体。新生儿中发生率约为1：3000～1：6000。死胎及死产率极高。

【病因及病理】

与21-三体综合征相似，18-三体综合征的病因也是细胞分裂过程中第18号染色体不分离，往往与孕妇高龄、卵细胞老化有关。18-三体综合征的核型除了标准型，也可有易位型及嵌合型。

18-三体综合征的胎儿常有宫内生长受限，90%以上有不同类型的先天性心脏病，最常见的是室间隔缺损，40%有马蹄肾、20%有脐膨出、40%有消化道畸形。此外，还有膈疝、唇裂、尿道闭锁或狭窄、足畸形、手指重叠以及中枢神经系统异常等多发性畸形。

【诊断】

约75%的病例在早孕期出现颈项透明层增厚，往往较明显，有些甚至呈水肿样。在中孕期声像图上，几乎所有的18-三体综合征都有解剖结构异常，且为多发性异常。典型的声像图表现有草莓头，约占43%，在胎儿头围平面上，见额部略尖，枕部平坦，枕额径较短，头型呈草莓状。脉络丛囊肿约占43%，可以是单侧单个或双侧多个。也可合并其他中枢神经系统畸形，如脑室扩张、脑积水、脊柱裂、全前脑等。颈项软组织层增厚较为常见，也可有颈部水囊瘤（约占14%）或胎儿水肿。唇裂或唇腭裂约占10%～20%，鼻骨缺失或短小约占60%，还有下颌骨短小。先天性心脏畸形则多为室间隔缺损，但也可有其他类型的畸形如法洛四联症、右室双流出道、主动脉缩窄及左心发育不良等。膈疝和脐膨出较为常见，尤其是小型脐膨出，仅少量肠管膨出，极易漏诊。此外，还有食管闭锁、马蹄肾、尿道闭锁或狭窄所致的巨膀胱、桡骨缺失或发育不良、手指重叠、手内翻畸形、马蹄内翻足、摇椅足、单脐动脉、脐带囊肿、胎儿生长受限和羊水过多或过少。其中，手足畸形在早孕期及中孕早期更易被超声所观察（图15-3-19～15-3-40）。

几乎所有的18-三体综合征都有异常声像图表现或染色体异常标记，因此有学者认为，若中孕中期详细超声无异常发现，可以除外18-三体综合征。

本病母血生化测定β-hCG、AFP及E_3都可能低于正常。

必须进行染色体检查才能确诊18-三体综合征。

【鉴别诊断】

多发性胎儿畸形的病因很多，如13-三体综合征及其他一些遗传综合征。18-三体综合征较独特的表现有草莓头、小型脐膨出、手指重叠、脐带囊肿等，最终确诊需要靠染色体检查。

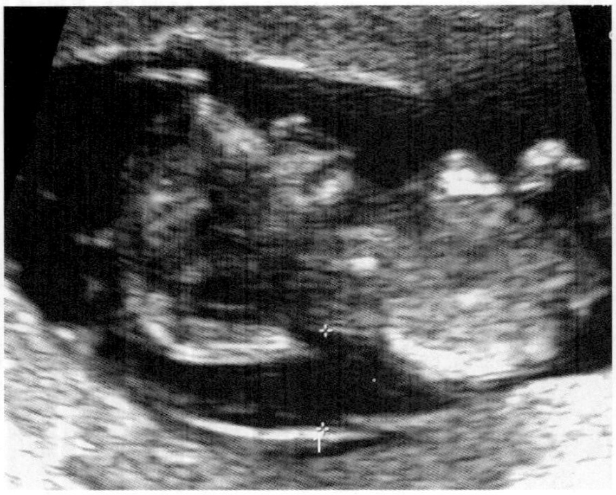

图15-3-19 18-三体综合征

妊娠11⁺周，颈项透明层明显增厚，8.2mm（测量键）。早孕期血清学筛查18-三体风险率1：2

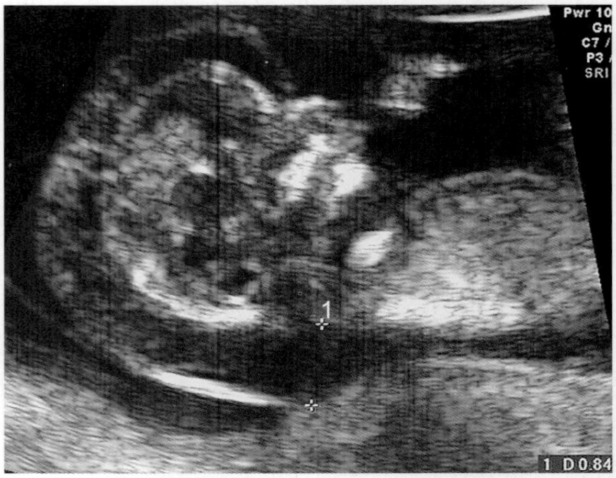

图15-3-20 18-三体综合征

妊娠12⁺周，颈项透明层明显增厚，8.4mm（测量键），伴头皮水肿。早孕期血清学筛查18-三体风险率1：2

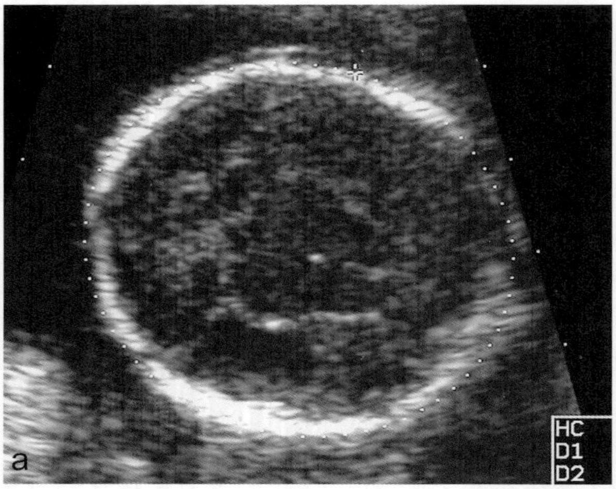

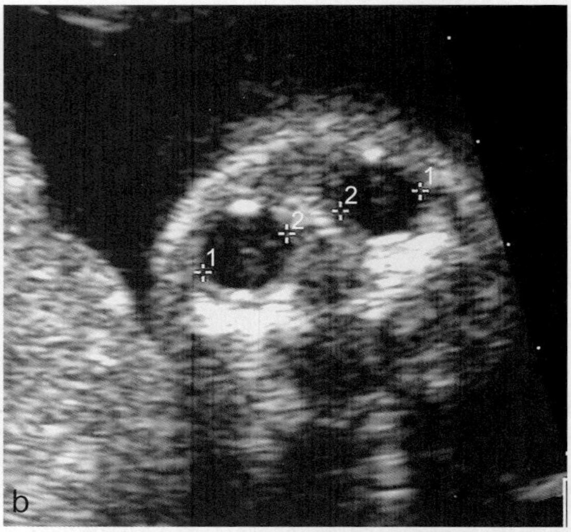

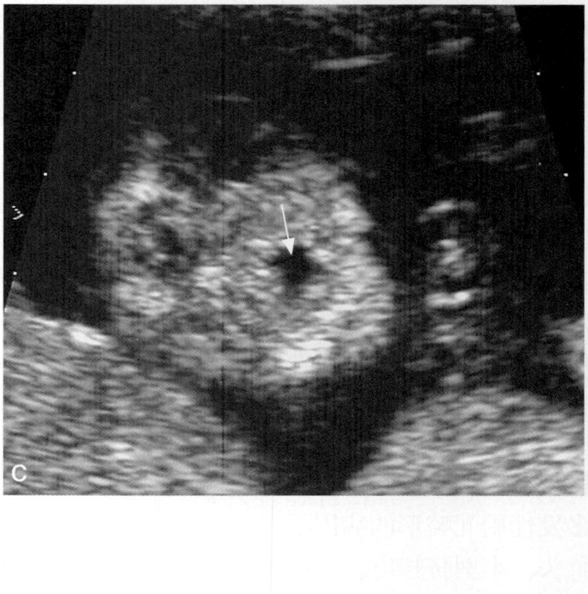

图15-3-21 18-三体综合征

a. 妊娠20⁺周，无叶全前脑；b. 同一病例，眶间距短小（测量键）；c. 同一病例，中央性唇裂（箭头）。引产后尸解证实产前超声所见

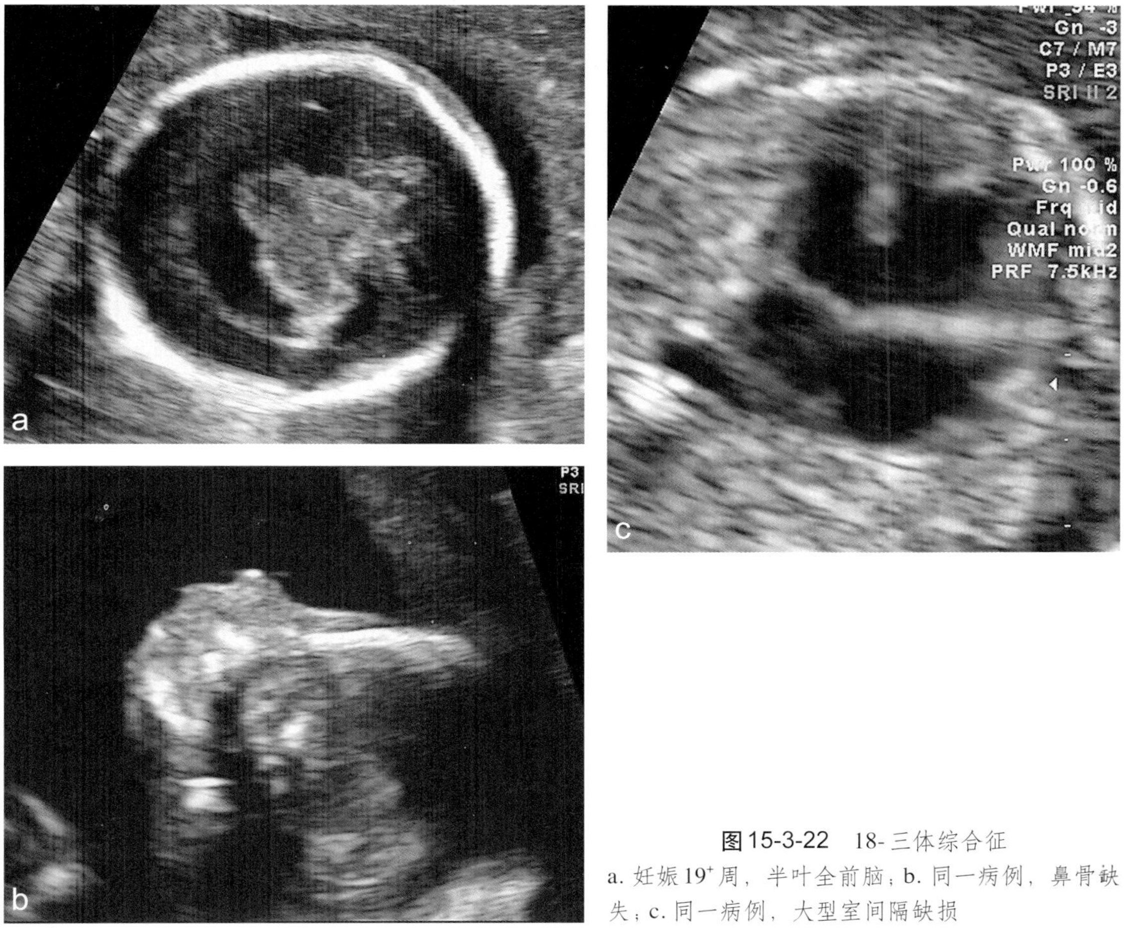

图15-3-22 18-三体综合征
a. 妊娠19⁺周，半叶全前脑；b. 同一病例，鼻骨缺失；c. 同一病例，大型室间隔缺损

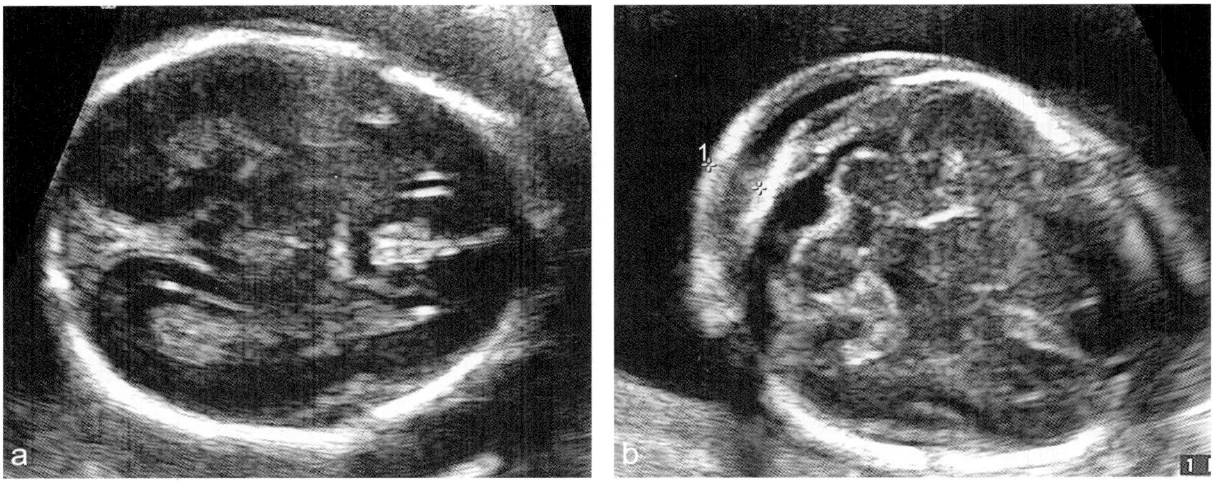

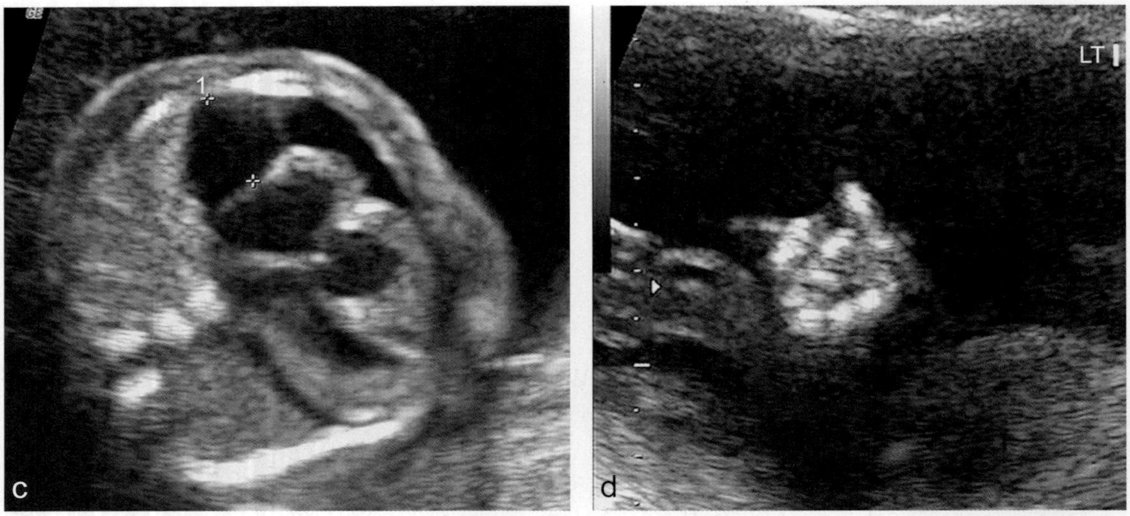

图15-3-23 18-三体综合征

a. 妊娠20⁺周，叶状全前脑；b. 同一病例，颈项软组织层增厚，6.9mm（测量键）；c. 同一病例，大量心包积液（测量键）；d. 同一病例，手指重叠。引产后尸解证实产前超声所见

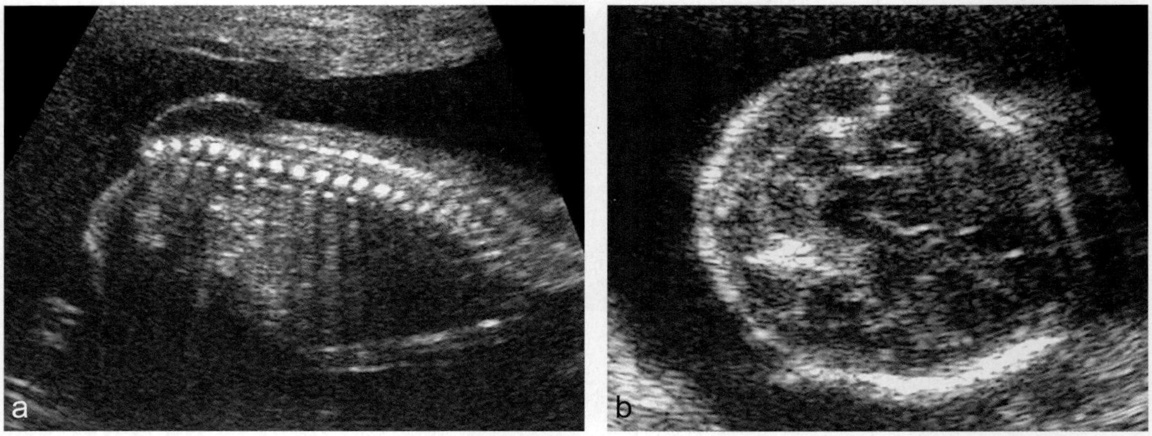

图15-3-24 18-三体综合征

a. 妊娠20⁺周，腰骶尾椎脊柱裂；b. 同一病例，小脑平面，见香蕉小脑及颅后窝池消失

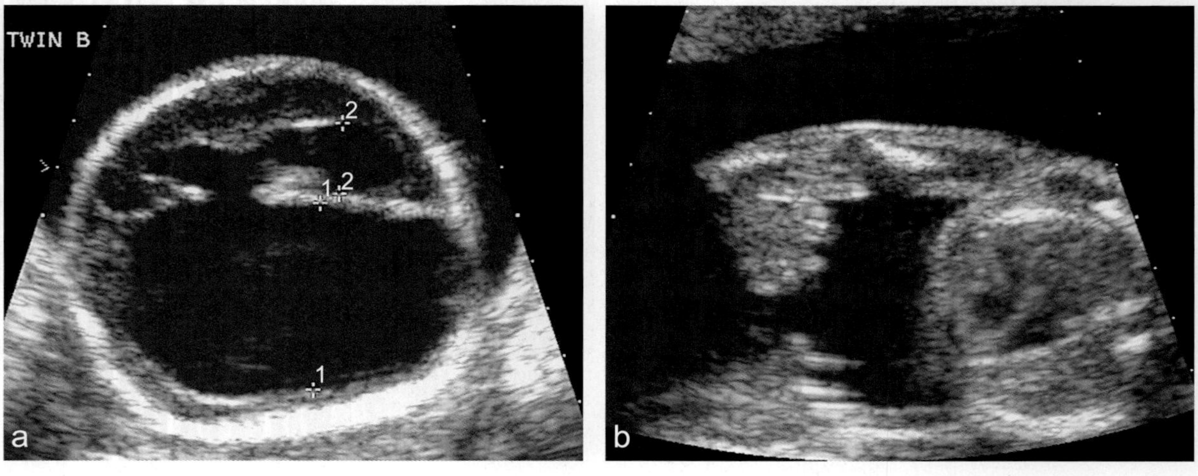

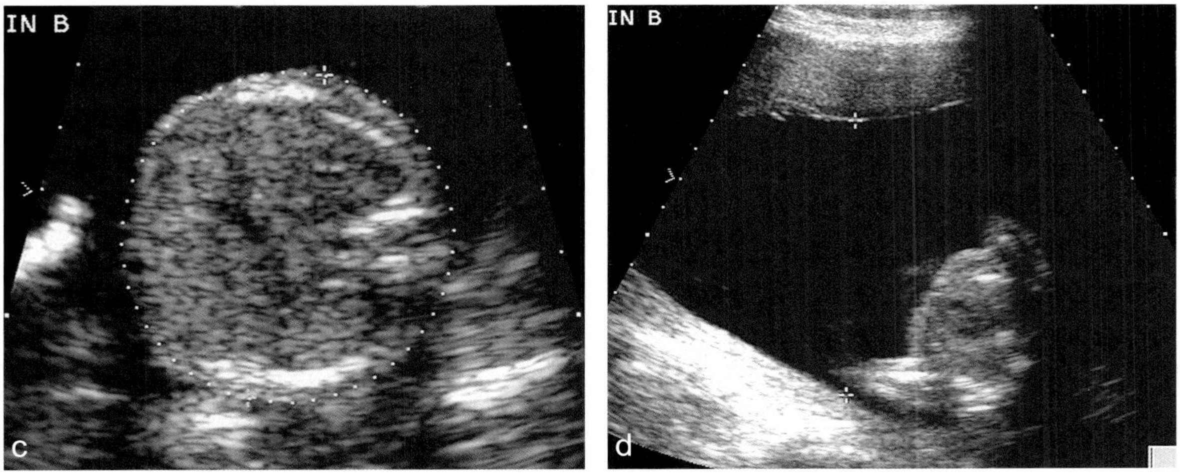

图15-3-25　18-三体综合征

a. 妊娠25⁺周，双绒毛膜囊双胎妊娠。其中一胎18-三体综合征合并中度脑积水；b. 同一病例，桡骨缺失合并手异常；c. 同一病例，胃泡空虚；d. 同一病例，羊水过多，最深羊水平段85mm

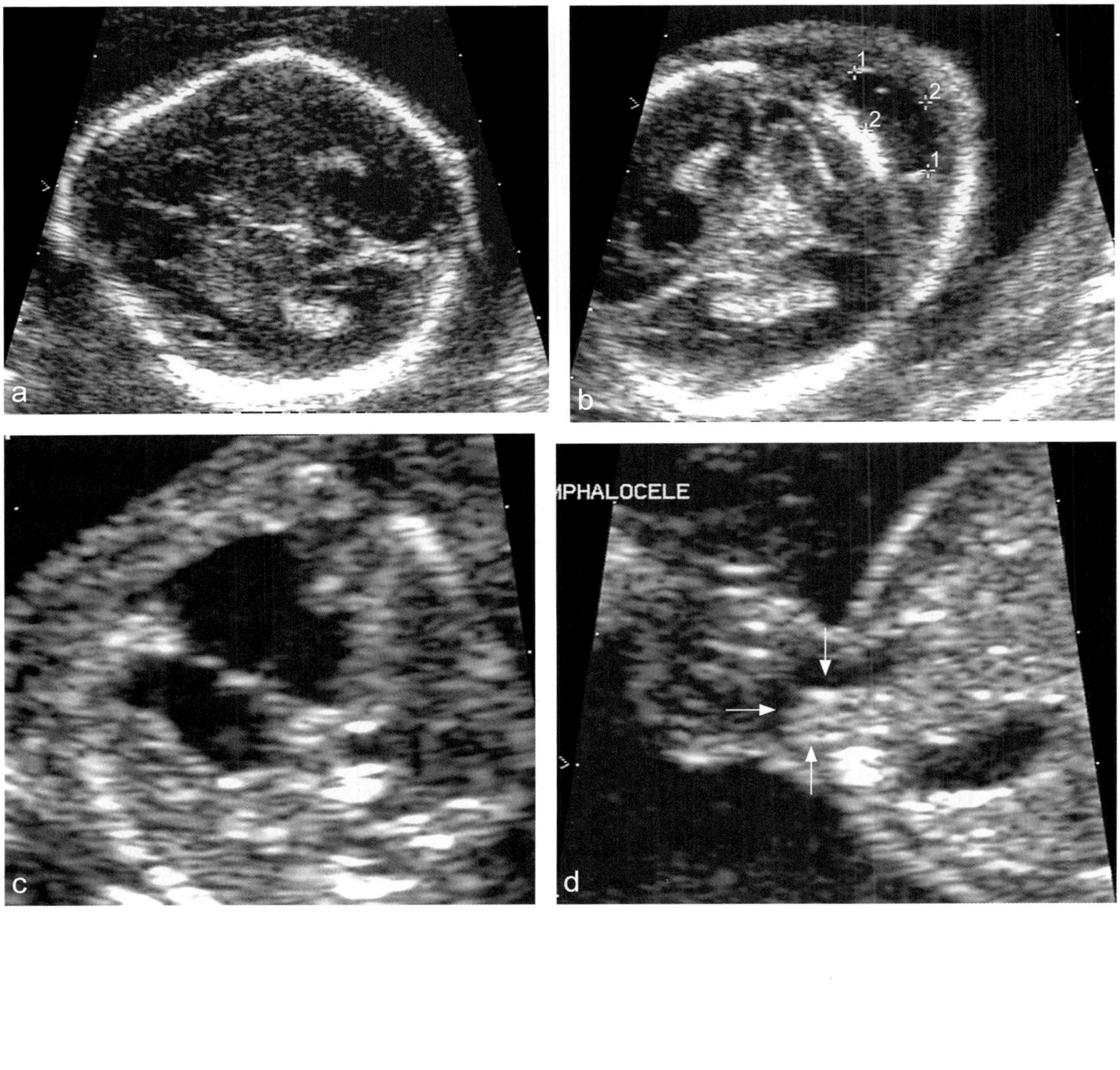

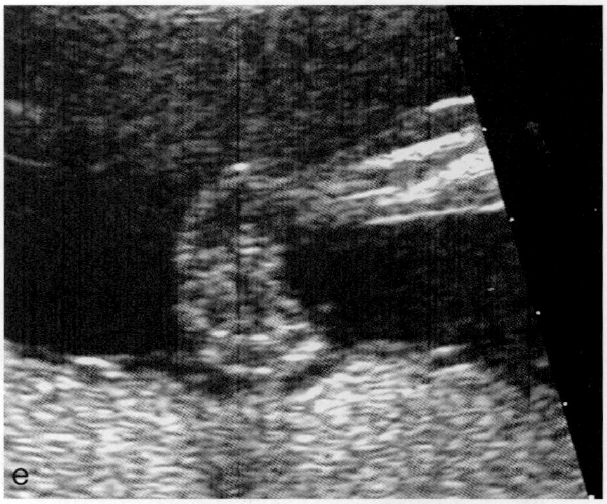

图15-3-26 18-三体综合征

a. 妊娠20⁺周，草莓头；b. 同一病例，颈项软组织层增厚伴颈部水囊瘤（测量键）；c. 同一病例，大型室间隔缺损；d. 同一病例，小型脐膨出（箭头）；e. 同一病例，马蹄内翻足

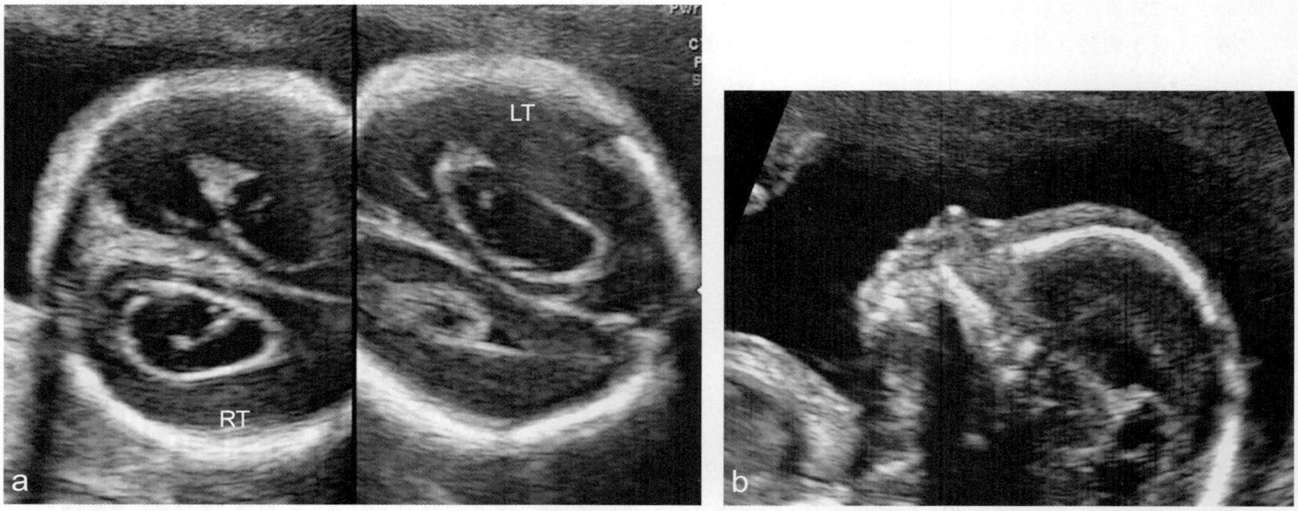

图15-3-27 18-三体综合征

a. 妊娠21⁺周，双侧大型脉络丛囊肿；b. 同一病例，鼻骨缺失

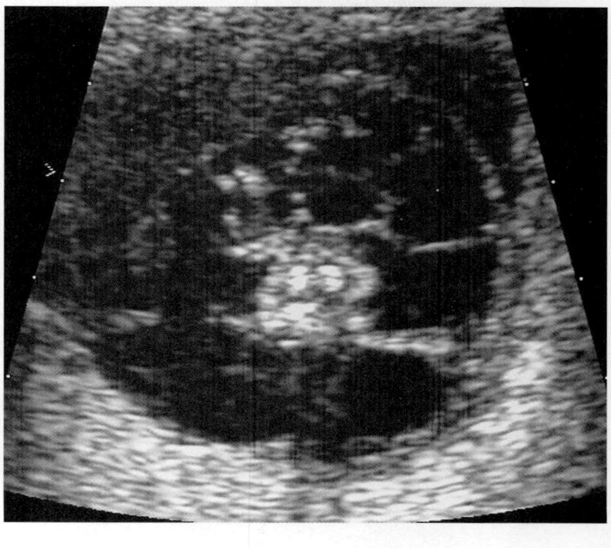

图15-3-28 18-三体综合征

妊娠15⁺周，颈部横切面观，见多个水囊瘤，中央强回声结构为颈椎

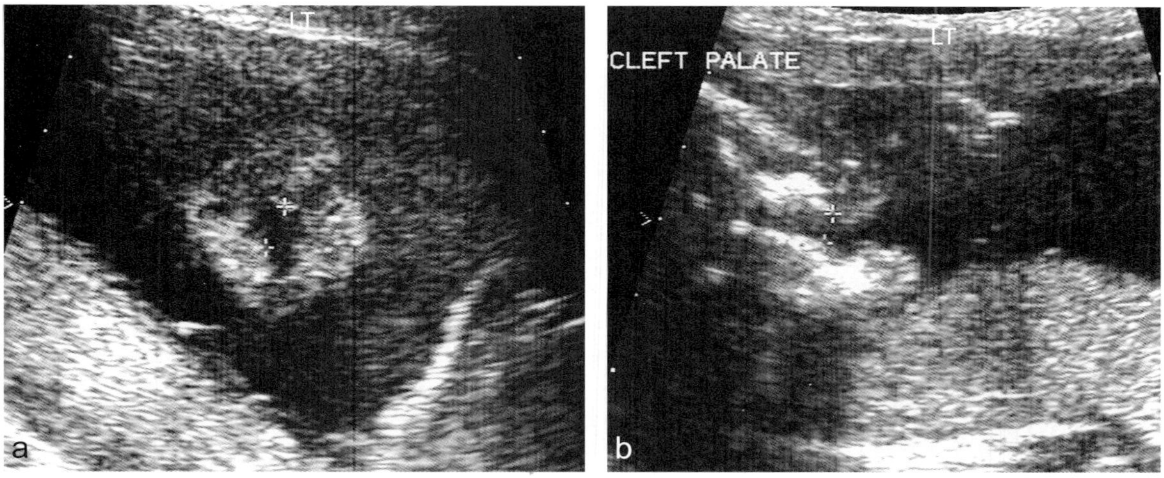

图15-3-29 18-三体综合征

a. 妊娠22⁺周，唇裂（测量键）；b. 同一病例，腭裂（测量键）

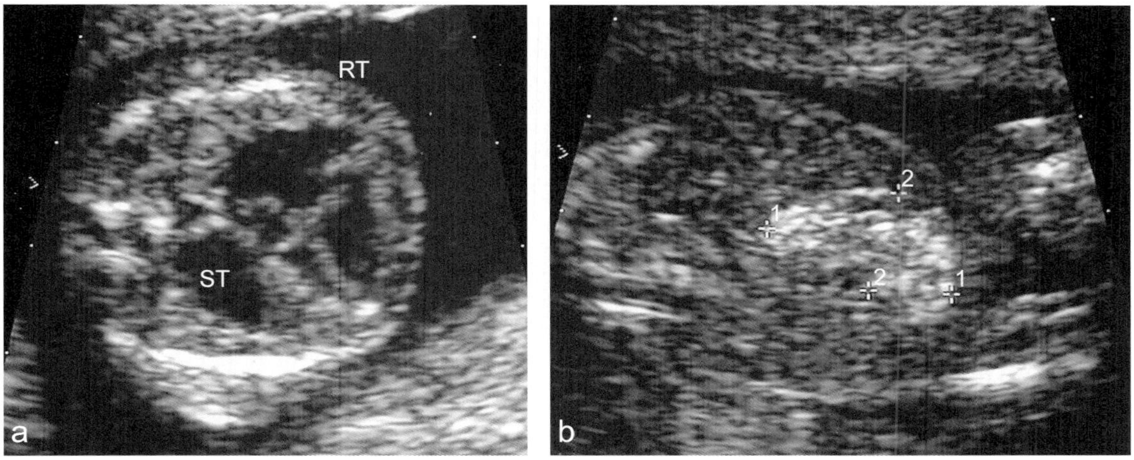

图15-3-30 18-三体综合征

a. 妊娠17⁺周，胸腔横切面观，见胃泡（ST）位于左侧胸腔内，心脏右移；b. 同一病例，肠管强回声（测量键）

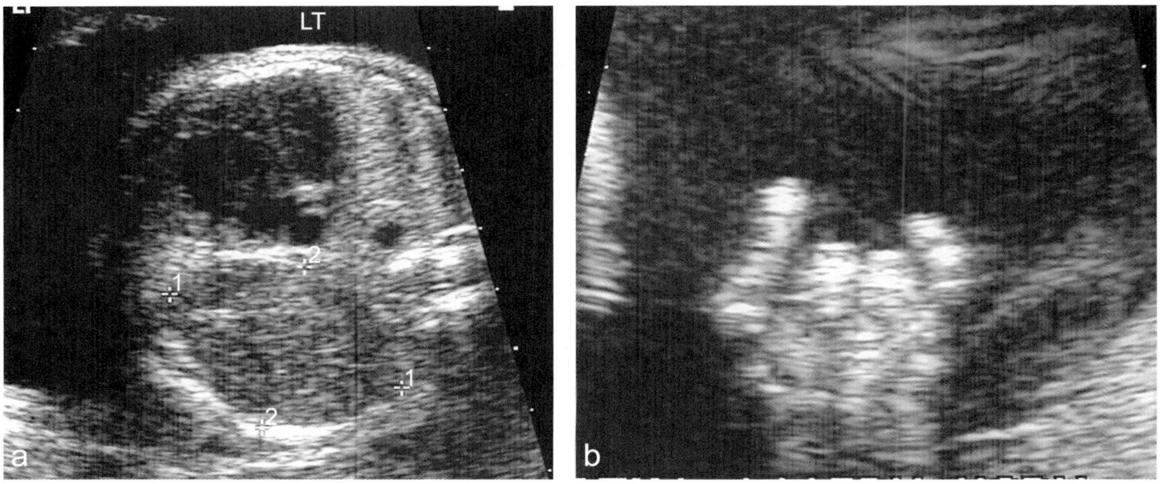

图15-3-31 18-三体综合征

a. 妊娠28⁺周，胸腔横切面观，见肝脏（测量键）位于右侧胸腔内，心脏左移；b. 同一病例，手指重叠

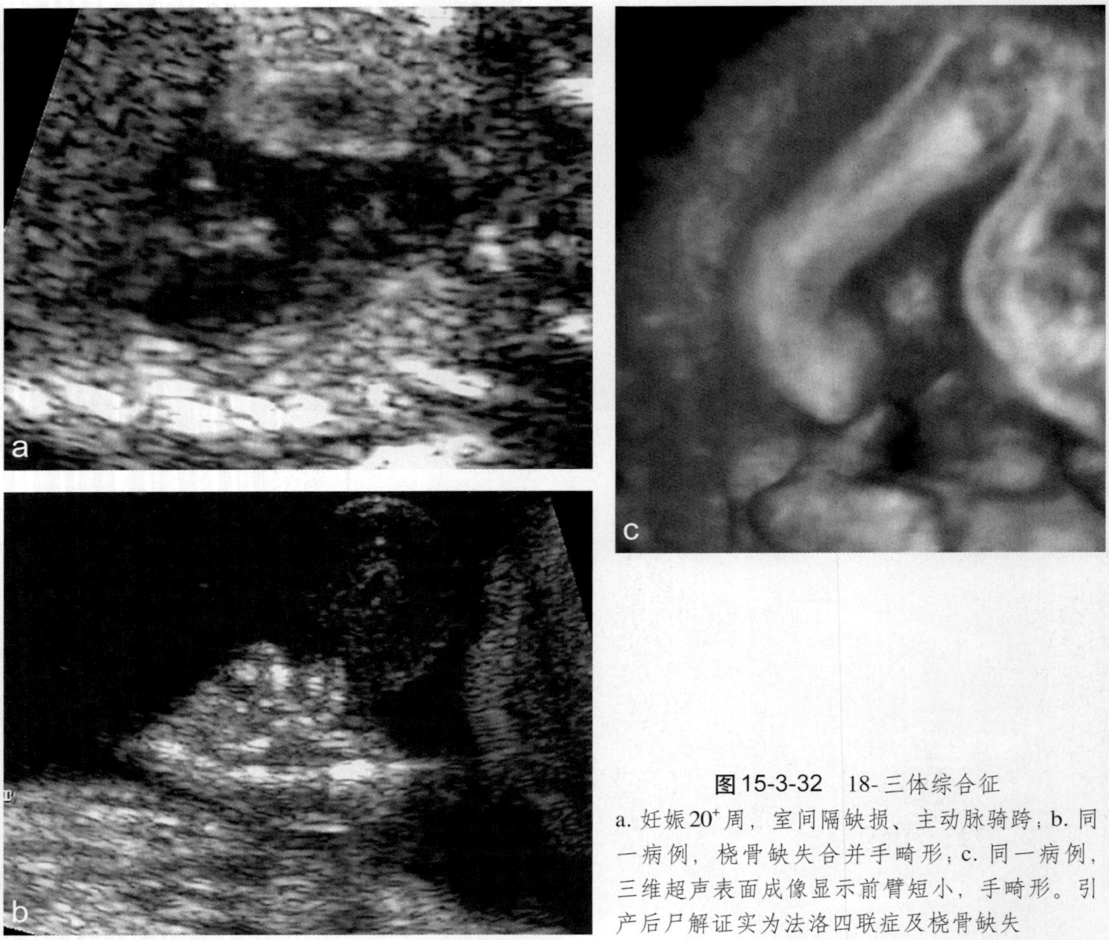

图15-3-32 18-三体综合征

a. 妊娠20⁺周，室间隔缺损、主动脉骑跨；b. 同一病例，桡骨缺失合并手畸形；c. 同一病例，三维超声表面成像显示前臂短小，手畸形。引产后尸解证实为法洛四联症及桡骨缺失

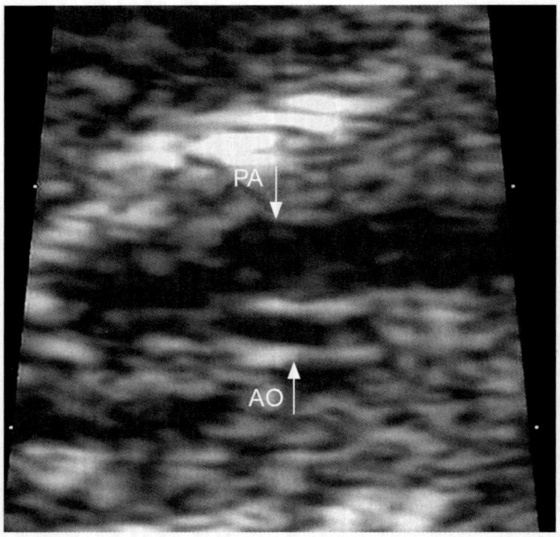

图15-3-33 18-三体综合征

心脏三血管平面，显示主动脉弓明显狭窄（AO）

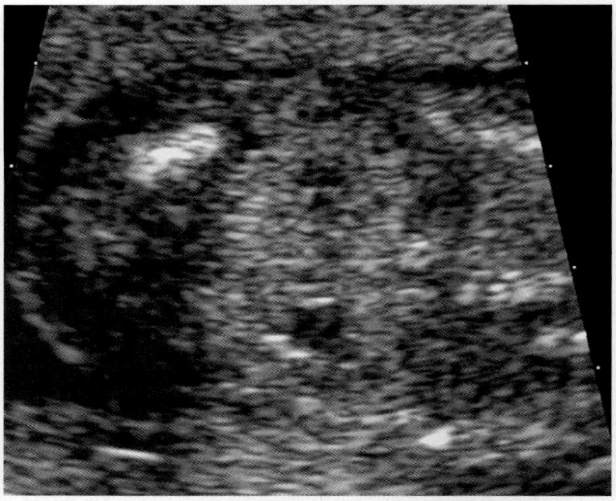

图15-3-34 18-三体综合征

妊娠19⁺周，肾脏冠状切面观，见双肾在脊柱前方融合，为马蹄肾

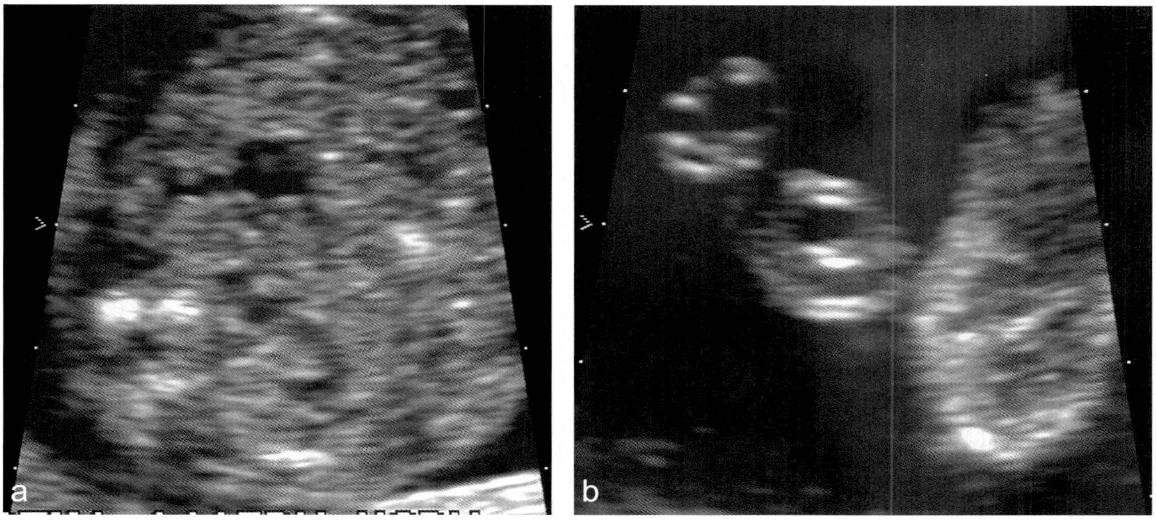

图15-3-35 18-三体综合征

a. 妊娠16$^+$周，肾脏横切面观，见双肾在脊柱前方融合，为马蹄肾；b. 同一病例，单脐动脉。引产后尸解证实为马蹄肾

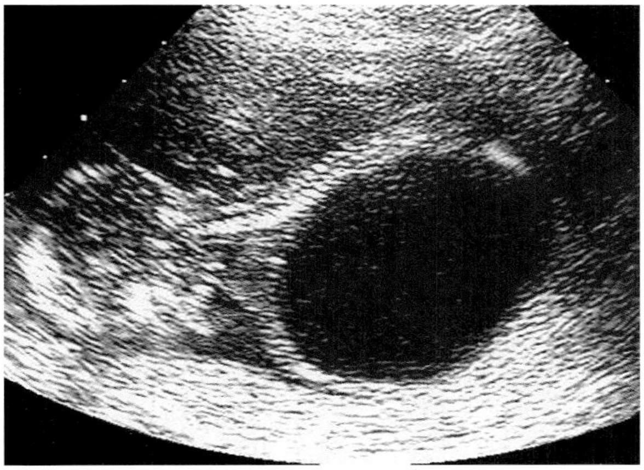

图15-3-36 18-三体综合征

胎体矢状切面观，膀胱巨大，占满整个腹腔，横膈极度上移，压迫胸腔

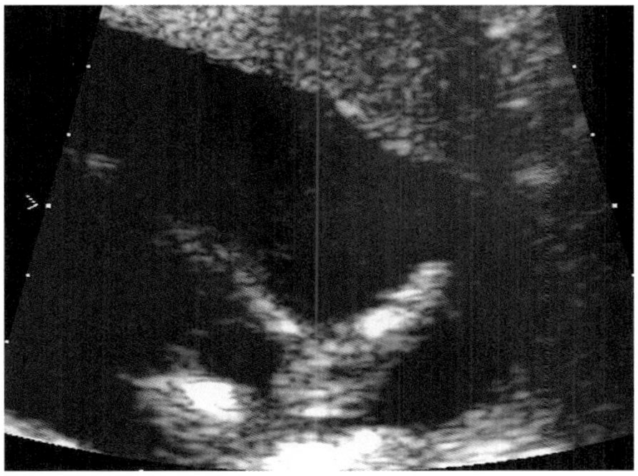

图15-3-37 18-三体综合征

妊娠20$^+$周，踝部矢状切面观，显示摇椅足

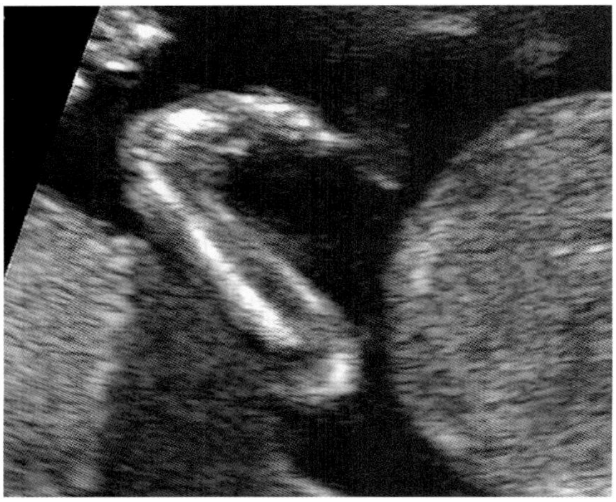

图15-3-38 18-三体综合征

妊娠19$^+$周，手内翻畸形

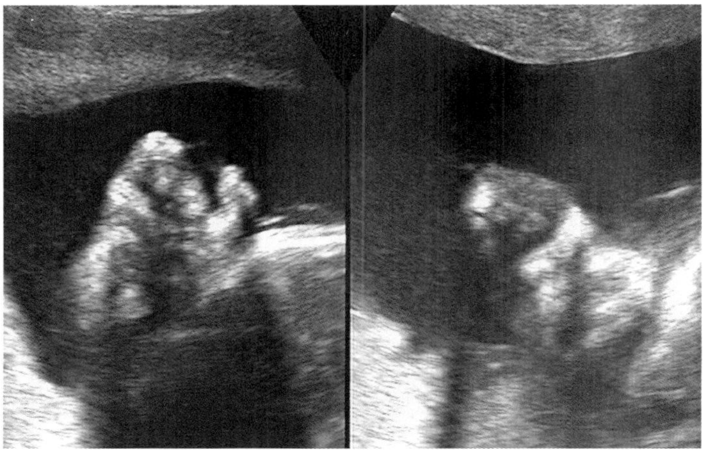

图15-3-39 18-三体综合征

妊娠31$^+$周，双手手指重叠

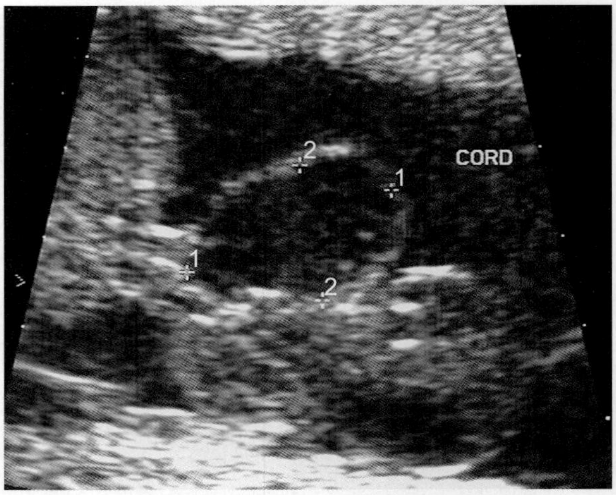

图15-3-40 18-三体综合征

妊娠18⁺周，脐带近胎儿端见囊肿突起（测量键）

【预后】

18-三体综合征的预后很差，为致死型畸形。约50%～90%胎儿在不同孕周发生死亡。活产的18-三体综合征中，30%发生新生儿死亡，10%一年内死亡。平均生存期70天左右。

11周～13周6天的染色体异常筛查，不仅可筛查21-三体综合征，也能筛查18-三体综合征。中孕中期的胎儿畸形筛查超声，对18-三体胎儿的敏感性很高。对于超声检查中所发现的上述异常声像图表现者，尤其是典型的多发性畸形，任何时期都应进行胎儿染色体检查，以帮助产科作出处理意见，及时终止妊娠。

三、13-三体综合征

13-三体综合征（trisomy 13），又称Patau综合征，为多了一条13号染色体。新生儿中发生率约为1：6000～1：12000。死亡率极高。

【病因及病理】

本病是由于双亲之一生殖细胞在减数分裂时不分离所致，与孕妇高龄、卵细胞老化有关。核型有标准型、易位型及嵌合型之分。

13-三体综合征的胎儿也常合并多发性、严重的先天性畸形，尤其是中枢神经系统畸形如小头畸形、全前脑（78%）、胼胝体缺失、脑积水和眶间距短、唇裂腭裂等。超过80%的胎儿有心脏畸形如室间隔缺损、房间隔缺损、瓣膜狭窄或闭锁、静脉回流异常等。30%的胎儿有泌尿道畸形如囊性肾发育不良、重复肾等。此外，还有脐膨出、肢体异常，其中多指趾相当多见，高达75%。同样，也可发生胎儿生长受限。

【诊断】

本病与18-三体综合征类似，绝大部分13-三体综合征都存在解剖结构畸形，而且是多发性畸形。声像图上很容易观察到畸形改变，尤其是当出现全前脑以及面部改变如眶间距短、中央唇裂等，可强烈提示13-三体综合征。多指趾也是该综合征的特点之一，均为轴后多指趾。另外，还可见其他一些异常声像图改变（图15-3-41～图15-3-50）。如果超声未见异常声像图表现，13-三体综合征的风险率是原有基础的1/5。

13-三体综合征母血生化测定β-hCG及PAPP-A都可能低于正常。但AFP可能高于正常。早孕期也多有颈项透明层增厚。

胎儿染色体检查是决定性的诊断。对于声像图显示有上述畸形改变者，都应进行染色体检查，以作出本病肯定或否定性诊断。

【鉴别诊断】

同样，13-三体综合征需与18-三体综合征及其他多发性畸形综合征相鉴别。13-三体综合征的特点是全前脑及多指趾。然而最终确诊还是必须依靠胎儿核型检查。

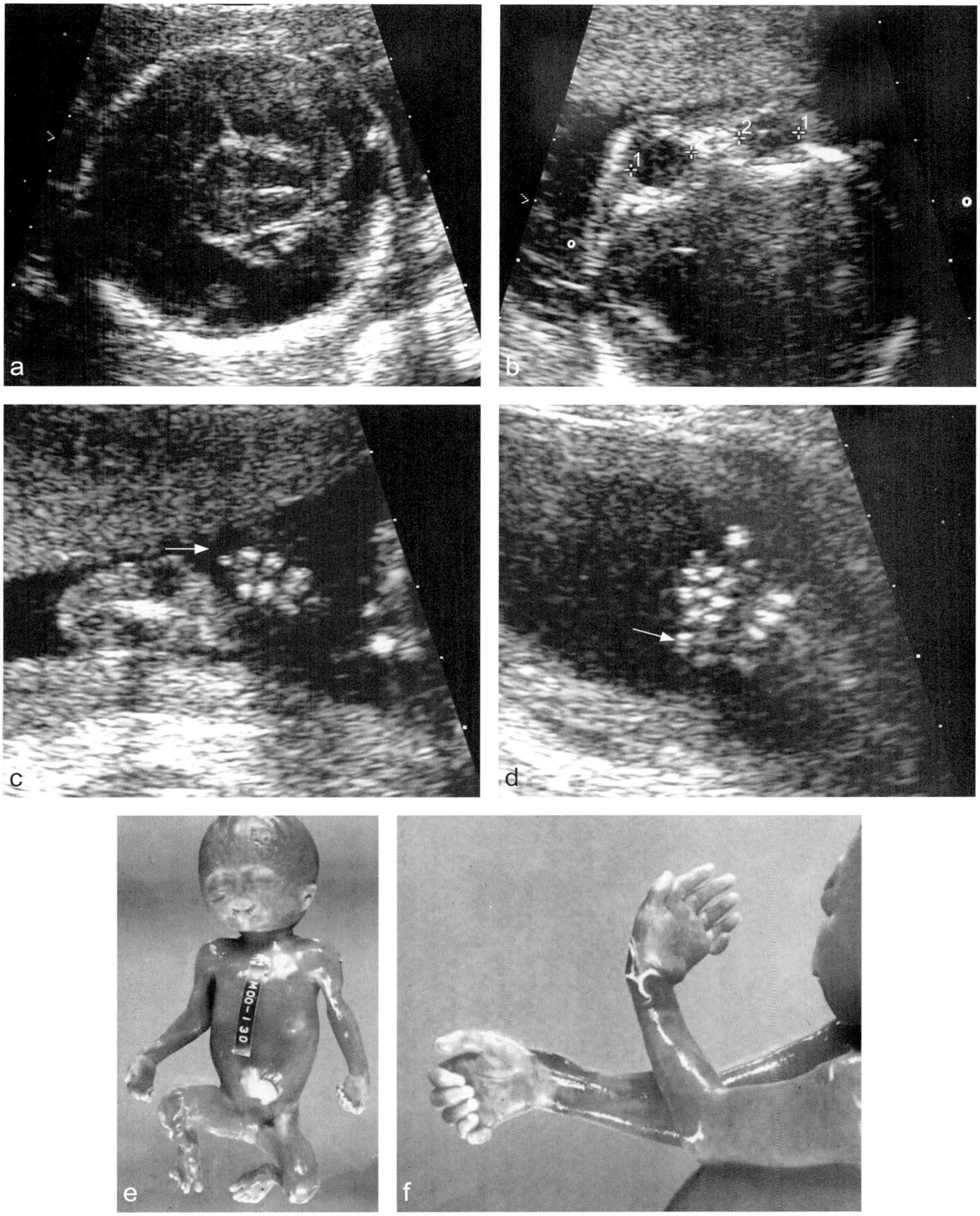

图15-3-41　13-三体综合征

a. 妊娠20^+周，无叶全前脑；b. 同一病例，眶间距过窄（测量键）；c. 同一病例，手轴后多指（箭头）；d. 同一病例，脚轴后多趾（箭头）；e. 同一病例，引产后标本，显示眶间距过窄、无鼻、中央性唇裂、双手轴后多指、右足轴后多趾；f. 同一病例，引产后标本显示双手轴后多指

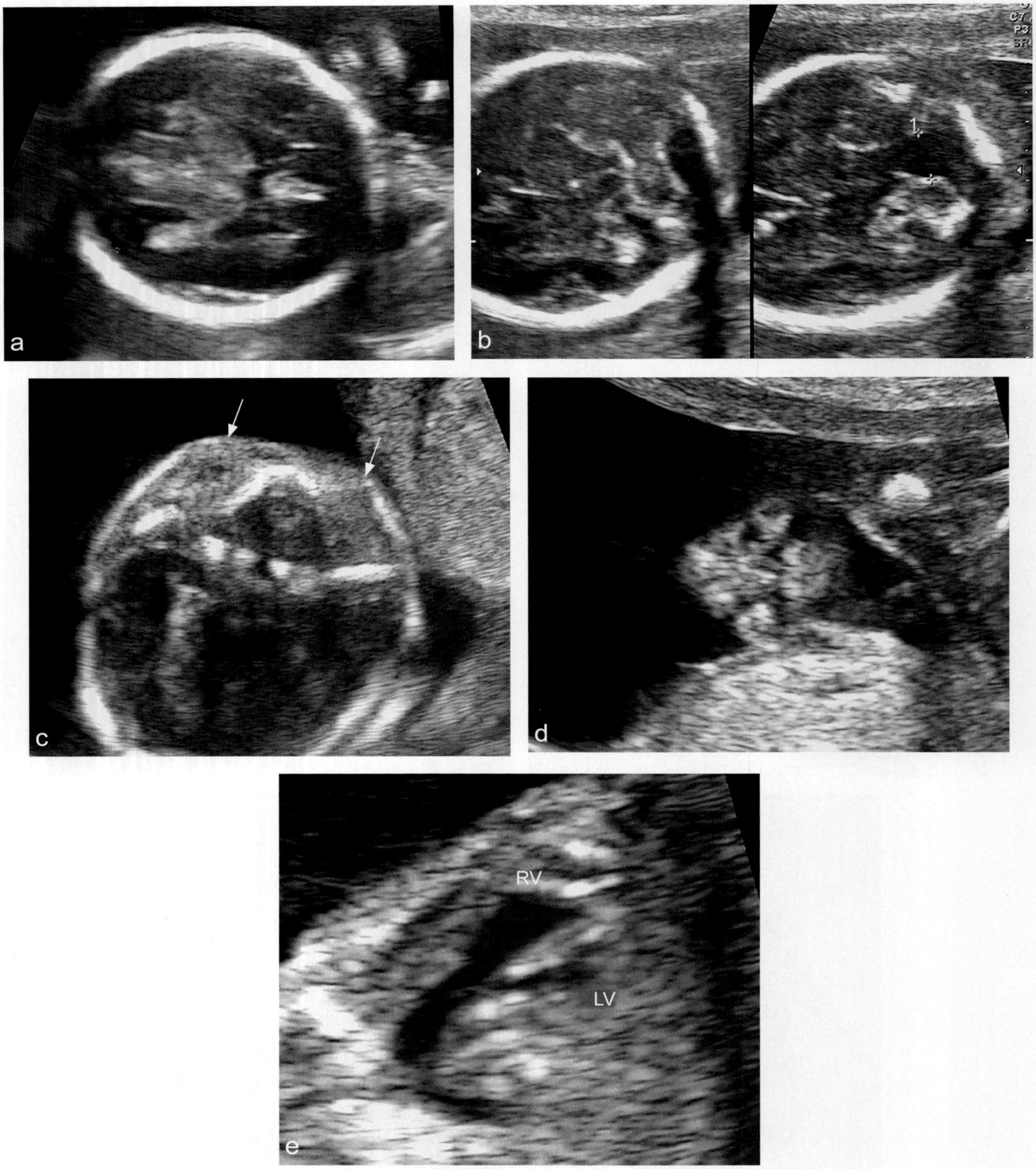

图15-3-42 13-三体综合征

a. 妊娠20^{+}周，透明隔缺失，侧脑室前角相通；b. 同一病例，小脑平面，左侧图像显示小脑上蚓部存在，小脑半球正常；右侧图像显示下蚓部缺失，小脑半球明显分离，8mm（测量键），为Dandy-Walker畸形；c. 同一病例，眼眶水平横切面观，未见双侧眼球（箭头）；d. 同一病例，双侧唇裂；e. 同一病例，心脏五腔心观，示左室发育不良、室间隔缺损、主动脉骑跨。引产后尸解证实为透明隔-视神经发育不良、小脑下蚓部缺失、无眼畸形、双侧唇裂及法洛四联症

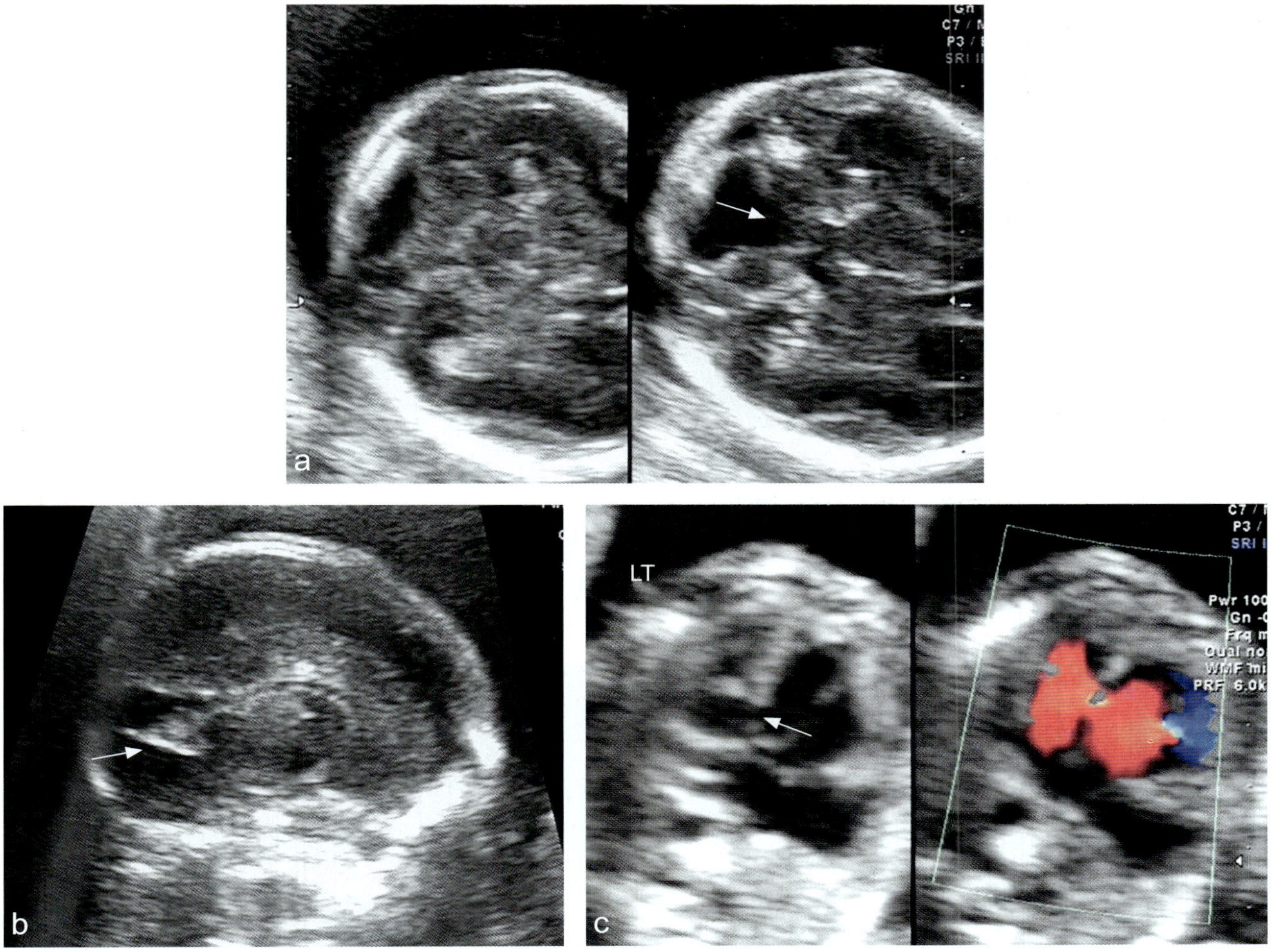

图15-3-43 13-三体综合征

a. 妊娠21^+周，左侧图像显示双侧小脑半球相连；右侧图像显示小脑下蚓部缺失（箭头）；b. 同一病例，颅脑正中矢状切面观，清晰显示小脑上蚓部存在，下蚓部缺失（箭头）；c. 同一病例，四腔心观，大型室间隔缺损（箭头）

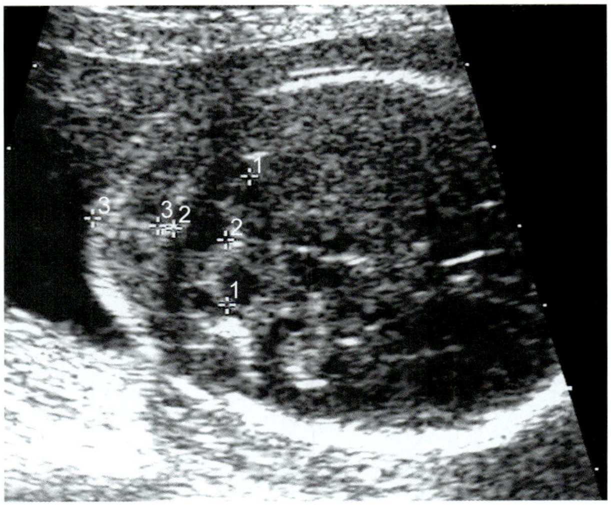

图15-3-44 13-三体综合征

妊娠19^+周，颈项软组织层增厚，7.6mm（测量键3）

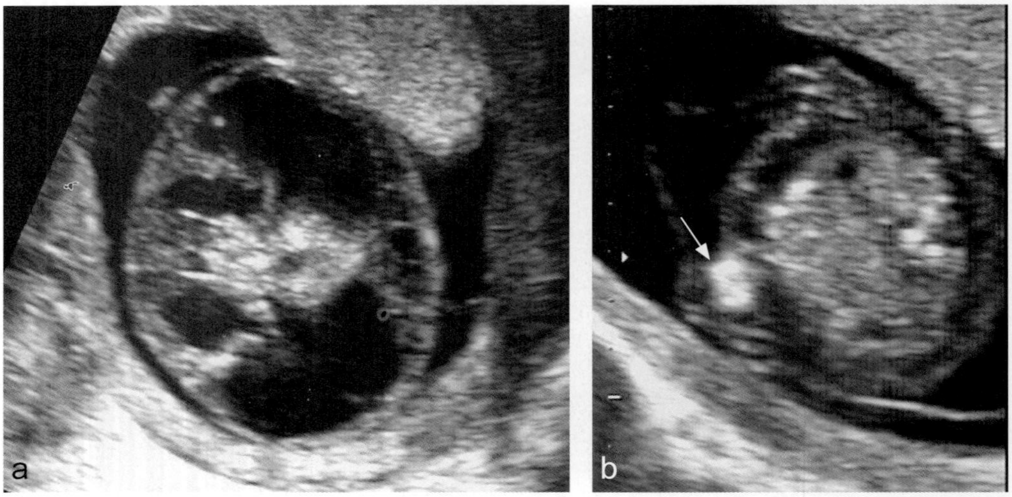

图15-3-45 13-三体综合征

a. 妊娠16⁺周，颈部横切面观，显示围绕颈椎多个水囊瘤；b. 同一病例，腹部横切面观，见极少量肠管突入脐带内（箭头），为极小型脐膨出

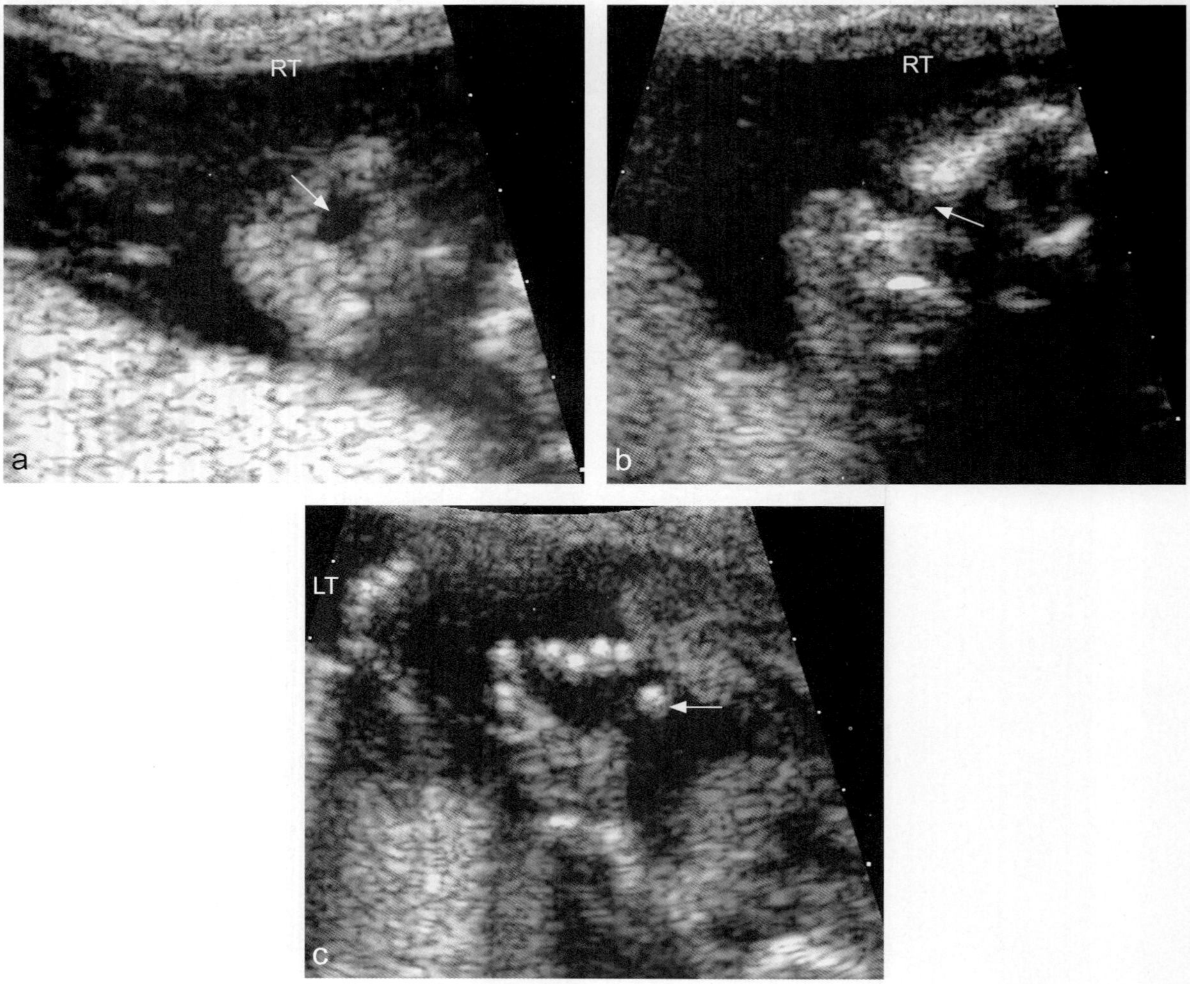

图15-3-46 13-三体综合征

a. 妊娠20⁺周，右侧唇裂（箭头）；b. 同一病例，右侧腭裂（箭头）；c. 同一病例，左手轴后多指（箭头）

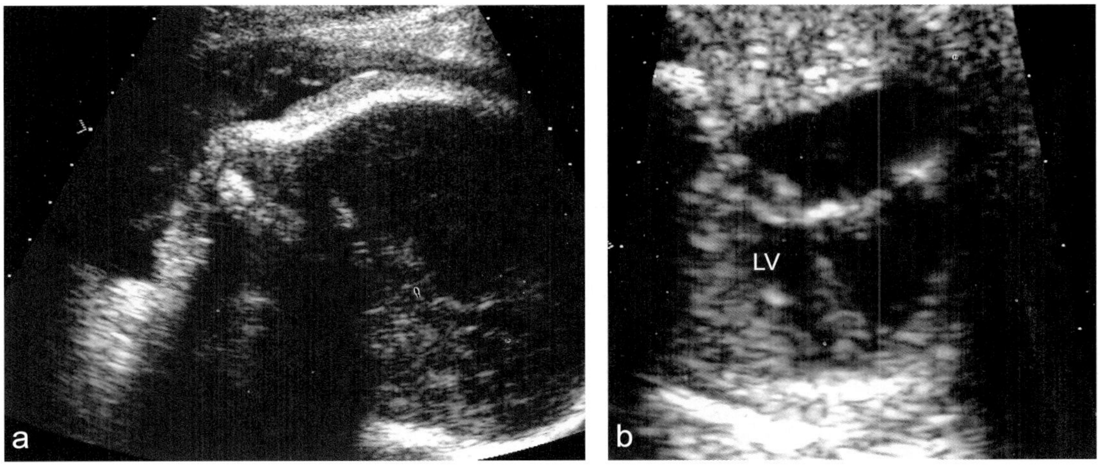

图15-3-47 13-三体综合征

a. 妊娠33+周，面部正中矢状切面观，见下颌骨短小；b. 同一病例，心底四腔心观，左心室（LV）及左心房狭小。产后检查证实为左心发育不良，第21天死亡

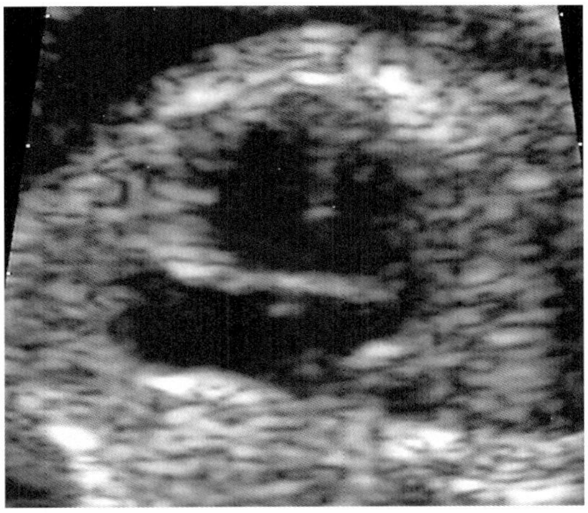

图15-3-48 13-三体综合征

妊娠22+周，心尖四腔心观，显示心内膜垫缺损

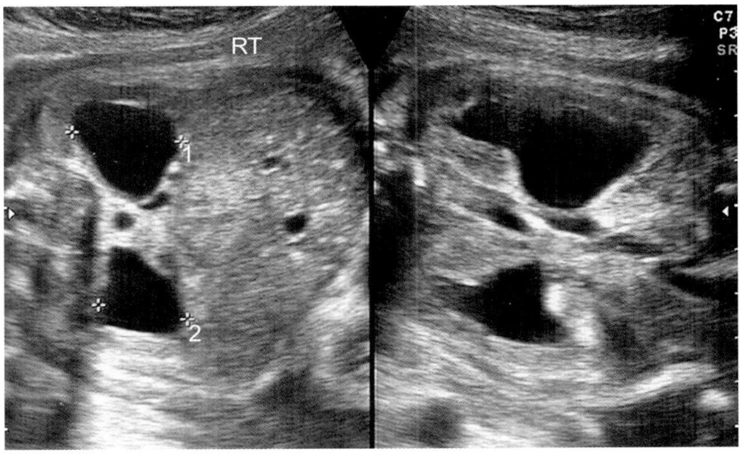

图15-3-49 13-三体综合征

妊娠30+周，双侧肾盂肾盏扩张。产后第13天死亡

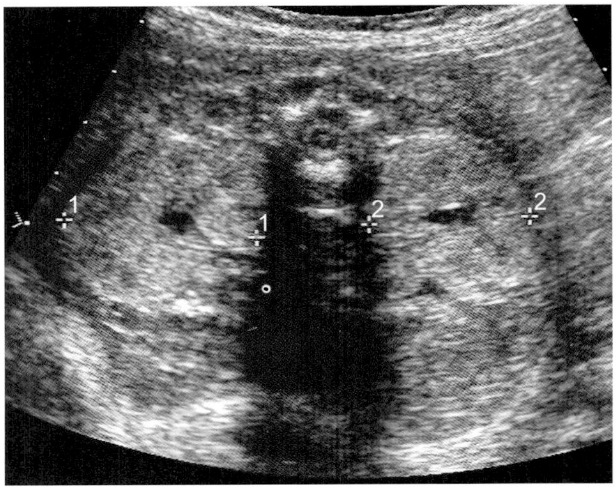

图15-3-50 13-三体综合征

妊娠34+周，双肾增大，回声偏强（测量键）。产后第5天死亡

【预后】

本病预后很差。约45%的患儿产后一个月内死亡，90%在6个月内死亡，仅5%能活到3岁以上。凡明确诊断者，任何孕周都应终止妊娠。对早孕期染色体异常筛查高风险的病例，或中孕中期胎儿畸形超声筛查存在多发性畸形的病例，都应进行胎儿染色体检查。

四、特纳综合征

特纳综合征（Turner syndrome），又名先天性卵巢发育不全综合征。为缺乏一条性染色体，核型为45，XO。发生率1∶2500～1∶5000活产女婴。

【病因及病理】

双亲之一生殖细胞分裂过程中染色体不分离，缺乏性染色体的配子与另一正常配子结合，而形成特纳综合征。与21-三体、18-三体和13-三体综合征不同的是，本病的发生与孕妇年龄无关，换言之，发病率不随孕妇年龄的增长而增加。特纳综合征典型的核型为45，XO，占60%。此外，还有嵌合型、X染色体等臂型、X染色体缺失型等。

致死型特纳综合征最常见的病理现象是颈部水囊瘤及胎儿严重水肿，以及先天性心脏畸形，以主动脉缩窄和左心发育不良最为多见。存活的特纳综合征患儿身材矮小，54%有蹼颈（宫内期颈部水囊瘤）。由于卵巢发育不良故子宫小于正常，并有原发性闭经、不孕、乳房不发育等表现。另外，约30%患儿有先天性心脏病（常见主动脉缩窄），有些则可合并肾脏异常，如马蹄肾、肾缺如及肾发育不良等。通常，患儿智力发育稍迟钝。

【诊断】

特纳综合征最典型的声像图表现是颈部水囊瘤，主要位于颈枕部，向两侧延伸，越早期越明显（最容易观察到的孕周为早孕晚期及中孕初期）。巨大的水囊瘤径线可大大超过胎头径线。水囊瘤内部常有多房性分隔，如合并羊水过少，水囊瘤与宫壁紧贴，可能将水囊瘤误以为是子宫壁或胎盘来源的组织。若未发生宫内死亡，多数水囊瘤在妊娠晚期可有缩小或消退改变。致死型特纳综合征往往合并非免疫性胎儿水肿、胸腔积液及腹水。心脏畸形有主动脉缩窄和左心发育不良等（图15-3-51～图15-3-55）。若合并肾脏畸形，有时超声也能见到相应的声像图改变。但有些非致死型特纳综合征的声像图异常改变可能不明显。

母血生化测定PAPP-A可能有下降。胎儿染色体检查是决定性诊断。

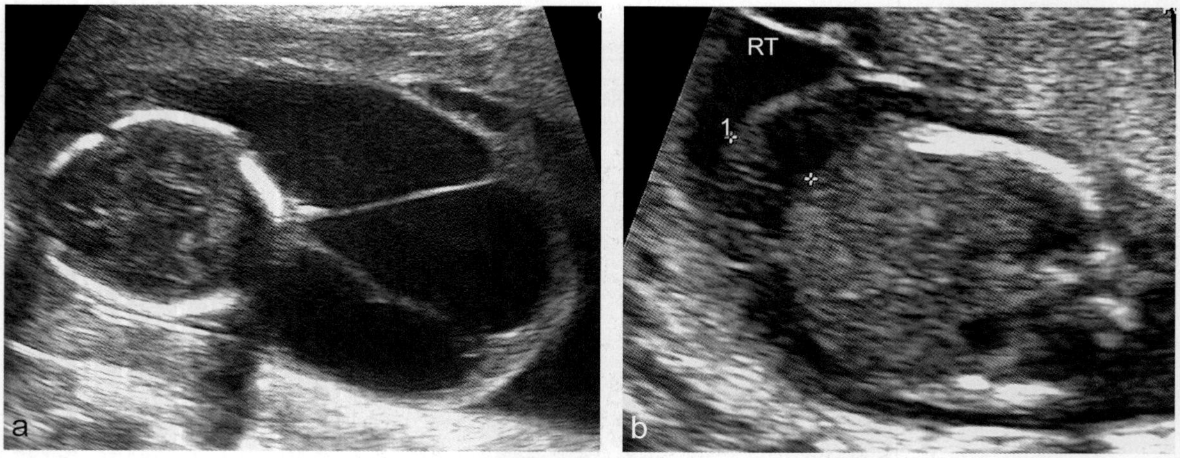

图15-3-51 特纳综合征

a. 妊娠17⁺周，胎头横切面观，颈部巨大水囊瘤，内见分隔；b. 同一病例，腹壁水肿（测量键）

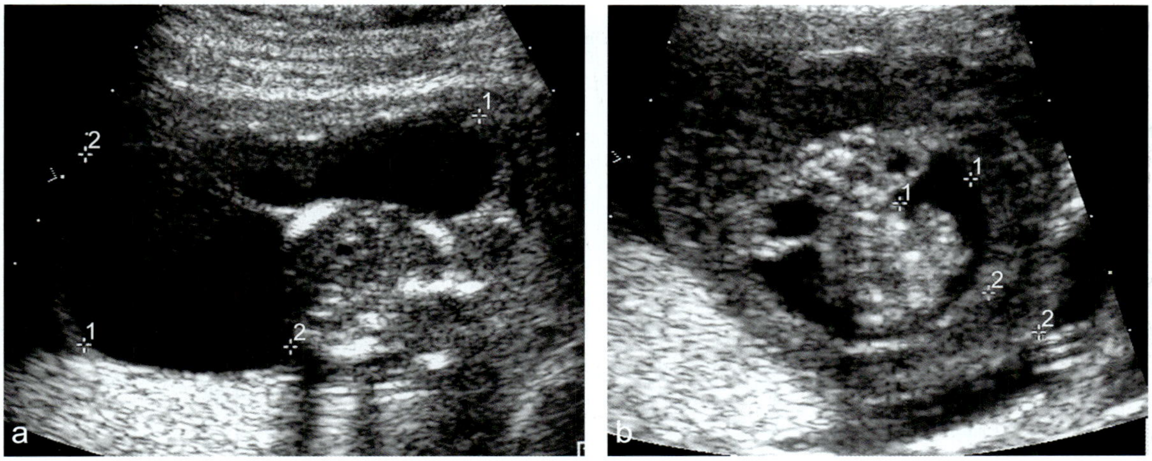

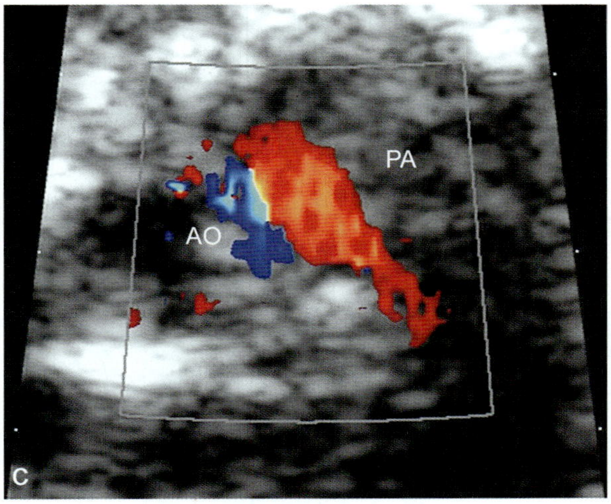

图15-3-52 特纳综合征

a. 妊娠18⁺周，颈部横切面观，见巨大水囊瘤（测量键）；b. 同一病例，腹腔积液（测量键1）及腹壁水肿（测量键2）；c. 同一病例，心脏三血管平面，彩超显示主动脉弓反流（AO，蓝色）。引产后尸解证实为左心发育不良

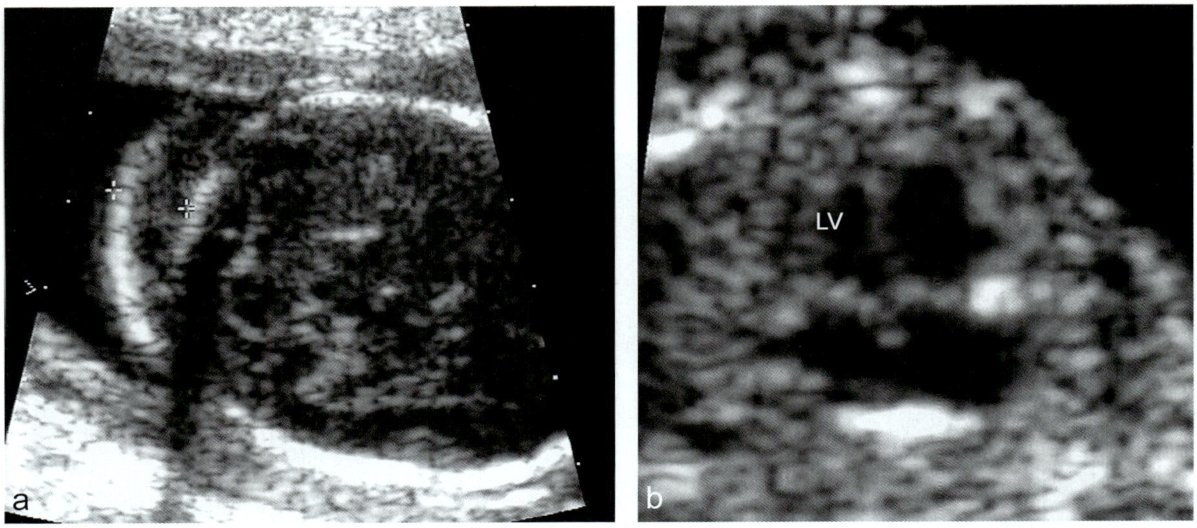

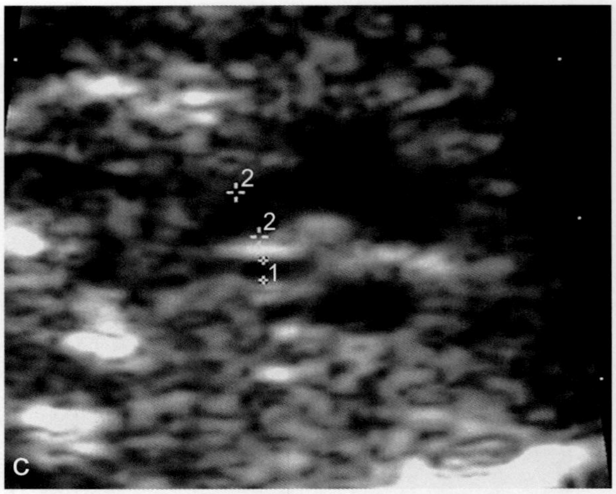

图 15-3-53 特纳综合征

a. 妊娠 18⁺周，颈项软组织层增厚；b. 同一病例，心尖四腔心观，见左心室偏小（LV）；c. 同一病例，三血管平面，主动脉弓明显狭小，1.3mm（测量键 1），动脉导管 3.2mm（测量键 2），为主动脉缩窄

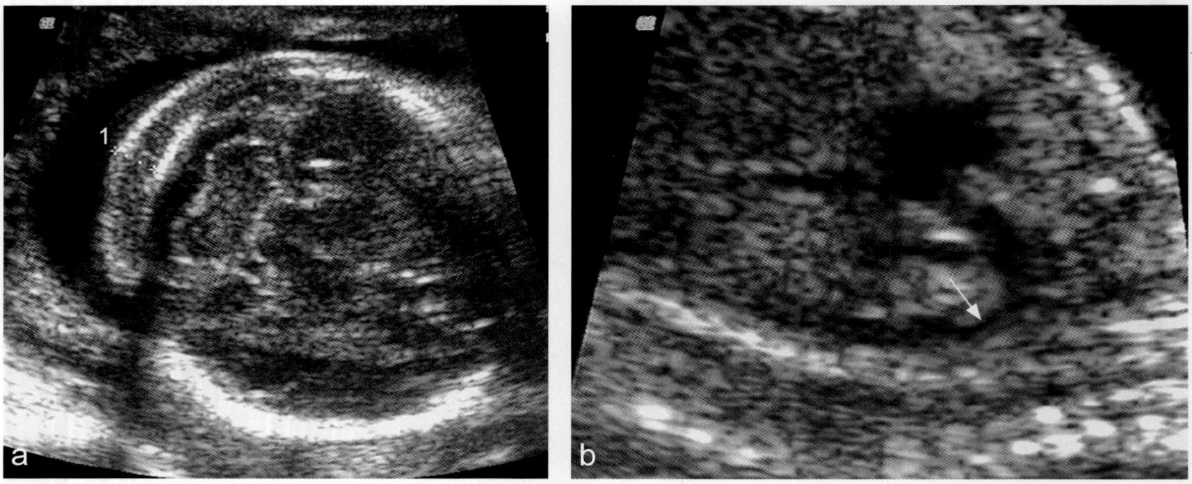

图 15-3-54 特纳综合征

a. 妊娠 21⁺周，颈项软组织层增厚，6.2mm（测量键）；b. 同一病例，主动脉长轴平面，显示主动脉弓峡部狭窄（箭头），为主动脉缩窄

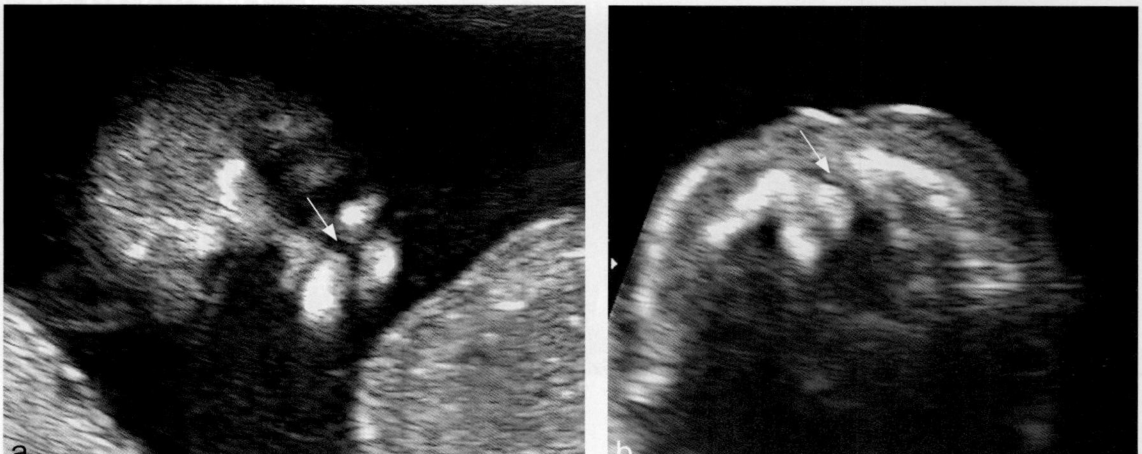

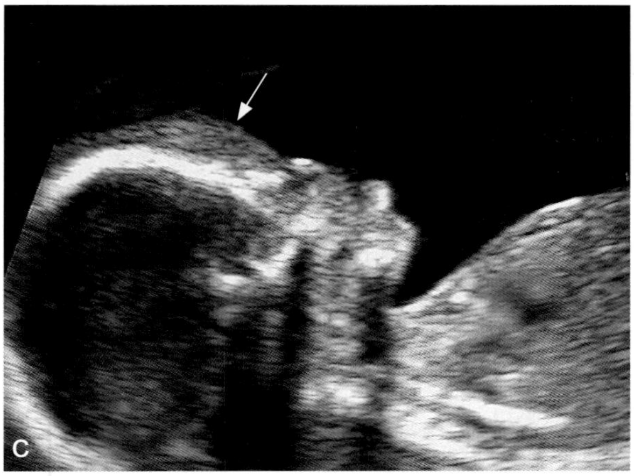

图15-3-55 特纳综合征

a. 妊娠19⁺周，单侧唇裂（箭头）；b. 同一病例，同侧腭裂（箭头）；c. 同一病例，面部正中矢状切面观，鼻梁明显平坦，前额水肿（箭头）

【鉴别诊断】

特纳综合征颈部水囊瘤要与一般的水囊瘤相鉴别，非特纳综合征的淋巴水囊瘤主要发生在颈部的两侧；胎儿水肿、胸腔积液要与其他免疫性或非免疫性胎儿水肿相鉴别。临床上，鉴别方法主要是做进一步的染色体检查。

【预后】

合并严重畸形的特纳综合征往往胎死宫内。如合并巨大水囊瘤、胎儿水肿、大量胸腔积液、腹水以及心脏严重畸形如左心发育不良、严重主动脉缩窄等预后极差。若胎儿能存活至出生，则长期生存率较高，但也可能存在先天性心脏畸形等疾患。以后将发生一系列与卵巢发育不全有关的病症，如原发性闭经、不孕症等等。

当超声发现颈项透明层增厚或颈项软组织层增厚，尤其是颈部水囊瘤、主动脉缩窄等，应检查胎儿染色体。有生机儿前明确诊断，可选择终止妊娠。

五、三倍体

三倍体（triploidy）是指所有的染色体都多了一条，形成69，XXX（37%）或69，XXY（60%）或69，XYY（3%）。研究发现早孕期流产的胚胎中，三倍体约占12%。

【病因及病理】

由于双亲之一的生殖细胞减数分裂过程中染色体完全无分离，使该配子带有46条染色体，与另一正常配子（23条染色体）结合后形成三倍体。从父亲一方获得多一倍染色体者约占73%。三倍体极易发生早孕期流产。本病的发生也与孕妇年龄无关，发病率不随孕妇年龄的增长而增加。

病理上，三倍体胎儿严重生长受限，头围及腹围不成比例，腹围极小。其他的异常还有小眼、眶间距增宽、面部不对称、耳低或耳异常、腭裂、下颌骨短小，约半数病例有并指、足畸形。常见中枢神经系统畸形有全前脑、脑积水、胼胝体缺失、脑脊膜膨出。另外，还有心脏畸形、脐膨出、泌尿系统畸形、短肢等。

【诊断】

本病超声最易、最早观察到的是胎儿生长受限征象。其中，绝大多数为非对称性生长受限，声像图表现为腹围极小，这一改变甚至在早孕期末、中孕期初就能观察到。有些病例在早孕期声像图上头臀长就已小于正常胎儿。其他表现还有颈项透明层增厚或颈项软组织层增厚、羊水过少，偶尔可见羊水过多。如合并有胎儿畸形，超声也能见到相应的声像图（图15-3-56，图15-3-57）。但是，有些结构异常超声不易观察到或不易作出判断，如面部不对称、耳低、耳畸形、并指等；相当一部分三倍体胎儿因严重生长受限脏器过小不易被清晰显示，或在畸形筛选超声之前已经胎死宫内。

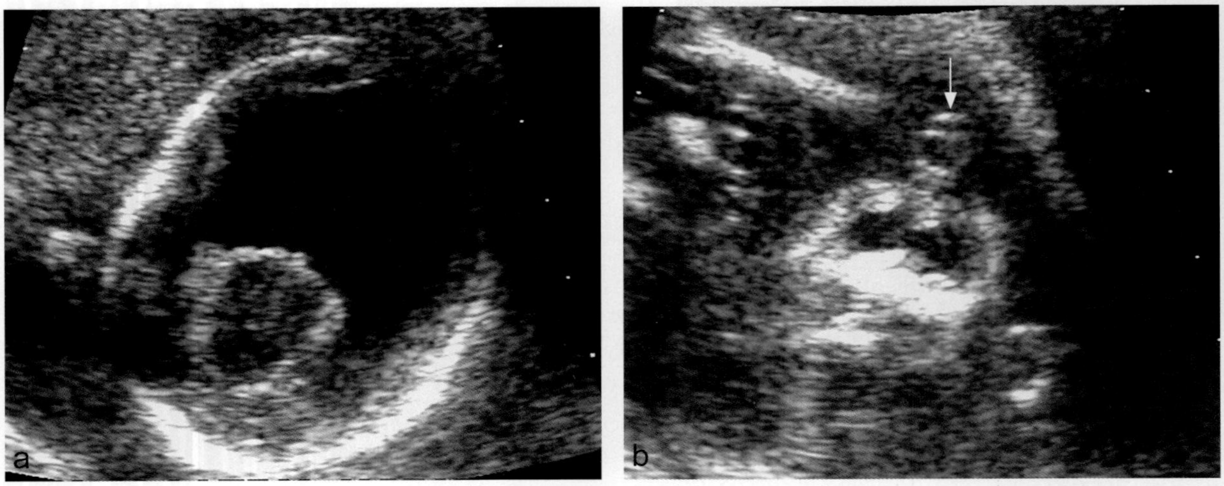

图15-3-56 三倍体

a. 胎头横切面观，无叶全前脑伴脑室严重扩张；b. 同一病例，眼眶水平横切面观，双侧眼眶紧靠，前方见喙鼻（箭头）。核型69，XXY

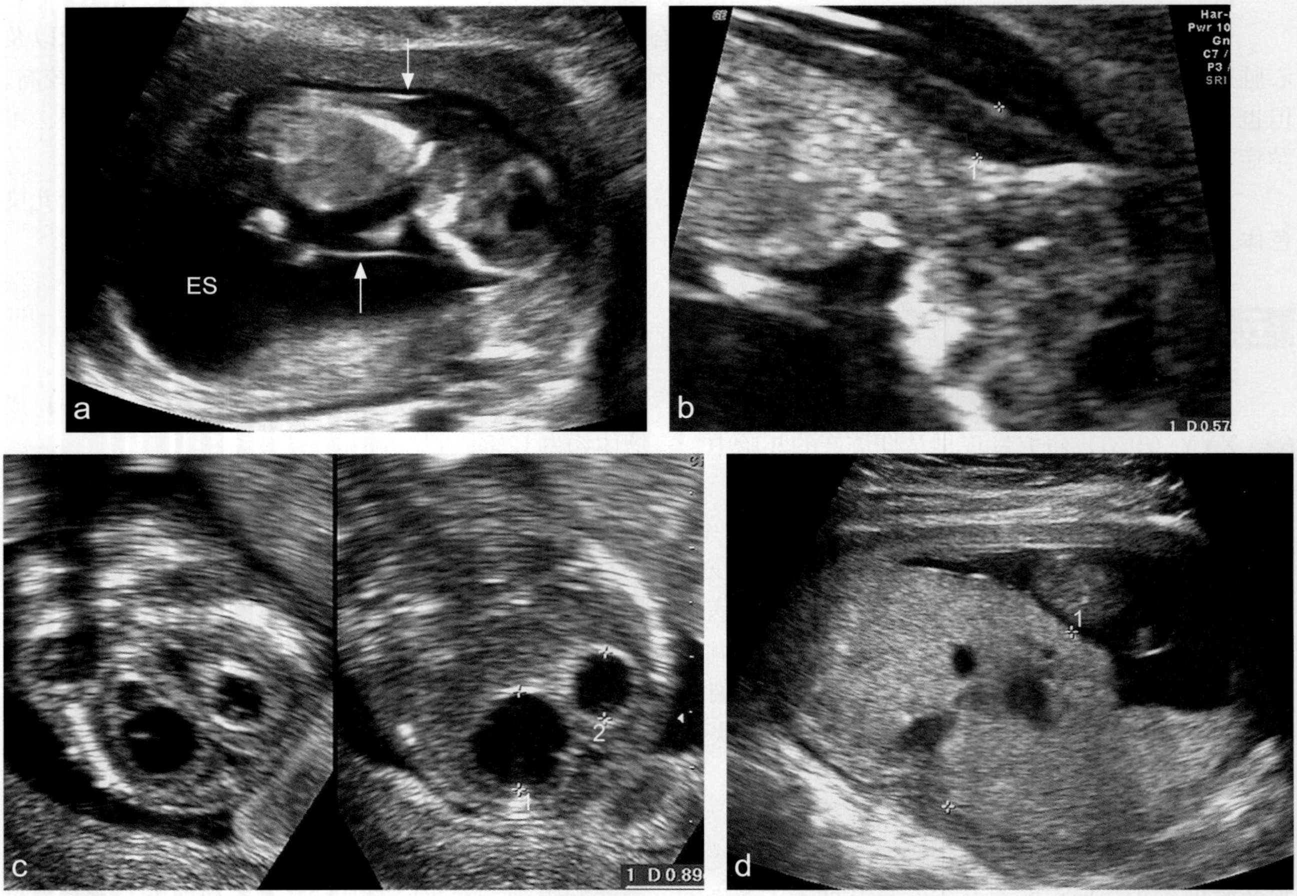

图15-3-57 三倍体

a. 妊娠13⁺周，羊膜腔狭小（箭头），胚外体腔宽大（ES）；b. 同一病例，颈项透明层增厚，5.7mm（测量键）；c. 同一病例，经阴道超声，显示双侧多个大型脉络丛囊肿（测量键）；d. 同一病例，胎盘增厚（测量键），内见多个囊性结构。核型69，XXY

几乎所有从父亲来的三倍体妊娠，其胎盘都会发生葡萄样变或水肿。声像图上表现为胎盘厚度增加，或见极多小水泡样结构（图15-3-57d）。有时，可发生胚胎早期死亡，仅见葡萄胎结构。有时虽能见到存活胎儿，但都有明显生长受限或胎儿畸形。

本病母血生化测定PAPP-A及β-hCG可能都低于正常。

三倍体的确诊必须检查胎儿染色体。

【鉴别诊断】

腹围小于正常要与非三倍体的胎儿生长受限相鉴别。一般胎儿生长受限都发生在晚期妊娠，尤其是30周之后，少数发生在中期妊娠。头围与腹围之比大于正常，但远不如三倍体胎儿明显。超声多普勒胎儿血流动力学检查可有特殊异常改变（见第十六章第一节）。

本病胎盘增厚呈多发性小囊肿样改变应注意与其他胎盘异常相鉴别，如胎盘内母体血池、胎盘内囊肿或胎盘早剥等。胎盘早剥声像图上也表现为“胎盘增厚”，甚至巨大且失去正常胎盘回声。但是，后者往往有阴道流血、腹痛，且病变区无彩色多普勒血流信号。

此外，需要注意偶尔13-三体综合征也可造成胎盘葡萄样变。

【预后】

本病预后极差，为致死型畸形。绝大部分病例出现早孕期流产，其余也都胎死宫内。极个别嵌合体可能存活至出生。因此，一旦诊断明确就应终止妊娠。

参考文献

1. Achiron R，Yagel S，Weissman A，et al. Fetal lateral neck cysts：early second-trimester transvaginal diagnosis，natural history and clinical significance. Ultrasound Obstet Gynecol，1995，6：396-399

2. Appelman Z，Zalel Y，Fried S，et al. Delayed fusion of amnion and chorion：a possible association with trisomy 21. Ultrasound Obstet Gynecol，1998，11：303-304

3. Berger A. Science commentary：what is fetal nuchal translucency? BMJ，1999，318：85

4. Bernard JP，Suarez B，Rambaud C，et al. Prenatal diagnosis of neural tube defect before 12 weeks' gestation：direct and indirect ultrasonographic semeiology. Ultrasound Obstet Gynecol，1997，10：406-409

5. Bettelbeim D，Deutinger J，Bernaschek G. The value of echogenic foci（'golfballs'）in the fetal heart as a marker of chromosomal abnormalities. Ultrasound Obstet Gynecol，1999，14：98-100

6. Blakemore KJ. Nuchal translucency. Ultrasound Obstet Gynecol，1998，11：388-390

7. Bonilla-Musoles FM，Raga F，Ballester MJ，et al. Early detection of embryonic malformations by transvaginal and color Doppler sonography. J Ultrasound Med，1994，13：347-355

8. Bromley B，Lieberman E，Shipp TD，et al. Significance of an echogenic intracardiac focus in fetuses at high and low risk for aneuploidy. J Ultrasound Med，1998，17：127-131

9. Bronshtein M，Blumenfeld Z. Transvaginal sonography–detection of findings suggestive of fetal chromosomal anomalies in the first and early second trimesters. Prenat Diagn，1992，12：587-593

10. Bronshtein M，Rottem S，Yoffe N，et al. First-trimester and early second-trimester diagnosis of nuchal cystic hygroma by transvaginal sonography：diverse prognosis of the septated from the nonseptated lesion. Am J Obstet Gynecol，1989，161：78-82

11. Brown RN，Di Luzio L，Gomes C，et al. First trimester umbilical venous Doppler sonography in chromosomally normal and abnormal fetuses. J Ultrasound Med，1999，18：543-546

12. Carvalho MHB，Brizot ML，Lopes LM，et al. Detection of fetal structural abnormalities at the 11-14 week ultrasound scan. Prenat Diagn，2002，22：1-4

13. Chaoui R，Benoit B，Mitkowska-Wozniak H，et al. Assessment of intracranial translucency（IT）in the detection of spina bifida at the 11-13-week scan. Ultrasound Obstet Gynecol，2009，34：249-252

14. Chaoui R，Nicolaides KH. From nuchal translucency to intracranial translucency：towards the early detection of spina bifida. Ultrasound Obstet Gynecol，2010，35：133-138

15. Chitty LS，Pandya PP. Ultrasound screening for fetal abnormalities in the first trimester. Prenat Diagn，1997，17：1269-1281

16. Chodirker BN，Harman CR，Greenberg CR. Spontaneous resolution of a cystic hygroma in a fetus with Turner syndrome. Prenat Diagn，1988，8：291-296

17. Cicero S，Curcio P，Rembouskos G，et al. Maxillary length at 11-14 weeks of gestation in futuses with trisomy 21. Ultrasound Obstet Gynecol，2004，24：19-22

18. Cicero s, Rembouskos G, Vandecruys H, et al. Likelihood ratio for trisomy 21 in fetuses with absent nasal bone at the 11–14-week scan. Ultrasound Obstet Gynecol, 2004, 23: 218-223

19. Cullen MT, Green JJ, Scioscia AL, et al. Ultrasonography in the detection of aneuploidy in the first trimester. J Ultrasound Med, 1995, 14: 559-563

20. de Graaf IM, van Bezouw SM, Jakobs ME, et al. First-trimester non-invasive prenatal diagnosis of triploidy. Prenat Diagn, 1999, 19: 175-177

21. D'Ottavio G, Meir YJ, Rustico MA, et al. Pilot screening for fetal malformations: possibilities and limits of transvaginal sonography. J Ultrasound Med, 1995, 14: 575-580

22. D'Ottavio G, Meir YJ, Rustico MA, et al. Screening for fetal anomalies by ultrasound at 14 and 21 weeks. Ultrasound Obstet Gynecol, 1997, 10: 375-380

23. Faiola S, Tsoi E, Huggon IC, et al. Likelihood ratio for trisomy 21 in fetuses with tricuspid regurgitation at the 11 to 13+6-week scan. Ultrasound Obstet Gynecol, 2005, 26: 22-27

24. Falcon O, Auer M, Gerovassili A, et al. Screening for trisomy 21 by fetal tricuspid regurgitation, nuchal translucency and maternal serum free β-hCG and PAPP-A at 11+0 to 13+6 weeks. Ultrasound Obstet Gynecol, 2006, 27: 151-155

25. Gembruch U. Baschat AA, Knopfle G, et al. Results of chromosomal analysis in fetuses with cardiac anomalies as diagnosed by first- and early second-trimester echocardiography. Ultrasound Obstet Gynecol, 1997, 10: 391-396

26. Goldberg JD. Second-trimester ultrasound markers for the detection of Down's syndrome: are they worth the effort? Ultrasound Obstet Gynecol, 1998, 12: 6-7

27. Goncalves LF, Espinoza J, Lee W, et al. Should the frontal bone be visualized in midline sagittal views of the facial profile to assess the fetal nasal bones during the first trimester? Ultrasound Obstet Gynecol, 2005, 25: 90-91

28. Haddow JE, Palomaki GE, Knight GJ, et al. Screening of maternal serum for fetal down's syndrome in the first trimester. N Engl J Med, 1998, 338: 955-961

29. Hook EB. Chromosome abnormalities and spontaneous fetal death following amniocentesis: further data and associations with maternal age. Am J Hum Genet, 1983, 35: 110-116

30. Huisman TW, Bilardo CM. Transient increase in nuchal translucency thickness and reversed end-diastolic ductus venosus flow in a fetus with trisomy 18. Ultrasound Obstet Gynecol, 1997, 10: 397-399

31. Hyett JA, Moscoso G, Nicolaides KH. Abnormalities of the heart and great arteries in first trimester chromosomally abnormal fetuses. Am J Med Genet, 1997, 69: 207-216

32. Hyett JA, Moscoso G, Nicolaides KH. Cardiac defects in 1st-trimester fetuses with trisomy 18. Fetal Diagn Ther, 1995, 10: 381-386

33. Hyett JA, Moscoso G, Nicolaides KH. First-trimester nuchal translucency and cardiac septal defects in fetuses with trisomy 21. Am J Obstet Gynecol, 1995, 172: 1411-1413

34. Hyett JA, Moscoso G, Papapanagiotou G, et al. Abnormalities of the heart and great arteries in chromosomally normal fetuses with increased nuchal translucency thickness at 11-13 weeks of gestation. Ultrasound Obstet Gynecol, 1996, 7: 245-250

35. Hyett JA, Nicolaides KH. Nuchal translucency. // Nyberg DA, McGahan JP, Pretorius DH, et al. Diagnostic Imaging of Fetal Anomalies. Philadelphia: Lippincott Williams & Wilkins, 2003: 845-860

36. Jacobs PA, Szulman AE, Funkhouser J, et al. Human triploidy: Relationship between parenteral origin of the additional haploid complement and development of partial hydatidiform mole. Ann Hum Genet, 1982, 46: 223-231

37. Jauniaux E, Halder A, Partington C. A case of partial mole associated with trisomy 13. Ultrasound Obstet Gynecol, 1998, 11: 62-64

38. Jauniaux E, Hertzkovitz R, Hall JM. First-trimester prenatal diagnosis of a thoracic cystic lesion associated with fetal skin edema. Ultrasound Obstet Gyecol, 2000, 15: 74-77

39. Johnson MP, Barr M Jr, Treadwell MC, et al. Fetal leg and femur/foot length ratio: a marker for trisomy 21. Am J Obstet Gynecol, 1993, 169: 557-563

40. Lazanakis MS, Rodgers K, Economides DL. Increased nuchal translucency and CATCH 22. Prenat Diagn, 1998, 18: 507-510

41. Leung TY, Chan LW, Leung TN, et al. First-trimester combined screening for trisomy 21 in a predominantly Chinese population. Ultrasound Obstet Gynecol, 2007, 29: 14-17

42. Matias A, Gomes C, Flack N, et al. Screening for chromosomal abnormalities at 10-14 weeks: the role of ductus venosus blood flow. Ultrasound Obstet Gynecol, 1998, 12: 380-384

43. Matias A, Huggon I, Areias JC, et al. Cardiac defects in chromosomally normal fetus with abnormal ductus venosus blood flow at 10-14 weeks. Ultrasound Obstet Gynecol, 1999, 14: 307-310

44. Matias A, Montenegro N, Areias JC, et al. Anomalous fetal venous return associated with major chromosomopathies in the late first trimester of pregnancy. Ultrasound Obstet Gynecol, 1998, 11: 209-213

45. Maymon R, Ogle RF, Chitty LS. Smith-Lemli-Opitz syndrome presenting with persisting nuchal oedema and non-immune hydrops. Prenat Diagn, 1999, 19: 105-107

46. Merati R, Lovotti M, Norchi S, et al. Prevalence of fetal left ventricular hyperechogenic foci in a low risk population. Br J Obstet gynecol, 1996, 103: 1102-1104

47. Messing B, Porat S, Imbar T, et al. Mild tricuspid regurgitation: a benign fetal finding at various stages of

pregnancy. Ultrasound Obstet Gynecol, 2005, 26: 606-610

48. Mol BW. Down's syndrome, cardiac anomalies, and nuchal translucency. BMJ, 1999, 318: 70-71

49. Monteagudo A, Timor-Tritsch IE. Malformations in the first fifteen weeks. //Nyberg DA, McGahan JP, Pretorius DH, et al. Diagnostic Imaging of Fetal Anomalies. Philadelphia: Lippincott Williams & Wilkins, 2003, 815-844

50. Nicolaides KH. The 11-13+6 weeks scan. http://www.fetalmedicine.com

51. Nicolaides KH. Screening for chromosomal defects. Ultrasound Obstet Gynecol, 2003, 21: 313-321

52. Nicolaides KH, Spencer K, Avgidou K, et al. Multicenter study of first-trimester screening for trisomy 21 in 75 821 pregnancies: results and estimation of the potential impact of individual risk-orientated two-stage first-trimester screening. Ultrasound Obstet Gynecol, 2005, 25: 221-226

53. Nyberg DA, Luthy DA, Resta RG, et al. Age-adjusted ultrasound risk assessment for fetal Down's syndrome during the second trimester: description of the method and analysis of 142 cases. Ultrasound Obstet Gynecol, 1998, 12: 8-14

54. Nyberg DA, Souter VL. Chromosomal abnormalities. //Nyberg DA, McGahan JP, Pretorius DH, et al. Diagnostic Imaging of Fetal Anomalies. Philadelphia: Lippincott Williams & Wilkins, 2003, 861-906

55. Nyberg DA, Souter VL. Sonographic markers of fetal trisomies: second trimester. J Ultrasound Med, 2001, 20: 655-674

56. Nyberg DA, Souter VL, El-Bastawissi A, et al. Isolated sonographic markers for detection of fetal Down syndrome in the second trimester of pregnancy. J Ultrasound Med, 2001, 20: 1053-1063

57. Orlandi F, Damiani G, Hallahan TW, et al. First-trimester screening for fetal aneuploidy: biochemistry and nuchal translucency. Ultrasound Obstet Gynecol, 1997, 10: 381-386

58. Oyelese Y, Vintzileos AM. Is second-trimester genetic amniocentesis for trisomy 18 ever indicated in the presence of a normal genetic sonogram? Ultrasound Obstet Gynecol, 2005, 26: 691-694

59. Paladini D, Tartaglione A, Agangi A, et al. The association between congenital heart disease and Down syndrome in prenatal life. Ultrasound Obstet Gynecol, 2000, 15: 104-108

60. Pandya PP, Hilbert F, Snijders RJ, et al. Nuchal translucency thickness and crown-rump length in twin pregnancies with chromosomally abnormal fetuses. J Ultrasound Med, 1995, 14: 565-568

61. Pijpers L, Reuss A, Stewart PA, et al. Fetal cystic hygroma: Prenatal diagnosis and management. Obstet Gynecol, 1988, 72: 223-224

62. Ranzini AC, Sharma S, Coriano C, et al. Early diagnosis of triploidy. Ultrasound Obstet Gynecol, 1997, 10: 443-444

63. Raymond FL, Simpson JM, Sharland GK, et al. Fetal echocardiography as a predictor of chromosomal abnormality. Lancet, 1997, 350: 930

64. Rembouskos G, Cicero S, Longo D, et al. Single umbilical artery at 11-24 weeks' gestation: relation to chromosomal defects. Ultrasound Obstet Gynecol, 2003, 22: 567-570

65. Romosan G, Henriksson K, Rylander A, et al. Diagnostic performance of routine ultrasound screening for fetal abnormalities in an unselected Swedish population in 2000-2005. Ultrasound Obstet Gynecol, 2009, 34: 526-533

66. Salomon LJ, Alfirevic Z, Berghella V, et al. Practice guidelines for performance of the routine mid-trimester fetal ultrasound scan. Ultrasound Obstet Gynecol, 2011, 37: 116-126

67. Schaefer M, Laurichesse-Delmas H, Ville Y. The effect of nuchal cord on translucency measurement at 10-14 weeks. Ultrasound Obstet Gynecol, 1998, 11: 271-273

68. Schneider AS, Mennuti MT, Zackai EH. High caesarean section rate in trisomy 18 births: a potential indication for late prenatal diagnosis. Am J Obstet Gynecol, 1981, 140: 367-370

69. Sebire NJ, Noble PL, Thorpe-Beeston JG, et al. Presence of the "lemon" sign in fetuses with spine bifida at the 10-14-weeks scan. Ultrasound Obstet Gynecol, 1997, 10: 403-405

70. Sepulveda W, Romero D. Significance of echogenic foci in the fetal heart. Ultrasound Obstet Gynecol, 1998, 12: 445-449

71. Sherod C, Sebire NJ, Soares W, et al. Prenatal diagnosis of trisomy 18 at the 10-14-week ultrasound scan. Ultrasound Obstet gynecol, 1997, 10: 387-390

72. Shields LE, Carpenter LA, Smith KM, et al. Ultrasonographic diagnosis of trisomy 18: is it practical in the early second trimester? J Ultrasound Med, 1998, 17: 327-331

73. Shipp TD, Bromley B, Lieberman E, et al. The second-trimester fetal iliac angle as a sign of Down's syndrome. Ultrasound Obstet Gynecol, 1998, 12: 15-18

74. Shulman LP, Phillips OP, Emerson DS, et al. Fetal 'space-suit' hydrops in the first trimester: differentiating risk for chromosome abnormalities by delineation characteristics of nuchal translucency. Prenat Diagn, 2000, 20: 30-32

75. Sickler GK, Vang R, Maklad N. Echogenic fetal bowel and calcified meconium in a fetus with trisomy 21. J Ultrasound Med, 1998, 17: 591-593

76. Simpson JL, Golbus MS, Martin AO, et al. Genitics in Obstetrics and Gynecology. Philadelphia, Grune & Stratton, 1982

77. Snijders RJM, Sundberg K, Holzgreve W, et al. Maternal age-and gestations-specific risk for trisomy 21.

Ultrasound Obstet Gynecol，1999，13：167-170

78. Sohl BD，Scioscia AL，Budorick NE，et al. Utility of minor ultrasonographic markers in the prediction of abnormal fetal karyotype at a prenatal diagnostic center. AM J Obstet Gynecol，1999，181：898-903

79. Sonek JD，McKenna D，Webb D，et al. Nasal bone length throughout gestation：normal ranges based on 3537 fetal ultrasound measurements. Ultrasound Obstet Gynecol，2003，21：152-155

80. Souka AP，Nicolaides KH. Diagnosis of fetal abnormalities at the 10-14-week scan. Ultrasound Obstet Gynecol，1997，10：429-442

81. Souka AP，Snijders RJ，Novakov A，et al. Defects and syndromes in chromosomally normal fetus with increased nuchal translucency thickness at 10-14 weeks of gestation. Ultrasound Obstet Gynecol，1998，11：391-400

82. Spencer K，Liao AW，Skentou H，et al. Screening for triploidy by fetal nuchal translucency and maternal serum free beta-hCG and PAPP-A at 10-24 weeks of gestation. Prenat Diagn，2000，20：495-499

83. Spencer K，Nyberg DA，Towner D. Biochemical screening. //Nyberg DA，McGahan JP，Pretorius DH，et al. Diagnostic Imaging of Fetal Anomalies. Philadelphia：Lippincott Williams & Wilkins，2003，907-943

84. Spencer K，Ong C，Skentou H，et al. Screening for trisomy 13 by fetal nuchal translucency and maternal scurm free beta-hCG and PAPP-A at 10-14 weeks of gestation. Prenat Diagn，2000，20：411-416

85. Spencer K，Tul N，Nicolaides KH. Maternal serum free beta-hCG and PAPP-A in fetal sex chromosome defects in the first trimester. Prenat Diagn，2000，20：390-394

86. Stoll C，Clementi M，The Euroscan Study Group. Prenatal diagnosis of dysmorphic syndromes by routine fetal ultrasound examination across Europe. Ultrasound Obstet Gynecol，2003，21：543-551

87. Souka AP，Nicolaides KH. Diagnosis of fetal abnormalities at the 10-14-week scan. Ultrasound Obstet Gynecol，1997，10：429-442

88. Timmerman E，Pajkrt E，Mass SM，et al. Enlarged nuchal translucency in chromosomally normal fetuses：strong association with orofacial clefts. Ultrasound Obstet Gynecol，2010，36：427-432

89. Uchida IA，Freeman VCP. Triploidy and chromosomes. Am J Obstet Gynecol，1985，151：65-69

90. Ulm B，Ulm MR，Bernaschek G. Unfused amnion and chorion after 14 weeks of gestation：associated fetal structural and chromosomal abnormalities. Ultrasound Obstet Gynecol，1999，13：392-395

91. Van Vugt JMG，Tinnemans BWS，Van Zalen-Sprock RM. Outcome and early childhood follow-up of chromosomally normal fetuses with increased nuchal translucency at 10-14 weeks' gestation. Ultrasound Obstet gynecol，1998，11：407-409

92. Vergani P，Locatelli A，Piccoli MG，et al. Best second trimester sonographic markers for the detection of trisomy 21. J Ultrasound Med，1998，18：469-473

93. Vibhaker NI，Budorick NE，Scioscia AL，et al. Prevalence of aneuploidy with a cardiac intraventricular echogenic focus in an at-risk patient population. J Ultrasound Med，1999，18：265-268

94. Wald NJ，Huttly WJ，Murphy KW，et al. Antenatal screening for Down's syndrome using the Integrated test at two London hospitals. J Med Screen，2009，16：7-10

95. Wax JR，Philput C. Fetal intracardiac echogenic foci：dose it matter which ventricle? J Ultrasound Med，1998，17：141-144

96. Whitlow BJ，Chatzipapas IK，Economides DL. The effect of fetal neck position on nuchal translucency measurement. Br J Obstet Gynecol，1998，105：872-876

97. Whitlow BJ，Lazanakis ML，Kadir RA，et al. The significance of choroid plexus cysts，echogenic heart foci and renal pyelectasis in the first trimester. Ultrasound Obstet Gynecol，1998，12：385-390

98. Yates R. Fetal cardiac abnormalities and their association with aneuploidy. Prenat diagn，1999，19：563-566

99. Zoppi MA，Ibba RM，Floris M，et al. Can fetal iliac bone measurement be used as a marker for Down' s syndrome screening? Ultrasound Obstet Gynecol，1998，12：19-22

100. 李建平，祝文华，朱霖．染色体病．//叶文虎，赵寿元，李璞主编．现代临床遗传学．合肥：安徽科学技术出版社，1996：270-304

101. 严英榴，杨秀雄．正常早期妊娠的超声诊断．//常才主编．经阴道超声诊断学．第二版．北京：科学出版社，2007：248-275

102. 严英榴，杨秀雄，沈理．胎儿染色体异常．//严英榴，杨秀雄，沈理著．产前超声诊断学．北京：人民卫生出版社，2003：440-476

第十六章

高危妊娠的多普勒超声

超声多普勒作为一种非损伤性观察血液循环的方法，不但可用于妇科等全身多个脏器的检查，也可用于产科观察胎儿血液循环及妊娠子宫的循环状况。经过近40年产科多普勒超声的探索，人们对胎儿发育过程中循环系统、血流动力学的生理及病理变化有了更深一层的了解，也使产科临床对高危妊娠的认识、监测和处理又上了一个新的里程碑。

本章我们将介绍当前多普勒超声在产科主要的临床应用概况，有关多普勒超声的诊断原理及其相关基础请参考其他专业书籍。

第一节　胎盘功能不良及胎儿生长受限

由胎盘功能不足导致的胎儿生长受限（fetal growth restriction，FGR）是产科最常见的合并症，约占妊娠的15%，也是围生儿死亡、新生儿病态及长期生长发育障碍的重要原因。掌握胎儿血液循环的监测方法，了解胎儿是否存在缺氧，首先必须熟悉胎儿循环系统的解剖特点及血流动力学特点。

一、胎儿循环系统的解剖特点

（一）心脏

胎儿心脏的四个心腔、两条大血管与成人一样，即左心房的血液经二尖瓣进入左心室，再由左心室经主动脉瓣射入主动脉；右心房的血液经三尖瓣进入右心室，再由右心室经肺动脉瓣进入肺动脉。所不同的是，在左、右心房之间，存在着卵圆孔，卵圆孔的瓣膜开向左心房，每个心动周期，总有一部分右心房的血液经卵圆孔流入左房。此外，主动脉与肺动脉之间，存在着动脉导管，动脉导管连接于主动脉弓的末端，其血流方向是从肺动脉流至降主动脉（图16-1-1）。主动脉弓末端、与动脉导管连接之前的主动脉弓部分称峡部（aortic isthmus），是一个重要的解剖部位。

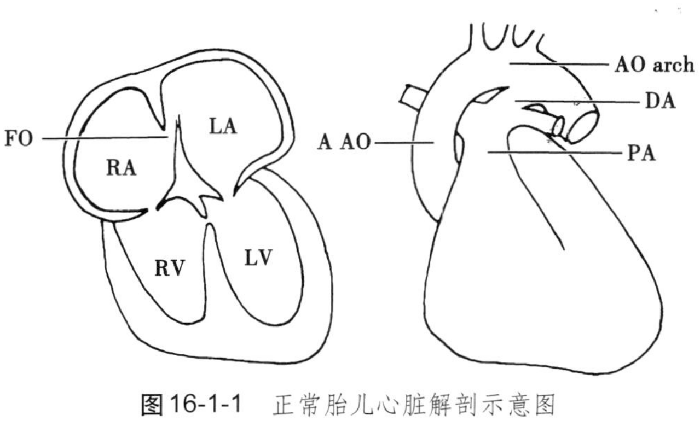

图16-1-1　正常胎儿心脏解剖示意图

LA：左心房；LV：左心室；RA：右心房；RV：右心室；FO：卵圆孔；PA：肺动脉主干；DA：动脉导管；A AO：升主动脉，AO arch：主动脉弓

冠状动脉发自主动脉的起始部，即主动脉瓣的上方，有左右两条。冠状静脉大部分的血液最终回流到冠状静脉窦，注入右心房。

（二）静脉系统

胎儿有脐带，脐带又与胎盘相连。脐静脉从脐孔处进入胎体，再进入肝脏。在肝脏内，脐静脉分成两路，一条称静脉导管（ductus venosus，

DV）直接连接下腔静脉；另一条为门静脉，进入肝脏内逐段分支，最后由肝静脉回流至下腔静脉（图16-1-2）。

了解了胎儿循环系统的解剖特点很重要，正常胎儿的血流动力学及胎儿缺氧状态下血流动力学改变都是在这些特有的解剖基础上发生的。

（三）胎盘

妊娠期间，胎盘承担着母儿交换的重要责任：胎儿生长发育所需要的氧气和营养物质，都经胎盘进入胎体；胎儿新陈代谢产生的二氧化碳和代谢产物，也经胎盘排出。

胎盘由底蜕膜、叶状绒毛膜及羊膜组成。妊娠早期的初级绒毛随着不断地发育，分支越来越多，发展为三级绒毛，并且内部出现毛细血管，建立了胎儿胎盘循环。绒毛的滋养细胞具有侵蚀功能，能使子宫内膜中的螺旋动脉和静脉破裂，流出的母体血液直接进入绒毛间隙，绒毛漂浮于绒毛间隙内的母血中。胎儿血液经过绒毛时，与绒毛间隙的母血进行气体交换和营养代谢物质的交换，这些交换并不存在母血和胎儿血的接触，而是通过了绒毛表面的滋养细胞和绒毛内毛细血管壁。母儿间的氧气和二氧化碳交换是以简单扩散方式进行，压力高的气体往压力低的部位扩散，营养物质和代谢产物的交换，也是通过扩散方式进行。

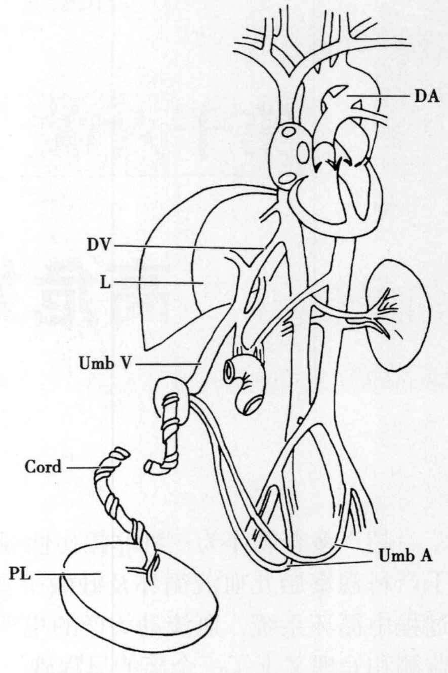

图16-1-2 正常胎儿循环系统解剖示意图
PL：胎盘；Cord：脐带；UmbV：脐静脉；DV：静脉导管；UmbA：脐动脉；L：肝脏

由此可见，胎盘形成的质量、绒毛的数量、绒毛内血管的多少、脐血管的血流量等等因素均涉及胎儿血的氧分压和二氧化碳分压，涉及胎儿营养物质的获得和代谢产物的排出。

二、胎儿循环系统的血流动力学

妊娠30周左右，胎儿的心输出量约550ml/min。其中，约400ml被泵入胸主动脉，占了心输出量的73%。剩下的供应头颈部，约占心输出量的27%。这部分供应头颈部的血液完全来自左心室。50%的降主动脉血液直接经脐动脉进入胎盘进行气体及营养物质、代谢产物的交换，这部分血约占心输出量的40%。

胎儿静脉循环中，静脉导管扮演了一个非常重要的角色。脐静脉从胎盘而出，经过胎盘交换后的脐静脉血的氧分压较高。脐静脉进入肝脏后，约53%的血液直接通过静脉导管流至下腔静脉，剩余的47%则进入肝脏。从解剖来看，静脉导管的管腔非常狭窄，但53%的脐静脉血却要流经此血管，因此静脉导管的流速非常高，通过多普勒超声可以测得这一流速。在下腔静脉，从下肢及内脏回流的血液流速较慢，这些血液并未与从静脉导管来的血液完全混合。从静脉导管来的高流速血液，快速经过下腔静脉到达右心房。而且，从解剖特点来看，这股高流速的血液冲进右心房后，方向正对卵圆孔，这样很容易直接进了左心房。在左心房，这股从脐静脉、静脉导管来的含氧量较高的血液，经二尖瓣流入左心室、升主动脉及主动脉弓，从主动脉弓上的三个分支供应胎儿头部及上肢的需要。

上腔静脉回收了胎儿头部及上肢的低氧血，与远端下腔静脉的血流一样，属于低流速血流。进入右心房后，又进入右心室至肺动脉。由于胎儿期间肺部无呼吸功能，肺部血管阻力较高，左、右肺动脉直径较细；胎盘的存在使降主动脉阻力较低，这样肺静脉的血液很容易就经过动脉导管进入了降主动脉。在降主动脉，约一半的血液直接从脐动脉进入胎盘进行气体交换，另一半则供应下肢及内脏。因此，从上、下腔静脉来的含氧量较低的血液供应胎儿内脏及下半身，部分则回流至胎盘。

三、胎儿缺氧时的血流动力学变化

无论是通过动物实验还是通过对人类胎儿的观察，发现在缺氧情况下，胎儿有一种自身调节功能，以最大的可能性确保心脏和脑部的血供，这种反应称“心保护效应”（heart-sparing effect）和“脑保护效应”（brain-sparing effect）。这一效应使脑部、心脏及肾上腺等重要器官的血管处在扩张状态，而其他脏器包括肾脏、肠管、下肢等血管则处于收缩状态以减少血供。同时，脐静脉进入静脉导管的血流比例增加，肝脏血供减少，结果造成腹围比头围更明显地小于正常。

在临床上，有很多情况可引起胎儿缺氧。最常见的原因是胎盘三级绒毛内血管分支不够，血管阻力增高，造成胎儿生长受限。由于脐动脉阻力升高，使进入胎盘绒毛内与母体换氧的血流量减少，胎儿出现缺氧现象。一旦缺氧持续存在，便可诱发“脑保护效应”及“心保护效应”，随之血流动力学发生变化，血流重新分配。身体上半部分的血流量增加，下半部分的血流量减少，也即升主动脉血流量增加，降主动脉血流量减少。

研究发现，主动脉弓峡部在胎儿血流动力学方面起了很大的作用。该部位是一个重要的“控制阀门”，随着胎盘阻力和脑部阻力的改变，峡部随时调节经过该处的血流量。缺氧时胎盘阻力增高，颅内阻力降低，表现在峡部，从主动脉弓进入降主动脉的血流量出现减少。胎盘阻力越高，流经峡部的正向血流越少，甚至可出现反流。降主动脉血流减少，流经脐动脉至胎盘换氧的血液进一步减少，缺氧进行性加重。同时，“脑保护效应”还能扩张静脉导管，使脐静脉进入静脉导管的血流比例增加，以尽可能地保持正常范围内的血流量（实际流量不一定增加），这一血流比例的增加可以由正常情况下的53%增加至90%，为的是让足够的含氧血进入左心以供应头部和心脏。但是，如此变化却使进入肝脏的血液更进一步下降，因此严重FGR胎儿的肝脏很小，腹围也就很小。

“心保护效应”表现在心脏，是冠状血管的扩张。心肌氧供不足会增加活跃的自动控制机制，以确保满意的心肌血流。这一过程是通过调节阻力毛细血管的口径来达到，开辟最大的能满足氧需要的血流管腔面积。括约肌最大限度地扩张，心肌血流可达到基础血流的四倍。在这样的情况下所达到的血容量增加其实是造成了心肌的淤血。如果长期慢性缺氧，心肌氧含量长期处于较低水平，为适应这种环境，新生血管就可能形成，于是更增加了心肌血液的潴留。

如果缺氧状况得不到纠正，血流动力学的变化将始终处于“脑保护效应”及“心保护效应”状态，并形成恶性循环。脐动脉血流量减少使进入胎盘换氧的血减少，从而进一步加重了缺氧；而缺氧又使降主动脉、脐动脉的血流量更减少。长期宫内缺氧不仅胎儿生长迟缓，而且肾脏灌注下降，造成羊水过少。此外，缺血、缺氧引起的肠系膜血管痉挛还可导致坏死性小肠结肠炎的发生。

脑部血管扩张和血流量的增加，使上腔静脉回流至右心房的血液也增加。但是，由于胎盘阻力的增加及胎儿身体下半部分血流减少，使右心后负荷增加，大量的右心血液便通过卵圆孔及主动脉弓最终到达左心及脑部（此时左心的后负荷降低）。因此，大量含氧量很低的血液进入胎儿脑部，造成脑部氧供不足，久之，引起脑水肿。在心肌血液潴留的状况下，一旦处于急性严重缺氧或心脏负荷突然增加时，又再发生血管扩张，大量血液淤积，据报道可以增至基础血流的12倍，很快发生心力衰竭。另外，大量上腔静脉血液回流至右心房，也使右心的前负荷增加。所有这些因素，导致右心不胜负担，最终发生右心衰竭。另一方面，左心也可因为前负荷增加及心肌缺氧而发生衰竭，但由于左心的后负荷不增加，故左心衰竭远比右心衰竭少得多。

因此，长期而又严重的胎儿缺氧、低氧血症，将导致胎儿生长受限、羊水过少以及右心衰竭。

四、多普勒波形的评估

目前最常用的多普勒指标是收缩期、舒张期比值（systolic/diastolic，SD ratio，S/D）、阻力指数（resistance index，RI）和搏动指数（pulsatility index，PI）。这三个指标的公式分别如下：

收缩期、舒张期比值（S/D）=收缩期峰值流速（S）/舒张末期流速（D）

阻力指数（RI）=[收缩期峰值流速（S）－舒张末期流速（D）]/收缩期峰值流速（S）

搏动指数（PI）=[收缩期峰值流速（S）－舒张末期流速（D）]/时间平均流速（M）

这里，“S”表示一个多普勒波形的峰值，也即一个心动周期中，心室收缩期血管内血液流速的峰值。“D”表示一个心动周期中，心室舒张末期血管内血液的流速（图16-1-3）。心肌的收缩功能、血容量的多少、血液的黏稠度等因素会影响峰值血流，心肌收缩功能越强、血容量越多、血液越稀薄，收缩期峰值血流就越高。而血管壁弹性及远端阻力会影响舒张末期血流。在胎儿一般不会发生血管壁弹性问题，因而仅远端阻力会影响舒张末期血流。阻力越高，舒张末期血流越低。"M"表示一个心动周期中的平均流速。当描绘了一个多普勒心动周期，超声仪即会自动计算出该周期的平均流速是多少。平均流速既受心肌收缩力及血容量的影响，也受远端阻力的影响。

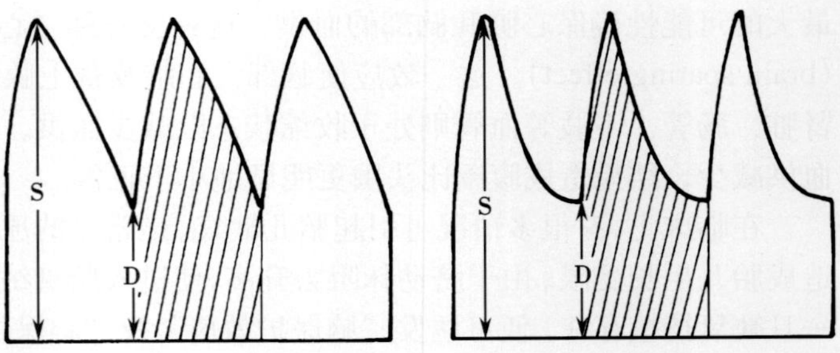

（a）　（b）

图16-1-3　血管多普勒波形模式图

S：收缩期峰值血流；D：舒张期末血流

综上所述，我们可以从以下的描述中来理解上述公式的意义：

1. S/D值　如果D较高，说明血管远端阻力较低；而D较低，说明血管远端阻力较高，D下降时，S/D值升高。因此，血管阻力越高，S/D值也越高。

2. RI值　从公式上看，如果血管阻力越高，D就越低，公式中（S-D）值就越高，整个公式的计算结果即RI值也越高。因此，血管阻力越高，RI值越高。

3. PI值　PI公式的分母是"M"（平均流速），如果血管阻力越高，M就越低。同时，D也越低，此公式中（S-D）值就越高。整个公式计算结果即血管阻力越高，PI越高。

由此可见，这三个指标的意义相同，即均为阻力指标，均随阻力的增加而增高，然而三者又有所区别。在反映阻力高低时，S/D仅利用了收缩期峰值血流及舒张末期最低血流，并不能反映出整个周期的血流状况；PI则可以反映整个心动周期的阻力情况；RI虽然也只利用峰值流速和最低流速，但同时还能反映舒张末期血流是否存在，有无反流血，当舒张末期血流消失或出现反流时，RI值相当于1或＞1（图16-1-3）。目前国际上很多产前诊断中心都以PI来衡量、评价胎儿的血流动力学，尤其是脐动脉。

五、多普勒超声对胎儿血流动力学的评估

可被用来观察胎儿血流动力学的动脉血管有：脐动脉、大脑中动脉、降主动脉、肾动脉、主动脉弓峡部及冠状动脉；静脉血管有：脐静脉、静脉导管及下腔静脉。

（一）正常胎儿超声多普勒波形图

1. 脐动脉（umbilical artery，UA）　是最常用的一条血管，它最能反映胎盘阻力，也是最容易获得多普勒频谱的一条血管。

脐动脉血流的探测方法是先用彩超寻找脐带。脐带很长，近胎儿端及近胎盘端的脐动脉阻力略有不同。临床上，可以在近胎儿端，或近胎盘端，或游离部分测量脐动脉血流。但是，在一个诊断中心内应该相对固定检测部位。例如，所有病例都选择近胎儿端脐动脉血流，并描绘统计出正常曲线。由于脐带在子宫内行走弯曲迂回，故得到的多普勒频谱可向上也可向下。这并不影响测值，同时也可通过调节超声仪使之一律都向上。测量时，将取样容积置于要测定的那段脐带上，开大取样容积使多普勒频谱既显示脐动脉又显示脐静脉血流。适当纠正多普勒取样角度。多普勒取样角度对S/D、RI及PI测值的影响不大，但直接影响流速的检测数值。当监视屏上出现连续三个以上均匀一致、边界清晰的多普勒频谱时，即冻结图像进行测量。应避免在胎儿呼吸样运动时测量，因为胸腔压力的改变会影响静脉回流以及心输出量，导致多普勒频谱高低不一，测量有误。遇此，应等待片刻直至胎儿呼吸样运动结束后再进行测量。

脐动脉的多普勒波形呈锯齿状，位于基线的同一方向（图16-1-4）。正常脐动脉在妊娠12～14周前无舒张末期血流。至12～14周时才出现舒张末期血流，并随着孕周的增加而流速增高。说明从妊娠12～14周起，胎盘内三级绒毛内血管迅速分支，血管面积迅速增加，胎盘阻力下降，流至胎盘进行气体和代谢产物交换的血液逐渐增加，这是为了适应逐渐长大的胎体需要更多的氧气和营养物质。不同孕周脐动脉PI、RI及S/D的正常值见表16-1-1。

表 16-1-1　不同孕周脐动脉各阻力指标参考值

孕周	n	PI			RI			S/D		
		5th	50th	95th	5th	50th	95th	5th	50th	95th
20	61	1.13	1.39	1.64	0.68	0.80	0.85	3.16	4.91	6.63
21	102	1.06	1.29	1.50	0.69	0.77	0.84	3.15	4.30	5.89
22	214	1.00	1.27	1.52	0.67	0.76	0.83	3.00	4.14	6.11
23	116	0.98	1.21	1.53	0.66	0.74	0.84	2.90	3.90	6.17
24	80	0.98	1.22	1.60	0.64	0.73	0.81	2.71	3.73	5.37
25	81	0.83	1.10	1.40	0.59	0.69	0.79	2.45	3.19	4.84
26	90	0.81	1.10	1.44	0.57	0.69	0.81	2.33	3.20	4.74
27	83	0.83	1.06	1.41	0.58	0.68	0.78	2.40	3.08	4.17
28	106	0.78	1.01	1.23	0.55	0.66	0.74	2.19	2.90	3.93
29	129	0.76	0.98	1.26	0.55	0.65	0.75	2.26	2.86	3.83
30	101	0.77	0.98	1.23	0.56	0.64	0.72	2.22	2.79	3.63
31	100	0.72	0.92	1.19	0.52	0.63	0.73	2.12	2.68	3.70
32	107	0.70	0.95	1.25	0.51	0.63	0.72	1.97	2.65	3.60
33	101	0.70	0.91	1.20	0.51	0.62	0.71	2.02	2.58	3.46
34	105	0.67	0.85	1.15	0.49	0.59	0.71	1.96	2.42	3.39
35	118	0.61	0.84	1.11	0.45	0.59	0.68	1.86	2.42	3.14
36	103	0.63	0.83	1.12	0.47	0.58	0.69	1.89	2.40	3.12
37	104	0.64	0.81	1.09	0.45	0.58	0.69	1.96	2.33	3.12
38	101	0.56	0.81	1.13	0.43	0.57	0.68	1.77	2.33	3.14
39	105	0.56	0.82	1.05	0.43	0.57	0.68	1.78	2.34	3.07
40	111	0.57	0.80	1.05	0.44	0.56	0.65	1.78	2.28	2.88

徐加英，韩绯，张亦青等.胎儿脐动脉及大脑中动脉阻力参数正常值.中华围产医学杂志，2007，10：166-169

2. 大脑中动脉（middle cerebral artery，MCA）　大脑中动脉也是一条常用来判断胎儿血流动力学变化的血管。

大脑中动脉血流的探测方法是先寻找双顶径平面（即头围平面），略微向胎儿下方平行移动探头，显示大脑脚。开启彩超，大脑脚前方即可显示大脑动脉环，呈等五边形，尖端向前。大脑中动脉发自大脑动脉环的左右两侧，向大脑的双侧行走，略微向前（图16-1-5）。将取样容积置于大脑中动脉的中段，就可得到其多普勒血流频谱图（图16-1-6）。

妊娠11～12周之前，大脑中动脉也无舒张末期血流显示，至11～12周后才出现舒张末期血流。PI基本衡定，直到妊娠最后的6～8周（32～34周），PI开始下降（表16-1-2）。这意味着晚期妊娠更多的心搏量供应了胎儿头部，可能与脑部新陈代谢加快、产生更多的二氧化碳、需要更多的氧气有关。

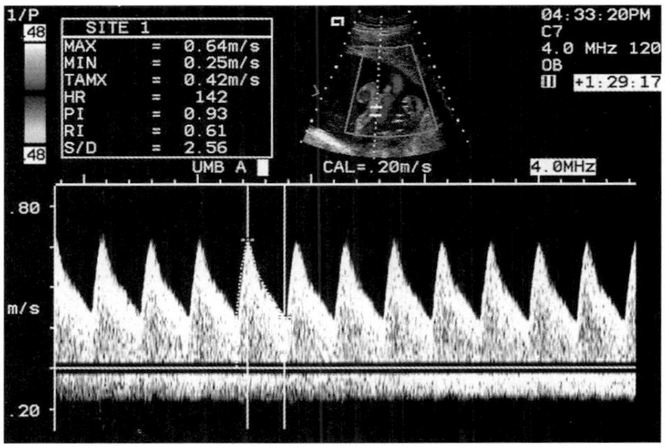

图16-1-4　正常脐动脉多普勒频谱

多普勒取样容积包括了脐动脉及脐静脉；基线上方为脐动脉波形，下方为脐静脉波形

3. 降主动脉（descending aorta，AO）　降主动脉血流的探测方法是先取胎儿纵切位，用彩超显示降主动脉，将取样容积置于胸主动脉上，以取得其多普勒频。但由于胎儿在宫内的体位以及超声探头只能在孕妇腹壁上进行扫查，降主动脉的走向往往与超声声束相垂直，故不易显示理想的彩色血流图，也不易获得清晰满意的多普勒频谱。因此，常需要改变探头方向、变换声束与降主动脉之间的角度。例如，将探头置

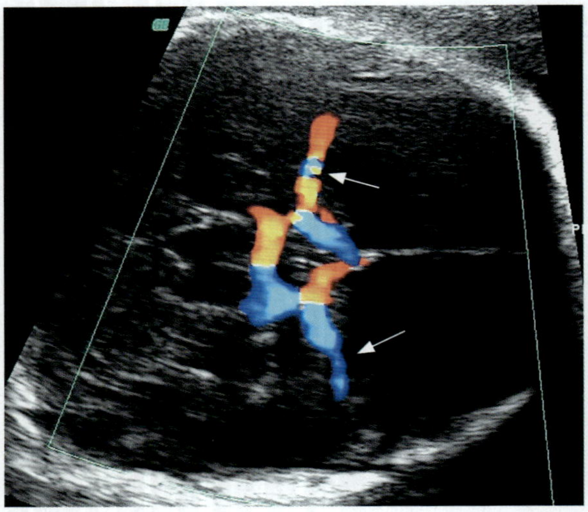

图16-1-5 大脑中动脉

大脑中动脉彩色血流图，箭头所示为左、右大脑中动脉

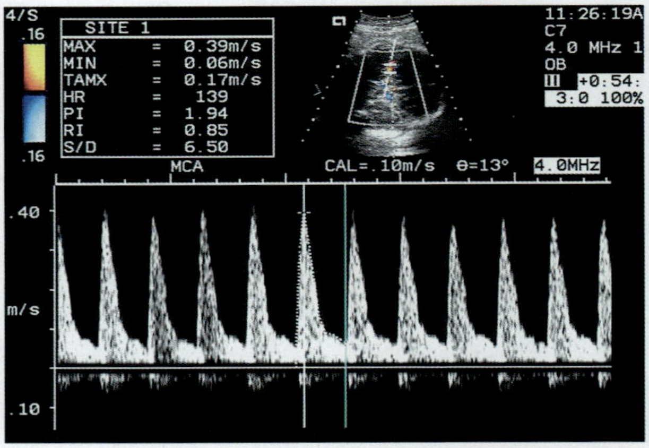

图16-1-6 正常大脑中动脉多普勒频谱

表16-1-2 不同孕周大脑中动脉各阻力指标参考值

孕周	n	PI			RI			S/D		
		5th	50th	95th	5th	50th	95th	5th	50th	95th
20	61	1.18	1.61	1.92	0.69	0.80	0.88	3.22	4.59	8.52
21	102	1.44	1.67	2.00	0.75	0.83	0.89	4.19	5.82	7.67
22	214	1.37	1.68	2.00	0.76	0.83	0.88	4.20	6.00	8.00
23	116	1.40	1.70	2.02	0.77	0.84	0.88	4.33	6.22	8.67
24	80	1.19	1.73	2.24	0.72	0.82	0.90	3.51	5.60	9.63
25	81	1.29	1.73	2.17	0.70	0.81	0.89	3.29	5.29	8.42
26	90	1.16	1.73	2.39	0.65	0.81	0.90	3.20	5.33	8.64
27	83	1.17	1.82	2.37	0.67	0.82	0.90	3.01	5.43	9.32
28	106	1.33	1.82	2.43	0.71	0.83	0.92	3.57	5.60	11.00
29	129	1.35	1.81	2.31	0.73	0.83	0.91	3.65	5.83	9.65
30	101	1.12	1.73	2.27	0.64	0.82	0.89	2.99	5.29	8.84
31	100	1.30	1.77	2.36	0.71	0.82	0.92	3.32	5.47	9.03
32	107	1.11	1.77	2.36	0.68	0.82	0.91	3.11	5.50	11.23
33	101	1.09	1.68	2.34	0.67	0.81	0.89	3.00	5.18	9.12
34	105	1.03	1.61	2.21	0.64	0.80	0.89	2.89	4.90	7.96
35	118	1.11	1.65	2.18	0.68	0.80	0.89	3.10	5.10	8.90
36	103	1.01	1.51	2.10	0.63	0.77	0.88	2.70	4.46	7.89
37	104	0.96	1.43	1.97	0.62	0.76	0.86	2.64	4.15	6.88
38	101	0.89	1.27	1.81	0.58	0.71	0.83	2.32	3.42	5.80
39	105	0.80	1.27	1.79	0.51	0.72	0.83	2.00	3.50	6.33
40	111	0.73	1.10	1.66	0.54	0.67	0.84	2.22	3.00	5.63

徐加英，韩绯，张亦青等.胎儿脐动脉及大脑中动脉阻力参数正常值.中华围产医学杂志，2007，10：166-169

于胎儿的尾端，而将声束对准胎儿的头端，以减小声束与降主动脉间的夹角，相对较易获得满意的多普勒频谱（图16-1-7）。

与脐动脉相似，妊娠11～14周之前降主动脉无舒张末期血流。至12～14周后才出现舒张末期血流（图16-1-8）。妊娠17～18周后降主动脉的PI比较衡定，约为2.1～2.2，直至足月。

4. 肾动脉（renal artery，RA） 肾动脉血流的探测方法是取胎儿腹部冠状切面或横切平面。冠状切面时，探头稍向胎儿背部移动，主动脉位于脊柱前方。肾动脉起源于腹主动脉，向左右两侧行走，进入肾脏（图16-1-9）。横切时，腹围平面稍向下即为肾脏平面。将取样容积置于肾动脉上，即能得到多普勒频谱（图16-1-10）。

正常肾动脉PI随孕周的增加而降低（图16-1-11）。但肾动脉舒张末期血流的出现不如脐动脉及降主动脉早，多数是在妊娠晚期才出现舒张末期血流。据统计，妊娠18～34周期间，仅20%的肾动脉存在舒张末期血流；35～40周时，则90%的肾动脉存在舒张末期血流。

5. 主动脉弓峡部（aortic isthmus，AoI） 主动脉弓峡部血流的获取可以在主动脉长轴平面或三血管气管平面上，获取方法请参照第八章第一节（见图8-1-9a，图8-1-8c）。在主动脉长轴平面上，识别左锁骨下动脉开口，其远端主动脉弓相对较狭小的部位即峡部，将取样容积置于该处，纠正角度，即可获得多普勒频谱（图16-1-12）。在三血管平面上，显示主动脉弓与导管弓30° 相交，将取样容积置于主动脉弓的末端（图16-1-13）。

正常峡部的多普勒频谱20周之前在收缩末期与舒张早期之间有一切迹，该切迹20周之后消失。从20周至足月，主动脉弓峡部血流的PI相对恒定，PI均数仅略微上升0.2～0.3（图16-1-14）。也有人测量了峡部的峰值流速，从妊娠11周至足月，峰值流速为30～100cm/s。

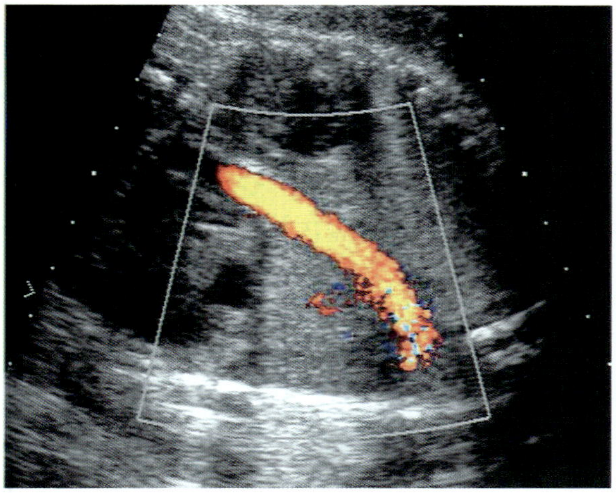

图16-1-7 降主动脉

降主动脉彩色血流图，图像右侧为胎儿头端，降主动脉彩色血流显示为红色

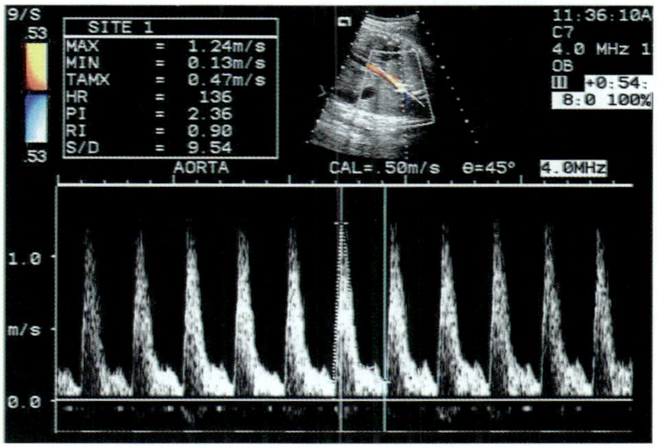

图16-1-8 正常降主动脉多普勒频谱

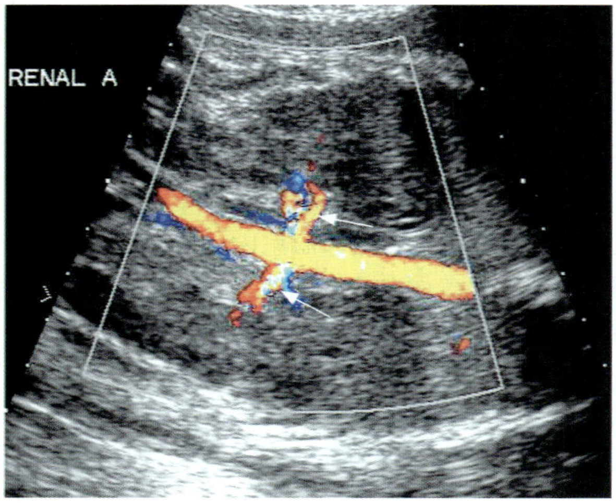

图16-1-9 肾动脉

胎儿腹部冠状切面观，腹主动脉位于中央，左、右肾动脉位于两侧（箭头）

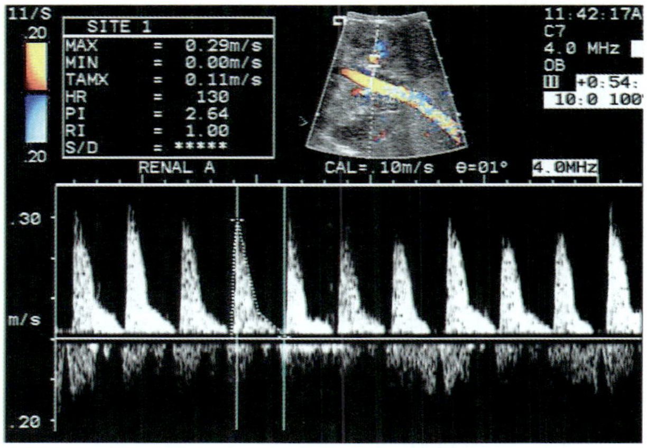

图16-1-10 正常肾动脉多普勒频谱

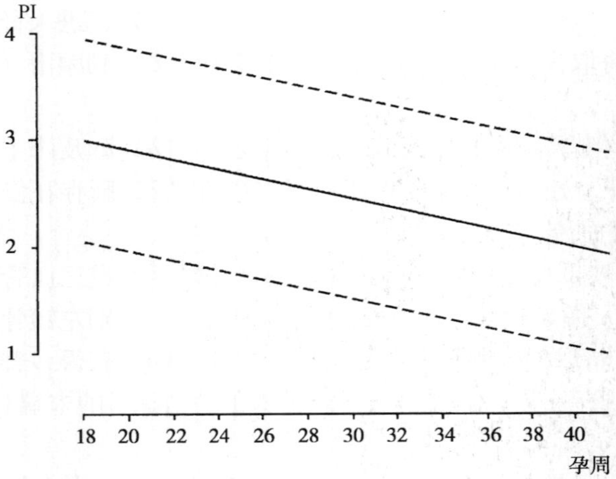

图 16-1-11 不同孕周肾动脉PI参考值

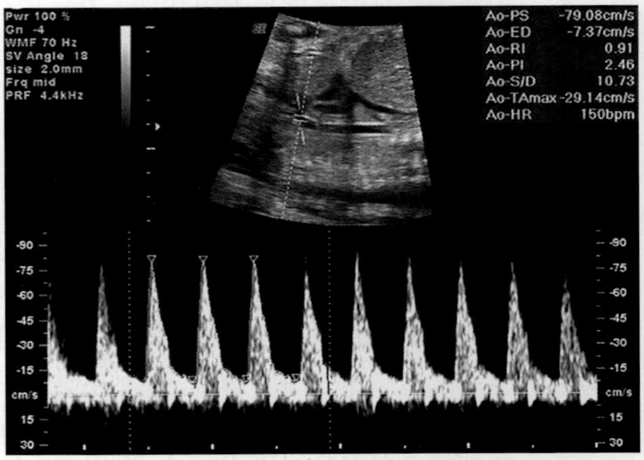

图 16-1-12 正常主动脉弓峡部多普勒频谱
主动脉长轴平面上所获得的主动脉弓峡部多普勒波形

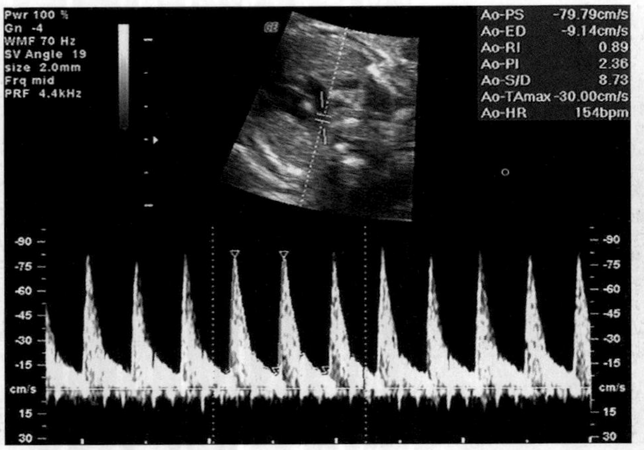

图 16-1-13 正常主动脉弓峡部多普勒频谱
三血管平面上所获得的主动脉弓峡部多普勒波形

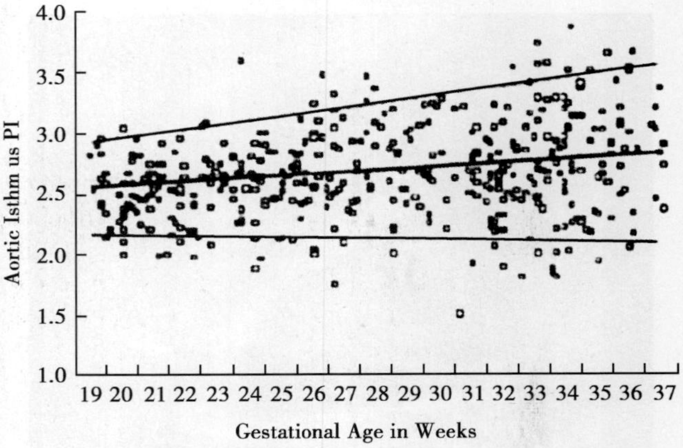

图 16-1-14 不同孕周主动脉弓峡部PI参考值
（Del Rio M, Martinez JM, Figueras F, et al. Reference ranges for Doppler parameters of the fetal aortic isthmus during the second half of pregnancy. Ultrasound Obstet Gynecol, 2006, 28: 71-76）

6. 冠状动脉（coronary artery） 目前的超声技术只能显示晚孕期胎儿的冠状动脉。即使是在晚孕期，也需要利用彩色和脉冲多普勒来发现并证实冠状动脉血流。双侧冠状动脉主干血流的观察是在左心长轴切面以及升主动脉或心前主动脉短轴切面上获得。左冠状动脉左前降支的最佳显示切面是心尖四腔心观。在心尖四腔心观略偏浅表平面上，左前降支向前行走（图 16-1-15），而右冠状动脉呈平行向右行走。在侧面或左心长轴切面上，从胎儿的右侧较易获得右冠状动脉（图 16-1-16）。四腔心平面左前降支的观察，需要向胎儿头端倾斜探头，直到获得心脏上方表面和心室之间的沟。心壁的移动和心室内、大血管内的高流速血液，以及心包液体的运动均可能影响冠状动脉这一相对低流速多普勒血流的观察。心室外前后方向运动的心包液体特别可能被误认为冠状动脉。因此，冠状动脉彩色多普勒血流的识别应该证实其特有的脉冲多普勒波形，才能肯定。

在超声多普勒上，冠状血流表现为双峰型，收缩期波峰小，舒张期为主要的冠状血流灌注。最大血流出现在心室舒张早期，此时，心室放松，心室对冠状血管造成的压力几乎为零。心室的收缩伴随对血管的压力增加，导致冠状血流在收缩期下降，多普勒上仅有一个小波峰（图 16-1-17）。

胎儿冠状动脉多普勒超声的正常值见图 16-1-18，平均冠状动脉多普勒血流显现孕周为 33^{+6} 周（29～41^{+1} 周），平均收缩期峰值流速为 0.21m/s，平均舒张期峰值流速为 0.43m/s。流速不随孕周的增加而变化。

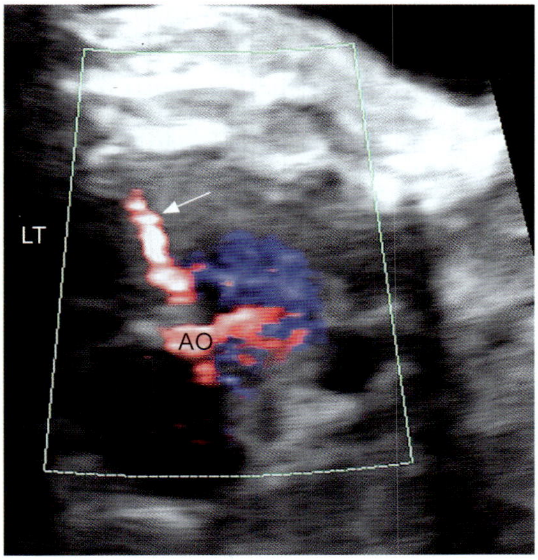

图16-1-15 冠状动脉

妊娠36⁺周，心尖四腔心观，箭头所示为左、右心室之间近浆膜面的冠状动脉左前降支

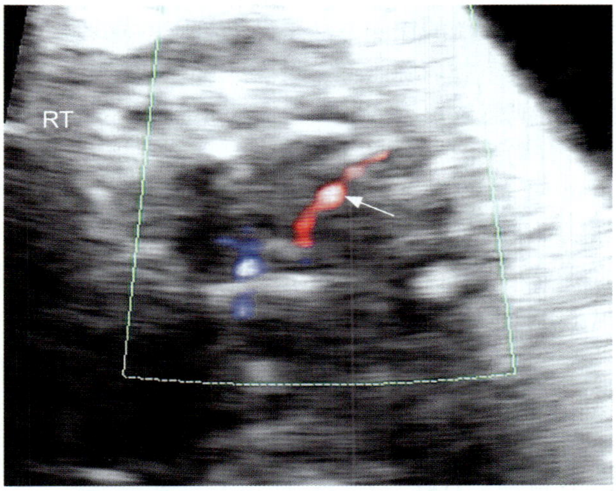

图16-1-16 冠状动脉

妊娠36⁺周，侧面四腔心观，箭头所示为右冠状动脉

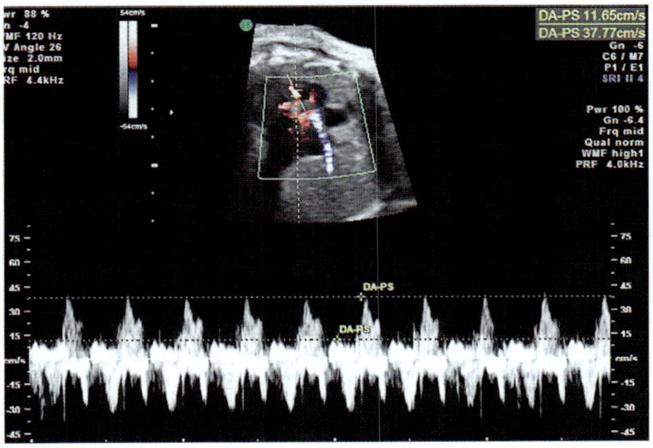

图16-1-17 正常冠状动脉多普勒频谱

妊娠36⁺周，冠状动脉多普勒波形表现为收缩期较低（峰值11.65cm/s）而舒张期较高（峰值37.77cm/s）

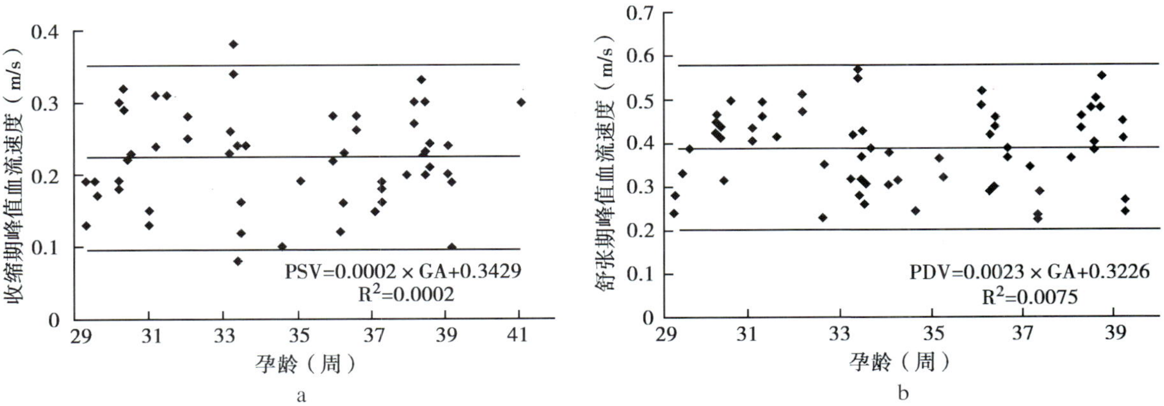

图16-1-18 不同孕周冠状动脉峰值流速参考值

a. 心室收缩期冠状动脉峰值流速；b. 心室舒张期冠状动脉峰值流速

（Baschat AA, Muench MV, Gembruch U. Coronary artery blood flow velocities in various fetal conditions. Ultrasound Obstet Gynecol, 2003，21，426-429）

7. 下腔静脉（inferior vena cava，IVC） 下腔静脉是属于静脉系统的血管。下腔静脉收集了静脉导管、肝静脉以及远端肢体静脉的血液，再回流至心脏。观察并测量下腔静脉的血流，可了解胎儿心功能状态，主要是右心功能状态。

下腔静脉血流的探测方法是纵切胎体，将取样容积置于静脉导管、肝静脉之后的下腔静脉，即很靠近右心房的那段下腔静脉（图16-1-19）。由于该部位范围很小，下腔静脉的走向又往往与超声声束垂直，故也不易获得满意图像。因此，也需要倾斜探头改变声束角度，使声束与下腔静脉的夹角尽量小，才能得到清晰的多普勒波形（图16-1-20）。

正常下腔静脉多普勒频谱分三个波。第一个波称“S”波，为心室收缩期。此时心室收缩，心房扩张，下腔静脉血液迅速进入右心房。第二个波称“D”波，为心室舒张早期。此时心室舒张，三尖瓣开放，心房的血液流入心室，但心房还未收缩，仍处于舒张状态，下腔静脉的血液又可继续进入心房，形成第二个波。但第二个波不如第一个波高。第三个波称“a”波，为心房收缩期。此时心房收缩，绝大部分心房的血液进入心室。但由于下腔静脉无瓣膜，小部分心房血液又反流到下腔静脉。因此，在下腔静脉处就能探测到这股反流血信号，方向与“S”波及“D”波相反。

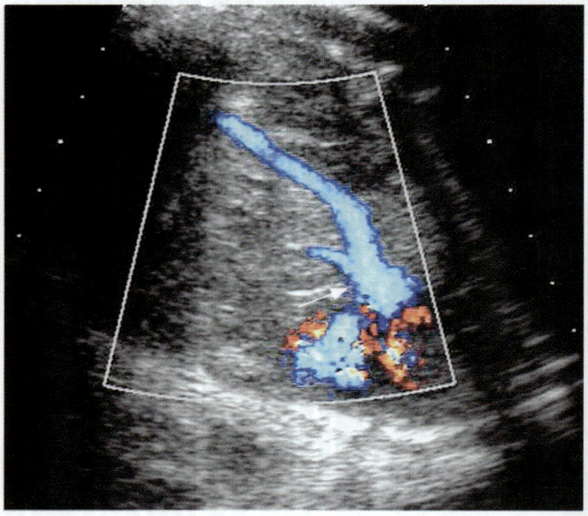

图16-1-19 下腔静脉
下腔静脉彩色血流图，图像右侧为胎儿头端，下腔静脉彩色血流显示为蓝色（箭头）

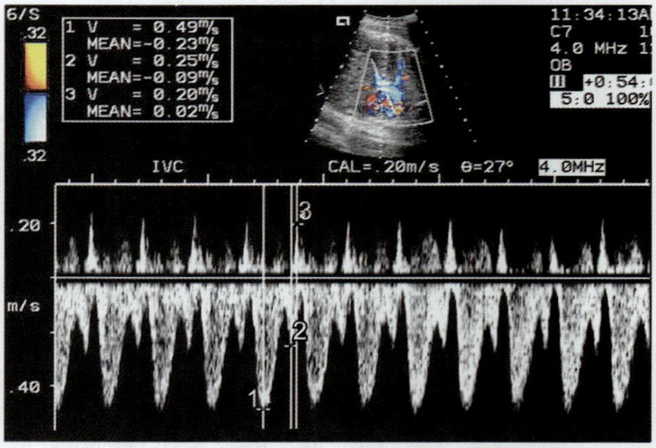

图16-1-20 正常下腔静脉多普勒频谱
测量键1、2、3分别表示S波、D波及a波

下腔静脉多普勒频谱检测结果是通过计算其反流血流占正向血流的百分比来实现的，也就是“a”波血流占“S”波及“D”波之和的百分比。一般通过超声仪先测得这三个波形的时间速度积分（time velocity integral，TVI），然后再按下列公式进行计算。

反流血所占的百分比 = a波TVI/（S波TVI+D波TVI）×100%

正常值见图16-1-21，“a”波TVI随孕周的增加而下降，说明越近足月反流血的百分比越少。

8. 静脉导管（ductus venosus，DV） 前面已经提到，静脉导管是脐静脉在肝脏内的一个重要分支，53%的脐静脉血液直接经过静脉导管进入下腔静脉。

静脉导管血流的探测方法是作胎体矢状略斜切，腹壁处显示脐孔，背侧部显示下腔静脉。用彩超跟踪

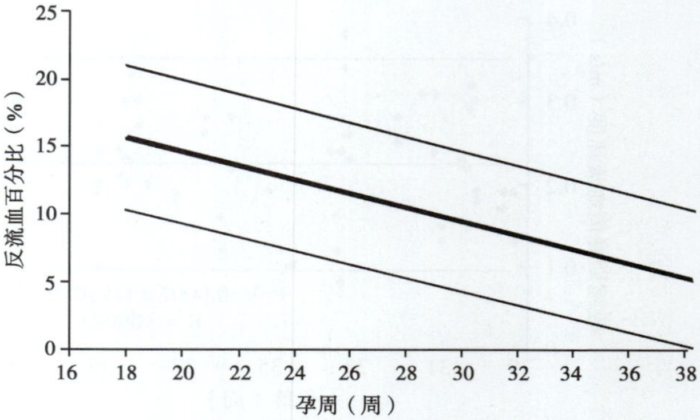

图16-1-21 不同孕周下腔静脉a波反流血液百分比
正常胎儿下腔静脉a波反流血百分比，第5至第95百分位数（Rizzo G, Arduini D, Romanini C. Inferior vena cava flow velocity waveforms in appropriate- and small-for-gestational-age fetus. Am J Obstet Gynecol, 1992，166: 1271-1280）

脐静脉进入肝脏后，又再向上向后行走。在肝内脐静脉及下腔静脉之间的那段血管即为静脉导管（图16-1-22）。静脉导管较细，但流速很高，故彩超显示色彩鲜亮的彩色血流信号（图16-1-23）。

静脉导管的多普勒波形也分三个部分，与下腔静脉相对应，第一个波称“S”波，为心室收缩；第二个波称“D”波，为心室舒张早期；第三阶段称“a”谷，为心房收缩（图16-1-24）。在静脉导管，即使是心房收缩，其血流仍是正向血流，只是流速稍减慢，而不像下腔静脉在心房收缩期出现反流血（图16-1-25）。

静脉导管“S”波、“D”波及“a”谷的流速均随孕周的增加而增加，尤其是“a”谷增加得更快，故前负荷指数[(S-a)/S]随孕周的增加而下降（图16-1-26）。有人还观察了“S”波与“D”波之间的谷，称“SD”谷，发现流速也随孕周的增加而增加。

9. 脐静脉（umbilical vein，UV） 这里是指脐带内的脐静脉。通常在观察脐动脉血流的同时，开大取样容积，使其覆盖脐动脉与脐静脉，这样就可在记录脐动脉多普勒频谱时，同时记录下了脐静脉的频谱。

正常情况下，脐静脉的血流频谱多平坦而无波折（图16-1-27）。但要注意必须是在无胎儿呼吸样运动时进行观察。

10. 三尖瓣（tricuspid，TV） 三尖瓣血液流速也能反映心功能情况。检测时，尽量获取心尖四腔心平面或心底四腔心平面，将取样容积置于三尖瓣的心室面，即能得到三尖瓣的多普勒频谱。

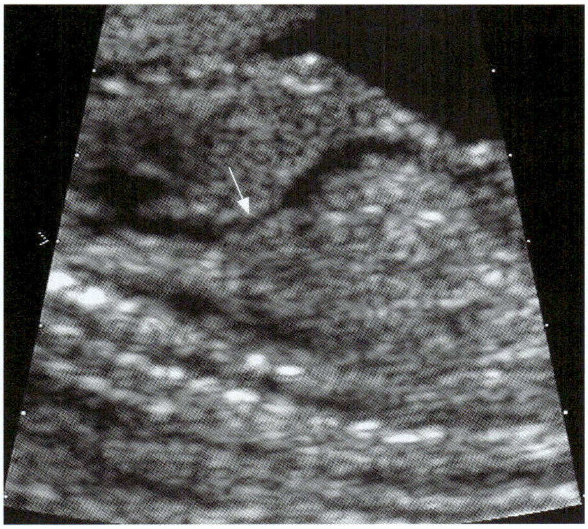

图16-1-22 静脉导管

胎体矢状切面观，肝内脐静脉与下腔静脉之间较细的一段血管为静脉导管（箭头所示）

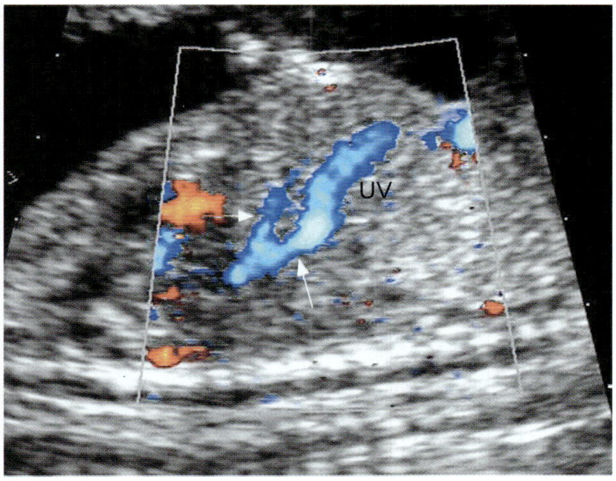

图16-1-23 静脉导管

胎体矢状切面观，彩色超声显示肝内脐静脉（UV）、静脉导管（向上箭头）及肝静脉（横向箭头）

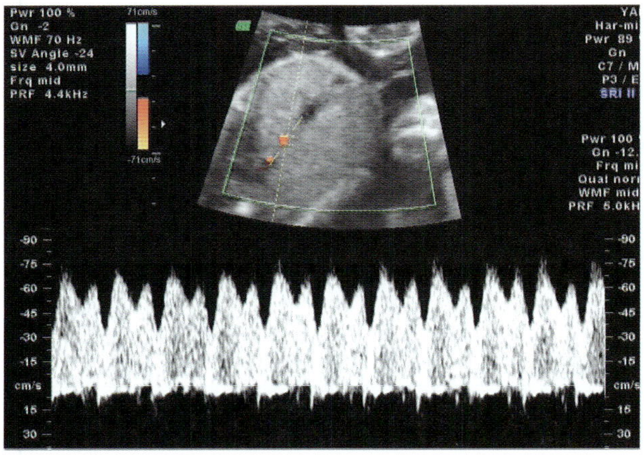

图16-1-24 正常静脉导管多普勒频谱

静脉导管的两峰一谷

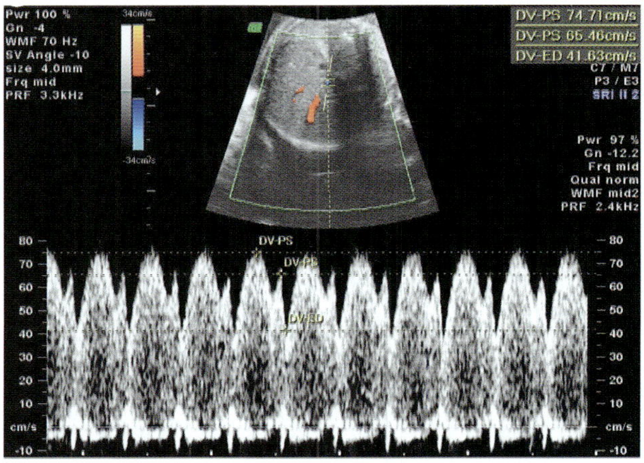

图16-1-25 正常静脉导管多普勒频谱

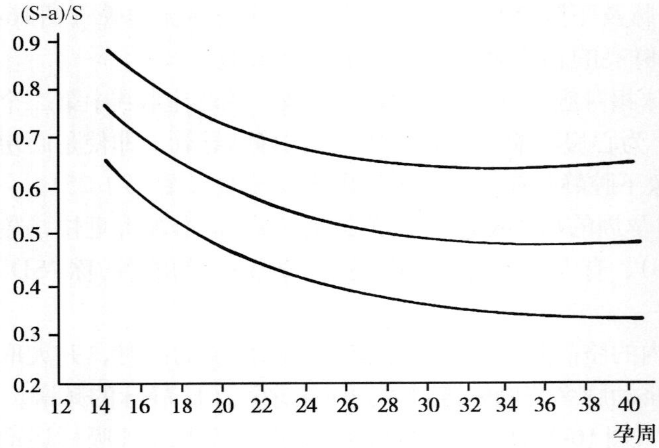

图16-1-26 不同孕周静脉导管前负荷指数参考值

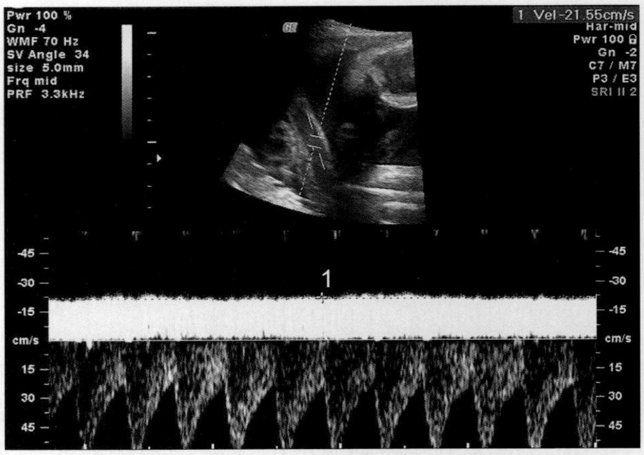

图16-1-27 正常脐静脉多普勒频谱

三尖瓣多普勒血流图有两个峰，呈“M”形（图16-1-28）。其中，第一个峰被称为“E”峰（early ventricular filling），为心室舒张早期，心房血液进入心室；第二个峰被称为“A”峰（active ventricular filling），为心房收缩期，心房血液再度充盈心室。正常情况下，E峰低于A峰，E峰及A峰均随孕周的增加而增加，但E峰增加得更快，故E/A比值也逐渐增加（图16-1-28b，图16-1-29），可能与心肌顺应性的提高及前负荷的增加有关。但在胎儿期，A峰总是高于E峰。

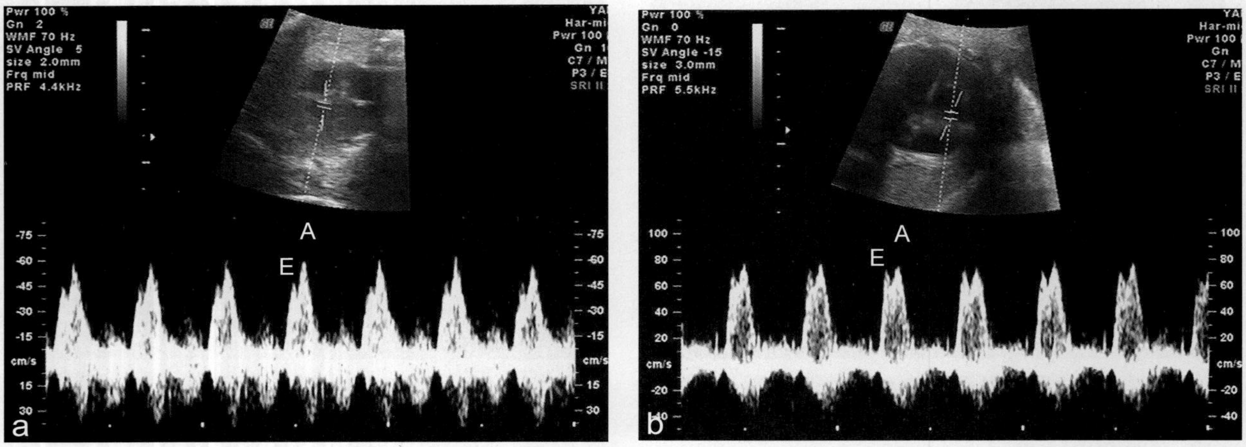

图16-1-28 正常三尖瓣多普勒频谱

a. 妊娠31⁺周，三尖瓣的心室舒张早期峰（E）及心房收缩峰（A）；b. 妊娠38⁺周，三尖瓣多普勒频谱上明显显示E峰及A峰的流速差距减小，但E峰仍然低于A峰

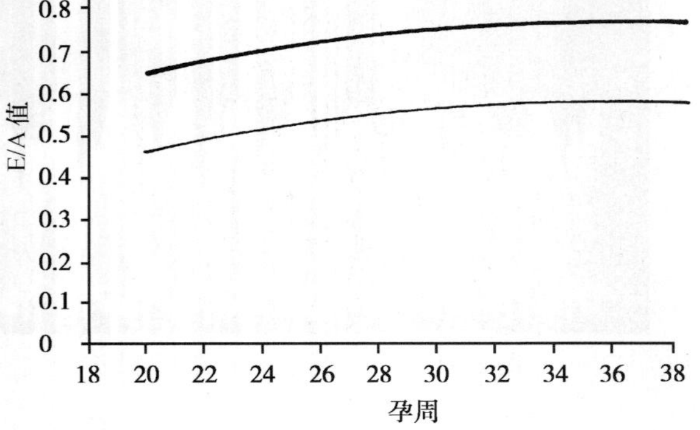

图16-1-29 正常三尖瓣E峰A峰比值参考值

（Rizzo G, Arduini D, Romanini C, et al. Doppler echocardiographic assessment of atrioventricular velocity waveform in normal and small for gestational age fetus. Br J Obstet Gynecol，1988，95: 65-69）

（二）胎儿缺氧时各血管的多普勒频谱表现

前面已经提到，氧分压降低时胎儿自身会发生调节作用，使更多的血液供应脑部及心肌等重要器官，同时减少了身体下半部分的血供，称为“脑保护效应”及“心保护效应”。反映在血管多普勒超声上，最明显也是最早发生变化的是脐动脉阻力升高。不管胎儿体位如何，脐动脉是最容易获得多普勒频谱的一条血管。由于胎盘阻力的升高，脐动脉首先出现舒张末期血流降低，PI升高（图16-1-30）。缺氧诱发的一系列血流动力学变化，使脐动脉舒张末期血流进一步减少。但是，脐动脉的变化很敏感，易受外界环境的影响，如胎动、胎儿呼吸样运动、母体心率、胎儿心率、母体体温等等。因此，一次超声测得脐动脉PI略微升高不一定表示胎儿存在缺氧，需复查与随访。严重缺氧时舒张末期血流消失，甚至出现反流（图16-1-31，图16-1-32）。

缺氧时，大脑中动脉则表现出脑血供增加的情况，即脑部血管扩张，阻力降低。反映在多普勒超声上，表现为舒张末期流速增加，PI下降（图16-1-33）。大脑中动脉的变化不如脐动脉敏感，如果测得阻力降低，很有可能是处在缺氧状态下血流重新分配的结果。严重的低氧血症大脑中动脉极度扩张，血流量很大。但由于进入脑部的血液含氧量很低，脑组织依然缺氧，随后可发生脑水肿。有研究显示，胎心出现迟发性减慢前两周，脑血管扩张到最大程度，以后则不再扩张。如果发生心衰，血流反而下降。

目前，有些产前诊断中心还用大脑中动脉与脐动脉之间的PI比值，进行胎儿缺氧程度的分析判断。由于缺氧时大脑中动脉PI降低、脐动脉PI升高，反映在两者的比值上，就会更明显。正常情况下，妊娠32周

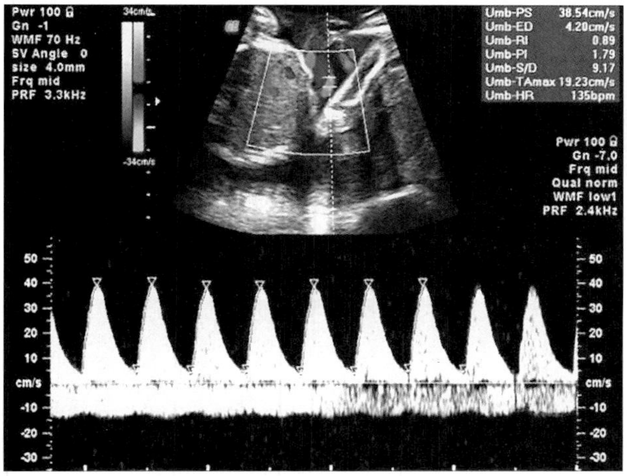

图16-1-30 脐动脉阻力增高

妊娠26⁺周，脐动脉舒张末期血流降低，PI增高（1.79）

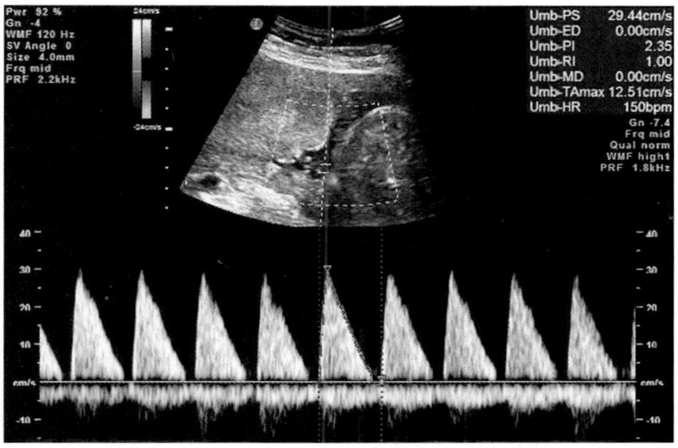

图16-1-31 脐动脉阻力明显增高

妊娠33⁺周，脐动脉舒张末期血流缺失，PI增高（2.35）

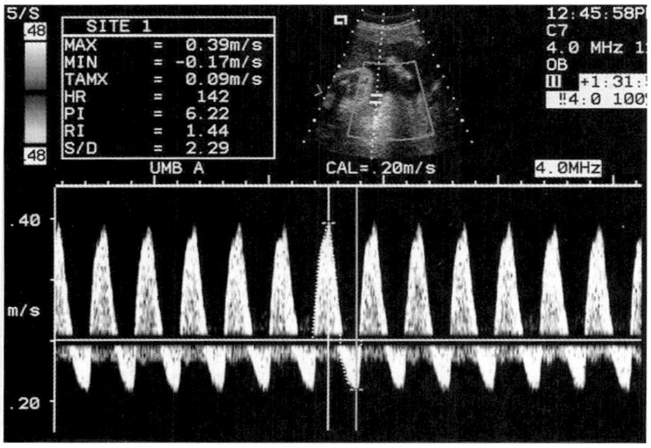

图16-1-32 脐动脉阻力明显增高

妊娠28⁺周，脐动脉舒张末期血液反流，PI极高（6.22）

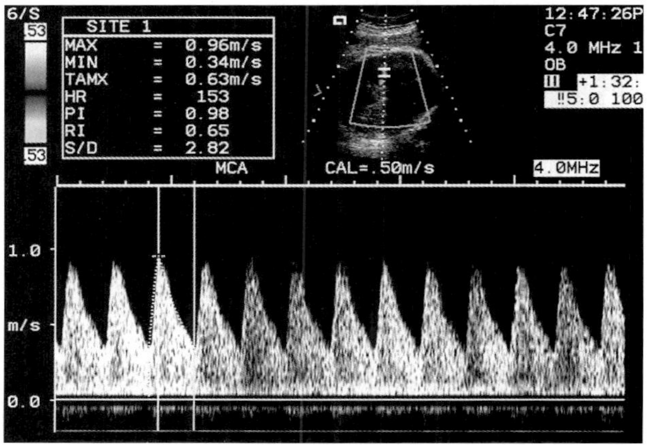

图16-1-33 大脑中动脉阻力降低

妊娠30⁺周，大脑中动脉舒张末期血流增高

后大脑中动脉PI随孕周的增加而下降，脐动脉的PI在整个妊娠周期中都逐渐下降。因此，32周后两者之比值基本衡定不变（图16-1-34）。

胸主动脉与肾动脉的表现也都是舒张末期血流降低，PI升高。严重的血液重新分配，身体下半部分血供大大减少时，舒张末期血流消失或出现反流血（图16-1-35，图16-1-36）。但由于胸主动脉的多普勒频谱不如脐动脉容易获得（声束探测角度关系），肾动脉的血流变化又不很敏感（多数正常妊娠35周后才出现舒张末期血流）。因此，在临床上这两条血管相对不如脐动脉与大脑中动脉用得多。

主动脉弓峡部血流的改变也都是发生在缺氧导致的血流重新分配的状况下，表现为舒张期血流的缺失甚至反流（图16-1-37）。有研究发现该变化出现在胎盘功能不足缺氧与心功能失代偿之间，约在静脉导管血流异常前一周，认为可用来指导临床处理，但也有研究发现两者并无如此关系。

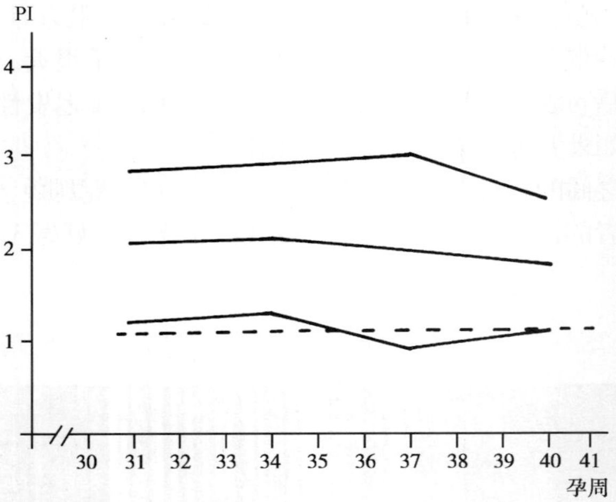

图16-1-34　正常大脑中动脉PI与脐动脉PI之比值（新加坡KK妇幼医院）

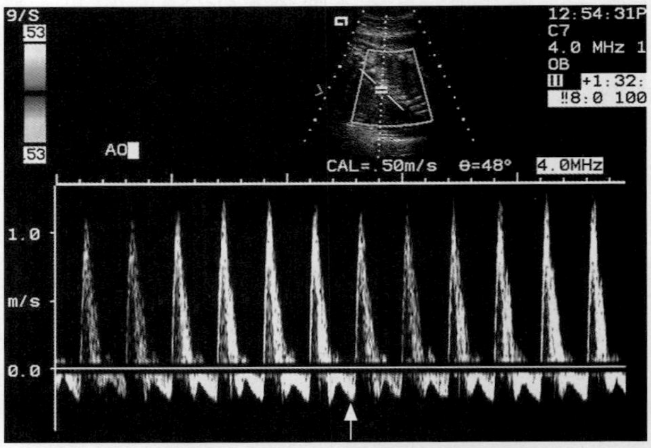

图16-1-35　胸主动脉阻力增高
妊娠28⁺周，胸主动脉舒张期血液反流（箭头）

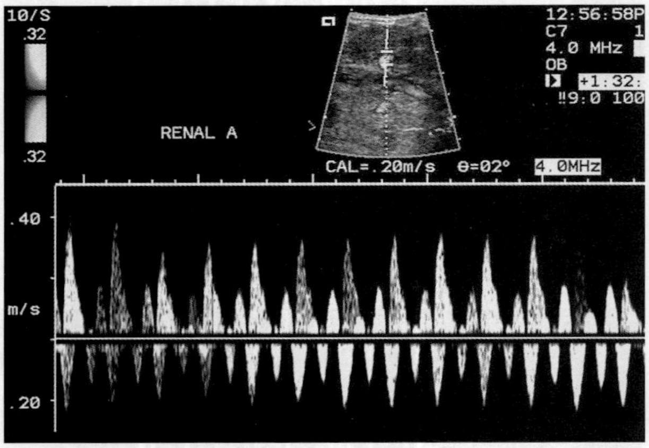

图16-1-36　肾动脉阻力增高
妊娠28⁺周，肾动脉血流全舒张期缺失

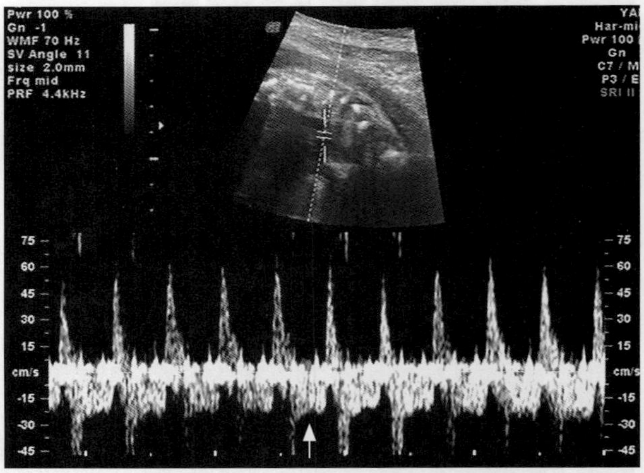

图16-1-37　主动脉弓峡部血流异常
妊娠31⁺周，主动脉弓峡部舒张期反流（箭头）

只有在胎儿严重缺血缺氧末期，心功能失代偿时，多普勒才能观察到冠状循环增加，表现在冠状动脉收缩期和舒张期峰值流速增加（图16-1-38）。同时，冠状动脉血流测得的孕周明显提前，从正常的平均33^{+6}周提前至28^{+2}周，血液流速也从正常的收缩期0.21m/s及舒张期0.43m/s增至0.25m/s及0.48m/s。

静脉系统的多普勒测量主要是用来判断心功能情况。当右心负荷过大，心功能失代偿时，静脉回流发生困难。表现在多普勒上，下腔静脉的a波升高增大（图16-1-39），反流百分比增加，大于正常值的上限。而且，D波流速下降。有时，SD谷的流速也明显下降，严重时SD谷无血流，甚至反流（图16-1-40）。与下腔静脉相一致，静脉导管多普勒频谱的a谷流速降低（图16-1-41），严重时a谷血流消失或反流，D波及SD谷血流也都下降（图16-1-42）。心功能失代偿造成静脉回流受阻，反流血增加，脐静脉也出现搏动（图16-1-43）。同时，二维声像图上还能见到胎儿心脏增大、心包积液、腹水、胎儿水肿等一系列心衰表现（图16-1-44）。

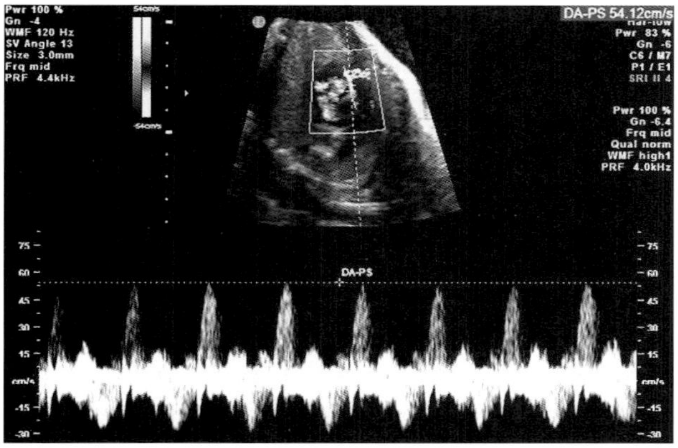

图16-1-38 冠状动脉血流异常
妊娠33⁺周，冠状动脉舒张期峰值流速增高，54.12cm/s

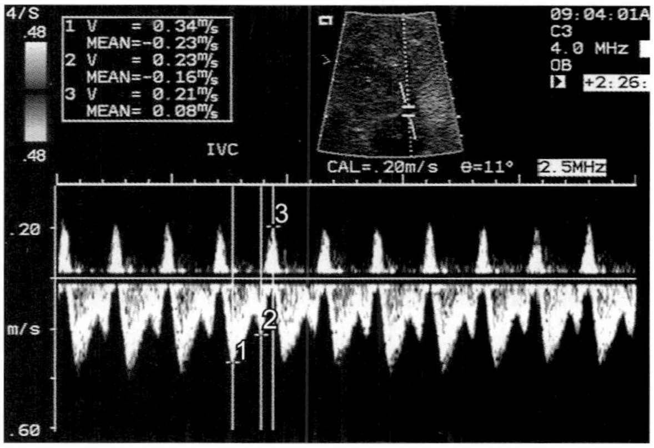

图16-1-39 下腔静脉反流血液增加
妊娠30⁺周，下腔静脉a波血流增加（测量键3）

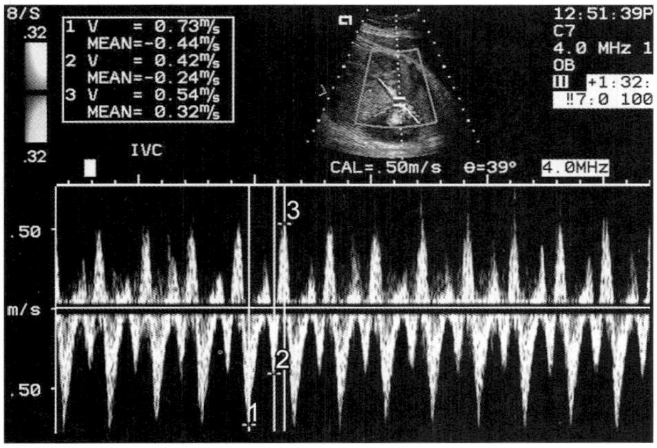

图16-1-40 下腔静脉血流严重异常
妊娠28⁺周，下腔静脉a波严重增高（测量键3），伴D波下降及SD谷血流缺失

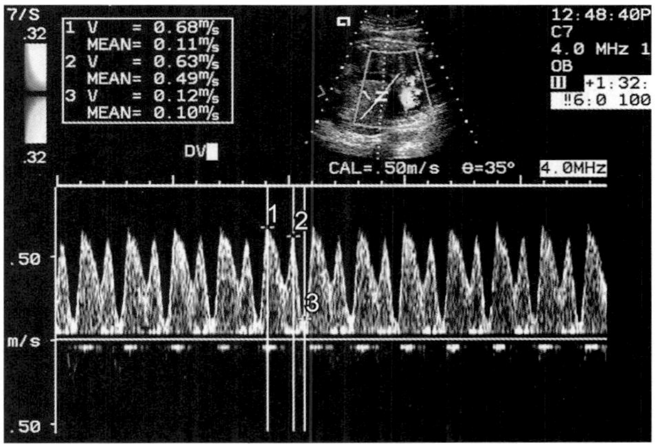

图16-1-41 静脉导管血流异常
妊娠28⁺周，静脉导管a谷血流降低（测量键3）

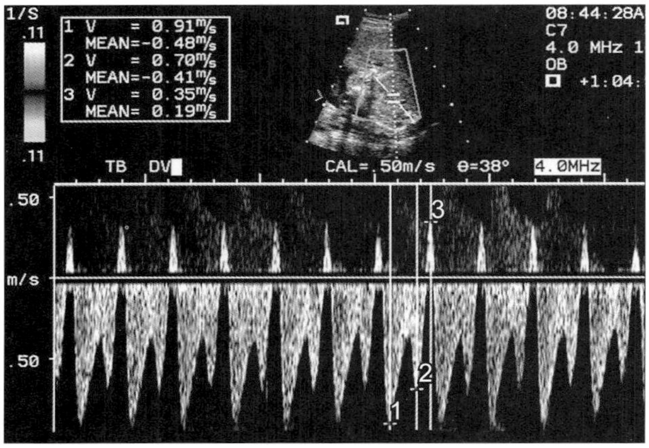

图16-1-42 静脉导管血流严重异常
妊娠27⁺周，静脉导管心房收缩期反流（测量键3）。该胎儿于妊娠29⁺周宫内死亡

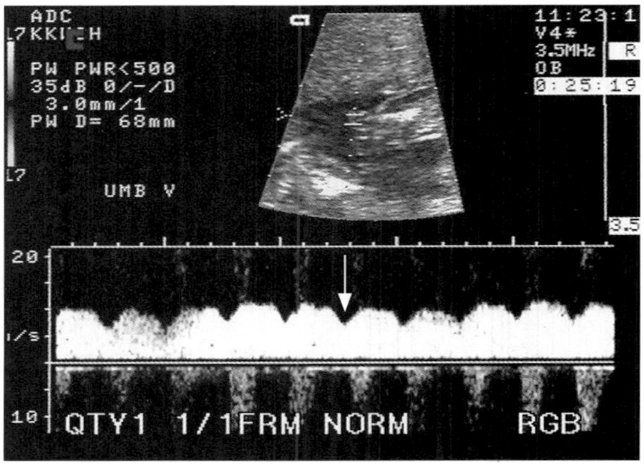

图16-1-43 脐静脉搏动
脐静脉多普勒频谱示明显的脐动脉搏动（箭头）

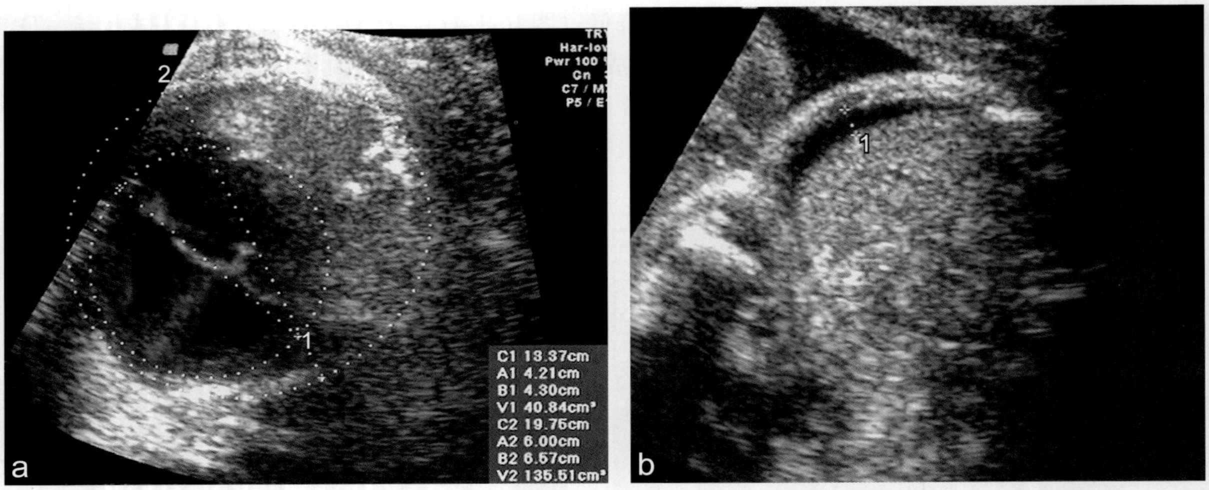

图16-1-44 FGR合并心脏增大及腹腔积液

a. 妊娠34⁺周，严重FGR，心脏增大，心胸比率增加，0.70；b. 同一病例，见腹腔积液（测量键）

三尖瓣也主要是反映右心功能情况。长期缺氧血流重新分配，右心前、后负荷都增加，导致心功能受损，右心失代偿。反映在三尖瓣多普勒频谱上，“A”峰相对下降，E/A比值升高，甚至倒置（图16-1-45）。

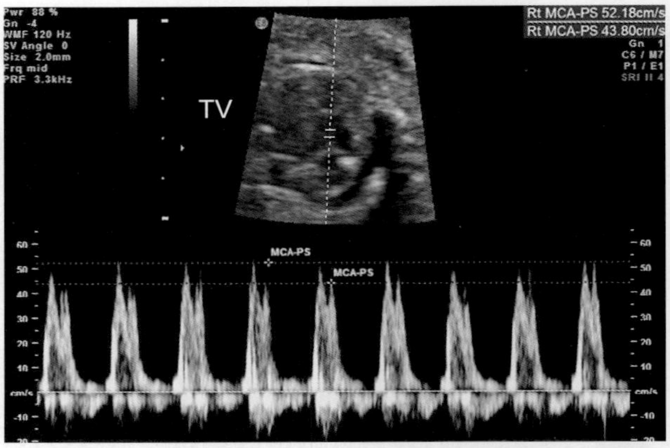

图16-1-45 三尖瓣血流异常

妊娠30⁺周，三尖瓣血流E波及A波倒置

所有上述血管在胎儿缺氧情况下血流都会发生变化，但临床上并不对每个病例都进行所有血管的检查。大量实践证明，有些血管体现的意义相同，有些血管在检测技术上有一定难度。一般来说，脐动脉、大脑中动脉及静脉导管是最常用的三条血管，同时，也是反映胎儿缺氧的三个不同阶段。脐动脉出现的变化最早，胎盘阻力略有升高，脐动脉就可表现出来。如果脐动脉持续高阻力，可认为胎盘功能不良，胎儿缺氧可能；如果脐动脉舒张末期血流缺失或反流，就已经是重度FGR。有研究发现FGR胎儿脐动脉舒张末期血流缺失，围生期死亡率明显增高。大脑中动脉反映了血流的重新分配，大脑中动脉阻力降低或是严重降低，可说明已发生了血流重新分配以及严重程度。而静脉导管血流出现异常，则已是严重缺氧胎儿生长受限的晚期。一旦静脉导管血流异常，表示心功能失代偿，与胎儿低氧血症、胎儿异常心动描计（cardiotocogram，CTG）、严重FGR、不良预后、围生期死亡等关系密切。

六、胎儿生长受限的综合诊断

前面详细介绍了胎儿血流动力学特点及在缺氧情况下所发生的变化，是诊断FGR的重要方法，但并不是唯一的方法。产前测量胎儿生物学指标，观察羊水量，计数胎动，随访CTG等都是FGR的判断依据。

胎儿生物学指标包括测量头围、腹围及股骨长度，这些数据的参考值请参见第二章第二节。由于缺氧时的血流重新分配（见本章本节第三点），腹围增长缓慢相对更明显。一般采用测值小于均数的2SD作为过小标准，但要注意可能存在的测量误差，因此有必要随访生长径线。更重要的，是应关注随访过程中生长径线的动态变化，尤其是腹围的增长率，严重FGR腹围往往增长缓慢或无明显增长。

肾动脉的灌注下降导致胎儿排尿减少，出现羊水过少。长期且严重的FGR可无羊水，肺严重发育不良，死亡率很高。

FGR的诊断是一个综合的诊断，而胎儿血流动力学多普勒检查是最重要的手段。超声监测胎儿血流状况，可向产科医生提供胎儿安危的证据，以便进行合理恰当的处理。有作者报道在32周之后出生的生长受限胎儿，围生期死亡率明显降低，认为32周之后若出现脐动脉舒张末期血流缺失或反流者，就不应继续等待。英国皇家妇产科学院建议34周之后出现上述脐动脉改变，就应立即分娩，而不要等到心功能失代偿。因为心功能失代偿时胎儿已发生酸中毒，在这样的情况下出生，窒息机会及肠道并发症发生率很高，预后更差。

另外，“脑保护效应”及“心保护效应”仅发生在低氧血症的情况下，与非低氧血症所致的胎儿过小的血流动力学是完全不同的。

第二节 妊娠期高血压疾病子宫血液循环的观察

已知妊娠的维持及胎儿正常生长发育过程中胎盘是一个重要器官，通过胎盘，氧气及营养物质不断地输入胎儿体内，同时，胎儿产生的二氧化碳及代谢产物也通过胎盘排出。胎盘有两个面，母体面及胎儿面，换言之，胎盘有两部分组成，母体部分及胎儿部分。本章第一节中已经介绍了胎盘胎儿部分的解剖及血流动力学，这里，将介绍母体部分的循环特点。

一、妊娠期子宫动脉的解剖特点

子宫动脉为髂内动脉前干的分支，在腹膜后沿盆腔侧壁向下向前行，经阔韧带基底部及子宫旁组织到达子宫外侧，于阴道上子宫颈部分为上下两支，上支称宫体支，沿子宫侧缘迂曲上行，并发出分支进入子宫肌层。子宫肌层近浆膜面的血管称弓状动脉，弓状动脉又发出放射动脉直达子宫深部近内膜层，进入子宫内膜的是螺旋动脉。

从胚泡着床开始，胚泡的滋养层就对子宫内膜进行破坏和侵入，通过溶解子宫内膜上皮细胞之间的物质、破坏内膜的基膜、使内膜上皮细胞退化或上皮细胞从基膜上松散等途径，胚泡完全进入到内膜内。位于内膜的胚泡在发育的同时，滋养层细胞继续侵蚀血管如子宫螺旋动脉。妊娠期间，子宫动脉分支出近百条螺旋动脉分布在子宫内膜中。随着滋养层绒毛的增长，位置较深的螺旋动脉也遭到滋养层细胞的侵蚀而开口，管壁内肌层消失，管腔扩大，失去收缩能力，阻力降低，形成一个个血池，称绒毛间隙，绒毛漂浮于其中。母体血液充满了绒毛间隙，形成了子宫胎盘局部血供的“高流低阻”现象。当胎儿血液经过漂浮在绒毛间隙的绒毛时，半透膜样结构的绒毛毛细血管壁便完成了气体及营养物质的交换。

二、妊娠期高血压疾病的病因及病理

妊娠期高血压疾病（hypertensive disorders complicating pregnancy），旧称妊娠高血压综合征（妊高征），是妊娠期特有的疾病。其中，子痫前期（pre-eclampsia，PE）及子痫（eclampsia）是孕产妇和围生儿发病及死亡的主要原因之一。目前认为，子痫前期-子痫的发病机制是滋养层细胞对子宫螺旋小动脉的侵蚀不够，使其管壁的肌层不消失，仍具有弹性，造成血管阻力不下降或下降较少，舒张期子宫胎盘床血供不足，绒毛间隙血流量下降。

子痫前期-子痫的基本病理表现是孕妇全身小动脉的痉挛，包括肾动脉、视网膜、颅内血管等。临床上，孕妇表现为水肿、高血压及蛋白尿，严重者视网膜出血或剥离、子痫；胎儿则缺氧生长受限，严重者宫内死亡。子痫前期（PE）又有早发性与迟发性之分，早发性是指发生在34周之前，迟发性是指发生在34周及之后。由于迟发性PE可及时分娩，预后相对较好；而早发性PE的处理非常棘手，面临或是病情加重或是早产的不良结局，因此，早发性PE是严重的病理产科，危害到母子双方的安全和健康。

三、子宫胎盘的血流动力学观察

鉴于上述病变原理，是由于子宫螺旋动脉的管壁肌层持续存在，造成动脉的阻力增加，因此，通过超声多普勒测量子宫动脉的循环状态，可以了解是否存在血管阻力增高的现象。

观察子宫的血供状况，可测量子宫动脉主干的血流阻力及子宫胎盘床血管的血流阻力。早在20世纪80年代初，就有学者利用脉冲多普勒探测子宫胎盘床（uteroplacental bed）的血液循环。将取样容积置于胎盘后方的子宫肌层上，如此获得的多普勒信号被认为是来自弓状动脉或放射状动脉（图16-2-1）。并且，发现子宫胎盘床血流阻力随孕周的增加而下降。以后的大量实践发现，获取子宫动脉主干多普勒血流频谱比获取子宫胎盘床血流频谱更加容易更加简便，多普勒波形也更加清晰。子宫动脉血流频谱的获取可经阴道或经腹壁，早孕期（14周之前）可经阴道或经腹壁超声，由于经阴道超声探头更接近子宫动脉，声束与子宫动脉的夹角接近0°，获得的频谱更清晰；中孕期起经腹壁超声。经阴道超声的方法是：纵切宫颈，向一侧缓慢移动探头，在相当于宫颈阴道部的水平开启彩超寻找子宫动脉（图16-2-2），要注意将取样容积置于弓状动脉分支之前。经腹壁超声的方法是：探头置于下腹壁的一侧，调节角度，开启彩超，显示子宫动脉与髂外动脉相交（图16-2-3）。取样容积置于相交点远端1cm处的子宫动脉上，角度小于30°，取样容积的大小约等于血管的宽度。

正常子宫动脉血流频谱见图16-2-4及图16-2-5。进行双侧的子宫动脉PI、RI等测量，再计算平均阻力。阻力指标PI与RI相比，PI较全面地反映了整个心动周期的血流状况，舒张早期切迹的信息也包含在其中。平均子宫动脉PI的参考值见表16-2-1。

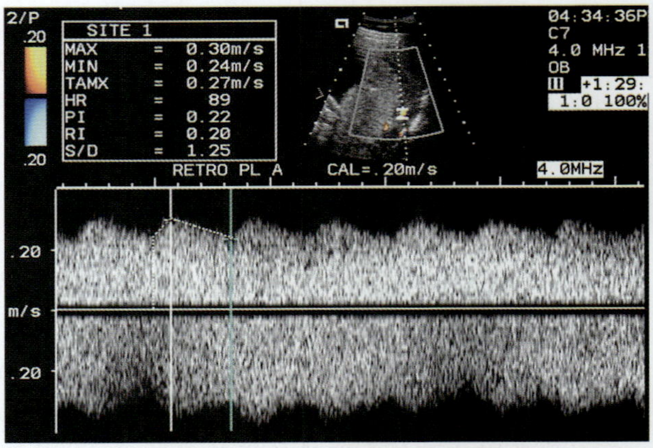

图16-2-1 正常子宫胎盘床血流多普勒频谱

多普勒血流频谱显示子宫胎盘床舒张末期血流流速很高，阻力很低

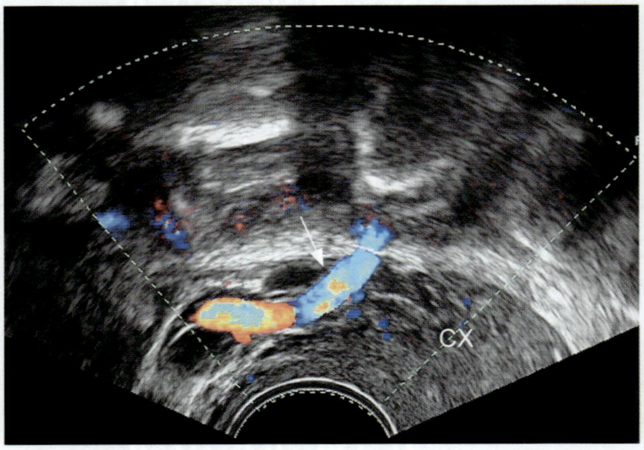

图16-2-2 子宫动脉

经阴道超声显示子宫动脉（箭头）。CX：宫颈

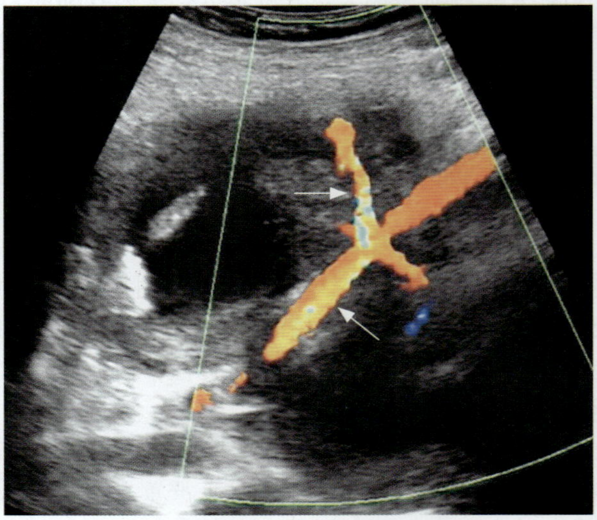

图16-2-3 子宫动脉

妊娠19⁺周，经腹壁超声显示子宫动脉（横向箭头）与髂外动脉（斜向上箭头）的关系

表 16-2-1 不同孕周平均子宫动脉 PI 参考值

GA (weeks)	5th centile	50th centile	95th centile	GA (weeks)	5th centile	50th centile	95th centile
11	1.18	1.79	2.7	27	0.58	0.84	1.21
12	1.11	1.68	2.53	28	0.56	0.81	1.17
13	1.05	1.58	2.38	29	0.55	0.79	1.13
14	0.99	1.49	2.24	30	0.54	0.77	1.1
15	0.94	1.41	2.11	31	0.52	0.75	1.06
16	0.89	1.33	1.99	32	0.51	0.73	1.04
17	0.85	1.27	1.88	33	0.5	0.71	1.01
18	0.81	1.2	1.79	34	0.5	0.7	0.99
19	0.78	1.15	1.7	35	0.49	0.69	0.97
20	0.74	1.1	1.61	36	0.48	0.68	0.95
21	0.71	1.05	1.54	37	0.48	0.67	0.94
22	0.69	1	1.47	38	0.47	0.66	0.92
23	0.66	0.96	1.41	39	0.47	0.65	0.91
24	0.64	0.93	1.35	40	0.47	0.65	0.9
25	0.62	0.89	1.3	41	0.47	0.65	0.89
26	0.6	0.86	1.25				

Gomez O, Figuersa F, Fernandez S, et al. Reference ranges for uterine artery mean pulsatility index at 11-41 weeks of gestation. Ultrasound Obstet Gynecol, 2008, 32: 128-132

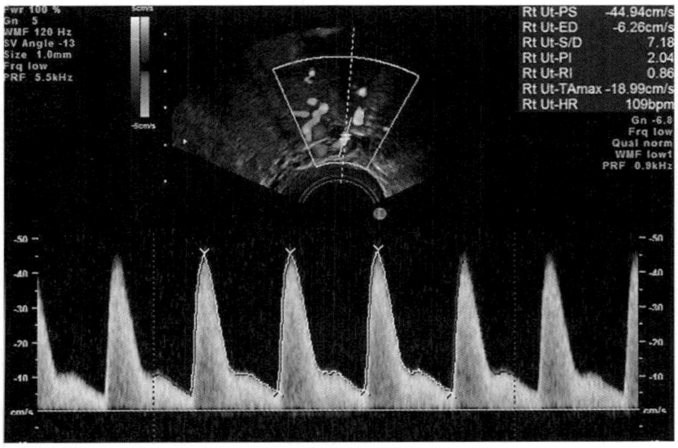

图 16-2-4 经阴道超声正常子宫动脉多普勒频谱

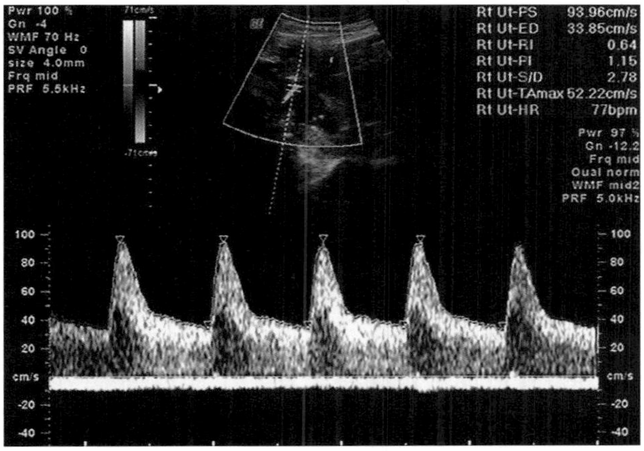

图 16-2-5 经腹壁超声正常子宫动脉多普勒频谱

四、子痫前期子宫血流的变化

如果滋养层细胞对子宫螺旋小动脉侵蚀不够，血管管壁仍保持弹性，阻力不下降，那么通过测量子宫血管的血流，可了解是否存在阻力增高的现象。由于该病理基础早在妊娠初期就已存在，早中孕期超声多普勒就能发现血管高阻力现象（图 16-2-6，图 16-2-7）。而临床上高血压的症状往往出现在晚期妊娠，因而此方法可用来预测 PE。很多报道都证实了子宫胎盘循环高阻力与 PE 之间密切相关。

子宫动脉高阻力表现为舒张期流速降低，以及舒张早期存在短时间的流速下降，称舒张早期切迹（notch）（图 16-2-6，图 16-2-7）。观察阻力的指标有多种，包括 S/D、PI 及 RI。一组大样本的观察发现利用早孕期子宫动脉 PI 预测子痫前期 - 子痫，对早发性 PE 的敏感性为 77%，对迟发性 PE 的敏感性为 27%；利用中孕中期子宫动脉来预测，对早发性 PE 的敏感性为 94%，对迟发性 PE 的敏感性为 74%，但假阳性人群高达 37%。但若综合多项指标，包括孕妇人种、体重、有无原发性高血压史、早孕期子宫动脉 PI 及中孕中期子宫动脉PI的变化，在假阳性率5%的情况下预测早发性PE的敏感性为90.9%，预测迟发性PE的敏感性为31.0%。单用早孕期子宫动脉PI预测，在同样敏感性90.9%的前提下，假阳性率为15%。认为综合分析法可提高预测敏感性，降低假阳性率。另一组报道发现，早孕期子宫动脉RI均数为0.70；以后发展为早发性PE者RI为0.79；以后发展为迟发性PE者RI为0.72。认为早孕期测量子宫动脉RI对预测早发性PE有很明显的优势，而对预测迟发性PE却不甚敏感。

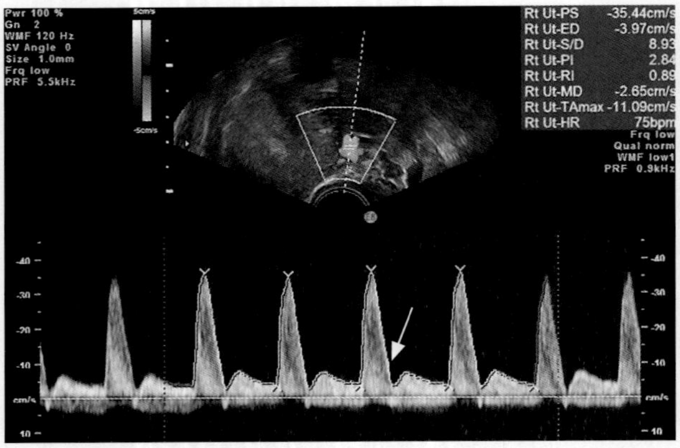

图16-2-6 异常子宫动脉多普勒频谱

经阴道超声，在子宫动脉收缩末期及舒张早期之间见流速降低，即“切迹”（箭头）

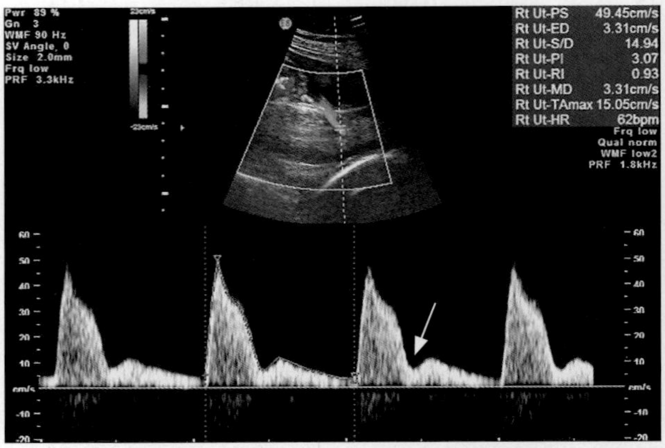

图16-2-7 异常子宫动脉多普勒频谱

经腹壁超声，子宫动脉“切迹”（箭头）

此外，也有作者仅通过对子宫动脉是否存在舒张早期切迹的观察，发现其预测子痫前期的敏感性和特异性都较高，尤其是双侧子宫动脉都存在舒张早期切迹者。虽然，这一结果随着妊娠周数的增加，其敏感性可渐渐降低，但特异性却逐渐升高（妊娠20周时敏感性81%，特异性87.2%；24周时敏感性为76.1%，特异性95.1%）。

与子宫动脉相似，子宫胎盘床的血流阻力增高（图16-2-8），也可预测将来发生子痫前期-子痫的可能性，尽管此时孕妇的血压可能正常。若以妊娠20周时S/D＞2.5作为预测指标，其敏感性为64.71%，特异性为95.06%。但由于子宫胎盘床多普勒血流的获取不如子宫动脉容易，目前相对少用。

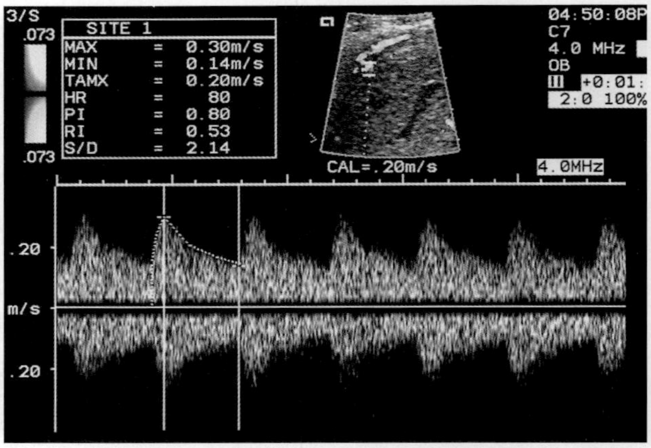

图16-2-8 异常子宫胎盘床多普勒频谱

图示子宫胎盘床舒张末期血流速度较低，提示子宫胎盘床阻力较高

早中孕期测量子宫动脉或子宫胎盘床超声多普勒血流预测以后发生子痫前期-子痫的可能性，尤其是早发性PE的可能性，可提示临床医生对此引起重视，采取一些预防措施如服用阿司匹林等疏通微循环，晚孕期密切监测血压等变化。相对迟发性PE来说，早发性PE具有更不良的后果，及时预测及时治疗就显得较为重要。实践发现，越早期服用疏通微循环药物，降低以后发生严重PE的效果就越好，这可能与妊娠过程中子宫胎盘床的结构还在不断发育有关。因此，早孕期超声不但有着预测作用，还涉及PE的预防。

另外，子宫动脉多普勒阻力增高与日后发生早发性PE有很明显的相关性，与迟发性PE的相关性却不甚明显，因此有学者提出是否早发性PE与迟发性PE的病因不同。是否迟发性PE的原因不是子宫螺旋动脉肌层未被滋养层细胞充分侵蚀，而是晚孕期胎盘过早退化。这些病理机制还有待于进一步的研究。

参考文献

1. Acharya G. Technical aspects of aortic isthmus Doppler velocimetry in human fetuses. Ultrasound Obstet Gynecol, 2009, 33: 628-633

2. Antsaklis A, Daskalakis G, Tzortzis E, et al. The effect of gestational age and placental location on the prediction of pre-eclampsia by uterine artery Doppler velocimetry in low-risk nulliparous women. Ultrasound Obstet Gynecol, 2000, 16: 635-639

3. Arduini D, Rizzo G, Romanini C. Changes of pulsatility index from fetal vessels preceding the onset of late deceleration in growtb-retarded fetus. Obstet Gynecol, 1992, 79: 605-610

4. Arduini D, Rizzo G, Romanini C. Fetal Cardiac Function. New York: The Parthenon Publishing Group Inc, 1995

5. Bahlmann F, Wellek S, Reinhardt I, et al. Reference values of ductus venosus flow velocities and waveform indices. Prenat Diagn, 2000, 20: 623-634

6. Barker DJ, Osmond C, Golding J, et al. Growth in utero, blood pressure in childhood and adult life, and mortality from cardiovascular diseases. BMJ, 1989, 289: 564-567

7. Baschat AA, Gembruch U, Harman CR. Coronary blood flow in fetuses with intrauterine growth restriction. J Perinat Med, 1998, 26: 143-156

8. Baschat AA, Gembruch U, Reiss I, et al. Relationship between arterial and venous Doppler and perinatal outcome in fetal growth restriction. Ultrasound Obstet Gynecol, 2000, 16: 407-413

9. Baschat AA, Muench MV, Gembruch U. Coronary artery blood flow velocities in various fetal conditions. Ultrasound Obstet Gynecol, 2003, 21: 426-429

10. Bilardo CM, Wolf H, Stigter RH, et al. Relationship between monitoring parameters and perinatal outcome in severe, early intrauterine growth restriction. Ultrasound Obstet Gynecol, 2004, 23: 119-125

11. Black RS, Campbell S. Cardiotocography versus Doppler. Ultrasound Obstet Gynecol, 1997, 9: 148-151

12. Bower S, Kingdom J, Campbell S. Objective and subjective assessment of abnormal uterine artery Doppler flow velocity waveforms. Ultrasound Obstet Gynecol, 1998, 12: 260-264

13. Campbell S, Dewhurst CJ. Diagnosis of the small-for-dates fetus by serial ultrasonic cephalometry. Lancet, 1971, 2: 1002-1006

14. Campbell S, Diaz-Recasens J, Griffin DR, et al. New Doppler technique for assessing uteroplacental bloodflow. Lancet, 1983, I: 675-677

15. Campbell SE, Kuo CJ, Hebert B, et al. Development of the coronary vasculature in hypoxic fetal rats treated with a purified perfluorocarbon emulsion. Can J Cardiol, 1991, 7: 234-244

16. Chappell L, Bewley S. Pre-eclamptic toxaemic: the role of uterine artery Doppler. Br. J Obstet Gynecol, 1998, 105: 379-382

17. Del Rio M, Martinez JM, Figueras F, et al. Reference ranges for Doppler parameters of the fetal aortic isthmus during the second half of pregnancy. Ultrasound Obstet Gynecol, 2006, 28: 71-76

18. Degani S, Lewinsky RM, Shapiro I. Doppler studies of fetal cerebral blood flow. Ultrasound Obstet Gynecol, 1994, 4: 158-165

19. DeVore GR, Horenstein J. Ductus venosus index: a method for evaluating right ventricular preload in the second-trimester fetus. Ultrasound Obstet Gynecol, 1993, 3: 338-342

20. Figueras F, Benavides A, Del Rio M, et al. Monitoring of fetuses with intrauterine growth restriction: longitudinal changes in ductus venosus and aortic isthmus flow. Ultrasound Obstet Gynecol, 2009, 33: 39-43

21. Gembruch U, Gortner L. Perinatal aspects of preterm intrauterine growth restriction. Ultrasound Obstet Gynecol, 1998, 11: 233-239

22. Gomez O, Figuersa F, Fernandez S, et al. Reference ranges for uterine artery mean pulsatility index at 11-41 weeks of gestation. Ultrasound Obstet Gynecol, 2008, 32: 128-132

23. Hartung J, Kalache KD, Heyna C, et al. Outcome of 60 neonates who had ARED flow prenatally compared with a matched control group of appropriate-for-gestational age preterm neonates. Ultrasound Obstet Gynecol, 2005, 25: 566-572

24. Hecher K, Hackeloer B-J. Cardiotocogram compared to Doppler investigation of the fetal circulation. Ultrasound Obstet Gynecol, 1997, 9: 152-161

25. Hecher K, Snijders R, Campbell S, et al. Fetal venous, intracardiac, and arterial blood flow measurements in intrauterine growth retardation: Relationship with fetal blood gases. Am J Obstet Gynecol, 1995, 173: 10-15

26. Holmes G, Epstein ML. Effect of growth and maturation in a hypoxic environment on maximum coronary flow rates of isolated rabbit hearts. Pediatr Res, 1993, 33: 527-532

27. Jaffe R, Warsof SL. Color Doppler Imaging in Obstetrics and Gynecology. New York: McGraw-Hill, Inc, 1992

28. Kennelly MM, Farah N, Turner KJ, et al. Aortic isthmus Doppler velocimetry: role in assessment of preterm

fetal growth restriction. Prenat Diagn，2010，30：395-401

29. Kiserud T. In a different vein：the ductus venosus could yield much valuable information. Ultrasound Obstet Gynecol，1997，9：369-372

30. Kiserud T，Eik-Nes SH，Blaas HG，et al. Ductus venosus blood velocity and the umbilical circulation in seriously growth-retarded fetus. Ultrasound Obstet Gynecol，1994，4：109-114

31. Kurdi W，Campbell S，Aquilina J，et al. The role of color Doppler imaging of the uterine arteies at 20 weeks' gestation in stratifying antenatal care. Ultrasound Obstet Gynecol，1998，12：339-345

32. Kurmanavicius J，Florio I，Wisser J，et al. Reference resistance indices of the umbilical，fetal middle cerebral and uterine arteries at 24-42 weeks of gestation. Ultrasound Obstet Gynecol，1997，10：112-120

33. Melchiorre K，Wormald B，LeslieK，et al. First-trimester uterine artery Doppler indices in term and preterm pre-eclampsia. Ultrasound Obstet Gynecol，2008，32：133-137

34. Muller JM，Davis MJ，Chilian WM. Integrated regulation of pressure and flow in the coronary microcirculation. Cardiovasc Res，1996，32：668-678

35. Plasencia W，Maiz N，Poon L，et al. Uterine artery Doppler at 11+0 to 13+6 weeks and 21+0 to 24+6 weeks in the prediction of pre-eclampsia. Ultrasound Obstet Gynecol，2008，32：138-146

36. Reller MD，Morton MJ，Giraud GD. Severe right ventricular pressure loading in fetal sheep augments global myocardial blood flow to submaximal levels. Circulation，1992，86：581-588

37. Reller MD，Morton MJ，Giraud GD，et al. Maximal myocardial flow is enhanced by chronic hypoxaemia in late gestational fetal sheep. Am J Physiol，1992，263：H1327-1329

38. Rizzo G，Arduini D，Romanini C. Fetal Doppler echocardiography：principles，technique and reference limits. In：Arduini D，Rizzo G，Romanini C. Fetal Cardiac Function. Lancs：Parthenon Publishing，1995：33-41

39. Rizzo G，Arduini D，Romanini C. Inferior vena cava flow velocity waveforms in appropriate- and small-for-gestational-age fetus. Am J Obstet Gynecol，1992，166：1271-1280

40. Rizzo G，Arduini D，Romanini C，et al. Doppler echocardiographic assessment of atrioventricular velocity waveform in normal and small for gestational age fetus. Br. J Obstet Gynecol，1988，95：65-69

41. Rizzo G，Capponi A，Arduini D. Fetal cardiac function in normal and growth-restricted fetuses. // Yagel S，Silverman NH，Gembruch U. Fetal cardiology. 2nd New York：Informa Healthcare USA，2009，531-546

42. Royal College of Obstetricians and Gynaecologists. The investigation and management of the small for gestational age fetus. Guideline No.31.2002. RCOG Guideline and Audit Committee

43. Ville Y，Nyberg DA. Growth，Doppler，and fetal assessment. //Nyberg DA，McGahan JP，Pretorius DH，et al. Diagnostic Imaging of Fetal Anomalies. Philadelphia：Lippincott Williams & Wilkins，2003，31-58

44. 郭光文，王序主编. 人体解剖彩色图谱. 北京：人民卫生出版社，1986：130

第十七章

超声引导介入性产前诊断及治疗

无创性超声产前筛查及诊断的发展，也带动了超声引导下介入性产前诊断及治疗的开展，使很多以前不可能发现更不可能产前明确诊断的先天性异常现在都有可能了。及时产前诊断的目的就是对有严重异常或畸形的妊娠进行干预，达到优生优育、提高出生人口素质的目的。

已知产前诊断的途径包括介入性和非介入性（表17-0-1）。虽然仅少数孕妇需要应用介入性手段，但介入性手段有时却是非常重要，如胎儿染色体异常的诊断，对整个妊娠的处理起着决定性的作用。

表17-0-1 产前诊断技术

介入性	羊水穿刺
	绒毛穿刺
	脐血穿刺
	胚外体腔穿刺
	经宫颈取绒毛标本
	胎儿皮肤活检
	胎儿肝脏活检
	胎儿肌肉活检
	胎儿尿液标本
	胚胎镜，胎儿镜
非介入性	超声显像
	其他影像学诊断技术（X线检查、MRI）
	母血循环中胎儿细胞检查
	其他实验室检查

本章主要介绍常用的超声引导下介入性诊断及治疗技术，目的在于获取胎儿标本以进行一系列的实验室检查，包括细胞遗传学分析、生化测定、分子学水平研究及感染性疾病的诊断，或进行一些简单的宫内治疗。

目前常用的产前介入性诊断方法有：羊水穿刺、胎盘绒毛穿刺及胎儿脐带血穿刺。根据不同需要及不同孕周选择介入途径。表17-0-2显示了绒毛穿刺、羊水穿刺及脐血穿刺所相应的实验室检查项目。临床上采用最多的是羊水穿刺进行胎儿染色体核型分析。

胎儿先天性畸形的宫内手术治疗在国内外部分先进的产前诊断中心进行了尝试，但由于技术要求高，难度大，治疗后的短期疗效及长期预后不一致，较难评价，目前尚处于研究阶段，因此不如介入性产前诊断应用得广泛。介入性产前治疗的项目见表17-0-3。在本章中我们仅介绍羊水引流及胎儿输血。

表17-0-2 绒毛穿刺、羊水穿刺、脐血穿刺所相应的实验室检查范畴

实验室检查	绒毛穿刺	羊水穿刺	脐血穿刺
胎儿核型	+	+	+
羊水生化	–	+	–
胎儿酶标测定	+	+	+
胎儿DNA分析	+	+	+
胎儿血象	–	–	+

表17-0-3 产前介入性治疗技术

穿刺针	羊水引流
	多胎盘多胎妊娠减胎
	胎儿输血
	胎儿体内积液抽吸（肾盂积水、膀胱积水、脑积水、胸腔积液等）
非穿刺针	胎儿体腔积液置管引流
	胎儿镜治疗
	脐带电凝或结扎治疗双胎输血综合征
	激光阻断双胎输血综合征胎盘吻合血管

第一节 超声引导下羊膜腔穿刺

羊膜腔穿刺（amniocentesis）又称羊水穿刺、抽羊水，是胎儿染色体检查最常用的途径，占全部介入性诊断的90%左右。本法先将抽出的羊水作离心处理，以获取胎儿皮肤及羊膜脱落细胞，然后细胞培养10天左右后再作进一步的染色体或DNA检查。但若胎龄较大的羊膜腔穿刺，细胞培养的时间则需要延长。

荧光定量PCR（quantitative fluoresce polymerase chain reaction，QF-PCR）及杂交位点荧光染色（fluorescence in situ hybridization，FISH）均为快速的染色体异常检查方法。不需培养羊水细胞，一至数天内即可获得结果，对临床上急需了解胎儿染色体的病例有很大帮助。但这种方法只能对特定的染色体或位点进行检查，如仅选择针对某一染色体或某一位点的探针，则不能查出其他异常的染色体。目前可用PCR或FISH诊断的异常有：21-三体综合征、18-三体综合征、13-三体综合征、特纳综合征、三倍体、性染色体三体征、嵌合体及某些已知的染色体微小缺损。约25%～30%染色体异常尚不能通过FISH诊断。

最早期的羊膜腔穿刺是盲目穿刺，故相对并发症较多，如穿刺失败、多次试穿、出血、流产、伤及胎儿等等。自有超声引导后，这些并发症都大大减少。

（一）适应证

1. 胎儿染色体核型分析　高龄孕妇、曾有染色体异常胎儿妊娠史或分娩史、孕妇或其丈夫染色体异常、孕妇血清学筛查显示染色体异常高危、异常超声发现等，均有指征进行胎儿染色体检查。

2. 遗传性及遗传性代谢紊乱性疾病　有些已知诊断方法的单基因遗传病如Smith-Lemli-Opitz综合征、高酪氨酸血症、丙酸血症等。

3. 内分泌障碍　如孕妇甲状腺功能减退。

4. 疑有胎儿贫血　胎儿Rh血型或α-血红蛋白链的DNA分析

5. 胎儿成熟度测定　羊水卵磷脂鞘磷脂比值。

6. 胎儿宫内感染　如胎儿巨细胞病毒感染或弓形体感染，测定特异性抗体。

7. 开放性神经管缺陷　测定羊水中甲胎蛋白含量。

（二）禁忌证

1. 羊水过少或极少。

2. 先兆流产有宫缩时。

3. 不明原因阴道流血。

4. 胎膜早破，孕妇发烧，疑有感染存在，尤其是宫腔感染（除外已知感染，为确诊感染原及治疗而穿刺）。

（三）术前准备

1. 术前咨询　详细告知孕妇及丈夫介入性超声的指征、羊水穿刺可作的诊断、操作过程、手术成功率及术后并发症，获取孕妇及丈夫同意签名。

2. 穿刺孕周选择　染色体核型分析或DNA鉴定最佳孕周为15～24周，但也可延迟至晚孕期。26周以后，孕周越迟细胞培养相对越困难，可能培养失败。胎儿成熟度测定一般总在28周后。

有人尝试早孕期末中孕期初（妊娠10～14周，多在13周）进行羊水穿刺，称之为早期羊膜腔穿刺（early amniocentesis），目的是希望早知结果早作选择。其中，有些报道结果尚理想，但也发现这种方法的缺点是有时获取的羊水量和细胞数太少，不能进行染色体分析，或需要培养更长的时间才能得出检查结果。此外，穿刺次数也明显多于妊娠15周后的羊水穿刺，还可引起血性羊水，穿刺后流产率也有明显升高。有报道早期羊水穿刺（妊娠10～13周）的流产率甚至高于胎盘绒毛穿刺。因此，目前不提倡早期羊水穿刺。

3. 孕妇准备　无需特殊准备。穿刺前一天适当休息、充足睡眠、大便通畅。腹壁毛发浓密者备皮。

4. 穿刺器械准备　穿刺包一个，内含消毒穿刺洞巾一块或治疗巾数块、适量棉球及纱布、穿刺针一支（20～21G，长9cm左右）、5ml及20～30ml注射器各一支，戴套针头一个。

5. 穿刺室紫外线消毒。

（四）麻醉

羊水穿刺一般不需麻醉。

（五）操作步骤

1. 穿刺点超声定位　穿刺前先作超声检查，寻找无胎盘、无胎儿、羊水最多的区域，避开孕妇膀胱及肠管，在该处画上记号。如为前壁胎盘，也可经胎盘边缘最薄处进针，但尽量不要经胎盘穿刺。

2. 局部消毒及铺巾　局部消毒与一般手术皮肤消毒相同，酒精或碘酊。铺巾后应暴露较大范围的腹壁区域，有足够的地方放置超声探头。

3. 超声引导进针　超声引导羊膜腔穿刺有两种方法，一是利用普通探头，在穿刺针旁监视穿刺针的进入；二是利用穿刺探头引导穿刺，穿刺针从探头上特别设置的穿刺槽孔内刺入腹壁。前者探头及穿刺针的操作都较为灵活，可以方便地移动或改变穿刺进针角度；后者对初学者较易掌握，针不会失跟踪，但不方便改变角度及方向。目前较多产前诊断中心采用第一种引导方法。

在放置探头的部位涂上消毒导声胶，放置消毒过的探头，在选定的进针部位插入穿刺针。进针的整个过程都应在超声监视下进行，屏幕上可清楚地见到针尖经过皮下脂肪、肌层、腹膜外脂肪层、腹膜、子宫壁到达羊膜腔（图17-1-1，图17-1-2）。当针尖经过腹膜时，病人会有轻微疼痛感，此时进针要快。穿过羊膜时进针也要快，以防针尖不能突破羊膜造成羊膜绒毛膜分离。

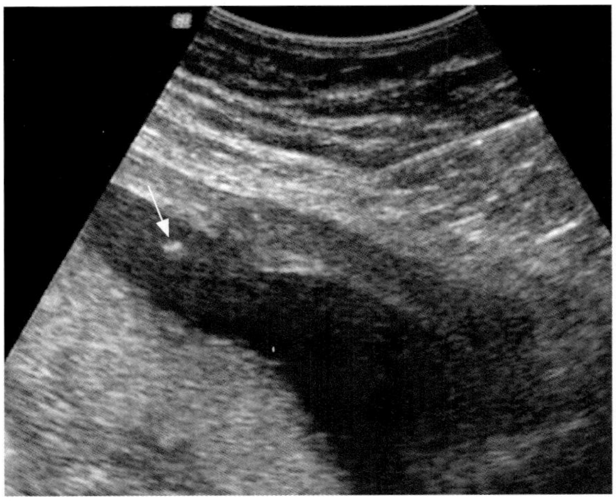

图17-1-1　超声引导下羊膜腔穿刺
见针杆位于腹壁内，针尖位于羊膜腔内（箭头）

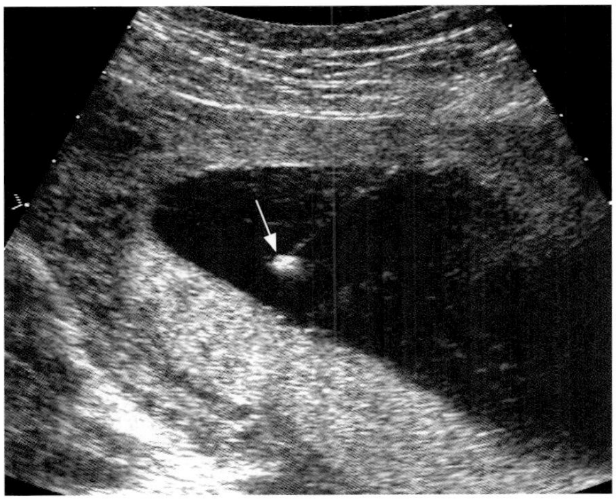

图17-1-2　超声引导下羊膜腔穿刺
见针尖位于羊膜腔内（箭头）

4. 抽取羊水　拔出针芯，先接上5ml注射器，最先抽出的1～2ml羊水应丢弃，因为可能含有母体细胞。再接上20ml注射器抽取羊水，用于核型分析的羊水量一般在20ml左右。其他用途的则根据需要抽取。

5. 超声引导退针　术毕，还需在超声监视下退针。注意针尖勿划到胎体，若胎体距针较近，退针要缓慢。含有羊水的针筒装上戴套针头后送实验室。

6. 双胎羊水穿刺　双胎羊水穿刺检查胎儿染色体则应根据需要选择穿刺一个或两个羊膜腔。双绒毛膜囊双胎可根据不同的染色体异常风险率或胎儿结构畸形选择穿刺其中一个；原则上，单绒毛膜囊双胎两个胎儿的染色体应该一致，只需穿刺一个就行。如需两个都穿刺，可选择两个不同的穿刺点分别穿刺两个羊膜囊，也可一个穿刺点经过两个羊膜囊。由于两个羊膜腔之间的隔随胎儿的活动漂浮变化，一个穿刺点能更可靠地获取两个羊膜囊的羊水。

（六）手术技巧及关键点

1. 进针皮肤速度快，针尖经过脂肪层和肌层速度可稍慢，此时可调整角度。穿过腹膜及羊膜速度则要快。

2. 有时超声监视似针尖已在羊膜腔，却抽不出羊水。可能针尖仍未刺破羊膜，仍在羊膜腔外。术者可再一次快速推进针尖，使之刺破羊膜（图17-1-3）。

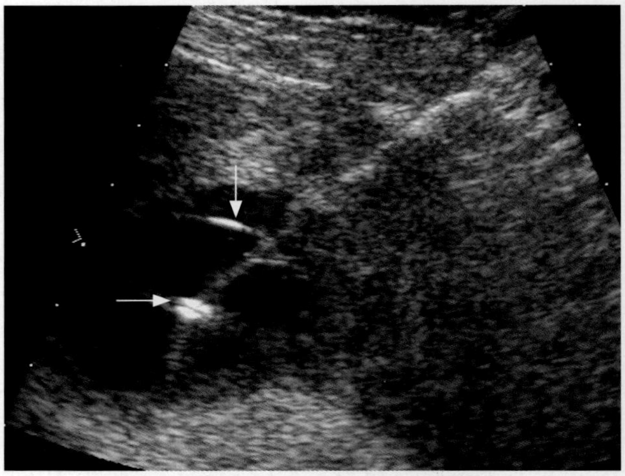

图17-1-3 超声引导下羊膜腔穿刺

针尖（横向箭头）须刺破羊膜（向下箭头）进入羊膜腔

3. 当确认针尖位于羊膜腔内，但仍抽不出羊水，则可能针尖被脐带所阻挡（有时脐带回声显示不太清楚，应用彩超可帮助识别）。此时，可稍稍后退针尖使之脱离脐带。

4. 抽吸羊水过程中，若见胎体移近针尖或碰触针尖时，应暂停抽吸。

5. 双胎妊娠一个穿刺点经过两个羊膜囊，在穿过羊膜隔时进针速度要快。

（七）手术并发症预防及处理

穿刺当天适当休息，不宜走长路，提重物。便秘者应服用通便药物，避免屏气腹压增加。羊水穿刺的并发症相对较少。

1. 穿刺失败　15～22周的羊水穿刺成功率为99.6%。孕周过早或较迟穿刺成功率均略微降低。有报道早孕期羊水穿刺成功率96.9%，晚孕期98.4%。失败原因主要有大面积前壁胎盘，胎体占据了唯一的无胎盘区、孕妇肠管与子宫前壁粘连无进针通路等。晚期妊娠还可能因胎儿较大羊水池相对较小而穿刺失败。

一次进针未达羊膜腔或抽不出羊水，可进行第二次穿刺，但一般不超过两次。需两次穿刺的约占2%，与操作者的技术水平及经验密切相关。

2. 穿刺后一过性阴道流水　阴道流水是因为穿刺针眼处羊水漏出，沿羊膜囊外壁流向宫颈，更易发生在穿刺点较低的病例，发生率为1%～8%。若流水多也可能胎膜早破发生流产，但与对照组自然胎膜早破相比，两者无明显差异。少量流水通常预后较好，孕妇适当休息即可。

3. 穿刺后流产　所报道的流产率差异较大，为0.2%～2.1%。除了操作者的经验，在那些流产的病例中，发现与穿刺经过胎盘、孕妇血清甲胎蛋白升高、羊水污染等有关。也有一部分是由于穿刺针经过了孕妇肠管，造成宫腔感染而流产。曾有报道穿刺后广泛绒毛膜腔内出血，导致胎膜早破及早产。双胎羊膜腔穿刺后流产率为0.5%～3%，比单胎略高。

4. 羊膜绒毛膜分离　羊水通过穿刺部位羊膜上的孔漏出至绒毛膜腔，使一部分羊水集聚在绒毛膜腔内（见图17-1-3），多数孕妇无阴道流水，一般不需特别处理，孕妇适当休息。

相对固定操作者，严格培训新手，能明显降低术后流产率及其他并发症。

第二节　超声引导下胎盘绒毛穿刺

胎盘绒毛穿刺（chorionic villus sampling，CVS）简称绒毛穿刺，是指穿刺针进入胎盘实质内抽吸，获取绒毛标本，然后进行染色体等一系列遗传生化学检查。与羊水穿刺相比，绒毛穿刺诊断的时间早、能获得更多的从胎儿衍生而来的细胞，且能进行有些羊水标本不能做的诊断如DNA分析或酶标诊断。但缺点是操作难度相对较高、流产率略高、假性嵌合体及母体细胞污染的机会较高。

绒毛的获取除了经腹壁穿刺，也可经宫颈获取。后者是在超声引导下将一导管插至胎盘内或胎盘后方抽吸绒毛，也可用活检钳钳取绒毛组织。由于该方法操作后阴道流血机会较高，流产率也略高，目前相对少用。有时完全性后壁胎盘经腹壁穿刺困难，仍可考虑经宫颈抽吸。在此仅介绍经腹壁绒毛穿刺。

（一）适应证

与羊水穿刺基本相同。

1. 胎儿染色体核型分析　高龄孕妇、曾有染色体异常胎儿妊娠史或分娩史、孕妇或其丈夫染色体异常、早孕期血清学检查提示染色体异常高危或超声已见明显解剖结构畸形等。

2. 遗传性及遗传性代谢紊乱性疾病　有些已知诊断方法的单基因遗传病如Smith-Lemli-Opitz综合征、高酪氨酸血症、丙酸血症、成骨发育不全、脊髓病性肌营养不良、地中海贫血等。

3. 内分泌障碍　如孕妇甲状腺功能减退。

（二）禁忌证

1. 先兆流产有宫缩时。

2. 不明原因阴道流血。

3. 孕妇发烧，疑有感染存在，尤其是宫腔感染。

4. 完全性后壁胎盘无穿刺窗。

（三）术前准备

1. 术前咨询　详细告知孕妇及丈夫穿刺指征、可作的诊断、操作过程、手术成功率及术后并发症，获取孕妇及丈夫同意签名。

2. 穿刺孕周选择　绒毛穿刺最佳孕周为10～12周，迟至18周。10周之前的绒毛穿刺可能引起胎儿肢体发育不良，故目前不主张10周之前做。14周后穿刺有报道效果不错，但也有报道由于绒毛比较粗大，不易抽吸；术后流产率也可能略高。因此15周后的遗传学检查可用羊水穿刺或脐血穿刺代替。

3. 孕妇准备　穿刺前一天适当休息，充足睡眠，大便通畅。由于穿刺部位较低，下腹部耻骨联合处备皮。

4. 穿刺器械准备　穿刺包一个，内含消毒穿刺洞巾一块或治疗巾数块、适量棉球及纱布。双套管针，外针17～18G，长15cm；内针19～20G，长20cm。5ml及20～30ml注射器各一支，持针筒器一个。试管2～3个，内含5ml左右培养液。

5. 穿刺室紫外线消毒。

（四）麻醉

1%利多卡因5ml用于穿刺点局麻。

（五）操作步骤

1. 穿刺点超声定位　选择胎盘所在部位，判断进针方向及角度，避开孕妇膀胱与肠管。完全性后壁胎盘不宜穿刺。

2. 局部消毒及铺巾　局部消毒与一般手术皮肤消毒相同，酒精或碘酊。铺巾后应暴露较大范围的腹壁区域，有足够的地方放置超声探头。

3. 局麻　在超声监视下针尖从皮肤抵达腹膜层，皮下及腹膜层处注入5ml左右利多卡因。注意针尖勿刺入子宫肌层，否则引起子宫局部收缩影响穿刺。

4. 超声引导进针　与羊水穿刺相同，可旁侧引导或用穿刺探头。在放置探头的部位涂上消毒导声胶，放置消毒过的探头，在选定的进针部位插入穿刺针。进针的整个过程都应在超声监视下进行，屏幕上可清楚地见到针尖经过皮下脂肪、肌层、腹膜外脂肪层、腹膜、子宫壁到达胎盘（图17-2-1，图17-2-2）。到达目标后，取出针芯，插入已与含有培养液注射器相连的内针。超声可显示内针的进入及针尖抵达胎盘组织内。

5. 绒毛抽吸　术者利用持针筒器上下略微提插内针并同时进行抽吸5～6次，也应在超声监视下进行。注意插针不能太深，以免穿透胎盘进入羊膜腔。取出内针将抽吸到的绒毛标本注入试管，观察是否足够。若标本不够可重复抽吸，直至获得足够的绒毛。

6. 超声引导退针　取出内针。同样，在超声监视下慢慢退出外针。

7. 双胎绒毛穿刺　明确的单绒毛膜囊双胎妊娠，可用同样的方法穿刺抽吸绒毛。由于两个胎儿具有同样的遗传物质，一次穿刺就够。若为双绒毛膜囊双胎，可以在远离两个胎盘相交处分别获取两个胎盘的绒毛，但仍然存在取错绒毛的风险，因为两个胎盘之间的组织可以呈齿状交织。

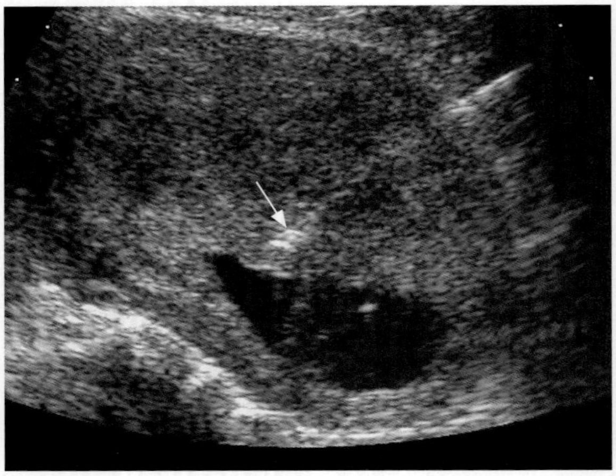

图17-2-1 超声引导下胎盘绒毛穿刺

见针杆位于腹壁及子宫前壁肌层内，针尖位于前壁胎盘内（箭头）

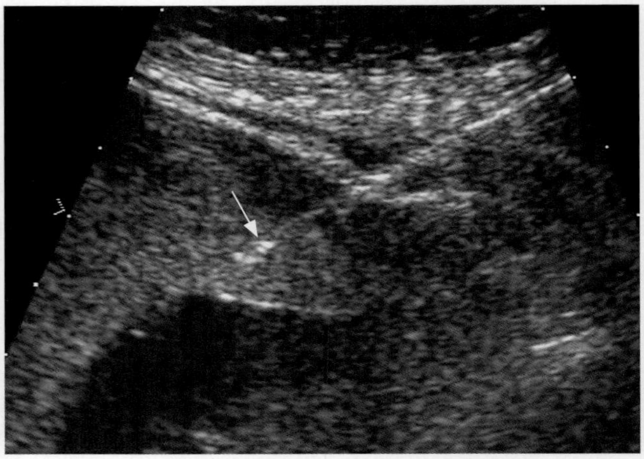

图17-2-2 超声引导下胎盘绒毛穿刺

见针杆位于腹壁及子宫前壁肌层内，针尖位于前壁胎盘内（箭头）

（六）手术技巧及关键点

1. 除了穿过皮肤及刺入肌层，余进针过程要慢，目的在于边进针边调整方向及角度。

2. 不要选择与子宫边缘呈切线的方向进针，这种方向极易造成子宫翻转移位，穿刺目标偏移。

3. 针尖要尽量抵达胎盘中央最厚处，并且针杆要与胎盘基底层平行。如果从胎盘边缘进针，就更要求针杆与胎盘平行。

4. 抽吸过程中若发现外针退至胎盘基底层附近（有时局部子宫收缩肌层增厚），可继续向内推进穿刺针。

（七）手术并发症预防及处理

穿刺当天适当休息，不宜走长路，提重物。便秘者应服用通便药物，避免屏气腹压增加。

1. *穿刺失败* 与操作者的技术水平密切相关。根据所报道的成功率，介于97.8%至100%间。失败原因主要有穿刺针偏移、子宫旋转移位、子宫局部收缩等。由于手术难度较羊膜穿刺明显增高，操作者要有丰富的疑难羊水穿刺经验，能灵活掌握角度稍偏移时的纠正方法，才可进行绒毛穿刺。如果穿刺两次都未抽出绒毛，则不宜再尝试。

2. *穿刺后腹痛、阴道流血* 针的刺入可能刺激子宫引起宫缩及少量阴道流血。通常病人卧床休息即可。

3. *穿刺后流产* 与羊水穿刺相比，绒毛穿刺后的流产率约高出0.5%～1%。其中，有经验的操作者穿刺后流产率较低，1%～2%，反之，可高达5%～6%。

4. *胎儿肢体发育不良* 已有相当数量的实验显示，妊娠10周之前绒毛穿刺可能导致日后1%～2%的胎儿肢体发育不良，包括肢体缺失、短小、畸形等。认为可能绒毛的抽吸降低了胎盘内作用于血管的肽，造成血管痉挛，胎儿末梢循环灌注不足。10周前的肢体正值肢芽阶段，血供不足则引起发育异常。10周后进行绒毛穿刺。可避免此并发症的发生。有人认为，即使妊娠10～12周，在绒毛穿刺咨询时，也应告知病人引起胎儿肢体发育不良的机会是1∶3000。

5. *局限于胎盘的嵌合体* 发现绒毛标本染色体核型分析有时会出现局限于胎盘的嵌合体（confined placental mosaicism，CPM），而实际上胎儿的核型正常。这可能是因为仅在滋养层的细胞内发生了基因突变，胎儿细胞的基因仍然正常。另一种可能是早期为三体细胞，在接下来的有丝分裂过程中，三体细胞中多余的染色体被丢弃出来，存留在胎盘中，正常细胞则发育成胎儿。母体细胞污染也表现为嵌合体。一旦结果出现嵌合体，应进一步做羊水穿刺或脐血穿刺确诊。这些病例中的60%～90%胎儿核型正常。

第三节 超声引导下脐血管穿刺

胎儿脐血管穿刺（fetal blood sampling，FBS）简称脐血穿刺，又称脐带穿刺（cordocentesis）、经皮脐血管穿刺（percutaneous umbilical blood sampling，PUBS），是指穿刺针刺入胎儿脐带血管，有时也可刺入胎儿肝内脐静脉，抽取胎儿血液，然后进行一系列的实验室检查。虽然脐血穿刺技术要求更高，所致的流产率也高于羊水穿刺和绒毛穿刺，但可进行更大范围的实验室检查，即使是染色体核型分析，所需要的时间也比羊水标本短，出报告早，是很有用的产前诊断途径。

（一）适应证

凡是通过血液检查可诊断的异常，脐血穿刺都能提供血液标本。但对那些可通过羊水穿刺或绒毛穿刺及时诊断的疾病，仍应选择羊水穿刺及绒毛穿刺。

1. *胎儿染色体核型分析* 高龄孕妇、曾有染色体异常胎儿妊娠史或分娩史、孕妇或其丈夫染色体异常、血清生化学检查显示染色体异常高危、异常超声发现等，均有指征进行胎儿染色体检查。由于不需细胞培养，数天一周内即可获得结果。

2. *已知诊断方法的遗传性代谢紊乱性疾病* 如Smith-Lemli-Opitz综合征、高酪氨酸血症、丙酸血症、成骨发育不全、脊髓病性肌营养不良、地中海贫血等。

3. *内分泌障碍* 如孕妇甲状腺功能减退。

4. *血液系统疾病* Rh溶血、地中海贫血、免疫性血小板减少症、特发性血小板减少性紫癜、血红蛋白病、先天性凝血病等。

5. *胎儿宫内感染* 血象检查，进行血培养或特异性抗原抗体测定。

（二）禁忌证

1. 先兆流产有宫缩时。

2. 不明原因阴道流血。

3. 孕妇发烧，疑有感染存在，尤其是宫腔感染。

4. 胎盘位置或胎儿体位等因素造成难以显示穿刺部位。

（三）术前准备

1. *术前咨询* 详细告知孕妇及丈夫穿刺指征、可作的诊断、操作过程、手术成功率及术后并发症，获取孕妇及丈夫同意签名。

2. *穿刺孕周选择* 妊娠18周以后均可进行脐血穿刺，根据病情需要决定穿刺日期。孕周越迟，脐血管相对越粗大，穿刺成功率相对较高。但孕周越迟，胎儿越不容易改变体位，有时会带来操作上的困难。

3. *孕妇准备* 穿刺前一天适当休息，充足睡眠，大便通畅。

4. *穿刺器械准备* 穿刺包一个，内含消毒穿刺洞巾一块或治疗巾数块、适量棉球及纱布。穿刺针21～22G，长12～15cm，5ml注射器一支，1ml注射器5～10支。根据实验室要求准备相应的试管。

5. *穿刺室紫外线消毒。*

（四）麻醉

1%利多卡因5ml用于穿刺点局麻。

（五）操作步骤

1. *穿刺点超声定位* 脐血穿刺的部位有四处，胎盘脐带根部、胎儿肝内脐静脉、胎儿腹壁脐带根部以及游离脐带。穿刺部位的选择完全根据胎盘方位及胎儿体位。经过多年的临床实践，发现最安全最容易穿刺成功的是前壁胎盘，穿刺针经胎盘直达脐带的脐静脉内。这种情况下脐带相对最固定且不易受胎动影响，也不易发生羊水血染。其次是胎儿肝内脐静脉。最不易穿刺的是游离脐带，即使针尖对得很准，也可因针尖触及脐带时脐带漂移而造成穿刺失败。

2. *局部消毒及铺巾* 局部消毒与一般手术皮肤消毒相同，酒精或碘酊。铺巾后应暴露较大范围的腹壁区域，有足够的地方放置超声探头。

3. 局麻 在超声监视下针尖从皮肤抵达腹膜层，皮下及腹膜层处注入5ml左右利多卡因。注意针尖勿刺入子宫肌层，否则引起子宫局部收缩影响穿刺。

4. 超声引导进针 在选定的部位进针，针尖先进入孕妇腹壁，再穿过子宫肌层。若经胎盘穿刺脐带根部，穿刺针经子宫肌层后直接进入胎盘，对准脐带根部的血管继续进针。若穿刺胎儿肝内脐静脉，针尖先进入羊膜腔，再对准脐静脉穿刺胎儿腹部，直至针尖抵达脐静脉（图17-3-1～图17-3-4）。

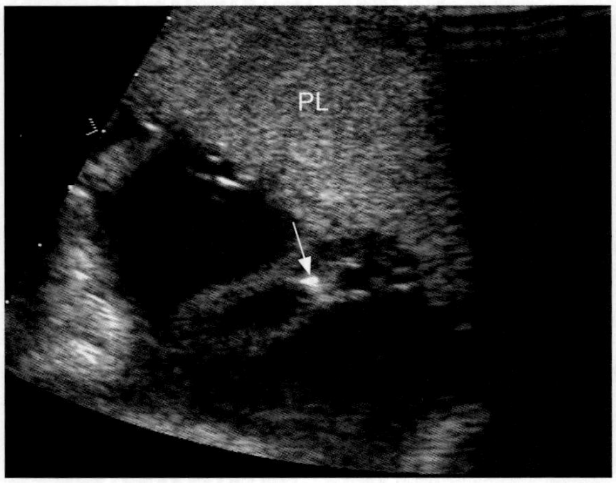

图17-3-1 超声引导下脐血管穿刺
胎盘（PL）位于前壁，显示脐带入口。穿刺针经胎盘直达脐静脉内（箭头）

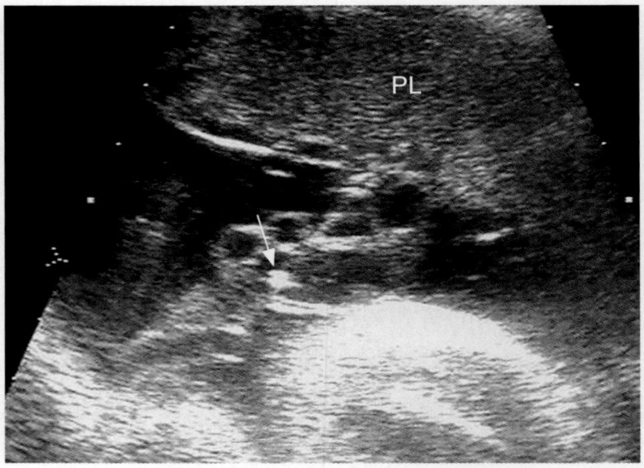

图17-3-2 超声引导下脐血管穿刺
胎盘（PL）位于前壁，显示脐带入口。穿刺针经胎盘直达脐静脉内（箭头）

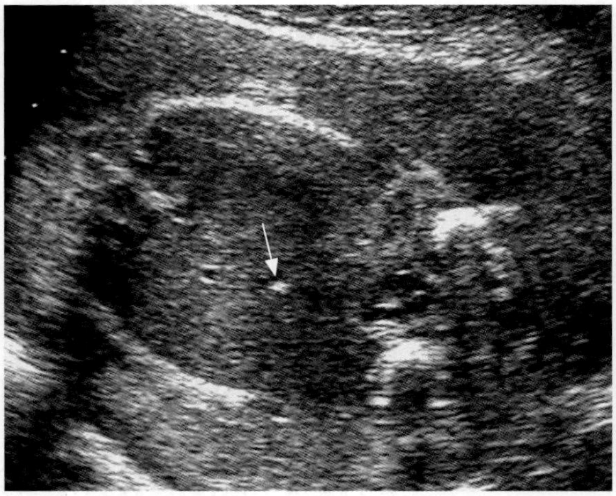

图17-3-3 超声引导下肝内脐静脉穿刺
穿刺针经胎儿腹壁及肝脏，直达肝内脐静脉（箭头）

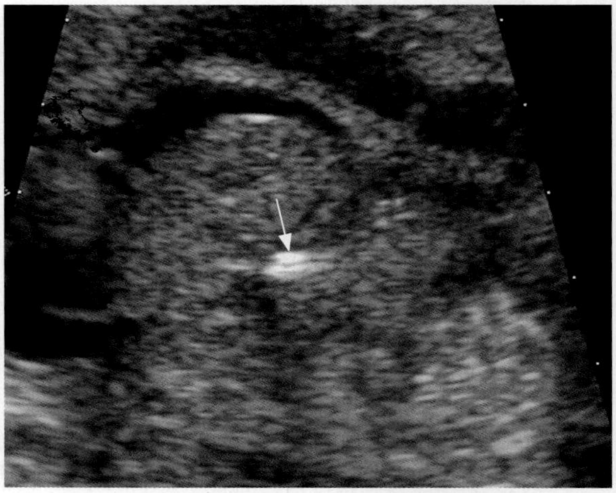

图17-3-4 超声引导下肝内脐静脉穿刺
穿刺针经胎儿腹壁及肝脏，直达肝内脐静脉（箭头）

5. 抽取脐血 见针尖位于血管内，取出针芯，接上1ml的注射器，由助手抽吸。如果抽不出血液，可在超声监视下轻轻旋转针体或略微进退，直到抽出脐血。根据需要抽取一定的量，注入相应的试管。

6. 超声监视下退针。

7. 观察穿刺部位脐血管出血 若穿刺近胎儿脐孔处的脐血管或游离脐带，退针后可见血液从穿刺部位涌出并流入羊水中，引起羊水血染。此时，声像图表现为细点状回声从针孔处向外移动，速度由快变慢，量由大变小，一般在30秒钟内停止，很少超过60秒。

8. 检查胎儿心率。

（六）手术技巧及关键点

1. 由于脐血管较细，穿刺针进入脐血管后要小心握住针杆，不让其滑出。助手在抽取脐血时动作也要轻柔，不要牵动穿刺针。

2. 彩色超声能帮助确定针尖是否在脐静脉内（图17-3-5）。

3. 不要穿刺脐动脉，因为可能引起血管痉挛而出现胎心率减慢。并且脐动脉因其管壁较厚而难以刺入。

4. 若见针尖位于脐静脉内但却抽不出脐血，可能针尖斜面被阻挡。轻轻转动针杆，再次抽吸。

5. 抽出的脐血先要送实验室确定是胎儿血，才进行其他项目的检查。

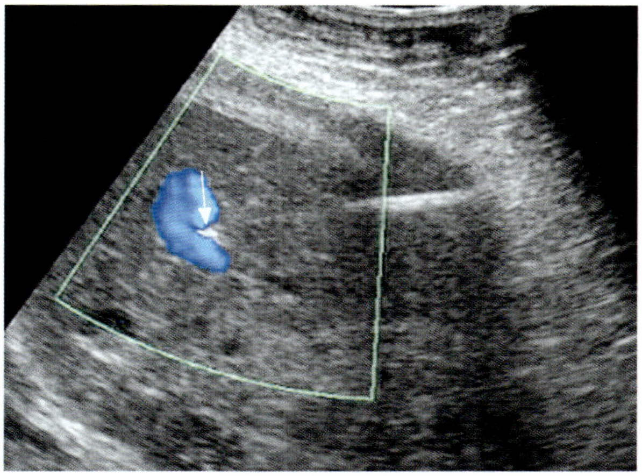

图17-3-5 超声引导下肝内脐静脉穿刺
见针杆位于胎儿肝脏内，针尖（箭头）部位显示彩色血流，证实针尖位于脐静脉内

（七）手术并发症预防及处理

穿刺当天适当休息，不宜走长路，提重物。便秘者应服用通便药物，避免屏气腹压增加。

1. 穿刺失败　由于脐血穿刺的难度较高，成功率也较羊水穿刺及绒毛穿刺略低。成功率与操作者的经验密切相关，有经验的产前诊断中心成功率为97%。严格培训及相对固定操作者，能减少失败率。与其他介入性诊断技术一样，如果穿刺两次都未成功，则不宜再尝试。

2. 胎儿心率缓慢　多为一过性心率缓慢。发生率为3.1%～12%。原因可能是穿刺部位的脐带形成血肿，反射性引起心率减慢，也可能脐血管痉挛所致。绝大多数病例都能自行缓解。有报道不能缓解者给孕妇阿托品治疗，或孕周已近足月，紧急分娩。

3. 穿刺后阴道流水、宫缩腹痛　经羊膜腔后再穿刺脐带的病例少数会有少量阴道流水，穿刺的刺激可能会引起宫缩，一般适当休息即可。

4. 穿刺后胎儿宫内死亡及流产　根据报道，脐血穿刺的流产率高于其他介入性诊断方法，为1%～7%。但临床上选择脐血穿刺的病例一般都有高危因素，如胎儿解剖结构畸形、高度怀疑染色体异常、宫内感染或血液系统异常。这类胎儿本身宫内死亡、流产的可能性就较高。

5. 其他　其他一些相对较少见的并发症有：脐带出血、脐带血肿、胎母输血、绒毛膜羊膜炎及胎盘早剥等。

第四节　超声引导下羊水减量

羊水减量（amnioreduction）又称羊水引流（amniodrainage），是指穿刺针进入羊膜腔抽取相当一部分的羊水，以达到减少羊水量的目的。以前没有超声引导也可以进行羊水引流术，因为一般这类病人总是羊水过多，穿刺成功率很高。超声引导下穿刺引流能使穿刺针进入最合适部位，避免伤及胎儿，减少双胎之一羊水引流过程中盲目穿刺的一些困难。

（一）适应证

任何原因引起的严重羊水过多，已有必要通过羊水减量来预防胎膜早破或预防控制早产、妊娠期高血压疾病、孕妇腹部过大引起的一系列压迫症状如呼吸困难等。

1. 双胎输血综合征　单绒毛膜囊双羊膜膜囊双胎输血综合征的受血儿总是羊水过多甚至严重羊水过多。

2. 羊水吸收障碍　消化道梗阻如食道闭锁、十二指肠梗阻、小肠梗阻等造成胎儿不能吞咽羊水或吞咽羊水明显减少；严重唇腭裂或无脑儿吞咽羊水减少；胸腔病变压力升高或纵隔移位如膈疝、肺囊性腺瘤样病变等，致死性骨骼畸形严重胸腔狭小都可能引起吞咽障碍而导致羊水过多。

3. 羊水产生过多　开放性神经管缺陷如无脑儿、脑膨出、脊柱裂等因脑脊膜直接接触羊水刺激脑脊液产生过多，直接进入羊膜腔。心高输出量如胎儿贫血、畸胎瘤、胎盘绒毛膜血管瘤等肾血循环增加使尿液产生增加。

4. 不明原因的羊水过多。

（二）禁忌证

1. 轻微羊水过多，病人无明显症状，则不应引流。

2. 宫口已扩张。

（三）术前准备

1. 术前咨询 详细告知孕妇及丈夫穿刺指征、羊水引流的目的、操作过程及术后并发症，获取孕妇及丈夫同意签名。

2. 穿刺日期选择 根据临床需要决定羊水引流日期。

3. 孕妇准备 无特殊准备。

4. 穿刺器械准备 穿刺包一个，内含消毒穿刺洞巾一块或治疗巾数块、适量棉球及纱布。穿刺针17～20G，长12～15cm，20ml注射器数支。用负压吸引器时准备相应的接管。

5. 穿刺室紫外线消毒。

（四）麻醉

一般不需麻醉。但有时引流量较大，持续时间较长，或因引流过程中羊水量减少宫底高度下降，穿刺针受到牵拉，穿刺部位感觉疼痛，可在穿刺前局部注射1%利多卡因5ml。

（五）操作步骤

1. 穿刺点超声定位 穿刺前先作超声检查，寻找无胎盘、无胎儿、羊水最多的区域，避开孕妇膀胱及肠管。由于羊水引流的病例总是羊水过多，穿刺点定位一般无困难。

2. 局部消毒及铺巾 局部消毒与一般手术皮肤消毒相同，酒精或碘酊。铺巾后应暴露较大范围的腹壁区域，有足够的地方放置超声探头。

3. 超声引导进针 与羊水穿刺相同，进针的整个过程都应在超声监视下进行（见本章第一节），屏幕上可清楚地见到针尖经过皮下脂肪、肌层、腹膜外脂肪层、腹膜、子宫壁到达羊膜腔。

4. 抽吸羊水 拔出针芯，接上20ml注射器反复抽吸直到减去适当的羊水量为止。超声监视整个过程，同时记录抽出的羊水量。若需要进行染色体检查，送相应量的羊水去实验室。如用负压吸引器抽吸，连上接管后打开负压，引流速度一般调节在1～2L/30min。

5. 超声引导退针 术毕，仍在超声监视下退针。注意针尖勿划伤胎体，若胎体距针较近，退针要缓慢。使用负压吸引器时，必须关闭负压后才退针。

（六）手术技巧及关键点

1. 穿刺及抽吸技巧见第一节。

2. 随着宫内羊水量的减少，宫底高度的下降，针尖方向可能出现改变，所在的羊水池也越来越小。局部子宫肌层的收缩也会造成针尖“变浅”。一旦针尖碰触胎体或子宫壁，即可能抽不出羊水。此时应停止抽吸，轻轻旋转或略退略进穿刺针，直到能继续抽吸。

（七）手术并发症预防及处理

穿刺当天适当休息，不宜走长路、提重物。便秘者应服用通便药物，避免屏气腹压增加。

1. 术中仰卧压迫综合征 羊水引流整个过程需要一定时间，长时间仰卧羊水过多增大的子宫压迫孕妇腹主动脉极易产生仰卧压迫综合征。引流之前可让孕妇取侧卧位后再选定穿刺部位。

2. 穿刺后阴道流水、胎膜早破或早产 穿刺所致的胎膜早破、流产与中期妊娠羊水穿刺相等（约1%）。但由于羊水过多子宫张力过高本身就易引起宫缩而发生胎膜早破早产，故造成羊水引流后的早产率似较高。快速羊水引流（rapid amniodrainage）是指应用负压吸引器，30分钟内引流量达3.5L。报道3.1%有并发症，包括胎膜早破、胎盘早剥及胎心率缓慢。

3. 羊膜绒毛膜分离 羊水通过穿刺部位羊膜上的孔漏出至绒毛膜腔，使一部分羊水集聚在绒毛膜腔内（图17-4-1，图17-4-2），多数孕妇不会发生阴道流水。该情况一般不需特别处理，孕妇适当休息。

4. 反复多次羊水引流羊膜纤维素渗出 反复多次羊水穿刺羊膜破损纤维素渗漏至羊膜腔内（图17-4-3，图17-4-4），再次穿刺抽吸羊水时纤维带堵住针尖，引流困难。这种状况尚无特殊解决办法，也不适合继续穿刺引流。

5. 羊膜束带综合征　如果羊膜破损渗出的纤维带缠绕胎儿肢体指趾。形成缩窄环，即为羊膜束带综合征，严重时可造成截肢。若缠绕脐带阻断血流，可引起胎死宫内。因此，一旦发现羊水中有条状飘浮光带，就应仔细检查有无缠绕胎体（见图5-6-13）。见有缠绕时，则应根据严重程度及临床综合情况考虑处理方案，或严密观察下继续妊娠，或提前终止妊娠。

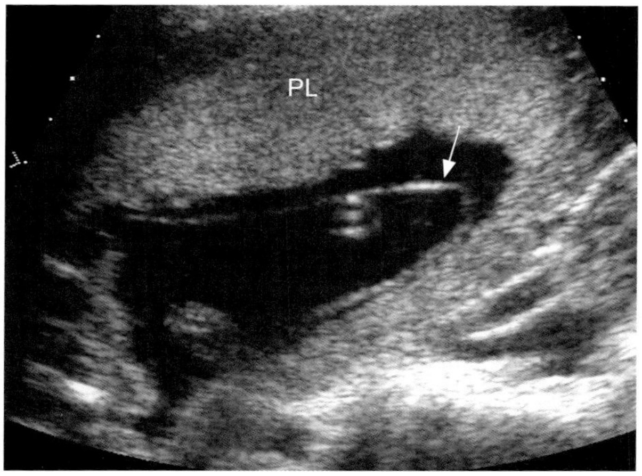

图17-4-1　羊膜绒毛膜分离

羊膜（箭头）与胎盘（PL）之间见无回声区，为羊膜绒毛膜分离

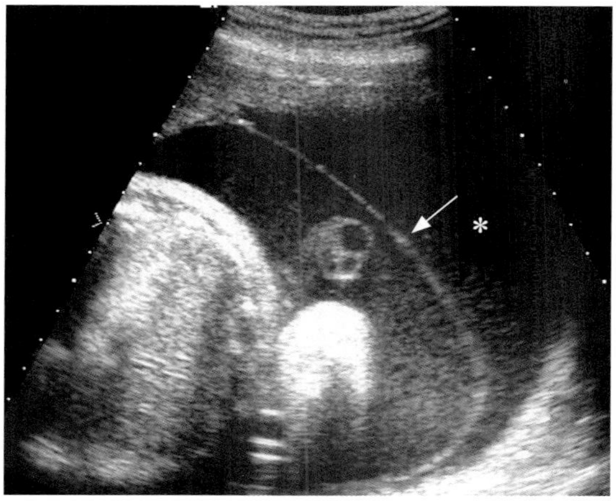

图17-4-2　羊膜绒毛膜分离

十二指肠梗阻羊水过多，羊水引流后。羊膜（箭头）与绒毛膜之间见大片无回声区（*）

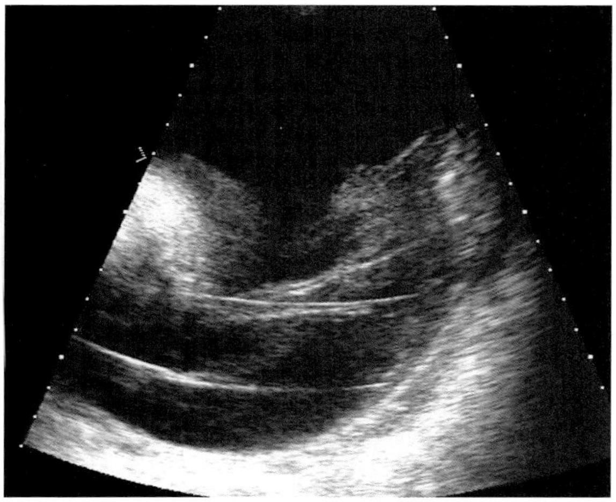
图17-4-3　羊膜纤维渗漏

羊膜腔内见多条细长絮状回声，为羊膜纤维渗漏

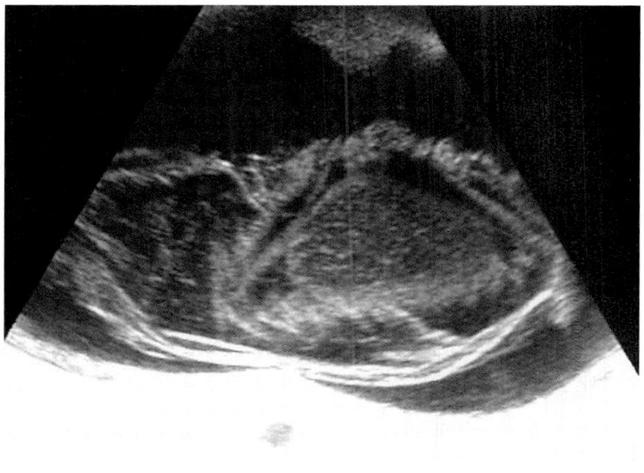
图17-4-4　羊膜纤维渗漏

双胎输血综合征羊膜隔切开羊水减量数次后，羊膜腔内见多条粗大羊膜纤维，呈片状或团状

第五节　超声引导下胎儿输血

（一）适应证

目前胎儿输血（fetal blood transfusion）的适应证主要为胎儿贫血，那些可通过输血达到治疗目的或延长妊娠期产后有机会进一步治疗的胎儿贫血，如Rh溶血、ABO溶血、胎母输血以及细小病毒感染引起的胎儿一过性贫血等。

（二）禁忌证

1. 非胎儿贫血性胎儿水肿、致死型胎儿贫血如X-地中海贫血纯合子，或合并胎儿畸形者不应进行胎儿输血。

2. 胎盘位置或胎儿体位等因素造成难以显示穿刺部位。

（三）术前准备

1. 胎儿贫血的拟诊及诊断　由于非直接测定胎儿血红蛋白的各种检查均只是拟诊，确诊胎儿贫血唯有靠脐血穿刺。又因脐血穿刺难度较高，对胎儿有一定的损伤，故一般总是对高度怀疑胎儿贫血的病例，在做好胎儿输血准备工作的同时，脐血穿刺先确诊贫血，当场进行胎儿输血术。

2. 术前咨询　详细告知孕妇及丈夫输血指征、输血目的、操作过程及术后并发症，获取孕妇及丈夫同意签名。

3. 孕妇血液检查　血常规、确定血型、抗红细胞抗体效价、唐氏综合征血清学筛查、TORCH、Kleihauer-Betke试验、细小病毒抗体等，除外唐氏综合征、地中海贫血、非细小病毒所致的宫内感染、自身免疫性疾病等。

4. 胎儿血液检查准备工作　一旦脐血穿刺获取胎儿血液，当即检查血红蛋白（hemoglobin，Hb）和血细胞比容(hematocrit,Hct),故化验员应携带相应仪器到场。考虑其他需要检查的项目(如染色体核型分析)，或万一胎血检查非贫血，应进一步作哪些化验，准备好各种不同的试管，并估算需要抽取的血量。

5. 估计需要输入的血量　根据胎儿体重、脐血穿刺后测得的胎儿血红蛋白或血细胞比容、供血的浓度及希望输血后胎儿贫血纠正的程度，估计需要输入的血量。其中输血前胎儿贫血测值是未知数，必须等到脐血穿刺获得胎血化验后才知道，其他数据应事先确认，避免在手术过程中寻找这些数据，延误时间。

6. 备血　由血库配备与孕妇相容的血液，或Rh阴性的O型血，做交叉配血。并保证输血当日血液能及时送到。

7. 血液加温器　从血库送来的血温度都很低，不能直接输入胎体，需加温至37度左右。注入胎体的生理盐水也要加温。

8. 穿刺部位的选定　由于胎儿输血手续繁琐，难度亦高，事先判断可行性及制订操作方案非常重要。穿刺部位的选择与单纯脐血穿刺一样，胎盘脐带根部、胎儿肝内脐静脉、胎儿腹壁脐带根部以及游离脐带。但因为胎儿输血穿刺针在脐血管内停留的时间长，需要选择更固定且针尖不易滑出的部位，胎儿腹壁脐带根部及游离脐带就不太合适。脐静脉和脐动脉都可穿刺，但不同作者尚有不同看法。有人认为脐静脉相对安全，因穿刺脐动脉可能会引起痉挛。也有人认为血输入脐动脉后先进入胎盘换氧，能让含氧量高的血液回到胎体，同时输入的血液也与胎儿体内血液得到了较好的混合；万一血管内有血栓形成，动脉内血栓总比静脉内血栓来得安全，因为脐动脉有两条，栓塞部位在胎盘，而脐静脉内的血栓是流向胎体。然而事实上，穿刺脐动脉并不容易，动脉管壁厚而硬。

9. 孕妇准备　穿刺前一天适当休息，充足睡眠，大便通畅。一般不用镇静剂。若孕妇感到紧张，可适当给予镇静剂。

10. 术中胎儿用药　准备操作过程中可能需要应用的药物，如肌松剂、呋塞米、阿托品。另准备0.9%注射用生理盐水数支。

11. 输血器械准备　穿刺包一个，内含消毒穿刺洞巾一块或治疗巾数块、适量棉球及纱布。穿刺针20G，长12～15cm，5ml注射器数支、1ml注射器多支。连接穿刺针与注射器的硅胶管、三通管等。

12. 穿刺室紫外线消毒。

（四）麻醉

1%利多卡因5～10ml用于穿刺点局麻。

（五）操作步骤

1. 穿刺点超声定位　根据之前选定的穿刺部位，手术前再次确认。有时子宫的旋转、胎儿的翻动使原来选定的穿刺部位发生改变。一旦因胎儿体位改变无法穿刺，唯有等待胎动暴露穿刺部位方可进行手术。

2. 局部消毒及铺巾　局部消毒与一般手术皮肤消毒相同，酒精或碘酊。铺巾后应暴露较大范围的腹壁区域，有足够的地方放置超声探头。

3. 局麻　在超声监视下针尖从皮肤抵达腹膜层，皮下及腹膜层处注入5～10ml左右利多卡因。注意针尖勿刺入子宫肌层，否则引起子宫局部收缩影响穿刺。

4. *超声引导进针* 在选定的部位进针，针尖先进入孕妇腹壁，再穿过子宫肌层。若经胎盘穿刺脐带根部，穿刺针经子宫肌层后直接进入胎盘，对准脐带根部的血管继续进针。若穿刺胎儿肝内脐静脉，针尖先进入羊膜腔，再对准脐静脉穿刺胎儿腹部，直至针尖抵达脐静脉（见图17-3-1～图17-3-4）。

5. *抽取脐血* 见针尖位于血管内，取出针芯，接上1ml的注射器，由助手抽吸。如果抽不出血液，可在超声监视下轻轻旋转针体或略微进退，直到抽出脐血。根据需要抽取一定的量。除了即刻检验胎儿血红蛋白和血细胞比容，其余需送实验室进行其他项目检查的血液注入相应的试管。

6. *即刻检验胎儿血红蛋白和血细胞比容* 确定是否胎儿贫血及贫血程度，决定施行胎儿输血者根据贫血程度计算需输入的血量。

7. *连接输血管道* 在检验胎儿血液的同时，接通硅胶管、三通管。并用生理盐水充盈管腔，不存留气泡。使用硅胶管和三通管的目的是保证操作过程中更换注射器及输血时不至于摇动穿刺针。血袋接在三通管的正口。

8. *注入肌松剂* 在等待过程中为避免胎动而导致针尖滑出脐血管，可从三通管的侧口注入肌松剂。

9. *输入血液* 输血前先注入2ml生理盐水，确定针尖位于脐血管内。加温后的血液通过三通管缓慢注入胎儿脐血管，速度为5～10ml/min，直到输完所需要的量。整个输血过程超声屏幕上严密监视针尖所在位置，可见血液流入脐血管内。同时也要监视胎儿心率，一旦胎心率缓慢，暂停输血，待胎心率恢复后继续输入。

10. *测定输血后胎儿血红蛋白和血细胞比容* 去除三通管及硅胶管，注入生理盐水冲洗穿刺针。一分钟后抽取胎儿血液化验，前面的0.5ml不用来化验，因为穿刺针内的生理盐水会造成血液稀释。通常输血后的胎儿血红蛋白及血细胞比容明显提高。

11. *胎儿给药* 若胎心率缓慢不能即刻恢复，可注入阿托品。输血完毕可考虑给予胎儿呋塞米以排除体内过多水分。

12. *超声监视下退针。*

13. *手术完毕后观察* 若穿刺近胎儿脐孔处的脐血管或游离脐带，退针后可见血液从穿刺部位涌出并流入羊水中。此时，声像图表现为细点状回声从针孔处向外移动，速度由快变慢，量由大变小，一般在30秒内停止，很少超过60秒。继续观察胎心率1～2分钟，多普勒脐动脉PI，并予记录。孕妇休息半小时后再次超声检查胎心率和心律；妊娠26周以上者，可通过CTG检查胎儿状况，若无异常，方可离院。

14. *核对所有送实验室检查的试管标签书写是否正确。*

（六）手术技巧及关键点

1. 由于整个输血过程时间较长，操作者要十分小心握住针杆不让其滑出脐血管。助手在操作时动作要轻柔，不要牵动穿刺针。用硅胶软管及三通管连接穿刺针能减少穿刺针的摇动。

2. 彩超能帮助确认针尖是否在脐血管内（见图17-3-5）。

3. 在等待过程中为防止针孔被血凝块堵住，可间歇性注入少量生理盐水。

（七）手术并发症预防及处理

手术当天适当休息，不宜走长路及提重物。便秘者应服用通便药物，避免屏气腹压增加。

1. *穿刺失败或输血失败* 由于脐血管穿刺难度较高，成功率也较羊水穿刺及绒毛穿刺略低。与其他介入性操作一样，如果穿刺两次都未成功，则不宜再尝试。有时输血过程中针尖从脐血管滑出，而病情紧急需要通过输血治疗，可尝试胎儿腹腔内输血。腹腔内输血是指将血液注入胎儿腹腔，操作技术上比脐血管内输血容易，但效果较差。

2. *输血中或输血后胎心率减慢* 发生率约为8%，有时需要行紧急剖宫产。输血过程中发现胎心率减慢，应暂停输血，直到心率恢复正常后继续输血。并且速度要慢。若胎心率不能即刻恢复，可注入阿托品。输血后发现胎心率缓慢，则需要密切观察。孕妇取侧卧位，必要时给氧。绝大部分胎心率都能自行恢复正常。仍然不能恢复者，则根据孕周或考虑提前分娩，或给予孕妇阿托品治疗。

3. *输血后阴道流水、宫缩腹痛* 经羊膜腔后再穿刺脐带的病例少数会有少量阴道流水，穿刺的刺激可能会引起宫缩，一般适当休息即可。

4. 穿刺后胎儿宫内死亡及流产　宫内输血本身引起的胎儿死亡及流产率介于0.6%～4%，如果妊娠20周之前，可高达14%。其原因可能是存在脐带血肿，血栓形成；脐动脉持续痉挛；血容量突然增加心脏失代偿等。然而由于需要宫内输血治疗的胎儿病情都很严重，或已发生水肿又合并羊水过多，本身死亡及流产的机会就很高。据报道严重贫血尤其是免疫性溶血胎儿死亡率极高，宫内输血大大提高了胎儿生存率，目前可达72%～87%。

5. 其他　与脐血穿刺一样，也存在一些少见的并发症，如脐带出血、脐带血肿、胎母输血、绒毛膜羊膜炎及胎盘早剥等。有时因穿刺导致的胎母输血使母体产生更多的抗体，使胎儿溶血性贫血更加严重。

胎儿输血是一个相当复杂的过程，不仅操作者要有熟练的技巧，还应十分熟悉各类不同原因贫血的病因病理，了解每个病例的病史过程，才能在胎儿输血前做好各种准备工作，输血中及时应对所发生的一系列情况，输血后给予恰当的处理。因此严格培训及相对固定操作者非常重要。

参考文献

1. Anderson RI，Goldberg JD，Golbus MS. Prenatal diagnosis in multiple gestation：20 years' experience with amniocentesis. Prenat Diagn，1991，11：263-270

2. Antsaklis A，Daskalakis G，Souka AP，et al. Fetal blood sampling in twin pregnancies. Ultrasound Obstet Gynecol，2003，22：377-379

3. Barak S，Leibovitz Z，Degani S，et al. Extensive hemorrhage chorion-amnion separation after second-trimester genetic amniocentesis. J Ultrasound Med，2003，22：1283-1288

4. Bianchi DW，Crombleholme TM，D' Alon ME. Prenatal diagnostic procedures. In：Bianchi DW，crombleholme TM，D' Alton ME，et al. Fetology：diagnosis and management of the fetal patient. New York：McGraw-Hill，2000：11-33

5. Brambati B，Simoni G，Travi M，et al. Genetic diagnosis by chorionic villus sampling before 8 gestational weeks：efficiency，reliability，and risks in 317 completed pregnancies. Prenat Diagn，1992，12：789-799

6. Bui T-H，Deprest JA，Jauniaux E，et al. Current perspectives and new developments in ultrasound guided invasive procedures for prenatal diagnosis and therapy. In：Jaffe R，Bui T-H. Fetal Ultrasound. Carnforth：Parthenon，1999，259-285

7. Buscaglia M，Ghisoni L，Bellotti M，et al. Percutaneous umbilical blood sampling：indication changes and procedure loss rate in a nine years' experience. Fetal Diagn Ther，1996，11：106-113

8. Cameron AD，Murphy KW，McNay MB，et al. Midtrimester chorionic villus sampling：an alternative approach? Am J Obstet Gynecol，1994，171：1035-1037

9. Craparo FJ，Bonati F，Gementi P，et al. The effects of serial intravascular transfusion in ascetic/hydropic RhD-alloimmunized fetuses. Ultrasound Obstet Gynecol，2005，25：144-148

10. d' Ancona RL，Rahman F，Ozcan T，et al. The effect of intravascular blood transfusion on the flow velocity waveform of the portal venous system of the anemic fetus. Ultrasound Obstet Gynecol，1997，10：333-337

11. Daniel A，Ng A，Kuah KB，et al. A study of early amniocentesis for prenatal cytogenetic diagnosis. Prenat Diagn，1998，18：21-28

12. Dumez Y，Goosens M，Boue J，et al. Chorionic villi sampling using rigid forceps under ultrasound control. // Fracarro M，Simoni g，Brambati B，et al. First Trimester Fetal diagnosis. Berlin：Springer Verlag，1985，38-45

13. Eiben B，Hammans W，Trawicki W，et al. Early amniocentesis versus chorionic villus sampling. Prenat Diagn，1998，18：405-407

14. Elliott JP，Sawyer AT，Radin TG，et al. Large-volume therapeutic amniocentesis in the treatment of hydramnios. Obstet Gynecol，1994，84：1025-1027

15. Fergal D，Malone，Bianchi DW. Prenatal Diagnostic Techniques.//Nyberg DA，McGahan JP，Pretorius DH，et al. Diagnostic Imaging of Fetal Anomalies. Philadelphia：Lippincott Williams & Wilkins，2003，943-968

16. Firth HV，Boyd PA，Chamberlain P，et al. Severe limb abnormalities after chorion villus sampling at 56-66 days' gestation. Lancet，1991，337：762-763

17. Fortuny A，Borrell A，Soler A，et al. Chorionic villus sampling by biopsy forceps. Results of 1580 procedures form a single centre. Prenat Diagn，1995，15：541-550

18. Ghidini A，Sepulveda W，Lockwood CJ，et al. Complications of fetal blood sampling. Am J Obstet Gynecol，1993，168：1339-1344

19. Hernandez-Andrade E，Scheier M，Dezerega V，et al. Fetal middle cerebral artery systolic velocity in the investigation of non-immune hydrops. Ultrasound Obstet Gynecol，2004，23：442-445

20. Herway C，Johnson A，Moise K，et al. Fetal intraperitoneal transfusion for iatrogenic twin anemia-polycythemia sequence after laser therapy. Ultrasound Obstet Gynecol，2009，33：592-594

21. Jenkins TM，Wapner RJ. First trimester prenatal

diagnosis: chorionic villus sampling. Semin Perinatol, 1999, 23: 403-413

22. Ko TM, Tseng LH, Hwa HL, et al. Prenatal diagnosis by transabdominal chorionic villus sampling in the second and third trimesters. Arch Gynecol Obstet, 1995, 256: 193-197

23. Leung WC, Jouannic JM, Hyett J, et al. Procedure-related complication of rapid amniodrainage in the treatment of polyhydramnios. Ultrasound Obstet Gynecol, 2004, 23: 154-158

24. Lunshof S, Bore K, Leschot NJ, et al. Pregnancy outcome after transcervical CVS with flexible biopsy forceps: evaluation of risk factors. Prenat Diagn, 1995, 15: 809-816

25. Mari G, Deter RL, Carpenter RL, et al. Noninvasive diagnosis by Doppler ultrasonography of fetal anemia due to maternal red-cell alloimmunization. Collaborative Group for Doppler Assessment of the Blood Velocity in Anemic Fetuses. N Engl J Med, 2000, 342: 9-14

26. Maxwell DJ, Johnson P, Hurley P, et al. Fetal blood sampling and pregnancy loss in relation to indication. Br J Obstet Gynecol, 1991, 98: 892-897

27. Nicolaides KH. The 11-13+6 weeks scan. http: //www.fetalmedicine.com

28. Nicolini U, Kochenour NK, Greco P, et al. Consequences of fetomaternal haemorrhage after intrauterine transfusión. BMJ, 1988, 297: 1379-1381

29. Rhoads GG, Jackson LG, Schlesselman SE, et al. The safety and efficacy of chorionic villus sampling for early prenatal diagnosis of cytogenetic abnormalities. N Engl J Med, 1989, 320: 609-617

30. Rodeck CH, Nicolaides KH, Warsof SL, et al. The management of severe rhesus isoimmunization by fetoscopic intravascular transfusions. Am J Obstet Gynecol, 1984, 150: 769-774

31. Romero R, Pupkin M, Oyarzun E, et al. Amniocentesis. //Fleischer AC, Romero R, Manning FA, et al. The Principles and Practice of Ultrasonography in Obstetrics and Gynecology. 4th ed. East Norwalk: Appleton & Lange, 1991: 439-453

32. Scheier M, Hernandez-Andrade E, Carmo A, et al. Prediction of fetal anemia in rhesus disease by measurement of fetal middle cerebral artery peak systolic velocity. Ultrasound Obstet Gynecol, 2004, 23: 432-436

33. Schild RL, Bald R, Plath H, et al. Intrauterine management of fetal parvovirus B_{19} infection. Ultrasound Obstet Gynecol, 1999, 13: 161-166

34. Schild RL, Hoch J, Plath H, et al. Perinatal management of fetal hemolytic disease due to Rh incompatibility combined with fetal alloimmune thrombocytopenia due to HPA-5b incompatibility. Ultrasound Obstet Gynecol, 1999, 14: 64-67

35. Stark CM, Smith RS, Lagrandeur RM, et al. Need for urgent delivery after third-trimester amniocentesis. Obstet Gynecol, 2000, 95: 48-50

36. Tabor A, Philip J, Madsen M, et al. Randomized controlled trial of genetic amniocentesis in 4606 low-risk women. Lancet, 1986, 1: 1287-1293

37. Tavares P, Tavares A, Rendeiro P, et al. Comparison between CVS and early amniocentesis. Prenat Diagn, 1998, 18: 87

38. Tharmaratnam S, Sadek S, Steele EK, et al. Transplacental early amniocentesis and pregnancy outcome. Br J Obstet Gynecol, 1998, 105: 228-230

39. The Canadian Early and Mid-Trimester Amniocentesis Trial Group. Randomized trial to assess safety and fetal outcome of early and mid-trimester amniocentesis. Lancet, 1998, 351: 242-247

40. Tongsong T, Wanapirak C, Kunavikatikul C, et al. Cordocentesis at 16-24 weeks of gestation: experience of 1, 320 cases. Prenat Diagn, 2000, 20: 224-228

41. Vejerslev LO, Mikkelsen M. The European collaborative study on mosaicism in chorionic villus sampling: data from 1986 to 1987. Prenat Diagn, 1989, 9: 575-588

42. Von Kaisenberg CS, Jonat W. Fetal parvovirus B19 infection. Ultrasound Obstet Gynecol, 2001, 18: 280-288

43. Weiner CP, Okamura K. Diagnostic fetal blood sampling-technique related losses. Fetal Diagn Ther, 1996, 11: 169-175

44. Whittle MJ. Early amniocentesis: time for a rethink. The Lancet, 1998, 351: 226-227

45. WHO/PAHO Consultation on CVS. Evaluation of chorionic villus sampling safety. Prenat Diagn, 1999, 19: 97-99

46. 严英榴. 女性盆腔. //曹海根主编. 超声导向穿刺诊断与治疗. 北京: 人民卫生出版社, 1989: 174-177

47. 严英榴, 杨秀雄, 沈理. 胎儿染色体异常. //严英榴, 杨秀雄, 沈理著. 产前超声诊断学. 北京: 人民卫生出版社, 2003: 469-476

索　　引

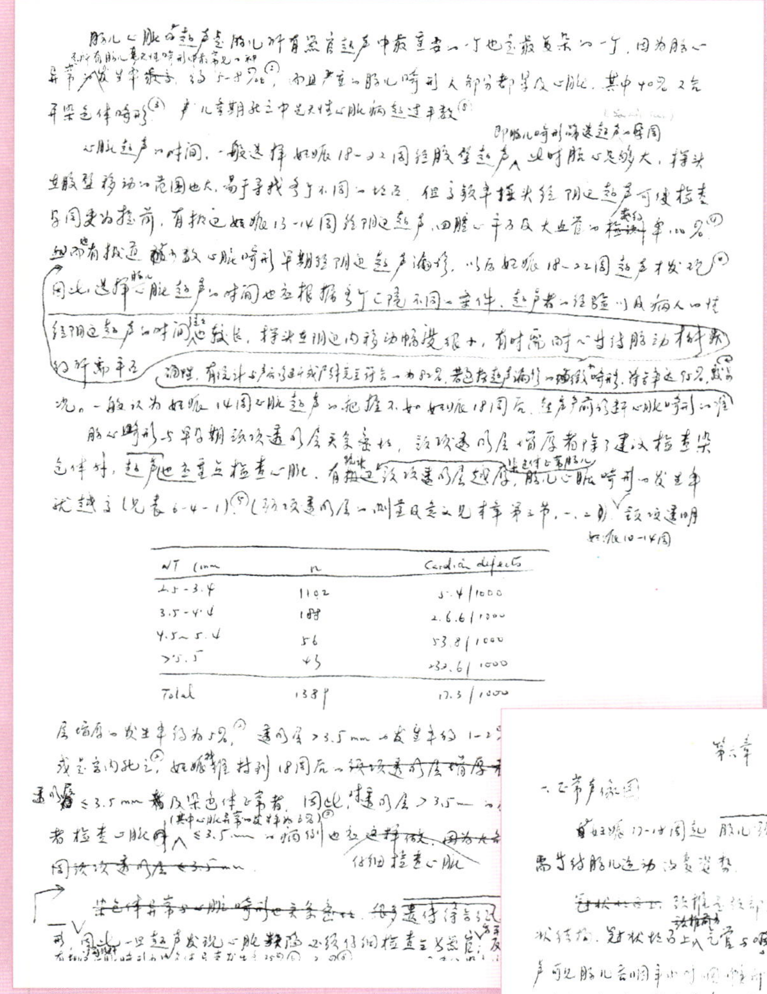

NT (mm)	n	Cardiac defects
2.5-3.4	1102	5.4/1000
3.5-4.4	188	26.6/1000
4.5~5.4	56	53.8/1000
>5.5	43	232.6/1000
Total	1389	17.3/1000

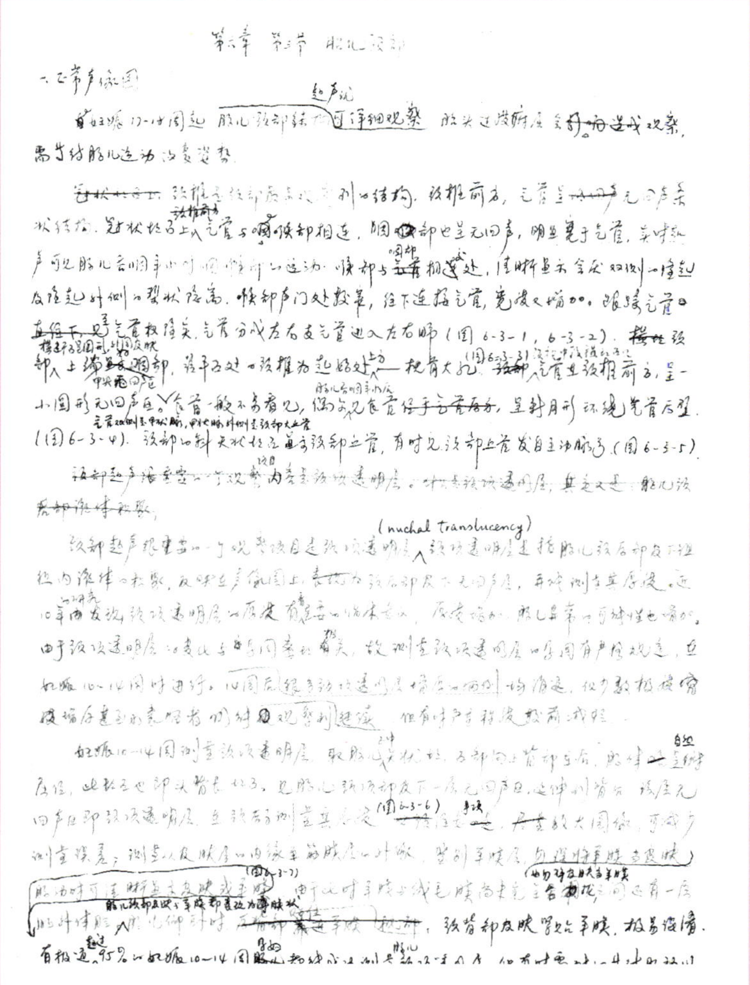

第六章 第三节 胎儿颈部

(nuchal translucency)